MacDonald Atlas de

Procedimientos en Neonatología

6.ª edición

MacDonald Atlas de
Procedimientos en Neonatología

6.ª edición

JAYASHREE RAMASETHU, MBBS, DCH, MD, FAAP

Professor of Clinical Pediatrics
Georgetown University Medical Center
Medical Director, Neonatal Intensive Care Unit
Associate Program Director, Neonatal Perinatal Medicine Fellowship Program
Division of Neonatal Perinatal Medicine
MedStar Georgetown University Hospital
Washington, DC

SUNA SEO, MD, MSc, FAAP

Assistant Professor of Clinical Pediatrics
Georgetown University Medical Center
Washington, DC

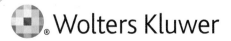

Philadelphia • Baltimore • New York • London
Buenos Aires • Hong Kong • Sydney • Tokyo

Av. Carrilet, 3, 9.ª planta, Edificio D
Ciutat de la Justícia
08902 L'Hospitalet de Llobregat
Barcelona (España)
Tel.: 93 344 47 18
Fax: 93 344 47 16
Correo electrónico: consultas@wolterskluwer.com

Revisión científica:
Dra. Ana Elena Limón Rojas
Secretaria Clínica de la Facultad de Medicina de la Universidad Nacional Autónoma de México
Expresidenta del Consejo Mexicano de Certificación de Pediatría
Tesorera de la Academia Mexicana de Pediatría

Traducción: Wolters Kluwer
Dirección editorial: Carlos Mendoza
Editora de desarrollo: Cristina Segura Flores
Gerente de mercadotecnia: Simon Kears
Cuidado de la edición: Olga A. Sánchez Navarrete
Maquetación: Carácter Tipográfico/Eric Aguirre • Aarón León • Daniel Aguirre
Adaptación de portada: Jesús Mendoza
Impresión: C&C Offset-China/Impreso en China

Edición en español de la obra original en lengua inglesa *MacDonald's Atlas of Procedures in Neonatology, 6th ed* de Jayashree Ramasethu, Suna Seo, publicada por Wolters Kluwer.
Copyright © 2020 Wolters Kluwer.

Two Commerce Square
2001 Market Street
Philadelphia, PA 19103
ISBN de la edición original: 978-1-4963-9425-5

Este libro está dedicado a los recién nacidos que están a nuestro cuidado
y a sus padres, quienes depositan su confianza en nosotros.

Colaboradores

M. Kabir Abubakar, MD
Professor, Clinical Pediatrics
Georgetown University Medical Center
Attending Neonatologist/Director, Neonatal ECMO Program
Department of Pediatrics, Division of Neonatal Perinatal
    Medicine
MedStar Georgetown University Hospital
Washington, DC

Anne Ades, MD, MSEd
Professor, Clinical Pediatrics
University of Pennsylvania Perelman School of Medicine
Director, Neonatal Education
Department of Pediatrics, Division of Neonatology
Children's Hospital of Philadelphia
Philadelphia, Pennsylvania

Edward S. Ahn, MD
Professor, Neurosurgery and Pediatrics
Department of Neurologic Surgery
Mayo Clinic College of Medicine
Rochester, Minnesota

Hany Aly, MD, MSHS
Professor, Pediatrics
Case Western Reserve Lerner College of Medicine
Chairman, Department of Neonatology
Cleveland Clinic
Cleveland, Ohio

June Amling, MSN, RN, CNS, CWON, CCRN
Advanced Practice Nurse, Wound Team
Department of Plastic Surgery
Children's National Health System
Washington, DC

Jacob V. Aranda, MD, PhD, FRCPC, FAAP
Professor of Pediatrics and Ophthalmology and Director of
    Neonatology
Department of Pediatrics and Ophthalmology
State University of New York Downstate Medical Center
Brooklyn, New York

David Askenazi, MD, MSPH
Professor, Pediatrics, Nephrology
University of Alabama at Birmingham
Birmingham, Alabama

Stephen B. Baker, MD, DDS, FACS
Professor and Program Director
Department of Plastic Surgery
MedStar Georgetown University Hospital
Washington, DC

Megan E. Beck, MD
General Surgery Resident Physician
MedStar Georgetown University Hospital/Washington
    Hospital Center
Washington, DC

Alan Benheim, MD
Assistant Professor, Pediatrics
Virginia Commonwealth University School of Medicine
Richmond, Virginia
Pediatric Cardiology
Inova Children's Hospital
Fairfax, Virginia

Catherine M. Brown, MSN, RN, RNC-NIC
Staff Development Specialist II
Neonatal Intensive Care Unit
Virginia Hospital Center
Arlington, VA

Johanna M. Calo, MD
Assistant Professor of Pediatrics
Attending Neonatologist
Department of Pediatrics
State University of New York Downstate Medical Center
Brooklyn, New York

Joshua Casaos, BS
Johns Hopkins University School of Medicine
Division of Pediatric Neurosurgery
Baltimore, MD

Maura C. Caufield, MD
Dermatology
Colorado Center for Dermatology and Skin Surgery
Centennial, Colorado

A. Alfred Chahine, MD
Associate Professor, Surgery and Pediatrics
Department of Surgery
The George Washington University School of Medicine
Attending Surgeon
Children's National Health System
Washington, DC

Ela Chakkarapani, FRCPCH, MD
Consultant Senior Lecturer, Neonatology
St. Michael's Hospital
Translational Health Sciences
Bristol Medical School
Southwell street
Bristol, United Kingdom

Ha-Young Choi, MD
Assistant Professor, Pediatrics
Georgetown University Medical Center
Attending Neonatologist
Department of Pediatrics, Division of Neonatal Perinatal
  Medicine
MedStar Georgetown University Hospital
Washington, DC

Christine M. Clark, MD
Resident Physician, Otolaryngology
Department of Otolaryngology/Head and Neck Surgery
MedStar Georgetown University Hospital
Washington, DC

Marko Culjat, MD, PhD, FAAP
Neonatal Perinatal Medicine Fellow, Division of Neonatal
  Perinatal Medicine
MedStar Georgetown University Hospital
Washington, DC

Linda D'Angelo, BSN, RN-Retired
WOCN
Department of Nursing Georgetown University Hospital
  Washington, DC, USA

Peter A. Dargaville, MBBS, FRACP, MD
Professorial Research Fellow, Neonatology
Menzies Institute for Medical Research
University of Tasmania
Staff Specialist
Neonatal and Paediatric Intensive Care Unit
Royal Hobart Hospital
Hobart, Australia

Amber M. Dave, MD, FAAP
Neonatal-Perinatal Medicine Fellow
Division of Neonatal-Perinatal Medicine
MedStar Georgetown University Hospital
Washington, DC

Linda S. de Vries, MD, PhD
Em. Professor, Neonatal Neurology
University Medical Center Utrecht
Utrecht, the Netherlands

William F. Deegan III, MD
Pediatric Retina Surgeon
Virginia Hospital Center
Arlington, VA

Cynthia M. C. DeKlotz, MD
Assistant Professor of Clinical Medicine and Pediatrics
Georgetown University Medical Center
Pediatric and Adult Dermatologist
MedStar Washington Hospital Center/Georgetown
  University Hospital
Washington, DC

Catherine E. Demirel, PhD
Audiologist and Newborn Hearing Screening Coordinator
Department of Otolaryngology
MedStar Georgetown University Hospital
Washington, DC

Daniel R. Dirnberger, MD, FAAP
Medical Director of Neonatology
Nemours/Alfred I. duPont Hospital for Children
Wilmington, Delaware

Caitlin Drumm, MD
Assistant Professor
Department of Pediatrics
Uniformed Services University of the Health Sciences
Bethesda, Maryland
Attending Neonatologist
Department of Pediatrics
Brooke Army Medical Center
Fort Sam Houston, Texas

Jennifer A. Dunbar, MD
Associate Professor, Ophthalmology
Loma Linda University School of Medicine
Vice Chair for Clinical Affairs
Loma Linda Eye Institute
Loma Linda University Medical Center
Loma Linda, California

Debra A. Erickson-Owens, CNM, PhD
Associate Professor, Nursing
University of Rhode Island
Kingston, Rhode Island
Research Scientist, Pediatrics
Women & Infants Hospital
Providence, Rhode Island

Jane Germano, DO
Neonatologist
Department of Pediatrics and Neonatology
MedStar Washington Hospital Center
Washington, DC

Dorothy P. Goodman, BSN, RN, CWOCN
Wound, Ostomy and Continence Nurse
MedStar Georgetown University Hospital
Washington, DC

Allison M. Greenleaf, MSN, CPNP
Certified Pediatric Nurse Practitioner
Department of Pediatrics, Division of Neonatal Perinatal
    Medicine
MedStar Georgetown University Hospital
Washington, DC

Ashish O. Gupta, MD
Assistant Professor, Clinical Pediatrics
Sidney Kimmel Medical College
Thomas Jefferson University
Philadelphia, Pennsylvania
Attending Neonatologist
Nemours/Alfred I. DuPont Hospital for Children
Wilmington, Delaware

Earl H. Harley, Jr., MD
Professor, Otolaryngology
MedStar Georgetown University Hospital
Washington, DC

Traci Henderson, RPh
Clinical Pharmacist, Nephrology
Children's of Alabama
Birmingham, Alabama

Sarah A. Holzman, MD
Urology Chief Resident
MedStar Georgetown University Hospital
Washington, DC

Daryl Ingram, RN, BSN, CDN
Acute Dialysis Coordinator
Children's of Alabama
Birmingham, Alabama

Rajiv R. Iyer, MD
Department of Neurosurgery Johns Hopkins University
    School of Medicine
Division of Pediatric Neurosurgery
Neurosurgery Resident
The Johns Hopkins Hospital Baltimore, MD USA

Cyril Jacquot, MD, PhD
Associate Medical Director for Blood Donor Center
Divisions of Laboratory Medicine and Hematology
Children's National Health System
Assistant Professor, Pediatrics and Pathology
George Washington University School of Medicine
    and Health Sciences
Washington, DC

Kara Johnson, BSN, RN, WOC-RN, WCC
Senior Quality Outcomes Coordinator
Department of Nursing Science, Professional Practice, &
    Quality Outcomes
Children's National Health System
Washington, DC

Lindsay C. Johnston, MD, MEd
Associate Professor, Pediatrics
Yale School of Medicine
Attending Neonatologist, Pediatrics
Yale-New Haven Children's Hospital
New Haven, Connecticut

Karen Kamholz, MD, MPH
Associate Professor, Clinical Pediatrics
Georgetown University Medical Center
Program Director, Neonatal-Perinatal Medicine
    Fellowship Program
Department of Pediatrics, Division of Neonatal Perinatal
    Medicine
MedStar Georgetown University Hospital
Washington, DC

Anup C. Katheria, MD
Associate Professor, Pediatrics
Loma Linda School of Medicine
Loma Linda, California
Neonatology
Sharp Mary Birch Hospital for Women & Newborns
San Diego, California

Suhasini Kaushal, MD
Assistant Professor, Pediatrics
Department of Pediatrics; Division of Neonatal Perinatal
    Medicine
Georgetown University Medical Center
Attending Physician
Division of Neonatal Perinatal Medicine
MedStar Georgetown University Hospital
Washington, DC

Bavana Ketha, MD
Resident
Department of Surgery
MedStar Georgetown University Hospital
Washington, DC

Chahira Kozma, MD
Professor, Clinical Pediatrics
Georgetown University Medical Center
Washington, DC

Aaron J. Krill, MD
Assistant Professor
Department of Surgery
George Washington University
Pediatric Urologist
Children's National Medical Center
Washington, DC

Margaret Mary Kuczkowski, MSN, CRNP
Intermediate Care Nurse Practitioner
Neonatal Intensive Care Unit
MedStar Georgetown University Hospital
Washington, DC

Neha Kumbhat, MD, MS Epi
Clinical Neonatology Fellow, Neonatology/Pediatrics
Lucile Packard Children's Hospital
Stanford University School of Medicine
Palo Alto, California

Stephanie S. Lee, MD
Division of Newborn Medicine
St. Louis Children's Hospital
Washington University School of Medicine
St. Louis, Missouri

Lara M. Leijser, MD, MSc, PhD
Assistant Professor
Department of Pediatrics, Section of Neonatology
Cumming School of Medicine, University of Calgary
Alberta Health Services
Pediatrician/Neonatologist
Calgary, Canada

Naomi L. C. Luban, MD
Vice Chair of Academic Affairs
Medical Director of the Office of Human Subjects
    Protection
Children's National Health System
Professor, Pediatrics and Pathology
George Washington University School of Medicine and
    Health Sciences
Washington, DC

Mirjana Lulic-Botica, Pharm D, BCPS
Neonatal Clinical Pharmacy Specialist
Hutzel Women's Hospital, Detroit Medical Center
Detroit, Michigan

Louis Marmon, MD, PhD
Professor of Surgery and Pediatrics
George Washington University School of Medicine
Department of Surgery
Division of General and Thoracic Surgery
Children's National Medical Center
Washington, DC

Kathryn M. Maselli, MD
Surgical Resident
Department of Surgery
MedStar Georgetown University Hospital
Washington, DC

Harley Mason, MBBS, DCH
Paediatric Registrar Department of Paediatrics
Women's and Children's Services Royal Hobart Hospital
Tasmania, Australia

Amit M. Mathur, MBBS, MD, MRCP (UK)
Professor, Pediatrics
St. Louis University School of Medicine/SSM-Cardinal
    Glennon Children's Hospital
St. Louis, Missouri

Judith S. Mercer, PhD, FACNM
Advent Professor, Pediatrics
Brown University Alpent School of Medicine
Providence, Rhode Island
Consultant
Neonatal Research Institute
Sharp Mary Birch Hospital for Women & Newborns
San Diego, California

Gregory J. Milmoe, MD
Associate Professor, Otolaryngology/Head and Neck Surgery
Georgetown University Medical Center
Attending
Department of Otolaryngology/Head and Neck Surgery
MedStar Georgetown University Hospital
Washington, DC

Yunchuan Delores Mo, MD, MSc
Associate Medical Director for Blood Bank
Divisions of Laboratory Medicine and Hematology
Children's National Health System
Assistant Professor, Pediatrics and Pathology
George Washington University School of Medicine and
    Health Sciences
Washington, DC

Mohamed A. Mohamed, MD, MS, MPH
Professor of Pediatrics and Global Health
Director, Newborn Services Division
The George Washington University School of Medicine
Washington, DC

Aaron Mohanty, MCN
Associate Professor
Division of Neurosurgery, Department of Surgery
University of Texas Medical Branch
Galveston, Texas

Vincent Mortellaro, MD
Assistant Professor
Department of Surgery
University of Alabama at Birmingham
Birmingham, Alabama

Robert J. Musselman, DDS, MSD
Professor, Pediatric Dentistry
LSUHSC School of Dentistry
New Orleans, Louisiana

John North, MD
Neonatologist, Pediatrics
Neonatology/Inova Children's Hospital
Falls church, Virginia

Kimberly K. Patterson, DDS, MS
Assistant Professor, Graduate Program Director
Pediatric Dentistry
Medical University of South Carolina
Charleston, South Carolina

Jayashree Ramasethu, MBBS, DCH, MD, FAAP
Professor, Clinical Pediatrics
Georgetown University Medical Center
Medical Director, Neonatal Intensive Care Unit
Associate Program Director, Neonatal Perinatal Medicine
    Fellowship Program
Division of Neonatal Perinatal Medicine
MedStar Georgetown University Hospital
Washington, DC

Jolie Ramesar, MD, FAAP
Department of Pediatrics
Valley Children's Healthcare
Madera, CA

Anoop Rao, MD, MS
Instructor, Neonatology/Pediatrics
Stanford University School of Medicine
Stanford, California

Mary E. Revenis, MD
Associate Professor, Pediatrics
The George Washington University School of Medicine
    and the Health Sciences
Attending Neonatologist
Department of Neonatology
Children's National Medical Center
Washington, DC

Lisa M. Rimsza, MD
Professor and Consultant
Department of Laboratory Medicine and Pathology
Mayo Clinic
Scottsdale, Arizona

Priyanshi Ritwik, BDS, MS
Associate Professor, Pediatric Dentistry
LSUHSC School of Dentistry
New Orleans, Louisiana

Angela Rivera, RN
Staff Nurse
Neonatal Intensive Care Unit
MedStar Georgetown University Hospital
Washington, DC

Anne S. Roberts, MD
Department of General Surgery
Mid-Atlantic Permanente Medical Group
McLean, Virginia
Attending Surgeon
Virginia Hospital Center
Arlington, VA

Reem Saadeh-Haddad, MD
Associate Professor
Georgetown University Medical Center
Department of Pediatrics
MedStar Georgetown University Hospital
Washington, DC

Maame Efua S. Sampah, MD, PhD
Resident
Department of Surgery
Medstar Georgetown University Hospital
Washington, DC

Thomas T. Sato, MD
Professor, Surgery and Pediatric Surgery
Senior Associate Dean, Surgery
Medical College of Wisconsin
CEO
Children's Specialty Group
Children's Hospital of Wisconsin
Milwaukee, Wisconsin

Matthew A. Saxonhouse, MD
Associate Professor
Department of Pediatrics, Division of Neonatology
Levine Children's Hospital at Atrium Health
Charlotte, North Carolina

Melissa Scala, MD
Clinical Assistant Professor, Pediatrics
Lucile Packard Children's Hospital/Stanford University
Palo Alto, California

Kelly A. Scriven, MD
Resident Physician, Otolaryngology
Department of Otolaryngology/Head and Neck Surgery
Georgetown University Hospital
Washington, DC

Suna Seo, MD, MD, MSc, FAAP
Assistant Professor, Clinical Pediatrics
Georgetown University Medical Center
Washington, DC

Kara Short, MSN, CRNP
Pediatric Nurse Practitioner
Department of Pediatric Nephrology
Children's of Alabama
Birmingham, Alabama

Lamia Soghier, MD, MEd, FAAP
Associate Professor of Pediatrics
George Washington University School of Medicine and
    Health Sciences
Medical Unit Director of the Neonatal Intensive Care Unit
Children's National Health System
Washington, DC

Martha C. Sola-Visner, MD
Associate Professor, Pediatrics
Department of Pediatrics, Division of Newborn Medicine
Boston Children's Hospital/Harvard Medical School
Boston, Massachusetts

Ganesh Srinivasan, MD
Director, Neonatal-Perinatal Medicine Subspecialty
    Residency Program
Section of Neonatal-Perinatal Medicine
University of Manitoba
Winnipeg, Canada

Nathalie El Ters, MD
Instructor, Pediatrics
Washington University School of Medicine
St. Louis Children's Hospital
St. Louis, Missouri

Marianne Thoresen, MD, PhD
Professor, Neonatal Neuroscience
Bristol Medical School, University of Bristol
Honorary Consultant Neonatologist
St. Michael's Hospital
Bristol, United Kingdom

Manuel B. Torres, MD
Assistant Professor of Surgery and Pediatrics
Department of Surgery and Pediatrics
George Washington University School of Medicine and
    Health Sciences
Attending Pediatric Surgeon
Department of Surgery
Children's National Medical Center and MedStar
    Georgetown University Hospital
Washington, DC

Victoria Tutag-Lehr, BS Pharm, PharmD
Professor, Department of Pharmacy Practice
Clinical Pharmacy Specialist-Pediatric Pain
Eugene Applebaum College of Pharmacy and Health
    Sciences
Wayne State University
Detroit, Michigan

Gloria B. Valencia, MD, FAAP
Professor of Pediatrics and Medical Director of Newborn
    Intensive Care Unit
Department of Pediatrics
State University of New York Downstate Medical Center
Brooklyn, New York

Aimee Vaughn, BS, MSN, RNC-NIC
QI and Patient Safety Coordinator
MedStar Georgetown University Hospital
Washington, DC

Jessica S. Wang, MD
Plastic Surgery Resident
Department of Plastic and Reconstructive Surgery
MedStar Georgetown University Hospital
Washington, DC

Jennifer L. Webb, MD, MSCE
Medical Director of Therapeutic Apheresis
Division of Hematology
Children's National Health System
Assistant Professor, Pediatrics
George Washington University School of Medicine and
    Health Sciences
Washington, DC

Laura Welch, BSN, RN-BC, CPN, WOC-RN, WCC
Professional Practice Specialist
Department of Nursing
Children's National Health System
Washington, DC

Tung T. Wynn, MD
Assistant Professor, Pediatrics
Department of Pediatrics, Division of Pediatric
    Hematology/Oncology
University of Florida Shand's Children's Hospital
Gainesville, Florida

Colaboradores de video

Los editores y colaboradores reconocen con gratitud las anteriores contribuciones de video de las siguientes personas:

Hany Aly, MD

Alan Benheim, MD, FACC, FAAP

John North, MD

Khodayar Rais-Bahrami, MD, FAAP

Jayashree Ramasethu, MBBS, DCH, MD, FAAP

Mary E. Revenis, MD

Lamia Soghier, MD, FAAP

Alfonso Vargas, III, MD

Colaboradores de ilustración

Los editores y colaboradores agradecen las contribuciones a la ilustración de las siguientes personas:

Judy Guenther

Virginia Schoonover

Marko Culjat

Prólogo

Pero sobre todo la anatomía
debéis entender;
si queréis curar bien cualquier cosa,
que toméis en mano...
                    —John Halle (1529-1568)

En el Reino Unido, donde completé mi formación en pediatría a principios de la década de 1970, la pediatría no fue acreditada de manera oficial como una especialidad médica digna de igual estatus que la cirugía y la medicina interna hasta 1996, cuando el Royal College of Pediatrics and Child Health (RCPCH) recibió su Carta Real. Después, la neonatología salió de la sombra como una subespecialidad clave de la pediatría, y los neonatólogos académicos del Reino Unido pueden ahora convertirse en profesores independientes de neonatología.

Recibí mi formación en neonatología en Estados Unidos, donde la American Academy of Pediatrics (AAP) se fundó en 1930. A pesar de esta ventaja, la neonatología no fue acreditada de manera formal como subespecialidad pediátrica por la AAP hasta 1975. El primer examen de la subespecialidad de medicina neonatal-perinatal se ofreció ese mismo año. Por supuesto, en ambos países, los interesados en la medicina neonatal habían estado construyendo un importante plan de estudios y un cuerpo de investigación durante décadas antes de la acreditación de la subespecialidad. Los avances posteriores ofrecieron la oportunidad de un apoyo fisiológico y una monitorización más intensos durante los procedimientos, pero también nuevos efectos secundarios y posibles complicaciones.

Publicada en 1983, la primera edición del *"Atlas de Procedimientos en Neonatología"* nació del reconocimiento de que el conjunto de procedimientos que desempeñan un papel crítico en los cuidados intensivos neonatales estaba creciendo rápidamente y que el aprendiz de neonatología aprendía con demasiada frecuencia cómo realizar estos procedimientos observando a un aprendiz más veterano, que había aprendido de la misma manera. La bibliografía sobre la realización, las complicaciones y los resultados de los distintos procedimientos estaba muy dispersa, era de difícil acceso y a menudo carecía de detalles anatómicos y del número de pacientes.

El "Atlas" se diseñó para satisfacer la necesidad de un recurso completo que proporcionara un enfoque paso a paso basado en la evidencia para cada procedimiento, con énfasis en la anatomía, la fisiología y la prevención de complicaciones. Cuando ha sido pertinente, también se ha incluido la metodología alternativa y la discusión de puntos controvertidos. A lo largo de los años, en verdad ha sido gratificante ser testigo de la evolución de este libro hasta convertirse en una referencia fiable y con frecuencia guardada en las unidades de cuidados intensivos neonatales de todo el mundo.

La clave del éxito del "Atlas" es que está escrito y editado por profesionales que participan de manera activa en la realización de los procedimientos. Ahora puedo disfrutar de mi jubilación, feliz de saber que las doctoras Jayashree Ramasethu y Suna Seo han asumido el cuidado y la alimentación del "Atlas" y ¡han producido una 6.ª edición excepcional!

Mhairi G. MacDonald, MBChB, DCH, FRCP(E), FAAP, FRCPCH
Professor Emeritus of Pediatrics
George Washington School of Medicine and Health Sciences
Washington, DC

Prefacio

En teoría, no hay diferencia entre la teoría y la práctica. En la práctica sí la hay.
                                                                    —Yogi Berra

El *Atlas de Procedimientos en Neonatología* se publicó por primera vez en 1983, y desde entonces ha habido cuatro ediciones adicionales, cada una de las cuales ha dilucidado procedimientos comunes y no comunes realizados en recién nacidos, con información actualizada y nuevas técnicas. Con la enorme cantidad de información disponible en internet, ¿se justifica todavía otra edición de este libro? Mantenemos que el "Atlas" sigue siendo un recurso valioso para los clínicos en ejercicio, ya que hace hincapié en las técnicas correctas, las precauciones y las posibles complicaciones, todo ello en una fuente práctica e independiente de la tecnología.

La Dra. Mhairi MacDonald fue editora del "Atlas" desde la primera hasta la quinta edición. Dirigió el "Atlas" durante 30 años, asegurándose de que estuviera actualizado y fuera preciso. Ella se ha retirado de la edición de este libro, y nosotros hemos asumido esta importante responsabilidad. Es lógico que la 6.ª edición se llame ahora *Atlas de Procedimientos en Neonatología de MacDonald*.

En los últimos 50 años, desde que se reconoció de manera formal la especialidad de Neonatología, nos hemos centrado en la tecnología y las técnicas para ayudar a sobrevivir a los bebés más pequeños y jóvenes. En los países industrializados, quizás hemos alcanzado los límites de la viabilidad neonatal en torno a los 350 o 400 g de peso al nacer y las 22 semanas de gestación, aunque son pocos los que sobreviven en estos extremos y aún menos los que lo hacen intactos. En fechas más recientes, con el creciente reconocimiento del gran número de nacimientos prematuros y de la elevada mortalidad y morbilidad neonatal en los países de ingresos bajos y medios, el énfasis se ha trasladado a la mejora de la supervivencia de todos los recién nacidos en el mundo (Every Newborn Action Plan, OMS 2014). Cada vez se presta más atención a los partos en centros de salud y se reconoce la necesidad de mejorar la atención neonatal en dichos centros.

La formación de los proveedores en procedimientos neonatales sigue siendo una parte vital de los cuidados neonatales en las unidades de cuidados especiales e intensivos, tanto en los países industrializados como en los de ingresos bajos y medios. La colocación de un catéter intravenoso en un bebé prematuro o la extracción de una muestra de sangre de un pinchazo arterial pueden parecer procedimientos menores, pero se realizan innumerables veces en unidades muy concurridas. La ejecución impecable de estos procedimientos comunes ahorra tiempo, suministros y equipos y disminuye el estrés del lactante y del cuidador. Con demasiada frecuencia hemos utilizado el modelo de aprendizaje "ver uno, hacer uno, enseñar uno", con el riesgo de perder una formación importante por falta de oportunidad. Los avances en los cuidados respiratorios han reducido la incidencia del neumotórax en los lactantes que reciben cuidados intensivos y, sin embargo, cuando surge esta complicación, es una emergencia que requiere un tratamiento inmediato con aspiración con aguja o colocación de un tubo torácico. Muchos médicos carecen de los conocimientos necesarios para realizar estos procedimientos debido a la falta de exposición y experiencia.

Para sortear esta situación, la formación con simulación se ha convertido en la piedra angular de la educación en procedimientos neonatales. Aunque se han desarrollado modelos de alta fidelidad cada vez más sofisticados, muchos son inasequibles para los programas de todo el mundo. En esta edición incluimos un capítulo sobre cómo hacer modelos de bajo costo para procedimientos neonatales utilizando materiales que se encuentran en ferreterías y jugueterías locales. Hemos utilizado estos modelos con éxito en talleres de formación en reuniones nacionales e internacionales, y alentamos su desarrollo para mejorar los conocimientos y las habilidades de los proveedores de atención sanitaria neonatal en todo el mundo. Hemos añadido una sección de listas de comprobación para procedimientos comunes que podrían utilizarse con fines de formación, para que no se pierdan los pasos críticos de los procedimientos.

En el modelo "ver uno, hacer uno, enseñar uno", existe el riesgo potencial de transmitir prácticas poco ideales a través de generaciones de alumnos. Algunos ejemplos son la administración rutinaria de gluconato cálcico durante las exanguinotransfusiones y el uso de fototerapia "profiláctica agresiva". En esta edición del "Atlas", al igual que en las anteriores, hemos tratado de encontrar la mejor evidencia posible para las prácticas, y hemos discutido las controversias cuando es pertinente. Algunos cambios pueden ser pequeños, pero creemos que si son incrementales en la práctica pueden conducir a importantes mejoras en la atención neonatal y hacer avanzar el campo de la neonatología.

Esta edición del "Atlas" también incluye varios capítulos nuevos. El pinzamiento retardado del cordón umbilical fue aprobado por la Organización Mundial de la Salud en 2007; su importancia en los recién nacidos prematuros se reconoce cada vez más y se adopta en la práctica clínica habitual. La monitorización del EEG con amplitud integrada se ha convertido en el estándar de atención en varias unidades de cuidados intensivos neonatales. La terapia tensioactiva mínimamente invasiva se está aplicando cada vez más. Las derivaciones ventriculoperitoneales y sus complicaciones son problemas frecuentes en la unidad de cuidados intensivos neonatales. Se ha dedicado un capítulo al cuidado de las heridas, una habilidad necesaria para contrarrestar las desafortunadas complicaciones de la cirugía o de los procedimientos invasivos o, a veces, para tratar las condiciones congénitas de la piel que son similares a las heridas abiertas.

Este texto viene acompañado de un libro electrónico disponible en VitalSource. Varios capítulos van acompañados de videos en inglés disponibles con el acceso al libro electrónico. Las instrucciones para activar el eBook se encuentran en el interior de la portada del texto.

El "Atlas" abarca temas que van desde la toma de muestras de sangre capilar hasta procedimientos complejos, como la canulación de oxigenación con membrana extracorpórea (OMEC) y la terapia de remplazo renal. Confiamos en que estos procedimientos sean realizados por quienes tengan la formación y la cualificación necesarias. Ningún libro de texto puede sustituir los conocimientos adquiridos mediante la observación, la simulación y la práctica. Esperamos que el "Atlas" sea un valioso recurso para todos los que atienden a los recién nacidos, en las guarderías de cuidados especiales y en las unidades de cuidados intensivos neonatales de todo el mundo.

La práctica no es lo que haces una vez que eres bueno. Lo que haces es lo que te hace bueno.
—Malcolm Gladwell

Jayashree Ramasethu, MBBS, DCH, MD, FAAP

Suna Seo, MD, MSc, FAAP

Prefacio a la primera edición

Los rápidos avances de la neonatología en los últimos 15 años han traído consigo un cúmulo de procedimientos especiales. El neonato pequeño, prematuro y en estado crítico está conectado a una maraña de vías intravenosas, tubos y cables de monitorización. Por ello, cada vez se realizan más procedimientos junto a la cama en la sala de cuidados intensivos, en lugar de en una sala de procedimientos o en un quirófano. Con estos avances técnicos ha llegado la oportunidad de un apoyo fisiológico y una monitorización más intensos, y también toda una nueva gama de efectos secundarios y complicaciones. El viejo dictado de no perturbar al frágil prematuro se ignora en gran medida. Por lo tanto, es responsabilidad de quienes atienden a los recién nacidos enfermos comprender tanto las complicaciones como los beneficios de los nuevos procedimientos y realizar observaciones sistemáticas de su impacto tanto en la morbilidad como en la mortalidad. Desafortunadamente, la bibliografía sobre los resultados y las complicaciones de los procedimientos es muy dispersa y de difícil acceso. Los manuales que ofrecen instrucciones para los procedimientos neonatales suelen carecer de ilustraciones que ofrezcan detalles anatómicos y a menudo son someros.

Ofrecemos el *Atlas de Procedimientos en Neonatología* para satisfacer algunas de estas necesidades. Se adopta un enfoque práctico paso a paso, con prosa concisa y en forma de esquema. Se utilizan dibujos y fotografías para ilustrar los puntos de referencia anatómicos y los detalles de los procedimientos. En varios casos, se presenta más de un procedimiento alternativo. Se incluye la discusión de puntos controvertidos y se proporcionan abundantes citas bibliográficas para guiar al lector interesado hacia el material de origen. Se ha seguido un orden de presentación uniforme siempre que se ha considerado oportuno. Así, la mayoría de los capítulos incluyen indicaciones, contraindicaciones, precauciones, equipo, técnica y complicaciones, en ese orden.

El alcance de los procedimientos cubiertos incluye casi todos los que pueden realizarse en la cabecera de una sala de cuidados intensivos. Algunos son competencia tradicional del neonatólogo o incluso del pediatra. Otros, como la gastrostomía y la traqueotomía, requieren las habilidades de un cirujano cualificado. La responsabilidad de procedimientos como la colocación de tubos torácicos y la realización de cortes vasculares variará de una guardería a otra. Sin embargo, se proporcionan algunos detalles de la técnica quirúrgica incluso para los procedimientos más invasivos, con el fin de promover su comprensión por parte de los responsables de los neonatos enfermos. Esperamos que esto ayude a los neonatólogos a ser socios más informados en el cuidado de los bebés y que no se interprete como una licencia para realizar procedimientos por parte de aquellos que no están cualificados de manera adecuada.

El libro está organizado en secciones principales (p. ej., "Acceso vascular", "Colocación de tubos", "Cuidados respiratorios"), cada una de las cuales contiene varios capítulos. La mayoría de ellos son relativamente autónomos y pueden consultarse al abordar una tarea concreta. Sin embargo, la sección I, "Preparación y apoyo", es básica para todos los procedimientos. Se han utilizado referencias cruzadas ocasionales para evitar la repetición del mismo material del texto. Las referencias aparecen al final de cada sección.

Son muchas las personas que han contribuido a la elaboración de este atlas, y a todas ellas les estamos agradecidos, algunas figuran en el apartado de agradecimientos y otras han contribuido de forma anónima por su generosidad y buena voluntad. Hay que agradecer de manera especial a Bill Burgower, que fue quien pensó por primera vez en hacer un atlas de este tipo y ha sido muy amable en su apoyo a lo largo de este proyecto.

Si este atlas resulta útil para algunos de los que atienden a los recién nacidos enfermos, nuestros esfuerzos habrán sido bien recompensados. La neonatología es un campo agotador: extenuante, exigente, confuso, desgarrador, gratificante, estimulante, científico, personal, filosófico, cooperativo, lógico, ilógico y siempre cambiante. Los procedimientos descritos en este atlas acabarán siendo sustituidos por otros, esperemos que más eficaces y menos nocivos. Mientras tanto, tal vez el cuidado de algunos bebés sea asistido.

Mary Ann Fletcher, MD

Mhairi G. MacDonald, MBChB, FRCP(E), DCH

Gordon B. Avery, MD, PhD

Agradecimientos

Nos gustaría reconocer el duro trabajo de todos los autores que han contribuido a este libro, y agradecer a todos los que han tomado fotografías y nos han enviado cifras y radiografías útiles. Comprendemos el compromiso de tiempo que se requiere para realizarlo en medio de las apretadas agendas.

También queremos dar las gracias al personal de Wolters Kluwer, Emily Buccieri, Ashley Fischer y Robin Najar, por su paciencia y flexibilidad a la hora de afrontar los retrasos, y a Anamika Singh, de Aptara, por su ayuda en la coordinación de la producción del libro.

Contenido

Preparación y apoyo

Principios educativos de la formación procedimental basada en la simulación

Ganesh Srinivasan

La necesidad

El tradicional modelo Halstediano de ver uno, hacer uno, enseñar uno *y esperar no dañar a nadie,* de responsabilidad graduada para la adquisición de habilidades procedimentales, ha sido denominado "educación por oportunidad aleatoria". El racionamiento de las horas de trabajo durante la formación de la residencia, la creciente amplitud de las habilidades técnicas requeridas en neonatología y la limitada oportunidad de adquirir competencias en el contexto de la seguridad y el tiempo nos proporcionan tanto un reto como una oportunidad para revisar la formación tradicional y adoptar estrategias de aprendizaje innovadoras.

Las estrategias educativas más adecuadas para abordar la adquisición de habilidades procedimentales son las didácticas, las audiovisuales, las experiencias simuladas y las experiencias clínicas supervisadas con entrenamiento y retroalimentación.

La simulación permite la exposición repetida a procedimientos en un entorno seguro sin comprometer la seguridad del paciente, es decir, ver mucho, simular y entrenar mucho, enseñar y asistir mucho, *y no dañar a nadie* (1-10). Aunque se han usado modelos animales y de otro tipo para enseñar y practicar procedimientos utilizados en neonatos durante las últimas 4 décadas (**fig. 1-1A-E** y **tabla 1-1**) (3, 8), el papel de la formación basada en la simulación ha experimentado un cambio de paradigma en los últimos 20 años, convirtiéndose en una experiencia educativa que ayuda a abordar la necesidad de adquirir de forma integrada habilidades técnicas, conductuales (incluida la capacidad de trabajar en equipo) y cognitivas, factores en los que los déficits identificados y no corregidos pueden dar lugar a resultados adversos. El Neonatal Resuscitation Program™ ha adoptado una metodología de formación en reanimación basada en la simulación para enseñar y evaluar la competencia en reanimación neonatal (12). Los recientes avances y la disponibilidad de la realidad virtual y la realidad aumentada, además de los simuladores de alta fidelidad, son prometedores para avanzar en el objetivo de mejorar la seguridad y la calidad para todos mientras se realizan los procedimientos. Este capítulo ofrece una visión general de los principios educativos subyacentes a la formación basada en la simulación en neonatología (13-18).

Definición

La simulación moderna es una estrategia de instrucción inmersiva que se utiliza para sustituir o ampliar las experiencias reales con experiencias guiadas que evocan o reproducen aspectos sustanciales del mundo real de forma por completo interactiva.

La teoría del aprendizaje basado en la simulación

Taxonomía de Bloom

Según la taxonomía de aprendizaje de Bloom (**fig. 1-2**), el conocimiento y la comprensión son los niveles más simples de aprendizaje. La simulación, cuando se utiliza con el objetivo de mejorar la práctica, puede permitir al alumno pasar del conocimiento o la comprensión a la aplicación, el análisis y la síntesis, que son mejores indicadores de competencia.

Estudiantes adultos

1. Son autodirigidos y autorregulados en su aprendizaje.
2. Están ante todo motivados de manera intrínseca para aprender.
3. Tienen conocimientos y experiencias previas que son un recurso creciente para el aprendizaje.
4. A través de esta experiencia previa se forman modelos mentales que guían su comportamiento.
5. Utilizan el razonamiento analógico en el aprendizaje y la práctica.

El proceso de tener una experiencia (experiencia concreta), reflexionar sobre la experiencia (observación reflexiva), desarro-

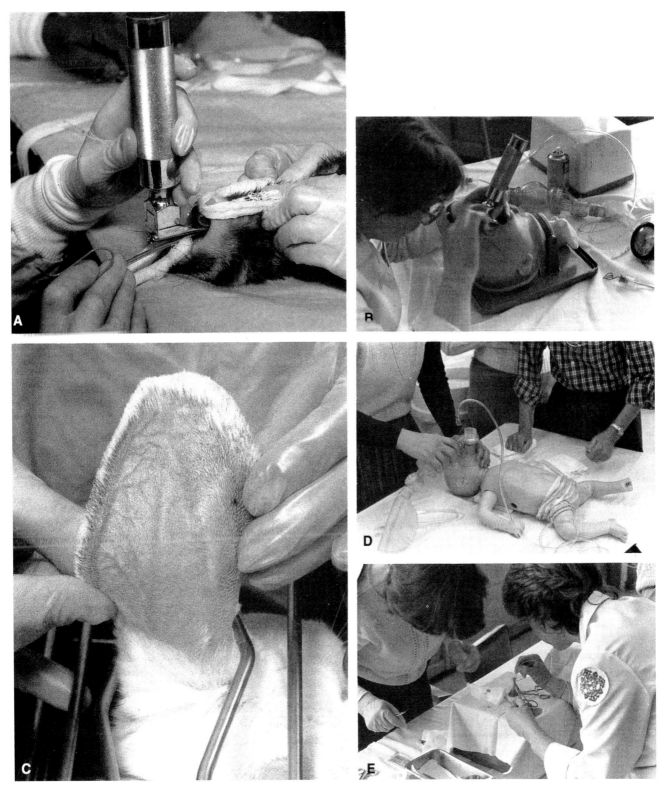

FIGURA 1-1 Modelos de enseñanza **A.** Se usa un hurón para demostrar la intubación endotraqueal. **B.** Se utiliza un modelo de intubación infantil (Resusci Intubation Model, Laerdal Medical, Armonk, NY) para practicar la intubación endotraqueal. Un puerto de visualización en la parte posterior de la cabeza permite mostrar las relaciones anatómicas. **C.** Se ha afeitado la oreja de un conejo para mostrar los vasos para la colocación intravenosa. **D.** Se usa un modelo de reanimación (Resusci Baby, Laerdal Medical) para practicar la ventilación con bolsa y máscara. **E.** Se utiliza un cordón umbilical para practicar la inserción de un catéter. El cordón se coloca en un biberón, se llena de suero fisiológico y se pone dentro de una caja de cartón. El extremo del cordón se proyecta a través de un pezón cortado. (Reproducido con permiso de MacDonald MG, Seshia MMK. *Neonatology: Pathophysiology and Management of the Newborn*. 4th ed. Philadelphia, PA: JB Lippincott; 1994.)

TABLA 1-1 Modelos utilizados para enseñar procedimientos

Maniquí (muñecos pequeños con piel de vinilo suave)

Para enseñar los cuidados de la traqueotomía:

    Hacer en el cuello del muñeco un agujero con un instrumento afilado, como un sacacorchos.

    Insertar un tubo de traqueotomía de tamaño 1 o 0.

    Atar los lazos y utilizarlos como modelo para enseñar las técnicas adecuadas de succión y cuidado de la piel.

Para enseñar el manejo del catéter umbilical:

    Picar el abdomen anterior del muñeco con una aguja Medicut de calibre 16.

    Insertar la aguja a través de la parte delantera y trasera del muñeco y luego retirarla.

    Pasar un catéter umbilical de adelante hacia atrás.

    Insertar agujas romas en el catéter en ambos extremos. Puede fijarse al extremo posterior del catéter una bolsa intravenosa que contenga agua teñida con colorante vegetal rojo para simular sangre.

Para enseñar la técnica de toma de muestras para la gasometría:

    Insertar una llave de paso de tres vías en el catéter umbilical anterior y conectar la bolsa intravenosa y el tubo.

Este sistema también se puede utilizar para enseñar la monitorización de la presión arterial y venosa mediante un transductor.

    Para simular la presión arterial, envolver un manguito de presión arterial alrededor de la bolsa intravenosa parcialmente llena e inflar a 60-70 torr.

    Para una línea venosa, inflar a 5-10 torr.

Cabeza de Resusci[a]

El modelo de cabeza utilizado para la intubación endotraqueal puede modificarse para enseñar la alimentación orogástrica y nasogástrica al conectar un depósito a la apertura del esófago.

Conejos

Para enseñar la colocación del tubo torácico:

    Anestesiar un conejo que pese alrededor de 2 kg con xilacina, 8.8 mg/kg IM. Esperar 10 minutos, luego administrar ketamina HCl, 50 mg/kg IM.

    Colocar de espaldas al conejo y afeitar o recortar el pelo del pecho lo más cerca posible. Usar un depilador comercial para eliminar el pelo restante.

    Sujetar bien las patas delanteras y traseras del conejo.

    Cubrir quirúrgicamente al conejo.

    Colocar electrodos en la pared torácica para conectarlos a un monitor cardiorrespiratorio. A continuación se pueden demostrar los cambios en el trazado del ECG debidos al neumotórax.

    Insertar tubo torácico.

Gatitos destetados

Para enseñar la intubación endotraqueal:

    Utilizar gatitos que pesen entre 1 y 1.5 kg.

    Que el gatito no coma 8 horas antes de la intubación; permitirle la ingesta de agua.

    Administrar ketamina HCl 20 mg/kg IM.

    Esperar 10 minutos para que la ketamina HCl haga su efecto completo.

Examinar la laringe después de cada cuatro o cinco intentos de intubación. Si la zona laríngea está traumatizada, dejar pasar de 7 a 10 días para su recuperación.

Hurones

Para enseñar la intubación endotraqueal:

    Que el hurón no coma 8 h antes de la intubación; permitirle la ingesta de agua.

    Administrar ketamina HCl, 5 mg/kg IM y maleato de acepromazina, 0.55 mg/kg IM, y dejar que haga efecto.

    Mantener la anestesia con 40% de la dosis original IM según se requiera. Si es necesario, controlar los estornudos con 0.5 mg/kg IM de difenhidramina.

    Aplicar una pomada oftálmica suave en los ojos para evitar la desecación.

Examinar la laringe en busca de signos de traumatismo, como en el caso de los gatitos, y permitir la recuperación entre las sesiones de entrenamiento. Se observaron indicios de traumatismo en 100% de los hurones después de 10 intubaciones.

Placenta y cordón umbilical

Para enseñar la inserción de líneas de infusión IV y catéteres de vasos umbilicales[b]:

    Conservar la placenta y el cordón umbilical congelándolos en recipientes individuales.

    Dejar que se descongele entre 3 y 4 h antes de usarlo.

    Utilizar los vasos de la superficie fetal de la placenta para demostrar la inserción de agujas y cánulas intravenosas periféricas. También se puede demostrar la extracción de sangre.

    Cortar un cordón de 15 cm de longitud para mostrar la anatomía del muñón umbilical y la técnica de cateterización arterial y venosa. El cordón puede colocarse en un biberón con solución salina. Un extremo del cordón sobresale entonces a través de una tetina convenientemente cortada y puede sacarse del biberón para cada intento de procedimiento.

[a]Laerdal Medical, Armonk, NY.

[b]No se recomienda el uso de este modelo a menos que se conozca el estatus del VIH y del virus de la hepatitis B de la fuente.

Reproducido con permiso de Avery GB, MacDonald MG, Seshia MMK. *Avery's Neonatology: Pathophysiology and Management of the Newborn*. 4th ed. Philadelphia, PA: Lippincott Williams & Wilkins; 1994.

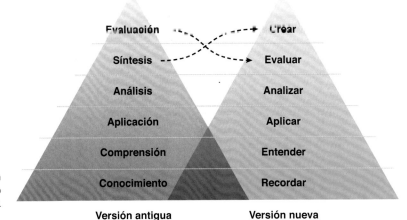

FIGURA 1-2 Versiones antigua y nueva de la taxonomía de Bloom en el ámbito cognitivo. (Reimpreso con permiso de Timby BK. *Fundamental Nursing Skills and Concepts.* 11th ed. Philadelphia, PA: Wolters Kluwer; 2016:109.)

llar modelos mentales (conceptualización abstracta) y poner a prueba ese modelo mental (experimentación activa) se basa en el ciclo de aprendizaje experiencial de Kolb (**fig. 1-3**).

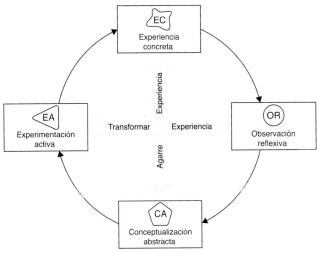

FIGURA 1-3 El ciclo experiencial de Kolb constituye la base de la educación de adultos basada en la simulación. (De Kolb A, Kolb D, Experience Based Learning Systems. *Australian Educational Leader.* 2018;40(3):8-14. https://learning-fromexperience.com/downloads/research-library/eight-important-things-to-know-about-the-experiential-learning-cycle.pdf. Consultado el 11 de julio de 2019.)

El ciclo de aprendizaje experimental de Kolb

1. **Experiencia concreta (sensación):** las simulaciones proporcionan experiencias concretas que estresan al alumno, provocando un cambio significativo del estado corporal para fomentar una importante reflexión de las lagunas de conocimiento identificadas por el alumno.
2. **Observación reflexiva (mirar):** la observación reflexiva ofrece a los alumnos la oportunidad de reflexionar sobre la simulación y su actuación. El alumno observa antes de emitir un juicio y busca una comprensión óptima viendo la experiencia desde diferentes perspectivas. Los educado-

res pueden facilitar el proceso proporcionando una visión objetiva de la actuación del alumno.
3. **Conceptualización abstracta (pensamiento):** es el análisis lógico de las ideas y la actuación sobre la comprensión intelectual de una situación por parte del alumno, y proporciona al educador la oportunidad de aclarar la misma. El resultado es un nuevo modelo mental y una nueva comprensión.
4. **Experimentación activa (hacer):** este nuevo modelo mental y de comprensión desarrollado por el alumno requiere una puesta a prueba inmediata mediante la experimentación activa, con el fin de imprimir nuevos conocimientos y efectuar cambios a largo plazo en la práctica.
5. Según la situación o el entorno, el alumno puede entrar en el estilo de aprendizaje en cualquier momento y aprenderá mejor la nueva tarea si practica los cuatro modos del ciclo de Kolb.

Por ejemplo, *aprender a colocar una línea arterial radial:*

Observación reflexiva: pensar en la colocación de una línea radial y observar cómo otra persona coloca una línea
Conceptualización abstracta: comprender la teoría, las indicaciones y contraindicaciones, el lavado de manos y la seguridad, y tener una comprensión clara del concepto
Experiencia concreta: recibir consejos prácticos y técnicas de un experto
Experiencia activa: conseguir la oportunidad e intentar colocar una línea bajo supervisión

Aprendizaje de habilidades procedimentales

Sawyer y cols. se han basado en el paradigma de la teoría del aprendizaje psicomotriz de Kovacs de *Aprender, ver, practicar y hacer* y han sugerido un marco pedagógico que incorpora dos pasos adicionales: *probar y mantener* para el alumno (19-22) (**fig. 1-4**).

1. *Aprender* el procedimiento y adquirir los conocimientos cognitivos necesarios.
2. *Ver* el procedimiento realizado por el instructor o preceptor.
3. *Practicar* el procedimiento haciendo hincapié en la práctica deliberada sin errores y en la práctica distribuida.

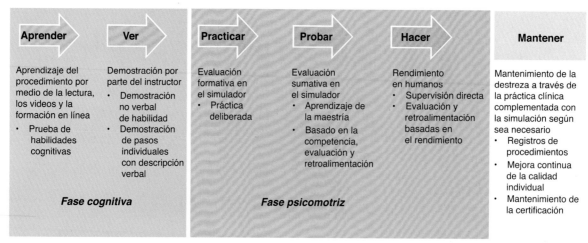

FIGURA 1-4 La progresión del desarrollo de la pericia en las destrezas de procedimiento utilizando la taxonomía de Simpson y Harrow sobre el desarrollo de las destrezas psicomotrices correlacionadas con el léxico de Dreyfus y Dreyfus sobre la adquisición de destrezas médicas. (Reproducido con permiso de Sawyer T, White M, Zaveri P, et al. Learn, see, practice, prove, do, maintain: An evidence-based pedagogical framework for procedural skill training in medicine. *Acad Med.* 2015;90(8):1025–1033.)

4. *Probar:* aprendizaje de dominio basado en la simulación con evaluación y retroalimentación .
5. *Hacer:* realizar el procedimiento en el paciente con supervisión directa con evaluación y retroalimentación en tiempo real.
6. *Mantener:* corregir la "descalificación" con el tiempo.

La adquisición de habilidades procedimentales, que incluye las actividades mentales y motrices necesarias para ejecutar una tarea manual, progresa a través de un continuo de cinco etapas: *respuesta guiada, mecanismo, respuesta abierta compleja, adaptación y originación* (**fig. 1-5**).

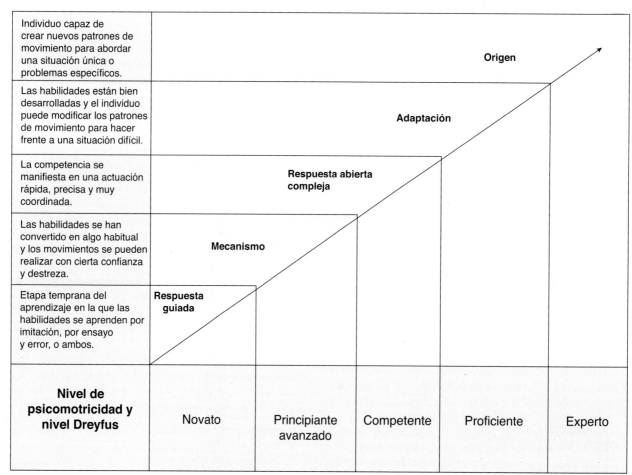

FIGURA 1-5 Una propuesta de marco pedagógico para la formación de habilidades procedimentales en medicina. (Reproducido con permiso de Sawyer T, White M, Zaveri P, et al. Learn, see, practice, prove, do, maintain: An evidence-based pedagogical framework for procedural skill training in medicine. *Acad Med.* 2015;90(8):1025–1033.)

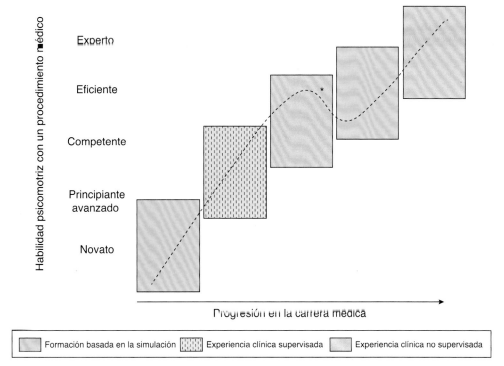

FIGURA 1-6 La interacción teórica de la simulación y la experiencia clínica en el desarrollo y el mantenimiento de las habilidades procedimentales. La *línea discontinua* representa el desarrollo y mantenimiento de las habilidades a lo largo del tiempo. El *asterisco* (*) indica un paréntesis clínico, o una larga pausa en la práctica clínica. (Reproducido con permiso de Sawyer T, White M, Zaveri P, et al. Learn, see, practice, prove, do, maintain: An evidence-based pedagogical framework for procedural skill training in medicine. *Acad Med.* 2015;90(8):1025–1033.)

Educación médica basada en competencias y simulación

Una actividad profesional encomendada es una tarea clave de una disciplina en la que se puede confiar para que la persona la realice en un contexto sanitario determinado, una vez demostrada la suficiente competencia. Con la transición a la educación médica basada en la competencia, la interacción entre la formación en procedimientos basados en la simulación y la experiencia clínica supervisada es esencial para lograr la competencia y conducir a la maestría **(fig. 1-6)**.

FORMACIÓN BASADA EN LA SIMULACIÓN

La formación basada en la simulación es pertinente y puede incorporarse a todos los aspectos de la formación en habilidades procedimentales.

Los componentes clave de la formación basada en la simulación incluyen:

A. Identificar y dilucidar los objetivos de aprendizaje específicamente aptos para la simulación

La claridad de los objetivos de aprendizaje previstos es fundamental para planificar una simulación útil.

B. Actividades previas a la práctica para preparar la simulación

1. Sesiones de formación didáctica
2. Material de pre-lectura
3. Apoyos audiovisuales como videos y módulos de formación

C. Elección del simulador óptimo (tablas 1-1 a 1-3)

1. Simuladores de alta fidelidad
2. Simuladores de baja fidelidad (véase el capítulo 2)
3. Formadores de procedimientos (véase el capítulo 2)
4. Varios simuladores de entrenamiento especial
5. Dispositivos y software de realidad aumentada y virtual

D. Un entorno de simulación definido

1. En una instalación de aprendizaje clínico y simulación
2. En el hospital o centro de atención al paciente
3. Junto al lugar donde se va a prestar la atención al paciente, y justo antes de realizar el procedimiento en él ("formación justo en el lugar y justo a tiempo")
4. Telesimulación con equipos audiovisuales de telecomunicación adecuados para la capacitación de divulgación

TABLA 1-2 **Simuladores de entrenamiento de tareas neonatales disponibles en el mercado: centrados en una sola habilidad y que permiten a los alumnos practicar en aislamiento**

NOMBRE	FABRICANTE	DESCRIPCIÓN	SIMULADOR
Stap de bebé	Laerdal	Reproducción de un neonato colocado para la práctica de las técnicas de punción lumbar	Foto por cortesía de Laerdal Medical.
Bebé Umbi	Laerdal	Reproducción de recién nacidos femeninos diseñados para la práctica de la cateterización umbilical	Foto por cortesía de Laerdal Medical.
Entrenador intraóseo Laerdal	Laerdal	Este entrenador está diseñado para la formación en técnicas de infusión intraósea infantil	Foto por cortesía de Laerdal Medical.
Pierna infantil IV	Laerdal	La pierna infantil IV está diseñada para entrenar los procedimientos de venopunción de las extremidades y la administración de líquidos IV en las venas superficiales del pie	Foto por cortesía de Laerdal Medical.

TABLA 1-2 **Simuladores de entrenamiento de tareas neonatales disponibles en el mercado: centrados en una sola habilidad y que permiten a los alumnos practicar en aislamiento (*continuación*)**

NOMBRE	FABRICANTE	DESCRIPCIÓN	SIMULADOR
Laerdal Entrenador de manejo de la vía aérea para bebés	Laerdal	Anatomía realista de la lengua, orofaringe, epiglotis, laringe, cuerdas vocales y tráquea	 Foto por cortesía de Laerdal Medical.
Entrenador de ecocardiografía neonatal	Echocom https://www.echocom.de/	Simulador de entrenamiento para ecocardiografía en neonatos	 Foto por cortesía de Laerdal Medical.
Ecografía neonatal Cabeza Phantom	Kyoto Kagaku Co., Ltd. https://www.kyotokagaku.com/products/detail03/us-14.html		 US-14a normal US-14b anormal

TABLA 1-3 Simuladores neonatales disponibles en el mercado (alta, media y baja fidelidad)

SIMULADOR NEONATAL	FABRICANTE	CARACTERÍSTICAS
NeoNatalie™ Foto por cortesía de Laerdal Medical.	Laerdal *https://www.laerdal.com/ca/products/simulation-training/obstetrics-pediatrics/*	■ El simulador NeoNatalie™ se desarrolló para ayudar a formar a los asistentes de parto en países de bajos recursos a través de programas como "Helping Babies Breathe" ■ Diseñado para facilitar el aprendizaje efectivo de los cuidados esenciales del recién nacido y la reanimación neonatal ■ Tamaño y aspecto realistas, peso y tacto naturales cuando se llena de agua tibia. Evaluación de la actividad cardiaca: latidos del pulso percibidos a través del ombligo. Ventilación pulmonar: cuando la vía aérea está abierta de manera correcta los pulmones pueden ser ventilados con BVM. Compresión torácica: cuando se realizan de forma correcta se señalan con un clic audible *Fidelidad baja o media*
Newborn Anne™ Foto por cortesía de Laerdal Medical.	Laerdal	■ Este simulador representa con exactitud a una recién nacida a término (40 semanas), con un percentil 50, que mide 53.3 cm (21") y pesa 3.1 kg (7 lb) ■ Características de la vía aérea. colocación de la recién nacida para simular la apertura de la vía aérea mediante la inclinación de la cabeza, la elevación de la barbilla o el empuje de la mandíbula, la VPP (BVM, resucitador T-Piece o bolsa de anestesia), la intubación de la sonda ET, la inserción de la LMA, la inserción de la sonda OG, la distensión del estómago (cuando la ET está mal colocada), la aspiración de las fosas nasales, la nasofaringe, la orofaringe, el esófago y los pulmones a través de una sonda ET, el módulo de meconio para la eliminación de la aspiración ■ Características de la respiración: movimientos de amplexión y amplexación unilateral y bilateral con la ventilación mecánica. Neumotórax-toracocentesis con aguja en la axila izquierda ■ Características cardiacas: compresión torácica manual con la profundidad y fuerza adecuadas ■ Características de la circulación: pulso umbilical manual, acceso vascular, acceso a la vena/arteria umbilical a través del ombligo patente, acceso IO en la parte inferior de la pierna izquierda y derecha, tuberosidad tibial y maléolo medial ■ Otras características: articulación completa *Fidelidad media*
Nita Newborn™ Foto por cortesía de Laerdal Medical.	Laerdal	■ Es un modelo de recién nacido femenino de 1.8 kg (4 lb) y 40.6 cm (16"), con puntos de referencia realistas y articulación para procedimientos de acceso vascular ■ Las aberturas de la nariz y la boca permiten la colocación* de cánulas nasales, tubos endotraqueales, tubos nasotraqueales y tubos de alimentación ■ Venopunción estándar en varios sitios facilitando la extracción de sangre y la infusión de líquidos, sitios medianos, basilicales y axilares en ambos brazos, venas safena y poplítea en la pierna derecha, venas yugulares externas y temporales, inserción de línea PICC, aseguramiento, vendaje y mantenimiento y cateterismo umbilical *Nita Newborn no tiene capacidad de intubación *Fidelidad baja a media*

TABLA 1-3 Simuladores neonatales disponibles en el mercado (alta, media y baja fidelidad) (*continuación*)

SIMULADOR NEONATAL	FABRICANTE	CARACTERÍSTICAS
SimNewB® Foto por cortesía de Laerdal Medical.	Laerdal	■ Es un simulador de recién nacidos sin ataduras creado con la AAP, diseñado para ayudar a mejorar la reanimación neonatal y cumplir los objetivos de aprendizaje específicos de los protocolos de reanimación neonatal ■ Vía aérea: anatómicamente precisa y realista. Maniobra de reclutamiento pulmonar, inserción de tubo ET oral y nasal, inserción de LMA, ventilación de presión positiva, intubación del tronco principal derecho, succión, resistencia pulmonar variable, inserción de tubo gástrico ■ Respiración/respiraciones: respiración espontánea, con frecuencia variable; subida y bajada bilaterales del pecho y unilateral con ventilación mecánica, ruidos respiratorios normales y anormales, saturación de oxígeno simulada. Complicaciones respiratorias: neumotórax, movimiento torácico unilateral/sonidos respiratorios con ventilación mecánica. Toracocentesis unilateral con aguja situada en la parte media de la axila ■ Sistema cardiovascular: amplia biblioteca de ECG, monitorización simulada de ECG mediante monitor de 3 derivaciones ■ Acceso vascular: umbilical permeable y recortable con acceso venoso y arterial para bolo o infusión, simulación de retroceso de la sangre en la canulación, acceso IO bilateral ■ Otras características: pupilas giratorias (seleccionables) con pupilas normales, dilatadas y constreñidas con límites en movimiento: blando, tono, movimiento espontáneo y convulsión. Los escenarios de SimStore incluyen los planes de estudio de la 7.ª edición de NRP ■ Circulación: ruidos cardiacos, pulso umbilical palpable, pulso braquial bilateral, cianosis central ■ Sonidos: vocal: gruñido, respiración, llanto, hipo y otros. Pulmonar: normal, estridor, neumonía y otros. Corazón: normal, soplo diastólico, soplo sistólico y otros ■ Debriefing: Grabación con cámara web (SessionViewer PC), informe de registro de eventos *Alta fidelidad*
Premature Anne Foto por cortesía de Laerdal Medical.	Laerdal	■ Premature Anne™ es un maniquí prematuro de 25 semanas de tamaño realista desarrollado en colaboración con la AAP ■ Características de la vía aérea: vía aérea anatómicamente precisa y realista, inserción de tubo ET, maniobra de Sellick, VPP, intubación del tronco derecho, aspiración, inserción de tubo OG/NG ■ Características respiratorias: subida y bajada bilaterales del pecho y unilateral con ventilación mecánica ■ Complicaciones respiratorias: movimiento torácico unilateral (intubación del tronco derecho) con ventilación mecánica ■ Cardiaco: compresiones realistas ■ Acceso vascular: permeable, ombligo que puede ser cortado con acceso venoso y arterial para bolo o infusión, retroceso sanguíneo simulado al canular la vena umbilical, acceso intravenoso periférico (solo puertos secos) ■ Sonidos: auscultación de sonidos pulmonares durante la ventilación *Fidelidad media a alta*

(*continúa*)

TABLA 1-3 Simuladores neonatales disponibles en el mercado (alta, media y baja fidelidad) (*continuación*)

SIMULADOR NEONATAL	FABRICANTE	CARACTERÍSTICAS
Premature Anne con SimPad PLUS Foto por cortesía de Laerdal Medical.	Laerdal	■ Premature, Anne cuando se combina con SimPad PLUS, ayuda a situar a los alumnos en escenarios que simulan experiencias de la vida real ■ Todas las características de Premature Anne más las características respiratorias, la cianosis, los sonidos cardiacos y los sonidos vocales ■ El paquete de Premature Anne de la AAP está compuesto por el simulador de Premature Anne y un mando a distancia SimPad PLUS con 8 escenarios preprogramados escritos por la AAP y compatible con el PNR ™ *Alta fidelidad*
Gaumard-Newborn HAL®S3010. Simulador de paciente recién nacido, sin cables y sin ataduras 	Gaumard *https:// www. gaumard. com/ products/ pediatric-neonatal*	■ Recién nacido de 40 semanas sin ataduras, con respiración, pulsos, color y signos vitales que responden a eventos e intervenciones hipóxicas; incluye tendencias, llanto, convulsiones, intubación oral y nasal, sonidos de las vías respiratorias y tableta PC adicional para el control *Alta fidelidad*
Gaumard-SUPER TORY®S2220. Sin cables y sin ataduras, simulador avanzado de paciente recién nacido a término	Gaumard	■ Recién nacido a término, peso: 3.6 kg (8 lb), longitud: 53.3 cm (21"), sin ataduras, totalmente sensible durante el transporte, control inalámbrico a distancias de hasta 100 m (300 pies), RF/10 m (33 pies), bluetooth, la batería interna recargable proporciona hasta 8 horas de funcionamiento. Capacidad de enlace inalámbrico NOELLE® Fetus-Newborn, Tablet PC precargada con UNI® (software de control del simulador unificado de Gaumard), OMNI®2 preparado para tabletas ■ Piel de cuerpo entero suave y flexible con articulaciones de tronco y extremidades sin fisuras. Movimiento programable: parpadeo, apertura y cierre de la boca, flexión y extensión de brazos y piernas, movimiento realista de articulaciones: cuello, hombro, codo, cadera y rodilla, pronación y supinación del antebrazo ■ Ombligo realista y ombligo después del desprendimiento del cordón umbilical, puntos de referencia óseos palpables

TABLA 1-3 Simuladores neonatales disponibles en el mercado (alta, media y baja fidelidad) (*continuación*)

SIMULADOR NEONATAL	FABRICANTE	CARACTERÍSTICAS
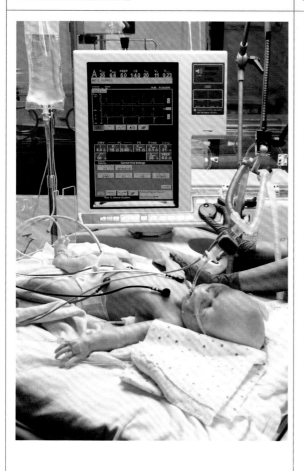		■ **Vía aérea:** cavidad oral y vía aérea con precisión anatómica, intubación nasotraqueal/orotraqueal (ETT, LMA), inclinación de la cabeza, elevación del mentón, empuje de la mandíbula, colocación de tubos NG/OG, ventilación BVM, hiperextensión del cuello y obstrucción de la vía aérea por flexión con captura y registro de eventos, detección de la profundidad de la intubación y registro de eventos del software ■ **Respiración:** respiración espontánea y continua, frecuencias respiratorias y relaciones inspiratorias/espiratorias variables, subida y bajada del tórax unilateral programable, sonidos pulmonares unilaterales sincronizados con la frecuencia respiratoria, retracciones programables, respiración "en cadena", soporte de VM, A/C, SIMV, CPAP, PCV, PSV, NIPPV, controles dinámicos de las vías respiratorias y de los pulmones, distensibilidad pulmonar variable, resistencia bilateral de los bronquios, esfuerzos respiratorios programables para el destete/la liberación, elevación unilateral del tórax con intubación del tronco derecho (detección y registro automáticos), retroalimentación de la ventilación en tiempo real, sitios de neumotórax bilaterales y medioxilares que admiten la descompresión con aguja y la inserción de un tubo torácico. Los sitios de neumotórax cuentan con puntos de referencia óseos palpables, piel realista para cortar y suturar, hemorragia, estallido pleural táctil y drenaje de líquidos, elevación visible del tórax durante la ventilación BVM, monitorización de EtCO$_2$ mediante sensores y dispositivos de monitorización reales ■ **Circulatorio:** cianosis visible, ictericia, palidez y enrojecimiento con intensidades variables, evaluación manual del tiempo de llenado capilar en el pie izquierdo (detección y registro automático) ■ **Pulsos palpables:** braquial, femoral y umbilical, detección y registro de eventos de palpación del pulso, pulsos dependientes de la presión arterial, monitorización de la presión arterial utilizando un manguito NIBP real, sonidos Korotkoff audibles, monitorización de SpO$_2$ preductal (mano derecha) y posductal (pie derecho) utilizando dispositivos reales ■ **Cardiaco:** biblioteca de ritmos de ECG con variaciones de latido personalizables, monitorización del ECG mediante dispositivos reales, monitorización de la respiración derivada del ECG (EDR), retroalimentación de la calidad en tiempo real de eCPR™ e informes sobre el tiempo de la RCP, profundidad/velocidad de la compresión, interrupciones de la compresión, velocidad de ventilación, ventilación excesiva, entrenador de voz de la RCP, sensor de profundidad de la compresión torácica, desfibrilación, cardioversión y ritmo mediante dispositivos reales y energía. Las compresiones torácicas efectivas generan pulsos femorales palpables y actividad del ECG; sonidos cardiacos sanos y anormales, estimulación y desfibrilación virtuales ■ **Acceso vascular:** canulación intravenosa: bolo, infusión y toma de muestras-mano, cuero cabelludo, ombligo, cateterismo umbilical (CVU/CAU): infusión continua y toma de muestras, infusión bilateral IO tibial ■ **Neurológicos:** llanto/gruñido con movimiento visible de la boca, ojos parpadeantes, convulsiones/espasmos, tono muscular programable: activo, reducido y flácido; fontanela programable: deprimida, normal y abultada ■ **Gastrointestinal:** distensión abdominal programable, sondaje urinario con retorno, ruidos intestinales normales y anormales *Muy alta fidelidad*

TABLA 1-3 Simuladores neonatales disponibles en el mercado (alta, media y baja fidelidad) (*continuación*)

SIMULADOR NEONATAL	FABRICANTE	CARACTERÍSTICAS
Gaumard – Newborn TORY® S2210. Simulador de paciente recién nacido, sin cables y sin ataduras	Gaumard	■ Recién nacido de 40 semanas, peso 2.7 kg (5.7 lb), longitud 52.7 cm (20.7") ■ Movilidad sin ataduras y sin cables: sin ataduras y con total capacidad de respuesta incluso durante el transporte, control inalámbrico a distancias de hasta 91 m (300 pies), la batería interna recargable proporciona hasta 4 h de funcionamiento sin ataduras. Enlace inalámbrico NOELLE® Fetus-Newborn. Software de control del simulador unificado UNI®, opción de paciente virtual y otras que dependen del paquete ■ Piel de cuerpo entero suave y flexible, articulaciones de tronco y extremidades sin fisuras, movimiento realista de las articulaciones: cuello, hombro, codo, cadera y rodilla, pronación y supinación del antebrazo, ombligo realista, puntos de referencia palpables, incluidas las costillas y la apófisis xifoides. Depósitos neumáticos y de líquidos alojados en el interior del cuerpo, vías respiratorias, cardiacas, acceso vascular, digestivo y características clínicas adicionales similares a la versión S2220, pero ligeramente menos avanzadas *Muy alta fidelidad*
Gaumard – Premie HAL® S2209. Simulador de paciente prematuro de 30 semanas, sin cables y sin ataduras	Gaumard	■ El Premie HAL® S2209 es un simulador de paciente prematuro de 30 semanas, realista, inalámbrico y sin ataduras, diseñado para facilitar la formación de residentes y profesionales sanitarios en las áreas de gestión de vías respiratorias prematuras, reanimación, estabilización, transporte y cuidados intensivos *Alta fidelidad*

TABLA 1-3 Simuladores neonatales disponibles en el mercado (alta, media y baja fidelidad) (*continuación*)

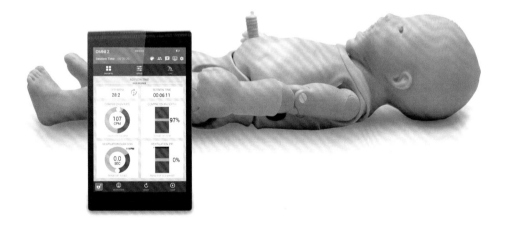

(*continúa*)

TABLA 1-3 **Simuladores neonatales disponibles en el mercado (alta, media y baja fidelidad)** (*continuación*)

SIMULADOR NEONATAL	FABRICANTE	CARACTERÍSTICAS
Gaumard – PEDI® Blue Newborn S320.100. Simulador de paciente recién nacido a término con OMNI® 2	Gaumard	■ El maniquí neonatal S320.100 PEDI® Blue es un simulador de recién nacido que cambia el color de la cianosis en función de una condición inicial preseleccionada y mide la eficacia de la RCP, la ventilación de la vía aérea y la compresión torácica. El simulador tiene todas las características convencionales que se encuentran en los entrenadores de manejo de la vía aérea. Los accesorios opcionales incluyen una pierna intraósea y un brazo de entrenamiento de inyección *Fidelidad media*
Gaumard – Newborn PEDI® S109. Entrenador de habilidades para recién nacidos	Gaumard	■ Neonato a término de tamaño y peso medio: 3.6 kg (8 lb), 49.5 cm (19.5"), piel lisa de cuerpo entero, disponible en tonos de piel claros, medios y oscuros, resistencia realista y rango de movimiento de las articulaciones, incluida la columna vertebral flexible, cordón umbilical desmontable, puntos de referencia lumbares palpables para una correcta inserción de la aguja ■ **Vía aérea:** cavidad oral y vía aérea anatómicamente precisas: incluye las encías, la lengua, la epiglotis, la glotis y las cuerdas vocales, práctica de la intubación endotraqueal con aditamentos estándar, colocación de dispositivos supraglóticos para la vía aérea, maniobra de Sellick, VPP mediante BVM, intubación nasofaríngea u orofaríngea ■ **Respiratorio:** elevación visible del tórax con ventilación de presión positiva, inserción de tubo torácico ■ **Cardiaco:** resistencia realista para las compresiones torácicas y el retroceso, pulsos palpables generados con la pera de presión manual: fontanela, umbilical, braquial y femoral ■ **Acceso vascular:** canulación IV: infusión en bolo y toma de muestras (mano, piel cabelluda, ombligo), cateterismo umbilical (CVU/CAU): acceso, infusión continua y toma de muestras ■ Punción bilateral en el talón con extracción de sangre, punción lumbar, cateterismo, infusión y toma de muestras, inyección intramuscular anterolateral en el muslo, infusión tibial intraósea bilateral ■ **Gastrointestinal:** colocación de sondas NG/OG, alimentación y aspiración a través de sondas gástricas, ileostomía, colostomía y estomas suprapúbicos para el cuidado de ostomías y ejercicios de drenaje, genitales masculinos y femeninos intercambiables, cateterismo urinario con retorno de líquidos *Fidelidad media*

TABLA 1-3 **Simuladores neonatales disponibles en el mercado (alta, media y baja fidelidad)** (*continuación*)

(*continúa*)

TABLA 1-3 **Simuladores neonatales disponibles en el mercado (alta, media y baja fidelidad)** (*continuación*)

SIMULADOR NEONATAL	FABRICANTE	CARACTERÍSTICAS
Gaumard – Newborn S107. Simulador multipropósito de paciente a término 	Gaumard	■ Sitios de estomas externos con tanques internos, intubación oral, nasal y digital, succión, bronquios principales derecho/izquierdo, colocación de tubos NG/OG, BVM con elevación realista del tórax, compresión del tórax, cateterismo umbilical, infusión IO, brazo IV con pulsos palpables variables *Fidelidad baja o media*
Gaumard – Newborn PEDI® S105. Simulador de paciente con habilidades de enfermería 		■ Lactante de cuerpo entero, conectividad inalámbrica OMNI® 2 integrada, interfaz de tableta OMNI® 2 inalámbrica ■ Vía aérea realista con lengua, cuerdas vocales, tráquea y esófago para ejercicios de manejo de la vía aérea, intubación oral o nasal más aspiración ■ eCPR™ -Métricas de calidad de la RCP en tiempo real con informes de rendimiento, profundidad y tasa de compresión, tasa de ventilación, ventilación excesiva, tiempo sin flujo, RCP: órganos internos realistas y puntos de referencia anatómicos para la colocación de la mano de RCP, expansión pulmonar bilateral realista con BVM ■ Acceso IV en el brazo derecho y en la parte inferior de la pierna izquierda, cateterización e infusión umbilical, acceso e infusión IO, cabeza articulada, brazos, ciclos de marcha, pulsos palpables: braquial derecho, radial, femoral, poplíteo y umbilical (bulbo manual) *Fidelidad media*

TABLA 1-3 Simuladores neonatales disponibles en el mercado (alta, media y baja fidelidad) (*continuación*)

SIMULADOR NEONATAL	FABRICANTE	CARACTERÍSTICAS
Gaumard – CPR Newborn S104. Simulador de paciente con OMNI®	Gaumard	■ Incluye todas las características de Susie Simon® S103 ■ Piel facial suave y realista con pelo moldeado, cabeza y mandíbula totalmente articuladas con lengua, vías respiratorias individuales desechables SAFE CPR™, punto de pulso arterial, acceso IO y sitio venoso femoral con OMNI® *No apto para intubar *Fidelidad baja o media*
Gaumard – SUSIE SIMON® S104. Simulador de RCP para recién nacidos	Gaumard	■ Incluye todas las características de Susie Simon® S101 ■ Piel facial suave y realista, con pelo moldeado, cabeza y mandíbula totalmente articuladas, con lengua, vías respiratorias individuales desechables SAFE CPR™, puntos de pulso arterial más acceso IO y sitio venoso femoral *No apto para intubar *Fidelidad baja o media*
Susie Simon® S101. Simulador de RCP para recién nacidos	Gaumard	■ Piel facial suave y realista, con pelo moldeado, cabeza y mandíbula totalmente articuladas, con lengua, vías respiratorias individuales desechables SAFE CPR™, puntos de pulso arterial *No apto para intubar *Fidelidad baja o media*

(*continúa*)

TABLA 1-3 Simuladores neonatales disponibles en el mercado (alta, media y baja fidelidad) (*continuación*)

SIMULADOR NEONATAL	FABRICANTE	CARACTERÍSTICAS
Gaumard – SUSIE SIMON® S100. Simulador para cuidados de enfermería de paciente recién nacido	Gaumard	■ Piel de la cara suave y flexible, pelo automoldeado, ojos realistas, NG, canal auditivo simulado; brazos y piernas giran dentro del cuerpo del torso; manos, pies, dedos de las manos y de los pies suaves para la técnica de pinchazo de talón y dedo; piel de la parte superior del cuerpo suave sobre el torso para una sensación de "bebé"; actividad de baño y vendaje, inyección intramuscular en la parte superior del muslo, genitales intercambiables, paso uretral y cateterismo de la vejiga, administración de enema *No apto para intubar
Paul- Prematuro de 27 semanas	SIMCharacters GmbH	■ Bebé prematuro nacido en 27 + 3 semanas de gestación, anatomía externa muy realista que incluye cabello real. ■ Peso: 1 000 g (2.2 lb), longitud: 35 cm (13.7") ■ Producto inalámbrico con 1.5 horas de uso de la batería ■ Patrones respiratorios patológicos (aleteo nasal, respiración paradójica, retracciones subesternales y gruñidos), vía aérea superior muy realista, ideal para practicar la intubación endotraqueal y las estrategias de cuidados neonatológicos especiales (MIST, INSURE); ventilación mecánica con bolsa-máscara y sistemas Perivent®, detección automática de la posición del tubo durante la intubación, parámetros pulmonares fisiológicos y patológicos para la ventilación asistida por máquina, cianosis e hiperoxia ■ Pulso palpable en el cordón umbilical y en las cuatro extremidades, sensores para detectar la posición correcta y la profundidad de un catéter venoso umbilical (CVU), ruidos respiratorios, cardiacos e intestinales auscultatorios *Muy alta fidelidad*
Paul Vía aérea	SIMCharacters GmbH	■ Versión ligeramente simplificada de Paul ■ Diseñado para proporcionar una *Alta fidelidad*

TABLA 1-3 Simuladores neonatales disponibles en el mercado (alta, media y baja fidelidad) (*continuación*)

SIMULADOR NEONATAL	FABRICANTE	CARACTERÍSTICAS
C.H.A.R.L.I.E. Nursing Essentials y C.H.A.R.L.I.E. Nursing Med-Surg (LF0142103U y LF0142104U) LF01421U	Nasco Healthcare	■ LF01421U C.H.A.R.L.I.E. Neonato-IV, IO, vía aérea oral y nasal, RCP ■ 101-102200U SimVS Essentials-carrito de vitales, monitor y tableta, manguito de tensión, pulsómetro, termómetro y glucómetro *Fidelidad media a alta* ■ LF01421U C.H.A.R.L.I.E. Neonato-IV, IO, vía aérea oral y nasal, RCP ■ 101-102200U SimVS Essentials-carrito y monitor de vitales, manguito de tensión, pulsómetro, termómetro ■ 800-102107U Tableta de control SimVS más grande; tableta multifunción que puede mostrar cualquiera de las siguientes presentaciones: monitor de hospital, DEA, ECG, desfibrilador, conjunto de escenarios de enfermería con copia impresa *Fidelidad media*
ALS Infant Nursing Essentials y ALS Infant Nursing Med-Surg (101-09003U y 101-09004U) 101-090U	Nasco Healthcare	■ 101-090U ALS Cuerpo completo de lactante para soporte vital avanzado (SVA), piernas IO, LMA de las vías respiratorias para SVA, maniobra de Sellick, colocación de tubo NG, sitios IV, capacidad de RCP, puntos de pulso manuales ■ 101-102200U SimVS Essentials-carrito de vitales, monitor y tableta; manguito de tensión, pulsómetro; termómetro *Fidelidad media* ■ 101-090U lactante de cuerpo entero ALS, piernas IO, LMA de la vía aérea ALS, maniobra de Sellick, colocación de sonda NG, sitios IV, capacidad de RCP, puntos de pulso manuales ■ 101-102200U SimVS Essentials-carrito y monitor de vitales, manguito de tensión, pulsómetro, termómetro ■ 800-102107U SimVS Larger SimVS Control Tablet; tableta multifunción que puede mostrar cualquiera de las siguientes presentaciones: monitor de hospital, DEA, ECG, desfibrilador; conjunto de escenarios de enfermería con copia impresa *Fidelidad media*

(*continúa*)

TABLA 1-3 **Simuladores neonatales disponibles en el mercado (alta, media y baja fidelidad)** (*continuación*)

SIMULADOR NEONATAL	FABRICANTE	CARACTERÍSTICAS
Micro-Preemie Nursing Essentials and Micro-Preemie Nursing Med-Surg (LF0128003U y LF0128004U)	Nasco Healthcare	■ LF01280U Micro-Preemie-NRP neonato, IV, vía aérea oral y nasal, RCP ■ 101-102200U SimVS Essentials-carrito de vitales, monitor y tableta de control; manguito de presión arterial, pulsómetro, termómetro y glucómetro *Fidelidad baja o media* ■ LF01280U Micro-Preemie-NRP neonato, IV, vía aérea oral y nasal, RCP ■ 101-102200U SimVS Essentials-carrito y monitor de vitales, manguito de tensión, pulsómetro, termómetro, glucómetro ■ 800-102107U SimVS Larger SimVS Control Tablet; tableta multifunción que puede mostrar cualquiera de las siguientes presentaciones: monitor de hospital, DEA, ECG, desfibrilador; conjunto de escenarios de enfermería con copia impresa
Base CAE Luna Fotos de Lyudmil Iliev, proporcionadas por cortesía de CAE Healthcare.	CAE Healthcare	■ Simulador de bebé inalámbrico y sin ataduras ■ **Maniquí:** recién nacido a 1 mes, 53.3 cm (21"), 3.1 kg (7 lb), sexo intercambiable, sangrado por IV conectada externamente ■ **Respiratorio:** vía aérea anatómicamente correcta, intubación endotraqueal oral, intubación endotraqueal nasal, intubación del tronco principal derecho, colocación de mascarilla laríngea, inserción de vía aérea orofaríngea, sitio de traqueostomía prefabricado, excursión torácica manual, excursión torácica asimétrica, aspiración oral y nasofaríngea ■ **Neuro:** pupilas tristadas manuales, fontanela ajustable manualmente ■ **Digestivo y urinario:** colocación de sonda de alimentación, abdomen distendido, sondaje urinario con retorno de líquidos
CAE Lunabase Continuación Fotos de Lyudmil Iliev, proporcionadas por cortesía de CAE Healthcare.	CAE Healthcare	■ **Circulatorio:** compresiones torácicas, acceso IO, inyecciones IM, acceso venoso periférico por vena cefálica, marginal lateral, vena del pie, vena temporal, acceso venoso central por ombligo, inyecciones SQ, colocación de catéter arterial periférico, colocación de catéter subclavio ■ **Musculoesquelético:** tonos de piel localizados. Articulaciones: codo, hombro, cadera, rodilla, cuello, mandíbula, corte de soporte del cordón umbilical desmontable *Alta fidelidad*

TABLA 1-3 Simuladores neonatales disponibles en el mercado (alta, media y baja fidelidad) (*continuación*)

SIMULADOR NEONATAL	FABRICANTE	CARACTERÍSTICAS
CAE Luna Live Fotos de Lyudmil Iliev, proporcionadas por cortesía de CAE Healthcare.	CAE Healthcare	■ Todas las características de la base CAE Luna y: ■ **Maniquí:** batería interna, control de facilitador inalámbrico ■ **Respiratorio:** auscultación de sonidos pulmonares, descompresión de neumotórax, colocación de tubo torácico ■ **Digestivo y urinario:** auscultación del sonido intestinal ■ **Circulatorio:** pulsos braquiales bilaterales, intensidad de pulso variable, biblioteca de ritmos cardiacos, dispositivo comercial de ECG compatible, auscultación de sonidos cardiacos, métrica de compresión torácica ■ **Opciones:** SymDefib, desfibrilador comercial compatible, modelo fisiológico ■ **Otros:** Software de control del facilitador, software de monitorización del paciente emulado *Alta fidelidad*
CAE Luna Advanced Fotos de Lyudmil Iliev, proporcionadas por cortesía de CAE Healthcare.	CAE Healthcare	■ Todas las características del modelo CAE Luna Base y Live y: ■ **Respiratorio:** laringoespasmo, respiración espontánea, frecuencia respiratoria y patrones respiratorios variables, detección de aire ventilado, neumotórax, detección de descompresión, retracciones subesternales, soporte de ventilación mecánica ■ **Neuro:** convulsiones ■ **Circulatorio:** pulso femoral, pulso umbilical ■ **Musculoesquelético:** cianosis circunvalar ■ **Opciones:** pulmón externo *Muy alta fidelidad*

AAP, American Academy of Pediatrics; BVM, ventilación con bolsa-válvula-máscara; ET, endotraqueal; IO, intraóseo; IV, intravenoso; LMA, vía aérea con máscara laríngea; NG, nasogástrico; OG, orogástrico; PICC, catéter central intravenoso percutáneo; RCP, reanimación cardiopulmonar; VM, ventilación mecánica.

E. Reunión informativa previa al escenario

1. Garantizar la confidencialidad y el respeto.
2. Familiarizar a los participantes con las capacidades del simulador.
3. Aclarar los puntos fuertes y débiles del simulador.
4. Celebrar el "contrato de ficción": el alumno acepta suspender el juicio sobre el realismo de cualquier simulación a cambio de la promesa de aprender nuevos conocimientos y habilidades. (Esto ayuda a mantener la atención en los objetivos de aprendizaje.).
5. Discutir la raíz de los escenarios.

F. Ejecución de un escenario realista, desafiante y bien diseñado

1. Ensayar con antelación.
2. Uso reflexivo de los actores afiliados y de los accesorios para simular realismo.
3. Elegir el inicio, la duración óptima y el final adecuados.
4. Lograr un estado óptimo de alerta y activación en los participantes.

G. Registro e identificación de las lagunas de conocimiento y rendimiento de los participantes durante el escenario

1. Observación y registro focalizados
2. Uso de listas de control y escalas de valoración global
3. Uso de herramientas de evaluación de competencias
4. Uso del video

H. Informe posterior al escenario

La sesión informativa posterior al escenario es el núcleo de la simulación:

1. La reunión informativa puede centrarse tanto en las acciones o en los marcos (imágenes internas de la realidad) como en el funcionamiento, y ayudar a los alumnos a entender, aprender y aplicar la experiencia de la simulación para cambiar los marcos de pensamiento y las acciones resultantes. El objetivo es proporcionar una retroalimentación evaluativa objetiva.
2. El enfoque de buen juicio para el reporte informativo, tal y como defiende el Centro de Simulación Médica de Harvard, consta de cuatro fases:
   a. **Fase previa:** ayuda a centrar el contenido del reporte informativo.
   b. **Fase de reacción:** aclara las cosas y prepara el terreno para la discusión de los sentimientos y los hechos.
   c. **Fase de comprensión:** promueve la comprensión de la actuación del alumno y explora la base de sus acciones utilizando la defensa y la indagación.
   d. **Fase de resumen:** destila las lecciones aprendidas para su uso futuro; lo que ha funcionado bien, lo que debería cambiarse.

I. Evaluación de la sesión de simulación

Cada sesión de simulación debe ser evaluada en cuanto a su eficacia para alcanzar los objetivos establecidos.

1. Obtener una evaluación objetiva de la sesión por parte de los participantes y la revisión de la misma por parte de los facilitadores.
2. También se recomienda encarecidamente que los facilitadores realicen un informe posterior a la sesión para evaluar el éxito y para planificar en el futuro sesiones de simulación eficaces.

Agradecimientos

Los autores agradecen las contribuciones anteriores de la Dra. Mhairi Macdonald y la Dra. Jenny Rudolph.

Referencias

1. Anderson JM, Warren JB. Using simulation to enhance the acquisition and retention of clinical skills in neonatology. *Semin Perinatol.* 2011;35:59–67.
2. Arafeh JM. Simulation-based training: the future of competency? *J Perinat Neonatal Nurs.* 2011;25:171.
3. Ballard HO, Shook LA, Locono J, et al. Novel animal model for teaching chest tube placement. *J Ky Med Assoc.* 2009;107:219–221.
4. Cates LA. Simulation training: a multidisciplinary approach. *Adv Neonatal Care.* 2011;11:95–100.
5. Cates LA, Wilson D. Acquisition and maintenance of competencies through simulation for neonatal nurse practitioners: beyond the basics. *Adv Neonatal Care.* 2011;11:321–327.
6. Gaba DM. The future vision of simulation in health care. *Qual Saf Health Care.* 2004;13(Suppl 1):i2–i10.
7. Halamek LP. The simulated delivery-room environment as the future modality for acquiring and maintaining skills in fetal and neonatal resuscitation. *Semin Fetal Neonatal Med.* 2008;13:448–453.
8. Halamek LP, Kaegi DM, Gaba DM, et al. Time for a new paradigm in pediatric medical education: teaching neonatal resuscitation in a simulated delivery room environment. *Pediatrics.* 2000;106:E45.
9. MacDonald MG, Johnson B. Perinatal outreach education. In: Avery GB, Fletcher MA, Macdonald MG, eds. *Neonatology: Pathophysiology and Management of the Newborn.* 4th ed. Philadelphia, PA: JB Lippincott Co.; 1994:32.

10. Kattwinkel J, Perlman JM, Aziz K, et al. Neonatal resuscitation: 2010 American Heart Association Guidelines for Cardiopulmonary Resuscitation and Emergency Cardiovascular Care Pediatrics. 2010;126:e1400–e1413.

11. Murphy AA, Halamek LP. Educational perspectives. *NeoReviews*. 2005;6:e489.

12. Rudolph JW, Simon R, Dufresne RL, et al. There's no such thing as "nonjudgmental" debriefing: a theory and method for debriefing with good judgment. *Simul Healthc*. 2006;1:49–55.

13. Ericsson KA. Deliberate practice and the acquisition and maintenance of expert performance in medicine and related domains. *Acad Med*. 2004;79(10 Suppl):S70–S81.

14. Institute of Medicine. *To Err is Human: Building a Safer Health System*. Washington, DC: National Academies Press; 2000.

15. Clark DR. (2012). Kolb's learning styles and experiential learning model. Updated July 13, 2011. http://nwlink.com/~donclark/hrd/styles/kolb.html. Accessed April 23, 2012.

16. Rodgers DL. High-fidelity patient simulation: a descriptive white paper report. http://sim-strategies.com/downloads/Simulation%20White%20Paper2.pdf. Accessed April 23, 2012.

17. Sawyer T, White M, Zaveri P, et al. Learn, see, practice, prove, do, maintain: an evidence-based pedagogical framework for procedural skill training in medicine. *Acad Med*. 2015;90(8):1025–1033.

18. Sawyer T, Gray MM. Procedural training and assessment of competency utilizing simulation. *Semin Perinatol*. 2016;40(7):438–446.

19. Johnston L, Sawyer T, Nishisaki A, et al. Neonatal Intubation Competency Assessment Tool: Development and Validation. *Acad Pediatr*. 2019;19(2):157–164.

20. Griswold-Theodorson S, Ponnuru S, Dong C, et al. Beyond the simulation laboratory: a realist synthesis review of clinical outcomes of simulation-based mastery learning. *Acad Med*. 2015;90(11):1553–1560.

21. Manthey D, Fitch M. Stages of competency for medical procedures. *Clin Teach*. 2012;9(5):317–319.

22. Institute for Medical Simulation Comprehensive Instructor Workshop and Graduate Course material Copyright, all pages, Center for Medical Simulation, 2004–2011. Also personal communication JW Rudolph.

2

Elaboración de modelos de simulación de bajo costo para procedimientos neonatales

Jayashree Ramasethu, Suna Seo y Ashish O. Gupta

El entrenamiento con simulación se ha convertido en la piedra angular de la formación procedimental en cuidados intensivos neonatales (1). El uso de modelos animales, como gatitos, conejos, hurones y pollos anestesiados, ha caído en desuso por cuestiones éticas y logísticas (2-5). Se han desarrollado modelos de simulación de alta fidelidad cada vez más sofisticados, pero a menudo son caros e inasequibles. Además, no está claro que los modelos de alta fidelidad ofrezcan grandes ventajas en el entrenamiento de procedimientos en comparación con los de baja fidelidad (6).

En este capítulo describimos cómo hacer modelos relativamente baratos para procedimientos neonatales vitales usando materiales disponibles con facilidad. Estos modelos se han utilizado en campamentos de entrenamiento para becarios neonatales perinatales y en talleres de procedimientos en conferencias nacionales. En la literatura se han descrito otros modelos de simulación de bajo costo para el cateterismo umbilical y la circuncisión (7, 8). Existen modelos comerciales de calidad para la intubación neonatal y la punción lumbar, procedimientos para los que se necesitan con urgencia modelos de simulación de bajo costo.

El entrenamiento mediante simulación es más eficaz cuando se acerca el momento en que tal vez se utilicen las habilidades y debe considerarse la posibilidad de realizar una actualización frecuente para evitar el deterioro de estas (9-11). Se recomienda el uso de listas de comprobación (véase el apéndice A) para controlar y documentar el cumplimiento de todos los pasos de los procedimientos para la formación de competencias. La formación repetida mejora la técnica y reduce el número de intentos totales (11). La capacitación en equipo para mejorar el trabajo en equipo y la comunicación, en especial en escenarios de emergencia, es vital para mejorar el rendimiento en situaciones reales (12, 13).

A. Equipamiento (el equipamiento adicional específico de cada modelo se enumera para cada uno de ellos)

1. Muñecos de bebé de poliuretano/vinilo o silicona, de *20.3 a 50.8 cm (8 a 20″) de largo, con torsos huecos

2. Cuchillo para manualidades/exacto o cúter
3. Tijeras
4. Revestimiento grueso para estantes (p. ej., Nonadhesive Grip Premium Liner, Con-Tact Brand, Kittrich Corporation, La Mirada, CA)
5. Guantes de vinilo o látex color piel
6. Colorante vegetal rojo y amarillo
7. Cinta adhesiva o cinta fuerte similar
8. Agua
9. Rotulador permanente

B. Modelo de tubo torácico (14)

Este modelo puede utilizarse para simulaciones de toracocentesis y colocación de tubos torácicos.

1. Equipos (además de los enumerados en A):
   a. Alambre de cable eléctrico (calibre 14)
   b. Piezas de espuma de poliestireno
   c. Bolsas para sándwiches infladas o papel de burbuja con grandes burbujas
2. Procedimiento
   a. Cortar la parte anterior del tórax y la pared abdominal del muñeco (**fig. 2-1**).
   b. Construir las clavículas y la caja torácica con alambre de cable eléctrico de calibre 14 y cinta adhesiva (**fig. 2-2**).
   c. Colocar un bloque de espuma de poliestireno en el centro de la caja torácica para crear dos cavidades pleurales, y colocar bolsas de sándwich infladas dentro de cada cavidad para simular un neumotórax (**fig. 2-3**).
   d. Envolver el modelo de tórax con un forro grueso (simula la capa muscular) (**fig. 2-3**).
   e. Colocar dentro de la cavidad torácica del muñeco hueco (**fig. 2-4**).
   f. Asegurarse de que se pueden contar las costillas y palpar los espacios intercostales.

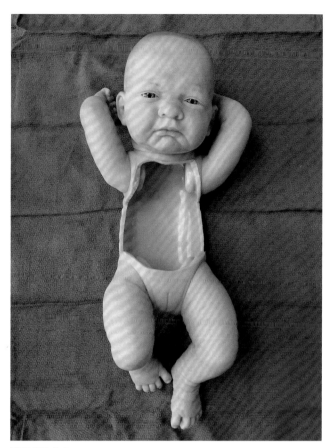

FIGURA 2-1 Muñeco con el tórax anterior y la pared abdominal cortados.

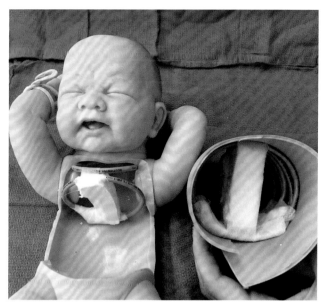

FIGURA 2-3 Modelo de tubo torácico. Caja torácica con bloque de espuma de poliestireno para dividir el espacio en dos cavidades pleurales, todo ello cubierto con un forro grueso para simular la pared/músculo torácicos.

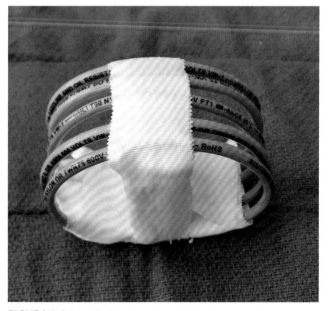

FIGURA 2-2 Modelo de tubo torácico. Clavículas y caja torácica construidas con alambre de cable eléctrico y cinta adhesiva.

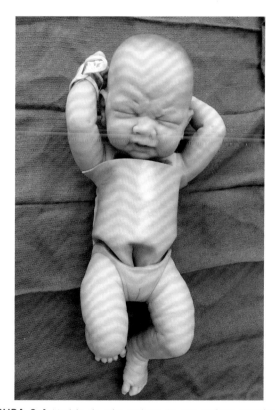

FIGURA 2-4 Modelo de tubo torácico. La caja torácica completa se coloca dentro de la cavidad torácica del muñeco.

g. Cubrir todo el pecho con un guante de color piel cortado y estirado o un material similar (que simule la piel) y marcar los pezones con un rotulador permanente en el 4.º espacio intercostal (**fig. 2-5**).

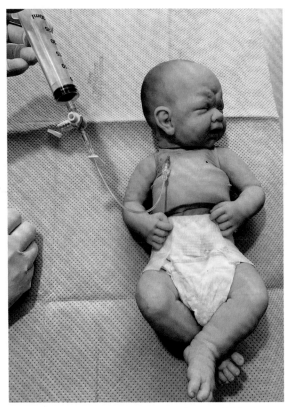

FIGURA 2-5 Modelo de tubo torácico. Demostración de la toracocentesis con aguja desde el 2º espacio intercostal derecho en un modelo completo (se han retirado los paños estériles para mostrar la aguja y los puntos de referencia).

C. Modelo de catéter umbilical

Este modelo puede utilizarse para la colocación de catéteres umbilicales y venosos, así como para simulaciones de exanguinotransfusión.

1. Equipos (además de los enumerados en A):
   a. Tetina de biberón de látex o silicona.
   b. 2.5 a 5 cm (1 a 2″) de tubo de silicona con dos canales estrechos que simulan las arterias umbilicales y un canal más ancho que simula la vena umbilical (**fig. 2-6**).
   c. Bolsa o botella de líquido IV vacía: llenarla con agua y colorante vegetal rojo para simular la sangre.
   d. Tubo de plástico transparente para conectar el ombligo simulado a la bolsa de líquido IV o a la botella: longitud adecuada de 60.9 a 91.4 cm (24 a 36″).
   e. Pinza arterial o similar para regular el flujo de "sangre" de la bolsa de líquido IV a la botella.
2. Procedimiento
   a. Cortar una pequeña abertura en la zona umbilical del abdomen del muñeco (**fig. 2-6**). Cortar una abertura más grande en la zona lumbosacra del muñeco (**fig. 2-7**).

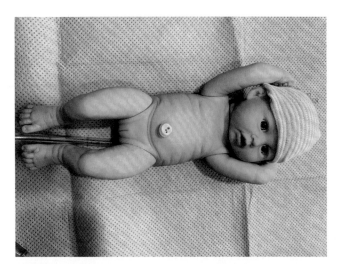

FIGURA 2-6 Modelo UAC/UVC. Vista frontal del muñeco mostrando el ombligo simulado.

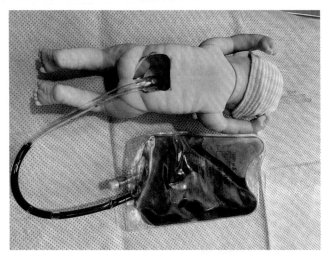

FIGURA 2-7 Modelo UAC/UVC. Vista posterior del muñeco que muestra el tubo de silicona insertado en el pezón que se ha colocado en el ombligo desde el interior de la cavidad abdominal.

b. Cortar la punta de la tetina del biberón e insertar ahí el tubo de silicona.
c. Colocar un extremo del tubo de plástico transparente sobre el tubo de silicona y el otro extremo en la bolsa/botella de líquido IV. Colocar una abrazadera en el tubo para evitar que la "sangre" se filtre (**fig. 2-7**).
d. Insertar el conjunto de tetina/tubo de silicona desde la zona lumbosacra a la zona umbilical; asegurar que quede bien ajustado (**fig. 2-8**).
e. Soltar la pinza para permitir que la sangre fluya hacia el tubo y hasta el "ombligo". Cerrar la pinza para evitar que siga fluyendo la sangre hasta su uso durante el procedimiento.
f. Durante la simulación, el supervisor puede regular el flujo sanguíneo utilizando la pinza.

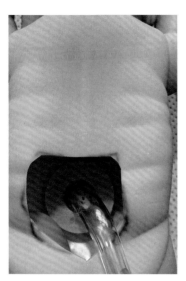

FIGURA 2-8 Modelo UAC/UVC. Un tubo transparente conecta el ombligo de silicona con la bolsa de sangre.

D. Modelo de pericardiocentesis

1. Equipos (además de los enumerados en A)
   a. Bombilla y tubo del viejo esfigmomanómetro
   b. Espuma o tela suave

2. Procedimiento
   a. Cortar la pared abdominal anterior del muñeco manteniendo la pared torácica para simular los márgenes costales y el esternón. Realizar otra pequeña abertura en la región "supraescapular" izquierda del muñeco (**fig. 2-9A, B**).
   b. Mezclar colorante vegetal amarillo con agua para hacer un líquido amarillo pálido que simule un transudado o un líquido de alimentación parenteral, que son las causas más comunes de derrame pericárdico en los bebés de la unidad de cuidados untensivos neontales (UCIN) (véase el capítulo 42). Llenar el bulbo y el tubo del esfigmomanómetro con este líquido y cerrar con una pinza.
   c. Colocar el bulbo del esfigmomanómetro en la cavidad torácica; enhebrar el tubo de conexión en el orificio de la región supraescapular izquierda del muñeco (**fig. 2-9A, B**).
   d. Colocar una espuma suave o un paño en la cavidad abdominal para rellenar el espacio restante y asegurar el bulbo del esfigmomanómetro en su lugar.
   e. Cubrir el pecho y el abdomen con un forro grueso; asegurar el forro con cinta o velcro sobre la espalda.
   f. A la palpación, el abdomen debe estar blando y se debe poder sentir los márgenes de las costillas y la zona xifoesternal.
   g. Aproximar y dibujar los pezones en el pecho con un rotulador permanente.

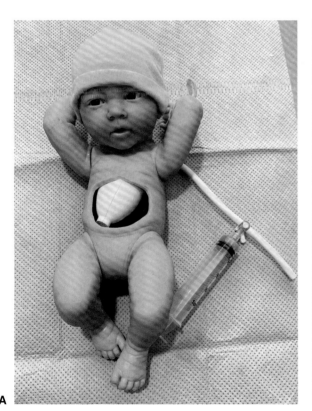

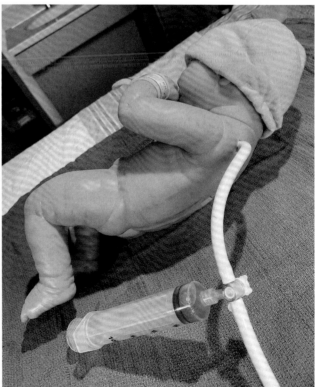

A

B

FIGURA 2-9 **A.** Modelo de pericardiocentesis. Muñeco con la pared abdominal anterior cortada y el bulbo del esfigmomanómetro insertado en el tórax. Observar que el margen costal inferior y el xifoesternal están bien definidos. **B.** Modelo de pericardiocentesis. Agujero en la zona supraescapular izquierda por el que se introduce el tubo del esfigmomanómetro.

h. La **figura 2-10** muestra el enfoque xifoesternal de la pericardiocentesis (véase el capítulo 42). La cánula perfora el bulbo del esfigmomanómetro y se puede aspirar líquido amarillo pálido. Una vez que se retira la cánula, el grueso material de goma del bulbo se vuelve a sellar con facilidad, lo que evita las fugas y permite su uso repetido.

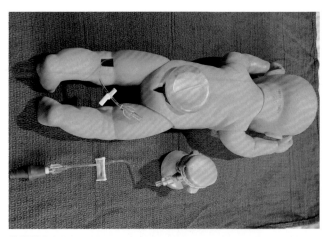

FIGURA 2-11 Modelo de aspiración de vejiga suprapúbica. La abertura en la zona sacra del muñeco aloja una botella de plástico con líquido amarillo que simula la orina. Observar la botella de plástico cortada a la medida, cubierta con un forro de estante, con el tubo de extensión IV conectado.

d. Cortar una abertura en la zona sacra del muñeco.

e. Colocar la botella a través de la abertura sacra del muñeco, de modo que el extremo cubierto con el forro del estante se apoye en la pared abdominal (**fig. 2-11**). Asegurar que la botella quede por debajo del ombligo. Se puede palpar el borde inferior de la botella para simular la sínfisis púbica.

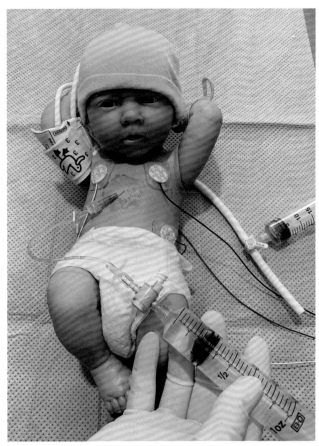

FIGURA 2-10 Modelo de pericardiocentesis. Demostración de la pericardiocentesis en el modelo terminado (se han retirado los paños estériles para mostrar la aguja y los puntos de referencia).

E. Modelo de aspiración vesical suprapúbica

1. Equipos (además de los enumerados en A)
   a. Botella de plástico pequeña de unos 5 cm (2″) de altura (la profundidad del abdomen del muñeco). Se puede cortar una botella de plástico para que quepa en ella
   b. Juego de extensión IV
   c. Bandas elásticas
2. Procedimiento
   a. Cubrir el extremo abierto de la botella de plástico con un forro grueso para estantes utilizando bandas de goma (**fig. 2-11**).
   b. Perforar el lado de la botella con un instrumento afilado e insertar el extremo del tubo de extensión IV.
   c. Mezclar colorante vegetal amarillo con agua para simular la orina; llenar la botella (casi por completo) con este líquido.

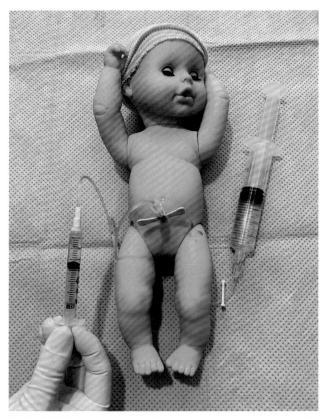

FIGURA 2-12 Modelo de aspiración de vejiga suprapúbica. Demostración de aspiración de vejiga suprapúbica en el modelo terminado. Se han retirado los paños estériles para mostrar la aguja y los puntos de referencia.

f. La **figura 2-12** muestra el procedimiento de aspiración suprapúbica. La aguja de mariposa perfora la piel suprapúbica y se puede aspirar un líquido amarillo (orina) del frasco situado bajo la superficie.

g. El tubo de extensión intravenosa puede utilizarse para rellenar la botella, de modo que el nivel de líquido se mantenga alto para procedimientos repetidos.

Referencias

1. Sawyer T, Gray MM. Procedural training and assessment of competency utilizing simulation. *Semin Perinatol.* 2016; 40(7):438–446.

2. Hourihane JO, Crawshaw PA, Hall MA. Neonatal chest drain insertion—an animal model. *Arch Dis Child Fetal Neonatal Ed.* 1995;72(2):F123–F124.

3. Ballard HO, Shook LA, Iocono J, et al. Novel animal model for teaching chest tube placement. *J Ky Med Assoc.* 2009; 107(6):219–221.

4. Kircher SS, Murray LE, Julian ML. Minimizing trauma to the upper airway: a ferret model of neonatal intubation. *J Am Assoc Lab Anim Sci.* 2009;48:780–784.

5. Wadman M. Medical schools swap pigs for plastic. *Nature.* 2008; 453(7192):140–141.

6. Finan E, Bismilla Z, Whyte HE, et al. High-fidelity simulator technology may not be superior to traditional low-fidelity equipment for neonatal resuscitation training. *J Perinatol.* 2012;32(4):287–292.

7. Sawyer T, Gray M, Hendrickson M, et al. A real human umbilical cord simulator model for emergency umbilical venous catheter placement training. *Cureus.* 2018;10(11):e3544.

8. Roca P, Alvarado C, Stausmire JM, et al. Effectiveness of a simulated training model for procedural skill demonstration in neonatal circumcision. *Simul Healthc.* 2012;7(6): 362–373.

9. Thomas SM, Burch W, Kuehnle SE, et al. Simulation training for pediatric residents on central venous catheter placement: a pilot study. *Pediatr Crit Care Med.* 2013;14(9):e416–e423.

10. Andreatta PB, Dooley-Hash SL, Klotz JJ, et al. Retention curves for pediatric and neonatal intubation skills after simulation-based training. *Pediatr Emerg Care.* 2016;32(2): 71–76.

11. Kessler D, Pusic M, Chang TP, et al. Impact of just in time and just in place simulation on intern success with infant lumbar puncture. *Pediatrics.* 2015;135:e1237–e1246.

12. Reed DJW, Hermelin RL, Kennedy CS, et al. Interdisciplinary onsite team-based simulation training in the neonatal intensive care unit: a pilot report. *J Perinatol.* 2017;37(4):461–464.

13. Wetzel EA, Lang TR, Pendergrass TL, et al. Identification of latent safety threats using high-fidelity simulation-based training with multidisciplinary neonatology teams. *Jt Comm J Qual Patient Saf.* 2013;39(6):268–273.

14. Gupta AO, Ramasethu J. An innovative nonanimal simulation trainer for chest tube insertion in neonates. *Pediatrics.* 2014; 134(3):e798–e805.

Consentimiento informado para los procedimientos

Karen Kamholz

En sus "Directrices interpretativas de los hospitales para el consentimiento informado", el United States Department of Health and Human Services, Centers for Medicare and Medicaid Services (CMS) regula que un paciente o un sustituto del mismo "tiene derecho a tomar decisiones informadas sobre su atención" (1). El consentimiento informado, en su forma ideal, es un proceso de colaboración en el que un clínico informa a un paciente o a su representante acerca de un tratamiento o procedimiento, incluidas sus indicaciones, posibles riesgos, beneficios previstos, alternativas y el resultado esperado sin el tratamiento, y además ofrece la oportunidad de que el responsable de la toma de decisiones haga preguntas (2, 3). La práctica del consentimiento informado debe facultar al paciente o a su representante para hacer una evaluación reflexiva sobre la conveniencia de seguir o rechazar un tratamiento o procedimiento. Un proceso completo de consentimiento informado abarca la divulgación de información y una evaluación de la comprensión de esta por parte de la persona que toma la decisión, así como de su capacidad para tomar decisiones médicas (4).

Objetivo del consentimiento informado

El consentimiento informado tiene tres objetivos que se entrecruzan:
1. Proteger los derechos legales del individuo.
2. Promover la práctica ética de la medicina.
3. Cumplir con el requerimiento administrativo de que los hospitales garanticen un consentimiento informado adecuado (4).

En el ámbito legal, el consentimiento informado proporciona a los pacientes protección frente a las agresiones. El caso Schloendorff contra la Sociedad del Hospital de Nueva York, de 1914, inauguró el precepto legal moderno del consentimiento en Estados Unidos al establecer que un paciente tiene "derecho a determinar lo que se hará con su cuerpo" (5). En la década de 1950, los tribunales establecieron que los médicos debían revelar todos los hechos pertinentes necesarios para que el paciente tomara una decisión informada, la llamada norma del "médico razonable". En la década de 1970 surgió el concepto de la norma de la "persona razonable", que establece que la información revelada debe ser la que una persona razonable querría conocer (5). Según esta norma, los pacientes o sus sustitutos deben tener toda la información que necesitan para comparar las opciones de tratamiento y tomar decisiones basadas en sus valores, objetivos y preferencias personales (6).

Los principios éticos del consentimiento informado se centran en el respeto a la autonomía del paciente, asegurando que los individuos tienen "la capacidad de vivir la vida de acuerdo con [sus] propias razones y motivos" (2). Según este precepto, los pacientes o sus representantes utilizarán la información que reciban para tomar decisiones informadas, racionales y autónomas. Si bien la naturaleza de los riesgos, los beneficios y las terapias alternativas que se discutan queda a discreción del clínico que obtiene el consentimiento y se basa en su criterio, se deben proporcionar suficientes detalles para que el paciente o su representante puedan tomar una decisión informada (5). La American Academy of Pediatrics (AAP) señala que, en ciertos casos, también está justificada la discusión de datos específicos del proveedor o de la experiencia del clínico (2). Con un enfoque ético, los expertos han propuesto que un ideal más apropiado para el proceso de consentimiento informado es un modelo de "toma de decisiones compartida" en el que los proveedores hacen recomendaciones basadas en la comunicación colaborativa y la comprensión de los objetivos y valores de la familia (2). Los aspectos administrativos del consentimiento informado se centran en el cumplimiento, incluido el desarrollo de políticas en torno al consentimiento del paciente para el tratamiento o los procedimientos, así como la documentación de un proceso de consentimiento informado adecuado.

¿Cuáles son los requisitos del consentimiento informado?

Además de un formulario firmado, hay cuatro componentes necesarios para un proceso de consentimiento informado aceptable:

1. Comunicación de información adecuada que permita tomar una decisión informada, incluyendo detalles del procedimiento o tratamiento propuesto y la probabilidad de éxito.
2. Evaluación de la comprensión de la información transmitida por parte del responsable de la toma de decisiones.
3. Valoración de la capacidad del paciente o de su representante para tomar decisiones adecuadas.
4. Garantía de que el consentimiento que se presta es voluntario (2).

Quién puede obtener el consentimiento

Hay poco escrito sobre quién debe ser responsable de obtener el consentimiento informado de un paciente o de un sustituto en la toma de decisiones. Algunas instituciones exigen que solo la persona que realiza el procedimiento pueda obtener el consentimiento (7). Otros han sugerido que las personas que son capaces de realizar un procedimiento deberían poder obtener el consentimiento para este, ya que es más probable que entiendan los riesgos potenciales y su frecuencia, así como los beneficios previstos. Además, los responsables de obtener los consentimientos deberían recibir formación para familiarizarse con los requisitos específicos del proceso (8). Sin embargo, en el día a día, a menudo son aprendices con relativamente poca experiencia práctica los que se encargan de obtener de los pacientes o de sus representantes los consentimientos para procedimientos específicos (9).

Tipos de consentimiento informado

Hay una variedad de enfoques para obtener el consentimiento informado para los procedimientos de los pacientes que son atendidos en la unidad de cuidados intensivos (UCI).

El consentimiento informado puede ser:

- Específico para procedimientos planificados
- Un consentimiento que cubre varios procedimientos que se realizan de forma habitual en la UCI
- Universal, para cubrir todos los procedimientos realizados durante un ingreso en la UCI o una hospitalización

Weiss y cols. encuestaron a muchos tipos de UCI de adultos sobre sus prácticas de consentimiento para 16 procedimientos por lo común realizados en el entorno de la UCI. Descubrieron que, en la mayoría de las UCI, los profesionales obtenían consentimientos específicos para cada procedimiento. Solo 20% de las UCI tenía consentimientos para procedimientos agrupados. Alrededor de 25% obtenía un consentimiento global para el ingreso en la UCI, aunque algunas de ellas también solicitaban consentimientos específicos para cada procedimiento (10).

Davis y cols. exploraron el uso de consentimientos agrupados que cubrían ocho procedimientos requeridos con frecuencia en las UCI de adultos. Demostraron un aumento de 70% en la frecuencia con la que se documentaba el consentimiento antes de realizar el procedimiento. En ambos grupos, la mayoría de los consentimientos fue proporcionada por sustitutos del paciente en lugar de por los propios pacientes. No se observó ningún descenso en la comprensión de las indicaciones o los riesgos del procedimiento con el formulario de consentimiento agrupado (11). Otros estudios han demostrado un aumento de la satisfacción de las familias tras la introducción de un formulario de consentimiento agrupado que se presentó y firmó en una reunión familiar en los dos primeros días de un ingreso en la UCI (12).

En una encuesta reciente sobre las prácticas de consentimiento informado en las UCI neonatales y pediátricas, 70% de los encuestados afirmó utilizar consentimientos escritos específicos para cada procedimiento. Este fue también el método que los encuestados consideraron más probable para satisfacer todos los criterios del consentimiento informado adecuado (13). Sin embargo, hasta la fecha no hay estudios de intervenciones para mejorar las prácticas de consentimiento informado en las UCIN.

¿Qué se requiere en un formulario de consentimiento informado específico para un procedimiento?

Según los CMS, el formulario de consentimiento debe completarse antes de un procedimiento o tratamiento y de acuerdo con las directrices del hospital, las leyes estatales y nacionales (14). Como mínimo, los formularios de consentimiento informado deben incluir:

- Nombre del hospital o centro
- Procedimiento a realizar
- Médico responsable de realizar el procedimiento
- Una declaración de que el procedimiento o tratamiento, incluidos los riesgos, los beneficios y las terapias alternativas, fue explicado al paciente o a su representante legal
- Firma del paciente o de su representante
- Fecha y hora de cumplimentación del formulario de consentimiento

Los CMS sugieren que un formulario de consentimiento informado bien diseñado podría incluir también:

- El nombre del clínico que obtiene el consentimiento
- La firma de un testigo, incluyendo la fecha y la hora
- Riesgos específicos discutidos
- Si procede, una declaración de que otros clínicos, incluidos los aprendices, podrían participar
- En su caso, una declaración de que podrían participar profesionales no médicos con privilegios hospitalarios adecuados

Aunque los formularios de consentimiento informado deberían promover los ideales de proporcionar información adecuada para ayudar a los pacientes o a sus representantes a tomar decisiones médicas con conocimiento de causa, desafortunadamente en la práctica esto ocurre con poca frecuencia. Los formularios se consideran más a menudo un requisito administrativo que la documentación de un proceso de colaboración para la toma de decisiones compartida. Los estudios sugieren que pocos formularios de consentimiento contienen todos los componentes necesarios para el consentimiento informado. Muchos son deficientes a la hora de describir la justificación, los beneficios específicos y los riesgos graves, o las probabilidades de resultado del procedimiento (5, 15, 16). Los fines previstos de los formularios eran más a menudo la obtención de la autorización del tratamiento y la protección de la responsabilidad, más que la asistencia a los pacientes en la toma de decisiones (15). Otras preocupaciones son la educación avanzada y los conocimientos lingüísticos que a menudo se requieren para comprender los formularios y el poco tiempo que se asigna a los pacientes para examinar estos (6). Cada una de estas preocupaciones puede verse amplificada en el entorno de la UCIN. Los padres que se ven confrontados con una lista de posibles complicaciones del procedimiento, que no van acompañadas de la probabilidad de que se produzcan o de una calificación de los riesgos que son comunes y los que son raros, pueden percibir que el neonatólogo y el hospital se preocupan más por evitar la responsabilidad que por proporcionar una evaluación realista de los beneficios y los riesgos de un procedimiento. Un formulario de este tipo puede no hacer más que paralizar a los padres con el miedo y la indecisión.

¿Qué tan "informado" es el consentimiento informado?

En la práctica, el proceso de consentimiento informado no suele ser óptimo. La información transmitida durante este proceso debe ser adecuada para que el paciente o su representante puedan tomar una decisión informada, pero a menudo la información proporcionada no logra este objetivo (7, 8). Como señalan Hall y cols., "los pacientes recuerdan poco de la información divulgada durante el proceso de consentimiento informado y a menudo se sobreestima su nivel de comprensión" (5). Los estudios sugieren que las normas de consentimiento informado rara vez se cumplen y que la mayoría de los pacientes puede creer que su consentimiento da a los "médicos el control de lo que sucede" (5, 17). Es probable que conseguir un consentimiento informado adecuado sea aún más difícil en el entorno de la UCI, dada la naturaleza aguda de la enfermedad del paciente. Los pacientes y sus representantes suelen sentirse vulnerables y estresados. El consentimiento para el procedimiento a menudo se realiza justo antes del mismo, lo que puede hacer que los pacientes se sientan presionados para firmar (7). Además, en algunos casos, las barreras lingüísticas o culturales pueden añadir una capa de complejidad. En estos casos, los proveedores deben contratar servicios de traducción médica, en lugar de usar a los familiares como intérpretes (18). Dado que los pacientes o sus representantes no pueden participar de forma significativa en la toma de decisiones médicas a menos que sean capaces de comprender los riesgos, los beneficios y las alternativas de los tratamientos propuestos, es fundamental abordar cada una de estas cuestiones (7).

Varios estudios han examinado una variedad de técnicas que, en general, mejoran la experiencia del consentimiento informado de los decisores (2, 6, 8, 19, 20). Estas intervenciones van desde las hojas de información para el paciente hasta los programas informáticos interactivos u otras intervenciones audiovisuales, y desde la promoción de discusiones prolongadas hasta el empleo de técnicas de "teach-back", en las que los clínicos hacen que los pacientes repitan los elementos clave de una discusión para demostrar su comprensión (8, 19). Spatz y cols. señalan que cuando se usaron ayudas para la toma de decisiones, los pacientes "tenían un mayor conocimiento de las pruebas, más claridad sobre lo que les importaba, expectativas más precisas sobre los riesgos y los beneficios, y participaban más en el proceso de toma de decisiones" (6). Estas técnicas añadieron una media de menos de 4 minutos, y a menudo mucho menos, al proceso de consentimiento (19, 20). Los estudios que condujeron a estos hallazgos llevaron a la AAP a recomendar a los clínicos el uso de presentaciones multimedia, la repetición de la información y un mayor tiempo durante la discusión del consentimiento informado con los pacientes o sus representantes (2). En resumen, se recomienda el uso de ayudas para la toma de decisiones de los pacientes, ya que pueden "proporcionar información equilibrada y basada en pruebas sobre las opciones de tratamiento" (6).

Situaciones especiales relacionadas con el consentimiento informado en el contexto de los recién nacidos

Es evidente que hay situaciones especiales cuando se trata de obtener el consentimiento informado para procedimientos en la UCI neonatal, ya que un sustituto debe convertirse en el responsable de la toma de decisiones del bebé. En la mayoría de los casos, los padres actúan como representantes del paciente. Ellos, a su vez, están obligados a tomar decisiones de cuidado que sean, a su juicio, en el mejor interés de su hijo, teniendo en cuenta las necesidades sociales, emocionales y de atención sanitaria del niño en el marco de sus valores y creencias familiares. Se parte de la base de que los padres entienden a su hijo mejor que otros y, por lo tanto, serán los mejores defensores de su hijo, minimizando los riesgos y maximizando los beneficios (2). Cooke describe esta responsabilidad como "permiso paterno informado" en lugar de consentimiento informado (8). Los padres de un neonato en estado crítico también deben tener la capacidad adecuada para poder dar un consentimiento informado apropiado. La política de la AAP sobre este consentimiento señala que a veces "la angustia de los padres supone un reto para la toma de decisiones bien informadas" (2).

Otra condición especial que complica el consentimiento informado en neonatología es cuando los padres de un bebé no están legalmente casados. En algunas jurisdicciones, a los padres que no están casados con las madres no se les permite dar su consentimiento o firmar de manera legal los formularios de consentimiento hasta después de completar el certificado de nacimiento del bebé (8). Es importante conocer las leyes de la región en la que se prestan los cuidados, sobre todo porque es frecuente que las madres estén bajo la influencia de medicamentos o experimenten complicaciones tras el parto y no puedan dar su consentimiento informado para sus hijos en el periodo posparto inmediato (4). Si ni la madre ni el padre pueden dar su consentimiento, solo un tutor legal o un tribunal puede desempeñar esta función (8).

Otra circunstancia exclusiva de la pediatría ocurre cuando la madre de un bebé es menor de edad. Todos los estados de Estados Unidos reconocen a los padres menores de edad como responsables de la toma de decisiones por sus hijos, aunque se sugiere que estos adolescentes involucren a un padre u otro adulto de confianza cuando se enfrenten a decisiones más difíciles (2). Además, aunque los padres menores de edad tienen derecho a tomar decisiones por sus hijos, a no ser que hayan sido declarados legalmente como menores emancipados, los padres de estos adolescentes siguen siendo responsables de las decisiones de atención sanitaria que afectan a sus hijos adolescentes.

Denegación de consentimiento

La declaración política de la AAP sobre el consentimiento informado señala que "los clínicos tienen tanto la obligación moral como la responsabilidad legal de cuestionar y, si es necesario, impugnar las decisiones médicas de los sustitutos o del paciente que pongan a este en riesgo significativo de sufrir un daño grave". Existe un umbral de daño por debajo del cual no se toleran las decisiones de los padres, y la autonomía de estos se ve limitada, ya que el Estado también tiene la responsabilidad de salvaguardar a las personas que no pueden cuidarse o protegerse a sí mismas (4). A través de una doctrina conocida como *parens patriae*, el Estado puede desafiar la autoridad de los padres si el bienestar del niño está en peligro y asumir la tutela del niño por orden judicial (2, 21).

A veces los padres tienen creencias religiosas que los llevan a rechazar determinados tratamientos médicos, por ejemplo, cuando una madre que es testigo de Jehová tiene un bebé en extremo prematuro que necesita una transfusión de sangre. La política de la AAP sobre el consentimiento informado afirma que "los niños merecen un tratamiento médico eficaz, al margen de las creencias religiosas de los padres, cuando dicho tratamiento no sea en exceso gravoso y pueda evitar un daño sustancial, una discapacidad grave o la muerte" (2). Además de la obligación del Estado de proteger al niño, la razón para negarse a tratamientos que salvan la vida de un niño por motivos religiosos es que este podría no aceptar esas mismas doctrinas religiosas en el futuro. En consecuencia, los tribunales pueden asumir la tutela temporal del niño y consentir en su nombre el tratamiento necesario. Los proveedores también pueden solicitar a los tribunales la custodia protectora temporal en situaciones en las que uno de los padres o tutores esté intoxicado o incapacitado de alguna manera, de modo que no pueda dar su consentimiento informado durante un tiempo.

Procedimientos de emergencia

Es frecuente que los procedimientos realizados en la UCIN sean de naturaleza urgente y no se requiera el consentimiento informado en situaciones que supongan una amenaza inminente para la vida o en el tratamiento de enfermedades graves (8, 21). La política de la AAP establece que la estabilización y el tratamiento

médico nunca deben ser retenidos o retrasados cuando se han intentado esfuerzos razonables para contactar con los padres o tutores y son necesarias intervenciones urgentes para prevenir un daño inminente y significativo (2, 18). Estas situaciones incluyen enfermedades que ponen en peligro la vida o las extremidades, dolor intenso, fracturas, infecciones y otras afecciones asociadas con un posible deterioro o disfunción importante sin tratamiento urgente. En estos casos, el proveedor está actuando en el mejor interés del niño y proporcionando la atención de urgencia deseada por personas razonables bajo un "consentimiento implícito" (18). La documentación es importante en estas situaciones y se debe anotar tanto la naturaleza urgente del procedimiento como los intentos que se hicieron para contactar con los padres o tutores. Sin embargo, después de la estabilización inicial, debe obtenerse el consentimiento antes de proporcionar otros tratamientos no urgentes (18).

Resumen

El proceso de consentimiento informado puede ser un método eficaz para establecer alianzas con los pacientes y sus defensores, permitiendo a los proveedores discutir los objetivos de la atención, proporcionar educación, evaluar la comprensión y construir un modelo compartido de toma de decisiones. El uso de materiales educativos, formularios de consentimiento específicos para cada procedimiento y un enfoque sistemático facilitan este proceso. También es esencial la educación y la formación adecuadas de todos los médicos y aprendices que participan en el proceso de consentimiento. Por último, una mayor investigación sobre los métodos para mejorar este proceso en especial en las UCI, y en neonatología en particular, beneficiará a los proveedores, los pacientes y las familias.

Referencias

1. Centers for Medicare and Medicaid Services, Department of Health and Human Services. 42 CFR 482.13(b)(2). Condition of participation: Patient's rights [71 FR 71426, Dec. 8, 2006, as amended at 75 FR 70844, Nov. 19, 2010; 77 FR 29074, May 16, 2012].
2. Katz AL, Webb SA; Committee on Bioethics. Informed consent in decision-making in pediatric practice [technical report]. *Pediatrics*. 2016;138(2):e20161485.
3. The Joint Commission. Informed consent: More than getting a signature. *Quick Safety!* 2016;(21). https://www.jointcommission.org/assets/1/23/Quick_Safety_Issue_Twenty-One_February_2016.pdf. Accessed January 16, 2018.
4. Committee on Bioethics. Informed consent in decision-making in pediatric practice [policy statement]. *Pediatrics*. 2016;138(2):e20161484.
5. Hall DE, Prochazka AV, Fink AS. Informed consent for clinical treatment. *CMAJ*. 2012;184(5):533–540.
6. Spatz ES, Krumholz HM, Moulton BW. The new era of informed consent: getting to a reasonable-patient standard through shared decision making. *JAMA*. 2016;315(19):2063–2064.

7. Schenker Y, Meisel A. Informed consent in clinical care: practical considerations in the effort to achieve ethical goals. *JAMA*. 2011;305(11):1130–1131.

8. Cooke RW. Good practice in consent. *Semin Fetal Neonatal Med*. 2005;10(1):63–71.

9. Arnolds M, Feltman D. Are trainees prepared to obtain informed consent for bedside procedures in the ICU? Results from a nationwide survey of neonatology and pediatric critical care fellowship directors. E-PAS, Abstract/Poster number: 1484.700. Toronto, Canada; 2018.

10. Weiss EM, Kohn R, Madden V, et al. Procedure-specific consent is the norm in United States intensive care units. *Intensive Care Med*. 2016;42(10):1637–1638.

11. Davis N, Pohlman A, Gehlbach B, et al. Improving the Process of Informed Consent in the Critically Ill. *JAMA*. 2003;289(15):1963–1968.

12. Dhillon A, Tardini F, Bittner E, et al. Benefit of using a "bundled" consent for intensive care unit procedures as part of an early family meeting. *J Crit Care*. 2014;29(6):919–922.

13. Arnolds M, Feltman D. How informed consent for procedures is obtained in neonatal and pediatric ICUs: a nationwide survey. E-PAS, Abstract/Poster number: 3800.2. Toronto, Canada; 2018.

14. Centers for Medicare and Medicaid Services, Department of Health and Human Services. 42 CFR 482.24(c)(2)(i)(B)(v). Condition of participation: medical record services [51 FR 22042, June 17, 1986, as amended at 71 FR 68694, Nov. 27, 2006; 72 FR 66933, Nov. 27, 2007; 77 FR 29074, May 16, 2012].

15. Bottrell MM, Alpert H, Fischbach RL, et al. Hospital informed consent for procedure forms: facilitating quality patient-physician interaction. *Arch Surg*. 2000;135(1):26–33.

16. Bellieni CV, Coradeschi C, Curcio MR, et al. Consents or waivers of responsibility? Parents' information in NICU. *Minerva Pediatr*. 2018. doi: 10.23736/S0026-4946.18.05084-3.

17. Akkad A, Jackson C, Kenyon S, et al. Patients' perceptions of written consent: questionnaire study. *BMJ*. 2006;333(7567): 528.

18. Committee on Pediatric Emergency Medicine and Committee on Bioethics. Consent for emergency medical services for children and adolescents. *Pediatrics*. 2011;128(2):427–433.

19. Schenker Y, Fernandez A, Sudore R, et al. Interventions to improve patient comprehension in informed medical and surgical procedures: a systematic review. *Med Decis Making*. 2011;31(1):151–173.

20. Kinnersley P, Phillips K, Savage K, et al. Interventions to promote informed consent for patients undergoing surgical and other invasive healthcare procedures. *Cochrane Database Syst Rev*. 2013;(7):CD009445.

21. Courtney B, Hodge JG Jr; Task Force for Pediatric Emergency Mass Critical Care. Legal considerations during pediatric emergency mass critical care events. *Pediatr Crit Care Med*. 2011;12(6 Suppl):S152–S156.

Mantenimiento de la homeostasis térmica

Anoop Rao y Melissa Scala

A. Definiciones

1. Homeostasis: mecanismo fundamental por el que los seres vivos regulan su medio interno dentro de límites tolerables; mantienen así un equilibrio dinámico y conservan un estado estable y constante. Del griego *homeo* (igual, parecido) y *stasis* (estado estable) (1).

2. Temperatura corporal normal: la temperatura corporal central se mantiene en el lactante de término dentro del rango de 36.5 a 37.5 °C, y la temperatura de la piel, de 0.5 a 1 °C más baja (2).

3. Ambiente térmico neutro: el rango de temperatura ambiental necesario para que el lactante (para cada edad gestacional y peso) mantenga una temperatura corporal normal y una tasa metabólica basal mínima. En la práctica, es la temperatura ambiente en la que la temperatura central del lactante en reposo está entre 36.5 y 37.5 °C y las temperaturas central y media de la piel cambian menos de 0.2 y 0.3 °C/h, respectivamente (**tabla 4-1**) (3, 4).

4. Termorregulación: mecanismos por los que el lactante intenta equilibrar la producción y la pérdida de calor para adaptarse al entorno térmico (3-5).

5. Estrés por frío: el lactante percibe la pérdida de calor como un estrés y responde con una mayor producción de calor y vasoconstricción periférica, con centralización de la circulación, en un esfuerzo por mantener la temperatura central (6).

6. Hipotermia: las pérdidas de calor superan la producción del mismo, lo que hace que la temperatura del lactante descienda del rango normal de 36.5 a 37.5 °C (97.7 a 99.5 °F) (7). La hipotermia puede ser un signo de sepsis.
   a. Hipotermia leve (estrés por frío): 36 a 36.4 °C (96.8 a 97.5 °F)
   b. Hipotermia moderada: 32 a 35.9 °C (89.6 a 96.6 °F)
   c. Hipotermia grave: por debajo de 32 °C (89.6 °F)

7. Hipertermia: aumento de la temperatura del bebé por encima de 37.5 °C debido a un entorno cálido. La hipertermia es menos frecuente que la hipotermia, pero es igual de peligrosa. A nivel clínico puede ser difícil distinguir la hipertermia de la fiebre (de origen infeccioso); por lo tanto, siempre hay que considerar ambas causas en cualquier aumento de la temperatura (7).

B. Antecedentes

1. Mecanismos de pérdida de calor (8)
   a. Evaporación: es la pérdida de calor corporal debida a un diferencial de concentración de humedad entre la piel del bebé y el entorno de aire circundante. Por ejemplo, la evaporación del líquido amniótico de la piel del recién nacido.
   b. Conducción: transferencia de calor entre dos objetos en contacto, del objeto más caliente al más frío. Por ejemplo, un bebé colocado en una balanza fría.
   c. Convección: transferencia de calor por corrientes de aire que se mueven a través de la piel expuesta del recién nacido. Por ejemplo, un bebé expuesto a bajas temperaturas en el quirófano.
   d. Radiación: transferencia de calor del lactante a otro objeto más frío, aunque no haya contacto entre ambos. Después de la primera semana de vida, la radiación se convierte en la vía más importante de pérdida de calor en los recién nacidos prematuros. Por ejemplo, los objetos fríos de la habitación transfieren el calor fuera del lactante.

2. **Efectos de la hipotermia**
   a. La hipotermia puede tener consecuencias graves en los recién nacidos e incluso puede provocar arritmias y la muerte (9, 10).
   b. Vasoconstricción periférica: acrocianosis, palidez y frialdad al tacto.
   c. Dificultad respiratoria, apnea y bradicardia (11, 12).
   d. Agotamiento de las reservas calóricas e hipoglucemia, provocando un cambio hacia el metabolismo anaeróbico y la producción de ácido láctico (13, 14).

TABLA 4-1 Temperaturas ambientales térmicas neutras

EDAD Y PESO	RANGO DE TEMPERATURA (°C)	EDAD Y PESO	RANGO DE TEMPERATURA (°C)
0 a 6 horas		**72 a 96 horas**	
< 1 200 g	34.0-35.4	< 1 200 g	34.0-35.0
1 200-1 500 g	33.9-34.4	1 200-1 500 g	33.0-34.0
1 501-2 500 g	32.8-33.8	1 501-2 500 g	31.1-33.2
> 2 500 g (y > 36 semanas)	32.0-33.8	> 2 500 g (y > 36 semanas)	29.8-32.8
6 a 12 horas		**4 a 12 días**	
< 1 200 g	34.0-35.4	< 1 500 g	33.0-34.0
1 200-1 500 g	33.5-34.4	1 501-2 500 g	31.0-33.2
1 501-2 500 g	32.2-33.8	> 2 500 g (y > 36 semanas)	
> 2 500 g (y > 36 semanas)	31.4-33.8	4 a 5 días	29.5-32.6
12 a 24 horas		5-6 días	29.4-32.3
< 1 200 g	34.0-35.4	6-8 días	29.0-32.2
1 200-1 500 g	33.3-34.3	8-10 días	29.0-31.8
1 501-2 500 g	31.8-33.8	10-12 días	29.0-31.4
> 2 500 g (y > 36 semanas)	31.0-33.7	**12-14 días**	
24 a 36 horas		< 1 500 g	32.0-34.0
< 1 200 g	34.0-35.0	1 501-2 500 g	31.0-33.2
1 200-1 500 g	33.1-34.2	> 2 500 g (y > 36 semanas)	29.0-30.8
1 501-2 500 g	31.6-33.6	**2 a 3 semanas**	
> 2 500 g (y > 36 semanas)	30.7-33.5	< 1 500 g	32.2-34.0
36 a 48 horas		1 501-2 500 g	30.5-33.0
< 1 200 g	34.0-35.0	**3 a 4 semanas**	
1 200-1 500 g	33.0-34.1	< 1 500 g	31.6-33.6
1 501-2 500 g	31.4-33.5	1 501-2 500 g	30.0-32.7
> 2 500 g (y > 36 semanas)	30.5-33.3	**4 a 5 semanas**	
48 a 72 horas		< 1 500 g	31.2-33.0
< 1 200 g	34.0-35.0	1 501-2 500 g	29.5-32.2
1 200-1 500 g	33.0-34.0	**5 a 6 semanas**	
1 501-2 500 g	31.2-33.4	< 1 500 g	30.6-32.3
> 2 500 g (y > 36 semanas)	30.1-33.2	1 501-2 500 g	29.0-31.8

Para su tabla, Scopes y Ahmed hicieron que las paredes de la incubadora estuvieran entre 1 y 2 °C más calientes que las temperaturas del aire del ambiente. En general, los lactantes más pequeños de cada grupo de peso requieren una temperatura en la parte más alta del rango de temperaturas. Dentro de cada intervalo de tiempo, cuanto más joven es el lactante, más alta es la temperatura que se requiere.

Adaptado de Scopes J, Ahmed I. Range of critical temperatures in sick and newborn babies. *Arch Dis Child*. 1966;41:417-419.

e. El aumento del consumo de oxígeno y de las demandas metabólicas provoca acidosis metabólica, un fuerte vasoconstrictor pulmonar que induce hipoxemia y cianosis central (15-17).

f. Movilización de norepinefrina, TSH, T_4, y ácidos grasos libres: la liberación de norepinefrina favorece la hipertensión pulmonar y el desajuste ventilación-perfusión pulmonar (18).

g. Disminución del gasto cardiaco, aumento de la resistencia vascular sistémica y disminución del flujo sanguíneo intestinal y cerebral (10).

h. Disminución del número, activación y agregación de las plaquetas (10).

i. Deterioro de la liberación y función de los neutrófilos (10).

j. Poco aumento de peso con hipotermia crónica (19).

k. La hipotermia controlada tiene un efecto neuroprotector en recién nacidos a término y casi a término con encefalopatía isquémica hipóxica de moderada a grave (20).

3. **Efectos de la hipertermia o el sobrecalentamiento** (7)

a. Vasodilatación periférica: la piel está caliente, las extremidades están enrojecidas y la cara ruborizada. Diaforesis presente en los bebés a término. La temperatura de la piel es más alta que la temperatura central.

b. Apnea, taquipnea.

c. Taquicardia e hipotensión.

d. El bebé adopta una postura de águila abierta.

e. Hiperactividad e irritabilidad: el bebé se vuelve inquieto y llora, luego se alimenta mal, con letargo e hipotonía.

f. Si la hipertermia es grave, puede producirse un choque, convulsiones y coma.

g. Si el aumento de la temperatura se debe al hipermetabolismo (infección), puede observarse palidez, vasoconstricción, extremidades frías y una temperatura central superior a la de la piel.

h. La hipertermia se asocia con un resultado adverso del neurodesarrollo en los bebés con encefalopatía isquémica hipóxica (21, 22).

4. Factores que afectan a la pérdida de calor

a. Bebé

(1) Gran superficie en relación con la masa corporal

(2) Cabeza relativamente grande con fontanela muy vascularizada

(3) Maduración/espesor de la piel, barrera epidérmica funcionalmente madura a las 32 a 34 semanas. La pérdida de agua transepidérmica puede ser de 10 a 15 veces mayor en los bebés prematuros ≤ 25 semanas de gestación (2)

(4) Disminución de las reservas de grasa subcutánea y de tejido adiposo marrón en bebés más prematuros (5)

(5) Incapacidad para señalar el malestar o desencadenar la producción de calor (escalofríos) (5)

b. Medio ambiente (23)

(1) Contacto físico con objetos fríos o calientes (conducción)

(2) Pérdida o ganancia de calor radiante por la proximidad de objetos calientes o fríos (radiación)

(3) Superficies corporales húmedas o expuestas (evaporación). Esta es la principal causa de pérdida de calor en los primeros 30 minutos de vida

(4) Corrientes de aire en la sala de recién nacidos o en el ventilador de la incubadora (convección)

(5) Cubiertas o ropa excesiva o insuficiente

c. Otros factores

(1) Demandas metabólicas de la enfermedad: asfixia, dificultad respiratoria, sepsis (10)

(2) Agentes farmacológicos (p. ej., fármacos vasodilatadores, analgésicos maternos e infusiones IV sin calentar) (10)

(3) Estabilidad médica del bebé antes del procedimiento

(4) La respuesta termogénica madura con el aumento de la edad posconcepcional (23)

C. Indicaciones

1. El mantenimiento de la homeostasis térmica es necesario en todos los bebés en todo momento.

2. Debe prestarse especial atención cuando el neonato se encuentra en la sala de partos, es muy prematuro o está sometido a procedimientos diagnósticos o terapéuticos.

D. Equipos, técnicas y complicaciones

1. **Prevención de la pérdida de calor en la sala de partos**

a. Entorno cálido (véase la **tabla 4-1**), temperatura ambiente > 25 °C; colocar al bebé en un calentador radiante, secar la piel con una toalla precalentada y retirar de inmediato las toallas húmedas (7, 13, 24).

b. Utilizar mantas/bolsas de plástico oclusivas (**fig. 4-1**) (2, 9, 25).

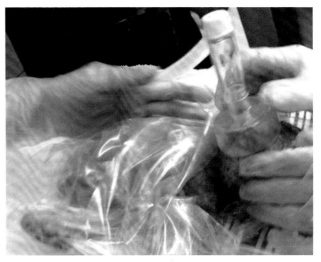

FIGURA 4-1 Recién nacido prematuro de muy bajo peso envuelto en una sábana oclusiva de polietileno durante la reanimación.

Las bolsas de polietileno (20 × 50 cm) evitan la pérdida de calor por evaporación en los recién nacidos de menos de 29 semanas de gestación. Su diatermia permite la transmisión de calor radiante al recién nacido. Justo después del parto, abrir la bolsa bajo el calentador radiante, envolver el cuerpo del recién nacido mojado desde los hombros hacia abajo y secar solo la cabeza. Colocar el gorro en la cabeza. Retirar la envoltura después de que el bebé haya permanecido estable en la unidad de cuidados intensivos neonatales (UCIN), en un entorno humidificado, durante 1 hora.

   (1) Medio ambiente: mantiene la temperatura y reduce la pérdida insensible de agua (PIA) en 25% (24, 25)
   (2) Acceso: permite la reanimación neonatal (vía aérea segura, intubación y compresiones torácicas), pero el acceso vascular es limitado
   (3) Asepsia: limitada por el acceso
   (4) Precauciones: registrar la temperatura central cada 5 o 10 minutos hasta que el bebé se estabilice
   (5) Complicaciones: hipertermia, maceración de la piel, riesgo de infección
   c. Sombreros (2, 9, 26)
   (1) Los gorros de calcetín no son eficaces para reducir la pérdida de calor en los recién nacidos a término en la sala de partos; no hay pruebas suficientes en los recién nacidos prematuros
   (2) Los gorros de lana pueden reducir o evitar la pérdida de calor en los recién nacidos a término en la sala de partos

2. **Prevención de la pérdida de calor en la UCIN**
   a. **Escudos térmicos de plástico rígido** (blindaje térmico)
   (1) Medio ambiente: reduce la PIA en 25% (27)
   (2) Acceso: muy limitado
   (3) Asepsia: limitada por el acceso
   (4) Precauciones: evitar el contacto directo con la piel
   (5) Complicaciones: hipertermia, maceración de la piel, riesgo de infección
   b. **Lámpara de calor:** como fuente de calor adicional (28)
   (1) Medio ambiente: aumento de la PIA
   (2) Acceso: limitado por otros equipos utilizados (incubadora abierta, paredes de la cuna)
   (3) Asepsia: puede verse afectada por el acceso limitado
   (4) Precauciones: registrar la temperatura cada 5 o 10 minutos o utilizar un monitor continuo. Para evitar quemaduras, no coloque sustancias aceitosas en la piel del bebé. Evite calentar el termómetro de la incubadora; aplique un control manual de la temperatura (33 a 35 °C) cuando utilice una incubadora abierta. Mantener al lactante a unos 60 a 90 cm de la bombilla de la lámpara y cubrirle los ojos y los genitales para protegerlo de la luz
   (5) Complicaciones: enfriamiento o sobrecalentamiento de la incubadora Isolette por no separar el termistor del recién nacido; deshidratación
   c. **Colchón de calentamiento:** fuente de calor adicional para el transporte o los procedimientos radiológicos (p. ej., la resonancia magnética). Resulta eficaz para prevenir y tratar la hipotermia en bebés de muy bajo peso (< 1 500 g)

en la sala de partos (2, 9, 24). Algunas incubadoras nuevas incorporan en su diseño un colchón calentado con el objetivo de minimizar las fluctuaciones de temperatura del bebé durante los tiempos de cuidado o procedimientos (p. ej., la incubadora Baby Leo, Draeger, www.draeger.com).
   (1) Medio ambiente: calentamiento por conducción; reduce las necesidades de calor y la PIA
      (a) Colchón relleno de agua caliente (mantener a 37 °C)
      (b) Cristalización exotérmica del colchón de acetato de sodio (colchón de transporte infantil TransWarmer, Prism Technologies, San Antonio, Texas) con una temperatura de posactivación de 39 °C ± 1 °C
   (2) Acceso: limitado solo por otros equipos utilizados
   (3) Asepsia: limitada únicamente por el resto del equipo utilizado
   (4) Precauciones: registrar la temperatura cada 10 o 20 minutos o utilizar un monitor continuo de servocontrol infantil (ISC, por sus siglas en inglés)
   (5) Complicaciones: hipotermia, hipertermia, quemaduras

3. **Dispositivos mecánicos para mantener la temperatura**
   a. **Resistencia térmica (termistor):** sonda colocada en la pared abdominal anterior o en la espalda evitando la zona interescapular. Utilizar una incubadora/calentador radiante con servocontrol para mantener la temperatura del bebé entre 36.5 y 36.8 °C (28, 29).
   b. **Incubadora con calentamiento por convección (fig. 4-2):** ideal para mantener un entorno térmico neutro y proporcionar humedad adicional a los recién nacidos de bajo peso o prematuros.

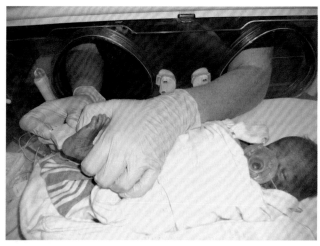

FIGURA 4-2 Todos los aspectos de la homeostasis se mantienen durante un procedimiento mediante el uso de los portillos de la incubadora, los pañales, la posición cómoda y el chupete de sacarosa/analgesia.

   (1) Entorno: crear un microclima para cada bebé. La incubadora puede ser servocontrolada por la temperatura de la piel del bebé o del aire; la temperatura también puede ajustarse de forma manual. Las paredes dobles de plástico, el colchón aislado y el aire calentado/humidificado a presión minimizan la PIA y mantienen la temperatura

(2) El control de la temperatura de la incubadora se regula al inicio mediante servocontrol (ISC), manteniendo la temperatura de la piel del bebé entre 36.5 y 36.8 °C. Una vez que el estado clínico del bebé se ha estabilizado, se han retirado los catéteres umbilicales, la temperatura de la incubadora y del bebé se han mantenido estables y él está vestido o envuelto en pañales, después de varios días o semanas según la edad gestacional, la incubadora puede ajustarse a la temperatura del aire. La temperatura del aire de la incubadora por lo regular se ajusta a la que el bebé utilizó en el CSI en las 24 h anteriores, dentro de los parámetros del entorno térmico neutro (véase la **tabla 4-1**)

(3) Humedad: el aumento de la humedad puede reducir la transferencia de calor a través de la pérdida de agua transdérmica y disminuir la demanda metabólica (30). Para los lactantes de más de 30 a 32 semanas, se cree que la piel está lo suficientemente madura como para que este mecanismo de pérdida de calor sea insignificante (4). Para los recién nacidos más prematuros, los cambios en la humedad relativa en 20% pueden aumentar o disminuir la temperatura termoneutral entre 1.5 y 1.9 °C (31). Existen diversos protocolos sobre los objetivos de humedad y el destete, pero la mayoría recomienda una humedad elevada para los recién nacidos con menos de 28 a 30 semanas de gestación (que oscila entre 70 y 80%) con el inicio del destete a los 7 días de vida (32, 33). La interrupción de la humedad puede producirse a las 2 semanas de edad o continuarse hasta las 32 semanas de EG con un destete gradual. La decisión de prolongar el destete debe tener en cuenta el riesgo de retraso en la maduración de la piel y el riesgo de infección con periodos de humedad más largos (34, 35)

(4) Acceso: impedido por los ojos de buey, en especial cuando se trabaja con asistentes. Mejorado con nuevas incubadoras/calentadores para permitir un mejor acceso (p. ej., la estación de cuidados neonatales Giraffe OmniBed [GE Medical Systems, Waukesha, Wisconsin])

(5) Asepsia: dificultad para mantener un campo estéril amplio y la posición del recién nacido

(6) Precauciones: tomar la temperatura del bebé antes y después de los procedimientos. Utilizar el ISC y asegurarse de que el termistor permanece en su sitio. Añada una fuente de calor (lámpara de calor) para recién nacidos inestables o procedimientos estresantes. El deterioro clínico puede requerir el levantamiento de la pantalla protectora

(7) Complicaciones: hipertermia, hipotermia, rotura inesperada del campo aséptico

c. Cama calefactora radiante: para bebés inestables (28).

(1) Entorno: aumenta la PIA en 50% en los recién nacidos prematuros pequeños

(2) Acceso: sin obstáculos a los recién nacidos que reciben cuidados intensivos

(3) Asepsia: capacidad de mantener la posición del lactante y un amplio campo estéril; también permite la participación de los asistentes

(4) Precauciones: mantener al recién nacido a 80 o 90 cm del calor radiante. En el caso de bebés prematuros, debe añadirse una protección contra el calor. Aumentar las infusiones de líquidos. Registrar la temperatura cada 5 o 10 minutos o utilizar un monitor continuo. Para evitar quemaduras, no colocar sustancias aceitosas sobre la piel del lactante

(5) Complicaciones: hipertermia y deshidratación

E. Ajustes de recursos limitados

1. La norma de la Organización Mundial de la Salud (OMS) recomienda medidas para prevenir la hipotermia. Entre ellas se encuentran las salas de partos calientes, el secado inmediato, el contacto piel con piel, la lactancia materna temprana, el aplazamiento del baño y el pesaje, la ropa del bebé y de cama adecuadas, y el transporte y la reanimación en caliente (7).

2. A pesar de seguir estas directrices, en entornos con recursos limitados, casi la mitad de los recién nacidos con bajo peso al nacer y dos de cada cinco recién nacidos con peso normal al nacer estaban hipotérmicos (36).

3. La hipotermia es una de las principales causas de mortalidad neonatal (37).

4. La declaración de consenso del Neonatal Resuscitation Program y el International Liaison Committee on Resuscitation recomienda el uso de una envoltura de plástico además de las técnicas estándar en la sala de partos para los recién nacidos de muy bajo peso (13).

5. Se ha demostrado que las bolsas de plástico, que cuestan unos 3 centavos de dólar cada una, reducen la hipotermia (38).

6. Los cuidados de la madre canguro son un método de atención a los recién nacidos de bajo peso al nacer que implica un contacto temprano, prolongado y continuo piel con piel con un cuidador y una lactancia materna exclusiva y frecuente. Se sabe que esta forma de cuidado estabiliza la temperatura corporal, promueve la lactancia materna y previene las infecciones (39).

F. Circunstancias especiales/consideraciones

1. Es necesario recordar que los recién nacidos prematuros de muy bajo peso y los que se encuentran en el periodo de adaptación inmediata son más vulnerables a la hipotermia y la PIA. Este riesgo se mantiene durante las primeras 2 a 4 semanas según la edad gestacional al nacer.

a. Regular la temperatura ambiente a una óptima para el bebé (28 a 30 °C) (7).

b. Precalentar todas las unidades de calefacción, incluidos los calentadores radiantes y las incubadoras.

2. Para el transporte fuera de la UCIN, utilice una incubadora de transporte de doble pared climatizada, alimentada por baterías.

a. Enchufar la incubadora en la toma de corriente durante el procedimiento para permitir que la batería se cargue.

b. Tener en cuenta que la anestesia puede inhibir la capacidad de termorregulación del recién nacido.

3. Calentar y humedecer todos los gases anestésicos y respiratorios a la temperatura corporal.

4. Gastrosquisis/onfalocele: estos defectos de la pared abdominal aumentan el riesgo de pérdida de calor, desequilibrio de líquidos y daños viscerales. Se puede colocar al recién nacido en una "bolsa intestinal" del torso hacia abajo, o cubrir todo el abdomen en una envoltura de plástico limpia y transparente. Evitar el uso de gasas empapadas en solución salina, que pueden aumentar la pérdida de calor por evaporación. Evitar la isquemia visceral manteniendo los intestinos directamente por encima del defecto de la pared abdominal o mantener al bebé en posición de decúbito lateral derecho (40).

5. Defectos del tubo neural: mantener al lactante en posición prona, cubrir la lesión con un apósito estéril no adhesivo para minimizar las pérdidas insensibles de agua y prevenir la hipotermia (41).

Referencias

1. *Stedman's Electronic Medical Dictionary. Version 7.0.* Emerald Group Publishing; 2008.

2. Bissinger RL, Annibale DJ. Thermoregulation in very low-birth-weight infants during the golden hour: results and implications. *Adv Neonatal Care.* 2010;10(5):230–238.

3. Silverman WA, Sinclair JC. Temperature regulation in the newborn infant. *N Engl J Med.* 1966;274(2):92–94.

4. Sauer PJ, Dane HJ, Visser HK. New standards for neutral thermal environment of healthy very low birthweight infants in week one of life. *Arch Dis Child.* 1984;59(1):18–22.

5. Ellis J. Neonatal hypothermia. *J Neonatal Nurs.* 2005;11(2):76–82.

6. Lyon AJ, Pikaar ME, Badger P, et al. Temperature control in very low birthweight infants during first five days of life. *Arch Dis Child Fetal Neonatal Ed.* 1997;76(1):F47–F50.

7. Department of Reproductive Health and Research (RHR), World Health Organization. *Thermal Protection of the Newborn: A Practical Guide.* Geneva, Switzerland: World Health Organization; 1997.

8. Kumar V, Shearer JC, Kumar A, et al. Neonatal hypothermia in low resource settings: a review. *J Perinatol.* 2009;29(6):401–412.

9. McCall EM, Alderdice F, Halliday HL, et al. Interventions to prevent hypothermia at birth in preterm and/or low birth weight infants. *Cochrane Database Syst Rev.* 2018;2:CD004210. doi: 10.1002/14651858.CD004210.pub5

10. Zanelli S, Buck M, Fairchild K. Physiologic and pharmacologic considerations for hypothermia therapy in neonates. *J Perinatol.* 2011;31(6):377–386.

11. Thoresen M, Whitelaw A. Cardiovascular changes during mild therapeutic hypothermia and rewarming in infants with hypoxic-ischemic encephalopathy. *Pediatrics.* 2000;106(1):92–99.

12. Gebauer CM, Knuepfer M, Robel-Tillig E, et al. Hemodynamics among neonates with hypoxic-ischemic encephalopathy during whole-body hypothermia and passive rewarming. *Pediatrics.* 2006;117(3):843–850.

13. Kattwinkel J, Perlman JM, Aziz K, et al. Neonatal resuscitation: 2010 American heart association guidelines for cardiopulmonary resuscitation and emergency cardiovascular care. *Pediatrics.* 2010;126(5):e1400–e1413.

14. Doctor BA, O'Riordan MA, Kirchner HL, et al. Perinatal correlates and neonatal outcomes of small for gestational age infants born at term gestation. *Am J Obstet Gynecol.* 2001;185(3):652–659.

15. Hassan IA, Wickramasinghe YA, Spencer SA. Effect of limb cooling on peripheral and global oxygen consumption in neonates. *Arch Dis Child Fetal Neonatal Ed.* 2003;88(2): F139–F142.

16. Marks KH, Lee CA, Bolan CD Jr, et al. Oxygen consumption and temperature control of premature infants in a double-wall incubator. *Pediatrics.* 1981;68(1):93–98.

17. Hey EN. The relation between environmental temperature and oxygen consumption in the new-born baby. *J Physiol.* 1969;200(3):589–603.

18. Soll RF. Heat loss prevention in neonates. *J Perinatol.* 2008;28:S57–S59.

19. Glass L, Silverman WA, Sinclair JC. Effect of the thermal environment on cold resistance and growth of small infants after the first week of life. *Pediatrics.* 1968;41(6):1033–1046.

20. Jacobs SE, Berg M, Hunt R, et al. Cooling for newborns with hypoxic ischaemic encephalopathy. *Cochrane Database Syst Rev.* 2013;(1):CD003311.

21. Kasdorf E, Perlman JM. Hyperthermia, inflammation, and perinatal brain injury. *Pediatr Neurol.* 2013;49(1):8–14.

22. Shankaran S, Laptook AR, Pappas A, et al. Effect of depth and duration of cooling on death or disability at age 18 months among neonates with hypoxic-ischemic encephalopathy: a randomized clinical trial. *JAMA.* 2017;318(1):57–67.

23. Knobel R, Holditch-Davis D. Thermoregulation and heat loss prevention after birth and during neonatal intensive-care unit stabilization of extremely low-birthweight infants. *J Obstet Gynecol Neonatal Nurs.* 2007;36(3):280–287.

24. Bhatt DR, White R, Martin G, et al. Transitional hypothermia in preterm newborns. *J Perinatol.* 2007;27:S45–S47.

25. Vohra S, Roberts RS, Zhang B, et al. Heat Loss Prevention (HeLP) in the delivery room: a randomized controlled trial of polyethylene occlusive skin wrapping in very preterm infants. *J Pediatr.* 2004;145(6):750–753.

26. Lang N, Bromiker R, Arad I. The effect of wool vs. cotton head covering and length of stay with the mother following delivery on infant temperature. *Int J Nurs Stud.* 2004;41(8):843–846.

27. Symonds ME, Lomax MA. Maternal and environmental influences on thermoregulation in the neonate. *Proc Nutr Soc.* 1992;51(2):165–172.

28. Korones SB. An encapsulated history of thermoregulation in the neonate. *NeoReviews.* 2004;5(3):e78–e85.

29. Knobel RB. Fetal and neonatal thermal physiology. *Newborn Infant Nurs Rev.* 2014;14(2):45–49.

30. Erbani R, Degrugilliers L, Lahana A, et al. Failing to meet relative humidity targets for incubated neonates causes higher heat loss and metabolic costs in the first week of life. *Acta Paediatrica.* 2018;107:1177–1183.

31. Delanaud S, Decima P, Pelletier A, et al. Thermal management in closed incubators: new software for assessing the impact of humidity on the optimal incubator air temperature. *Med Eng Phys.* 2017;46:89–95.

32. Sinclair L, Crisp J, Sinn J. Variability in incubator humidity practices in the management of preterm infants. *J Paediatr Child Health.* 2009;45:535–540.

33. Sung MK, Lee EY, Chen J, et al. Improved care and growth outcomes by using hybrid humidified incubators in very preterm infants. *Pediatrics.* 2010;125(1);e137–145

34. de Goffau MC, Bergman KA, de Vries HJ, et al. Cold spots in neonatal incubators are hot spots for microbial contamination. *Appl Environ Microbiol.* 2011;77(24):8568–8572.

35. Agren J, Sjors G, Sedin G. Ambient humidity influences the rate of skin barrier maturation in extremely preterm infants. *J Pediatr.* 2006;148(5):613–617.

36. Darmstadt GL, Kumar V, Yadav R, et al. Introduction of community-based skin-to-skin care in rural Uttar Pradesh, India. *J Perinatol.* 2006;26(10):597–604.

37. Sodemann M, Nielsen J, Veirum J, et al. Hypothermia of newborns is associated with excess mortality in the first 2 months of life in Guinea-Bissau, West Africa. *Trop Med Int Health.* 2008;13(8):980–986.

38. Belsches TC, Tilly AE, Miller TR, et al. Randomized trial of plastic bags to prevent term neonatal hypothermia in a resource-poor setting. *Pediatrics.* 2013;132(3):e656–e661.

39. Conde-Agudelo A, Díaz-Rossello JL. Kangaroo mother care to reduce morbidity and mortality in low birthweight infants. *Cochrane Database Syst Rev.* 2016;(8):CD002771.

40. Sheldon RE. The bowel bag: A sterile, transportable method for warming infants with skin defects. *Pediatrics.* 1974;53(2):267–269.

41. Thompson DN. Postnatal management and outcome for neural tube defects including spina bifida and encephalocoeles. *Prenat Diagn.* 2009;29(4):412–419.

Métodos de sujeción

Margaret Mary Kuczkowski

Las restricciones físicas se requieren para la colocación adecuada en determinados procedimientos. También puede ser necesario sujetar a los bebés para evitar lesiones accidentales o interferencias con el tratamiento (p. ej., al retirar sondas de alimentación o catéteres). Seleccionar siempre la sujeción menos restrictiva pero más apropiada para cada paciente.

A. Definiciones

1. Restricción física: "Cualquier método manual, dispositivo físico o mecánico, material o equipo que inmovilice a un niño o reduzca su capacidad de mover libremente los brazos, las piernas, el cuerpo o la cabeza" (según la definición de los Centers for Medicare and Medicaid Services [CMS] y la Joint Comission de Estados Unidos) (1, 2).

B. Indicaciones

1. Necesaria para los procedimientos que requieren una posición adecuada para mantener la asepsia y facilitar el acceso al paciente (colocación de IV, punciones lumbares, etc.) (1).
2. Para reducir el riesgo de interferencia con el tratamiento (al retirar sondas de alimentación, acceso IV, ventilación mecánica, etc.) (2).
3. Para evitar el artefacto de movimiento en los estudios radiográficos y en la IRM (3).
4. Para prevenir lesiones accidentales.

C. Contraindicaciones

No se deben utilizar sujeciones

1. Cuando la observación minuciosa del paciente pueda protegerlo de posibles lesiones o interferencias con el tratamiento (1, 2).
2. Cuando un cambio en el tratamiento o en el régimen de medicación podría proteger contra posibles lesiones o interferencias con el tratamiento (1, 2).

3. Cuando la modificación del entorno del paciente (disminución de los estímulos, posicionamiento adecuado para el desarrollo, reducción del ruido) podría protegerlo contra posibles lesiones o interferencias con el tratamiento (1, 2).
4. Cuando el uso de una restricción pueda comprometer la atención al paciente, los procedimientos o el acceso a las emergencias (1).

D. Técnicas

Sujeciones para procedimientos/posicionamiento

Sujeciones de todo el cuerpo

1. **Sujeción tipo momia**
   a. **Propósito**: método temporal seguro para sujetar a los bebés para su tratamiento o examen; permite el acceso sin obstáculos a la cabeza y al cuero cabelludo; las extremidades individuales pueden liberarse para acceder a su examen o tratamiento (1, 2).
   b. **Equipo**
   (1) Manta limpia o sábana pequeña.
   (2) Pasadores de seguridad u otro dispositivo para asegurar el pliegue final de la manta.
   c. **Procedimiento** (1)
   (1) Manta o sábana abierta.
   (2) Doble una esquina hacia el centro.
   (3) Coloque al bebé sobre la manta, con los hombros en el pliegue y los pies hacia la esquina opuesta (**fig. 5-1A**).
   (4) Con el brazo derecho del bebé flexionado y en la línea media, meter el lado derecho de la manta por el tronco y por debajo del lado izquierdo del cuerpo (**fig. 5-1B**).
   (5) Doblar la esquina inferior hacia la cabeza del bebé y meterla bajo el hombro izquierdo (**fig. 5-1C**).
   (6) Con el brazo izquierdo del bebé flexionado y en la línea media, introducir el lado izquierdo de la manta por el tronco y debajo del lado derecho del cuerpo. Asegurar los brazos bajo la manta (**fig. 5-1D**).

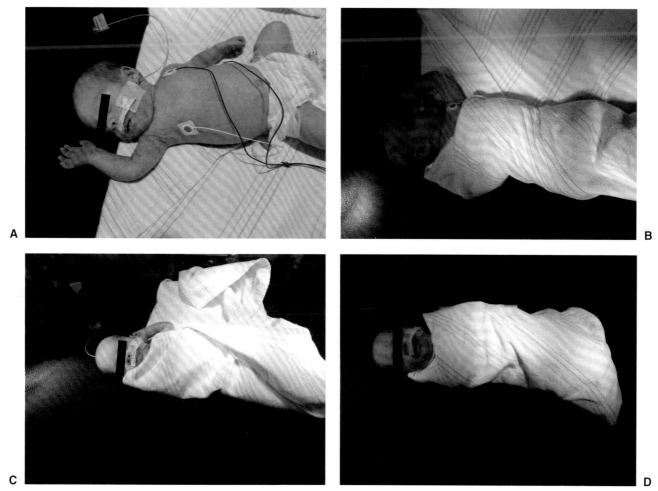

FIGURA 5-1 A: Envolver al bebé con la técnica de sujeción tipo momia: pasos (1)-(3). **B:** Envolver al bebé con la técnica sujeción tipo momia: paso (4). **C:** Envolver al bebé con la técnica sujeción tipo momia: paso (5). **D:** Envolver al bebé con la técnica de momia: paso (6).

2. Restricciones comerciales para procedimientos especiales
   a. Una "tabla de papoose" es una tabla plana y acolchada con correas de lona y cierres de velcro que suele utilizarse para las circuncisiones en neonatos.
   b. Tiene envolturas estériles diseñadas para sujetar a los recién nacidos para la cateterización venosa umbilical o para punciones lumbares (**fig. 5-2A-C**).
   c. Las bolsas de inmovilización al vacío (MedVac Infant Immobilizer Bag, CFI Medical Solutions, Fenton, Michigan) son útiles para realizar IRM y TC en recién nacidos; suelen eliminar la necesidad de sedación (3).

Sujeción de las extremidades

1. **Sujeción de las extremidades (muñeca o tobillo) (fig. 5-3)**
   a. **Propósito:** inmovilización de una o más extremidades; protege al bebé para que no interfiera con los regímenes de tratamiento (acceso IV, sonda de alimentación, sonda endotraqueal, etc.) o los retire.

b. **Equipo**
   (1) Sujeción comercial disponible (piel de oveja, acolchado de espuma o ambos) para bebés más grandes O
   (2) Rollo de gasa o compresas de gasa
   (3) Cinta adhesiva
   (4) Pasadores de seguridad u otro dispositivo de sujeción
c. **Procedimiento**
   (1) Abrir la gasa y doblar por la mitad a lo largo para reforzar el material
   (2) Envolver la muñeca o el tobillo con una gasa al menos tres veces para crear una sujeción segura. *Precaución:* No envuelva la gasa demasiado apretada; esto podría interferir con la circulación distal
   (3) Utilice cinta adhesiva para asegurarse de que la gasa no se deshaga
   (4) Fije la sujeción al colchón, a la manta o al saco de arena ligero con un pasador de seguridad (1)
2. **Manopla de contención**
   a. **Propósito:** dispositivo sin pulgar para sujetar o cubrir la mano; eliminar la capacidad del lactante de agarrar y quizá desalojar los regímenes de tratamiento necesa-

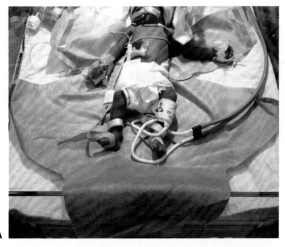

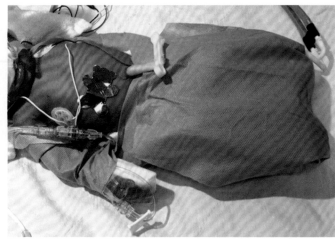

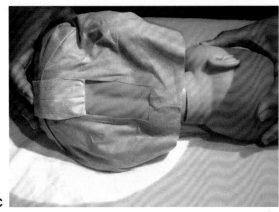

FIGURA 5-2 A, B. Neowrapi: envoltura para inmovilizar los brazos y las piernas antes de la colocación de los catéteres umbilicales. (Patente pendiente; imagen proporcionada por cortesía de M. Peesay, MD y C. Papageorgopoulos, BSN, RN.) **C.** Wrapi lumbar: envoltura para inmovilizar al bebé antes de la punción lumbar. (Patente pendiente; imagen proporcionada por cortesía de M. Peesay, MD y C. Papageorgopoulos, BSN, RN.)

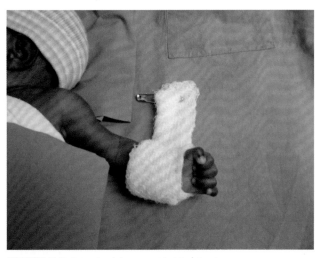

FIGURA 5-3 Sujeción de la extremidad (muñeca).

rios (acceso IV, sonda de alimentación, sonda endotraqueal, etc.), evitar que el lactante se rasque o se quite los apósitos e interfiera con el mantenimiento de la integridad de la piel.

b. **Equipo**
   (1) Manoplas comerciales O material de calceta (cortado a la medida de cada bebé)
   (2) Cinta adhesiva
   (3) Pasadores de seguridad u otro dispositivo de sujeción (opcional)

c. **Procedimiento**
   (1) Colocar la mano del bebé dentro de la manopla o el calcetín.
   (2) Asegurar la manopla o el calcetín con cinta adhesiva al material y sujetar alrededor de la muñeca del bebé. *Precaución:* no apretar demasiado la cinta al envolver; esto podría interferir con la circulación distal.
   (3) Si se utiliza material de stockinette, puede ser necesario atar el extremo de este para aislar los dedos dentro del material.
   (4) Asegurar la sujeción al colchón, manta o saco de arena ligero con un pasador de seguridad (opcional) (2).

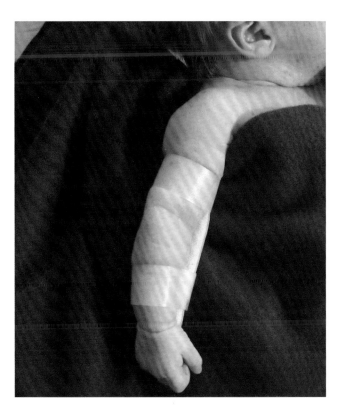

FIGURA 5-4 Sujeción del codo.

3. **Sujeción del codo (férula de libertad) (fig. 5-4)**
   a. **Propósito:** Reducir la capacidad del bebé para flexionar el codo.
   b. **Equipo**
      (1) Sistemas de retención disponibles en el mercado (piel de oveja, acolchado de espuma o ambos) para bebés de mayor tamaño
         O
      (2) Tablero acolchado de espuma para el brazo
      (3) Cinta adhesiva
      (4) Material acolchado adicional (p. ej., bolas de algodón, gasas)
   c. **Procedimiento**
      (1) Cortar trozos de cinta adhesiva (tamaño adecuado; la cinta no debe rodear por completo la extremidad). Considere la posibilidad de poner un doble respaldo a la cinta para evitar que se adhiera a la piel.
      (2) Extender la extremidad superior.
      (3) Colocar la tabla del brazo bajo el codo para eliminar la capacidad de flexión de la articulación.
      (4) Fijar la extremidad con cinta adhesiva a la tabla del brazo. La cinta debe aplicarse por encima y por debajo de la articulación del codo.
      (5) Acolchar las prominencias óseas con algodón según sea necesario (2).

Sujeción para el acceso vascular

Se pueden utilizar sujeciones para asegurar el acceso IV y evitar que se desplace por accidente.

1. **Equipo**
   a. Dispositivo de sujeción (es decir, reposabrazos): los brazaletes varían en tamaño; un bebé más grande puede necesitar un reposabrazos que sea de 1 a 2 cm más ancho que la mano o el pie y que se extienda desde la articulación proximal hasta la distal. Sin embargo, para mantener la posición funcional y la curvatura natural de la mano en reposo para la sujeción a largo plazo, el brazalete puede ser más corto para permitir la curvatura de los dedos alrededor del extremo de la tabla.
   b. Cinta adhesiva: se recomienda que esta sea transparente para la visualización del lugar de la IV, en especial durante la infusión continua (puede ser de doble cara)
   c. Material acolchado adicional (p. ej., bolas de algodón, gasas).

2. **Procedimiento**
   a. Asegurarse de que la extremidad del bebé está en una posición adecuada para su desarrollo.
   b. Evaluar la integridad de la piel en los lugares donde se va a aplicar la sujeción.
   c. Fijar la tabla de sujeción con cinta adhesiva transparente. No permitir que la cinta rodee la extremidad. Tres trozos de cinta deben sujetar lo suficiente la extremidad y permitir la visualización de las puntas de los dedos (**fig. 5-5**) o de los pies (**fig. 5-6 A, B**). La secuencia de la cinta permite el posicionamiento funcional del pulgar y del tobillo.
   d. Acolchar las prominencias óseas y mantener la curvatura natural de las extremidades (en especial la mano y los dedos) (1).

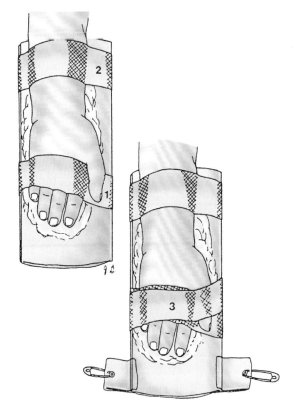

FIGURA 5-5 Sujeción para el acceso vascular: muñeca y antebrazo. La cinta se aplica en orden, del *1* al *3*, como se muestra.

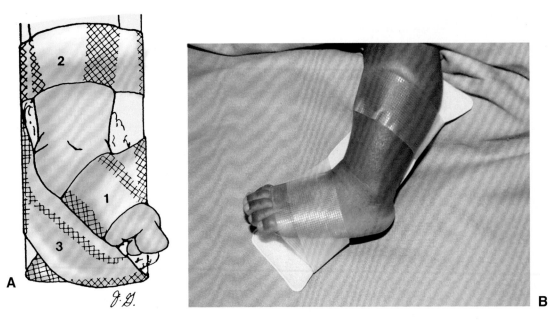

FIGURA 5-6 A. Sujeción del pie y el tobillo para acceso vascular. La cinta se aplica en orden, del *1* al *3*, como se muestra. **B.** Sujeción del pie y el tobillo para el acceso vascular en un bebé prematuro.

E. Precauciones

1. Las sujeciones deben ser el último recurso después de que hayan fracasado otras alternativas razonables, como la observación atenta, el cambio de tratamiento, de medicación o de ambos, la modificación del entorno, etc. Documentar el uso de métodos alternativos (1).
2. En el caso de las sujeciones durante los procedimientos, pueden ser necesarias técnicas adecuadas de analgesia, sedación y distracción (chupete, tacto, sonido, etc.), además de la sujeción (2).
3. Es necesario educar a la familia sobre la necesidad, el procedimiento y el plazo de uso de la restricción. Proporcionar una oportunidad de colaboración con la familia. Si es posible, retirar las sujeciones cuando la familia esté de visita (1).
4. Pesar el equipo necesario para las sujeciones (p. ej., los reposabrazos) antes de utilizarlo. Si es posible, mantenga una lista de los pesos de los materiales de sujeción más comunes que se utilizan cuando se pesa a los bebés para controlar el crecimiento diario.
5. Evaluar al paciente y el uso, la colocación y la posición adecuados de la sujeción según la necesidad del paciente, la política del hospital y los requisitos de la agencia reguladora. Los organismos reguladores, como la Joint Commission, los CMS y la FDA de Estados Unidos publican normas de atención médica sobre el uso seguro y los requisitos legales para la aplicación y el mantenimiento de la sujeción (1, 2).
6. Asegurarse de que el bebé se encuentra en una posición adecuada y funcional que favorezca la flexión y la posición de la línea media de las extremidades superiores e inferiores.

   a. **Justificación:** prevención de las contracturas y apoyo a las técnicas de autocalma de los neonatos (decúbito prono, decúbito lateral) (**figs. 5-7** y **5-8**) (4, 5).

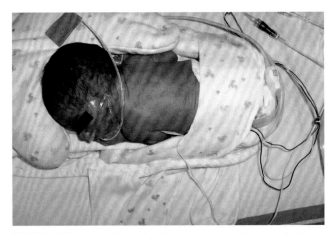

FIGURA 5-7 La posición en decúbito prono durante los procedimientos y en reposo permite mejorar la respiración y el sueño, un menor gasto de energía y un funcionamiento fisiológico más estable. Hay que tener cuidado para crear un soporte de posicionamiento del tronco y las caderas.

7. Acolchar las prominencias óseas y mantener la curvatura natural de las extremidades (en particular la mano y los dedos).

   a. **Justificación:** previene las contracturas y las lesiones neurovasculares, preserva la integridad de la piel, reduce la fricción y la presión sobre la piel del material de sujeción (1).

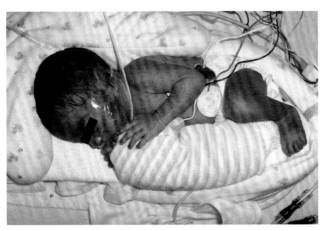

FIGURA 5-8 La posición lateral es la mejor alternativa al decúbito prono para los procedimientos y para dormir; permite una mayor colocación de las extremidades superiores e inferiores en la línea media. El apoyo de los nidos aumenta la estabilidad postural y disminuye el arqueo de la espalda.

8. Cuando se utilice cinta adhesiva para fijar una extremidad a una tabla, siempre que sea posible usar cinta transparente para permitir una evaluación cuidadosa y completa de la piel subyacente. No apretar demasiado la cinta, ya que puede impedir la circulación. El uso de cinta adhesiva de doble cara puede ser útil en las zonas que no requieren adherencia a la piel del bebé. Las puntas de todos los dedos deben quedar visibles para la evaluación.

9. Las sujeciones de las extremidades superiores o inferiores deben evaluarse al menos cada hora (o según la política del hospital y los requisitos de la agencia reguladora [The Joint Commission, CMS]) para:
   a. Integridad de la piel, incluidos excoriación, eritema y edema
   b. Pulsos
   c. Temperatura
   d. Color
   e. Relleno capilar
   f. Rango de movimiento (ROM) (1, 2)

10. Comprobar si hay un posible estrechamiento introduciendo un dedo entre la piel del bebé y el dispositivo de sujeción (2).
    a. **Justificación:** la constricción de una sujeción apretada puede causar lesiones neurovasculares e impedir la circulación.

11. Realizar evaluaciones específicas relacionadas con la oxigenación, el sistema musculoesquelético y las condiciones cardiorrespiratorias en relación con el dispositivo de retención y su uso (1).

12. Observar cualquier equipo de tratamiento para comprobar su correcta colocación y permeabilidad, en particular en las proximidades del dispositivo de contención (accesos IV doblados, desprendimiento de catéteres, etc.) (1).

13. Colocar la sujeción en un lugar fijo de la cama (si es necesario), manteniendo la posibilidad de una liberación rápida y de comprobaciones vasculares regulares (pasador de seguridad, repliegue seguro, etc.). No colocar la sujeción en equipos que puedan moverse (barandillas de la cuna, puertas de la incubadora), ya que pueden producirse lesiones. La liberación rápida permite la movilidad y el acceso en caso de emergencia (1, 2).

14. Documentar el uso de la restricción y, si es necesario, obtener una orden del médico (véase la política del hospital o el requisito de la agencia reguladora [The Joint Commission, CMS]) (1, 2).

15. Retirar la sujeción lo antes posible.

F. Complicaciones

1. Falla de contención que provoca autolesiones o interferencia con el tratamiento.
2. Deterioro neurovascular (1).
3. Deterioro de la integridad de la piel (es decir, formación de úlceras por presión, necrosis) (1).
4. Contracturas o deformidad posicional/parálisis por inmovilidad prolongada (1).
5. Lesión de las extremidades (fractura o dislocación) por el movimiento del bebé sin soltar la sujeción o por sujetarla a un objeto móvil (p. ej., las barandillas de la cuna, las puertas de la incubadora) (1).
6. Deterioro o compromiso del estado médico, incluyendo la oxigenación, el sistema musculoesquelético y las condiciones cardiorrespiratorias (1).
7. Aumento de la agitación o irritabilidad (1).
8. Lesión por extravasación que provoca un deterioro de la integridad de la piel, necrosis tisular, infección, daños en nervios y tendones, o ambos (4).

G. Consideraciones especiales

1. Una alternativa temporal al uso de sujeciones durante los procedimientos es la *sujeción terapéutica segura*. Esta se define como el uso de una posición de sujeción segura, cómoda y temporal que proporciona un contacto físico estrecho con el padre o cuidador durante 30 minutos o menos y restringe el movimiento del niño para el procedimiento clínico (6). El personal debe preparar de manera adecuada a los padres o al cuidador y proporcionar una supervisión apropiada durante todo el procedimiento.

2. Posicionamiento adecuado
   Siempre que sea posible durante el uso de la sujeción o justo después de este, el bebé debe ser colocado con las siguientes directrices:
   • Extremidades superiores flexionadas, línea media y contenidas
   • Cabeza y cuello neutral y línea media
   • Hombros redondeados para permitir la línea media de las extremidades superiores
   • Cuerpo en posición de "C" curvada con la parte inferior de la espalda redondeada
   • Extremidades inferiores flexionadas, en la línea media, contenidas y apoyadas para el apoyo de los pies (5)

3. La American Academy of Pediatrics ha formulado una serie de recomendaciones sobre la posición del bebé durante el sueño para reducir el riesgo de síndrome de muerte súbita del lactante. La recomendación establece

que "los bebés prematuros hospitalizados deben mantenerse de manera predominante en posición supina, al menos desde la semana 32, en adelante, para que se aclimaten a dormir cn posición supina antes del alta" (5). Por lo tanto, al devolver al paciente a la posición de sueño o recuperación después de un procedimiento, los profesionales sanitarios deben respaldar y modelar este comportamiento para los padres y cuidadores siempre que sea posible.

Referencias

1. Perry AG, Potter PA, Ostendorf W. *Clinical Nursing Skills & Techniques*. 9th ed. St Louis, MO: Mosby/Elsevier; 2017.

2. Lippincott. *Lippincott Nursing Procedures*. 7th ed. Philadelphia, PA: Wolters Kluwer; 2016.

3. Mathur AM, Neil JJ, McKinstry RC, et al. Transport, monitoring, and successful brain MR imaging in unsedated neonates. *Pediatr Radiol*. 2008;38:260–264.

4. Ramasethu J. Prevention and management of extravasation injuries in neonates. *NeoReviews*. 2004;5(11):c491.

5. Drake E. Positioning the neonate for best outcomes. *National Association of Neonatal Nurses*. 2017. http://apps.nann.org/store/product-details?productId=45241425.

6. Kennedy R, Binns F. Therapeutic safe holding with children and young people in hospital. *Nurs Child Young People*. 2016;28(4):28–32.

6

Preparación aséptica

Ha-young Choi

A. Definiciones

1. Técnica aséptica: aplicación de medidas preventivas para minimizar la contaminación por patógenos.
2. Antiséptico: relativo o que denota sustancias que impiden el crecimiento de microorganismos causantes de enfermedades; por lo regular se refiere a sustancias que pueden aplicarse a tejidos o células vivas.
3. Desinfectantes: sustancias destinadas a destruir los microorganismos de la superficie de los objetos no vivos; suelen ser demasiado fuertes o cáusticas para aplicarlas a los tejidos vivos.

B. Antecedentes

El cumplimiento de una técnica aséptica adecuada y de las precauciones estándar es importante en el entorno sanitario y, en especial, en la unidad de cuidados intensivos neonatales (UCIN). Estas medidas tienen por objeto proteger a los pacientes y al personal sanitario y controlar la propagación de la infección. Los pacientes de la UCIN son en particular susceptibles de sufrir una infección nosocomial o adquirida en el hospital, lo que repercute de manera profunda en la supervivencia, los resultados y los costes de la asistencia.

Los protocolos y procedimientos para la técnica aséptica en las UCIN se reevalúan y actualizan de manera constante, y los Centers for Disease Control (CDC) de Estados Unidos publican de forma rutinaria directrices sobre la higiene de las manos (1, 2). Los gestores de los hospitales deben desarrollar y actualizar de forma continua políticas y normativas estrictas, así como proyectos de mejora de la calidad destinados a promover el cumplimiento de la técnica aséptica y la higiene de las manos (3).

C. Indicaciones

1. Preparación de la piel del paciente y de las manos del personal antes de realizar un procedimiento.
    a. Para eliminar la flora transitoria, que a veces es patógena y se encuentra de manera transitoria en la piel, por lo regular menos de 24 h, por ejemplo, *Escherichia coli*.

    b. Para disminuir y suprimir por un tiempo la mayor parte de la flora cutánea residente, es decir, flora en general de baja virulencia que sobrevive y se multiplica en la piel, por ejemplo, *Staphylococcus epidermidis*.
2. Descontaminación después de un procedimiento.
3. Mantenimiento de sitios quirúrgicos limpios.

D. Precauciones estándar

1. Precauciones universales
    a. Toda la sangre humana y ciertos fluidos corporales humanos se tratan como si se supiera que son infecciosos para el VIH, el VHB y otros patógenos transmitidos por la sangre.
    b. Las precauciones universales protegen al cuidador y al paciente, pero hay que recordar que no excluyen la necesidad de una antisepsia adecuada, cuyo objetivo es disminuir la flora cutánea.
2. Componentes básicos (1)
    a. Utilizar guantes cuando se toque sangre, fluidos corporales, membranas mucosas o piel no intacta, y al manipular objetos o superficies manchadas con sangre o fluidos corporales.
    b. Utilizar una máscara y protección para los ojos durante los procedimientos que puedan generar salpicaduras o gotas en el aire.
    c. Usar una bata o un delantal de plástico cuando sea probable que haya salpicaduras de sangre o fluidos corporales.
    d. Lavar las manos con especial cuidado si se contaminan con sangre o fluidos corporales.
    e. Tener mucho cuidado al manipular agujas y otros objetos punzantes, y desecharlos en contenedores resistentes a los pinchazos.
    f. Excluir del cuidado de los pacientes a todo el personal con lesiones exudativas o dermatitis exudativa hasta que estas condiciones se hayan resuelto.
3. Higiene de las manos (1)
    a. Los productos para frotar las manos a base de alcohol son los más eficaces para reducir el número de microorganismos patógenos en las manos del personal sanitario (1).

(1) Para que sean eficaces, los productos deben contener al menos entre 60 y 95% de alcohol.

(2) Un tiempo de secado más rápido favorece una mejor adherencia (4, 5).

(3) Si no se dejan secar los desinfectantes de manos, los vapores de los desinfectantes a base de alcohol pueden acumularse dentro de las incubadoras (6).

b. Los jabones antisépticos y los detergentes son los siguientes más eficaces y los jabones no antimicrobianos son los menos eficaces. El agua y el jabón se recomiendan en casos de:

(1) Manos visiblemente sucias

(2) Brotes hospitalarios por contacto con pacientes sospechosos de tener *Clostridium difficile, Norovirus* o *Bacillus anthracis*

(3) Antes de comer

(4) Después de usar el baño

c. Técnica de higiene de manos:

(1) Quitarse todos los anillos, relojes, pulseras, etc.

(2) Enrollar las mangas hasta los codos.

(3) Los CDC recomiendan frotar la solución en las manos durante *al menos* 15 segundos; prestar especial atención a las zonas entre los dedos, el pulgar y el meñique.

d. Además del personal del hospital, también se debe enseñar a los padres y a los visitantes a respetar una estricta higiene de las manos, ya que las infecciones nosocomiales pueden ser transmitidas por los miembros de la familia (7).

4. Guantes

a. No son una alternativa a la higiene de las manos.

b. La superficie caliente y húmeda de la piel bajo los guantes ofrece un entorno ideal para la multiplicación de las bacterias. Los guantes no son por completo impermeables a los microorganismos.

c. Los guantes de vinilo pueden tener más fugas que los de látex (8).

d. Limpiar siempre las manos antes de ponerse y después de quitarse los guantes.

e. Cambiar los guantes durante la atención al paciente si las manos se mueven de un sitio corporal contaminado (por ejemplo, el área del pañal) a un sitio limpio (sitio IV o cara).

f. No utilizar el mismo par de guantes para atender a más de un paciente.

5. Antisepsia quirúrgica de las manos (1, 2)

a. Antes de realizar cualquier procedimiento en el que se vayan a utilizar guantes estériles.

b. Quitarse anillos, relojes y pulseras antes de comenzar el lavado quirúrgico de las manos.

c. Eliminar bajo el grifo los restos de debajo de las uñas con un limpiador de uñas.

d. Realizar una antisepsia quirúrgica de las manos con un jabón antimicrobiano o un desinfectante de manos a base de alcohol con actividad persistente antes de ponerse los guantes estériles al realizar procedimientos quirúrgicos.

e. Cuando se realice la antisepsia quirúrgica de las manos con un jabón antimicrobiano hay que frotar estas y los antebrazos durante el tiempo recomendado por el fabricante, por lo regular de 2 a 6 minutos. Se produce una rápida multiplicación de las bacterias debajo de los guantes quirúrgicos si las manos se lavan con un jabón no antimicrobiano.

f. No son necesarios tiempos de lavado largos (p. ej., 10 minutos). No se recomienda utilizar un cepillo.

g. Cuando se utilice un producto quirúrgico de limpieza de manos a base de alcohol con actividad persistente, seguir las instrucciones del fabricante.

h. Antes de aplicar la solución alcohólica, lavar las manos y los antebrazos con un jabón no antimicrobiano y secarlos por completo.

i. Al enjuagar las manos, mantener estas y las muñecas elevadas por encima de los antebrazos.

j. Al secar las manos después del lavado, utilizar una toalla estéril y secar primero las manos y después los antebrazos.

k. Después de la aplicación del producto a base de alcohol como se recomienda, dejar que las manos y los antebrazos se sequen por completo antes de ponerse los guantes estériles.

E. Uso adecuado de antisépticos

Ningún antiséptico es del todo eficaz ni está exento de riesgos, y no hay un consenso absoluto sobre el antiséptico óptimo para su uso en neonatos (9-11). La Food and Drug Administration (FDA) de Estados Unidos está a la espera de más datos sobre los antisépticos de uso común (es decir, cloruro de benzalconio, cloruro de bencetonio, cloroxilenol, alcohol etílico, alcohol isopropílico y povidona yodada) para tomar una decisión sobre la seguridad y la eficacia de estos ingredientes. Mientras espera los datos sobre estos ingredientes activos de uso común, la FDA recomienda que el personal sanitario siga utilizando los productos hoy disponibles de acuerdo con las directrices de control de infecciones (12).

1. Consultar la **tabla 6-1** y la sección G para conocer las ventajas y complicaciones asociadas con cada opción de antiséptico.

2. Dejar siempre que los antisépticos y desinfectantes se sequen antes de iniciar el procedimiento.

a. Se requiere un tiempo de secado de al menos 30 segundos para un efecto óptimo.

b. No retirar el antiséptico de la piel antes del procedimiento: la retirada anula el efecto residual de liberación lenta.

c. Después del procedimiento, retirar de toda la zona, excepto del lugar inmediato del procedimiento, los antisépticos que contienen yodo para evitar su absorción.

d. La contaminación del instrumental o de la muestra con un antiséptico puede invalidar las muestras tomadas para el cultivo.

3. Asegurarse de que la piel no esté visiblemente sucia antes de la aplicación del antiséptico. Sin embargo, un frotamiento demasiado enérgico de la piel antes o durante la aplicación del antiséptico puede provocar su rotura sin aportar

TABLA 6-1 Comparación de los antisépticos más utilizados

CONSIDERACIONES	ALCOHOL (70-90%)	IODINA (1%)	YODÓFORO	CLORHEXIDINA
1. Indicaciones	Lavado de manos Preparación de la piel Procedimientos menores Preparación del conducto auditivo externo	Lavado de manos quirúrgico Preparación de la piel	Lavado de manos quirúrgico Preparación de la piel	Lavado de manos (4%) Preparación de la piel (0.5% en alcohol al 70%)
2. Efectos secundarios				
a. No tóxico	Sí	Hipotiroidismo	Hipotiroidismo	Sí Ototoxicidad local
b. No sensibilizante	Sí	No	Sí	Sí
c. No irritante	Quemaduras en neonatos prematuros	No	Sí	Sí
3. Modo de acción	Desnaturalización de proteínas	Oxidación	Oxidación	Disrupción de la pared celular
4. Bactericida	Sí	Sí	Sí	Sí
5. Puede utilizarse con detergente	No	No	Sí	Sí
6. Acción local persistente	No	Sí	Sí	Sí
7. Efectivo contra				
a. Bacterias grampositivas	Sí	Sí	Sí	Sí
b. Bacterias gramnegativas	Sí	Sí	Sí	Sí
c. Esporas	No	No	No	No
d. Bacilo tuberculoso	Sí	Sí	No	No
e. Virus	Solo lipofílicos	Sí	Sí	Sí
f. Hongos	Sí	Sí	Sí	Sí
8. Uso asociado con la resistencia	No	No	No	Contaminación
9. Acción rápida	Sí	Sí	No (4-5 minutos)	Sí
10. Se inactiva con facilidad por la materia orgánica extraña	Tal vez (inactivado por una proteína no bacteriana)	Sí	No (bueno para la penetración de grietas y grasa)	No

ningún beneficio adicional en cuanto a la antisepsia (13). El antiséptico debe aplicarse con suavidad, pero con una ligera presión que no pueda dañar la frágil piel del neonato.

F. Técnica (▶ Video 6-1: preparación aséptica)

1. Preparación para un procedimiento menor.
   a. Definición
      (1) De corta duración (5 a 10 minutos); no es complejo.
      (2) No afecta a una zona, como el sistema nervioso central (SNC), en especial vulnerable a la infección.

   (3) No requiere incisión en la piel.
   (4) Incluye la extracción de sangre (no su cultivo), la colocación de una línea venosa periférica.
   b. Preparación del personal
      (1) Llevar gorra/cobertura de la barba si el pelo puede contaminar el campo.
      (2) Realizar la higiene de las manos como ya se ha indicado, con un desinfectante de manos con alcohol o un jabón antimicrobiano.
      (3) Utilizar guantes limpios.
   c. Preparación de la piel del paciente
      (1) Si es necesario, eliminar el vello con unas tijeras pequeñas o una maquinilla; tener cuidado de no cor-

tar la piel. No afeitar la zona, ya que puede irritar o mellar la piel y aumentar el riesgo de infección (14).

(2) Aplicar un antiséptico de elección (véase **tabla 6-1**).

(a) Se puede utilizar alcohol, de acuerdo con la edad del paciente. La preparación con yodóforo puede ser óptima, pero el color tiende a oscurecer los vasos subyacentes.

(b) Aplicar tres veces en círculos alejándose del lugar de la intervención.

(c) Aplicar con una suave fricción.

(d) Dejar secar. No limpiar el antiséptico.

(e) No tocar nunca la piel después de la aplicación del antiséptico y antes de iniciar el procedimiento.

(f) Si se utiliza alcohol, volver a aplicarlo antes de cada intento de procedimiento, ya que la flora residente puede regenerarse con rapidez.

2. Preparación para un procedimiento importante.

a. Definición de procedimiento principal:

(1) Invasivo o con incisión en la piel

(2) Incluye colocación de vía central, corte, tubo torácico, punción lumbar

(3) Duración superior a 5 o 10 minutos

b. Mascarillas, paños y batas. La ropa es una importante barrera contra los microorganismos que se desprenden al aire desde la piel y las mucosas. En Estados Unidos, las mascarillas y batas quirúrgicas deben estar registradas por la FDA para demostrar su seguridad y eficacia

(1) Ponerse la gorra y la máscara.

(2) Seguir el procedimiento para higiene quirúrgica de las manos mencionado antes.

(3) Colocar una *bata estéril* con la ayuda *de un asistente* (**fig. 6-1**).

(4) Colocarse *guantes estériles,* sin contaminar la *superficie externa* con la mano sin guante (**fig. 6-2**).

(a) Un asistente con ropa estéril puede ayudar a ponerse los guantes.

(b) Colocar bien los guantes sobre los extremos de las mangas; los puños de algodón permeable no deben ser visibles.

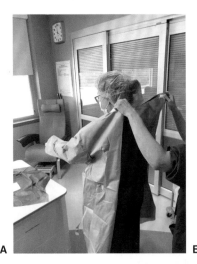
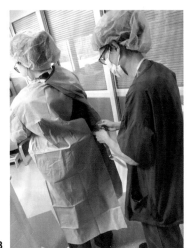
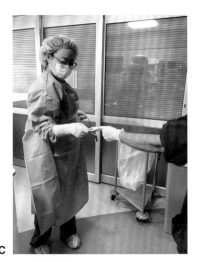
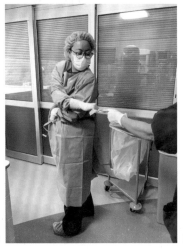
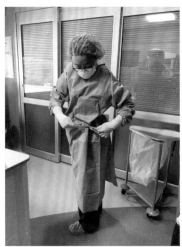

FIGURA 6-1 Técnica para ponerse la bata quirúrgica estéril con ayuda de un asistente. **A.** El asistente coloca la bata sobre los hombros del profesional, tocando solo la parte interior de la bata para asegurarla detrás del cuello. **B.** El asistente anuda los lazos interiores de la bata. **C.** Una vez colocados los guantes estériles, el profesional entrega la corbata al asistente, teniendo cuidado de tocar solo la mitad blanca de la tarjeta, mientras que el asistente toca solo la mitad de color. **D.** El practicante y el asistente se giran en direcciones opuestas, para rodear la corbata alrededor del practicante. **E.** Una vez que la corbata rodea por completo al practicante, con la bata cerrada, el practicante puede tirar de la corbata y separar esta de la tarjeta, que queda en manos del asistente.

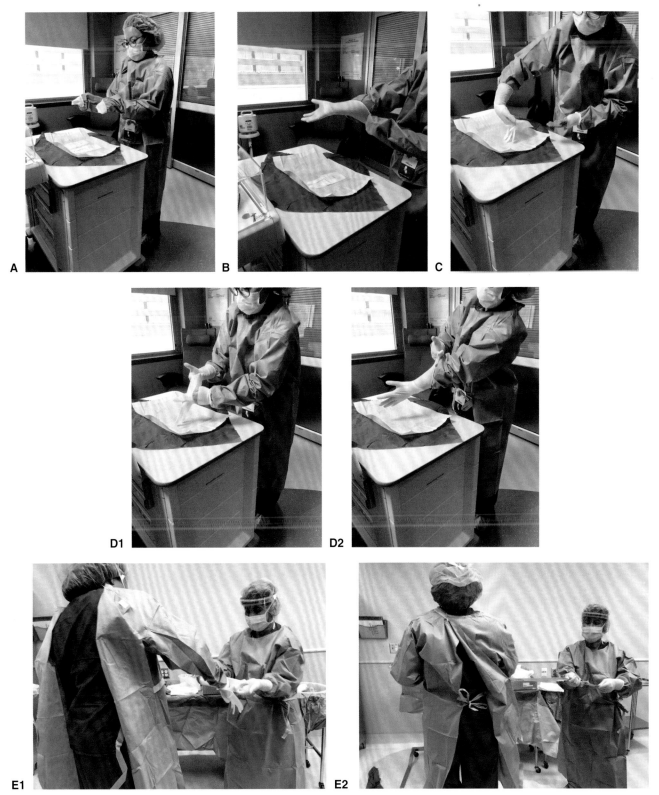

FIGURA 6-2 Técnica adecuada para ponerse los guantes estériles. **A.** Las manos deben permanecer dentro de las mangas, llevadas hasta los extremos de las mismas. **B.** Con la mano no dominante todavía dentro de la manga de la bata estéril, colocar la mano opuesta dentro del guante, tirando de los extremos por completo sobre los puños de tela porosa. **C.** Levantar el siguiente guante colocando la mano enguantada dentro del bolsillo formado por el pliegue. Tener cuidado de no tocar con la mano no enguantada la superficie externa y estéril de la mano enguantada. **D1-2.** pasar el guante por encima de los puños de algodón poroso. **E1-2.** la esterilidad es más fácil de mantener con la ayuda de un asistente que lleve ropa estéril.

3. Preparación de la piel del paciente.
   a. Antes del procedimiento, tener un asistente:
      (1) Lavar la zona, si está sucia, con agua y jabón.
      (2) Si es necesario, eliminar el vello con unas tijeras pequeñas o una maquinilla, con cuidado de no cortar la piel. No afeitar la zona, ya que puede irritar o lesionar la piel y aumentar el riesgo de infección (14).
   b. Aplicar un antiséptico:
      (1) Aplicar el antiséptico con tres esponjas distintas.
      (2) Comenzar en el centro del punto de entrada previsto para el procedimiento, y aplicar con un movimiento circular, creando círculos cada vez más grandes de manera centrífuga, hasta al menos 5 cm fuera del área inmediata del procedimiento.
      (3) El alcohol (70%) no debe utilizarse como antiséptico para un procedimiento importante.
   c. Dejar secar el antiséptico. No limpiarlo antes del procedimiento.
   d. Utilizar un paño de barrera grande para proporcionar una amplia zona estéril alrededor del sitio quirúrgico (2).

G. Complicaciones/precauciones

1. Resequedad de la piel en el personal sanitario causada por el uso repetido.
   a. Los productos hidratantes para la piel o las cremas de barrera después del lavado de manos pueden disminuir el agrietamiento de las manos sin comprometer la seguridad (15). Se recomiendan las lociones para manos aprobadas para uso hospitalario (1).
2. Hexaclorofeno
   a. No se recomienda su uso general en neonatos. Puede utilizarse en neonatos a término durante brotes de infecciones por *Staphylococcus aureus* si otras medidas de control de la infección son ineficaces.
   b. No se recomienda para el baño de neonatos, pues se ha informado de absorción transcutánea con vacuolización en SNC.
   c. Posible teratogenicidad cuando se utiliza para el lavado de manos de una empleada embarazada.
3. Yodo: véase yodóforo
   a. A menudo se disuelve en alcohol, por lo que es más probable que la piel se queme de manera prematura.
   b. Se han notificado casos de dermatitis alérgica de contacto.
   c. Absorción cutánea/ hipotiroidismo.
4. Yodóforo, por ejemplo, povidona yodada
   a. Es posible que se produzcan quemaduras si se deja que se acumule bajo el bebé.
   b. Se ha informado de la absorción a través de la piel en neonatos.
   c. La alteración de la función tiroidea puede producirse debido a la absorción de yodo a través de la piel (16, 17). Sin embargo, la elevada incidencia de hipotiroidismo neonatal transitorio observada en los bebés prematuros en Europa tras la limpieza rutinaria de la piel con yodo no se ha confirmado en Norteamérica. Esta diferencia en la incidencia puede deberse al estado previo de yodo del neonato (18).

   d. Algunos informes hablan de una mayor tasa de falsos positivos en los hemocultivos en comparación con el yodo o la clorhexidina (19, 20).
5. Clorhexidina
   a. La similitud en el nombre y la preparación ha llevado a cierta confusión entre la clorhexidina y el hexaclorofeno. Estos compuestos son diferentes en estructura y propiedades.
   b. Sordera neurosensorial cuando se instila en el oído medio; toxicidad ocular con exposición directa al ojo.
   c. Quemaduras posibles cuando se permite que se junten bajo el bebé (21).
   d. Absorción a través de la piel y del muñón umbilical (22, 23). No se ha documentado ninguna patología asociada.
   e. Se ha informado de la contaminación con organismos gramnegativos, en particular las especies *Pseudomonas* y *Proteus* (24).
   f. La clorhexidina acuosa puede ser más suave para la piel que los preparados con alcohol (25). Sin embargo, se han notificado daños en la piel incluso con la clorhexidina acuosa (26).
   g. Los preparados de acetato también pueden ser más fáciles de aplicar en la piel que los preparados de alcohol (27).
6. Alcohol
   a. Quemaduras en bebés prematuros (28).
   b. Absorción transcutánea del alcohol (29).
   c. Exposición a altas concentraciones de vapores de alcohol en incubadoras (6).
   d. No es suficiente la antisepsia para los procedimientos mayores.
7. Látex
   a. La sensibilización y la alergia pueden desarrollarse debido a exposiciones repetidas, tanto en los trabajadores sanitarios como en los pacientes con exposiciones repetidas (30).
   b. En particular, el látex debe evitarse en los bebés con defectos del tubo neural y anomalías genitourinarias, debido a las altas tasas de sensibilización en estas poblaciones (31).

Referencias

1. Centers for Disease Control and Prevention (CDC). Core infection prevention and control practices for safe healthcare delivery in all settings—recommendations of the Healthcare Infection Control Practices Advisory Committee. https://www.cdc.gov/hicpac/recommendations/core-practices.html. Accessed March 15, 2017.
2. Centers for Disease Control and Prevention (CDC). Guidelines for the prevention of intravascular catheter-related infections. *Clin Infect Dis.* 2011;52(9):e162–e193.
3. McLean HS, Carriker C, Bordley WC. Good to great: quality-improvement initiative increases and sustains pediatric health care worker hand hygiene compliance. *Hosp Pediatr.* 2017;7(4):189–196.
4. Larson EL, Cimiotti J, Haas J, et al. Effect of antiseptic handwashing vs alcohol sanitizer on health care-associated

infections in neonatal intensive care units. *Arch Pediatr Adolesc Med.* 2005;159(4):377–383.

5. Sharma VS, Dutta S, Taneja N, et al. Comparing hand hygiene measures in a neonatal ICU: a randomized crossover trial. *Indian Pediatr.* 2013;50(10):917–921.

6. Hsieh S, Sapkota A, Wood R, et al. Neonatal ethanol exposure from ethanol-based hand sanitisers in isolettes. *Arch Dis Child Fetal Neonatal Ed.* 2018;103(1):F55–F58.

7. Morel AS, Wu F, Dell-Latta P, et al. Nosocomial transmission of methicillin-resistant Staphylococcus aureus from a mother to her preterm quadruplet infants. *Am J Infect Control.* 2002;30:170–173.

8. Phalen RN, Le T, Wong WK. Changes in chemical permeation of disposable latex, nitrile, and vinyl gloves exposed to simulated movement. *J Occup Environ Hyg.* 2014;11(11):716–721.

9. McDonnell G, Russell AD. Antiseptics and disinfectants: activity, action, and resistance. *Clin Microbiol Rev.* 1999;12(1):147–179.

10. Ponnusamy V, Venkatesh V, Clarke P. Skin antisepsis in the neonate: What should we use? *Curr Opin Infect Dis.* 2014;27(3):244–250.

11. Sathiyamurthy S, Banerjee J, Godambe SV. Antiseptic use in the neonatal intensive care unit—a dilemma in clinical practice: an evidence based review. *World J Clin Pediatr.* 2016;5(2):159–171.

12. U.S. Food & Drug Administration. FDA In Brief: FDA issues final rule on safety and effectiveness for certain active ingredients in over-the-counter health care antiseptic hand washes and rubs in the medical setting. Released December 19, 2017. https://www.fda.gov/newsevents/newsroom/fdainbrief/ucm589474.htm.

13. Mimoz O, Lucet JC, Kerforne T, et al. Skin antisepsis with chlorhexidine-alcohol versus povidone iodine-alcohol, with and without skin scrubbing, for prevention of intravascular-catheter-related infection (CLEAN): an open-label, multicentre, randomised, controlled, two-by-two factorial trial. *Lancet.* 2015;386(10008):2069–2077.

14. Tanner J, Norrie P, Melen K. Preoperative hair removal to reduce surgical site infection. *Cochrane Database Syst Rev.* 2011;(11):CD004122.

15. Paula H, Hübner NO, Assadian O, et al. Effect of hand lotion on the effectiveness of hygienic hand antisepsis: implications for practicing hand hygiene. *Am J Infect Control.* 2017;45(8):835–838.

16. Aitken J, Williams FL. A systematic review of thyroid dysfunction in preterm neonates exposed to topical iodine. *Arch Dis Child Fetal Neonatal Ed.* 2014;99(1):F21–F28.

17. Kieran EA, O'Sullivan A, Miletin J, et al. 2% chlorhexidine-70% isopropyl alcohol versus 10% povidone-iodine for insertion site cleaning before central line insertion in preterm infants: a randomised trial. *Arch Dis Child Fetal Neonatal Ed.* 2018;103(2):F101–F106.

18. Parravicini E, Fontana C, Paterlini GL, et al. Iodine, thyroid function, and very low birth weight infants. *Pediatrics.* 1996;98(4 Pt 1):730–734.

19. Linder N, Prince S, Barzilai A, et al. Disinfection with 10% povidone-iodine versus 0.5% chlorhexidine gluconate in 70% isopropanol in the neonatal intensive care unit. *Acta Paediatr.* 2004;93(2):205–210.

20. Mimoz O, Karim A, Mercat A, et al. Chlorhexidine compared with povidone-iodine as skin preparation before blood culture. A randomized, controlled trial. *Ann Intern Med.* 1999;131(11):834–837.

21. Neri I, Ravaioli GM, Faldella G, et al. Chlorhexidine-induced chemical burns in very low birth weight infants. *J Pediatr.* 2017;191:262–265.e2.

22. Garland JS, Alex CP, Uhing MR, et al. Pilot trial to compare tolerance of chlorhexidine gluconate to povidone-iodine antisepsis for central venous catheter placement in neonates. *J Perinatol.* 2009;29(12):808–813.

23. Ng AL, Jackson C, Kazmierski M. Evaluation of antiseptic use in pediatric surgical units in the United Kingdom—Where is the evidence base?. *Eur J Pediatr Surg.* 2016;26(4):309–315.

24. Wishart MM, Riley TV. Infection with Pseudomonas maltophilia hospital outbreak due to contaminated disinfectant. *Med J Aust.* 1976;2(19):710–712.

25. Charles D, Heal CF, Delpachitra M, et al. Alcoholic versus aqueous chlorhexidine for skin antisepsis: The AVALANCHE trial. *CMAJ.* 2017;189(31):E1008–E1016.

26. Lashkari HP, Chow P, Godambe S. Aqueous 2% chlorhexidine induced chemical burns in an extremely premature infant. *Arch Dis Child Fetal Neonatal Ed.* 2012;97(1):F64.

27. Janssen LMA, Tostmann A, Hopman J, et al. 0.2% chlorhexidine acetate as skin disinfectant prevents skin lesions in extremely preterm infants: a preliminary report. *Arch Dis Child Fetal Neonatal Ed.* 2018;103(2):F97–F100.

28. Reynolds PR, Banerjee S, Meek JH. Alcohol burns in extremely low birthweight infants: still occurring. *Arch Dis Child Fetal Neonatal Ed.* 2005;90(1):F10.

29. Harpin V, Rutter N. Percutaneous alcohol absorption and skin necrosis in a preterm infant. *Arch Dis Child.* 1982;57(6):477–479.

30. Caballero ML, Quirce S. Identification and practical management of latex allergy in occupational settings. *Expert Rev Clin Immunol.* 2015;11(9):977–992.

31. Blumchen K, Bayer P, Buck D, et al. Effects of latex avoidance on latex sensitization, atopy and allergic diseases in patients with spina bifida. *Allergy.* 2010;65(12):1585–1593.

Analgesia y sedación en el recién nacido

Victoria Tutag-Lehr, Mirjana Lulic-Botica, Johanna M. Calo, Gloria B. Valencia y Jacob V. Aranda

A. Introducción

Muchos profesionales de la salud neonatal comparten la necesidad humana de brindar comodidad y prevenir el dolor en los recién nacidos. La declaración política actualizada de la American Academy of Pediatrics (AAP) sobre la prevención y el tratamiento del dolor y el estrés en el neonato también hace hincapié en la necesidad de una prevención y un tratamiento eficaces del dolor en los bebés (1). Los efectos adversos para el neurodesarrollo del dolor repetitivo son mayores en los bebés prematuros, una población compleja con una alta exposición a procedimientos y medicamentos (2, 3), siendo los bebés más inmaduros los que reciben el mayor número de eventos dolorosos (1). La evaluación y el tratamiento del dolor en el recién nacido han avanzado mucho en las últimas 3 décadas (4, 5). La necesidad de analgesia procesal en los neonatos está bien establecida (1-8). La sedación para el manejo del dolor continúa variando entre médicos, así como en los lugares de práctica clínica (9-11). No todas las instituciones han establecido protocolos preventivos con terapias no farmacológicas y farmacológicas para los procedimientos dolorosos en los recién nacidos (10, 11). Sigue existiendo una escasez de datos farmacocinéticos (FC) y farmacodinámicos (FD) para muchos analgésicos y sedantes, debido a las diferentes edades y pesos de los bebés (12). Las condiciones de las comorbilidades, los regímenes farmacológicos complejos, las cuestiones éticas y los polimorfismos genéticos (13-17) complican los estudios en neonatos críticamente enfermos. Por ejemplo, los recién nacidos y los niños ultrametabolizadores del CYP2D6 han experimentado depresión respiratoria con dosis terapéuticas de codeína y tramadol (18, 19). Debido a la mayor incidencia de estos casos, la codeína y el tramadol tienen una restricción de edad en muchos formularios (19). El tratamiento del dolor neonatal requiere una cuidadosa selección y dosificación de los medicamentos, una evaluación y monitorización apropiadas y la capacidad de reconocer y gestionar con rapidez los efectos adversos (20-23). Las mejoras en el tratamiento del dolor neonatal están impulsadas por los avances en la neurobiología del desarrollo, la FC y la FD de los analgésicos, y el desarrollo de herramientas apropiadas para la edad para la evaluación del dolor, así como por la mejor evidencia en la práctica clínica para esta población vulnerable (14, 22, 23).

En este capítulo se ofrecen directrices generales para la analgesia y la sedación en los recién nacidos sometidos a procedimientos que se realizan con frecuencia en la unidad de cuidados intensivos neonatales (1, 7-9). La selección del sedante óptimo para el manejo del estrés en lactantes ventilados sigue siendo menos clara y queda fuera del alcance de este capítulo (24-27).

B. Definiciones

1. **Analgesia:** estado en el que los estímulos nociceptivos se perciben, pero no se interpretan como dolor; suele ir acompañado de sedación sin pérdida de conciencia (24).
2. **Sedación consciente:** estado de conciencia deprimida, controlado médicamente, que permite mantener los reflejos de protección, conservar la capacidad de mantener una vía aérea permeable de forma independiente y continua, así como permitir respuestas adecuadas por parte del paciente (1).
3. **Sedación profunda:** estado de conciencia deprimida o inconsciencia, controlado médicamente, del que el paciente no se despierta con facilidad. Puede ir acompañado de una pérdida parcial o total de los reflejos de protección e incluye la incapacidad de mantener una vía aérea permeable de forma independiente y de responder de forma intencionada a la estimulación (1).
4. **Tolerancia:** capacidad de resistir la acción de un fármaco o necesidad de aumentar sus dosis con el tiempo para conseguir un efecto deseado (28, 29).
5. **Abstinencia:** desarrollo de un síndrome específico de la sustancia que sigue al cese o a la reducción de la ingesta de una sustancia psicoactiva antes utilizada o administrada de manera regular (24).

6. **Síndrome de abstinencia neonatal:** aparición de síntomas de abstinencia en neonatos al dejar de tomar un agente asociado con la dependencia física (29, 30).

C. Indicaciones generales

1. Cualquier condición o procedimiento conocido como doloroso (véase E) (1, 12, 17).
2. Indicaciones fisiológicas consistentes con la percepción del dolor (9, 21-23).
   a. Taquicardia
   b. Taquipnea
   c. Presión arterial elevada (con aumento secundario de la presión intracraneal)
   d. Disminución de la saturación arterial de oxígeno
   e. Hiperglucemia secundaria a respuestas de estrés hormonal y metabólico
   f. Aumento del flujo sanguíneo de la piel medido por láser Doppler en respuesta al dolor agudo (6)
3. Indicaciones de comportamiento consistentes con la percepción del dolor (9, 21-23).
   a. Respuestas motoras simples (por ejemplo, retirada de una extremidad ante un estímulo nocivo)
   b. Expresiones faciales (p. ej., muecas)
   c. Llanto alterado (principal método de comunicación de estímulos dolorosos en la infancia)
   d. Agitación

D. Indicaciones específicas

1. Analgesia
   En general, la potencia del tratamiento analgésico seleccionado debe estar relacionada de forma directa con el nivel de dolor previsto o evaluado (1, 8).
   a. Dolor leve
      (1) Enfoques no farmacológicos (véase H)
      (2) Anestesia local, tópica o ambas
      (3) Analgésicos no opiáceos (p. ej., paracetamol) (31, 32)
   b. Dolor moderado y grave
      (1) Analgésicos opiáceos IV (véase E)
      (2) Anestesia local, tópica o ambas (7)
      (3) Benzodiacepinas (véase E)
      (4) γ-Aminobutíricacidanalog-gabapentina (véase E)
2. Sedación
   Los sedantes, cuando se administran junto con analgésicos, potencian los beneficios previstos. Debido al aumento de los riesgos asociados con la sedación profunda, la sedación consciente debe ser el punto final clínico habitual.
   a. Benzodiacepinas (véase E)
   b. Hidrato de cloral (véase E)
   c. Enfoques no farmacológicos (véase H)

E. Precauciones

1. La evaluación clínica del dolor en el recién nacido es imprecisa. La Neonatal Pain Agitation and Sedation Scale (N-PASS) evalúa los niveles de dolor, agitación y sedación en los recién nacidos a término y prematuros (22). Las escalas de dolor neonatal varían en cuanto a su contenido, utilidad, fiabilidad y facilidad de uso e incluyen parámetros fisiológicos, conductuales y contextuales (véase el apéndice B-1) (21-23).
2. Los indicadores fisiológicos y conductuales del dolor son inespecíficos y están asociados con muchos otros factores. Lo ideal sería que una escala de dolor neonatal fuera rápida y fácil de usar; que tuviera fiabilidad y validez para los recién nacidos a término, prematuros, ventilados y sedados; que fuera capaz de discriminar entre otros estados (p. ej., el hambre), y que tuviera en cuenta los factores de confusión (p. ej., medicamentos, sepsis, enfermedad cardiaca) que pueden reducir la especificidad de las respuestas conductuales y fisiológicas. Sin embargo, en la realidad, estas escalas muestran distintos grados de sensibilidad y especificidad (lo que afecta de manera notable la interpretación), una amplia variabilidad entre árbitros de las puntuaciones de dolor que puede reducir la sensibilidad, y las respuestas conductuales del neonato prematuro o con deterioro neurológico (que pueden reducir la especificidad de la evaluación del dolor) (22, 23).
3. Los neonatos intubados que reciben relajantes musculares pueden presentar indicadores fisiológicos alterados e indicadores conductuales por completo anulados.
4. Se requiere un alto índice de sospecha para identificar a los recién nacidos con dolor (1, 8, 10, 21).
5. Al medicar a los pacientes se debe tener en cuenta que:
   a. Existen numerosas complicaciones potenciales asociadas con los agentes analgésicos y sedantes (apéndice B-2) (25-33).
   b. Se han documentado grandes variaciones inter e intraindividuales en la respuesta (34, 35).
   c. Los recién nacidos tienen una capacidad de biotransformación y eliminación de fármacos inmadura y deficiente, lo que repercute en la respuesta al fármaco y en los efectos adversos (20, 34-36). Se han ido acumulando datos sobre la FC/FD de los sedantes y analgésicos en el recién nacido (14-16, 37-42). Los neonatos, en especial los prematuros, tienen sistemas enzimáticos microsomales hepáticos inmaduros, que maduran a lo largo de 3 a 6 meses (38-40). Muchos fármacos, incluida la morfina, son metabolizados por estos sistemas; por lo tanto, estos neonatos tendrán aumentos significativos de la vida media (> 50%) para estos agentes en comparación con adultos y niños mayores (38, 39). La tasa de filtración glomerular (TFG) disminuye durante la primera semana de vida, lo que afecta la eliminación de los metabolitos activos de los opioides (p. ej., la morfina) (40, 41). Los neonatos producen sobre todo el metabolito M3G de

la morfina, que tiene propiedades antianalgésicas y una vida media más larga en comparación con la morfina (40, 41). Los neonatos tienen un gran porcentaje de la masa corporal en forma de agua y una menor concentración plasmática de albúmina y α-glicoproteína (14-16). Estas variables influyen en la FC/FD de los sedantes, analgésicos y medicamentos concomitantes, que pueden interactuar con estos agentes (34, 35).

d. Los medicamentos siempre deben ser titulados lentamente (1, 8, 9, 24).

e. La coadministración de opioides, benzodiacepinas y otros sedantes puede dar lugar a efectos depresivos respiratorios muy exagerados, incluida la apnea (34). Esta combinación puede requerir una disminución de la dosis de cada medicamento.

f. La apoptosis del neurodesarrollo inducida por fármacos en animales neonatos y preñados se asocia con la exposición a sedantes, anestésicos generales, ketamina, propofol y analgésicos opiáceos (27, 42-44). Las exposiciones a fármacos de más de 3 h se asociaron con una pérdida generalizada de células neuronales y con efectos negativos a largo plazo en el comportamiento o el aprendizaje de los animales (43, 44). Una advertencia de la FDA de abril de 2017 aconsejó retrasar la cirugía electiva en niños menores de 3 años y mujeres embarazadas cuando sea médicamente apropiado (44). Ahora se incluye un etiquetado en los productos anestésicos y de sedación que advierte que la exposición a estos agentes durante largos periodos, múltiples cirugías o procedimientos puede afectar de forma negativa al desarrollo del cerebro en niños menores de 3 años. La dexmedetomidina, un sedante y analgésico α-agonista, tiene propiedades neuroprotectoras y es una alternativa a los agentes neurotóxicos (45).

6. El equipo de reanimación y los medicamentos deben estar disponibles de inmediato. Hay que estar preparado para apoyar la ventilación y realizar la intubación traqueal si es necesario; la depresión respiratoria es un efecto secundario común de varios agentes analgésicos y sedantes (33, 34).

7. Síndrome de abstinencia neonatal (SAN)

a. Los recién nacidos que han desarrollado tolerancia a un agente sedante o analgésico, ya sea por exposición directa o en el útero, pueden presentar síntomas de síndrome de abstinencia tras la interrupción brusca del fármaco o la administración del agente de reversión apropiado (p. ej., naloxona o flumazenil) (28-30, 46-49). Por ejemplo, la naloxona administrada a neonatos dependientes de opioides puede precipitar síntomas de abstinencia agudos y graves (29, 30).

b. El uso adecuado de opioides permite que el recién nacido responda a las intervenciones clínicas con efectos adversos mínimos. Los agentes ahorradores de opioides incluyen la anestesia regional, el paracetamol (31, 32) y la gabapentina (50). En la actualidad, no hay datos sobre el uso de la analgesia con AINE en los recién nacidos (51). La combinación de opioides con un antagonista de los receptores NMDA o un agente agonista α$_2$-adrenérgico puede disminuir la incidencia de la tolerancia a los opioides y la abstinencia (47).

c. Los recién nacidos con antecedentes de exposición a opioides en el útero pueden tener mayores necesidades de analgésicos (30). Debido a la epidemia mundial de opioides, el número de recién nacidos con SAN se ha cuadruplicado en la última década (48). Cada vez más mujeres siguen tomando opioides, benzodiacepinas, anfetaminas, antidepresivos ISRS, inhalantes y otras drogas durante el embarazo. Los síntomas de abstinencia de polisustancias en el recién nacido pueden ser graves y difíciles de manejar (48, 49). La agitación neonatal grave asociada a la abstinencia de polisustancias puede requerir el manejo con agentes adyuvantes como la gabapentina (50). El abuso de gabapentina se está haciendo prevalente en Estados Unidos entre los consumidores de heroína (48, 49). La exposición a la gabapentina en el útero puede causar irritabilidad y agitación neonatal. El apéndice B-3 contiene herramientas de puntuación del SAN y el manejo farmacológico.

d. El tratamiento analgésico crónico con agentes que se sabe que inducen tolerancia, como los opioides, requiere un destete gradual, con una estrecha vigilancia para detectar los síntomas de abstinencia. La administración de opioides semisintéticos, como el fentanilo, produce tolerancia más rápido en lactantes y niños pequeños en comparación con los opioides naturales (28). La tolerancia puede producirse en un plazo de 3 a 5 días con el fentanilo, en comparación con 1 a 2 semanas con la morfina (28, 33, 34); además, parece que se desarrolla más rápido si la infusión de opioides es continua en lugar de intermitente (46). El fentanilo se utiliza con frecuencia en neonatos sometidos a procedimientos muy dolorosos por su rápido inicio de la analgesia, su estabilidad hemodinámica y su capacidad para evitar el aumento de la resistencia vascular pulmonar inducido por el dolor (33, 34, 46).

e. Cambio de opioides y tolerancia cruzada: el término tolerancia cruzada se utiliza cuando las dosis repetidas de un fármaco dentro de una clase causan tolerancia no solo al fármaco administrado, sino también a los fármacos de la misma clase estructural (28). La tolerancia cruzada entre opioides en los neonatos suele ser incompleta; por lo tanto, hay que tener mucha precaución al cambiar de un opioide a otro (28, 33). Al pasar de un opioide a otro se aconseja empezar con la mitad de la dosis de conversión y aumentar la dosis en función del efecto clínico (28, 33). La tolerancia cruzada incompleta puede estar relacionada con los cambios de conformación de los receptores opioides (28).

8. Cuando se utilizan analgésicos para un procedimiento doloroso:

a. A la hora de seleccionar los medicamentos y los métodos hay que tener en cuenta tanto la duración como la intensidad del dolor previsto. Por ejemplo, los procedimientos cortos con molestias leves o moderadas, como la punción lumbar, pueden tratarse mejor con anestésicos tópicos y locales (1, 7-9).

b. Minimizar el número de episodios dolorosos. Coordinar y agrupar la realización de varios procedimientos al mismo tiempo puede evitar la necesidad de administrar analgésicos de manera repetida.

c. Asegurarse de que el oxígeno, la succión, la vía aérea, el equipo de reanimación y los agentes de reversión estén disponibles de manera fácil.

d. Seguir las pautas de la cirugía de no hacer nada por vía oral.

e. Hacer que una enfermera u otro profesional que no participe en el procedimiento controle de manera constante las respiraciones, la oximetría de pulso, la frecuencia cardiaca y el nivel de conciencia.

9. El hidrato de cloral ya no se considera un sedante seguro de primera línea para lactantes o niños pequeños (1, 52). Este agente debe utilizarse con precaución en los neonatos (en especial en los prematuros) debido al riesgo de hiperbilirrubinemia, al estrecho índice terapéutico y a la acumulación de metabolitos tóxicos (52). Por estas razones, las recomendaciones actuales son utilizar el hidrato de cloral en una sola dosis solo si otros agentes no son apropiados o no están disponibles. Este sedante ya no está disponible a nivel comercial en Estados Unidos y en muchos otros países. Algunas farmacias hospitalarias preparan soluciones de hidrato de cloral a partir de cristales (53).

F. Ventajas y desventajas de los agentes por lo común utilizados en el paciente pediátrico

En el apéndice B.4 se enumeran los sedantes y analgésicos más utilizados en el paciente pediátrico.

G. Complicaciones

Véase el apéndice B-4.

H. Enfoques no farmacológicos

1. Se ha demostrado que envolver al bebé y el contacto piel con piel durante los procedimientos de punción del talón reducen las respuestas conductuales de dolor (1, 9).

2. La lactancia materna es un analgésico eficaz para los neonatos sometidos a procedimientos dolorosos agudos, como la punción del talón para el cribado metabólico rutinario (54). Los bebés amamantados han mostrado una reducción significativa de la duración del llanto durante y después de la vacunación.

3. Se ha demostrado que la succión no nutritiva reduce de manera importante el llanto en respuesta a estímulos dolorosos (1, 9).

4. La estimulación neurosensorial (EN), es un método que consiste en estimular suavemente el sistema táctil, gustativo, auditivo y visual de forma simultánea, ha demostrado su eficacia a la hora de disminuir el dolor durante procedimientos menores como la punción del talón. La EN se consigue mirando y hablándole con suavidad al bebé mientras se le acaricia o masajea la cara o la espalda (1).

5. Sacarosa (1, 9, 55)

a. Los lactantes que bebieron 2 mL de una solución de sacarosa a 12% antes de la extracción de sangre por punción en el talón lloraron 50% menos en comparación con los lactantes de control durante el mismo procedimiento. Los lactantes que recibieron sacarosa en un chupete antes y durante la circuncisión lloraron mucho menos que el grupo de control.

b. Dos mL de sacarosa al 12 a 50% administrados por vía oral 2 minutos antes del procedimiento es un analgésico neonatal eficaz con pocos efectos adversos. Sin embargo, hay un informe sobre puntuaciones de desarrollo neurológico más bajas en recién nacidos prematuros ($n = 103$; < 31 semanas de edad de gestación) asociadas a dosis repetidas de sacarosa para la analgesia, aunque un análisis posterior demostró que los recién nacidos que recibieron 10 o menos dosis de sacarosa al 24% durante un periodo de 24 h tenían menos riesgo de obtener peores puntuaciones de desarrollo neurológico (56). Se carece de datos sobre los resultados del neurodesarrollo de los lactantes prematuros tratados con dosis repetidas de sacarosa.

c. Se desconoce la dosis máxima segura de sacarosa (55). Los estudios han dado tres dosis: antes, durante y después del procedimiento (55, 56). Documentar las dosis de sacarosa en el registro de administración de medicamentos del recién nacido como con cualquier otro analgésico.

d. El efecto analgésico de la sacarosa al 24% puede ser menos eficaz después de las 46 semanas de edad posconceptual (55). Para los lactantes de más edad pueden ser necesarias concentraciones de sacarosa superiores, como 50 o 75%. La eficacia analgésica de la sacarosa oral en lactantes expuestos a opioides en el útero es controvertida (57). Durante la punción del talón en lactantes expuestos en el útero a la metadona, la sacarosa oral mostró un efecto analgésico que fue comparable al de los lactantes de control (57).

I. Contraindicaciones

1. No hay contraindicaciones absolutas para utilizar analgesia, sedación, o ambas, cuando se considere clínicamente apropiado.

2. Ser consciente de los posibles efectos secundarios asociados con los agentes específicos seleccionados y tomar las precauciones adecuadas.

Referencias

1. AAP Committee on Fetus and Newborn and Section on Anesthesiology and Pain Medicine. Prevention and management of procedural pain in the neonate: An update. *Pediatrics.* 2016;137(2):e20154271.

2. Ranger M, Chau CMY, Garg A, et al. Neonatal pain-related stress predicts cortical thickness at age 7 years in children born very preterm. *PLoS ONE.* 2013;8(10):e76702.

3. Johnston C, Barrington KJ, Taddio A, et al. Pain in Canadian NICUs: Have we improved over the past 12 years? *Clin J Pain.* 2011;27(3):225–232.

4. Anand KJS, Hickey PR. Pain and its effects in the human neonate and fetus. *N Engl J Med.* 1987;317:1321–1329.

5. Simons SH, van Dijk M, Anand KS, et al. Do we still hurt newborn babies? A prospective study of procedural pain and analgesia in neonates. *Arch Pediatr Adolesc Med.* 2003;157:1058–1064.

6. Tutag Lehr V, Cortez J, Grever W, et al. Randomized placebo controlled trial of sucrose analgesia on neonatal skin blood flow and pain response during heel lance. *Clin J Pain.* 2015;31(5):451–458.

7. Tutag Lehr V, Taddio A. Practical approach to topical anesthetics in the neonate. *Semin Perinatol.* 2007;31:323.

8. Anand KJ, Johnston CC, Oberlander TF, et al. Analgesia and local anesthesia during invasive procedures in the neonate. *Clin Ther.* 2005;27:844–876.

9. Spence K, Henderson-Smart D, New K, et al. Evidenced-based clinical practice guideline for management of newborn pain. *J Paediatr Child Health.* 2010;46(4):184–192.

10. Wallace H, Jones T. Managing procedural pain on the neonatal unit: Do inconsistencies still exist in practice? *J Neonatal Nursing.* 2017;23(3):119–126.

11. Harrison D, Sampson M, Reszel J, et al. Too many crying babies: A systematic review of pain management practices during immunizations on YouTube. *BMC Pediatr.* 2014;14:134.

12. Zimmerman KO, Smith PB, Benjamin DK, et al. Sedation, analgesia, and paralysis during mechanical ventilation of premature infants. *J Pediatr.* 2017;180:99–104.

13. Warrier I, Du W, Natarajan G, et al. Patterns of drug utilization in a neonatal intensive care unit. *J Clin Pharmacol.* 2006;46:449–455.

14. van den Anker JN, Schwab M, Kearns GL. Developmental pharmacokinetics. *Handbook Exp Pharmacol.* 2011;205:51–75.

15. Matic M, Norman E, Rane A, et al. Effect of UGT2B7 −900G>A (−842G>A; rs7438135) on morphine glucuronidation in preterm newborns: Results from a pilot cohort. *Pharmacogenomics.* 2014;15(12):1589–1597.

16. Ku LC, Smith PB. Dosing in neonates: Special considerations in physiology and trial design. *Pediatr Res.* 2015;77:2–9.

17. Janvier A, Lantos J; POST Investigators. Ethics and etiquette in neonatal intensive care. *JAMA Pediatr.* 2014;168(9):857–858.

18. Madadi P, Ross CJ, Hayden MR, et al. Pharmacogenetics of neonatal opioid toxicity following maternal use of codeine during breastfeeding: A case-control study. *Clin Pharmacol Ther.* 2009;85(1):31–35.

19. Throckmorton D. FDA media briefing on new warnings about the use of codeine and tramadol in certain children and nursing mothers. *Center for Drug Evaluation and Research.* April 20, 2017. https://www.fda.gov/NewsEvents/Newsroom/PressAnnouncements/ucm553285.htm. Accessed March 3, 2019.

20. Du W, Lehr VT, Lieh-Lai M, et al. An algorithm to detect adverse drug reactions in the neonatal intensive care unit. *J Clin Pharmacol.* 2013;53(1):87–95.

21. Walker SM. Neonatal pain. *Paediatr Anaesth.* 2014;24(1):39–48.

22. Hummel P, Puchalski M, Creech SD, et al. Clinical reliability and validity of the N-PASS: Neonatal pain, agitation and sedation scale with prolonged pain. *J Perinatol.* 2008;28:55–60.

23. Stevens B, Johnston C, Taddio A, et al. The premature infant pain profile: Evaluation 13 years after development. *Clin J Pain.* 2010;26:813–830.

24. Aranda JV, Carlo W, Hummel P, et al. Analgesia and sedation during mechanical ventilation in neonates. *Clin Ther.* 2005;27:877–899.

25. Anand KJ, Barton BA, McIntosh N, et al. Analgesia and sedation in preterm neonates who require ventilatory support: Results of the NOPAIN trial. Neonatal Outcome and prolonged analgesia in neonates. *Arch Pediatr Adolesc Med.* 1999;153:331–338.

26. McPherson C, Grunau RE. Neonatal pain control and neurologic effects of sedatives in preterm infants. *Clin Perinatol.* 2014;41(1):209–227.

27. Lei X, Guo Q, Zhang J. Mechanistic insights into neurotoxicity induced by anesthetics in the developing brain. *Int J Mol Sci.* 2012;13:6772–6799.

28. Suresh S, Anand KJS. Opioid tolerance in neonates: A state of the art review. *Paediatr Anaesth.* 2001;11:511–521.

29. Franck L, Vilardi J. Assessment and management of opioid withdrawal in ill neonates. *Neonatal Netw.* 1995;14:39–48.

30. Anand KJ, Campbell-Yeo M. Consequences of prenatal opioid use for newborns. *Acta Paediatr.* 2015;104(11):1066–1069.

31. Ohlsson A, Shah PS. Paracetamol (acetaminophen) for prevention or treatment of pain in newborns. *Cochrane Database Syst Rev.* 2016;10:CD011219.

32. Ceelie I, de Wildt SN, van Dijk M, et al. Effect of intravenous paracetamol on postoperative morphine requirements in neonates and infants undergoing major non-cardiac surgery: A randomized controlled trial. *JAMA.* 2013;309(2):149–154.

33. Witt N, Coynor S, Edwards C, et al. A guide to pain assessment and management in the neonate. *Curr Emerg Hosp Med Rep.* 2016;4:1–10.

34. Cote CJ, Karl HW, Notterman DA, et al. Adverse sedation events in pediatrics: Analysis of medications used for sedation. *Pediatrics.* 2000;106:633–644.

35. Morris FH Jr, Abramowitz PW, Nelson PS, et al. Risk of adverse drug events in neonates treated with opioids and the effect of a bar-code-assisted medication administration system. *Am J Health Syst Pharm.* 2011;68:57–62.

36. Aguado-Lorenzo V, Weeks K, Tunstall P, et al. Accuracy of the concentration of morphine infusions prepared for patients in a neonatal intensive care unit. *Arch Dis Child.* 2013;98:975–979.

37. Krekels EH, Tibboel D, de Wildt SN, et al. Evidence-based morphine dosing for postoperative neonates and infants. *Clin Pharmacokinet.* 2014;53:553–563.

38. Hines RN. Developmental expression of drug metabolizing enzymes: Impact on disposition in neonates and young children. *Int J Pharm.* 2013;452:3–7.

39. Barrett DA, Barker DP, Rutter N, et al. Morphine, morphine-6-glucuronide, morphine-3-glucuronide pharmacokinetics in new born infants receiving diamorphine infusions. *Br J Clin Pharmacol.* 1996;41:531–537.

40. Bhat R, Abu-Harb M, Chari G, et al. Morphine metabolism in acutely ill preterm newborn infants. *J Pediatr.* 1992;120:795–799.

41. Vieux R, Hascoet JM, Merdariu D, et al. Glomerular filtration rate reference values in very preterm infants. *Pediatrics.* 2010;125:e1186–e1192.

42. Filan PM, Hunt RW, Anderson PJ, et al. Neurologic outcomes in very preterm infants undergoing surgery. *J Pediatr.* 2012;160:409–414.

43. Xiong M, Zhang L, Li J, et al. Propofol-induced neurotoxicity in the fetal animal brain and developments in modifying these effects–an updated review of propofol fetal exposure in laboratory animal studies. *Brain Sciences.* 2016;6(2):11. doi: 0.3390/brainsci6020011

44. U.S. Food & Drug Administration (FDA). FDA drug safety communication: FDA review results in new warnings about using general anesthetics and sedation drugs in young children and pregnant women. April 27, 2017. https://www.fda.gov/Drugs/DrugSafety/ucm554634.htm. Accessed March 3, 2019.

45. Li J, Xiong M, Nadavaluru PR, et al. Dexmedetomidine attenuates neurotoxicity induced by prenatal propofol exposure. *J Neurosurg Anesthesiol.* 2016;28:51–64.

46. Frank LS, Vilardi J, Durand D, et al. Opioid withdrawal in neonates after continuous infusions of morphine or fentanyl during extracorporeal membrane oxygenation. *Am J Crit Care.* 1998;7:364–369.

47. Yaster M. Multi modal analgesia in children. *Eur J Anaesthesiol.* 2010;27:851–857.

48. Hall ES, Wexelblatt SL, Crowley M, et al. A multicenter cohort study of treatments and hospital outcomes in neonatal abstinence syndrome. *Pediatrics.* 2014;134(2):e527–e534.

49. Johnson MR, Nash DR, Laird MF, et al. Development and implementation of a pharmacist-managed, neonatal and pediatric, opioid-weaning protocol. *J Pediatr Pharmacol Ther.* 2014;19(3):165–173.

50. Sacha GL, Foreman MG, Kyllonen K, et al. The use of gabapentin for pain and agitation in neonates and infants in a neonatal ICU. *J Pediatr Pharmacol Ther.* 2017;22(3):207–211.

51. Aranda JV, Salomone F, Valencia GB, et al. Non-steroidal anti-inflammatory drugs in newborns and infants. *Pediatr Clin North Am.* 2017;64:1327–1340.

52. American Society of Health-System Pharmacists. Chloral hydrate oral solution and capsules. *Drugs No Longer Available Bulletin.* November 5, 2012.

53. Hill GD, Walbergh DB, Frommelt PC. Efficacy of reconstituted oral chloral hydrate from crystals for echocardiography sedation. *J Am Soc Echocardiogr.* 2016;29(4):337–340.

54. Shah PS, Herbozo C, Aliwalas LL, et al. Breastfeeding or breast milk for procedural pain in neonates. *Cochrane Database Syst Rev.* 2012;12:CD004950.

55. Stevens D, Yamada J, Ohlsson A, et al. Sucrose for analgesia in newborn infants undergoing painful procedures. *Cochrane Database Syst Rev.* 2016;(7):CD001069.

56. Johnston CC, Filion F, Snider L, et al. How much sucrose is too much sucrose? *Pediatrics.* 2007;119:226.

57. Marceau JR, Murray H, Nanan RK. Efficacy of oral sucrose in infants of methadone maintained mothers. *Neonatology.* 2010;97(1):67–70.

Monitorización fisiológica

Control de la temperatura

Neha Kumbhat y Melissa Scala

Los bebés, en especial los prematuros, nacen con una capacidad insuficiente para generar calor y tienen sistemas compensatorios inmaduros para evitar la pérdida de calor al entorno. Un entorno termoneutral es un estrecho rango de temperatura ambiental en el que el lactante mantiene una temperatura corporal normal sin aumentar la tasa metabólica y, por lo tanto, el consumo de oxígeno. Mantener un entorno termoneutral permite que el consumo calórico de los bebés se utilice para el crecimiento y no para mantener la temperatura (1). Justo después del nacimiento, la temperatura del lactante desciende entre 2 y 3 °C; mantener la normotermia tras el parto puede reducir las tasas de mortalidad y morbilidad, en particular en los lactantes prematuros (2).

Las mediciones precisas de la temperatura son importantes para:

1. Guiar los mejores cuidados para mantener un ambiente termoneutral para el bebé.
2. Alertar a los cuidadores de los cambios en el estado clínico del bebé. La desregulación de la temperatura puede ser un signo de sepsis.

La monitorización de la temperatura puede realizarse de forma intermitente o continua; ambas se utilizan de manera habitual en la unidad de cuidados intensivos neonatales (UCIN). El lugar de medición puede ser central (recto, esófago o timpánico) o superficial (piel, axila). La vía axilar es la más común y la preferida, en especial para los neonatos prematuros. Los distintos métodos se analizan más adelante en este capítulo.

CONTROL INTERMITENTE DE LA TEMPERATURA

A. Equipo

1. **Termómetro de vidrio con mercurio**
   a. Este termómetro sigue siendo el estándar histórico para las mediciones clínicas no invasivas de la temperatura.
   b. Ha sido la referencia con la que se han puesto a prueba los nuevos métodos de detección de la temperatura.
   c. Sin embargo, el mercurio en todas sus formas es tóxico y, en un esfuerzo por disminuir la cantidad de mercu-

rio en el flujo de residuos, la AAP recomendó en 2001 la eliminación progresiva de los termómetros que contienen mercurio (3).
   d. Deben evitarse los termómetros de mercurio.
2. **Termómetro digital electrónico (fig. 8-1)**

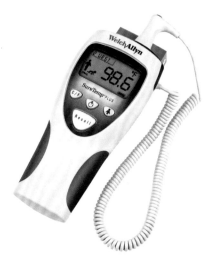

FIGURA 8-1 Termómetros electrónicos: Termómetro de sonda. (Cortesía de Welch Allyn, Nueva York, EUA.)

   a. Este tipo de termómetro es muy utilizado.
   b. Está diseñado para determinar la temperatura del bebé midiendo el calor que irradia un vaso sanguíneo adyacente.
   c. La sonda está formada por un termistor o un termopar.
   d. La sonda detecta la temperatura, la procesa electrónicamente y la muestra de forma digital. Una señal sonora marca el final del periodo de determinación, el cual suele ser inferior a 45 segundos con una resolución de 0.1 °C.
   e. Muchos de estos termómetros se utilizan con una cubierta para la sonda.

B. Ubicaciones

1. Los termómetros electrónicos se utilizan en dos localizaciones: axilar y rectal.
2. La diferencia media entre la temperatura axilar y la rectal es muy variable y puede diferir hasta en 1.2 °C. Se ha comprobado que las temperaturas axilares son estimaciones menos precisas de la temperatura central y suelen ser más bajas que las rectales.
3. Los recién nacidos prematuros tienen una menor diferencia media de temperatura entre las mediciones axilares y las rectales (4, 5).

C. Técnicas

Los termómetros electrónicos se utilizan con una cubierta de cabezal de sensor desechable que se incluye con ellos, y en particular si los termómetros se van a utilizar para varios pacientes o en distintos lugares.

1. **Temperatura rectal:** la profundidad de la inserción es importante para obtener la temperatura central sin traumatismo en el recto.
   a. Para medir la temperatura central, introducir con suavidad la sonda en el recto hasta 2 o 2.5 cm.
   b. Muchos termómetros de uso común informan con precisión la medición de la temperatura con la inserción de 1 cm en los bebés (www.welchallyn.com).
   c. Si se utiliza un termómetro desechable con punta de metal, introducirlo hasta que dicha punta esté justo dentro del recto.
2. **Temperaturas axilares:** para una aproximación no invasiva de la temperatura central, coloque la sonda en la axila. La **figura 8-2** muestra el método correcto para tomar la temperatura axilar.

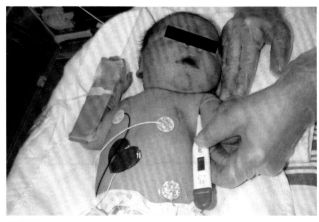

FIGURA 8-2 Toma de la temperatura axilar con un termómetro de sonda electrónico. La sonda se mantiene perpendicular al paciente y el brazo se sujeta con firmeza contra el lado del pecho.

   a. Sostener el brazo del bebé adyacente a su costado de manera que toda la punta de la sonda esté en la copa de la axila.

b. Las temperaturas obtenidas mediante este método se correlacionan con una media de 0.27 °C (rango: −0.13 a +0.67 °C) (4).
   c. Aunque la correlación de la temperatura axilar con la rectal es imperfecta, la axilar es la localización más frecuente para la monitorización de la temperatura en la UCIN por su facilidad de uso y la reducción de las molestias y complicaciones del lactante (4).

D. Limitaciones y complicaciones

1. Lectura inexacta: la colocación incorrecta de la sonda puede reducir la fiabilidad de la medición.
2. Pueden producirse molestias en el lactante con la medición tanto en la localización rectal como en la axilar (6-8).
3. En la literatura se han reportado casos raros de perforación rectal que resultan en neumoperitoneo y peritonitis (9, 10).

CONTROL INTERMITENTE ADICIONAL DE LA TEMPERATURA

A. Equipo

1. **Termómetro electrónico de infrarrojos**
   a. Los sensores infrarrojos detectan la energía que irradia el lugar de la medición (es decir, la membrana timpánica para los termómetros auditivos o el lugar de la piel sobre la arteria temporal).
   b. Este modo de medición de la temperatura es menos doloroso para los bebés que los métodos digitales en localizaciones rectales o axilares (6).

B. Ubicaciones

1. **Aural:** los termómetros de membrana timpánica miden la temperatura a través del calor que irradia la membrana timpánica, utilizando la radiación infrarroja (IR).
   a. Para que la medición sea precisa, el aparato debe tener una visión directa y coherente de la membrana timpánica.
   b. Dos factores anatómicos en los neonatos que pueden afectar a la precisión del termómetro timpánico son: (1) la forma del conducto auditivo externo y (2) el ángulo entre la membrana timpánica y el conducto auditivo externo. Este problema puede abordarse mediante el uso simultáneo de un otoscopio con el termómetro clínico timpánico (11).
   c. Debido a las dificultades mecánicas, los termómetros de membrana timpánica se utilizan con menos frecuencia en la UCIN.

2. **Arteria temporal:** los termómetros de la arteria temporal miden la temperatura de la piel sobre la arteria temporal.

   a. Se encuentra una correlación similar con las temperaturas axilares cuando se comparan con las temperaturas rectales para los bebés atendidos en cunas abiertas.

   b. Las lecturas pueden verse afectadas por el cuidado en una incubadora.

   c. La precisión puede aumentar con la edad posmenstrual (12).

   d. Las lecturas se ven afectadas por el cuidado en una incubadora, lo que provoca resultados inexactos. Su uso es menos frecuente.

C. Técnica

1. **Aural**

   a. Después de colocar la cubierta desechable en el cabezal del sensor, introducir con suavidad el extremo cónico en el canal auditivo.

   b. El uso simultáneo de un otoscopio puede permitir una mejor visualización de la membrana timpánica. Mientras se mantiene la unidad fija, presionar el gatillo.

   c. Retirar del canal auditivo y leer la temperatura, la cual se detecta en menos de 2 segundos.

2. **Arteria temporal**

   a. Comprobar que la sonda está limpia.

   b. Colocar una cubierta de sonda.

   c. Colocar la sonda en el centro de la frente y pulsar el botón.

   d. Mientras se mantiene el botón pulsado y la sonda contra la piel, pasar el dedo lateralmente por la frente.

   e. Colocar con rapidez la sonda contra la piel detrás de la oreja en la parte superior del cuello.

   f. Soltar el botón con la sonda todavía en contacto con la piel del cuello.

   g. Levantar el dispositivo y leer la temperatura que se muestra de forma digital.

D. Limitaciones y complicaciones

1. Lecturas inexactas.

2. **Aural:** técnicamente difícil en los recién nacidos. Correlación inconsistente con las mediciones rectales o axilares (12, 13).

3. **Arteria temporal:** resultados mixtos cuando se compara la precisión con la de los termómetros axilares digitales (14, 15).

4. Menor precisión con los cuidados en la incubadora, menor edad gestacional y paciente sudoroso (12).

CONTROL CONTINUO DE LA TEMPERATURA

A. Antecedentes

1. Una medición intermitente de la temperatura indica lo bien que el bebé está manteniendo esa temperatura, sin ninguna información sobre la energía que se utiliza para lograr ese equilibrio térmico. El bebé podría estar superando los efectos del estrés térmico utilizando más energía (fig. 8-3).

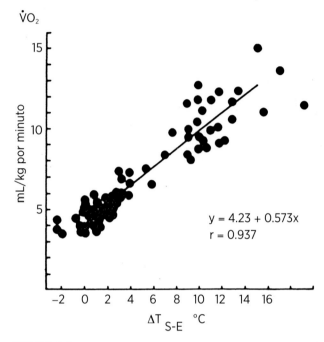

$$y = 4.23 + 0.573x$$
$$r = 0.937$$

FIGURA 8-3 Consumo de oxígeno en función del gradiente de temperatura entre la piel y el entorno. (De Adamsons K Jr, Gandy GM, James LS. La influencia de los factores térmicos en el consumo de oxígeno del recién nacido humano. *J Pediatr.* 1965;66(3):495-508. Copyright © 1965 Elsevier. Con autorización.)

2. Un bebé prematuro por lo regular tiene una diferencia de temperatura de 0.5 a 1 °C entre el centro y la periferia. Un aumento de esta diferencia por encima de 2 °C es indicativo de estrés por frío y se produce antes de un descenso de la temperatura central (16). En los bebés sépticos puede observarse una temperatura central elevada con una amplia diferencia centro-periférica (17).

3. Varios ensayos clínicos han demostrado un efecto protector de la hipotermia en neonatos a término con encefalopatía hipóxico isquémica (EHI) y la monitorización continua de la temperatura desempeña un papel importante en la hipotermia controlada como tratamiento de la EHI (véase el capítulo 50) (18).

B. Indicaciones

1. Vigilancia continua de la temperatura y el servo control para la refrigeración de todo el cuerpo (fig. 8-4).

2. Control automático de la potencia del calentador radiante o de la incubadora.

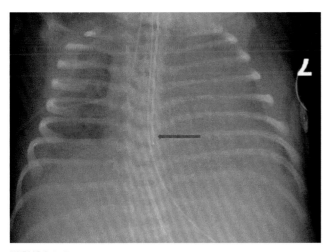

FIGURA 8-4 Radiografía de tórax que muestra la sonda de temperatura esofágica, utilizada para el servo control de la manta de refrigeración en el protocolo de refrigeración de cuerpo entero. La *flecha azul* señala la sonda esofágica.

C. Contraindicaciones

1. Se debe tener precaución al utilizar la sonda de temperatura continua rectal en los bebés prematuros, ya que el riesgo de daño tisular/perforación del tracto gastrointestinal (GI) es mayor en esta población (19, 20).

D. Especificaciones del equipo

Hay dos tipos de sondas disponibles: termopar y termistor.

1. **Sondas termopar**
   a. Estas sondas son menos costosas y más utilizadas.
   b. Una sonda termopar es una perla muy pequeña formada por la unión de dos metales distintos.
   c. Las cuentas generan una tensión muy pequeña proporcional a la temperatura.
2. **Sondas de termistores**
   a. Los termistores detectan la temperatura como un cambio en la resistencia. (El termopar y el termistor no son intercambiables.)
   b. Existen dispositivos de interfaz alimentados por batería que permiten el uso de sondas de termopar con el monitor compatible con termistores.
   c. La resolución es de hasta 0.1 °C y la temperatura se muestra tanto en grados Fahrenheit como en grados centígrados.

E. Monitores para sondas de termistor y termopar

1. **Los monitores que utilizan termistores** se identifican como Yellow Springs Instrument Co. (YSI) 400- o YSI 700-compatible.
   a. Las sondas compatibles con YSI 400 son dispositivos de un solo elemento.
   b. Las sondas compatibles con el YSI 700 son dispositivos de doble elemento.
   c. Las sondas YSI 400 y YSI 700 son físicamente idénticas y están disponibles en las mismas configuraciones, pero son diferentes a nivel eléctrico y no funcionarán de manera indistinta.
2. **Los monitores que utilizan sondas de termopar** se identifican como tales, y la conexión de la sonda es diferente a la del tipo de termistor.
3. Las sondas, tanto para los termistores como para los termopares, están disponibles en diferentes configuraciones para distintos sitios. Por ejemplo:
   a. Sonda cutánea de superficie
   b. Sonda termopar de la membrana timpánica

F. Precauciones

1. No aplicar las sondas cutáneas en pieles rotas o magulladas.
2. No aplicar sondas cutáneas sobre apósitos de plástico transparente.
3. No utilizar las uñas para retirar las sondas de la superficie de la piel.
4. No forzar las sondas de núcleo durante la inserción.
5. No reutilizar las sondas desechables.
6. Proteger la sonda de la piel con una almohadilla reflectante si se utiliza con un calentador radiante o una lámpara de calor.
7. Cuando se utilicen mecanismos de servo control para el control ambiental, se deben tomar temperaturas intermitentes en otros lugares para supervisar la eficacia.

G. Técnica

1. Sonda de superficie de la piel (tabla 8-1)

TABLA 8-1 Lugares para el control de la temperatura

SITIOS	RANGO (°C)	APLICACIÓN
Superficie		
1. Abdomen	36.0-36.5	Servocontrol
2. Axilar	36.5-37.0	Aproximación no invasiva de la temperatura central
Núcleo		
1. Esófago	36.5-37.5 \ 33.5	Reflejo fiable de los cambios \ Temperatura objetivo en los protocolos de enfriamiento del cuerpo entero
2. Rectal	36.5-37.5 \ 34-35	Lento reflejo de los cambios \ Temperatura objetivo en los protocolos de enfriamiento de la cabeza asociados a la hipotermia sistémica leve

a. La zona de la piel debe secarse antes de la aplicación; puede limpiarse con agua estéril o toallitas salinas antes del secado si hay residuos celulares. La limpieza de la piel con alcohol puede mejorar la adhesión, pero existe la preocupación de la irritación y la absorción del alcohol a través de la piel inmadura.

b. Cubrir la sonda con una almohadilla reflectante (almohadilla adhesiva de espuma cubierta de papel de aluminio, incorporada en la sonda desechable) **(fig. 8-5)**. La sonda debe cubrirse con un disco de papel de aluminio para reflejar el calor añadido de dispositivos como calentadores radiantes, luces de fototerapia, luces de calentamiento infrarrojas y cualquier otra fuente externa generadora de calor radiante (21).

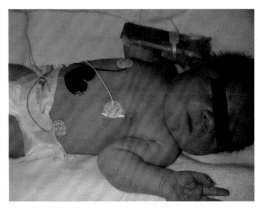

FIGURA 8-5 Sonda cutánea colocada de forma correcta en el lactante (se observa que la sonda tiene una cubierta de lámina protectora y queda plana sobre la superficie de la piel).

c. No se conoce el lugar ideal para la aplicación de la sonda cutánea, aunque la piel abdominal y el flanco son aceptables en general (21).

d. Asegurarse de que la sonda de piel no esté en contacto con la cama **(fig. 8-6)**.

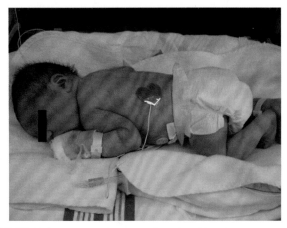

FIGURA 8-6 Recién nacido con sonda cutánea libre de contacto con la superficie de la cama.

2. Aplicación de la sonda de núcleo (véase la **tabla 8-1**)
   a. Elegir el tamaño de la sonda según el lugar (es decir, recto o esófago).

b. Sonda esofágica
   (1) No necesita lubricación antes de la colocación, pero puede ser necesario calentarla para que sea más flexible antes de insertarla.
   (2) Calcular la longitud de inserción necesaria para colocar la punta de la sonda en el tercio inferior del esófago. Medir la distancia desde la nariz hasta el tragus de la oreja y luego desde la oreja hasta el xifoides y restar 2 cm del total (véase la **fig. 8-4**).
   (3) Introducir la sonda por la fosa nasal hasta alcanzar la longitud deseada.
c. Sonda rectal
   (1) Lubricar la sonda antes de colocarla en el recto.
   (2) La sonda debe colocarse aproximadamente 3 cm más allá del esfínter anal; un avance mayor aumentará el riesgo de perforación.
d. No forzar ninguna de las dos sondas.
3. Conectar la sonda al monitor.
4. Supervisar los cambios en la producción de energía.
5. Reposicionar o sustituir la sonda si la temperatura registrada no corresponde con la detectada con un termómetro electrónico. La temperatura de la superficie de la piel será más fría que la central.

H. Complicaciones

1. Irritación de la piel por la sonda o el escudo térmico adhesivo
2. El traumatismo tisular causado por la sonda de temperatura central incluye:
   a. Perforación rectal o colónica
   b. Perforación esofágica o gástrica
   c. Neumoperitoneo
   d. Peritonitis
3. Las sondas cutáneas sin apantallar o con poca adherencia pueden provocar temperaturas ambientales inexactas cuando se utilizan para servorregular las temperaturas de las incubadoras o los calentadores radiantes. **(tabla 8-2)**.

NUEVOS AVANCES EN EL DESARROLLO

Se están desarrollando muchos sistemas de monitorización de la temperatura para su uso en países de bajos recursos. Varios de los sistemas de monitorización de la temperatura que se describen en la siguiente sección están en desarrollo o en uso inicial, y no se utilizan de forma rutinaria en la mayoría de las UCIN.

A. Indicador de temperatura Thermospot

1. Es un indicador de temperatura continuo, reutilizable y de bajo costo, diseñado para su uso en países con recursos limitados donde los cuidadores pueden tener una formación limitada.
2. El indicador es un pequeño adhesivo flexible que se aplica a la piel del bebé **(fig. 8-7)**.

TABLA 8-2 **Peligros potenciales de los dispositivos de calefacción servocontrolados**

	PIEL < CENTRO	PIEL > CENTRO
Aumento de la potencia del calentador	Estrés por frío Choque (vasoconstricción) Hipoxia Acidosis	Sonda desprendida El servo no detiene el paso de los vasodilatadores (p. ej., tolazolina) Choque (vasodilatado)
Disminución de la potencia del calentador	Sonda sin aislamiento (calor radiante)	
Mal funcionamiento del servocontrol	Fiebre, hipertermia	
Estrés por frío interno	Oxígeno endotraqueal no calentado, exanguinotransfusión	

Nota: es posible que no se indique la cantidad de calor emitido por el calentador, debido a esto, es necesario vigilar de forma intermitente la temperatura central del bebé (óptima axilar).

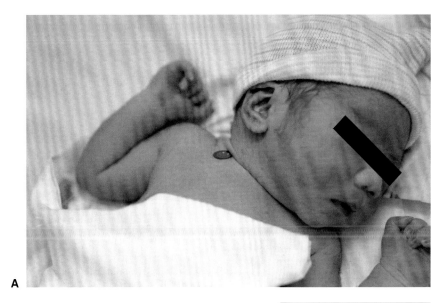

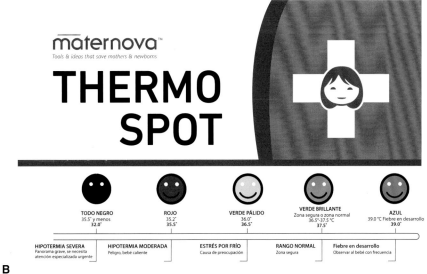

FIGURA 8-7 Indicador de temperatura Thermo Spot (**A**) con imagen de la escala (**B**). (Cortesía de Maternova, Inc.)

3. Una pantalla LCD cambia de color según la temperatura del bebé. El color varía del verde claro (normotermia) al negro (hipotermia) y al azul (hipertermia) (22).

B. Dispositivo de termistor inalámbrico

1. La hipotermia y la hipertermia suelen pasar desapercibidas en los países de ingresos bajos y medios, donde los hospitales con poco personal no pueden vigilar de forma continua la temperatura del bebé.
2. Se creó un dispositivo de termistor inalámbrico que se probó en hospitales de Malawi.
3. Se trata de un brazalete de silicona que se sujeta a la parte superior del brazo del bebé con el termistor situado en la axila.
4. Los datos de temperatura se transmiten por bluetooth a un dispositivo android.
5. Este dispositivo es de bajo costo, reutilizable, fácil de usar y de sanitizar, cualidades necesarias en los países de ingresos bajos y medios (23).

C. Sensores de temperatura portátiles

1. Dols y Chen (24) incorporaron un sensor de temperatura de coeficiente de temperatura negativo (NTC, por sus siglas en inglés) Mon-A-Therm 90045 en un cinturón cómodo y aislado con espuma de algodón suave para limitar las influencias de las temperaturas ambientales. Este cinturón se coloca alrededor del bebé y la temperatura se muestra en una pantalla.
2. Bempu, un brazalete luminoso de vigilancia de la temperatura, se coloca en la muñeca del bebé; suena una alarma y parpadea en naranja si los bebés tienen demasiado frío, para que las madres puedan calentarlos piel con piel o envolverlos. Hasta ahora, se calcula que el dispositivo ha ayudado a unos 10 000 recién nacidos, sobre todo en la India, así como también en otros 25 países (25).

Referencias

1. Sherman TI, Greenspan JS, St. Clair N, et al. Optimizing the neonatal thermal environment. *Neonatal Netw.* 2006;25(4):251–260.
2. Wilson E, Maier R, Norman M, et al. Admission hypothermia in very preterm infants and neonatal morbidity. *J Pediatr.* 2016;175:61–67.
3. Goldman LR, Shannon MW; AAP Committee on Environmental Health. Technical report: Mercury in the environment: Implications for pediatricians. *Pediatrics.* 2001;108:197–205.
4. Hissink Muller PC, Van Berkel LH, De Baeufort AJ. Axillary and rectal temperature measurements poorly agree in newborn infants. *Neonatology.* 2008;94(1):31–34.
5. Lantz B, Ottosson C. Using axillary temperature to approximate rectal temperature in newborns. *Acta Paediatrica.* 2015;104:766–770.
6. Duran R, Vatansever U, Acunas B, et al. Comparison of temporal artery, mid-forehead skin and axillary temperature recordings in preterm infants <1500 g of birthweight. *J Paediatr Child Health.* 2009;45:444–447.
7. Sim MA, Leow SY, Hao Y, et al. A practical comparison of temporal artery thermometry and axillary thermometry in neonates under different environments. *J Paediatr Child Health.* 2016;52(4):391–396.
8. Carr EA, Wilmoth ML, Eliades AB, et al. Comparison of temporal artery to rectal temperature measurements in children up to 24 months. *J Pediatr Nurs.* 2011;26(3):179–185.
9. Greenbaum EI, Carson M, Kincannon WN, et al. Hazards of temperature taking. *Br Med J.* 1970;3:4–5.
10. Greenbaum EI, Carson M, Kincannon WN, et al. Rectal thermometer-induced pneumoperitoneum in the newborn. *Pediatrics.* 1969;44:539–542.
11. Latman NS. Clinical thermometry: Possible causes and potential solutions to electronic, digital thermometer in accuracies. *Biomed Instrum Technol.* 2003;37(3):190–196.
12. Syrkin-Nikolau ME, Johnson KJ, Colaizy TT, et al. Temporal artery temperature measurement in the neonate. *Am J Perinatol.* 2017;34:1026–1031.
13. Craig JV, Lancaster GA, Taylor S, et al. Infrared ear thermometry compared with rectal thermometry in children: A systematic review. *Lancet.* 2002;360:603–609.
14. Siberry GK, Diener-West M, Schappell E, et al. Comparison of temple temperatures with rectal temperatures in children under two years of age. *Clin Pediatr (Phila).* 2002;41:405–415.
15. Robertson-Smith J, McCaffrey FT, Sayers R, et al. A comparison of mid-forehead and axillary temperatures in newborn intensive care. *J Perinatol.* 2015;35(2):120–122.
16. Lyon AJ, Pikaar ME, Badger P, et al. Temperature control in very low birthweight infants during first five days of life. *Arch Dis Child Fetal Neonatal Ed.* 1997;76:F47–F50.
17. Leante-Castellanos JL, Martínez-Gimeno A, Cidrás-Pidré M, et al. Central-peripheral temperature monitoring as a marker for diagnosing late-onset neonatal sepsis. *Pediatr Infect Dis J.* 2017;36(12):e293–e297.
18. Jacobs SE, Berg M, Hunt R, et al. Cooling for newborns with hypoxic ischaemic encephalopathy. *Cochrane Database Syst Rev.* 2013;(1):CD003311.
19. Tarnowaska A, Potocka K, Marcinski A, et al. Iatrogenic complications due to the nasogastric and rectal cannula in neonates. *Med Sci Monit.* 2004;10(3):46–50.
20. Su BH, Lin HY, Chiu HY, et al. Esophageal perforation: A complication of nasogastric tube placement in premature infants. *J Pediatr.* 2009;154:460.
21. Joseph RA, Derstine S, Killian M. Ideal site for skin temperature probe placement on Infants in the NICU: A review of literature. *Adv Neonatal Care.* 2017;17(2):114–122.
22. Pejaver RK, Nisarga R, Gowda B. Temperature monitoring in newborns using thermospot. *Indian J Pediatr.* 2004;71(9):795–796.
23. David M, Muelenar AA, Muelenar P, et al. Distributed thermistor for continuous temperature monitoring of malnourished infants at risk for hypothermia. *Ann Glob Health.* 2017;83(1):9.
24. Chen W, Dols S, Oetomo SB, et al. Monitoring body temperature of newborn infants at neonatal intensive care units using wearable sensors. In *Proceedings of the Fifth International Conference on Body Area Networks.* Corfu Island, Greece; 2010:188–194.
25. Tanlgasalam V, Bhat BV, Adhisivam B, et al. Hypothermia detection in low birth weight neonates using a novel bracelet device. *J Matern Fetal Neonatal Med.* 2018;4:1–4.

Monitorización cardiorrespiratoria

M. Kabir Abubakar

MONITORIZACIÓN CARDIACA

La monitorización de la frecuencia cardiaca, la oxigenación y la respiración es necesaria para garantizar la estabilidad fisiológica de la mayoría de los lactantes en la unidad de cuidados intensivos neonatales (UCIN). Para que sea eficaz, la monitorización debe ser continua, no invasiva, precisa y resistente a los movimientos, con pocas falsas alarmas tanto en los lactantes que respiran de forma espontánea como en los que necesitan asistencia respiratoria. Los avances en la tecnología de microchips y ordenadores han facilitado el desarrollo de monitores de cabecera que pueden integrar múltiples parámetros de monitorización en un sistema único. Este capítulo abarca los fundamentos de la monitorización cardiaca y respiratoria.

A. Propósito

1. Proporcionar una vigilancia fiable, continua, no invasiva y precisa de la actividad cardiaca neonatal.
   a. Proporcionar tendencias de la frecuencia cardiaca a lo largo del tiempo.
   b. Monitorizar la variabilidad de la frecuencia cardiaca latido a latido (1, 2).
2. Permitir la evaluación y vigilancia continuas de los neonatos en estado crítico.
3. Dar una alerta temprana de cambios potencialmente significativos en la frecuencia cardiaca mediante la identificación de frecuencias cardiacas por encima o por debajo de ciertos límites de alarma preestablecidos.

B. Antecedentes

1. La actividad eléctrica del corazón se detecta mediante la tecnología de impedancia a través de electrodos de superficie de la piel (3).
2. La señal eléctrica de bajo nivel se amplifica y filtra para eliminar las interferencias y los artefactos.
3. La señal eléctrica, definida en milivoltios, se muestra como un trazado de electrocardiograma (ECG).
4. La detección de la onda R a partir del complejo QRS se utiliza para calcular la frecuencia cardiaca.

5. La configuración típica de tres derivaciones (es decir, derivaciones I, II, III) proporciona vectores alternativos para el análisis del ECG

C. Contraindicaciones

Ninguna

D. Limitaciones

1. El ECG de tres derivaciones es más útil para la monitorización cardiaca continua a largo plazo; una evaluación cardiaca más detallada (es decir, la evaluación de la hipertrofia o el eje) o la identificación de ritmos cardiacos anormales requerirá un ECG completo de 12 derivaciones con tira de ritmo.
2. La proximidad de los electrodos en bebés extremadamente pequeños puede interferir en la detección de la señal.

E. Equipo

Especificaciones de hardware

1. El sistema de monitorización debe tener la respuesta de frecuencia y la sensibilidad adecuadas para seguir con precisión el complejo QRS rápido y estrecho del neonato.
2. La frecuencia cardiaca se procesa latido a latido con un breve intervalo de actualización.
3. Los límites de alarma de frecuencia cardiaca por defecto deben adaptarse a la población neonatal.
   a. Límite de frecuencia cardiaca baja (bradicardia) de 100 latidos/min (nota: algunos bebés a término pueden tener frecuencias cardiacas en reposo de 80 a 100 latidos/min, lo que requiere ajustes de alarma de bradicardia más bajos).
   b. Frecuencia cardiaca elevada (taquicardia) límite de 180 a 200 latidos/min.
4. Pantallas de los monitores
   a. Tubo de rayos catódicos (TRC)

(1) Tiene alta resolución y definición

(2) Las pantallas pueden ser en color o monocromáticas y se ven con más facilidad desde distintos ángulos. Las pantallas TRC ya no son de uso común debido a la mejor calidad y resolución de las pantallas de cristal líquido (LCD)

b. LCD

(1) Monitor de pantalla plana y delgada

(2) Ahora tienen una resolución mejorada para el complejo QRS rápido y estrecho del neonato

(3) La retroiluminación es necesaria para ver en entornos con poca luz

(4) A diferencia de los TRC, el ángulo de visión es fundamental

5. La frecuencia cardiaca se muestra como parte alfanumérica de la visualización de la forma de onda o en una ventana de visualización numérica separada

6. Grabadora (opcional)

a. Memoria electrónica

(1) ECG en tiempo real

(2) Visualización retrospectiva del ECG almacenado en diferido utilizada sobre todo para la revisión de un breve intervalo antes y durante la ocurrencia de una alarma. Muchos sistemas tienen ahora la capacidad de almacenar información (tanto datos numéricos como formas de onda) durante largos periodos (hasta 7 días) para su posterior revisión.

b. Registro impreso de la información de la tendencia del ECG:

(1) Por lo regular se utiliza para documentar segmentos seleccionados de los trazados del ECG, como los periodos asociados con las alarmas o con los ritmos anormales.

(2) Los monitores pueden tener impresoras dedicadas (a menudo integradas en las carcasas de los mismos).

(3) Las estaciones centrales de vigilancia pueden proporcionar acceso remoto a la información de todas las unidades de supervisión en red con capacidad de impresión.

7. Unidades disponibles para la monitorización de cabecera y de transporte (**figs. 9-1** y **9-2**).

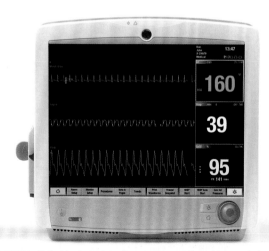

FIGURA 9-1 Monitor de cabecera neonatal multiparamétrico típico. (© 2019 GE Healthcare. Todos los derechos reservados.)

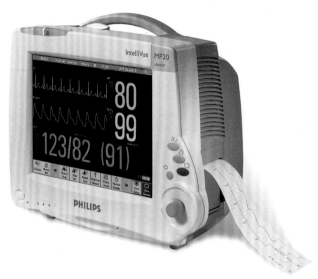

FIGURA 9-2 Monitor típico de transporte neonatal multiparamétrico con impresora integrada. (Cortesía de Royal Philips.)

a. Los monitores de transporte suelen ser más pequeños y funcionan con pilas.

b. Capacidades similares en cuanto a la disponibilidad de los parámetros, pero monitor específico.

c. Algunos monitores tienen ahora la capacidad de tener módulos que pueden retirarse del monitor principal y ser utilizados para el transporte y luego conectados de nuevo al monitor principal para permitir la grabación continua sin pérdida de datos de la memoria durante el transporte.

Consumibles: especificaciones

1. Electrodos de ECG neonatal desechables

a. Las superficies de contacto con el paciente de los electrodos están recubiertas de gel electrolítico adhesivo, que actúa como medio conductor entre el paciente y el cable metálico, al tiempo que evita el contacto directo del paciente con el metal.

b. Los cables neonatales típicos disponibles en el mercado incorporan electrodos de plata-cloruro directamente en cuerpos de papel, espuma o tela con cables integrados; están disponibles en diferentes tamaños y formas diseñados para su uso en neonatos de distintas gestaciones.

c. Con menos frecuencia, las almohadillas adhesivas de los electrodos están separadas de los cables conductores, que se conectan a los electrodos mediante clips.

d. Los electrodos de placa de extremidades para ECG pueden utilizarse en lactantes de muy bajo peso con una superficie torácica pequeña y una piel sensible, y cuando la aplicación de las derivaciones torácicas interfiera con la reanimación o la realización de otros procedimientos. El uso de gel de electrodos como conductor en la interfaz de la piel (en lugar de almohadillas de alcohol) es imperativo en estos casos. Todos los cables neonatales deben estar libres de látex, ftalatos y mercurio.

2. Características a considerar en la selección de electrodos:
   a. Adherencia a la piel de un lactante activo
   b. Calidad de la señal obtenida
   c. Mínima irritación de la piel
   d. Facilidad de eliminación con agua o removedor de adhesivo sin dañar ni afectar la piel
   e. Rendimiento en el entorno cálido y húmedo de una incubadora de bebés
   f. Interacción entre la piel y el adhesivo bajo los calentadores de bebés de techo
3. Hilos conductores y cable de paciente:
   a. Todos los cables deben estar limpios y el aislamiento debe estar libre de mellas o cortes.
   b. Los cables conductores deben bloquearse o encajarse en el cable del paciente para evitar que se desconecten fácilmente.
   c. Si se usan electrodos que se fijan mediante pinzas, utilizar cables de plomo infantiles/pediátricos con pinzas de electrodos pequeñas; las pinzas estándar de tamaño adulto ejercerán demasiada torsión sobre el electrodo infantil, tirando de la piel y quizá despegando el electrodo.

F. Precauciones

1. No dejar toallitas con alcohol debajo de los electrodos como conductores.
2. No aplicar los electrodos sobre la piel rota o magullada.
3. Evitar colocar los electrodos directo en los pezones.
4. Seleccionar el electrodo más pequeño apropiado/eficaz para la monitorización del paciente, a fin de minimizar la exposición de la piel y limitar las posibles complicaciones derivadas de la irritación/adhesivos.
5. No aplicar los electrodos sobre apósitos de plástico de película transparente, ya que el apósito actuará como aislante entre la piel y el electrodo.
6. Para evitar daños en la piel, no utilizar las uñas para retirar los electrodos.
7. Fijar el cable del paciente al entorno del mismo para evitar una tracción excesiva.
8. Utilizar solo monitores cuya seguridad y rendimiento se hayan comprobado de manera periódica, lo que suele indicarse con una etiqueta fechada en el monitor por parte de la ingeniería biomédica.
9. No utilizar monitores con defectos como cables expuestos, carcasa rota o abollada, mandos o controles rotos o pantalla agrietada.
10. Las alarmas de los monitores deben provocar la evaluación inmediata del paciente.
    a. Anotar la indicación de alarma (es decir, taquicardia o bradicardia).
    b. Tratar el estado del paciente según sea necesario o corregir el origen de cualquier falsa alarma.
    c. Si la alarma se silencia o se desactiva durante el curso de la evaluación del paciente, debe reactivarse antes de dejar la cabecera de este.

G. Técnicas

1. Familiarizarse con el monitor antes de utilizarlo con el paciente.

2. Colocar los electrodos y el cable conductor: aunque deben consultarse las instrucciones de colocación del fabricante del monitor, las pautas generales son las siguientes:
   a. Preparación de la piel: debe estar limpia y seca para proporcionar la mejor interfaz electrodo-piel.
      (1) Limpiar la piel con una compresa con alcohol (utilizar un hisopo con solución salina normal en bebés de muy bajo peso con piel sensible) y dejar que se seque bien
      (2) Evitar el uso de cinta adhesiva para fijar los electrodos: para un rendimiento óptimo y una interfaz eléctrica adecuada, los electrodos deben adherirse directo a la piel
   b. Configuración básica de tres cables para colocación de electrodos (para electrodos con cables integrados) (fig. 9-3).

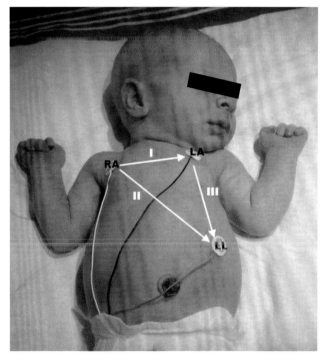

FIGURA 9-3 Colocación básica de los electrodos y vectores de derivación para la detección óptima de la señal de ECG. Las posiciones brazo derecho/brazo izquierdo también proporcionan la máxima señal para la neumografía por impedancia. Los electrodos RA, LA y LL registran la actividad eléctrica del corazón en relación con ellos mismos y también se corresponden entre sí para formar las derivaciones I (RA a LA), II (RA a LL) y III (LL a LA), como indican las flechas.

   (1) Brazo derecho (blanco): lateral derecho del pecho a nivel de la línea del pezón.
   (2) Brazo izquierdo (negro): pecho lateral izquierdo a nivel de la línea del pezón.
   (3) Pierna izquierda (roja o verde): caja torácica inferior izquierda.
   (4) Aunque esta configuración permite utilizar los mismos electrodos para monitorizar tanto el ECG como la respiración, se puede obtener una señal de ECG óptima cuando la derivación del brazo derecho está en la clavícula media derecha y la derivación de la pierna izquierda está en el xifoides (4).

c. Si no se utilizan electrodos con cables integrados, colocar las almohadillas de los electrodos en una configuración básica de tres cables, como se indica más arriba, y luego conectar los cables mediante pinzas para electrodos.

(1) Cable blanco (brazo derecho) a electrodo de pecho derecho

(2) Cable negro (brazo izquierdo) a electrodo de pecho izquierdo

(3) Cable rojo o verde (pierna izquierda) al electrodo de la caja torácica inferior izquierda

3. Encender el monitor: la mayoría de los monitores realizará una autocomprobación automática.

4. Conectar el cable del paciente al monitor.

5. Seleccionar la derivación que proporcione mejor señal y tamaño de QRS (la derivación II es la habitual) (**fig. 9-4**).

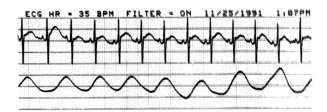

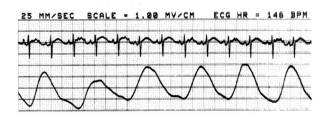

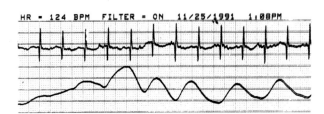

FIGURA 9-4 Trazados típicos de ECG: derivación I (**arriba**), derivación II (**centro**) y derivación III (**abajo**).

a. Asegurarse de que la frecuencia cardiaca se correlaciona con los complejos QRS que se ven en la pantalla y de que el detector de QRS no cuenta con ondas T o P altas o con picos.

6. Comprobar que las alarmas de frecuencia cardiaca baja y alta están configuradas de manera adecuada.

H. Complicaciones

1. Lesiones cutáneas (poco frecuentes)

a. Irritación por el alcohol: puede producirse incluso con la aplicación a corto plazo en la piel inmadura. (Esto puede aliviarse utilizando un hisopo de solución salina normal para limpiar la piel en los bebés de muy bajo peso.)

b. Traumatismos causados por frotar con excesivo vigor durante la preparación de la piel.

c. Irritación por un gel de electrodos mal formulado

d. Efectos secundarios de la ruptura de la piel

(1) Celulitis o formación de abscesos

(2) Aumento de las pérdidas de agua transepidérmicas

(3) Marcas hipo o hiperpigmentadas en sitios de irritación o inflamación previa (**fig. 9-5**).

2. Lecturas erróneas causadas por artefactos (**tabla 9-1**) (5).

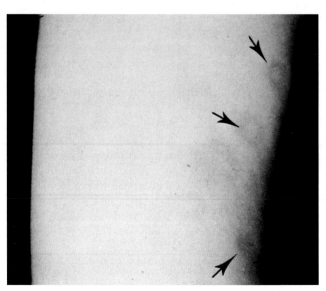

FIGURA 9-5 Las flechas muestran marcas hiperpigmentadas residuales en las extremidades presentes más de 1 año después de la aplicación de cables de ECG para la monitorización cardiorrespiratoria.

TABLA 9-1 Pasos para minimizar la interferencia por artefactos

PROBLEMA	TRATAMIENTO
Mal contacto/ conexión del electrodo	1. Limpiar suavemente la piel con una toallita con alcohol (o solución salina) y dejar que se seque antes de volver a aplicar los electrodos 2. Comprobar las conexiones de los electrodos/cables
Electrodo seco	Sustituir
Interferencias en los equipos	1. Apagar sistemáticamente un equipo adyacente a la vez mientras se observa el monitor para ver si mejora la calidad de la señal 2. Una vez identificada la fuente de interferencia, aumentar la distancia entre ese equipo y el paciente, y cambiar la dirección de los cables de alimentación según sea necesario 3. Si la maniobra anterior no tiene éxito, sustituir el equipo
Interferencias de 60 Hz	1. Seguir el procedimiento para el mal contacto de los electrodos 2. Reemplazar el cable del paciente 3. Si 1 y 2 no tienen éxito, probar con un monitor alternativo

a. Interferencias eléctricas:
   (1) Interferencias eléctricas de 60 ciclos (frecuencia de las líneas eléctricas típicas).
   (2) Interferencias de otros equipos utilizados en el entorno inmediato del paciente.
   (3) Pueden generarse picos eléctricos cuando ciertos tipos de tubos de cloruro de polivinilo (PVC) son deformados mecánicamente por los dispositivos de las bombas de infusión; los picos aparecen como latidos ectópicos en el monitor (poco frecuente) (6).
b. Disminución de la amplitud de la señal con artefacto de movimiento.
c. Mal contacto del electrodo o gel de electrodo seco.
d. Vectores incorrectos debido a una colocación inexacta de las derivaciones **(fig. 9.6)**.
e. Ajustes de sensibilidad inadecuados.

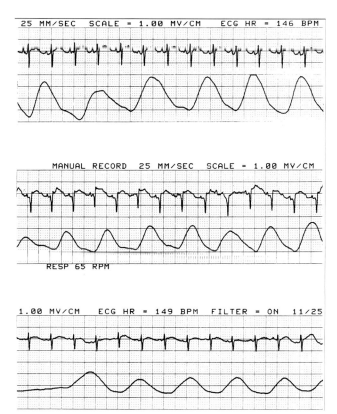

FIGURA 9-6 Detección normal de las ondas P, QRS y T. **Arriba:** trazado de la derivación II con los electrodos colocados de forma correcta. Observar la detección normal de las ondas P, QRS y T. **Al centro:** trazado de la derivación II con los electrodos cerca de la pared torácica anterior. Observar la alteración del QRS y la disminución de la amplitud de la onda T. **Abajo:** trazado de la derivación II con electrodos colocados de manera lateral en el abdomen. Observar la disminución de la amplitud de la onda y el aplanamiento de la onda P.

3. Falla del monitor o del cable
   a. Falla de hardware o software
   b. Desconexión del cable
4. Falla de la alarma
   a. Falsas alarmas (taquicardia o bradicardia) resultantes de una interpretación inexacta de la frecuencia cardiaca
   b. Parámetros de alarma inadecuados para el paciente

MONITORIZACIÓN RESPIRATORIA

A. Propósito

1. Monitorización fiable y precisa de la actividad respiratoria neonatal.
   a. Tendencia de la actividad respiratoria en el tiempo.
   b. Detección de apnea y taquipnea.
2. Evaluación y vigilancia de los neonatos en estado crítico.
3. Proporcionar una alerta temprana de cambios potencialmente significativos en la frecuencia respiratoria mediante la identificación de frecuencias respiratorias por encima o por debajo de los límites de alarma preestablecidos.

B. Antecedentes

1. La medición de la impedancia transtorácica es el método más usado para determinar la frecuencia respiratoria (7).
   a. Una señal de bajo nivel y alta frecuencia pasa por el pecho del paciente a través de un electrodo de superficie.
      (1) Suelen utilizarse los mismos electrodos que se usan para la monitorización cardiaca.
      (2) La ruta de la señal suele ser de los electrodos del brazo derecho (blanco) al brazo izquierdo (negro), aunque algunos monitores pueden utilizar del brazo derecho (blanco) a la pierna izquierda (rojo o verde) **(fig. 9-7)**.

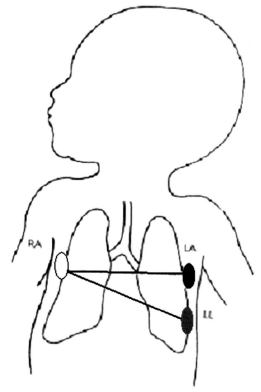

FIGURA 9-7 Neumografía de impedancia transtorácica: representación esquemática del recorrido de la señal de alta frecuencia entre los electrodos de la pared torácica. La mayoría de los monitores transmite la señal brazo derecho (*blanco*) → brazo izquierdo (*negro*); es menos común brazo derecho (*blanco*) → pierna izquierda (*rojo*).

b. Se mide la impedancia a la señal de alta frecuencia.
   (1) La impedancia es la resistencia eléctrica a la señal.
   (2) Los cambios en el inflado de los pulmones provocan una alteración en la densidad de la cavidad torácica, que se detecta como un cambio en la impedancia.
   (3) Los cambios de impedancia modulan un cambio proporcional en la amplitud de la señal de alta frecuencia.
c. El cambio en la impedancia, visto por la modulación de la señal de alta frecuencia, es detectado y cuantificado por el monitor y registrado como respiraciones por minuto.
d. El monitor tiene un límite de umbral de impedancia por debajo del cual los cambios en la impedancia no se cuentan como actividad respiratoria válida: el bombeo cardiaco con los cambios asociados en el flujo sanguíneo pulmonar también causará cambios en la impedancia torácica (por lo regular son cambios mucho más pequeños que los asociados con la respiración).

C. Contraindicaciones

Ninguna

D. Equipo

Especificaciones de hardware

1. El equipo es el mismo que el de la monitorización cardiaca; los monitores multiparamétricos incorporan tanto la monitorización cardiaca como la respiratoria en una sola unidad.
2. Parámetros de monitorización respiratoria.
   a. El umbral de bajo nivel (para la impedancia) para la validación de la respiración no debe ser inferior a 0.2 para minimizar el artefacto cardiogénico.
   b. La alarma de coincidencia con rechazo se aplica cuando la frecuencia respiratoria que se detecta es igual a la actividad de la frecuencia cardiaca que detecta la parte cardiaca del sistema.
   c. Los límites por defecto deben adaptarse a la población neonatal.
      (1) Ajuste del tiempo de retardo de la apnea (duración de la apnea en segundos antes de la alarma).
      (2) El retardo típico de la apnea es de 15 a 20 segundos.

Consumibles; especificaciones

Igual que para el monitor cardiaco

E. Precauciones

1. Incluir las precauciones antes expuestas para la monitorización cardiaca.

2. La actividad muscular puede interpretarse como respiración, lo que da lugar a una falla en la alarma durante un episodio de apnea (véase la sección G3a más adelante).

F. Técnica

1. La misma que para el monitor cardiaco.
2. Asegurarse de que la forma de la onda respiratoria se correlaciona con el verdadero inicio de la inspiración.
3. Mover los electrodos del brazo derecho e izquierdo hacia la zona axilar si la detección de la respiración es pobre debido a la respiración superficial.
4. Establecer los límites deseados de la alarma de frecuencia respiratoria baja y alta y de retardo de la apnea.

G. Complicaciones

1. Lesiones en la piel (véase H1 en Monitorización cardiaca)
2. Falla del monitor o del cable
   a. Falla de hardware o software
   b. Desconexión del cable
3. Falla de la alarma
   a. Señal "respiratoria" falsa positiva en ausencia de ventilación efectiva
      (1) Movimiento de la pared torácica con obstrucción de las vías respiratorias (apnea obstructiva)
      (2) Acción muscular no respiratoria (p. ej., estiramiento, convulsión o hipo) que produce movimiento artificial (fig. 9-8)

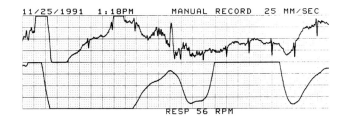

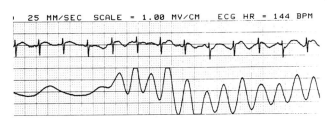

FIGURA 9-8 Trazados de artefactos que afectan a los trazados ECG/respiratorios. **Arriba.** Electrodo suelto afectado por el movimiento. **Abajo.** Artefacto de movimiento causado por el brazo en movimiento del paciente que entra en contacto con los electrodos del pecho (notar el cambio en la señal de frecuencia respiratoria).

b. Falsa alarma de apnea a pesar de una actividad respiratoria normal.
  - **(1)** Sensibilidad inadecuada que no detecta la actividad respiratoria presente
  - **(2)** Colocación incorrecta de los electrodos
  - **(3)** Electrodos sueltos
c. Parámetros de alarma inadecuados para el paciente.

4. La evaluación precisa de la frecuencia respiratoria no es práctica cuando se utilizan modos de ventilación de alta frecuencia.
5. La medición de la frecuencia respiratoria puede no ser precisa cuando se utilizan derivaciones de las extremidades superiores del brazo en lactantes de muy bajo peso al nacer.

CONTROL CARDIORRESPIRATORIO

A. Definición

1. Representación gráfica de la frecuencia cardiaca y respiratoria en el tiempo.

B. Propósito

1. Monitorización de bebés para identificar y cuantificar la frecuencia cardiaca y la actividad respiratoria con detección de apnea, respiración periódica y bradicardia.
2. Identificación de las relaciones cronológicas entre los eventos de bradicardia y apnea.
3. Muchos sistemas también proporcionan información continua de S_pO_2 para permitir la correlación con eventos de desaturación.

C. Antecedentes

1. La frecuencia cardiaca se representa de forma gráfica como latidos por minuto (eje *y*) frente al tiempo (eje *x*).
2. La forma de onda respiratoria se comprime para permitir la visualización del rango de tiempo.
3. La tendencia a corto plazo permite una actualización constante a medida que se desplaza la información más antigua (por lo regular basada en una ventana de tiempo de 2 minutos).
4. Se mantiene la relación temporal entre la frecuencia cardiaca y la actividad respiratoria.
   - **a.** Permite visualizar los episodios completos de apnea e identificar los factores precipitantes (p. ej., una caída de la frecuencia respiratoria puede preceder a la bradicardia).
5. La inclusión del S_pO_2 permite identificar la relación temporal de los eventos de desaturación (el S_pO_2 se traza de la misma manera que la frecuencia cardiaca en un segundo eje *y*).

D. Contraindicaciones

Ninguna

E. Equipo

Características estándar de la mayoría de los monitores neonatales.

TECNOLOGÍAS EMERGENTES

A. Antecedentes

Dadas las limitaciones conocidas y las posibles complicaciones de los métodos actuales de monitorización cardiaca/respiratoria en los neonatos (es decir, las tecnologías de ECG e impedancia), se sigue investigando para encontrar técnicas alternativas de monitorización con una fiabilidad similar o mejorada.

B. Técnicas en revisión

1. Monitorización inalámbrica mediante fotopletismografía (8).
   - **a.** Utilizar una sonda óptica para detectar/registrar la frecuencia cardiaca o respiratoria o ambas.
   - **b.** Puede eliminarse la necesidad de electrodos y cables en la piel con el uso del cinturón/banda abdominal y el receptor de datos electrónico.
   - **c.** Los datos preliminares sugieren una fiabilidad de los datos similar a la de los sistemas tradicionales de monitorización cardiaca/respiratoria basados en electrodos.
2. Sensores transductores piezoeléctricos (9).
   - **a.** Los sensores colocados cerca del bebé (es decir, debajo de él) detectan una señal acústica cardiorrespiratoria a partir de la cual se calculan la frecuencia cardiaca y la frecuencia respiratoria.
   - **b.** Los mínimos movimientos que realiza el cuerpo se controlan mediante un transductor que convierte los movimientos corporales en señales eléctricas para informar de la presencia o ausencia de respiración y de la frecuencia cardiaca normal.
   - **c.** Los datos preliminares sugieren que el dispositivo no invasivo evita la irritación de la piel a la vez que proporciona una monitorización precisa.
   - **d.** Puede verse afectado por el "ruido" de los equipos cercanos.
3. Tomografía de impedancia eléctrica torácica (TIE): la TIE funcional puede ser útil para monitorizar la ventilación pulmonar regional en pacientes con ventilación mecánica. Para ello se utilizan electrodos colocados alrededor del tórax, bien de forma individual con un espacio igual alrededor de la circunferencia torácica, o integrados en cinturones o bandas de electrodos. Se aplican corrientes eléctricas alternas muy pequeñas a través de pares de electrodos mientras se miden los voltajes resultantes en los electrodos restantes. Los datos generados se utilizan para calcular los cambios de impedancia asociados con la respiración espontánea o a la ventilación mecánica y proporcionan información sobre el esfuerzo respiratorio y la ventilación y perfusión pulmonar regional (10).

C. Implicaciones

Aunque los informes preliminares sobre estos dispositivos de control alternativos son alentadores, será necesario realizar más investigaciones sobre la fiabilidad y la seguridad antes de que estas aplicaciones tengan una aceptación generalizada.

Referencias

1. Javorka K, Lehotska Z, Kozar M, et al. Heart rate variability in newborns. *Physiol Res.* 2017;66(Supplementum 2):S203–S214.
2. Di Fiore JM, Poets CF, Gauda E, et al. Cardiorespiratory events in preterm infants: interventions and consequences. *J Perinatol.* 2016;36(4):251–258.
3. Di Fiore JM. Neonatal cardiorespiratory monitoring techniques. *Semin Neonatol.* 2004;9:195–203.
4. Baird TM, Goydos JM, Neuman MR. Optimal electrode location for monitoring the ECG and breathing in neonates. *Pediatr Pulmonol.* 1992;12:247–250.
5. Jacobs MK. Sources of measurement error in noninvasive electronic instrumentation. *Nurs Clin North Am.* 1978;13:573–587.
6. Sahn DJ, Vaucher YE. Electrical current leakage transmitted to an infant via an IV controller: an unusual ECG artifact. *J Pediatr.* 1976;89:301–302.
7. Hintz SR, Wong RJ, Stevenson DK. Biomedical engineering aspects of neonatal monitoring. In: Martin RJ, Fanaroff AA, Walsh MC, eds. *Fanaroff and Martin's Neonatal-Perinatal Medicine: Diseases of the Fetus and Infant.* 8th ed. Philadelphia, PA: Mosby; 2006:609.
8. De D, Mukherjee A, Sau A, et al. Design of smart neonatal health monitoring system using SMCC. *Healthc Technol Lett.* 2016;4(1):13–19.
9. Sato S, Ishida-Nakajima W, Ishida A, et al. Assessment of a new piezoelectric transducer sensor for noninvasive cardiorespiratory monitoring of newborn infants in the NICU. *Neonatology.* 2010;98(2):179–190.
10. Frerichs I, Amato MB, van Kaam AH, et al. Chest electrical impedance tomography examination, data analysis, terminology, clinical use and recommendations: consensus statement of the TRanslational EIT developmeNt stuDy group. *Thorax.* 2017;72(1):83–93.

Monitorización de la presión arterial

M. Kabir Abubakar

El control de la presión arterial (PA) es una parte integral de los cuidados neonatales, tanto para los recién nacidos en estado crítico como para los estables. Reconocer y tratar los estados anormales de la presión arterial puede tener importantes implicaciones pronósticas en los cuidados intensivos neonatales. El sistema ideal de monitorización de la presión arterial debe ser fácil de configurar, fiable y proporcionar información continua o permitir que se realicen mediciones a intervalos frecuentes con una interrupción mínima para el bebé. La monitorización de la PA neonatal puede realizarse mediante métodos no invasivos o invasivos (1–4).

MÉTODOS NO INVASIVOS (INDIRECTOS)

La medición no invasiva de la PA puede realizarse por:
1. Medición auscultatoria (manual no invasiva) o
2. Medición de la PA oscilante (automática no invasiva)

MEDICIÓN AUSCULTATORIA (MANUAL NO INVASIVA)

Se utiliza para las mediciones intermitentes de la PA; es sencilla y barata, pero ahora no suele utilizarse en los neonatos debido a la disponibilidad de métodos automatizados de medición de la presión arterial.

A. Antecedentes

1. Esta técnica utiliza un manguito de presión arterial, un insuflador, un manómetro y un estetoscopio.
2. El esfigmomanómetro usa un manguito neumático para rodear la parte superior del brazo o la pierna y un manómetro para registrar la presión en el manguito.
3. Hay dos tipos de manómetros:
   a. Mercurio (columna de mercurio)
   b. Aneroide (manómetro mecánico)
4. El manguito neumático circundante se infla a una presión superior a la presión sistólica estimada en la arteria sub-yacente. La presión del manguito comprime la arteria y detiene el flujo sanguíneo.
5. Un estetoscopio colocado distalmente al manguito, sobre la arteria ocluida, captará los sonidos de Korotkoff a medida que el manguito se desinfla y la presión del mismo disminuye hasta el punto en que el flujo sanguíneo se reanuda a través de la arteria.
6. Los sonidos de Korotkoff son el ruido generado por el flujo sanguíneo que regresa a la arteria comprimida y se originan por una combinación de flujo sanguíneo turbulento y oscilaciones de la pared arterial. Los sonidos se han clasificado en cinco fases:
   a. Fase I: aparición de sonidos claros de golpeteo correspondientes a la aparición de un pulso palpable.
   b. Fase II: los sonidos se vuelven más suaves y largos.
   c. Fase III: los sonidos se vuelven más nítidos y fuertes.
   d. Fase IV: los sonidos se vuelven mas apagados y suaves.
   e. Fase V: los sonidos desaparecen por completo. La quinta fase se registra así como el último sonido audible.
7. Se puede utilizar un dispositivo Doppler de 8 a 9 MHz en lugar de un estetoscopio. Este dispositivo solo detectará los niveles de PA sistólica.

B. Indicaciones

1. Medición de la PA en lactantes estables de mayor tamaño o cuando la medición invasiva de la PA no es necesaria o no está disponible.
2. Cuando solo se requieren mediciones intermitentes de la PA.

C. Contraindicaciones

1. Un edema grave en la extremidad a medir amortiguará los sonidos de Korotkoff.
2. Disminución de la perfusión, isquemia, infiltrado o lesión en la extremidad utilizada para la medición.
3. Catéter venoso/arterial periférico en la extremidad utilizada para la medición.

TABLA 10-1 Fuentes de error en las mediciones indirectas de la presión arterial

PROBLEMA	EFECTO SOBRE LA PRESIÓN ARTERIAL	PRECAUCIÓN
Manómetro defectuoso 1. Fugas de aire 2. Funcionamiento incorrecto de la válvula 3. Tubería seca, degradada o agrietada 4. Pérdida de mercurio	Valores falsamente bajos	1. Comprobar el nivel de mercurio en la presión cero del manguito 2. Comprobar la definición de menisco 3. Verificar que la presión se mantiene cuando se aprieta. Comprobar que la tubería no tiene grietas
Tamaño inadecuado del manguito		Verificar el tamaño adecuado del manguito
1. Demasiado estrecho 2. Demasiado amplio	1. Valores falsamente altos 2. Valores falsamente bajos	
Manguito aplicado sin apretar	Valores falsamente elevados debido al abombamiento de la bolsa y al estrechamiento de la superficie efectiva	Aplicar el manguito de forma ajustada
Manguito aplicado con demasiada fuerza	Lectura inexacta debido a la impedancia del flujo a través de la arteria	Aplicar el brazalete cómodamente sin presión indebida
Desinflado rápido del manguito	1. Valores falsamente bajos debido a la detección inexacta del comienzo de los sonidos o 2. Valores falsamente altos debido a un equilibrio inadecuado entre la presión del manguito y la del manómetro	Desinflar el manguito a una velocidad de 2-3 mm Hg/s
Paciente activo o agitado	Variable	Volver a comprobarlo cuando el paciente esté tranquilo

D. Limitaciones

1. Proporciona solo mediciones intermitentes de la PA.
2. La medición manual es engorrosa o imposible en bebés pequeños.
3. La precisión depende de la capacidad de reconocer los sonidos Korotkoff y puede depender del usuario.
4. La presión puede no ser detectable en estados de baja perfusión o de choque. No asumir que se trata simplemente de un problema de equipo; utilizar la correlación clínica.
5. La presión no es detectable o es inexacta cuando el bebé se mueve de forma activa o está agitado.
6. Solo mide la PA sistólica y diastólica; no se dispone de la medición de la PA media.
7. Solo puede utilizarse para medir la presión en la parte superior del brazo o del muslo.
8. El método del sonido Korotkoff tiende a dar valores de presión sistólica inferiores a la verdadera presión intraarterial, y valores diastólicos superiores.
9. Mediciones inexactas (**tabla 10-1**).

E. Equipo

1. Brazalete neonatal (**tabla 10-2**). Seleccionar un manguito que se ajuste con comodidad alrededor de la parte superior del brazo o del muslo; la vejiga inflable debe rodear por completo la extremidad sin superponerse. La anchura debe ser 90% de la circunferencia de la extremidad en el punto medio (5)
2. Manómetro de mercurio o un calibrador de manómetro de tipo aneroide
3. Estetoscopio de tamaño adecuado con diafragma o sistema Doppler

TABLA 10-2 Manguito neonatal

NÚMERO DE CUCHILLAS (TAMAÑO)	CIRCUNFERENCIA DE LA EXTREMIDAD (CM)
1	3–6
2	4–8
3	6–11
4	7–13
5	8–15

De American Academy of Pediatrics Task Force Pressure Control: Informe. *Pediatrics*. 1977;59:797.

F. Precauciones (tabla 10-1)

1. Seleccionar con cuidado el tamaño adecuado del manguito, ya que el tamaño incorrecto puede alterar de forma significativa la PA registrada (6).
   a. Brazalete demasiado pequeño: la PA será más alta que la real.
   b. Manguito demasiado grande: la PA será más baja que la real.
2. Comprobar la integridad funcional del manómetro.
3. Verificar la integridad del manguito para ver si hay fugas.
4. Revisar la velocidad de desinflado del manguito: si el desinflado es demasiado rápido, la precisión puede verse comprometida.
5. El paciente debe estar tranquilo y quieto durante las mediciones.
6. Para un control óptimo de la infección, utilice un manguito desechable para cada paciente.

G. Técnica

1. Colocar al bebé en posición supina, con la extremidad extendida por completo y a la altura del corazón.
2. Medir la circunferencia de la extremidad y seleccionar la talla de manguito adecuada para la extremidad.
   a. Los manguitos neonatales están marcados con el rango de tallas (tabla 10-2).
   b. Cuando el manguito se envuelve alrededor de la extremidad, el extremo del manguito debe alinearse con la marca de alcance (fig. 10-1).

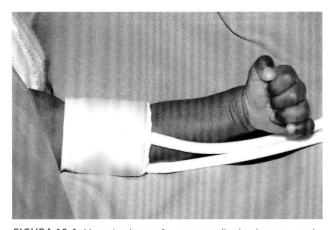

FIGURA 10-1 Manguito de tamaño correcto aplicado a la parte superior del brazo.

   c. Si el extremo del manguito no llega a la marca de alcance, el manguito es demasiado pequeño.
   d. Si el extremo del manguito cae más allá de la marca de alcance, el manguito es demasiado grande.
3. Colocar el manguito con comodidad a la extremidad desnuda, por encima de la articulación del codo o de la rodilla.
4. Colocar el estetoscopio o el Doppler sobre la arteria braquial para la parte superior del brazo o sobre la arteria poplítea para el muslo.

5. Inflar el manguito con rapidez hasta una presión de 15 mm Hg por encima del punto en el que desaparece el pulso braquial.
6. Desinflar el manguito con lentitud.
7. La presión a la que se escucha por primera vez un sonido es la presión sistólica (Korotkoff I). La presión a la que comienza el silencio corresponde a la presión diastólica (Korotkoff V). La presión debe medirse con una precisión de 2 mm Hg.

En pacientes en los que los sonidos no desaparecen, el punto en el que los sonidos cambian de forma brusca a un tono apagado puede aceptarse como una aproximación de la presión diastólica, pero será un poco superior a la presión diastólica verdadera.

H. Complicaciones

1. La perfusión en la extremidad puede verse comprometida si el manguito no está desinflado por completo.
2. El inflado prolongado o repetido del manguito se ha asociado con isquemia, púrpura, neuropatía o estas dos últimas.
3. El inflado del manguito interferirá con la medición de la oximetría de pulso en la misma extremidad.
4. La infección nosocomial puede ser el resultado de utilizar el mismo manguito para más de un paciente.

MEDICIÓN OSCILOMÉTRICA DE LA PRESIÓN ARTERIAL (AUTOMÁTICA NO INVASIVA)

A. Antecedentes

La técnica de monitorización de la presión arterial no invasiva (PANI) u oscilométrica ofrece un método para medir todos los parámetros de la presión arterial (sistólica, diastólica, media, frecuencia cardiaca) (7-15). El principio subyacente de este método es que la pared arterial oscila cuando la sangre fluye de forma pulsátil a través de un vaso. Estas oscilaciones se transmiten a un manguito colocado alrededor de la extremidad. A medida que se reduce la presión dentro del manguito, el patrón de las oscilaciones cambia (fig. 10-2). Cuando la presión arterial está justo por encima de la presión del manguito, se produce un rápido aumento de la amplitud de las oscilaciones y esto se toma como presión sistólica. El punto en el que la amplitud de las oscilaciones es máxima coincide con la presión arterial media. La presión diastólica se registra cuando se produce una disminución repentina de las oscilaciones. Aunque muchos tipos de monitores utilizan la misma técnica básica, la integración del método oscilométrico dentro de un algoritmo de PANI puede diferir de manera sustancial entre los distintos fabricantes.

1. Esta técnica emplea un manguito de PA conectado a un monitor de PA computarizado.
2. Se utiliza un manguito neumático de la misma manera que con la técnica auscultatoria.
3. El monitor emplea una bomba de aire en miniatura controlada por ordenador y una válvula de purga para controlar el inflado y desinflado del manguito.

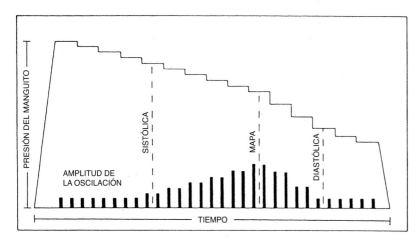

FIGURA 10-2 Secuencia de determinación para la medición oscilométrica.

4. Un transductor de presión conectado al tubo del manguito detecta la presión de inflado de este y las oscilaciones transmitidas a él por la arteria subyacente.

5. El sistema inflará el manguito hasta un nivel superior al punto en el que no se detecten pulsaciones.

6. Mientras el manguito se desinfla hasta el nivel de la presión sistólica, las oscilaciones de la pared arterial se transmiten a él. Un transductor mide la presión estática y las oscilaciones de presión recibidas y transmitidas por el manguito.

7. A la presión sistólica se le asigna el valor de la presión del manguito en el momento en que se detectó el inicio de las oscilaciones.

8. La presión arterial media es, en general, la presión más baja del manguito con la mayor amplitud de oscilación media. El valor diastólico viene determinado por la presión más baja del manguito cuando se produce una disminución repentina de las oscilaciones.

9. Los valores de la frecuencia cardiaca se calculan computando el valor medio del intervalo de tiempo entre las pulsaciones.

10. La mayor sensibilidad de detección permite utilizar esta técnica en partes de las extremidades en las que no son posibles los métodos auscultatorios (es decir, el antebrazo y la parte inferior de la pierna).

B. Indicaciones

1. Medición de la PA en lactantes estables o cuando la medición invasiva de la PA no es necesaria o no está disponible.

2. Cuando solo se requieren mediciones intermitentes de la presión arterial.

C. Contraindicaciones

1. Edema grave en la extremidad a medir; afectará al resultado

2. Disminución de la perfusión, isquemia, infiltrado o lesión en la extremidad

3. Catéter venoso/arterial periférico colocado en la extremidad

D. Limitaciones

1. Proporciona solo mediciones intermitentes de la PA.

2. La presión puede no ser detectable en estados de baja perfusión o de choque. No asumir que se trata simplemente de un problema de equipo; utilizar la correlación clínica.

3. La presión no es detectable o puede ser inexacta en los neonatos que están inquietos o tienen convulsiones.

4. Mediciones inexactas (tabla 10-1).

E. Equipo

1. La pantalla del monitor de PANI neonatal debe incluir los valores sistólicos, diastólicos, medios y de frecuencia cardiaca (fig. 10-3).

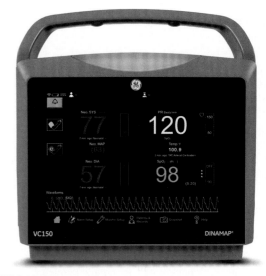

FIGURA 10-3 Monitor de PA oscilométrico. (© 2019 GE Healthcare. Todos los derechos reservados.)

2. Manguito neonatal (diseñado para su uso con el monitor específico): el manguito puede ser del tipo de tubo único o de tubo doble, siempre que se utilice el adaptador adecuado. Los tamaños de los manguitos neonatales van de 1 a (tabla 10-2).

F. Precauciones

1. Un tamaño incorrecto de manguito puede alterar de manera significativa el valor de la PA obtenido; por lo tanto, la selección cuidadosa del tamaño del manguito es muy importante.
   a. Un manguito demasiado grande producirá valores de PA más bajos; uno demasiado pequeño dará valores de PA más altos.
2. El paciente debe estar quieto durante las mediciones.
3. Para un control óptimo de las infecciones, los manguitos deben ser de uso exclusivo para un solo paciente.
4. La medición oscilométrica de la PA puede perder precisión en estados muy hipotensos; esto debe tenerse en cuenta en tales pacientes (16, 17).

G. Técnica

1. Familiarizarse con el monitor y el equipo a utilizar. Conocer los cambios normales de la PA con la edad de gestación y posnatal (18).
2. Medir la circunferencia de la extremidad en la que se va a aplicar el manguito. Seleccionar el manguito de tamaño adecuado para la extremidad (**fig. 10-1**).
3. Aplicar el brazalete cómodamente a la extremidad. El manguito puede aplicarse sobre una fina capa de ropa si es necesario; sin embargo, se recomienda llevar la extremidad desnuda.
4. Conectar las mangueras de aire del monitor al manguito. La extremidad de la que se va a medir la presión debe estar a nivel del corazón.
5. Encender el monitor y asegurarse de que pasa la autocomprobación de encendido antes de continuar.
6. Pulse el botón correspondiente para iniciar un ciclo de determinación de la presión arterial.
7. Si los valores obtenidos en el ciclo inicial son dudosos, repetir la medición. Varias lecturas con valores similares ofrecen la garantía óptima de precisión.
8. Si las lecturas siguen siendo dudosas después de repetir el ciclo, volver a colocar el manguito y repita la medición.
9. La inspección periódica del manguito y de la extremidad es fundamental para evitar problemas como el desprendimiento del manguito o el cambio de posición de la extremidad.
10. La mayoría de los sistemas de PANI puede ser programada por el usuario para medir la PA de manera automática a intervalos determinados por el usuario. El intervalo entre las mediciones debe ser tan largo como para garantizar una circulación adecuada y minimizar el traumatismo en la extremidad y la piel distal al manguito.
11. En los lactantes con sospecha de cardiopatía congénita, la PA debe medirse en las cuatro extremidades o, al menos, en el brazo derecho y en una pierna para la comparación pre y posductal.

H. Complicaciones

1. La perfusión en la extremidad puede verse comprometida si el manguito no está desinflado por completo.

2. La repetición de ciclos continuos puede causar isquemia, púrpura, neuropatía o las dos últimas en la extremidad.
3. El inflado del manguito interferirá con la medición de la oximetría de pulso y la infusión IV en la misma extremidad.
4. La infección nosocomial puede surgir al utilizar el mismo manguito para más de un paciente.

MONITORIZACIÓN CONTINUA DE LA PRESIÓN ARTERIAL (INVASIVA)

A. Propósito

La monitorización directa de la PA por vía intraarterial se considera el "patrón de oro" para medir la PA. Proporciona lecturas continuas de la presión arterial en tiempo real, lo que permite a los médicos observar y reaccionar ante los rápidos cambios de la PA en los neonatos en estado crítico. Las formas de onda de presión producidas pueden analizarse, lo que permite obtener más información sobre el estado cardiovascular del paciente. Tiene la ventaja añadida de permitir el acceso a la toma de muestras repetidas de sangre arterial en neonatos en estado crítico.

B. Antecedentes

1. La medición de la PA se obtiene del sistema vascular a través de un catéter que se ha introducido en una arteria, ya sea la umbilical en el neonato o una periférica (capítulos 31 y 33).
2. La forma de la onda de presión del pulso arterial es transmitida por una columna de líquido no comprimible sin burbujas a un transductor de presión donde se convierte en una señal eléctrica. A continuación, esta señal se procesa, se amplifica y se convierte en una representación visual mediante un microprocesador. La comprensión de los principios físicos que intervienen en estos procesos es importante para reducir los errores e interpretar con precisión la forma de onda mostrada.
3. Un transductor de PA es un dispositivo que convierte las fuerzas mecánicas (presión) en señales eléctricas. Hay dos tipos principales de transductores.
   a. **Transductor de presión de galgas extensiométricas:** compuesto por hilos o láminas metálicas que se estiran o se liberan por la presión aplicada sobre el diafragma.
      (1) La presión aplicada provoca un cambio proporcional y lineal en la resistencia eléctrica.
      (2) Los problemas asociados con las galgas extensiométricas son la deriva debida a los cambios de temperatura (desviación del valor real de la señal), la fragilidad y el costo.
   b. **Transductor de presión de estado sólido (semiconductor):** compuesto por un chip de silicio que experimenta cambios de resistencia eléctrica debido a la presión aplicada.
      (1) Menor costo, precisión y desechable.
      (2) Debido a la integración en miniatura en el chip de silicona, los circuitos necesarios para minimizar la deriva de temperatura están incorporados en el dispositivo.

4. Existen catéteres con punta de transductor en miniatura que no dependen de líneas llenas de líquido para la transmisión de la presión. Los catéteres con microtransductores tienen, en general, mejores características de fidelidad, pero su costo es mucho mayor que el de los sistemas convencionales llenos de líquido y, en la actualidad, no suelen estar disponibles para su uso en neonatos.

5. El valor de salida del transductor de PA médico estándar es de 5 μV/V/mm Hg. El monitor de presión procesa la señal eléctrica generada por el transductor y la convierte en unidades de PA en milímetros de mercurio o kilopascales, incluyendo la generación de valores sistólicos, diastólicos y medios. El monitor proporciona una pantalla numérica y gráfica de fácil manejo que permite la medición de la presión latido a latido y también el análisis de la forma de onda. El análisis puede ser clínico (p. ej., la morfología, la determinación de la posición de la muesca dicroica o "swing" que puede dar información sobre el estado de llenado y el gasto cardiaco) o computarizado.

C. Indicaciones

Para controlar de manera continua la presión intravascular:
1. En lactantes muy pequeños o inestables, en especial los que presentan hipotensión grave, con apoyo inotrópico.
2. Durante procedimientos importantes que puedan causar o exacerbar la inestabilidad cardiovascular.
3. Para monitorizar a los bebés con soporte ventilatorio o con oxigenación por membrana extracorpórea.
4. Permitir la toma de muestras de sangre arterial con frecuencia.

D. Contraindicaciones

Ninguna absoluta, excepto las específicas para la colocación del catéter.

E. Limitaciones

1. La forma de onda de la presión del pulso medida en la arteria periférica es más estrecha y alta que la de la aorta proximal. Por lo tanto, la PA sistólica en las arterias periféricas puede ser más alta que la de la aorta proximal. Esta amplificación es mayor en los pacientes con tono vascular aumentado o que reciben tratamiento inotrópico.
2. Los catéteres de diámetro muy pequeño pueden dar lugar a una lectura insuficiente de la PA sistólica.

F. Equipo

Hay cinco componentes del sistema de monitorización intraarterial de la PA (**figs. 10-4 y 10-5**). Los kits comerciales de monitorización de la presión tienen la mayoría de los componentes integrados.

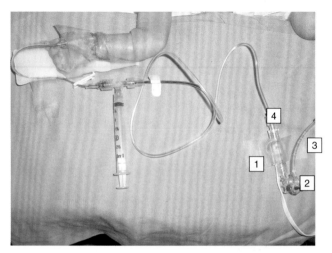

FIGURA 10-4 Configuración representativa del transductor de PA desechable. (*1*) Transductor de presión; (*2*) dispositivo integral de lavado continuo; (*3*) puerto de infusión (se conecta a la bomba de infusión); (*4*) tubo de alta presión.

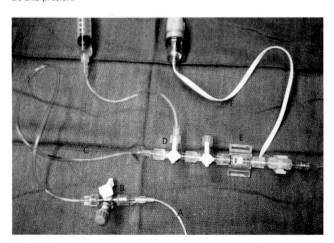

FIGURA 10.5 Configuración del transductor de presión arterial desechable con sistema de bucle cerrado para la toma de muestras. **A.** Catéter arterial umbilical. **B.** Llave de paso con válvula especial para extraer muestras de sangre. **C.** Tubo de alta presión. **D.** Llave de paso unida a una jeringa de lavado de suero salino heparinizado. **E.** Llave de paso para poner a cero el transductor. **F.** Transductor de presión. **G.** Cable del transductor. **H.** Tubo con infusión continua de suero salino heparinizado desde la bomba de infusión.

1. Catéter intra-arterial: puede ser un catéter arterial umbilical (capítulo 31) o un catéter arterial periférico (capítulo 33).
2. Tubo de monitorización de la presión: tubo lleno de líquido para acoplar la cánula arterial al transductor de presión. Este tubo debe ser corto (no debe exceder de 100 a 120 cm desde el transductor hasta la conexión con el paciente) y rígido (de baja conformidad para reducir la amortiguación de la onda de presión). Se incorpora una llave de tres vías en el tubo para permitir la puesta a cero del sistema y la toma de muestras de sangre.
3. Transductor de presión con cable al procesador de señales.
4. Monitor fisiológico neonatal (sistema de monitorización multiparamétrica).
   a. La configuración mínima debe tener la capacidad de mostrar las presiones sistólica, diastólica y media y la frecuencia cardiaca.

b. Debe disponer de ajustes de alarma alta y baja.

5. Dispositivo de infusión mecánica (bomba de infusión) con jeringa y tubo para suministrar suero salino heparinizado (por lo regular 1 U de heparina/mL de líquido a 1 mL/h; en los lactantes que pesan menos de 750 g, puede utilizarse una tasa de 0.8 mL/h a través del catéter arterial umbilical). No debe utilizarse una bolsa intravenosa presurizada.

6. Algunos kits de monitorización de la presión desechables ofrecen sistemas de bucle cerrado para la toma de muestras (**fig. 10-5**).

a. El sistema emplea un mecanismo para aspirar y mantener una cantidad fija de sangre en el tubo de presión en lugar de en una jeringa.

b. El extremo distal está equipado con una pequeña cámara con un tabique de goma que permite que un adaptador de jeringa corta autoguiado penetre y aspire la sangre para la muestra.

c. El volumen inicial retirado es suficiente para garantizar que la sangre extraída en la cámara de muestras sea mayor que el volumen del catéter/tubo distal y no se diluya con el líquido que se está infundiendo. La ausencia de llaves de paso en el extremo distal elimina un posible lugar de contaminación. Además, se conserva la sangre extraída y se reduce la cantidad de líquido utilizado para lavar la línea de muestra.

G. Técnica

Para la colocación del catéter, consultar la sección V de este libro: "Acceso vascular".

1. Familiarizarse con el monitor de cabecera y con el procedimiento de puesta a cero/calibración de la presión. Para mantener la precisión, el transductor de presión se expone a la presión atmosférica para calibrar la lectura a cero. Esto se hace de varias maneras, dependiendo del transductor en particular.

2. Si se utilizan componentes discretos, montar el circuito de control de la presión, manteniendo la integridad estéril.

a. Una configuración básica del circuito consistirá en una cúpula del transductor, un dispositivo de lavado, una llave de paso, un tubo de presión y un juego de extensión arterial opcional (una longitud corta de tubo de presión, < 12 pulgadas de longitud, insertado entre el catéter y el tubo de presión).

b. Asegurarse de que todas las conexiones Luer-Lock estén apretadas y no tengan ningún defecto.

c. Si es posible, evitar el uso de componentes de tubos intravenosos en el circuito de monitorización de la presión.

3. Configurar la bomba de infusión que se utilizará para la infusión continua a través del dispositivo de lavado. Los dispositivos de lavado continuo limitan los caudales a 3 o 30 mL/h, según el modelo (19-22). En el caso de las líneas arteriales neonatales, la bomba de infusión que suministra el dispositivo de lavado debe ajustarse a 0.5 a 3 mL/h y nunca debe superar el caudal nominal del dispositivo de lavado. Cuando el flujo de la bomba supera la capacidad del dispositivo de lavado, se produce una alarma de oclusión en la mayoría de las bombas intravenosas. Se recomienda un flujo de la bomba de 1 mL/h para la mayoría de las líneas arteriales.

4. Para el impulso del circuito use la solución que se utilizará para la infusión continua. Preparar el circuito despacio para evitar que queden burbujas de aire en la entrada del dispositivo de lavado. Asegurarse de que todo el circuito y todos los puertos estén llenos de líquido y sin burbujas.

5. Si se utilizan transductores desechables, conectar el cable de interfaz reutilizable al transductor y al monitor. Encender el monitor.

6. Fijar el transductor en el nivel de referencia del paciente, definido como la línea axilar media (nivel del corazón). Si se utilizan soportes para transductores, nivelar la marca de referencia del soporte en el nivel de referencia del paciente.

7. Conectar el extremo distal del circuito al catéter del paciente, asegurándose de que el cubo del catéter esté lleno de líquido y sin burbujas.

8. Poner en marcha la bomba de infusión. El caudal de la bomba no puede superar el del dispositivo de lavado.

9. Abrir la llave de paso conectada al transductor al aire (cerrado al paciente, abierto a la atmósfera).

10. Poner a cero/calibrar el monitor según las instrucciones del fabricante.

11. Cerrar la llave de paso conectada al transductor (abierta al paciente).

12. Ajustar la escala de la onda de presión del monitor a una que acomode toda la onda de presión.

13. Observar la forma de onda obtenida. Si la onda parece estar amortiguada (aplanada, poco definida, con un tiempo de subida lento), compruebe si hay burbujas de aire en el circuito empezando por el extremo distal (**fig. 10-6**). Si no se detectan burbujas de aire, entonces purgar con suavidad el catéter.

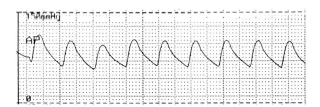

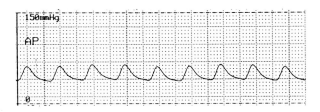

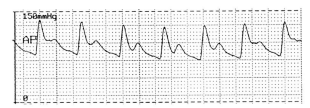

FIGURA 10-6 Formas de onda de la presión arterial: forma de onda arterial normal (**arriba**); forma de onda arterial amortiguada (**centro**); forma de onda arterial con pico causado por el latigazo del catéter o un tubo inadecuado (**abajo**). (La figura muestra solo el aspecto de la forma de onda y no los valores reales de presión.)

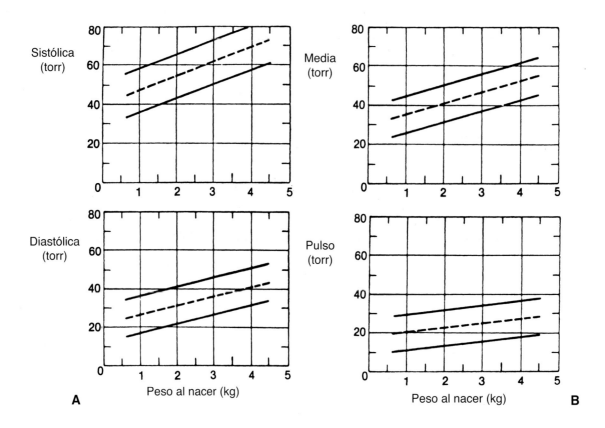

FIGURA 10-7 Presiones obtenidas por medición directa a través del catéter de la arteria umbilical en recién nacidos sanos durante las primeras 12 h de vida. Las *líneas discontinuas* representan regresiones lineales; las *líneas sólidas* representan los límites de confianza de 95%. A: Presión sistólica (**arriba**) y presión diastólica (**abajo**). B: Presión aórtica media (arriba) y presión del pulso (amplitud de la presión sistólica-diastólica) (**abajo**). (Reproducido con permiso de Versmold HT, Kitterman JA, Phibbs RH, et al. Aortic blood pressure during the first 12 hours of life in infants with birth weight 610 to 4,220 grams. *Pediatrics.* 1981;67(5):607-613. Copyright © 1981 por la AAP.)

14. Una vez que se obtenga una lectura de presión estable, determinar los límites de alarma. El valor de la presión arterial media se utiliza de forma óptima para establecer los límites de alarma (**fig. 10-7**).
15. Poner a cero el transductor cada 8 horas.
16. Cuando se extraen muestras de sangre de la vía, el lavado debe hacerse con suavidad con una jeringa, utilizando una cantidad mínima de solución salina heparinizada.

H. Complicaciones (tabla 10-3)

1. Transductor defectuoso.
2. Conexiones Luer-Lock agrietadas, que provocan fugas, lecturas de baja presión o retroceso de la sangre en la línea.
3. Burbujas de aire en la línea.
4. El mal funcionamiento de la bomba de infusión no proporciona una descarga continua, lo que hace que la línea se coagule.
5. Cable de interfaz del transductor reutilizable defectuoso (sistema de transductor desechable).

6. Lecturas erróneas causadas por el hecho de que el transductor no está ajustado de forma correcta al nivel de referencia del paciente. Las lecturas más bajas se producen cuando el transductor está alto; las más altas se producen cuando el transductor está más bajo que el nivel de referencia del paciente.
7. Problemas asociados con los catéteres
8. La punta del catéter se aloja contra la pared del vaso (hará que la onda de presión se aplane y la presión aumente lentamente como resultado de la infusión continua)
9. Transductor no puesto a cero a la atmósfera (presión estática atrapada por la válvula de la llave de paso y una jeringa atascada en el puerto que debería estar abierto al aire). Esto provocará lecturas de presión más bajas o negativas.
10. Pérdida de sangre si se deja la llave de paso abierta y no se tapa el tercer puerto.
11. Sobrecarga de líquidos si se utiliza una bolsa intravenosa presurizada en lugar de una bomba de infusión y se usa el modo de lavado rápido para limpiar la línea (20).

TABLA 10-3 Resolución de problemas en la monitorización de la presión intravascular

PROBLEMA	CAUSA	PREVENCIÓN	TRATAMIENTO
Trazado de la presión amortiguada	Punta del catéter contra la pared del vaso	Por lo general es inevitable	Reposicionar el catéter mientras se observa la forma de la onda
	Oclusión parcial de la punta del catéter por un coágulo	Utilizar una infusión continua de solución salina normal o ½ de solución salina normal con 1 unidad de heparina/mL de líquido	Retirar la vía si es posible; si no es posible, aspirar el coágulo con una jeringa y lavar con solución salina heparinizada
	Coágulos en la llave de paso o en el transductor, o sangre en el sistema	Lavar el catéter con cuidado después de la extracción de sangre y restablecer la infusión continua; volver a lavar las llaves de paso para eliminar la sangre	Cambiar los componentes
Lecturas anormalmente altas o bajas	Cambio en el nivel del transductor. Un cambio de 10 cm de altura alterará la lectura de la presión en 7.5 mm Hg. Nota: si la cánula se introduce en la arteria radial, la elevación de la mano no afectará a la medición, siempre que el transductor se mantenga a nivel del corazón[a]	Mantener el transductor al mismo nivel que el corazón del paciente	Volver a comprobar las posiciones del paciente y del transductor
	Fugas en el sistema de transductores	Montar el transductor con cuidado, asegurándose de que la cúpula esté bien fijada; utilizar racores Luer-Lock y llaves de paso desechables	Comprobar todos los accesorios, la cúpula del transductor y las conexiones de la llave de paso
	Compresión vascular externa	Asegurar con firmeza el catéter sin poner cinta adhesiva circunferencialmente en la extremidad	Aflojar la cinta, asegurando el catéter en su lugar
	Transductor tensado	Atención a las llaves de paso al aspirar al módulo	Sustituir el transductor
	Presión intratorácica elevada secundaria a la ventilación mecánica; reduce el retorno venoso y el gasto cardiaco	Ser consciente del problema	Utilizar la cantidad mínima de presión media de la vía aérea necesaria para lograr una ventilación óptima
Presión amortiguada sin mejora tras el lavado	Burbujas de aire en el tubo conector del transductor	Lavar el transductor y el tubo con cuidado al instalar el sistema y conectarlo al catéter; manejar el sistema con cuidado	Comprobar el sistema, lavar rápidamente, conectar la jeringa al transductor y aspirar la burbuja
No hay lectura de presión disponible	El transductor no está abierto al catéter o la configuración de los amplificadores del monitor es incorrecta: sigue en cero, o apagado	Seguir los pasos rutinarios y sistemáticos para establecer el sistema y las mediciones de presión	Comprobar la configuración del sistema, del monitor y del amplificador

[a]Datos de Ward M, Langton JA. Blood pressure measurement. *Cont Edu Anaesth Crit Care Pain*. 2007;7(4):122-126.

Referencias

1. Nuntnarumit P, Yang W, Bada-Ellzey HS. Blood pressure measurements in the newborn. *Clin Perinatol.* 1999;26(4):981–986.

2. Seri I, Evans J. Controversies in the diagnosis and management of hypotension in the newborn infant. *Curr Opin Pediatr.* 2001;13:116–123.

3. Short BL, Van Meurs K, Evans JR; Cardiology Group. Summary proceedings from the cardiology group on cardiovascular instability in preterm infants. *Pediatrics.* 2006;117(3 Pt 2):S34–S39.

4. de Boode WP. Clinical monitoring of systemic hemodynamics in critically ill newborns. *Early Hum Dev.* 2010;86(3):137–141.

5. Ogedegbe G, Pickering T. Principles and techniques of blood pressure measurement. *Cardiol Clin.* 2010;28(4):571–586.

6. Stebor AD. Basic principles of noninvasive blood pressure measurement in infants. *Adv Neonatal Care.* 2005;5(5):252–261.

7. Pickering TG, Hall JE, Appel LJ, et al. Recommendations for blood pressure measurement in humans and experimental animals: Part 1: blood pressure measurement in humans: a statement for professionals from the Subcommittee of Professional and Public Education of the American Heart Association Council on High Blood Pressure Research. *Hypertension.* 2005;45(1):142–161.

8. O'Shea J, Dempsey EM. A comparison of blood pressure measurements in newborns. *Am J Perinatol.* 2009;26(2):113–116.

9. Dasnadi S, Aliaga S, Laughon M, et al. Factors influencing the accuracy of noninvasive blood pressure measurements in NICU infants. *Am J Perinatol.* 2015;32(7):639–644.

10. Lalan S, Blowey D. Comparison between oscillometric and intra-arterial blood pressure measurements in ill preterm and full-term neonates. *J Am Soc Hypertens.* 2014;8(1):36–44.

11. Alpert BS, Quinn D, Gallick D. Oscillometric blood pressure: a review for clinicians. *J Am Soc Hypertens.* 2014;8(12):930–938.

12. Troy R, Doron M, Laughon M, et al. Comparison of noninvasive and central arterial blood pressure measurements in ELBW infants. *J Perinatol.* 2009;29(11):744–749.

13. Takci S, Yigit S, Korkmaz A, et al. Comparison between oscillometric and invasive blood pressure measurements in critically ill premature infants. *Acta Paediatr.* 2012;101(2):132–135.

14. Dannevig I, Dale HC, Liestol K, et al. Blood pressure in the neonate: three non-invasive oscillometric pressure monitors compared with invasively measured blood pressure. *Acta Paediatrica.* 2005;94(2):191–196.

15. Meyer S, Sander J, Gräber S, et al. Agreement of invasive versus non-invasive blood pressure in preterm neonates is not dependent on birth weight or gestational age. *J Paediatr Child Health.* 2010;46(5):249–254.

16. Engle WD. Blood pressure in the very low birth weight neonate. *Early Hum Dev.* 2001;62(2):97–130.

17. Weindling AM, Bentham J. Blood pressure in the neonate. *Acta Paediatr.* 2005;94(2):138–140.

18. Vesoulis ZA, El Ters NM, Wallendorf M, et al. Empirical estimation of the normative blood pressure in infants <28 weeks gestation using a massive data approach. *J Perinatol.* 2016;36(4):291–295.

19. Morray J, Todd S. A hazard of continuous flush systems for vascular pressure monitoring in infants. *Anesthesiology.* 1983;58:187–189.

20. Barbeito A, Mark JB. Arterial and central venous pressure monitoring. *Anesthesiol Clin.* 2006;24(4):717–735.

21. Pinsky MR. Functional hemodynamic monitoring. *Crit Care Clin.* 2015;31(1):89–111.

22. Romagnoli S, Romano SM, Bevilacqua S, et al. Dynamic response of liquid-filled catheter systems for measurement of blood pressure: precision of measurements and reliability of the Pressure Recording Analytical Method with different disposable systems. *J Crit Care.* 2011;26(4):415–422.

Monitorización continua de gases en sangre

M. Kabir Abubakar

La monitorización adecuada de la oxigenación y del estado áci-do-base es un componente necesario e importante en el manejo de los neonatos críticamente enfermos en la unidad de cuidados intensivos. Esto proporciona información fundamental para el diagnóstico de los trastornos respiratorios y metabólicos y para evaluar el efecto de las intervenciones terapéuticas. El análisis de gases en sangre arterial se ha usado como patrón de oro porque proporciona datos sobre el contenido de iones de hidrógeno en la sangre (pH), la tensión arterial de oxígeno (PaO_2), la presión parcial de dióxido de carbono ($PaCO_2$), un cálculo del ion bicarbonato (HCO_3) y el déficit de bases. Sin embargo, el muestreo de gases en sangre arterial requiere procedimientos invasivos y solo proporciona datos intermitentes. En la actualidad, existen métodos no invasivos, como la pulsioximetría, la monitoriza-ción transcutánea de la PO_2 y el CO_2, e interesantes desarro-llos en el análisis continuo de gases sanguíneos intraarteriales (en pacientes que ya tienen un catéter arterial permanente) que complementan el análisis tradicional de gases sanguíneos intermitentes. Estos proporcionan datos dinámicos continuos en tiempo real sobre el estado respiratorio del paciente, por lo que pueden utilizarse para dar una alerta temprana y evaluar de forma inmediata la eficacia de las intervenciones clínicas en la UCIN.

OXIMETRÍA DE PULSO

La pulsioximetría sigue siendo el método más común de moni-torización continua de oxígeno en la atención clínica. Es un método no invasivo, fácil de usar, disponible con facilidad y capaz de proporcionar una monitorización continua de las satu-raciones arteriales de oxígeno y de la frecuencia del pulso.

A. Definiciones

1. La saturación arterial de oxihemoglobina medida por el análisis de gases en sangre arterial se denomina SaO_2.
2. La saturación arterial de oxihemoglobina medida de forma no invasiva mediante pulsioximetría transcutánea se denomina SpO_2.

B. Antecedentes

1. Principios del transporte de oxígeno:
   a. Alrededor de 98% del oxígeno de la sangre está unido a la hemoglobina.

   La cantidad de oxígeno en la sangre está directa-mente relacionada con la cantidad de hemoglobina en la sangre, la cantidad de oxígeno unido a la hemoglobina y la presión parcial de oxígeno disuelto no unido en la sangre (PaO_2) (1). En la **figura 11-1** se muestra la rela-ción entre la PO_2 arterial y el porcentaje de saturación medido mediante pulsioximetría en los recién nacidos.

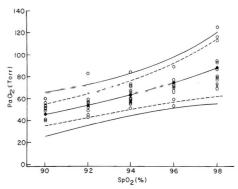

FIGURA 11-1 Valores individuales de PaO_2 para cada lactante (*círculos vacíos*) en cada SpO_2 estudiada, más la media (*círculos sólidos*) y los límites de predicción de 95% (*líneas sólidas*) en cada SpO_2: las *líneas discontinuas* representan los límites estimados de 2 DE para la PaO_2 en los valores de SpO_2 estudiados, basados en la forma de la curva de disociación de la oxi-hemoglobina y en los datos de PaO_2 frente a SpO_2 de lactantes prematuros normales. (Reimpreso de Brockway J, Hay WW Jr. Prediction of arterial partial pressure of oxygen with pulse oxygen saturation measurements. *J Pediatr.* 1998;133(1):63-66. © 1998 Elsevier. Con permiso.)

   b. La relación entre la PaO_2 en sangre y la cantidad de oxígeno unido a la hemoglobina se presenta gráfica-mente como una curva de afinidad oxígeno-hemoglo-bina (fig. 11-2). El porcentaje de saturación de oxígeno se calcula mediante la fórmula:

$$\frac{\text{Oxihemoglobina}}{\text{Oxihemoglobina} + \text{Desoxihemoglobina}} \times 100$$

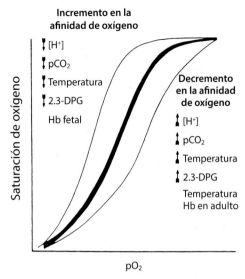

Incremento en la afinidad de oxígeno

⬇ [H⁺]
⬇ pCO₂
⬇ Temperatura
⬇ 2.3-DPG
Hb fetal

Decremento en la afinidad de oxígeno

⬆ [H⁺]
⬆ pCO₂
⬆ Temperatura
⬆ 2.3-DPG
Temperatura
Hb en adulto

Saturación de oxígeno

pO₂

FIGURA 11-2 Factores que afectan a la afinidad hemoglobina-oxígeno. 2,3-DPG, 2,3-difosfoglicerato. (Reimpreso con permiso de Nature: Hay WW Jr. Physiology of oxygenation and its relation to pulse oximetry in neonates. *J Perinatol.* 1987;7(4):309-319. Copyright © 1987 Springer Nature.)

2. Principios de la oximetría de pulso
  a. Se basa en los principios de la oximetría espectrofotométrica y la pletismografía (2).
  b. La saturación arterial y la frecuencia del pulso se determinan midiendo la absorción de determinadas longitudes de onda de la luz.
      La hemoglobina oxigenada (oxihemoglobina) y la hemoglobina reducida (desoxihemoglobina) absorben la luz como funciones conocidas de las longitudes de onda. Al medir los niveles de absorción a diferentes longitudes de onda de la luz se calculan los porcentajes relativos de estos dos constituyentes y la SpO₂.
  c. Se emplea un sensor compuesto por dos diodos emisores de luz (LED, por sus siglas en inglés) como fuentes de luz y un fotodetector como receptor de luz. El fotodetector es un dispositivo electrónico que produce una corriente proporcional a la intensidad de la luz incidente (2, 3).
      Existen dos métodos para enviar la luz a través del lugar de medición: transmisión y reflectancia. En el método de transmisión, el emisor y el fotodetector están enfrentados y el lugar de medición se encuentra en medio. En el método de reflectancia, el emisor y el fotodetector están uno al lado del otro en el lugar de medición. La luz rebota del emisor al detector a través del lugar de medición. El método de transmisión es el más usado y se trata aquí.
      (1) Un LED emite luz roja con una longitud de onda aproximada de 660 nm.
          La luz roja es absorbida de forma selectiva por la desoxihemoglobina.

(2) El otro LED emite luz infrarroja con una longitud de onda aproximada de 925 nm.
    La luz infrarroja es absorbida de forma selectiva por la oxihemoglobina.
  d. Se utiliza la diferente absorción de las longitudes de onda cuando se transmiten a través del tejido, la sangre pulsátil y la no pulsátil (**fig. 11-3**).

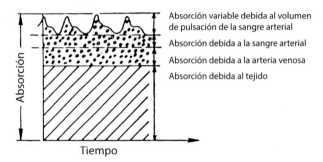

Absorción

Absorción variable debida al volumen de pulsación de la sangre arterial
Absorción debida a la sangre arterial
Absorción debida a la arteria venosa
Absorción debida al tejido

Tiempo

FIGURA 11-3 Compuesto tisular que muestra los componentes dinámicos y estáticos que afectan la absorción de la luz. (Reimpreso con permiso de Springer: Wukitch MW, Petterson MT, Tobler DR, et al. Pulse oximetry: Analysis of theory, technology and practice. *J Clin Monit.* 1988;4(4):290-301. Copyright © 1988 Little, Brown and Company.)

(1) El fotodetector mide el nivel de luz que pasa sin ser absorbida.
(2) Durante la ausencia de pulso (diástole), el detector establece niveles de referencia para la absorción de la longitud de onda del tejido y de la sangre no pulsátil.
(3) Con cada latido del corazón, un pulso de sangre oxigenada fluye hacia el sitio del sensor.
(4) La absorción durante la sístole, tanto de la luz roja como de la infrarroja, se mide para determinar el porcentaje de oxihemoglobina.
(5) Dado que las mediciones del cambio de absorción se realizan durante el pulso (sístole), estos pulsos se cuentan y se muestran como frecuencia del pulso. Además, el pulsioxímetro también muestra una forma de onda pletismográfica que puede ayudar a los clínicos a distinguir una señal artefactual de la señal verdadera.

C. Indicaciones

1. Monitorización no invasiva, continua o intermitente de la saturación arterial de oxígeno y de la frecuencia cardiaca
2. Para monitorizar la oxigenación en bebés que sufren condiciones asociadas con:
  a. Hipoxia
  b. Apnea/hipoventilación
  c. Enfermedad cardiorrespiratoria
  d. Displasia broncopulmonar

3. Para controlar la respuesta a la terapia
   a. Reanimación

   La pulsioximetría es un complemento necesario para la monitorización en la sala de partos. Con el uso de la oximetría de pulso, los valores de SpO$_2$ pueden obtenerse un minuto después del nacimiento (**fig. 11-4**) (4-8)

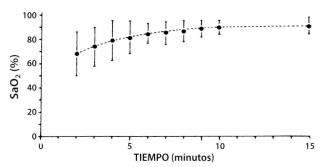

FIGURA 11-4 Valores medios de saturación arterial de oxígeno (SaO$_2$) medidos por pulsioximetría desde el momento del pinzamiento del cordón. Los valores son medias ± DE. (Reimpreso con permiso de Springer: House JT, Schultetus RR, Gravenstein N. Continuous neonatal evaluation in the delivery room by pulse oximetry. *J Clin Monit*. 1987;3(2):96-100. Copyright © 1987 Little, Brown and Company, Inc.)

   b. Control de la eficacia de la ventilación con presión positiva o durante la colocación de un tubo endotraqueal
4. Para controlar los efectos secundarios de otra terapia
   a. Succión del tubo endotraqueal
   b. Posicionamiento para laringoscopia, punción lumbar y otros procedimientos
5. Para bebés de peso extremadamente bajo < 1 000 g (9-11)

   Debido a su carácter no invasivo, es óptimo utilizar la pulsioximetría para la monitorización del oxígeno en el lactante de muy bajo peso. La oximetría de pulso puede utilizarse de manera fiable en lactantes de muy bajo peso con enfermedades pulmonares agudas y crónicas (9-11).
6. La oximetría de pulso también ofrece una ventaja para el control preciso de la fracción de oxígeno inspirado (F$_I$O$_2$) durante la anestesia neonatal debido al corto tiempo de respuesta a los cambios en la SpO$_2$ (10).
7. Herramienta de cribado de las cardiopatías congénitas críticas y de las pruebas de las sillas de auto en el recién nacido

D. Limitaciones

1. La precisión disminuye cuando la saturación arterial es < 65%.

   La oximetría de pulso sobreestimará la SpO$_2$ a este nivel; por lo tanto, la confirmación de los gases sanguíneos es imperativa (9-11).
2. No es un indicador sensible de hiperoxemia (10).

   La precisión del pulsioxímetro no permite una estimación precisa de la PaO$_2$ a saturaciones > 90%. Pequeños cambios en la saturación de O$_2$ (1 a 2%) pueden asociarse a grandes cambios en la PaO$_2$ (6 a 12 mm Hg) (10).
3. Dado que los pulsioxímetros se basan en las fluctuaciones pulsátiles de la intensidad de la luz transmitida para estimar la SpO$_2$, todos ellos se ven afectados de forma negativa por el movimiento (9-11).

   En algunos casos, el pulsioxímetro puede calcular un valor de SpO$_2$ para las señales causadas por el movimiento, o rechazar la señal y no actualizar la pantalla. Por lo regular, la salida de la frecuencia de pulso del oxímetro reflejará la detección de pulsaciones no arteriales, indicando una saturación "0" o una "señal de baja calidad" (3). Los avances en la tecnología de microprocesadores han permitido mejorar el procesamiento de la señal, lo que hace posible minimizar el artefacto de movimiento y monitorizar la saturación con mayor precisión durante los estados de movimiento o de baja perfusión (10)
4. Los niveles significativos de carboxihemoglobina o metahemoglobina pueden dar lugar a lecturas erróneas (la carboxihemoglobina absorbe la luz a la longitud de onda de 660 nm). Sin embargo, los niveles de carboxihemoglobina < 3% no afectarán a la precisión del instrumento.
5. La SpO$_2$ puede estar sobreestimada en los bebés con pigmentación oscura, aunque esto no siempre es consistente (10-13).
6. Pueden producirse lecturas erróneas en presencia de una hemoglobina fetal elevada (14).

   Se observa un efecto menor en la precisión cuando los niveles de hemoglobina fetal son < 50% (14). Con un predominio de la hemoglobina fetal, una SpO$_2$ de > 92% puede asociarse con hiperoxemia (14). Sin embargo, mientras que las saturaciones pueden parecer adecuadas, la PaO$_2$ puede ser lo suficientemente baja como para producir un aumento de la resistencia vascular pulmonar (desplazamiento de la curva SpO$_2$/PaO$_2$ hacia la izquierda).

   Lactantes con enfermedad pulmonar crónica y dependencia prolongada del oxígeno son mayores y tienen menos hemoglobina fetal; por lo tanto, las lecturas de SpO$_2$ obtenidas de estos pacientes pueden ser más precisas que las obtenidas de neonatos con trastornos respiratorios agudos a una edad más temprana (14). La misma situación se da en los lactantes que han sido sometidos a exanguinotransfusión debido a la disminución de los niveles de hemoglobina fetal.
7. Las fuentes de luz que pueden afectar el rendimiento son las luces quirúrgicas, las de xenón, las lámparas de bilirrubina, las luces fluorescentes, las lámparas de calefacción por infrarrojos y la luz solar directa.

   Aunque la ictericia no explica la variabilidad de la precisión del pulsioxímetro (15), la fototerapia puede interferir en la precisión de la monitorización. Por lo tanto, deben tomarse las precauciones adecuadas, como cubrir la sonda con un material relativamente opaco (1).
8. No correlacionar los valores de SpO$_2$ con los hemoxímetros de laboratorio (15).

   La mayoría de los oxímetros de laboratorio mide la saturación fraccional de oxígeno (toda la hemoglobina, incluida la disfuncional) en contraposición a la saturación funcional de oxígeno (oxihemoglobina y desoxihemoglobina, excluyendo toda la hemoglobina disfuncional).

El uso de los valores normales de los adultos para la hemoglobina, el 2,3-difosfoglicerato y, en algunos casos, la $PaCO_2$ puede conducir a errores en el algoritmo utilizado para calcular la SaO_2 con algunos instrumentos de análisis de gases en sangre (15).

9. Aunque los pulsioxímetros pueden detectar la hiperoxemia, es importante que se establezcan límites de alarma específicos del tipo para evitar la hipo o la hiperoxemia (2, 16).

10. Los pulsioxímetros se basan en la detección del flujo pulsátil en los tejidos corporales; por lo tanto, una reducción del flujo sanguíneo pulsátil periférico producida por la vasoconstricción periférica da lugar a una señal inadecuada para el análisis (2). Algunos oxímetros pueden proporcionar un índice de pulsatilidad para indicar el grado de perfusión tisular en la extremidad.

11. Los pulsioxímetros promedian sus lecturas durante varios segundos, de acuerdo con el tipo de oxímetro y los ajustes del algoritmo interno. Los oxímetros con un tiempo de promedio largo pueden no ser capaces de detectar cambios agudos y transitorios en la SpO_2 (3).

12. La congestión venosa puede producir pulsaciones venosas, que pueden ocasionar lecturas bajas.

13. El pulsioxímetro solo proporciona información sobre la oxigenación. No da ninguna indicación sobre la eliminación de dióxido de carbono del paciente.

En resumen, es óptimo hacer alguna correlación entre la SpO_2 y la PaO_2 a lo largo de un rango razonable de SpO_2 (más bajo, 85 a 88%; más alto, 95 a 97%) antes de confiar por completo en la SpO_2 para el manejo del oxígeno o del respirador (14, 16).

E. Equipo

1. Sensor y monitor específicos del fabricante con
   a. Visualización de la SpO_2 y la frecuencia del pulso y un indicador de pulso
   b. Límites de alarma ajustables para la SpO_2 y la frecuencia del pulso
   c. Funcionamiento con pilas
2. Sensor neonatal, desechable o reutilizable
   a. Los sensores desechables se han convertido en el estándar para el control de infecciones y de calidad
   b. Los sensores neonatales desechables están disponibles en diferentes tamaños, en función del lugar en el que se vayan a utilizar

F. Precauciones

1. Utilizar solo con pulso detectable
   La derivación cardiopulmonar con flujo no pulsante, el manguito de presión arterial inflado cerca del sensor, el edema periférico tenso, la hipotermia, el estado de baja perfusión secundario a choque o a la hipovolemia grave y la vasoconstricción periférica significativa pueden interferir con la obtención de lecturas precisas (9).

2. Evaluar el lugar del sensor cada 3 o 4 h para asegurarse de que el vendaje adherente no está constriñendo el lugar y que la piel está intacta.

3. Siempre que sea posible, se debe evitar que el sensor de SpO_2 esté en la misma extremidad que el manguito de presión arterial.

   Cuando el brazalete está inflado, el sensor de SpO_2 no detectará el pulso, no actualizará los valores de SpO_2 y emitirá una alarma.

4. Sensor mal posicionado: cuando una sonda no está colocada de forma simétrica, puede permitir que parte de la luz de los emisores LED llegue al fotodetector del sensor sin atravesar el tejido en el lugar de monitorización y, por lo tanto, producirá lecturas falsamente bajas. Esto se denomina efecto de penumbra.

5. Para evitar la posible transferencia de la infección, la mayoría de las sondas de oximetría de pulso es de uso exclusivo para un paciente, aunque hay sondas diseñadas para ser limpiadas y reutilizadas, siguiendo las instrucciones del fabricante para la sonda concreta que se utilice.

G. Técnica

1. Familiarizarse con el sistema antes de proceder.
2. Seleccionar un sensor adecuado y aplicarlo al paciente.
   a. Dedo de la mano, dedo del pie, parte lateral del pie, a través de la palma de la mano o de la muñeca. (La colocación del sensor en una posición que coincida con la de la línea arterial, si está presente, puede evitar las discrepancias causadas por las derivaciones intracardiacas o ductales al intentar correlacionar la SpO_2 con la PaO_2 arterial, es decir, hacer coincidir una línea arterial posductal con una posición de pulsioximetría posductal).
   b. Para los neonatos de 500 g a 3 kg, la cara anterolateral de un pie (**fig. 11-5**) (1).

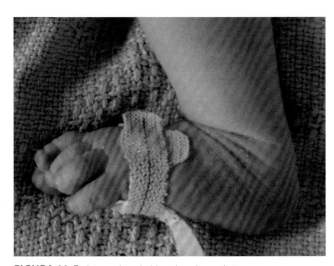

FIGURA 11-5 Sensor desechable colocado en el pie.

c. Para los bebés que pesan > 3 kg, utilizar la palma de la mano, la muñeca, el pulgar, el dedo gordo del pie o el dedo índice (1).

d. Alinear los LED (fuente de luz) y el detector de manera que estén directamente opuestos.

e. Los sensores reutilizables deben aplicarse con una envoltura elástica no adhesiva.

f. Apretar la sonda cómodamente a la piel, pero no de forma que impida la circulación. A continuación, dejar la sonda en su sitio durante varios segundos hasta que el movimiento de las extremidades se detenga y la señal se estabilice.

g. Fijar el sensor al lugar para evitar tirones o movimientos del sensor independientes de la parte del cuerpo.

h. Cubrir el sensor para reducir el efecto de los niveles de luz intensa, la luz solar directa o la fototerapia.

3. Conectar el sensor al cable de interconexión del sistema y encender el monitor. (Si se coloca el sensor al bebé antes de conectar el cable al monitor que ya está encendido, se acortará el tiempo de adquisición de datos y visualización de la información de SpO_2) (6).

4. Los pulsioxímetros modernos disponen de una autocalibración interna del sistema durante la puesta en marcha, por lo que no es necesaria ninguna otra calibración.

5. Tras un breve intervalo, si todas las conexiones son correctas, el monitor mostrará el pulso detectado por el sensor. Si el nivel de pulso es adecuado, mostrará la SpO_2 y la frecuencia del pulso. Si el indicador de pulso no está sincronizado con la frecuencia de pulso del paciente, reposicionar la sonda. Después de esto, si el detector de pulso sigue sin indicar de modo correcto, cambiar el sitio del sensor y asegurarse de que haya una perfusión adecuada en el sitio.

6. Una vez que se ha conseguido un funcionamiento fiable, ajustar los límites de alarmas alta y baja para SpO_2.

a. Aunque los pulsioxímetros pueden detectar la hiperoxemia, es importante que se establezcan límites de alarma específicos para cada tipo y se acepte una especificidad baja (16, 17). Los límites de alarma se determinan en función de la edad de gestación, la presencia de enfermedad pulmonar aguda o crónica, la enfermedad cardiaca y el riesgo de retinopatía del prematuro (18).

b. El límite de alarma óptimo, definido como una sensibilidad de 95% o más, asociado con una especificidad máxima, variará en función del monitor concreto que se utilice.

   Se debe tener en cuenta que la SpO_2 es un indicador más sensible de la hipoxemia y de la disminución de la oxigenación tisular que la PaO_2. Los límites inferiores de alarma deben ser individualizados para alertar al usuario cuando no se cumplan los requisitos de oxigenación del paciente en cuestión.

H. Complicaciones

1. Gestión basada en lecturas erróneas causadas por un sensor mal colocado o por condiciones que afectan al rendimiento del instrumento.

2. Isquemia de las extremidades si el sensor se aplica con demasiada fuerza, en particular en un bebé extremadamente prematuro o en una extremidad edematosa.

MONITORIZACIÓN DE LOS GASES SANGUÍNEOS TRANSCUTÁNEOS

Las mediciones transcutáneas de oxígeno y dióxido de carbono son útiles en la unidad de cuidados intensivos neonatales porque proporcionan una estimación continua y relativamente no invasiva de estos parámetros para complementar las mediciones de gases en sangre arterial.

A. Definiciones

1. La medición transcutánea de oxígeno se denomina $P_{tc}O_2$.

2. La medición transcutánea del dióxido de carbono se denomina $P_{tc}CO_2$.

B. Propósito

1. Monitorización no invasiva de gases en sangre de la PO_2 y la PCO_2

2. Tendencia de PO_2 y PCO_2 a lo largo del tiempo

C. Antecedentes

1. La monitorización transcutánea mide la PO_2 y la PCO_2 de la superficie de la piel para proporcionar estimaciones de la presión parcial arterial de oxígeno y dióxido de carbono. Los dispositivos aumentan la perfusión tisular calentando la piel y midiendo luego electroquímicamente la presión parcial de oxígeno y dióxido de carbono.

2. Se realiza mediante dos electrodos contenidos en un bloque calentado que mantiene los electrodos y la piel directamente debajo de ellos a una temperatura constante (fig. 11-6) (19).

a. Los niveles de oxígeno capilar arterializado se miden con mayor precisión calentando la piel para establecer una hiperemia directamente debajo del sensor.

b. Los electrodos se cubren con una solución electrolítica y se sellan con una membrana de plástico semipermeable.

3. Se utiliza un electrodo Clark modificado para medir el oxígeno.

a. Produce una corriente eléctrica proporcional a PO_2.

b. La corriente medida se convierte en PO_2 y luego se corrige en función de la temperatura.

4. Para medir el CO_2 se utiliza un electrodo de tipo Severinghaus.

a. Electrodo de vidrio sensible al pH.

b. El CO_2 se difunde desde la superficie de la piel a través de la membrana; cambia el pH de la solución electrolítica que baña el electrodo.

c. El pH medido se convierte en PCO_2 y luego se corrige por la temperatura.

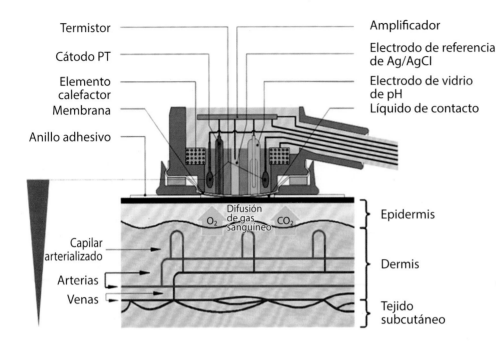

FIGURA 11-6 Principio de la medición de la PO_2 cutánea mediante un sensor de oxígeno calentado. Sección transversal del sensor de oxígeno cutáneo (©2015 Radiometer Medical ApS y HemoCue AB. Todos los derechos reservados).

La conversión de la corriente eléctrica y el pH en PO_2 y PCO_2, respectivamente, se basa en ecuaciones de conversión ajustadas por una calibración de dos puntos. Esto forma parte del proceso de configuración y calibración.

D. Indicaciones

1. Para aproximar la PaO_2 y la $PaCO_2$ arteriales para la gestión respiratoria (19):
   a. Para controlar el efecto de las maniobras ventilatorias terapéuticas, sobre todo en los lactantes que presentan problemas combinados de oxigenación y ventilación.
   b. Para la estabilización y el control durante el transporte.
2. Para reducir la frecuencia de los análisis de gases en sangre arterial (19, 20).
3. Para determinar mediante un método no invasivo y continuo la tensión arterial de oxígeno regional (19, 20).
4. Para inferir el flujo sanguíneo arterial regional (p. ej., en las extremidades inferiores de los bebés con coartación de la aorta dependiente del conducto) (19, 20).

E. Contraindicaciones

1. Trastornos de la piel (p. ej., epidermólisis bullosa, síndrome de la piel escaldada por estafilococos).
2. Contraindicaciones relativas:
   a. El lactante de peso extremadamente bajo (19, 20)
   b. Acidosis severa
   c. Anemia significativa
   d. Disminución de la perfusión periférica
   e. La $P_{tc}O_2$ puede subestimar la PaO_2 (19, 20)

F. Equipo-Especificaciones

1. Componentes del monitor transcutáneo:
   a. Doble electrodo
   b. Kit de limpieza de electrodos
   c. Kit de electrolitos y membranas
   d. Solución de contacto
   e. Anillos adhesivos de doble cara
   f. Cilindros de gas de calibración con aparato de suministro
2. La pantalla digital muestra los valores de $P_{tc}O_2$, $P_{tc}CO_2$, y el lugar del sensor (fig. 11-7).

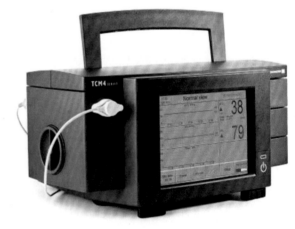

FIGURA 11-7 Monitor transcutáneo combinado de PO_2/PCO_2 y SpO_2. (Cortesía de Radiometer.)

Monitor con controles para los límites de alarmas alta y baja, y para la temperatura del electrodo. También puede tener un temporizador de colocación del sitio que emitirá una alarma como indicación para cambiar el sitio del electrodo.

G. Precauciones

1. Tener en cuenta que
   a. El equilibrio requiere alrededor de 20 minutos después de la colocación del electrodo; el tiempo de respuesta de la $P_{tc}O_2$ es mucho más rápido que el de la $P_{tc}CO_2$. Por lo tanto, los cambios de gestión basados en los valores transcutáneos deben guiarse por valores que hayan sido constantes durante al menos 5 minutos.
   b. Se recomienda la correlación periódica con PO_2 de sitios arteriales apropiados (19, 20).
   c. La $P_{tc}O_2$ puede subestimar la PaO_2 en el lactante con hiperoxemia ($PaO_2 > 100$ mm Hg), y la fiabilidad de la medición de la $P_{tc}O_2$ disminuye a medida que aumenta la PaO_2 (19, 20).
   d. La $P_{tc}O_2$ puede subestimar la PaO_2 en lactantes mayores con displasia broncopulmonar (21, 22).
   e. La presión sobre el sensor (p. ej., el bebé acostado sobre el sensor) puede restringir el suministro de sangre, dando lugar a valores de $P_{tc}O_2$ falsamente bajos.
   f. Las piezas de los fabricantes no son intercambiables. Solo deben utilizarse suministros de la misma marca y designados para el monitor.
2. Para evitar quemaduras en la piel, cambie la ubicación del electrodo *al menos* cada 4 horas.
3. La $P_{tc}O_2$ puede subestimar la PaO_2 en presencia de
   a. Acidosis severa.
   b. Anemia severa.
   c. Disminución de la perfusión periférica.

H. Técnica

1. Familiarizarse con el sistema antes de proceder.
2. Realizar el mantenimiento rutinario del electrodo si hay alguna duda sobre su estado.
   a. Retirar la membrana, enjuagar el electrodo con agua desionizada y secarlo con un pañuelo de papel suave y sin pelusa o una gasa.
   b. Limpiar el electrodo con la solución suministrada en el kit de limpieza; nunca se deben utilizar compuestos o materiales abrasivos (dañarán el electrodo de forma permanente).
   c. Enjuagar el electrodo con agua desionizada y secarlo con un pañuelo de papel sin pelusa.
   d. Aplicar la solución electrolítica.
   e. Colocar una nueva membrana en el electrodo. Evitar el contacto con los dedos y manipular siempre la membrana dentro de su embalaje protector o con pinzas de plástico.
3. Realizar la calibración de gas de dos puntos usando el aparato específico del dispositivo según las instrucciones del fabricante.
4. Utilizar una almohadilla con alcohol para limpiar y desengrasar el lugar de la piel donde se va a colocar el sensor.
5. Aplicar el anillo adhesivo de doble cara al sensor.

6. Aplicar una gota de solución de contacto en el lugar de la piel.
7. Despegar la parte trasera protectora del anillo adhesivo, colocar el sensor en la piel sobre la solución de contacto y presionar el sensor contra la piel.
   a. Para obtener mejores resultados, colocar el sensor en un lugar con buen flujo sanguíneo.
      (1) Los lugares adecuados son el abdomen lateral, el tórax anterior o lateral, la cara volar del antebrazo, la cara interna del brazo, la cara interna del muslo o la cara posterior del tórax (**fig. 11-8**) (21).

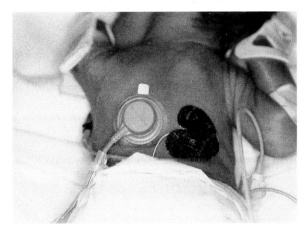

FIGURA 11-8 Sensor cutáneo de PO_2/PCO_2 colocado en la espalda.

      (2) Aunque las grandes diferencias entre los valores de PaO_2 pre y posductal son infrecuentes en los recién nacidos prematuros con enfermedad de la membrana hialina, la ubicación preductal del electrodo es óptima para prevenir la hiperoxemia (22).
   b. Elegir un sitio sin pelo.
   c. Evitar las prominencias óseas.
   d. Evitar las zonas con grandes vasos sanguíneos superficiales (**fig. 11-8**).
8. Asegurar el cable del sensor para evitar tirones del electrodo cuando se manipule el cable.
9. Dejar que transcurran de 15 a 20 minutos para que el sitio se equilibre antes de tomar las lecturas.
10. Anotar la hora a la que se colocó el sensor en la piel para cambiar el sitio después de un periodo de 4 horas (tiempo máximo del sitio). Al cambiar el sitio del sensor:
    a. Utilizar una almohadilla con alcohol para ayudar a aflojar el adhesivo y despegarlo suavemente de la piel.
    b. Inspeccionar la zona de la piel para ver si hay signos de sensibilidad al calor o al adhesivo. En caso de irritación de la piel, reducir la temperatura del sensor o cambiar el lugar con más frecuencia; es típico un leve eritema tras la retirada del sensor.
    c. Despegar el anillo adhesivo del sensor.
    d. Enjuagar la superficie de la membrana con agua desionizada.
    e. Secar el exceso de agua con cuidado y secar el sensor.
    f. Volver a calibrarlo si así lo indican las directrices del fabricante.
       La mayoría de los fabricantes recomiendan recalibrar cada 4 u 8 horas.

TABLA 11-1 Correlación pobre de $P_{tc}O_2$ y PaO_2

PROBLEMA	SOLUCIÓN TÉCNICA	CLÍNICA
$P_{tc}O_2 < PaO_2$ 1. Calibración incorrecta 2. Periodo de calentamiento insuficiente tras la aplicación del electrodo 3. Temperatura de calentamiento insuficiente	1. Recalibrar 2. Permitir un periodo de calentamiento más largo 3. Aumentar la temperatura de calentamiento	1. Presencia de choque 2. Uso con altas dosis de dopamina 3. Cardiopatía obstructiva con hipoperfusión 4. Edema 5. Hipotermia grave
$P_{tc}O_2 > PaO_2$ 1. Calibración incorrecta 2. Lectura tomada justo después de la aplicación del electrodo 3. Burbuja de aire bajo la membrana o fuga a la atmósfera 4. Temperatura de calentamiento excesiva	1. Recalibrar 2. Permitir un periodo de calentamiento más largo 3. Volver a colocar el electrodo 4. Intentar la calibración a una temperatura más baja	1. Derivación ductal derecha-izquierda con electrodo preductal y muestra arterial posductal

11. Se debe recordar que el tiempo de respuesta de las mediciones de gases es lento y los valores no siempre reflejarán de inmediato los cambios fisiológicos.
    a. El tiempo medio de respuesta de 90% para O_2 es de 15 a 20 segundos.
    b. El tiempo medio de respuesta de 90% para el CO_2 es de 60 a 90 segundos.
12. Complicaciones.
13. Ampollas o quemaduras en la piel (23).
14. Gestión basada en lecturas erróneas si la unidad no fue calibrada de manera correcta o no se respetaron las precauciones del lugar (**tabla 11-1**).

MONITORIZACIÓN CONTINUA DE LA PO_2 DE LA ARTERIA UMBILICAL (24, 25)

El siguiente método de monitorización de la PO_2 y el subsiguiente método de monitorización de los gases sanguíneos se incluyen para completar la información. Los editores no conocen ninguna fuente comercial actual del equipo en Estados Unidos.

A. Propósito

1. Monitorización continua de la PO_2 arterial desde la arteria umbilical.

    La monitorización continua de la PaO_2 a través de la arteria umbilical ofrece un medio para determinar datos precisos de forma continua.
2. Tendencia de la PaO_2 a lo largo del tiempo.

B. Antecedentes

1. Catéter biluminal de doble uso.
    a. Se incorpora un electrodo polarográfico bipolar de oxígeno en miniatura en la punta de un catéter umbilical bilumen.
    b. El pequeño lumen contiene los cables para el electrodo.
    c. El lumen más grande puede usarse para la toma de muestras de sangre, la infusión, la monitorización de la presión arterial y la toma de muestras para la calibración de los instrumentos.
    d. El electrodo está cubierto por una membrana permeable a los gases, bajo la cual hay una capa de electrolito seco. La sonda se embala en seco y se activa antes de su uso. El vapor de agua de la solución activadora (hidratante) se difunde a través de la membrana para formar una fina capa de electrolito líquido en la superficie del electrodo.
    e. Mientras esté en la arteria, el electrodo producirá una corriente eléctrica proporcional a la PO_2 en la sangre.
    f. El dispositivo se calibra con el valor de la PO_2 obtenido de una muestra de sangre extraída del catéter.

C. Contraindicaciones

1. Historia previa o evidencia de compromiso del suministro vascular de las extremidades inferiores o de la zona de los glúteos
2. Antecedentes de complicaciones previas relacionadas con una vía arterial umbilical
3. Peritonitis
4. Enterocolitis necrosante
5. Onfalitis
6. Onfalocele

D. Equipo

Los sistemas de vigilancia disponibles en el mercado recién se han retirado debido a los elevados costos de producción.

E. Precauciones

Véase también el capítulo 31.

1. Este catéter especializado es más rígido y tiene un diámetro exterior más amplio que otros catéteres de la arteria umbilical. Existe la posibilidad teórica de que haya un mayor índice de fallas en la inserción del catéter y un aumento potencial de los índices de lesiones vasculares y trombosis.
2. El fracaso en la inserción de este catéter no implica que la inserción de otros catéteres arteriales no tenga éxito.
3. El electrodo puede no activarse o perder la activación.
4. El catéter debe retirarse con lentitud para garantizar que se produzca un vasoespasmo fisiológico con la retirada.

F. Técnica

1. Utilizar un procedimiento estéril.
2. Preparar el catéter según las instrucciones del fabricante.
3. Los catéteres de 4 F se recomiendan para los bebés que pesan < 1 500 g.
4. La técnica de colocación/inserción es la misma que la utilizada para la colocación de los catéteres convencionales de la arteria umbilical (véase el capítulo 31).
5. Verificar la posición del catéter mediante radiografía.
6. Extraer una muestra de sangre para la calibración.
7. Calibrar el monitor de acuerdo con las instrucciones del fabricante.

G. Complicaciones

Igual que para el cateterismo de la arteria umbilical. Véase el capítulo 31.

CONTROL DE GASES DE ARTERIA UMBILICAL CONTINUA PO$_2$, PCO$_2$, PH, Y TEMPERATURA SANGUÍNEA (26-32)

A. Propósito

1. Monitorización continua de la gasometría arterial desde la arteria umbilical.

   La monitorización continua de los gases sanguíneos a través de la arteria umbilical ofrece un medio para determinar datos precisos de forma continua.
2. Tendencia de los datos de los gases sanguíneos a lo largo del tiempo.

B. Antecedentes

1. Un sensor de fibra óptica muy fino, multiparamétrico y desechable de un solo uso:

a. Mide directamente el pH, la PCO$_2$, la PO$_2$ y la temperatura.
b. Se introduce en el torrente sanguíneo a través del catéter de la arteria umbilical.
c. El puerto permite la toma de muestras de sangre, la monitorización de la presión arterial y la infusión de fármacos.

2. Los parámetros calculados incluyen el bicarbonato, el exceso de bases y la saturación de oxígeno.
3. Proporciona información continua sobre la ventilación, la oxigenación y el equilibrio ácido, a la vez que conserva el volumen sanguíneo al reducir la toma de muestras de sangre.

C. Contraindicaciones

1. Historia previa o evidencia de compromiso del suministro vascular de la extremidad inferior o de la zona glútea
2. Antecedentes de complicaciones previas relacionadas con una vía arterial umbilical
3. Peritonitis
4. Enterocolitis necrosante
5. Onfalitis
6. Onfalocele

D. Equipo

Los sistemas de vigilancia disponibles en el mercado recién se han retirado debido a los elevados costos de producción.

E. Precauciones

1. El sensor de fibra óptica puede fallar como resultado de un retorcimiento excesivo durante la inserción del sensor en el catéter de la arteria umbilical.
2. El sensor debe ser retirado con lentitud para asegurar que no hay liberación de microtrombos si la heparinización del catéter fue subóptima.
3. Véase también el capítulo 31.

F. Técnica

1. Utilizar un procedimiento estéril.
2. Introducir el catéter de la arteria umbilical (véase el capítulo 31).
3. Verificar la posición del catéter mediante radiografía.
4. Calibrar el sensor de acuerdo con las instrucciones del fabricante.
5. Introducir el sensor en el catéter de la arteria umbilical según las instrucciones del fabricante.

G. Complicaciones

Igual que para el cateterismo de la arteria umbilical; véase el capítulo 31.

Referencias

1. Hay WW. Physiology of oxygenation and its relation to pulse oximetry in neonates. *J Perinatol.* 1987;7:309–319.
2. Tin W, Lal M. Principles of pulse oximetry and its clinical application in neonatal medicine. *Semin Fetal Neonatal Med.* 2015;20(3):192–197.
3. Jubran A. Pulse oximetry. *Crit Care.* 2015;19:272.
4. Sahni R. Continuous noninvasive monitoring in the neonatal ICU. *Curr Opin Pediatr.* 2017;29(2):141–148.
5. Davis PG, Dawson JA. New concepts in neonatal resuscitation. *Curr Opin Pediatr.* 2012;24:147–153.
6. Dawson JA, Morley CJ. Monitoring oxygen saturation and heart rate in the early neonatal period. *Semin Fetal Neonatal Med.* 2010;15(4):203–207.
7. Kapadia V, Wyckoff MH. Oxygen therapy in the delivery room: what is the right dose? *Clin Perinatol.* 2018;45(2):293–306.
8. Rabi Y, Dawson JA. Oxygen therapy and oximetry in the delivery room. *Semin Fetal Neonatal Med.* 2013;18(6):330–335.
9. Solevåg AL, Solberg MT, Šaltytė-Benth J. Pulse oximetry performance in mechanically ventilated newborn infants. *Early Hum Dev.* 2015;91(8):471–473.
10. Hay WW Jr, Rodden DJ, Collins SM, et al. Reliability of conventional and new pulse oximetry in neonatal patients. *J Perinatol.* 2002;22(5):360–366.
11. McVea S, McGowan M, Rao B. How to use saturation monitoring in newborns. *Arch Dis Child Educ Pract Ed.* 2019;104(1):35–42.
12. Bohnhorst B, Peter CS, Poets CF. Pulse oximeters' reliability in detecting hypoxemia and bradycardia: comparison between a conventional and two new generation oximeters. *Crit Care Med.* 2000;28(5):1565–1568.
13. Foglia EE, Whyte RK, Chaudhary A, et al. The effect of skin pigmentation on the accuracy of pulse oximetry in infants with hypoxemia. *J Pediatr.* 2017;182:375–377.
14. Anderson JV. The accuracy of pulse oximetry in neonates: effects of fetal hemoglobin and bilirubin. *J Perinatol.* 1987;7:323.
15. Hay WW Jr, Brockway J, Eyzaguirre M. Neonatal pulse oximetry: accuracy and reliability. *Pediatrics.* 1989;83:717–722.
16. Bachman TE, Newth CJL, Iyer NP, et al. Hypoxemic and hyperoxemic likelihood in pulse oximetry ranges: NICU observational study. *Arch Dis Child Fetal Neonatal Ed.* 2018. pii: fetalneonatal-2017-314448.
17. Shiao SY, Ou CN. Validation of oxygen saturation monitoring in neonates. *Am J Crit Care.* 2007;16(2):168–178.
18. Saugstad OD, Aune D. In search of the optimal oxygen saturation for extremely low birth weight infants: a systematic review and meta-analysis. *Neonatology.* 2011;100:1–8.
19. Sandberg KL, Brynjarsson H, Hjalmarson O. Transcutaneous blood gas monitoring during neonatal intensive care. *Acta Paediatr.* 2011;100(5):676–679.
20. Tobias JD. Transcutaneous carbon dioxide monitoring in infants and children. *Paediatr Anaesth.* 2009;19(5):434–444.
21. Palmisano BW, Severinghaus JW. Transcutaneous PCO and PO: a multicenter study of accuracy. *J Clin Monit.* 1990;6:189–195.
22. Pearlman SA, Maisels MJ. Preductal and postductal transcutaneous oxygen tension measurements in premature newborns with hyaline membrane disease. *Pediatrics.* 1989;83:98–100.
23. Golden SM. Skin craters—a complication of transcutaneous oxygen monitoring. *Pediatrics.* 1981;67:514–516.
24. Fink SE. Continuous PaO2 monitoring through the umbilical artery. *Neonat Intensive Care.* 1990;3:16–19.
25. Menzel M, Henze D, Soukup J, et al. Experiences with continuous intra-arterial blood gas monitoring. *Minerva Anestesiol.* 2001;67(4):325–331.
26. Weiss IK, Fink S, Harrison R, et al. Clinical use of continuous arterial blood-gas monitoring in the pediatric intensive care unit. *Pediatrics.* 1999;103:440–445.
27. Coule LW, Truemper EJ, Steinhart CM, et al. Accuracy and utility of a continuous intra-arterial blood-gas monitoring system in pediatric patients. *Crit Care Med.* 2001;29:420–426.
28. Meyers PA, Worwa C, Trusty R, et al. Clinical validation of a continuous intravascular neonatal blood gas sensor introduced through an umbilical artery catheter. *Respir Care.* 2002;47(6):682–687.
29. Rais-Bahrami K, Rivera O, Mikesell GT, et al. Continuous blood gas monitoring using an in-dwelling optode method: comparison to intermittent arterial blood gas sampling in ECMO patients. *J Perinatol.* 2002;22(6):472–474.
30. Rais-Bahrami K, Rivera O, Mikesell GT, et al. Continuous blood gas monitoring using an in-dwelling optode method: clinical evaluation of the Neotrend® sensor using a Luer stub adaptor to access the umbilical artery catheter. *J Perinatol.* 2002;22(5):367–369.
31. Ganter M, Zollinger A. Continuous intravascular blood gas monitoring: development, current techniques, and clinical use of a commercial device. *Br J Anaesth.* 2003;91(3):397–407.
32. Tobias JD, Connors D, Strauser L, et al. Continuous pH and Pco2 monitoring during respiratory failure in children with the Paratrend 7 inserted into the peripheral venous system. *J Pediatr.* 2000;136(5):623–627.

Monitorización de dióxido de carbono al final de la espiración

M. Kabir Abubakar

CAPNOGRAFÍA

La capnografía o monitorización del dióxido de carbono al final de la espiración ($P_{et}CO_2$) es la medición continua y no invasiva del CO_2 en el gas respiratorio exhalado. La capnografía se ha convertido en una herramienta cada vez más valiosa en la monitorización de las vías respiratorias y la ventilación durante los cuidados intensivos y la anestesia. Es una herramienta complementaria útil en el tratamiento de los lactantes ventilados, ya que proporciona información sobre la producción de CO_2, la perfusión pulmonar, la ventilación alveolar, los patrones respiratorios y la eliminación de CO_2 de los pulmones. Si la ventilación y la perfusión están bien ajustadas, sin enfermedad alveolar, la $P_{et}CO_2$ se aproximará a la $PaCO_2$.

A. Definiciones

1. La capnografía es el análisis continuo y la representación gráfica en el tiempo de las concentraciones de CO2 en los gases respiratorios exhalados. Un capnógrafo es el instrumento de medición que muestra la forma de onda o el capnograma.
2. La capnometría se refiere a la medición o el análisis numérico de las concentraciones de CO_2. Un capnómetro es un dispositivo que mide y muestra los valores numéricos de CO_2 en cada respiración.

B. Propósito

1. Análisis y registro continuo no invasivo del CO_2 durante la respiración normal tranquila (1)
2. Vigilancia de la $P_{et}CO_2$ (2)
3. Confirmación adicional de la colocación del tubo endotraqueal (TET) (3)
4. Para controlar la calidad de la reanimación cardiopulmonar e indicar el retorno de la circulación espontánea (4)

C. Antecedentes

1. El CO_2 puede medirse en una muestra de gas mediante varias técnicas. La tecnología infrarroja y la colorimétrica son los métodos más utilizados en la práctica clínica:
    a. Tecnología de infrarrojos: la técnica más utilizada en la capnografía. El CO_2 absorbe longitudes de onda específicas de la luz infrarroja. La cantidad de CO_2 en una muestra de gas puede determinarse comparando la absorbencia medida de la luz infrarroja por ese gas con la absorbencia de un estándar conocido.
    b. Colorimetría: se utiliza sobre todo en los pequeños detectores de $P_{et}CO_2$ desechables para la verificación de la colocación del TET. Una tira indicadora química no tóxica y sensible al pH se aloja en una cúpula transparente; la tira cambia de color púrpura a amarillo en presencia de CO_2 exhalado; el cambio de color es reversible y cambia de púrpura a amarillo con cada respiración exhalada en pacientes intubados de manera correcta.
    c. Espectrografía de correlación molecular.
    d. Espectrografía Raman.
    e. Espectrografía de masas.
    f. Espectrografía fotoacústica.
2. Los dispositivos capnográficos incorporan uno de los dos tipos de analizadores: corriente principal y corriente lateral (5-8).
    a. Con un analizador de corriente, el sensor se conecta directo a un adaptador óptico que está en línea con el tubo endotraqueal.
    b. Con un analizador de corriente lateral, se coloca un adaptador de bajo espacio muerto en línea con el tubo endotraqueal y el gas se aspira de forma continua al analizador para su medición.

D. Indicaciones

1. Evaluación del CO_2 exhalado, en concreto la $P_{et}CO_2$, que es la máxima presión parcial de CO_2 exhalada durante una

respiración tidal justo antes del inicio de la inspiración (designada $P_{et}CO_2$) (5-11).

2. Vigilar la gravedad de la enfermedad pulmonar y evaluar la respuesta a la terapia, en particular aquella destinada a modificar la relación entre el espacio muerto y el volumen tidal (12) o a mejorar la correspondencia entre la ventilación y la perfusión (*V/Q*) (13).

3. Reflejo gráfico preciso y continuo de la eliminación de CO_2 cuando se desteta el soporte ventilatorio (12, 14).

4. Vigilancia continua de la integridad del circuito ventilatorio (15).

5. El uso de la capnografía en combinación con la pulsioximetría puede permitir una monitorización adicional para detectar la obstrucción de las vías respiratorias o grados subclínicos de depresión respiratoria en el paciente sedado (16).

6. Verificar que se ha producido una intubación traqueal y no esofágica (3, 17, 18).

E. Contraindicaciones

No hay contraindicaciones absolutas para la capnografía en el lactante con ventilación mecánica, pero debe tenerse en cuenta la cantidad de espacio muerto y el peso que se añadirá al circuito respiratorio con estos dispositivos.

F. Limitaciones (5, 18, 19)

1. La composición de la mezcla de gases respiratorios puede afectar al capnograma; el espectro infrarrojo del CO_2 tiene algunas similitudes con los espectros del oxígeno y del óxido nitroso (la mayoría de los capnógrafos disponibles tiene un factor de corrección ya incorporado en la calibración).

2. Los cambios rápidos en la frecuencia respiratoria y el volumen tidal pueden dar lugar a errores de medición, según la respuesta en frecuencia del capnógrafo; diferentes capnógrafos pueden tener distintos tiempos de respuesta en frecuencia.

3. La contaminación del monitor o del sistema de muestreo por secreciones, sangre o condensación puede dar lugar a resultados inexactos.

4. Un espacio muerto grande afecta las mediciones de $P_{et}CO_2$. La diferencia entre la $P_{et}CO_2$ y la $PaCO_2$ aumenta a medida que se incrementa el volumen del espacio muerto y puede variar en el mismo paciente a lo largo del tiempo.

5. El adaptador de $P_{et}CO_2$ puede aumentar el espacio muerto y la resistencia del circuito respiratorio, en particular en los bebés pequeños.

6. Es posible que las mediciones de $P_{et}CO_2$ no proporcionen una correlación precisa con la $PaCO_2$ en los lactantes con enfermedad pulmonar no homogénea y, por lo tanto, no pueden sustituir los análisis de $PaCO_2$ en los lactantes prematuros durante este periodo crítico (20-22).

7. La presencia de grandes fugas del tubo endotraqueal en neonatos ventilados puede llevar a subestimar el valor de $P_{et}CO_2$ (23).

8. La hipoperfusión pulmonar aguda durante la cirugía cardiaca puede estar asociada con una disminución repentina de la $P_{et}CO_2$ y simular una extubación endotraqueal accidental (24).

G. Equipo

1. Utilizar adaptadores diseñados en especial para la aplicación neonatal.

2. Para la capnografía de corriente principal se necesita un adaptador de vía aérea, junto con un accesorio de sensor reutilizable.

3. Para la capnografía de corriente lateral se utiliza un adaptador de vía aérea con tubo de muestreo (**fig. 12-1**).

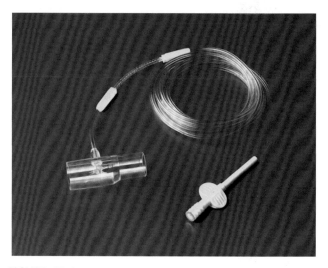

FIGURA 12-1 Adaptador de corriente lateral infantil de bajo espacio muerto con tubo de muestra. (© Drägerwerk AG & Co. KGaA, Lubeck. Todos los derechos reservados.)

4. La tecnología Sidestream puede utilizarse con puntas nasales en pacientes con respiración espontánea.

5. Capnógrafo o capnómetro.

H. Precauciones

1. En el adaptador de corriente principal, evite la condensación en el adaptador de vía aérea.

2. En el adaptador de corriente lateral, evite la acumulación de líquido (agua) en el tubo de muestreo. Se prefiere un dispositivo de microflujo para pacientes neonatales con circuitos de ventilación de bajo flujo debido al espacio muerto del tubo de muestreo y a la velocidad de muestreo.

3. Tanto en el caso de la corriente principal como en el de la corriente lateral, al añadir volumen al tubo endotraqueal debe prestarse especial atención a asegurar de manera adecuada la posición del tubo endotraqueal.

4. Las mediciones del volumen tidal pueden verse afectadas si el adaptador de $P_{et}CO_2$ se coloca entre el tubo endotraqueal y el sensor de flujo del ventilador.

I. Técnica

1. Familiarizarse con el sistema antes de proceder.
2. Seguir las instrucciones del fabricante para la calibración del equipo.
3. Colocar el adaptador en línea con el tubo endotraqueal y la pieza T del ventilador (tanto de corriente lateral como de corriente principal) (**fig. 12-2**).

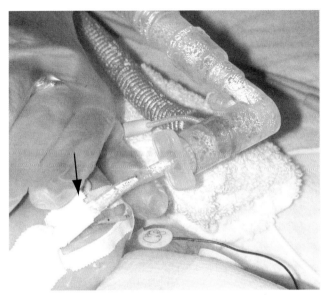

FIGURA 12-2 Adaptador de corriente lateral para bebés con espacio muerto bajo (*flecha*) en línea con el tubo endotraqueal.

4. Para la capnografía de corriente principal, conecte el sensor al adaptador de vía aérea.
5. Para la capnografía de corriente lateral, conecte el tubo de muestreo al analizador.

J. Complicaciones

1. Con los analizadores de corriente principal, el uso de un adaptador de tubo de vía aérea demasiado grande junto con el peso de la sonda puede introducir una cantidad excesiva no solo de espacio muerto en la vía aérea, sino también de volumen y peso en el tubo endotraqueal, lo que aumenta el riesgo de que el tubo se doble o se desprenda.
2. En el caso de la capnografía de corriente lateral, un adaptador de bajo espacio muerto permite reducir el volumen y el peso; sin embargo, hay que tener cuidado de no tirar en exceso de la línea de muestra que está conectada al instrumento de medición (7, 8, 23).

MEDICIÓN COLORIMÉTRICA DEL DIÓXIDO DE CARBONO

La colorimetría proporciona una medida cualitativa rápida del CO_2 en una muestra de gas. Este método utiliza un indicador químico sensible al pH (similar a un papel tornasol) en una carcasa de plástico que se coloca entre el tubo endotraqueal y el circuito del ventilador o el dispositivo de suministro de presión positiva. El indicador sensible al pH cambia de color cuando se expone al CO_2 (por lo regular de púrpura a amarillo, según el dispositivo). El tiempo de respuesta es lo suficientemente rápido como para detectar el CO_2 exhalado en una o dos respiraciones. La detección colorimétrica del CO_2 al final de la espiración es sencilla y no requiere energía, pero no proporciona una forma de onda ni una cuantificación del CO_2.

A. Indicaciones

1. Para confirmar la colocación del tubo endotraqueal.
2. Las declaraciones de consenso internacionales sobre reanimación neonatal recomiendan que la colocación de tubos endotraqueales se verifique de forma adicional mediante el uso de signos clínicos y la detección de CO_2 exhalado (25).

B. Procedimiento

1. Justo después de la intubación endotraqueal, conectar el detector colorimétrico de CO_2 al adaptador del tubo endotraqueal y continuar con la ventilación de presión positiva con el resucitador de pieza en T o la bolsa autoinflable.
2. En una o dos respiraciones el color del indicador debería cambiar de morado a amarillo con cada exhalación si el tubo está dentro de la tráquea y no en el esófago. Algunos detectores de CO_2 tienen una pequeña tira de plástico que hay que retirar para que el gas fluya.
3. Retirar el detector de CO2 antes de conectar el circuito del ventilador.
4. Utilizar solo dispositivos destinados a pacientes neonatales. Los dispositivos más grandes con un mayor espacio muerto pueden diluir el CO_2 procedente del paciente, lo que da lugar a una mala detección del CO_2 exhalado.

C. Limitaciones

1. Este dispositivo no es muy sensible cuando la salida de CO_2 es baja, como puede ser el caso de los pacientes con paro cardiaco y mínima excreción de CO_2 y de los recién nacidos muy prematuros durante la reanimación inicial (3, 24-27).
2. Los dispositivos son para uso de un solo paciente.

Referencias

1. Walsh BK, Crotwell DN, Restrepo RD. Capnography/capnometry during mechanical ventilation: 2011. *Respir Care.* 2011;56(4):503–509.
2. Galia F, Brimioulle S, Bonnier F, et al. Use of maximum end-tidal CO2 values to improve end-tidal CO2 monitoring accuracy. *Respir Care.* 2011;56:278–283.

3. Wyllie J, Carlo WA. The role of carbon dioxide detectors for confirmation of endotracheal tube position. *Clin Perinatol.* 2006;33:111–119.

4. Sandroni C, De Santis P, D'Arrigo S. Capnography during cardiac arrest. *Resuscitation.* 2018;132:73–77.

5. Paiva EF, Paxton JH, O'Neil BJ. The use of end-tidal carbon dioxide (ETCO$_2$) measurement to guide management of cardiac arrest: a systematic review. *Resuscitation.* 2018;123:1–7.

6. Kugelman A, Golan A, Riskin A, et al. Impact of continuous capnography in ventilated neonates: a randomized, multi-center study. *J Pediatr.* 2016;168:56–61.

7. Lightdale JR, Goldmann DA, Feldman HA, et al. Microstream capnography improves patient monitoring during moderate sedation: a randomized, controlled trial. *Pediatrics.* 2006;117:e1170–e1178.

8. Hawkes GA, Kelleher J, Ryan CA, et al. A review of carbon dioxide monitoring in preterm newborns in the delivery room. *Resuscitation.* 2014;85(10):1315–1319.

9. Lopez E, Mathlouthi J, Lescure S, et al. Capnography in spontaneously breathing preterm infants with bronchopulmonary dysplasia. *Pediatr Pulmonol.* 2011;46(9):896–902.

10. Bhat YR, Abhishek N. Mainstream end-tidal carbon dioxide monitoring in ventilated neonates. *Singapore Med J.* 2008; 49(3):199–203.

11. Wu CH, Chou HC, Hsieh WS, et al. Good estimation of arterial carbon dioxide by end-tidal carbon dioxide monitoring in the neonatal intensive care unit. *Pediatr Pulmonol.* 2003;35:292–295.

12. Trevisanuto D, Giuliotto S, Cavallin F, et al. End-tidal carbon dioxide monitoring in very low birth weight infants: correlation and agreement with arterial carbon dioxide. *Pediatr Pulmonol.* 2012;47:367–372.

13. McSwain SD, Hamel DS, Smith PB, et al. End-tidal and arterial carbon dioxide measurements correlate across all levels of physiologic dead space. *Respir Care.* 2010;55(3):288–293.

14. Frankenfield DC, Alam S, Bekteshi E, et al. Predicting dead space ventilation in critically ill patients using clinically available data. *Crit Care Med.* 2010;38(1):288–291.

15. Ortega R, Connor C, Kim S, et al. Monitoring ventilation with capnography. *N Engl J Med.* 2012;367:e27.

16. Hamel DS, Cheifetz IM. Do all mechanically ventilated pediatric patients require continuous capnography? *Respir Care Clin N Am.* 2006;12:501–513.

17. Gowda H. Question 2. Should carbon dioxide detectors be used to check correct placement of endotracheal tubes in preterm and term neonates? *Arch Dis Child.* 2011;96:1201–1203.

18. Schmölzer GM, O'Reilly M, Davis PG, et al. Confirmation of correct tracheal tube placement in newborn infants. *Resuscitation.* 2013;84:731–737.

19. Siobal MS. Monitoring exhaled carbon dioxide. *Respir Care.* 2016;61:1397–1416.

20. Molloy EJ, Deakins K. Are carbon dioxide detectors useful in neonates? *Arch Dis Child Fetal Neonatal Ed.* 2006;91:F295–F298.

21. Aliwalas LL, Noble L, Nesbitt K, et al. Agreement of carbon dioxide levels measured by arterial, transcutaneous and end tidal methods in preterm infants < or = 28 weeks gestation. *J Perinatol.* 2005;25(1):26–29.

22. Lopez E, Grabar S, Barbier A, et al. Detection of carbon dioxide thresholds using low-flow sidestream capnography in ventilated preterm infants. *Intensive Care Med.* 2009;35(11):1942–1949.

23. Schmalisch G. Current methodological and technical limitations of time and volumetric capnography in newborns. *Biomed Eng Online.* 2016;15(1):104.

24. Misra S, Koshy T, Mahaldar DA. Sudden decrease in end tidal carbon dioxide in a neonate undergoing surgery for type B interrupted aortic arch. *Ann Card Anaesth.* 2011;14: 206–210.

25. Wyckoff MH, Aziz K, Escobedo MB, et al. Part 13: Neonatal resuscitation: 2015 American Heart Association Guidelines Update for Cardiopulmonary Resuscitation and Emergency Cardiovascular Care (Reprint). *Pediatrics.* 2015;136(Suppl 2): S196–S218.

26. Schmolzer GM, Poulton DA, Dawson JA, et al. Assessment of flow waves and colorimetric CO2 detector for endotracheal tube placement during neonatal resuscitation. *Resuscitation.* 2011;82:307–312.

27. Karlsson V, Sporre B, Hellström-Westas L, et al. Poor performance of main-stream capnography in newborn infants during general anesthesia. *Paediatr Anaesth.* 2017;27:1235–1240.

13

Monitorización transcutánea de la bilirrubina

Caitlin Drumm

A. Antecedentes

1. La ictericia se produce en la mayoría de los recién nacidos. La mayoría de las ictericias neonatales es benigna; sin embargo, 10% de los recién nacidos a término y 25% de los casi a término desarrollan hiperbilirrubinemia que requiere fototerapia (1). Un nivel elevado de bilirrubina no conjugada es potencialmente tóxico para el sistema nervioso; causa encefalopatía bilirrubínica y kernicterus (2).

2. La American Academy of Pediatrics (AAP) recomienda que el cribado universal de la hiperbilirrubinemia, con una bilirrubina sérica total (BST) o una bilirrubina transcutánea (BTC), se realice antes del alta hospitalaria de todos los recién nacidos. Este cribado debe combinarse con la determinación de los factores de riesgo clínicos y un plan de seguimiento específico (3, 4).

3. La evaluación visual de la ictericia, aunque es importante desde el punto de vista clínico, puede no ser exacta (5, 6).

4. Los bilirrubinómetros transcutáneos miden el color amarillo de la luz reflejada por la piel y los tejidos subcutáneos para proporcionar una medición objetiva y *no invasiva* del grado de ictericia neonatal y predecir así la BST aproximada.

5. Los bilirrubinómetros transcutáneos se utilizan de manera predominante para el *cribado* de la hiperbilirrubinemia significativa en recién nacidos a término y casi a término, y deben utilizarse como herramienta para determinar si debe medirse una BST (2).

6. En Estados Unidos hoy día se utilizan dos bilirrubinómetros transcutáneos. Aunque estos instrumentos emplean tecnologías y algoritmos diferentes, sus principios de funcionamiento subyacentes son similares. Ambos bilirrubinómetros proporcionan mediciones de BTC que se correlacionan bien con los valores de BST a niveles < 15 mg/dL, en recién nacidos a término y prematuros tardíos; pero se han observado variaciones más amplias a niveles de bilirrubina más altos (7, 8).

    a. Medidor de ictericia Konica Minolta/Air-Shields JM-103 (Dräger Medical, Telford, Pennsylvania) (6, 9) (**fig. 13-1**).

    b. Analizador de bilirrubina no invasivo BiliChek (Children's Medical Ventures/Respironics, Norwell, Massachusetts) (6, 8).

    c. El medidor de ictericia JM-105 (Dräger Medical, Telford, Pennsylvania) fue autorizado por la FDA de Estados Unidos en noviembre de 2014, pero aún no ha sido objeto de un estudio exhaustivo en ese país (10).

    d. Otros dos bilirrubinómetros transcutáneos, el Bilitest BB77 (Bertocchi SRL Elettromedicali, Cremona, Italia) y el BiliMed (Medick SA, París, Francia), se utilizan en Europa, pero no están aprobados para su uso en Estados Unidos (11, 12).

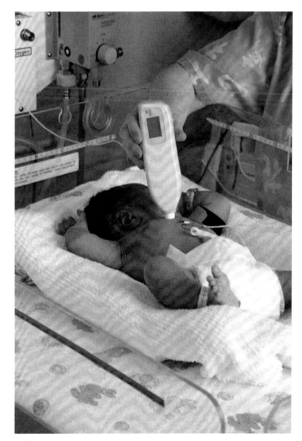

FIGURA 13-1 Uso del medidor de ictericia Konica Minolta/Air-Shields JM-103 en el esternón.

B. Indicaciones

1. Se puede obtener la BTC:
   a. Como parte de la evaluación universal previa al alta, entre 1 y 4 días de vida en recién nacidos a término y casi a término, para evaluar el riesgo de desarrollo de hiperbilirrubinemia grave, mediante el uso del nomograma de bilirrubina específico para cada hora (**figs. 13-2** y **13-3**) (3, 4, 13). La AAP recomienda el cribado rutinario de la bilirrubina antes del alta de todos los recién nacidos.
   b. Como herramienta de cribado para ayudar a determinar si se debe medir una BST.
   c. Para la medición repetida y no invasiva de la progresión de la ictericia en recién nacidos a término o casi a término.

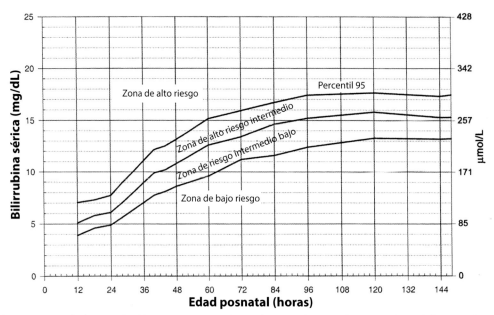

FIGURA 13-2 Nomograma para la designación del riesgo en 2 840 recién nacidos sanos de 36 o más semanas de edad de gestación con un peso al nacer de 2 000 g o más, o de 35 o más semanas de edad de gestación y un peso al nacer de 2 500 g o más, basado en los valores de bilirrubina sérica específicos para cada hora (3, 9). (Reproducido con permiso del Subcomité de Hiperbilirrubinemia de la Academia Americana de Pediatría. Management of hyperbilirubinemia in the newborn infant 35 or more weeks of gestation. *Pediatrics.* 2004;114(1):297-316. Fe de erratas: *Pediatrics.* 2004;114(4):1138. Copyright © 2004 por la AAP.)

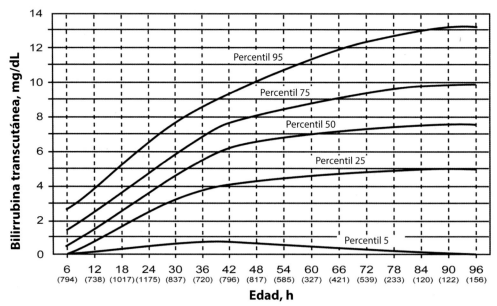

FIGURA 13-3 Nomograma que muestra las curvas suavizadas para los percentiles 5, 25, 50, 75 y 95 de las mediciones de BTC entre los recién nacidos sanos (edad de gestación ≥ 35 semanas). Se obtuvieron un total de 9 397 mediciones de BTC en 3 894 recién nacidos. El número de bebés estudiados en cada intervalo se muestra entre paréntesis. (Reproducido con permiso de Maisels MJ, Kring E. Transcutaneous bilirubin levels in the first 96 hours in a normal newborn population of ≥ 35 weeks' gestation. *Pediatrics,* 2006;117(4):1169–1173. Copyright © 2006 por la AAP.)

d. Cuando se observa ictericia clínica en las primeras 24 h de vida.

e. Cuando la ictericia parece excesiva para la edad del bebé.

2. Numerosos estudios indican que el nivel de BTC suele subestimar la BST en los lactantes a término y prematuros tardíos, sobre todo en niveles de BST elevados (> 10 mg/dL). Para evitar falsos negativos (es decir, pasar por alto una BST que se acerque o supere el umbral de tratamiento) se recomienda comprobar una BST en las siguientes situaciones (4):

   a. El valor de BTC se sitúa en 70% del nivel de BST recomendado para el uso de la fototerapia.

   b. El valor de la BTC está por encima del percentil 75 del nomograma de Bhutani.

   c. El valor de la BTC es > 13 mg/dL en el seguimiento tras el alta hospitalaria.

3. La BST (además de otros estudios para determinar la patología subyacente) debe obtenerse cuando (3, 4):

   a. El bebé está recibiendo fototerapia o la BST está aumentando con rapidez.

   b. El valor de la BST se acerca a los niveles de exanguinotransfusión o no responde a la fototerapia.

   c. El bebé tiene un nivel elevado de bilirrubina directa.

   d. La ictericia está presente a la edad de 3 semanas o más.

   e. En bebés enfermos o prematuros (< 35 semanas de gestación).

C. Limitaciones

1. La medición de la BTC es una *herramienta de cribado* y no debe utilizarse para tomar decisiones de tratamiento, sino para seleccionar a los lactantes que deben someterse a la medición de la BST (2).

2. Siempre debe obtenerse una BST cuando se considere una intervención terapéutica (2).

3. Muchos estudios han demostrado que la medición de la BTC tiende a subestimar el valor de la BST, en especial cuando esta supera los 10 mg/dL (3).

4. Los dos grandes estudios que evaluaron los dispositivos BiliChek y JM-103 incluyeron pocos pacientes con valores de BST > 15 mg/dL. La precisión de la medición de BTC en este rango no se ha evaluado de forma adecuada (7, 8).

5. No todos los dispositivos BTC son iguales. Pueden producirse variaciones significativas entre los instrumentos (11). Los nuevos instrumentos deben validarse con las mediciones del laboratorio del hospital.

6. Las mediciones de la BTC subestiman de manera sistemática el valor de la BST si el lactante está siendo tratado con fototerapia o ha recibido una exanguinotransfusión y no deben utilizarse en las 24 h siguientes a cualquiera de estas terapias (3, 6, 14-17):

   a. La fototerapia altera la estructura química de la bilirrubina en los tejidos subcutáneos, haciéndola más soluble en agua. La medición de la BTC en lactantes sometidos a fototerapia no es fiable porque la gran disminución de BTC puede no reflejarse aún en el suero (15, 16). Se ha comprobado que los coeficientes de correlación disminuyen hasta 0.33 en los lactantes sometidos a fototerapia durante más de 48 h (15).

   b. Se ha probado que la correlación entre la BTC y la BST vuelve a los niveles previos a la fototerapia una vez que se ha suspendido el tratamiento durante 24 h. Se ha demostrado que luego de 24 h los coeficientes de correlación mejoran hasta 0.8, con una mejora adicional hasta 0.84 a las 48 h después del tratamiento (18).

   c. El uso de un parche foto-opaco en la frente para proteger la piel puede permitir la medición continua de los niveles de BTC en lactantes a término sometidos a fototerapia. Se ha demostrado una buena concordancia entre los niveles de bilirrubina sérica y la BTC medida en la zona del parche, y es más eficaz para seguir las tendencias de los valores de bilirrubina en los lactantes sometidos a fototerapia (14).

7. Las mediciones no deben realizarse en piel con hematomas, cubierta de pelo o con marcas de nacimiento. El edema localizado y la mala perfusión del tejido también pueden alterar las lecturas de la BTC (19).

8. Las mediciones de la BTC pueden disminuir la necesidad de realizar múltiples mediciones de la BST en los recién nacidos prematuros tardíos; se dispone de poca información en los recién nacidos muy prematuros, en los que las mediciones pueden ser menos fiables (14, 16, 19).

D. Equipo

Los monitores BTC que se utilizan en la actualidad en Estados Unidos son:

1. Medidor de ictericia Konica Minolta/Air-Shields JM-103 (Dräger Medical, Telford, Pennsylvania) (**figs. 13-1 y 13-4**)

   a. Determina la amarillez del tejido subcutáneo al medir la diferencia entre las densidades ópticas para la luz en las longitudes de onda azul y verde.

   b. La sonda de medición tiene dos trayectorias ópticas.

   c. Al calcular la diferencia entre las densidades ópticas se deducen las partes comunes a la epidermis y la dermis. Como resultado se puede obtener la diferencia solo para el tejido subcutáneo.

   d. En teoría permite medir el grado de amarillez de la piel y el tejido subcutáneo con una influencia mínima del pigmento de melanina y la madurez de la piel.

   e. La correlación lineal de esta medición con la BST permite la conversión a BST por parte del medidor, que se indica digitalmente.

2. Analizador de bilirrubina no invasivo BiliChek (Children's Medical Ventures/Respironics, Norwell, Massachusetts)

   a. Dispositivo no invasivo compuesto por una fuente de luz, un microespectrofotómetro, una sonda de fibra óptica y un circuito de control con microprocesador. El BiliChek también requiere el uso de una punta de calibración desechable con cada medición.

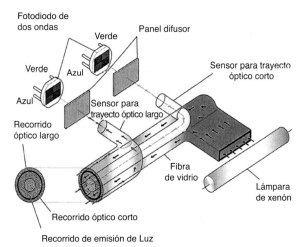

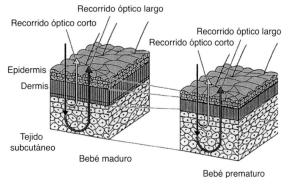

FIGURA 13-4 El medidor de ictericia JM-103 determina la amarillez del tejido subcutáneo al medir la diferencia de densidades ópticas para la luz reflejada en las longitudes de onda azul (450 nm) y verde (550 nm). Cuando se presiona la sonda del icterómetro contra la frente o el esternón, una lámpara de xenón parpadea y la luz emitida se dispersa, es absorbida por la piel y el tejido subcutáneo y vuelve a la sonda de medición, donde es recogida por los fotodiodos. Existe una correlación lineal entre la diferencia de densidad óptica de la luz reflejada y la BST. Esto permite la conversión a BST, que luego se muestra en la pantalla del medidor de ictericia. (Reimpresa con permiso de Walter de Gruyter and Company de Yasuda S, Itoh S, Isobe K, et al. New transcutaneous jaundice device with two optical paths. 2005;35(1): 81-88. Permiso transmitido a través de Copyright Clearance Center, Inc.)

b. Utiliza todo el espectro de luz visible reflejado por la piel.

c. La luz blanca se transmite a la piel y la luz reflejada se recoge para su análisis.

d. Los algoritmos tienen en cuenta el efecto de la hemoglobina, la melanina y el grosor de la piel.

e. La absorción de luz debida a la bilirrubina en el lecho capilar y en el tejido subcutáneo se aísla por sustracción espectral.

E. Circunstancias especiales/consideraciones

1. Los protocolos de los hospitales deben incluir las condiciones en las que deben obtenerse los niveles de BTC y

BST (2). Deben existir protocolos de formación y recertificación de los usuarios de BTC.

2. Solo deben realizarse mediciones de BST en los lactantes con ictericia lo suficientemente grave como para justificar una exanguinotransfusión (véase C) (8).

3. La BTC es menos precisa en los lactantes sometidos a fototerapia; por lo tanto, se prefieren los niveles séricos para controlar los valores de bilirrubina en dichos lactantes (véase C) (3, 6, 13, 15).

4. Raza/color de la piel: se ha comprobado que las lecturas de BTC obtenidas por el BiliChek se correlacionan con los valores de BST en lactantes blancos, negros, asiáticos, hispanos, indígenas africanos e indios (8, 15, 20). En los lactantes negros, las lecturas de BTC obtenidas por el JM-103 se correlacionan menos con los valores de BST, siendo la BTC en general mayor que la BST (7, 21).

F. Técnicas

1. Calibrar el dispositivo BTC de acuerdo con las especificaciones del fabricante. Los dispositivos nuevos deben correlacionarse con muestras de suero antes de su uso.

2. Medir la BTC pulsando el botón de disparo y presionando con suavidad la punta contra la frente o el esternón del bebé hasta que el dispositivo indique que la lectura se ha completado.

   a. Algunos estudios han demostrado que las mediciones de BTC del esternón se correlacionan un poco mejor con los niveles de BST que las mediciones de BTC de la frente, quizá como resultado de la exposición de la frente a la luz ambiental. Otros estudios indican que ambos sitios son equivalentes (7, 22).

   b. Se ha comprobado que la diferencia entre la BTC y la BST es mucho mayor en las guarderías en las que se utilizó más de un lugar (p. ej., tanto el pecho como la frente) para la evaluación de la BTC, en comparación con las guarderías en las que se utilizó solo el pecho o solo la frente. Por lo tanto, los protocolos de las guarderías deberían establecer un lugar exclusivo para la medición de la BTC, ya sea la frente o el pecho (21).

   c. Las mediciones deben realizarse de forma consistente en cuanto a la colocación de la sonda y la cantidad de presión aplicada al dispositivo. La variabilidad inter e intraoperatoria puede minimizarse con una formación adecuada (7).

   d. La medición de la BTC con el sistema BiliChek tarda entre 20 y 80 segundos. Este tiempo es necesario para que el monitor realice cinco mediciones que se promedian para proporcionar un valor de BTC. El JM-103 tarda alrededor de 10 segundos en obtener sus mediciones dobles y calcular el valor de la BTC.

3. Las puntas de calibración individuales BiliChek están hechas de plástico desechable. El fabricante no recomienda el uso repetido de las sondas desechables.

G. Complicaciones

No se han notificado complicaciones derivadas del uso de los monitores de BTC, salvo el riesgo de un uso inadecuado, la posibilidad de subestimar el nivel de ictericia (véanse los apartados C y E) o la sobreestimación del nivel de ictericia que conlleva extracciones de sangre innecesarias para determinar el nivel de BST.

H. Eficacia

Se ha demostrado que la medición de la BTC disminuye el número de pinchazos en el talón en algunos estudios, pero no ha modificado la duración de la estancia hospitalaria ni el número de recién nacidos que requieren fototerapia. Se ha comprobado que la monitorización de la BTC reduce el número de recién nacidos que reingresan para recibir fototerapia (23).

Referencias

1. Sarici SU, Serdar MA, Korkmaz A, et al. Incidence, course, and prediction of hyperbilirubinemia in near-term and term newborns. *Pediatrics*. 2004;113(4):775–780.
2. American Academy of Pediatrics Subcommittee on Hyperbilirubinemia. Neonatal jaundice and kernicterus. *Pediatrics*. 2001;108(3):31.
3. American Academy of Pediatrics Subcommittee on Hyperbilirubinemia. Management of hyperbilirubinemia in the newborn infant 35 or more weeks of gestation. *Pediatrics*. 2004;114:297.
4. Maisels MJ, Bhutani VK, Bogen D, et al. Hyperbilirubinemia in the Newborn Infant >/ = 35 weeks' gestation: an update with clarifications. *Pediatrics*. 2009;124:1193–1198.
5. Szabo P, Wolf M, Bucher HU, et al. Detection of hyperbilirubinaemia in jaundiced full-term neonates by eye or bilirubinometer? *Eur J Pediatr*. 2004;163(12):722–727.
6. Maisels MJ. Transcutaneous bilirubinometry. *NeoReviews*. 2006;7(5):e217–e225.
7. Maisels MJ, Ostrea EM, Touch S, et al. Evaluation of a new transcutaneous bilirubinometer. *Pediatrics*. 2004;113: 1628–1635.
8. Bhutani VK, Gourley GR, Adler S, et al. Noninvasive measurement of total serum bilirubin in a multiracial predischarge newborn population to assess the risk of severe hyperbilirubinemia. *Pediatrics*. 2000;106:e17.
9. Yasuda S, Itoh S, Isobe K, et al. New transcutaneous jaundice device with two optical paths. *J Perinat Med*. 2003;31:81–88.
10. Jones DF, McRea AP, Kowles JD, et al. A prospective comparison of transcutaneous and serum bilirubin within brief time intervals. *Clin Pediatr (Phila)*. 2017;56(11):1013–1017.
11. De Luca D, Zecca E, Corsello M. Attempt to improve transcutaneous bilirubinometry: a double-blind study of Medick BiliMed versus Respironics Bilicheck. *Arch Dis Child Fetal Neonatal Ed*. 2008;93:F135–F139.
12. Bertini G, Pratesi S, Consenza E, et al. Transcutaneous bilirubin measurement: evaluation of Bilitest. *Neonatology*. 2008;93:101–105.
13. Bhutani VK, Johnson L, Sivieri EM. Predictive ability of a predischarge hour-specific serum bilirubin for subsequent significant hyperbilirubinemia in healthy term and near-term newborns. *Pediatrics*. 1999;103(1):6–14.
14. Zecca E, Barone G, DeLuca D, et al. Skin bilirubin measurement during phototherapy in preterm and term newborn infants. *Early Human Dev*. 2009;85:537–540.
15. Mahajan G, Kaushal RK, Sankhyan N, et al. Trancutaneous bilirubinometer in assessment of neonatal jaundice in Northern India. *Indian Pediatr*. 2005;42:41–45.
16. Nanjundaswamy S, Petrova A, Mehta R, et al. Transcutaneous bilirubinometry in preterm infants receiving phototherapy. *Am J Perinatol*. 2005;22(3):127–131.
17. Grabenhenrich J, Grabenhenrich L, Buhrer C, et al. Transcutaneous bilirubin after phototherapy in term and preterm infants. *Pediatrics*. 2014;134(5):1324–1329.
18. Tan KL, Dong F. Transcutaneous bilirubinometry during and after phototherapy. *Acta Paediatrica*. 2003;92:327–331.
19. Willems WA, van den Berg LM, de Wit H, et al. Transcutaneous bilirubinometry with the Bilicheck® in very premature newborns. *J Mat Fetal Neonatal Med*. 2004;16:209–214.
20. Slusher TM, Angyo IA, Bode-Thomas F, et al. Transcutaneous bilirubin measurements and serum total bilirubin levels in Indigenous African Infants. *Pediatrics*. 2004;113:1636–1641.
21. Taylor JA, Burgos AE, Flaherman V, et al. Discrepancies between transcutaneous and serum bilirubin measurements. *Pediatrics*. 2015;135(2):224–231.
22. Ebbesen F, Rasmussen LM, Wimberley PD. A new transcutaneous bilirubinometer, BiliChek®, used in the neonatal intensive care unit and the maternity ward. *Acta Paediatr*. 2002;91:203–211.
23. Peterson JR, Okorodudu AO, Mohammad AA, et al. Association of transcutaneous bilirubin testing in hospital with decreased readmission rate for hyperbilirubinemia. *Clinical Chem*. 2005;51:540–544.

EEG de amplitud integrada (EEGa)

Nathalie El Ters, Stephanie S. Lee y Amit M. Mathur

La electroencefalografía convencional (EEGc) en neonatos sigue siendo el estándar de oro para la monitorización de la EEG, pero requiere personal calificado para aplicar los cables e interpretar la EEG. Los estudios longitudinales pueden suponer un reto debido a los elevados requisitos de mantenimiento de las derivaciones de EEGc y a la preocupación por el deterioro de la piel en los recién nacidos. La EEG de amplitud integrada (EEGa) es una modalidad de canal limitado que tiene la ventaja de que los médicos pueden aplicar e interpretar con facilidad las derivaciones. La señal de EEG se registra utilizando uno o dos canales que constan de dos o cuatro electrodos, respectivamente, colocados en las áreas C3-P3, C4-P4 de la cabeza del recién nacido. La señal de EEG sin procesar se amplifica, se filtra atenuando las frecuencias inferiores a 2 Hz y superiores a 15 Hz para minimizar el artefacto muscular, el ruido y las interferencias eléctricas, se comprime y se muestra en una escala semilogarítmica junto a la EEG sin procesar (**fig. 14-1**) (1).

INDICACIONES PARA LA MONITORIZACIÓN DE LA EEGa

A. Convulsiones

1. La verdadera incidencia de las convulsiones en los recién nacidos es difícil de estimar debido a la presentación atípica y la naturaleza subclínica de estos eventos, en especial en recién nacidos prematuros.
2. La incidencia notificada en los bebés a término oscila entre 1 y 5 por cada 1 000 recién nacidos (2).

B. Población de riesgo

1. Encefalopatía hipóxico-isquémica (EHI) (3)
2. Lesión cerebral en neonatos gravemente enfermos (hipertensión pulmonar neonatal persistente [HPNP], defectos cardiacos congénitos que requieren derivación cardiopulmonar, OMEC)
3. Infección del SNC
4. Hemorragias intracraneales, accidentes cerebrovasculares perinatales y trombosis del seno venoso

5. Errores congénitos del metabolismo, síndromes genéticos que afectan al sistema nervioso central.
6. Recién nacidos prematuros con hemorragia intraventricular (HIV) de alto grado o encefalopatía.

C. Equipo

1. **Monitores EEGa:** se trata de máquinas autónomas que son fáciles de configurar y utilizar.
   a. La EEGa disponible en la actualidad viene con un algoritmo de detección de convulsiones y un software opcional para la clasificación automática del fondo.
   b. El algoritmo RecogniZe (Natus Medical Inc., San Carlos, CA) detecta áreas de regularidad en una forma de onda de EEG, utilizando al menos cinco ondas conse-

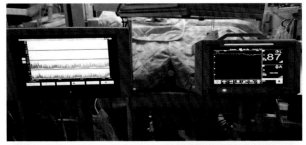

A

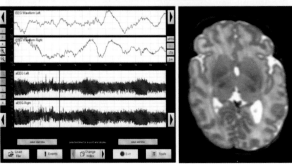

B

FIGURA 14-1 A. Registro de la máquina de EEGa junto a la cama de un bebé prematuro. **B.** 3 horas de EEGa con 10 segundos de EEG de un bebé prematuro a la edad equivalente a término, cuya RM cerebral a término era normal y su trazado de EEGa muestra un fondo continuo normal con ciclos de sueño-vigilia maduros.

cutivas similares con longitudes de onda que equivalen a una frecuencia de 14 Hz o menos, una amplitud pico a pico superior a 5 µV y al menos 21 segundos de detección continua, o 26 segundos de detección discontinua, en 1 minuto de señal de EEG.

2. Tipos de electrodos
   a. Electrodos de aguja subdérmicos
   b. Electrodos de copa de oro
   c. Electrodos de hidrogel

D. Procedimiento

1. Preparación de la piel y aplicación de los electrodos
   a. Con un hisopo de algodón se limpia la piel suavemente con el gel Nuprep (Weaver and Company, Aurora, CO, USA)
      (1) Nuprep es un gel limpiador poco abrasivo que limpia de manera eficaz la superficie de la piel para conseguir una menor impedancia.
      (2) Este paso se utiliza con agujas subdérmicas, hidrogel y electrodos de copa de oro.
   b. *Aplicación de electrodos de copa de oro*
      (1) Este método utiliza una pasta conductora y una cinta de papel para fijar los electrodos en su lugar.
      (2) El colodión no se utiliza en esta población debido a sus propiedades tóxicas, y se suele emplear para pegar los electrodos de copa de oro.
      (3) Esto puede afectar la calidad de los registros y la estabilidad de los electrodos, en especial en un entorno húmedo y cálido como el de una incubadora.
   c. *Aplicación de agujas subdérmicas*
      (1) Limpiar el cuero cabelludo alrededor de los lugares de inserción con una solución antiséptica adecuada a la edad de gestación.
      (2) Colocar los electrodos de aguja en los lugares de inserción subdérmicos. Las agujas deben estar en ángulo hacia abajo.
      (3) Asegurar los electrodos con una cinta adhesiva sobre las agujas.
   d. *Aplicación de electrodos de hidrogel*
      (1) Los electrodos de hidrogel son una alternativa a la copa de oro y a las agujas subdérmicas en los registros de EEGa cuando se utilizan con una preparación adecuada de la piel (4), y han sustituido a los electrodos de copa de oro y de aguja subdérmica en la monitorización continua de EEGa en la unidad de cuidados intensivos neonatales.
      (2) Los electrodos de hidrogel tienen la ventaja de que se adhieren mejor a la piel de los prematuros, en especial en un entorno humedecido, y tienen una superficie plana que puede disminuir el punto de presión en la piel cuando la cabeza del bebé se apoya en ellos. Además, son estériles y desechables.

2. Colocación de los electrodos
   a. Los electrodos se colocan en las posiciones P3-P4 para las posiciones monocanales y C3-P3 y C4-P4 para las bicanales.
      (1) Las posiciones de los electrodos se basan en el sistema internacional 10-20 para recién nacidos, como se muestra en la **figura 14-2** (5).

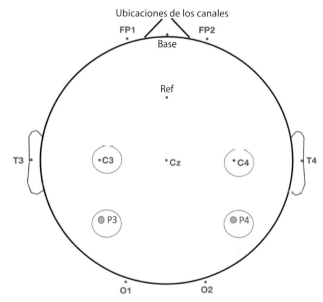

FIGURA 14-2 Las posiciones de los electrodos se adoptan según el sistema internacional 10-20 para el recién nacido. Para los registros de dos canales, las posiciones de los electrodos se colocan en las posiciones F3-P3 y F4-P4 o en las posiciones C3-P3 y C4-P4.

      (2) La ubicación de los electrodos se determina por mediciones específicas entre los puntos de referencia del cráneo.
      (3) Los números 10 y 20 se refieren a las mediciones entre los electrodos como 10 o 20% de la distancia total delante-detrás o la distancia total derecha-izquierda de la cabeza.
      (4) El electrodo de referencia se coloca en la línea media de la frente.
   b. La mayoría de las máquinas de EEGa va acompañada de una cinta de colocación de electrodos o de un dispositivo de medición que ayuda a colocar los electrodos en las localizaciones C3-P3 y C4-P4. El dispositivo de medición se coloca entre el tragus y la sutura sagital. Dos flechas indican la posición de C3 y P3 a la izquierda, C4 y P4 a la derecha.

3. Impedancia
   a. El control continuo de la impedancia de los electrodos es fundamental para todos los registros de EEG.
      (1) El avance más importante en la monitorización digital de EEGa es la introducción de la visualización simultánea de la señal de EEG sin procesar y la monitorización continua de la impedancia.

(2) Estos dos componentes permiten a los médicos y al personal detectar los artefactos y alertar sobre el contacto inadecuado de los electrodos.

b. Un detector de impedancia, incorporado en el dispositivo, alerta al personal sobre la calidad de los trazados y la localización del electrodo suelto.

(1) Una impedancia elevada hace que la señal de EEG no sea fiable e impedirá el disparo del algoritmo de detección de convulsiones. Lo ideal es que la impedancia sea < 10 Ω, aunque los valores de 10 a 20 Ω son aceptables. Si se detecta una impedancia deficiente, retirar el electrodo y realizar una limpieza suave de la zona subyacente antes de volver a aplicarlo.

4. Un canal frente a dos canales

a. Los registros de EEGa de dos canales permiten a los clínicos comparar entre los hemisferios derecho e izquierdo, detectando asimetrías o anomalías focales subyacentes (6). Esta función no puede lograrse con un solo canal que detecte la actividad eléctrica a través de los hemisferios cerebrales.

b. Al utilizar la EEGa de un solo canal, sin la EEG de un solo canal en bruto para la confirmación, la detección de convulsiones individuales es inferior a 50% (7).

(1) En un estudio en el que se comparó la EEGa de un solo canal, la EEGa de dos canales y la EEGa de dos canales con la EEG continua sin procesar, los autores encontraron una mayor sensibilidad y especificidad para detectar convulsiones cuando la EEGa se lee de forma simultánea con la EEG sin procesar (8).

(2) La mayoría de los nuevos monitores digitales muestran tanto la EEGa como el trazado simultáneo de la EEG sin procesar, lo que permite una interpretación más específica de los posibles eventos convulsivos.

5. Duración de las grabaciones

a. No existe una directriz definida para la duración de una EEGa.

b. Los análisis anteriores de EEGa en neonatos se basaban en registros de 3 a 4 h de EEGa, tal como se describe en la literatura (1, 9, 10).

c. Las directrices de la American Clinical Neurophysiology Society indican que la duración del registro de la EEG convencional está determinada por la indicación de la EEG (3).

(1) El comité recomienda vigilar al menos durante 24 h a los bebés con riesgo de convulsiones.

(2) Si se detectan convulsiones, la monitorización debe continuar hasta que el paciente esté libre de convulsiones durante al menos 24 horas.

E. Complicaciones

1. No se han notificado complicaciones importantes con la aplicación de EEGa en los recién nacidos. La irritación de la piel es siempre una preocupación con la aplicación de electrodos.

2. Los médicos y el personal de enfermería deben vigilar siempre esta posible complicación para prevenir las úlceras por presión y la infección de la piel.

F. Circunstancias especiales

1. Es muy importante ser consciente de algunas situaciones en las que las posiciones de los electrodos pueden tener que ser ajustadas en la configuración de las laceraciones de la piel debido a un electrodo del cuero cabelludo, fórceps o el parto asistido por vacío.

2. La distancia entre los electrodos es muy importante para determinar la amplitud del fondo; por lo tanto, una reducción de la distancia entre los electrodos dará lugar a una reducción de dicha amplitud.

3. La hinchazón del cuero cabelludo, como en el caso de un cefalohematoma, una hidropesía o una hemorragia subgaleal, disminuirá la amplitud de la EEG.

4. El edema asimétrico del cuero cabelludo puede provocar una asimetría en los fondos de la EEG.

INTERPRETACIÓN DE LOS REGISTROS DE EEGa

A. Clasificación de los antecedentes

1. La clasificación del fondo de la EEGa se basa en los patrones descritos en bebés a término con EHI y en bebés prematuros.

2. Hellstrom-Westas (1) propuso una clasificación que se aplica a todos los recién nacidos, al margen de su edad de gestación o su estado de enfermedad. Consta de cinco patrones **(fig. 14-3)**.

a. Continuo: amplitud mínima entre 5 y 10 μV y máxima entre 10 y 50 μV.

b. Discontinuo: amplitud mínima variable y < 5 μV y amplitud máxima > 10 μV.

c. Supresión de ráfagas: amplitud mínima con variabilidad mínima de 0 a 2 μV y ráfagas intermitentes con amplitud > 25 μV. Hay dos patrones en este estado. BS+ representa las ráfagas de alta frecuencia (≥ 100/h) y BS- representa las ráfagas de baja frecuencia (< 100/h).

d. Baja tensión: las amplitudes mínimas y máximas son de baja tensión (a 5 μV o menos).

e. Inactivo, plano: patrón inactivo con tensión inferior a 5 μV.

B. Ciclos de sueño y vigilia

1. El ciclo sueño-vigilia (CSV) se caracteriza por la presencia de variaciones cíclicas de anchos de banda amplios (que representan el sueño profundo y tranquilo) que se alternan con otros más estrechos (que representan el estado de alerta despierto y el sueño activo).

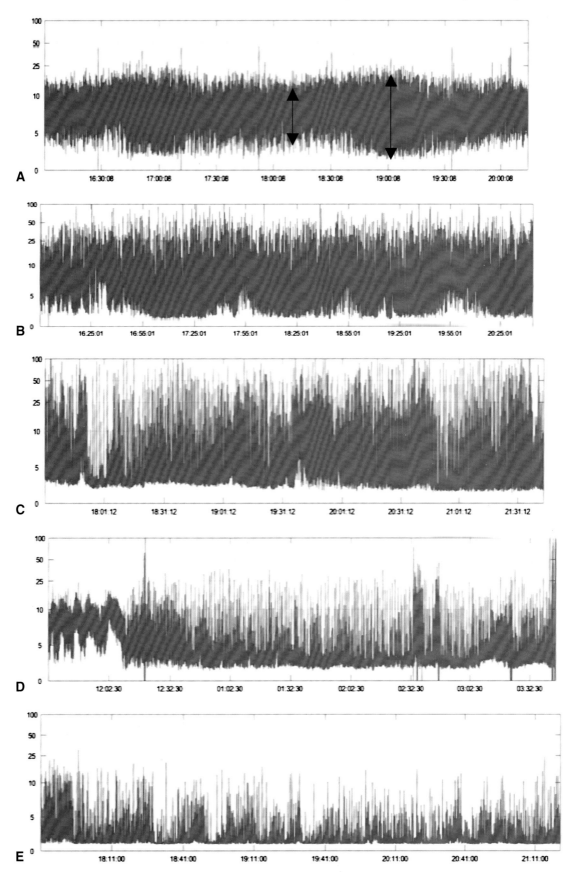

FIGURA 14-3 Clasificación de los fondos de EEGa. **A, B.** Fondo discontinuo. **C.** Supresión de ráfagas con alta densidad de ráfagas (BS+). **D.** Supresión de ráfagas con baja densidad de ráfagas (BS-). **E.** Trazado inactivo y plano.

2. Existen tres patrones diferentes de CSV en un recién nacido (1).

   a. Sin CSV: no se observan variaciones del ancho de banda en los trazados de EEGa.

   b. CSV inminente o inmaduro: la amplitud del borde inferior de la EEGa muestra variaciones iniciales pero no totalmente discretas entre las etapas como se observa con los trazados de EEGa más maduros.

   c. CSV desarrollado: variaciones sinusoidales discretas en los trazados de EEGa con alternancia de actividad continua y discontinua, con una duración del ciclo mayor o igual a 20 minutos.

C. Reconocimiento de convulsiones

1. La EEGa puede ser útil para detectar convulsiones electrográficas. Las convulsiones suelen ser subclínicas en el recién nacido sin signos clínicos; la monitorización continua mediante EEGa en una población de alto riesgo (es decir, bebés con EHI, meningitis o HIV) ayuda a identificar antes los eventos convulsivos.

2. Las convulsiones pueden identificarse con facilidad en la EEG por reconocimiento de patrones.

   a. Las convulsiones se muestran en el monitor como un cambio abrupto en la línea de base (aumento transitorio del mínimo, del máximo o de ambos).

     (1) Esto se debe a un cambio en la frecuencia y amplitud de la EEG.

     (2) Las convulsiones únicas aparecen como cambios aislados en el fondo de los registros de EEGa (**fig. 14-4**).

   b. Las convulsiones en la EEG sin procesar, se caracterizan por la aparición repentina de un evento eléctrico anormal, que dura 10 segundos o más, con formas de onda evolutivas y repetitivas que se acumulan de forma gradual y luego disminuyen en frecuencia, morfología o amplitud.

     (1) El estado epiléptico por lo común se reconoce como un patrón de dientes de sierra sobre un fondo continuo (**fig. 14-5**).

     (2) El estado epiléptico también puede presentarse como un aumento continuo de la línea de base.

3. En la actualidad existen programas informáticos instalados en sistemas comerciales que permiten la detección automática de las convulsiones.

   a. Estos programas no son precisos y se ven afectados por el movimiento y el ruido (11).

   b. Siempre se utilizan junto con el juicio clínico del médico, que sigue necesitando revisar la tendencia de la EEGa y el trazado de la EEG sin procesar que lo acompaña.

   c. Además, la EEGa tiene una menor sensibilidad y especificidad para la detección de convulsiones en comparación con la EEG convencional, en particular si las convulsiones se originan en un área remota y si son de corta duración y amplitud (8, 12).

D. Efecto de los medicamentos en la EEGa

1. Los sedantes y los antiepilépticos deprimen el fondo y el CSV en la EEG.

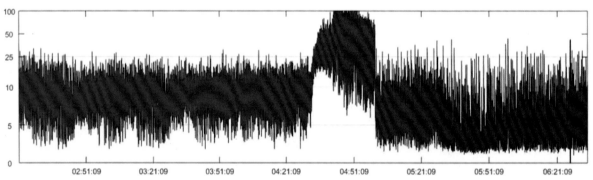

FIGURA 14-4 Patrones de convulsiones en la EEGa. EEGa con una elevación transitoria de los márgenes inferior y superior del trazado que indica una convulsión.

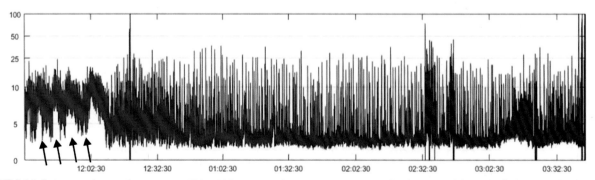

FIGURA 14-5 Patrones de convulsiones en una EEG. La EEGa con convulsiones repetitivas registradas al principio del trazado (*flechas*) seguidas de un patrón de supresión de ráfagas.

a. Existe un efecto aditivo de múltiples sedantes en la depresión de la EEGa (13). En lactantes con EHI se encontró que la infusión de midazolam tiene un efecto depresivo en el fondo de la EEGa (14).

b. Esta supresión fue breve y se resolvió en 2 h en los bebés con EHI leve, mientras que persistió en aquellos que sufrieron una lesión más profunda y grave.

2. Algunos estudios también han demostrado que la administración de surfactante puede causar una marcada depresión en la EEGa durante hasta 10 minutos en los bebés prematuros, pero el mecanismo de esto no está claro (15, 16).

E. Efecto de la edad de gestación

1. Burdjalov y cols. encontraron que la presencia del CSV tenía la mayor correlación con la edad posconcepcional (9), y su presencia indica maduración cerebral y un mayor nivel de integridad entre las diferentes funciones del sistema nervioso central.

2. Esto se ha ampliado a través de múltiples estudios que muestran que la presencia de CSV en los recién nacidos, madura con la edad (17, 18). Algunos investigadores (1, 9, 10, 19) han demostrado que la amplitud de banda se estrecha con la edad en los recién nacidos prematuros, lo que indica un mayor grado de maduración.

F. Reconocimiento de artefactos

1. **Alta impedancia**

   a. El avance más importante en la monitorización digital de EEGa es la (1) introducción de la visualización simultánea de la señal de EEG sin procesar y (2) la monitorización continua de la impedancia.

   b. Estos dos importantes componentes permiten a los médicos y al personal detectar los artefactos y alertar sobre el contacto inadecuado de los electrodos.

2. **Artefacto ambiental**

   a. La incitación del estado durante los cuidados de enfermería (artefacto de palmaditas) conduce a un aumento transitorio de la amplitud mínima de un fondo discontinuo, que puede interpretarse de forma errónea como un evento epiléptico.

      (1) La electroencefalografía bruta en estos casos es muy útil para delinear la verdadera naturaleza de estos eventos.

      (2) Debe anotarse el tiempo de los cuidados de enfermería y la administración de medicamentos.

   b. La distancia entre electrodos es muy importante porque cualquier cambio en esta medida afecta a la amplitud de la señal de EEG. Para evitar problemas, hay que seguir al pie de la letra la pauta de colocación de los electrodos.

   c. La ventilación de alta frecuencia puede desplazar la amplitud hacia arriba y la señal de la EEG puede mostrar una actividad monorrítmica con una alta frecuencia idéntica a la de la ventilación de alta frecuencia. Los artefactos de la ECG y la actividad muscular pueden elevar falsamente la línea de base y afectar a la interpretación del fondo.

      (1) La interpretación simultánea de la señal original de la EEG es necesaria para revelar la causa exacta de los hallazgos inesperados.

      (2) A veces es necesario un registro de EEGc para evaluar con precisión el fondo e identificar los artefactos (20, 21).

G. Limitaciones

1. La EEGa es una herramienta de neuromonitorización a pie de cama utilizada por lo regular en las unidades de cuidados intensivos neonatales debido a su fácil aplicación e interpretación por parte de los neonatólogos clínicos.

   a. La aplicación tarda pocos minutos y no requiere personal altamente calificado.

   b. El paso más importante es la colocación de los electrodos en sus posiciones correspondientes.

   c. A pesar de estas ventajas, la EEGa tiene muchas limitaciones.

      (1) La principal limitación es que la EEGa solo cubre la zona centro-parietal del cerebro, no incluye las regiones frontal, temporal y occipital.

      (2) La naturaleza comprimida en el tiempo de los trazados de EEGa y la ubicación centro-parietal de los electrodos pueden hacer que se pierdan las convulsiones de baja amplitud, de breve duración (12) y las focales de zonas remotas del cerebro como la región occipital (22).

2. No obstante, la EEGa sigue siendo accesible con facilidad en las unidades de cuidados intensivos neonatales y puede utilizarse en diferentes contextos clínicos, junto con la EEG convencional, y otras modalidades de imagen.

   a. Aunque esta herramienta ha demostrado su gran utilidad en el seguimiento de los bebés con EHI, también se está utilizando cada vez más en los bebés prematuros con fines de investigación, para predecir los resultados a corto y largo plazos.

   b. Se han estudiado los patrones de fondo de EEGa, el número de ráfagas/h y la presencia o ausencia de ciclicidad en los primeros días de vida, y se ha comprobado que las anomalías detectadas en el fondo se correlacionan con malos resultados en el neurodesarrollo (23, 24).

Referencias

1. Hellstrom-Westas L, Rosén I, de Vries LS, et al. Amplitude-integrated EEG classification and interpretation in preterm and term infants. *NeoReviews*. 2006;7(2):e76–e87.

2. Vasudevan C, Levene M. Epidemiology and aetiology of neonatal seizures. *Semin Fetal Neonatal Med*. 2013;18(4):185–191.

3. Shellhaas RA, Chang T, Tsuchida T. The American clinical neurophysiology society's guideline on continuous electroencephalography monitoring in neonates. *J Clin Neurophysiol*. 2011;28(6):611–617.

4. Foreman SW, Thorngate L, Burr RL, et al. Electrode challenges in amplitude-integrated electroencephalography (aEEG): research application of a novel noninvasive measure of brain function in preterm infants. *Biol Res Nurs.* 2011;13(3):251–259.

5. Tao JD, Mathur AM. Using amplitude-integrated EEG in neonatal intensive care. *J Perinatol.* 2010;30 Suppl:S73–S81.

6. Shah DK, Lavery S, Doyle LW, et al. Use of 2-channel bedside electroencephalogram monitoring in term-born encephalopathic infants related to cerebral injury defined by magnetic resonance imaging. *Pediatrics.* 2006;118(1):47–55.

7. Shellhaas RA, Soaita AI, Clancy RR. Sensitivity of amplitude-integrated electroencephalography for neonatal seizure detection. *Pediatrics.* 2007;120(4):770–777.

8. Shah DK, Mackay MT, Lavery S, et al. Accuracy of bedside electroencephalographic monitoring in comparison with simultaneous continuous conventional electroencephalography for seizure detection in term infants. *Pediatrics.* 2008;121(6):1146–1154.

9. Burdjalov VF, Baumgart S, Spitzer AR. Cerebral function monitoring: a new scoring system for the evaluation of brain maturation in neonates. *Pediatrics.* 2003;112(4):855–861.

10. Thornberg E, Thiringer K. Normal pattern of the cerebral function monitor trace in term and preterm neonates. *Acta Paediatr Scand.* 1990;79(1):20–25.

11. Lawrence R, Mathur A, Nguyen The Tich S, et al. A pilot study of continuous limited-channel aEEG in term infants with encephalopathy. *J Pediatr.* 2009;154(6):835.e1–841.e1.

12. Hellstrom-Westas L. Comparison between tape-recorded and amplitude-integrated EEG monitoring in sick newborn infants. *Acta Paediatr.* 1992;81(10):812–819.

13. Bell AH, Greisen G, Pryds O. Comparison of the effects of phenobarbitone and morphine administration on EEG activity in preterm babies. *Acta Paediatr.* 1993;82(1):35–39.

14. van Leuven K, Groenendaal F, Toet MC, et al. Midazolam and amplitude-integrated EEG in asphyxiated full-term neonates. *Acta Paediatr.* 2004;93(9):1221–1227.

15. Skov L, Hellström-Westas L, Jacobsen T, et al. Acute changes in cerebral oxygenation and cerebral blood volume in preterm infants during surfactant treatment. *Neuropediatrics.* 1992;23(3):126–130.

16. Bell AH, Skov L, Lundstrøm KE, et al. Cerebral blood flow and plasma hypoxanthine in relation to surfactant treatment. *Acta Paediatr.* 1994;83(9):910–914.

17. Sisman J, Campbell DE, Brion LP. Amplitude-integrated EEG in preterm infants: maturation of background pattern and amplitude voltage with postmenstrual age and gestational age. *J Perinatol.* 2005;25(6):391–396.

18. Olischar M, Klebermass K, Kuhle S, et al. Reference values for amplitude-integrated electroencephalographic activity in preterm infants younger than 30 weeks' gestational age. *Pediatrics.* 2004;113(1 Pt 1):e61–e66.

19. Zhang D, Liu Y, Hou X, et al. Reference values for amplitude-integrated EEGs in infants from preterm to 3.5 months of age. *Pediatrics.* 2011;127(5):e1280–e1287.

20. Toet MC, van der Meij W, de Vries LS, et al. Comparison between simultaneously recorded amplitude integrated electroencephalogram (cerebral function monitor) and standard electroencephalogram in neonates. *Pediatrics.* 2002;109(5):772–779.

21. Rennie JM, Chorley G, Boylan GB, et al. Non-expert use of the cerebral function monitor for neonatal seizure detection. *Arch Dis Child Fetal Neonatal Ed.* 2004;89(1):F37–F40.

22. Rakshasbhuvankar A, Paul S, Nagarajan L, et al. Amplitude-integrated EEG for detection of neonatal seizures: a systematic review. *Seizure.* 2015;33:90–98.

23. Kidokoro H, Kubota T, Hayashi N, et al. Absent cyclicity on aEEG within the first 24 h is associated with brain damage in preterm infants. *Neuropediatrics.* 2010;41(6):241–245.

24. Hellstrom-Westas L, Klette H, Thorngren-Jerneck K, et al. Early prediction of outcome with aEEG in preterm infants with large intraventricular hemorrhages. *Neuropediatrics.* 2001;32(6):319–324.

Muestras de sangre

15

Localización de vasos sanguíneos

Suna Seo

TRANSILUMINACIÓN

A. Indicación

No localizar una arteria o vena accesible en condiciones normales de iluminación para:
1. Punción para la toma de muestras (1–3)
2. Canulación de vasos (4, 5)

B. Contraindicaciones

Ninguna

C. Precauciones

Comprobar que el equipo de la fuente de luz tiene un cristal absorbente de calor intacto y filtros infrarrojos y UV (6).

D. Equipo

1. Fuente de transiluminación:
    a. Fuente de frío de alta intensidad con un cable de fibra óptica **(fig. 15-1)**
    b. Diodo emisor de luz (LED, por sus siglas en inglés) **(fig. 15-2)** (4, 5)
    c. En algunos casos puede utilizarse la luz del otoscopio **(fig. 15-3)** (1)
2. Hisopo con alcohol
3. Guantes estériles o fundas de plástico desechables

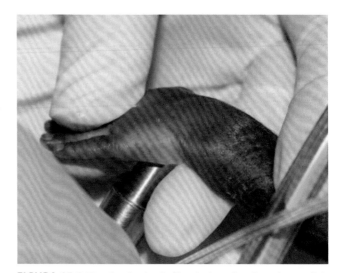

FIGURA 15-1 Transiluminador de fibra óptica colocado en la superficie palmar para visualizar las venas del dorso de la mano.

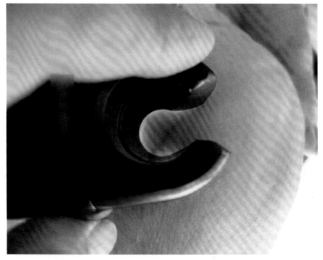

FIGURA 15-2 Transiluminador LED colocado para visualizar una vena del cuero cabelludo. (Cortesía de Veinlite by Translite, Sugar Land, Texas.)

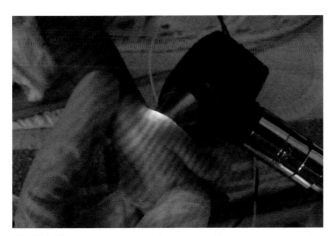

FIGURA 15-3 Otoscopio colocado en la superficie palmar para visualizar la vena cefálica.

F Técnica

1. Limpiar el extremo de la fuente de luz con un hisopo con alcohol. Cubrir con un guante estéril o una funda de plástico desechable.
2. Luz tenue en la sala. Se necesita algo de luz residual para visualizar el campo operatorio.
3. Ajustar la fuente de luz a una intensidad baja y aumentarla según sea necesario para la visualización.
4. Colocar la sonda para transiluminar el vaso.
5. Identificar el vaso como una estructura oscura y lineal (figs. 15-4 y 15-5).

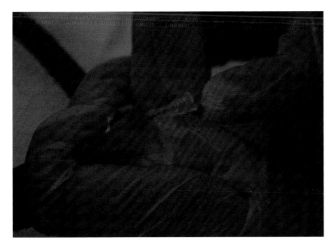

FIGURA 15-4 Transiluminador colocado en la superficie palmar para visualizar las venas del dorso durante la inserción IV.

6. Compensar la distorsión si la luz no está directamente frente al lugar de la punción.
7. No mantener el contacto entre la fuente de luz y la extremidad durante mucho tiempo.

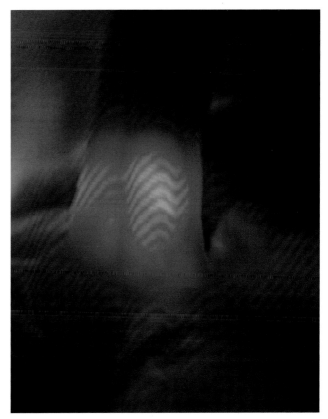

FIGURA 15-5 Transiluminador colocado posteriormente para visualizar la arteria tibial posterior.

F. Complicaciones

1. Quemaduras térmicas por sonda de luz (figs. 15-6 y 15-7) (6-10)
2. Contaminación por incumplimiento de la técnica estéril

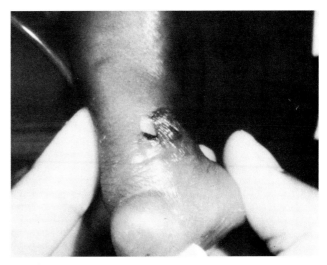

FIGURA 15-6 Quemadura del transiluminador.

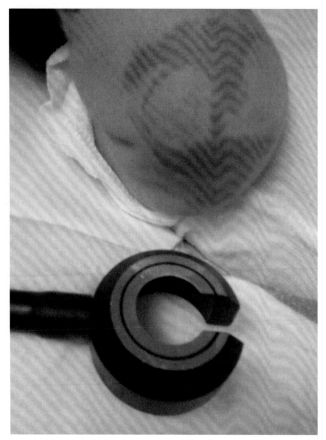

FIGURA 15-7 Quemadura superficial tras una transiluminación prolongada.

ECOGRAFÍA

A. Antecedentes

El uso de la ecografía (Eco) portátil como herramienta complementaria para la colocación de catéteres centrales de inserción periférica (CCIP) neonatales (11) y la colocación de catéteres venosos centrales (CVC) percutáneos (12-15) ha aumentado con la llegada de sondas neonatales más pequeñas y el creciente conocimiento y experiencia en ecografía.

B. Indicación

Localizar la arteria o la vena para la canulación del vaso con visualización en tiempo real de la entrada de la aguja en la vena y la relación con las estructuras circundantes (11-18).

C. Contraindicaciones

Ninguna.

D. Precauciones

La diferencia entre venas y arterias puede ser sutil en los neonatos. Las venas suelen ser colapsables y las arterias son pulsátiles (16).

E. Equipo

1. Sonda de Eco lineal de alta frecuencia (> 10 MHz), pequeña (< 30 mm de ancho)
2. Función Doppler (detección de trombosis y oclusión)
3. Función de zoom
4. Gel estéril
5. Cubierta de sonda estéril

F. Técnica

1. Colocar una cubierta estéril sobre la sonda y utilizar lubricante estéril en la sonda.
2. Utilizar la mano no dominante para sostener y posicionar la sonda de Eco (fig. 15-8).
3. Optimizar la orientación de la sonda, colocando el vaso objetivo en el centro de la pantalla.

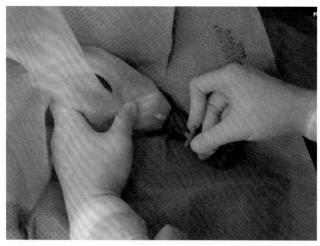

FIGURA 15-8 Sonda EP colocada perpendicularmente a la vena para acceder a la colocación del CCIP.

a. Vista de eje corto o transversal: la sonda se coloca transversal a la dirección del vaso, que se ve en sección transversal (fig. 15-9A).
b. Vista de eje largo o sagital: la sonda sigue la dirección del vaso, que se ve en su longitud. Siguiendo el recorrido de la vena, identificar válvulas, estenosis o trombosis (fig. 15-9B).
c. Fuera del plano donde la aguja cruza el haz de Eco perpendicularmente.
d. En el plano, donde la aguja permanece en el haz de Eco (fig. 15-9C).

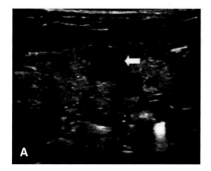 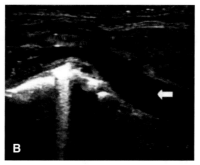 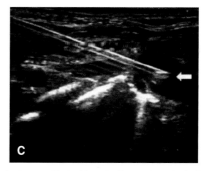

FIGURA 15-9 A. La vista transversal, fuera del plano, muestra la sección transversal de la vena yugular interna (*flecha blanca*) y la arteria carótida (*flecha negra*). La compresión relativa del vaso y el control por Doppler pulsado del flujo vascular pueden ayudar a identificar la vena y la arteria, respectivamente. **B.** La vista sagital muestra la vena subclavia (VSC) (*flecha blanca*) en el plano y la pleura suprayacente (*flecha negra*) y el pulmón. **C:** Vista sagital, en plano, con la punta de la aguja (*flecha negra*) (*flecha blanca*) colocada en la VCS. La aspiración de sangre puede confirmar la colocación correcta. (Reproducida con permiso de Lausten-Thomsen U, Merchaoui Z, Dubois C, et al. Ultrasound-guided subclavian vein cannulation in low birth weight neonates. *Pediatr Crit Care Med.* 2017;18(2):172-175.)

4. Colocar la sonda del transductor manual perpendicularmente a una vena.
5. La punta de la aguja debe estar siempre en el campo de visión durante el procedimiento.

G. Complicaciones

Ninguna.

VISUALIZACIÓN EN EL INFRARROJO CERCANO

A. Antecedentes

La fuente de luz infrarroja emite una luz inofensiva, cercana al infrarrojo, que es absorbida por la sangre. Los tejidos que rodean la sangre reflejan la luz y esta imagen es captada por una cámara de video digital y procesada. Un LED verde añade contraste a la imagen, que luego se proyecta directo sobre la superficie de la piel en tiempo real. Este dispositivo no requiere contacto con el paciente y no presenta problemas de calor, radiación o seguridad ocular con láser (19–21).

La visualización por infrarrojo cercano puede ser útil para la preservación de las venas, pero el beneficio no se ha correlacionado con la canulación de estas. La rentabilidad y los requisitos de formación necesarios están aún por determinarse. Aunque las revisiones sistemáticas y los metaanálisis no han demostrado un beneficio general del uso de dispositivos de luz infrarroja cercana, el dispositivo puede ser útil para los pacientes con dificultades para la canulación exitosa (22, 23).

B. Indicación

1. Para localizar una arteria o vena accesible para
   a. Flebotomía
   b. Canulación de vasos

C. Contraindicaciones

Ninguna.

D. Equipo

Dispositivo de proyección directa de imágenes vasculares.

E. Técnica

1. Colocar la unidad de cabeza a 90 grados y aproximadamente a 13 pulgadas (33 cm) por encima de la ubicación del objetivo.
2. Enfocar el dispositivo.
3. Cambiar y utilizar modos alternativos.
   a. Universal
   b. Inversa
   c. Redimensionar
   d. Detalle fino

Referencias

1. Goren A, Laufer J, Yativ N, et al. Transillumination of the palm for venipuncture in infants. *Pediatr Emerg Care.* 2001;17(2):130–131.
2. Mattson D, O'Connor M. Transilluminator assistance in neonatal venipuncture. *Neonatal Netw.* 1986;5:42–45.
3. Dinner M. Transillumination to facilitate venipuncture in children. *Anesth Analg.* 1992;74:467.
4. Hosokawa K, Kato H, Kishi C, et al. Transillumination by light-emitting diode facilitates peripheral venous cannulations in infants and small children. *Acta Anaesthesiol Scand.* 2010;54:957–961.
5. John J. Transillumination for vascular access: old concept, new technology. *Pediatr Anesth.* 2007;17:189–190.
6. Sumpelmann R, Osthaus WA, Irmler H, et al. Prevention of burns caused by transillumination for peripheral venous access in neonates. *Pediatr Anaesth.* 2006;16:1094–1098.

7. Perman MJ, Kauls LS. Transilluminator burns in the neonatal intensive care unit: a mimicker of more serious disease. *Pediatr Dermatol*. 2007;24:168–171.

8. Keroack MA, Kotilainen HR, Griffin BE. A cluster of atypical skin lesions in well-baby nurseries and a neonatal intensive care unit. *J Perinatol*. 1996;16:370–373.

9. Sajben FP, Gibbs NF, Friedlander SF. Transillumination blisters in a neonate. *J Am Acad Dermatol*. 1999;41:264–265.

10. Withey SJ, Moss AL, Williams GJ. Cold light, heat burn. *Burns*. 2000;26:414–415.

11. Johnson KN, Thomas T, Grove J, et al. Insertion of peripherally inserted central catheters in neonates less than 1.5 kg using ultrasound guidance. *Pediatr Surg Int*. 2016;32(11):1053–1057.

12. Lausten-Thomsen U, Merchaoui Z, Dubois C, et al. Ultrasound-guided subclavian vein cannulation in low birth weight neonates. *Pediatr Crit Care Med*. 2017;18(2):172–175.

13. Breschan C, Graf G, Jost R, et al. A retrospective analysis of the clinical effectiveness of supraclavicular, ultrasound-guided brachiocephalic vein cannulations in preterm infants. *Anesthesiology*. 2018;128(1):38–43.

14. Oulego-Erroz I, Alonso-Quintela P, Terroba-Seara S, et al. Ultrasound-guided cannulation of the brachiocephalic vein in neonates and preterm infants: a prospective observational study. *Amer J Perinatol*. 2018;35(05):503–508.

15. Brasher C, Malbezin S. Central venous catheters in small infants. *Anesthesiology*. 2018;128(1):4–5.

16. Detaille T, Pirotte T, Veyckemans F. Vascular access in the neonate. *Best Pract Res Clin Anaesthesiol*. 2010;24: 403–418.

17. Fidler HL. The use of bedside ultrasonography for PICC placement and insertion. *Adv Neonatal Care*. 2011;11: 52–53.

18. Merchaoui Z, Lausten-Thomsen U, Pierre F, et al. Supraclavicular approach to ultrasound-guided brachiocephalic vein cannulation in children and neonates. *Front Pediatr*. 2017;5:211.

19. Hess HA. A biomedical device to improve pediatric vascular access success. *Pediatr Nurs*. 2010;36:259–263.

20. Perry AM, Caviness AC, Hsu D. Efficacy of a near-infrared light device in pediatric intravenous cannulation: a randomized controlled trial. *Pediatr Emerg Care*. 2011;27(1):5–10.

21. Phipps K, Modic A, O'Riordan MA, et al. A randomized trial of the vein viewer versus standard technique for placement of peripherally inserted central catheters (PICCs) in neonates. *J Perinatol*. 2012;32:498–501.

22. Conversano E, Cozzi G, Pavan M, et al. Impact of near infrared light in pediatric blood drawing centre on rate of first attempt success and time of procedure. *Ital J Pediatr*. 2018;44(1):60.

23. Park JM, Kim MJ, Yim HW, et al. Utility of near-infrared light devices for pediatric peripheral intravenous cannulation: a systematic review and meta-analysis. *Eur J Pediatr*. 2016;175(12):1975–1988.

Venopunción

Amber M. Dave

A. Indicaciones

1. Muestras de sangre
   a. Pruebas de laboratorio rutinarias, sobre todo si el volumen de sangre necesario es mayor que el que puede obtenerse mediante una muestra capilar (≥ 1.5 ml)
   b. Cultivo de sangre
   c. Hematocrito central
   d. Preferido (sobre la muestra capilar) para ciertos estudios (1, 2)
      (1) Nivel de amoniaco, lactato o piruvato (óptimo arterial)
      (2) Niveles de fármacos
      (3) Sangre cruzada
      (4) Hemoglobina/hematocrito
      (5) Cariotipo
      (6) Estudios de coagulación
2. Administración de medicamentos

B. Contraindicaciones

1. Uso de la vena profunda en presencia de un defecto de coagulación
2. Infección local, inflamación, o ambas, en el lugar de la punción
3. Vena femoral o yugular interna (véase G)
4. Vena yugular externa en bebés con dificultad respiratoria, hemorragia intracraneal o presión intracraneal elevada

C. Precauciones

1. Observar las precauciones universales.
2. Cuando se tomen muestras de las venas del cuello, colocar al lactante en posición de cabeza abajo para evitar una embolia aérea craneal. No utilizar las venas del cuello en bebés con hemorragia intracraneal o con aumento de la presión intracraneal.

3. Retirar el torniquete antes que la aguja (para minimizar la formación de hematomas).
4. Aplicar presión local con una gasa seca para producir la hemostasia (por lo regular de 2 a 3 minutos).
5. Evitar el uso de la torunda de alcohol para aplicar presión local (es dolorosa y perjudica la hemostasia).

D. Consideraciones especiales para los neonatos

1. Mantener los sitios para preservar el acceso venoso limitado usando primero los sitios distales siempre que sea posible.
2. Utilizar una aguja pequeña o una mariposa para las venas del cuero cabelludo. Una aguja calibre 23 es la mejor. Puede producirse hemólisis o coagulación con una aguja de calibre 25 o menor.
3. Evitar el uso de clorhexidina en bebés < 2 meses de edad.
4. Elección de las venas por orden de preferencia (fig. 16-1):
   a. Dorsal de las manos
   b. Dorsal de los pies
   c. Venas basilicales, cefálicas o cubitales en la fosa antecubital
   d. Vena safena mayor en el tobillo
   e. Vena en el centro de la cara volar de la muñeca
   f. Vena safena mayor proximal
   g. Cuero cabelludo
   h. Cuello
5. Control del dolor
   a. Crema anestésica tópica de lidocaína-prilocaína aplicada 30 minutos antes del procedimiento, si el tiempo lo permite (3, 4).
   b. La solución oral de sacarosa (12 a 25%) proporciona un control rápido y eficaz del dolor para la venopunción (4, 5).
   c. En los bebés, la punción del talón puede ser más dolorosa y requerir más punciones que la venopunción (3, 6).

E. Equipo

1. Guantes
2. Una aguja de venopunción calibre 23 (fig. 16-2)
3. Jeringa con volumen justo mayor que la muestra a extraer

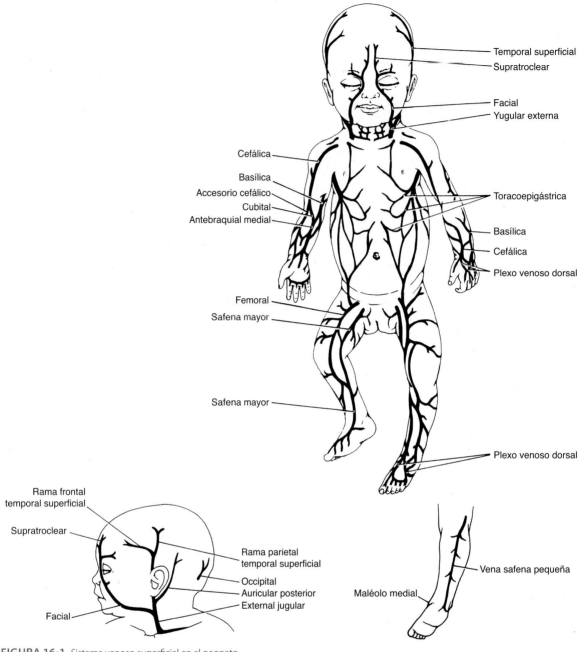

Temporal superficial
Supratroclear
Facial
Yugular externa
Cefálica
Basílica
Accesorio cefálico
Cubital
Antebraquial medial
Toracoepigástrica
Basílica
Cefálica
Plexo venoso dorsal
Femoral
Safena mayor
Safena mayor
Plexo venoso dorsal

Rama frontal
temporal superficial
Supratroclear
Rama parietal
temporal superficial
Occipital
Auricular posterior
External jugular
Facial

Vena safena pequeña
Maléolo medial

FIGURA 16-1 Sistema venoso superficial en el neonato.

4. Torundas antisépticas: alcohol al 70% o solución de yodopo-vidona o clorhexidina al 0.5% en alcohol al 70% para bebés > 2 meses de edad
5. Gasas
6. Recipientes adecuados para las muestras
7. Para el cultivo de sangre
   a. Antiséptico: preparación de solución de yodopovidona (tres torundas) o clorhexidina al 0.5% en alcohol al 70% (para bebés > 2 meses de edad)
   b. Guantes estériles
   c. Frasco(s) de hemocultivo(s)
   d. Aguja de transferencia
8. Torniquete o manguito de esfigmomanómetro

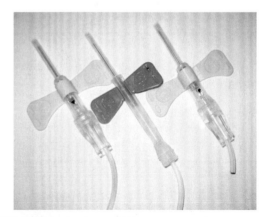

FIGURA 16-2 Agujas de seguridad para venopunción.

F. Técnica

Venopunción general

1. Realizar la higiene de las manos y preparar los materiales.
2. Localizar el vaso apropiado. Utilizar la transiluminación si es necesario (véase el capítulo 15). Calentar la extremidad con un calentador de talones o un paño caliente si la circulación es deficiente.
3. Aplicar crema anestésica si el tiempo lo permite o administrar solución de sacarosa si es posible.
4. Sujetar de forma adecuada al bebé, por ejemplo, envolverlo dejando expuesta solo la extremidad del lugar de la venopunción.
5. Preparar la zona con un antiséptico (véase el capítulo 6). Dejar secar durante al menos 30 segundos.
6. Ocluir la vena proximalmente utilizando:
   a. Torniquete hecho con dos bandas de goma enrolladas (**fig. 16-3**).
   b. El índice y el pulgar para rodear la extremidad o usar el índice y el dedo medio como torniquete (**fig. 16-4A**).

7. Retirar el dispositivo de oclusión y volver a colocarlo para favorecer la distensión óptima de las venas.
8. Recogida de la jeringa; comprobar el funcionamiento de la jeringa y acoplarla a la aguja. Penetrar primero en la piel y colocarla para que entre en la vena (**fig. 16-4 A, B**).
   a. Perforar la piel de 3 a 5 mm distal a la vena para permitir un buen acceso sin empujar la vena.
   b. Si es posible, introducir la aguja en la zona de bifurcación del vaso para evitar que las venas se "enrollen".
   c. Ángulo de entrada de 15 a 30 grados.
   d. Se prefiere el bisel hacia arriba para un flujo sanguíneo óptimo (menos posibilidad de oclusión de la aguja por la pared de la vena).
   e. Dirigir la aguja en la dirección del flujo sanguíneo (hacia el corazón). Si la aguja entra a lo largo de la vena en lugar de dentro de ella, quitar un poco la aguja sin retirarla por completo y ajustar el ángulo dentro del vaso.
9. Soltar el torniquete.
10. Recoger la muestra mediante una succión suave para evitar tanto la oclusión por la pared de la vena como la hemólisis.

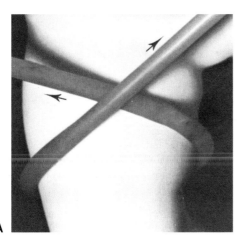

A

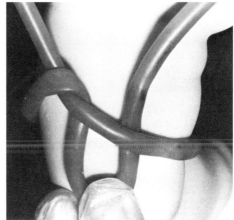

B

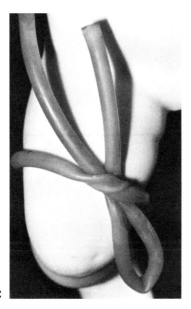

C

FIGURA 16-3 Aplicación correcta de un torniquete para una liberación rápida.

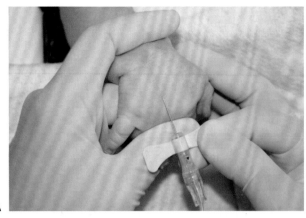
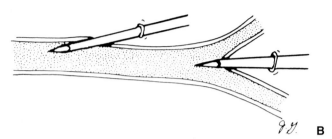

FIGURA 16-4 A. Técnica de venopunción. Obsérvese la posición de los dedos con el índice ocluyendo la vena proximalmente. **B.** Aguja penetrando en la piel a poca distancia del lugar de la venopunción.

11. Retirar la aguja y aplicar presión local con una gasa seca durante 1 a 3 minutos o hasta la hemostasia completa.
12. Retirar los restos de la solución de yodopovidona o de clorhexidina con una gasa estéril con solución salina o con agua.

Técnica de goteo

1. Cortar el tubo de extensión del catéter de aguja mariposa calibre 23 a una longitud de 1 a 2 cm (**fig. 16-.2**).
2. Seguir los pasos 1 a 8, como en el caso anterior.
3. Introducir la aguja en la vena como en el paso 8, pero sin una jeringa conectada a la aguja.
4. Recoger las gotas de sangre directamente en el contenedor de muestras (**fig. 16-5**).

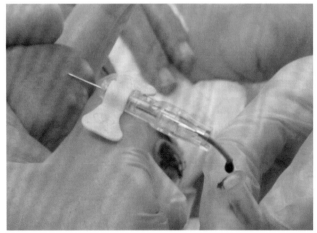

FIGURA 16-5 Técnica de extracción de sangre por goteo.

5. También se pueden utilizar agujas hipodérmicas estériles cortas (calibre 23 o 24) para recoger muestras de sangre por el método de goteo, pero a veces tienen menos éxito porque la sangre puede acumularse en el centro de la aguja y coagularse

6. El método de goteo no puede utilizarse para los cultivos de sangre o los estudios de coagulación (6).

Vena del cuero cabelludo

1. Localizar las venas del cuero cabelludo frontales, temporales superficiales o auriculares posteriores (**fig. 16-1**).
2. Puede ser necesario afeitar el lugar para permitir una visualización adecuada.
3. Utilizar el juego de agujas para las venas del cuero cabelludo o la mariposa calibre 23.
4. Ocluir la vena proximalmente con el dedo haciendo presión digital en la base de la vena.
5. Tocar el pulso para evitar entrar en una arteria.
6. Utilizar un ángulo poco profundo (15 a 20 grados). Aplicar la tracción sobre el cuero cabelludo con la mano no dominante para evitar que se enrolle el vaso.
7. El catéter debe dirigirse en la misma dirección que el flujo sanguíneo (hacia el corazón).
8. Véase F, "Venopunción general".

Vena safena mayor proximal (7)

1. Esta técnica debe utilizarse en contadas ocasiones, solo si las muestras de sangre son esenciales y no pueden obtenerse por venopunción de otros sitios.
2. Utilizar solo en lactantes mayores o en neonatos a término sin evidencia de coagulopatía.
3. Hacer que el asistente sostenga los muslos del bebé en abducción con las rodillas y las caderas un poco flexionadas.
4. Localizar el triángulo femoral (**fig. 16-6A**).
   a. **Límite proximal:** ligamento inguinal.
   b. **Límite lateral:** borde medial del músculo sartorio.
   c. **Límite medial:** borde lateral del músculo aductor largo.
5. Introducir la piel y luego la vena en el punto medial a la pulsación arterial, aproximadamente dos tercios a lo largo de la línea que va del ligamento inguinal al vértice del triángulo (**fig. 16-6B**).

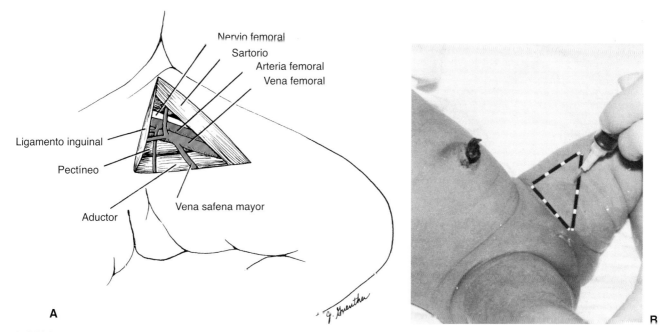

FIGURA 16-6 A. Anatomía del triángulo femoral tal como se define en el texto. (Adaptado de Plaxico DT, Bucciarella RL. Greater saphenous vein venipuncture in the neonate. *J Pediatr*. 1978;93(6):1025-1026. Copyright © 1978 Elsevier. Con permiso.) **B.** Posición del triángulo femoral en el muslo abducido.

a. Utilizar un ángulo relativamente pronunciado (de 45 a 60 grados).
b. Después de entrar en la piel, avanzar de 1 a 4 mm mientras se aplica una succión suave hasta lograr el retorno de la sangre.
6. Véase F, "Venopunción general".

Vena yugular externa

1. Colocar al bebé en posición boca abajo con la cabeza extendida y girada en dirección contraria al vaso seleccionado (**fig. 16-7**).

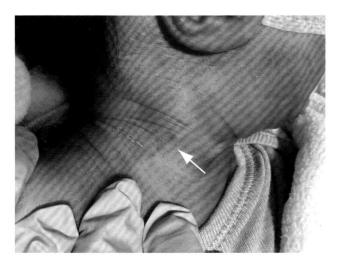

FIGURA 16-7 Lactante colocado para la punción de la vena yugular externa (flecha blanca).

2. Preparar la piel sobre el músculo esternocleidomastoideo con un antiséptico.

3. Mover el talón del bebé para inducir el llanto y optimizar la distensión de las venas.
4. Visualizar la vena yugular externa que va desde el ángulo de la mandíbula hasta el borde posterior del esternocleidomastoideo en su tercio inferior.
5. Vaso de punción en el punto en que atraviesa el borde anterior del músculo esternocleidomastoideo.
6. Véase F, "Venopunción general".

G. Complicaciones (8–11)

1. Hemorragia con defecto de coagulación o punción de vena profunda
2. Trombosis o émbolos venosos, isquemia de las extremidades y fístula arteriovenosa con punción de una vena grande y profunda (9)
3. Laceración de la arteria adyacente
4. Durante la punción de la vena femoral:
   a. Espasmo arterial reflejo de la arteria femoral con gangrena de la extremidad (10)
   b. Penetración de la cavidad peritoneal
   c. Artritis séptica de cadera (11)
   d. Fístula arteriovenosa (9)
5. Durante la punción yugular interna
   a. Laceración de la arteria carótida
   b. Neumotórax/enfisema subcutáneo
   c. Interferencias con la ventilación debido a la posición
   d. Aumento de la presión intracraneal a la posición de cabeza abajo agravando la hemorragia intraventricular
6. Durante la punción de la vena del cuero cabelludo:
   a. Laceración de la arteria
   b. Abrasión de la córnea u otros daños oculares si la banda elástica se utiliza de forma incorrecta

Referencias

1. Baral J. Use of a simple technique for the collection of blood from premature and full-term babies. *Med J Aust.* 1968;1:97.
2. Kayiran SM, Ozbek N, Turan M, et al. Significant differences between capillary and venous complete blood counts in the neonatal period. *Clin Lab Haematol.* 2003;25:9–16.
3. Shah VS, Ohlsson A. Venepuncture versus heel lance for blood sampling in term neonate. *Cochrane Database Syst Rev.* 2011;(10):CD001452.
4. Biran V, Gourrier E, Cimerman P, et al. Analgesic effects of EMLA cream and oral sucrose during venepuncture in preterm infants. *Pediatrics.* 2011;128(1):e63–e70.
5. Stevens, B, Yamada J, Ohlsson A, et al. Sucrose for analgesia in newborn infants undergoing painful procedures. *Cochrane Database Syst Rev.* 2016;(7):CD001069.
6. Ogawa S, Ogihara T, Fujiwara E, et al. Venepuncture is preferable to heel lance for blood sampling in term neonate. *Arch Dis Child Fetal Neonatal Ed.* 2005;90(5):F432–F436.
7. Plaxico DT, Bucciarelli RL. Greater saphenous vein venipuncture in the neonate. *J Pediatr.* 1978;93:1025–1026.
8. Ramasethu J. Complications of vascular catheters in the neonatal intensive care unit. *Clin Perinatol.* 2008;35:199–222.
9. Gamba P, Tchaprassian Z, Verlato F, et al. Iatrogenic vascular lesions in extremely low birth weight and low birth weight neonates. *J Vasc Surg.* 1997;26(4):643–646.
10. Kantr RK, Gorton JM, Palmieri K, et al. Anatomy of femoral vessels in infants and guidelines for venous catheterizations. *Pediatrics.* 1989;83:1020–1022.
11. Asnes RS, Arendar GM. Septic arthritis of the hip: a complication of venipuncture. *Pediatrics.* 1966;38:837–841.

Punción arterial

Amber M. Dave

A. Indicaciones (1, 2)

1. Toma de muestras para la determinación de gases en sangre arterial
2. Toma de muestras para pruebas rutinarias de laboratorio cuando las muestras venosas y capilares no son adecuadas o no se pueden obtener
3. Muestreo para el nivel de amoniaco, lactato o piruvato
4. Para obtener una gran cantidad (≥ 1.5 mL) de sangre de un bebé

B. Contraindicaciones

1. Defectos de coagulación, trombocitopenia
2. Compromiso circulatorio en la extremidad
3. Arteria inapropiada
   a. Arteria femoral
   b. Uso de la arteria radial si las colaterales son inadecuadas (véase la prueba de Allen descrita en la sección Punción de la arteria radial)
   c. Arteria cubital (malas colaterales)
4. Infección o inflamación en la zona de muestreo
5. Cuando se prevé la canulación de ese vaso
6. Uso de las arterias periféricas del brazo ipsilateral en un lactante con cardiopatía congénita que requiere una derivación por la arteria subclavia

C. Precauciones

1. Realizar un muestreo arterial solo cuando el muestreo venoso o capilar sea inapropiado o no se pueda obtener.
2. Utilizar la aguja más pequeña posible (calibres 23 a 27) para minimizar el traumatismo del vaso y evitar la formación de hematomas.

3. Evitar la laceración de la arteria causada por la punción de ambos lados de la pared arterial en lugares exactamente opuestos.
4. Retirar el exceso de heparina y la burbuja de aire de la jeringa de gases sanguíneos. Si una pequeña burbuja entra en la muestra, apuntar la punta de la jeringa hacia arriba, expulsar de inmediato la burbuja de aire y tapar la jeringa.
5. Garantizar la hemostasia al final del procedimiento. La presión debe aplicarse incluso si un intento no tiene éxito o resulta en una muestra inadecuada.
6. Comprobar la circulación distal después de la punción.
   a. Pulso arterial
   b. Tiempo de relleno capilar
   c. Color y temperatura
7. Tomar medidas para revertir el espasmo arterial, si es necesario. (Véase el capítulo 36.)

D. Selección del sitio arterial

1. Se prefiere el sitio periférico.
2. Se prefiere la arteria radial si la colateral cubital está intacta (véase la prueba de Allen más adelante).
3. Arteria tibial posterior satisfactoria.
4. La arteria dorsal del pie suele ser pequeña o estar ausente, pero puede ser accesible en algunos bebés.
5. Arteria braquial *solo si la indicación es urgente y no se dispone de un acceso arterial periférico o umbilical* debido al riesgo de lesión del nervio mediano adyacente y al riesgo de isquemia debido a la ausencia de colaterales en este lugar (3).
6. La arteria temporal debe evitarse por el riesgo de daño neurológico (4, 5).
7. La arteria cubital debe evitarse por el riesgo de deterioro de la circulación de la mano debido a la mala circulación colateral o al daño del nervio cubital o mediano.

E. Equipo

1. Guantes estériles
2. Aguja estéril
   a. Una aguja de venopunción calibre 23 a 25, de preferencia una aguja de seguridad
   b. Una aguja de mariposa con tubo de extensión suele ser más fácil de usar
3. Jeringas adecuadas, incluida una para gases sanguíneos preheparinizada
4. Antiséptico para la preparación de la piel: solución de yodopovidona o clorhexidina al 0.5% en alcohol al 70% (para bebés > 2 meses de edad); agua estéril o gasa estéril con solución salina para eliminar el antiséptico al final del procedimiento
5. Gasas
6. Luz de fibra óptica de alta intensidad para la transiluminación (opcional) y un guante estéril para cubrirse (véase el capítulo 15)
7. Ecografía de cabecera, si está disponible
8. Solución oral de sacarosa (24 a 25%) o mezcla eutéctica de anestésicos locales (MEAL) para el control del dolor, si es posible (6, 7)

F. Técnica (▶ Video 17-1: Toma de muestras de sangre de la arteria radial)

Principios generales (1, 2)

1. La transiluminación puede ayudar a localizar el vaso (véase la fig. 15-5) (8). El uso de la guía ecográfica puede disminuir el número de intentos, aumentar el éxito cuando lo realiza un profesional experimentado y disminuir el riesgo de formación de hematomas o isquemia (9, 10).
2. Administrar sacarosa o aplicar crema MEAL si el tiempo lo permite.
3. Realizar la higiene de las manos y preparar los materiales.
4. Utilizar guantes estériles.
5. Conectar la jeringa a la aguja.
6. Designar la mano no dominante como no estéril y utilizarla para sostener la extremidad y el lugar de la punción.
7. Con la mano estéril, limpiar el sitio con yodopovidona o clorhexidina al 0.5%, dejar que se seque durante al menos 30 segundos.
8. Colocar la aguja para la punción arterial en contra de la dirección del flujo sanguíneo.
   a. Mantener un ángulo de entrada poco profundo, de 15 a 30 grados, para los vasos superficiales; utilizar un ángulo de 45 grados para las arterias más profundas. Mantener el bisel de la aguja hacia arriba.
   b. Penetrar primero en la piel ligeramente proximal al mejor punto de pulsación, y luego puncionar la arteria para minimizar el traumatismo del vaso.
   c. Aplicar una succión suave en la jeringa tan pronto se observe el flujo de sangre; mantener la aguja en la

misma posición hasta que se hayan recogido todas las muestras de sangre.
   d. Si no se obtiene flujo de sangre o este cesa, ajustar la profundidad de penetración o el ángulo de la aguja. Si se encuentra resistencia, retirar la aguja con precaución hasta que vuelva a salir sangre. Ser paciente y cuidadoso: la arteria puede sufrir espasmos cuando se introduce la aguja, o con múltiples intentos.
   e. Utilizar una aguja nueva y repetir la preparación de la piel si es necesario retirarla.
9. Aplicar una presión firme y local durante 1 a 3 minutos para lograr una hemostasia completa y evitar la formación de hematomas.
10. Inspeccionar los dedos en busca de compromiso circulatorio (11, 12).
11. Retirar la yodopovidona de la piel con agua estéril o con una gasa estéril con solución salina al final del procedimiento.

Punción de la arteria radial

1. Localizar las arterias radial y cubital en el pliegue proximal de la muñeca (**fig. 17-1**).
   a. La arteria radial es lateral al tendón del flexor radial.
   b. La arteria cubital es medial al tendón del flexor del carpo.
2. La eficacia de la prueba de Allen modificada (descrita más adelante) para evaluar la adecuación del suministro colateral a la mano no se ha estudiado de manera adecuada en neonatos y adolece de una escasa fiabilidad entre observadores. La transiluminación es un complemento valioso y también se ha informado del uso de la ecografía (13).
   a. Elevar la mano del bebé.
   b. Ocluir las arterias radial y cubital en la muñeca.
   c. Masajear la palma de la mano hacia la muñeca.
   d. Liberar solo la oclusión de la arteria cubital.
   e. Buscar que el color regrese a la mano en < 10 s, lo que indica un suministro colateral adecuado.
   f. No pinchar la arteria radial si el retorno del color tarda más de 15 segundos.
3. Extender un poco la muñeca en posición supina, evitando la hiperextensión, que puede ocluir el vaso (**fig. 17-2**) (2).
4. Véase F, "Principios generales".
5. Perforar la piel a nivel del pliegue proximal y penetrar la arteria entre 15 y 30 grados con el bisel hacia arriba (**figs. 17-3 y 17-4**).

Punción tibial posterior

1. Localizar la arteria mediante palpación o transiluminación entre el tendón de Aquiles y el maléolo medial (**fig. 17-5**; véase también la fig. 15-5). Pinche la arteria justo después del maléolo medial.
2. Véase F, "Principios generales".

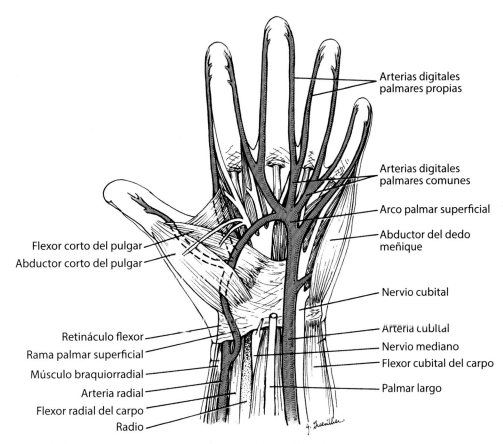

Arterias digitales palmares propias

Arterias digitales palmares comunes

Arco palmar superficial

Abductor del dedo meñique

Nervio cubital

Arteria cubital

Nervio mediano

Flexor cubital del carpo

Palmar largo

Flexor corto del pulgar

Abductor corto del pulgar

Retináculo flexor

Rama palmar superficial

Músculo braquiorradial

Arteria radial

Flexor radial del carpo

Radio

FIGURA 17-1 Anatomía de las principales arterias de la muñeca y la mano.

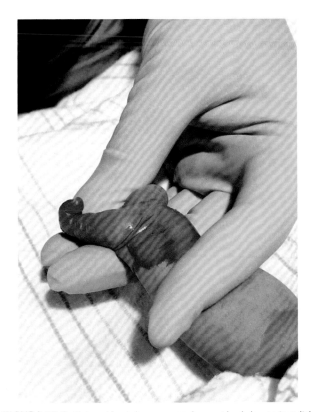

FIGURA 17-2 Colocación de la mano para la punción de la arteria radial.

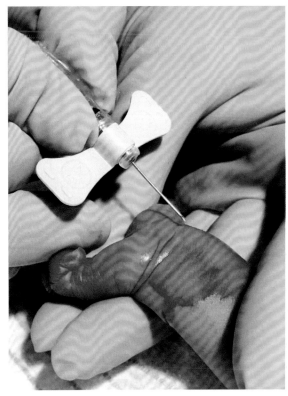

FIGURA 17-3 Ángulo de entrada de la aguja.

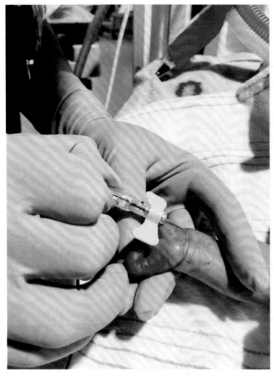

FIGURA 17-4 Vista lateral de la zona de punción de la arteria radial.

Punción del dorso del pie

1. Localizar la arteria por palpación o transiluminación en el dorso del pie entre los tendones del extensor largo del

dedo gordo y del extensor largo de los dedos **(fig. 17-6)**. Puede localizarse entre el primer y el segundo metatarso en la parte dorsal del medio pie, entre el primer y el segundo dedo.

2. Véase F, "Principios generales".

Punción de la arteria braquial

1. Localizar la arteria por palpación o transiluminación a lo largo del margen medial del músculo bíceps en la curva del codo y entrar en la arteria a nivel de la fosa cubital anterior o por encima de ella.

2. Véase F, "Principios generales".

G. Complicaciones (12)

Véase el capítulo 33 para las complicaciones de la canulación arterial.

1. Isquemia distal por arterioespasmo, trombosis o embolia
2. Hemorragia o hematoma
3. Daños nerviosos (14)
   a. Nervio mediano (punción de la arteria braquial)
   b. Nervio tibial posterior
   c. Nervio femoral
4. Lesión de la vaina del tendón extensor, que da lugar a un "falso pulgar cortical" (15)
5. Seudoaneurisma tras punción de la arteria braquial (16)

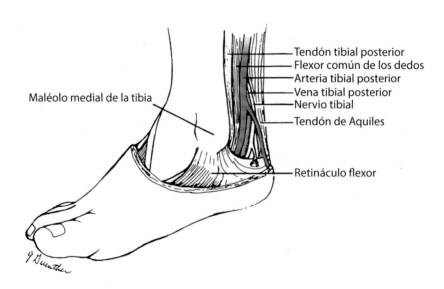

Tendón tibial posterior
Flexor común de los dedos
Arteria tibial posterior
Vena tibial posterior
Nervio tibial
Tendón de Aquiles

Retináculo flexor

Maléolo medial de la tibia

FIGURA 17-5 Relaciones anatómicas de la arteria tibial posterior.

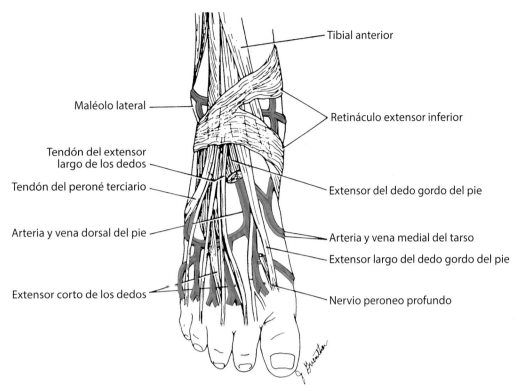

Tibial anterior

Maléolo lateral

Retináculo extensor inferior

Tendón del extensor largo de los dedos

Tendón del peroné terciario

Extensor del dedo gordo del pie

Arteria y vena dorsal del pie

Arteria y vena medial del tarso

Extensor largo del dedo gordo del pie

Extensor corto de los dedos

Nervio peroneo profundo

FIGURA 17-6 Relaciones anatómicas de la arteria dorsal del pie.

Referencias

1. Smith AD. Arterial blood sampling in neonates. *Lancet.* 1975;1:254–255.
2. Shaw JC. Arterial sampling from the radial artery in premature and full term infants. *Lancet.* 1968,2.389–390.
3. Okeson GC, Wulbrecht PH. The safety of brachial artery puncture for arterial blood sampling. *Chest.* 1998;114:748–751.
4. Bull MJ, Schreiner RL, Garg BP, et al. Neurologic complications following temporal artery catheterization. *J Pediatr.* 1980;96:1071–1073.
5. Simmons MA, Levine RL, Lubchenco LO, et al. Warning: serious sequelae of temporal artery catheterization. *J Pediatr.* 1978;92:284.
6. Acharya AB, Annamali S, Taub NA, et al. Oral sucrose analgesia for preterm infant venipuncture. *Arch Dis Childhood Fetal Neonatal Ed.* 2004;89:F17–F18.
7. Stevens B, Yamada J, Ohlsson A, et al. Sucrose for analgesia in newborn infants undergoing painful procedures. *Cochrane Database Syst Rev.* 2016;(7):CD001069.
8. Wall PM, Kuhns LR. Percutaneous arterial sampling using transillumination. *Pediatrics.* 1977;59:1032–1035.
9. Gao YB, Yan JH, Gao FQ, et al. Effects of ultrasound-guided radial artery catheterization: an updated meta-analysis. *Am J Emerg Med.* 2016;33(1):50–55.
10. Aouad-Maroun M, Raphael CK, Sayyid SK, et al. Ultrasound-guided arterial cannulation for paediatrics. *Cochrane Database Syst Rev.* 2016;(9):CD011364.
11. Noreng MF. Blood flow in the radial artery before and after arterial puncture. *Acta Anaesthesiol Scand.* 1986;30:281–282.
12. Gillies ID, Morgan M, Sykes MK, et al. The nature and incidence of complications of peripheral artery puncture. *Anaesthesia.* 1979;34:506–509.
13. Barone JE, Madlinger RV. Should an Allen test be performed before radial artery cannulation? *J Trauma.* 2006;61:468–470.
14. Pape KE, Armstrong DL, Fitzhardinge PM. Peripheral median nerve damage secondary to brachial arterial blood gas sampling. *J Pediatr.* 1978;93:852–856.
15. Skogland RR, Giles EJ. The false cortical thumb. *Am J Dis Child.* 1986;140:375–376.
16. Landau D, Schreiber R, Szendro G, et al. Brachial artery pseudoaneurysm in a premature infant. *Arch Dis Child Fetal Neo Ed.* 2003;88:F152–F153.

Muestras de sangre capilar

Catherine M. Brown

A. Propósito

Obtener muestras de sangre capilar que proporcionen resultados de laboratorio precisos con la mínima molestia y posibilidad de lesión o infección.

B. Antecedentes

La toma de muestras de sangre capilar es el procedimiento de rotura de la piel realizado con mayor frecuencia en las unidades de cuidados intensivos neonatales (1). Es mínimamente invasivo y fácil de dominar y, cuando se realiza con la técnica y el equipo adecuados, proporciona resultados de laboratorio comparables con los de las muestras arteriales (2, 3). La única excepción es la biometría hemática completa (BHC), en el que las muestras capilares presentan un mayor nivel de hemoglobina (Hgb), hematocrito (Hct), recuento de eritrocitos (RBC, por sus siglas en inglés) y de leucocitos (WBC, por sus siglas en inglés) en comparación con las muestras venosas (4). La ventaja de la toma de muestras capilares es que se pueden realizar pruebas repetidas y así ahorrar las venas periféricas para el acceso IV.

C. Indicaciones

1. Muestreo de gases en sangre capilar
2. Análisis rutinarios de laboratorio (hematología estándar, química, toxicología/niveles de fármacos) que requieren una cantidad limitada de sangre en la que una mínima lisis celular no altera los resultados
3. Examen metabólico del recién nacido

D. Contraindicaciones

1. Edema, porque el líquido intersticial diluye la muestra y da resultados inexactos
2. Lesión o anomalías que impiden ejercer presión sobre el pie

3. Zonas amoratadas o lesionadas por múltiples pinchazos anteriores
4. Mala perfusión
5. Infección local
6. Catéter central de inserción periférica (CCIP) o catéter intravenoso periférico en el pie

E. Limitaciones

1. Se debe utilizar sangre venosa o arterial en lugar de muestras capilares para
   a. Cultivos de sangre, los cuales requieren una técnica estéril
   b. Pruebas en las que incluso una mínima cantidad de hemólisis comprometerá los resultados
   c. Pruebas especiales como los estudios de coagulación (las nuevas pruebas de coagulación que solo requieren unas gotas de sangre aún no están ampliamente disponibles)
   d. Pruebas de laboratorio que requieren más de 1.5 mL de sangre

F. Equipo

1. Guantes
2. Dispositivo para calentar el talón (véase G)
3. Antiséptico (hisopo de yodopovidona/solución salina o gluconato de clorhexidina [CHG, por sus siglas en inglés])
   a. Limpiar el sitio con yodopovidona en los casos de < 32 semanas de gestación o con un hisopo de CHG en los bebés que tienen ≥ 32 semanas de edad de gestación (5).
4. Almohadilla u otro medio para proteger la ropa de cama
5. Dispositivo de punción del talón (véase G). Utilizar el tamaño adecuado para el bebé (tabla 18-1)
6. Recolector de muestras, según corresponda
   a. Separadores de suero
   b. Tubos de hematología
   c. Gasometría capilar
   d. Papel de filtro metabólico para recién nacidos
   e. Tarjeta de ADN

TABLA 18-1 **Ejemplos de productos de punción automática del talón según el tamaño del bebé**

TAMAÑO DEL BEBÉ	PRODUCTOS DISPONIBLES	PROFUNDIDAD/ LONGITUD DE LA INCISIÓN
< 1 000 g	Tenderfoot Micropreemie	0.65 mm/1.40 mm
Bajo peso al nacer y prematuro > 1 000 g	Tenderfoot Preemie/BD Quikheel Preemie	0.85 mm/1.75 mm
Término a 3-6 meses	Tenderfoot Newborn/ BD Quikheel Infant	1.0 mm/2.50 mm
6 meses-2 años	Tenderfoot Toddler	2.0 mm/3.00 mm

7. Tubos capilares para la transferencia de sangre a los tubos de laboratorio, si procede
8. Venda adhesiva pequeña o envoltura de gasa

G. Dispositivos de punción del talón y calentadores del talón

1. **Dispositivo automatizado de punción en el talón:** cuchilla encapsulada, cargada con resortes y retráctil que proporciona una anchura y profundidad de incisión controlada y consistente para el análisis de sangre.
   a. La profundidad de las incisiones oscila entre 0.65 y 2 mm para los recién nacidos muy prematuros y los niños pequeños (Tenderfoot, International Technidyne Corporation, Edison, Nueva Jersey) y entre 0.85 y 1 mm para los prematuros y los recién nacidos (BD Quikheel Lancet, BD Vacutainer Systems, Franklin Lakes, Nueva Jersey) (véase la **tabla 18-1**).
   b. Las profundidades controladas evitan que se dañe el calcáneo (6-8), al tiempo que proporcionan un mayor rendimiento con menos dolor, hemólisis y error en los valores de laboratorio (6, 9). Los dispositivos menos profundos pueden utilizarse para obtener muestras pequeñas de lactantes de mayor tamaño que requieren pruebas de glucosa frecuentes en los puntos de atención (10).
   c. Las lancetas no automatizadas (manuales) de tipo estilete y los dispositivos de punción con aguja de resorte diseñados para las pruebas de glucosa en adultos no son apropiados para los lactantes (9).
2. **Calentador de talones:** paquete activado químicamente para calentar el talón antes de la prueba capilar. Si se utiliza este calentador, una unidad comercial preenvasada proporciona una temperatura controlada. El calentador debe aplicarse durante 5 minutos y luego retirarse antes de la punción del talón. El calentamiento del talón no siempre es necesario (11). Se recomienda seguir el procedimiento de su centro con respecto al calentamiento del talón antes de la punción capilar.

H. Precauciones

1. Sitio
   a. Los lugares apropiados para las punciones capilares en el talón son los lados externos del mismo, asegurándose de evitar el calcáneo.
   b. No utilizar el extremo del talón. El calcáneo es superficial en este lugar, y existe un mayor riesgo de osteomielitis (6).
   c. No utilizar las puntas de los dedos de las manos, los pies o los lóbulos de las orejas de los bebés.
2. Posición de la mano
   a. *No* apretar el talón. Apretarlo provoca mayor dolor, menor rendimiento sanguíneo y mayor lisis celular.
3. Colección
   a. Si se utilizan tubos capilares para la transferencia de sangre es esencial determinar si el tubo contiene sustancias como anticoagulantes, que pueden tener el potencial de interferir con los resultados del laboratorio. No utilizar tubos que contengan anticoagulantes para las pruebas metabólicas de los recién nacidos ni para las tarjetas de ADN.
   b. Los colectores con forma de cuchara que se suministran con los minitubos de laboratorio se utilizan para guiar las gotas de sangre hacia el tubo de la muestra. Evitar recolectar repetidamente a lo largo de la superficie del pie. Los microcoágulos que se forman en la sangre sobre la piel pueden alterar los resultados del laboratorio.

I. Técnica

1. Identificar el lugar; las zonas preferidas para la prueba capilar del talón son las caras externas del mismo (fig. 18-1)

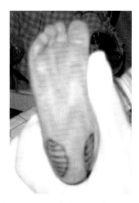

FIGURA 18-1 Los lugares apropiados para la toma de muestras capilares en el talón son los lados externos de los talones.

   a. Variar los lugares para evitar hematomas y daños en la piel.
   b. La superficie plantar puede utilizarse en los recién nacidos a término y en los prematuros tardíos si las zonas preferidas están comprometidas por pruebas frecuentes anteriores (fig. 18-2). La distancia aceptable entre la piel y el pericondrio del calcáneo es de 2.2 mm o más para evitar complicaciones (6).

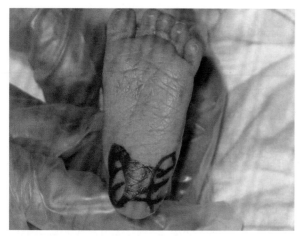

FIGURA 18-2 Lugar alternativo para la toma de muestras capilares en el talón. Si el muestreo frecuente ha hecho que los lados de los talones no sean adecuados, se puede utilizar la superficie plantar entre ellos. No hay que hacer una incisión en el extremo del talón.

2. Aplicar el calentador de talones durante 5 minutos. Retirar justo antes del procedimiento.

3. Proporcionar medidas de confort: si se facilita el arrullo o el acurrucamiento y el uso de chupones, junto con la administración de una solución concentrada de sacarosa, el dolor es menor y el malestar del niño se resuelve más rápidamente después de la intervención (12) **(fig. 5-1)**. Los cuidados tipo canguro 30 minutos antes y durante el procedimiento han demostrado una reducción de las puntuaciones de dolor en los bebés prematuros estables (13).

4. Lavarse las manos y ponerse guantes.

5. Limpiar el sitio con una toallita de yodopovidona en los casos de < 32 semanas de gestación o con un hisopo de CHG en los bebés que tienen ≥ 32 semanas de edad de gestación (14).

6. Colocar la mano con los dedos a lo largo de la pantorrilla y el pulgar en la bola del pie para estabilizar. Aplicar presión a lo largo de la pantorrilla hacia el talón (fig. 18-3).

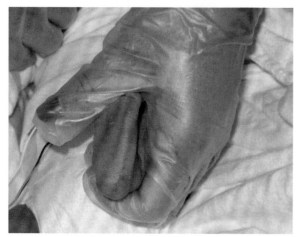

FIGURA 18-3 Posición de la mano y del dispositivo de punción automática. Colocar el talón en el vértice del ángulo del pulgar y el índice con los dedos a lo largo de la pantorrilla y el pulgar a lo largo de la bola del pie. Colocar el dispositivo de punción automático en la posición adecuada. Aplicar presión a lo largo de la pantorrilla con la contrapresión del pulgar. No apretar el talón.

7. Preparar el dispositivo automatizado retirando el clip de liberación.

8. Colocar el dispositivo automatizado en el lugar, alinear la flecha con el lugar de punción deseado y actívelo.

9. Aplicar presión en la pierna con contrapresión en la bola del pie con un movimiento ascendente de los dedos a lo largo de la pantorrilla y un movimiento hacia adelante del pulgar en la superficie plantar del pie, y dejar que se forme la gota de sangre.

10. Limpiar la primera gota de sangre con una gasa o una toallita limpia.

11. Utilizando la acción capilar (capacidad de un líquido para fluir en un tubo más pequeño sin ayuda), llenar el tubo de gas en sangre, sosteniendo el tubo horizontalmente **(fig. 18-4)**.

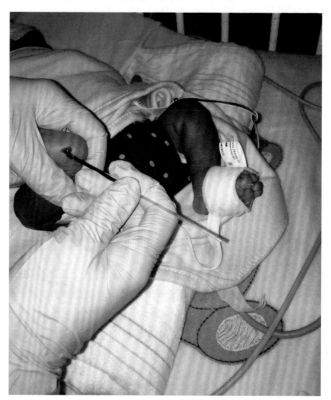

FIGURA 18-4 Muestreo de gases en sangre capilar.

12. Liberar la presión, permitiendo que los capilares se vuelvan a llenar.

13. Guiar las gotas de sangre hacia el tubo o recolectarlas con un tubo capilar para transferirlas al tubo del laboratorio.

14. Si la sangre deja de fluir, limpiar el lugar para eliminar el coágulo con una torunda de CHG o solución salina, una gasa o una toallita limpia; asegurarse de que haya tiempo para el rellenado capilar y volver a aplicar presión en la pierna. Si la sangre no fluye, elegir otro lugar y repetir el procedimiento o considerar la posibilidad de realizar una venopunción.

15. Una vez recolectadas las muestras, aplicar presión en el lugar de la punción y envolver con una gasa o aplicar un vendaje adhesivo. Retirar la povidona yodada de la piel con una toallita salina.

16. Continuar con las medidas de confort.

J. Manipulación de muestras

1. Recoger primero la muestra de gases en sangre, luego las muestras de hematología y después las de química/toxicología.
2. Asegurarse de que las muestras de gases sanguíneos estén libres de burbujas de aire.
   a. Colocar el tubo en posición horizontal para que la sangre se extraiga por capilaridad y no se acumulen burbujas de aire que puedan alterar los resultados. Colocar los tapones en los extremos del tubo.
   b. Las muestras de gases sanguíneos capilares deben analizarse en 10 minutos o mantenerse en posición horizontal en hielo hasta 1 h, y el tubo debe enrollarse antes del análisis. Consultar al laboratorio de la institución para obtener orientación sobre el almacenamiento y transporte de las muestras de gases sanguíneos.
3. Mover el lado del microtubo de hematología durante el proceso de recogida para activar el anticoagulante y evitar la coagulación.
4. Examen metabólico del recién nacido: seguir las directrices específicas de recolección (14)
   a. Un mínimo de 24 a 48 h después del nacimiento.
   b. Integridad del medio de recolección: evite tocar el papel de filtro, ya que los aceites de los dedos pueden comprometer los resultados.
   c. Gotas individuales (no superpuestas) en papel de filtro. Coloque al bebé de manera que la incisión esté en posición dependiente, permitiendo que se forme una gran gota de sangre. La sangre debe caer libremente sobre el círculo designado en el papel de filtro. Repetir para cada círculo (fig. 18-5).
   d. No aplicar sangre al papel de filtro utilizando tubos capilares que contengan anticoagulantes u otros materiales que puedan interferir con los resultados del laboratorio.

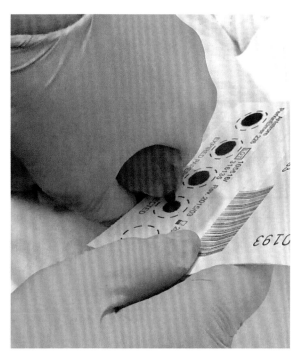

FIGURA 18-5 Muestreo de la pantalla metabólica del recién nacido.

K. Complicaciones

1. Dolor
2. Infección (celulitis, absceso, pericondritis, osteomielitis) (fig. 18-6) (15, 16)
3. Pérdida de tejido y cicatrización
4. Nódulos calcificados (17)

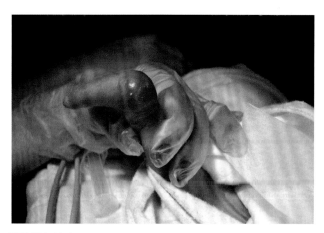

FIGURA 18-6 Celulitis del talón-complicación de la toma de muestras de los talones capilares.

L. Resultados de laboratorio inexactos

1. Hiperpotasemia secundaria a una hemólisis excesiva.
   a. Utilizar la técnica y los procedimientos adecuados para minimizar la lisis celular.
2. Resultados erróneos de la gasometría.
   a. Asegurarse de que la muestra no tiene burbujas de aire.
   b. Evitar el retraso en el análisis.
   c. Usar la técnica y los procedimientos adecuados para minimizar la lisis celular.

Referencias

1. Courtois E, Droutman S, Magny JF, et al. Epidemiology and neonatal pain management of heelsticks in intensive care units: EPIPPAIN 2, a prospective observational study. *Int J Nurs Stud*. 2016;59:79–88.
2. Richter S, Kerry C, Hassan N, et al. Capillary blood gas as a substitute for arterial blood gas: a meta-analysis. *Br J Hosp Med (Lond)*. 2014;75:136–142.
3. Goenka A, Bhoola R, McKerrow N. Neonatal blood gas sampling methods. *South Afr J Child Health*. 2012;6:3–9.
4. Kayiran SM, Ozebek N, Turan M, et al. Significant differences between capillary and venous complete blood counts in the neonatal period. *Clin Lab Haematol*. 2003;25:9–16.
5. Chapman AK, Aucott SW, Milstone AM. Safety of chlorhexidine gluconate used for skin antisepsis in the preterm infant. *J Perinatol*. 2012;32:4–9.
6. Arena J, Emparanza JI, Nogues A, et al. Skin to calcaneus distance in the neonate. *Arch Dis Child Fetal Neonatal Ed*. 2005;90:F328–F331.

7. Kazmierczak SC, Robertson AF, Briley KP. Comparison of hemolysis in blood samples collected using an automatic incision device and a manual lancet. *Arch Pediatr Adolesc Med.* 2002;156:1072–1074.

8. Vertanen H, Fellman V, Brommels M, et al. An automatic incision device for obtaining blood samples from the heels of preterm infants causes less damage than a conventional manual lancet. *Arch Dis Child Fetal Neonatal Ed.* 2001;84:328–331.

9. Shah V, Taddio A, Kulasekaran K, et al. Evaluation of a new lancet device (BD QuickHeel) on pain response and success of procedure in term neonates. *Arch Pediatr Adolesc Med.* 2003;157(11):1075–1078.

10. Folk LA. Guide to capillary heelstick blood sampling in infants. *Adv Neonatal Care.* 2007;7:171–178.

11. Janes M, Pinelli J, Landry S, et al. Comparison of capillary blood sampling using an automated incision device with and without warming the heel. *J Perinatol.* 2002;22:154–158.

12. Yin T, Yang L, Lee TY, et al. Development of atraumatic heel-stick procedures by combined treatment with non-nutritive sucking, oral sucrose, and facilitated tucking: a randomized control trial. *Int J Nurs Stud.* 2015;52:1288–1299.

13. Johnston C, Campbell-Yeo M, Disher T, et al. Skin to skin care for procedural pain in neonates. *Cochrane Database Syst Rev.* 2017;2:CD008.

14. Bryant K, Horns K, Longo N, et al. A primer on newborn screening. *Adv Neonatal Care.* 2004;4(5):306.

15. Abril Martin JC, Aguilar Rodriguez L, Albinana Cilvetti J. Flatfoot and calcaneal deformity secondary to osteomyelitis after heel puncture. *J Pediatr Orthop B.* 1999;8:122–124.

16. Lauer BA, Altenburgher KM. Outbreak of staphylococcal infections following heel puncture for blood sampling. *Am J Dis Child.* 1981;135:277–278.

17. Rho NK, Youn SJ, Park HS, et al. Calcified nodule on the heel of a child following a single heel stick in the neonatal period. *Clin Exp Dermatol.* 2003;28:502–503.

Muestras diversas

Punción lumbar

Marko Culjat

A. Indicaciones

1. Diagnóstico inicial de las infecciones del sistema nervioso central (SNC).

   a. Infecciones bacterianas y fúngicas.

   La inclusión de la punción lumbar (PL) como parte del estudio de la sepsis depende del momento de la presunta sepsis (de inicio temprano o tardío), la prematuridad, el estado de la madre (profilaxis antibiótica intraparto [PAI], diagnóstico de corioamnionitis) y los síntomas clínicos (1). Aunque existen diferentes enfoques entre los proveedores de atención sanitaria, la mayoría de las fuentes recomienda lo siguiente:

   - En un contexto de presunta sepsis de inicio temprano, todos los recién nacidos con signos manifiestos de sepsis deben someterse a una evaluación completa, incluida la PL.
   - Si el recién nacido tiene buena apariencia, pero la madre fue diagnosticada de corioamnionitis o recibió una PAI inadecuada en un contexto de rotura prolongada de membranas, no es necesario realizar la PL (2, 3).
   - En un contexto de sepsis de inicio tardío, siempre se recomienda la PL, ya que alrededor de un tercio de las meningitis confirmadas por cultivo tendrán un hemocultivo negativo (1). El enfoque de obtener un cultivo de LCR solo si el hemocultivo es positivo no es apropiado.
   - En la práctica, estas recomendaciones suelen modificarse en función de la estabilidad clínica del lactante (4).

   b. Diagnóstico de infecciones congénitas. Es necesario realizar evaluaciones diagnósticas en un contexto de posibles infecciones congénitas por herpes simple y sífilis (5, 6). Otras infecciones incluyen la toxoplasmosis, el citomegalovirus y, en fechas recientes, el virus del Zika (7).

2. Vigilar la eficacia del tratamiento de la meningitis.

   Si bien existe cierta controversia acerca de la conveniencia de repetir una PL en los lactantes de más edad que reciben tratamiento para la meningitis, este enfoque podría ser beneficioso en los lactantes de muy bajo peso al nacer (MBPN), ya que cerca de 10% de los casos tienen un cultivo de LCR positivo repetido a pesar de un tratamiento antimicrobiano al parecer adecuado (4, 8, 9).

3. Drenaje del LCR en la hidrocefalia comunicante asociada con una hemorragia intraventricular, que se presenta con signos de aumento de la presión intracraneal (PIC) o empeoramiento de la ventriculomegalia (véase la sección B.1) (10).

   a. El drenaje seriado de 10 a 15 mL/kg de LCR a través de la PL durante un número limitado de días (por lo regular < 3) se ha implementado en pacientes con empeoramiento de la ventriculomegalia y desarrollo de signos de PIC, con valores de corte para el índice ventricular y el tamaño ventricular diagonal que varían entre los profesionales (10-14).

   b. Un metaanálisis de cuatro estudios no encontró pruebas que apoyen la extracción repetida de LCR en los lactantes con riesgo de hidrocefalia poshemorrágica o que la desarrollan si no hay signos de aumento de la PIC (15).

4. Diagnóstico de enfermedades metabólicas (16, 17).

5. Diagnóstico de la propagación del LCR en pacientes con leucemia (18).

6. Instilación de agentes quimioterapéuticos en el LCR (19).

B. Contraindicaciones

1. Aumento de la PIC: en el neonato con suturas craneales abiertas, el aumento de la PIC en un contexto de lesiones intracraneales que ocupan espacio o de meningitis rara vez da lugar a una hernia transtentorial o cerebelosa. Sin embargo, puede producirse una herniación después de la PL en presencia de una PIC elevada, incluso cuando las suturas están abiertas (20, 21). Si existen signos de aumento significativo de la PIC (disminución rápida o grave del nivel de conciencia, posturas anormales, parálisis de los nervios craneales, fontanela anterior tensa, anomalías de la frecuencia cardiaca, de la respiración o de la presión arterial sin otra causa), debe realizarse una neuroimagen antes de la PL. Las fontanelas abiertas pueden mitigar el desarrollo del papiledema hasta una fase tardía del curso clínico (22).

2. Trombocitopenia no corregida o diátesis hemorrágica (23).
3. Infección de la piel o del tejido subyacente en el lugar de la punción o cerca de él.
4. Anomalías lumbosacras, sospechadas o confirmadas por imágenes.
5. Inestabilidad clínica cuando el riesgo del procedimiento supera el beneficio.

C. Equipo

Todo el equipo debe ser estéril, aparte de la mascarilla y el gorro.

Existen kits de PL preenvasados. El equipo recomendado incluye:

1. Mascarilla, y de manera opcional gorro y bata estériles
2. Guantes estériles
3. Hisopos con yodopovidona (×3)
4. Paño de apertura y toallas estériles
5. Aguja espinal biselada con estilete; por lo regular hay dos tamaños disponibles:
   a. Pequeño: calibre 25, 2.5 cm de longitud
   b. Grande: calibre 22, 3.75 cm de longitud
6. Tres o más viales de recolección con tapones
7. Venda adhesiva, gasa

D. Precauciones

1. Vigilar los signos vitales y la saturación de oxígeno. El aumento del oxígeno suplementario durante el procedimiento podría prevenir la hipoxemia (24). Sin embargo, lo prudente sería ajustar la FiO2 para mantener la saturación de oxígeno monitorizada dentro de los rangos de referencia institucionales. Evitar la flexión del cuello, tanto en posición sentada como en decúbito, ya que no aumenta los espacios interespinosos pero sí el riesgo de obstrucción de las vías respiratorias (25-29). La posición recostada lateral con las rodillas flexionadas se ha asociado con episodios de desaturación significativos, pero temporales (28, 29).
2. Utilizar una técnica aséptica estricta (véase el capítulo 6).
3. Usar siempre una aguja con estilete al penetrar la piel para evitar el desarrollo de un tumor epidermoide intraespinal (30, 31).
4. Una vez que la punta de la aguja ha traspasado la piel, hay que evitar la punción traumática causada por la sobrepenetración haciendo avanzar despacio la aguja, ya sea con la técnica de "stylet-out" o "stylet-in" (véase la sección E.9) (32-34). Los anestésicos tópicos y las mezclas euténcticas aplicadas antes del procedimiento podrían reducir la incidencia de la punción traumática (33, 34) al reducir el dolor (35) y la lucha del lactante (36, 37). Sin embargo, debido a la falta de pruebas sobre la seguridad y la eficacia, no se pueden hacer recomendaciones clínicas inequívocas (véase la sección E.4) (38).

5. Nunca se debe aspirar LCR con una jeringa. Incluso una pequeña cantidad de presión negativa puede aumentar el riesgo de hemorragia subdural intracraneal o hernia cerebelosa.
6. Palpar los puntos de referencia con precisión para determinar de forma adecuada los interespacios L3-L4 y L4-L5 (se debe utilizar el interespacio inferior para los niños prematuros; véase la sección E.3). El nivel medio de terminación de la médula espinal cae en el nivel L3-L4 entre las 23 y 27 semanas de gestación; el nivel L3 entre las 28 y 34 semanas de gestación; el nivel L2-L3 entre las 35 y 40 semanas de gestación. El nivel de terminación de la médula espinal alcanza los niveles medios de L1-L2 en la edad adulta a los 2 meses después del parto (39).
7. Comunicación clara con el asistente.

E. Técnica (▶ Video 19-1: Punción lumbar)

1. Obtener el consentimiento informado (véase el capítulo 3).
2. La posición adecuada del lactante es clave para el éxito de la PL. La posición sentada con flexión de cadera proporciona los espacios interespinosos más amplios, y la segunda mejor posición es el decúbito lateral con flexión de cadera (25-27). Indicar al asistente que sujete al lactante en la posición adecuada (**figs. 19-1** y **19-2**).

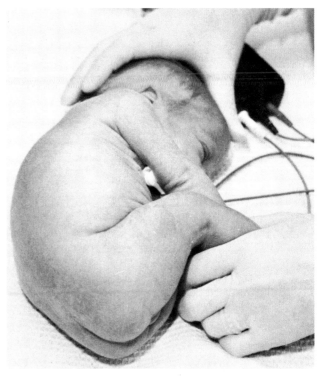

FIGURA 19-1 Sujeción del bebé para la punción lumbar en posición recostada lateral. El cuello no debe estar flexionado. (*continúa*)

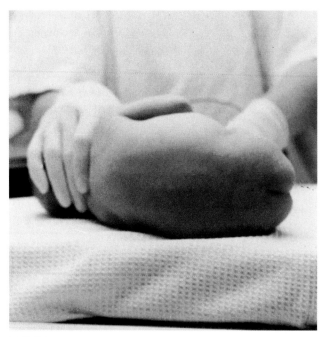

FIGURA 19-1 (*Continuación*)

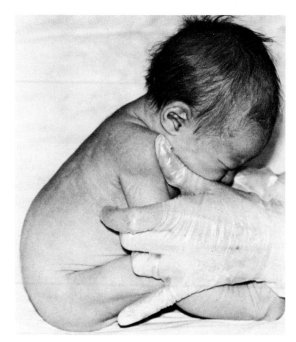

FIGURA 19-2 Sujeción del bebé para la PL en posición sentada.

3. Palpar la cara superior de las crestas iliacas. Tradicionalmente se dice que una línea imaginaria o de Tuffier, trazada entre las crestas iliacas cruza la columna vertebral al nivel de la vértebra L4 o del interespacio L4-L5. Sin embargo, la línea puede cruzar hasta la vértebra L5 en los neonatos (40). La palpación cuidadosa de las crestas y de la columna

vertebral es importante para identificar de manera correcta los espacios interespinosos. Los lugares preferidos para la PL son L3-L4 y L4-L5 (**fig. 19-3**). Utilizar el espacio inferior para los niños extremadamente prematuros (< 28 semanas de gestación).

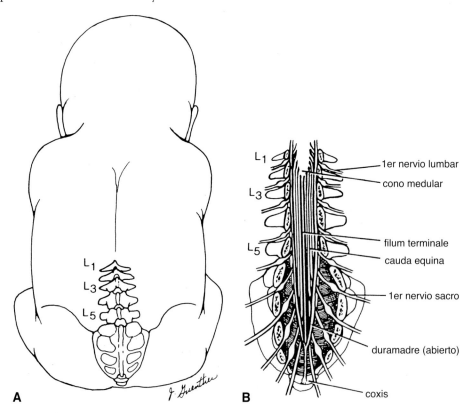

FIGURA 19-3 **A.** Puntos de referencia anatómicos palpables de manera externa. **B.** Cuerpos vertebrales retirados para mostrar la anatomía de la médula espinal en la zona lumbosacra en relación con los puntos de referencia externos.

4. Control del dolor. Existen varias directrices y recomendaciones para guiar el tratamiento del dolor en los recién nacidos (41-43).

   a. El uso de la mezcla eutéctica de anestésicos locales (MEAL) es la única medida de control del dolor estudiada de forma específica para la PL (35). El estudio mostró un embotamiento de los marcadores fisiológicos del dolor (frecuencia cardiaca y puntuación de dolor conductual) durante la inserción y la retirada de la aguja, cuando se aplicó 1 g de MEAL sobre 1 pulgada cuadrada (~ 2.5 × 2.5 cm) durante 60 a 90 minutos. La mayoría de los estudios que evaluaron el control del dolor con MEAL aplicó la mezcla en el lugar de la punción entre 30 y 90 minutos antes del procedimiento (41, 44). Una revisión Cochrane (45) no pudo respaldar ninguna recomendación clínica sobre la eficacia o la seguridad de los anestésicos tópicos en el control del dolor relacionado con las agujas en los neonatos; hubo tasas significativamente mayores de enrojecimiento local, hinchazón y escaldado tras la aplicación de MEAL. Otros estudios indican que la MEAL es segura para bebés prematuros de tan solo 30 semanas (46) y 26 semanas de gestación (47). Si hay múltiples aplicaciones diarias de MEAL, se recomienda comprobar los niveles de metahemoglobina (44, 46). En raras ocasiones puede observarse un aumento significativo de la metahemoglobina (> 5%) o síntomas clínicos (cianosis) en lactantes prematuros (en ~ 1%), y tras una aplicación prolongada (3 h o más) o dosis elevadas (3.5 g) en lactantes mayores (47).

   b. Podría considerarse el uso del fentanilo para el control del dolor durante la punción lumbar. Una dosis intravenosa de 0.5 a 2 mcg/kg es eficaz para controlar el dolor del procedimiento. El principal efecto secundario es la rigidez de la pared torácica, que se observa tras la administración rápida de > 1 mcg/kg/dosis, que puede controlarse con un fármaco paralizante, como el vecuronio, o con naloxona (41). Se recomienda la administración lenta de fentanilo durante 3 a 5 minutos.

   c. Se ha demostrado que la sacarosa oral administrada justo antes del procedimiento es eficaz para reducir el dolor de la punción curativa, la venopunción y las inyecciones intramusculares en lactantes prematuros y a término (48). Ningún estudio demostró un control eficaz del dolor con sacarosa durante una punción lumbar. Los efectos de la sacarosa en los resultados del neurodesarrollo a largo plazo siguen sin estar claros (41), pero se ha sugerido una asociación entre los peores resultados motores a corto plazo y las múltiples dosis de sacarosa administradas en la primera semana de vida a los lactantes nacidos con menos de 31 semanas de gestación (49).

   d. No se ha demostrado de manera sistemática que la aplicación subcutánea de lidocaína reduzca la respuesta al dolor durante una punción lumbar (41). Se sabe que causa dolor de quemazón durante la aplicación subcutánea, por lo que su valor es cuestionable en el control del dolor relacionado con las agujas en este entorno.

5. Preparar el procedimiento aséptico (véase el capítulo 6).

6. Limpiar/desinfectar la zona lumbar tres veces con hisopos de yodopovidona. Comenzar en el interespacio deseado y pasar las torundas en círculos crecientes hasta incluir las crestas iliacas. Dejar secar el antiséptico.

7. Colocar el paño con la abertura sobre el lugar de la punción lumbar, dejando la cara del bebé expuesta. Considerar el uso de un paño de apertura transparente, ya que no obstruye la visión del paciente.

8. Insertar la aguja en la línea media del interespacio elegido. Verbalizar al asistente cuando vaya a insertar la aguja.

   a. Mantener un dedo (en un guante estéril) en la apófisis espinosa por encima del interespacio elegido para ayudar a localizar el lugar de la punción si el bebé se mueve.

   b. Inclinar un poco la aguja en dirección cefálica hacia el ombligo para evitar las apófisis espinosas (**fig. 19-4**). Un estudio determinó que un ángulo de entrada de 65 a 70 grados sería adecuado, al margen de la edad de gestación (25).

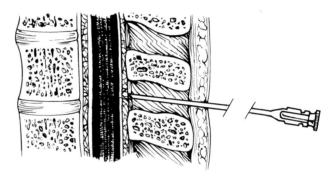

FIGURA 19-4 Inserción de la aguja espinal en dirección un poco cefálica para evitar los cuerpos vertebrales.

   c. Si se encuentra resistencia, retirar un poco la aguja y dirigirla más hacia la cefálica, ya que lo más probable es que esté golpeando la cara superior de la apófisis espinosa.

9. Avanzar despacio la aguja hasta una profundidad de alrededor de 1 a 1.5 cm en un bebé a término, menos en un bebé prematuro. La profundidad aproximada de inserción, en milímetros, puede calcularse mediante la fórmula 2.5 × (peso en kg) + 6 (25).

   a. Una vez que se pasa la piel, se puede retirar el estilete y avanzar la aguja despacio hasta que se obtenga el flujo de LCR (técnica de "stylet-out"); o avanzar la aguja con el estilete colocado mientras este se retira frecuentemente para comprobar el flujo de LCR (técnica de "stylet-in"). La técnica de "stylet-out" tiene una mayor tasa de éxito de PL en el primer intento, pero no está claro si conlleva un mayor riesgo de desarrollar un tumor epidermoide intraespinal iatrogénico (33).

   b. En los recién nacidos es difícil apreciar el cambio de resistencia a medida que la aguja atraviesa la duramadre (**fig. 19-5**).

   c. Esperar a que haya líquido después de retirar el estilete o avanzar la aguja, ya que el flujo puede ser lento.

   d. Si no se obtiene líquido, girar la aguja para reorientar el bisel y despejar una posible obstrucción de este por las raíces nerviosas espinales. Si no se obtiene líquido, volver a colocar el estilete en la aguja y retirar la aguja.

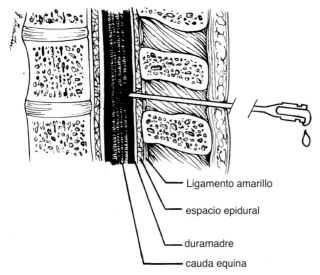

Ligamento amarillo

espacio epidural

duramadre

cauda equina

FIGURA 19-5 La aguja ha penetrado en la duramadre y se ha retirado el estilete para permitir el libre flujo del líquido cefalorraquídeo.

Intentar el procedimiento en un espacio adyacente; utilizar una nueva aguja con estilete para cada intento. Tener cuidado si se desplaza a un intersticio más alto, ya que el cono espinal podría estar bajo, dependiendo de la edad de gestación del niño.

10. Dejar que el LCR fluya pasivamente hacia los tubos de recolección. No aspirar con una jeringa. Si está indicado, la medición de la presión de apertura es posible en un lactante tranquilo.

   a. Recolectar 1 mL de LCR en cada uno de los tres o cuatro tubos.

   b. Enviar una muestra para el cultivo bacteriano. Incluso 0.5 mL serían adecuados para el cultivo.

   c. Enviar la muestra más clara para el recuento de células, que suele ser el último tubo.

   d. Enviar el resto para los estudios químicos deseados.

   e. Si la PL ha sido traumática, debería verse un aclaramiento del LCR en los tubos de recolección posteriores.

11. Para el tratamiento de la hidrocefalia, extraer de 10 a 15 mL/kg de LCR, o recolectar hasta que cese el flujo de LCR, hasta 10 minutos (10-14).

12. Volver a colocar siempre el estilete antes de retirar la aguja para evitar el atrapamiento de las raíces nerviosas espinales en el espacio extradural. Retirar la aguja y colocar un vendaje adhesivo sobre el lugar de la punción.

13. Retirar toda la yodopovidona de la piel con una gasa estéril con solución salina.

F. Complicaciones

En los neonatos, las complicaciones más comunes son:

1. Hipoxemia transitoria por el posicionamiento para el procedimiento. Esto puede observarse hasta en 60% de los casos y depende del método de posicionamiento utilizado; lo más frecuente es la posición recostada lateral con las rodillas flexionadas (27-29).

2. La punción traumática o sanguinolenta se observa hasta en un tercio de las PL neonatales, secundaria a una punción del plexo venoso epidural en la superficie posterior del cuerpo vertebral (33, 34). Esto puede dificultar la interpretación de los recuentos celulares, la glucosa y el nivel de proteínas.

3. Otras complicaciones que se han descrito en neonatos son poco frecuentes, pero potencialmente perjudiciales desde el punto de vista clínico. Incluyen:

   a. Tumor epidermoide intraespinal de tejido epitelial introducido en el canal espinal (30, 31).

   b. Colección epidural de LCR sintomática (50). Aunque la recolección de LCR epidural puede ser frecuente [un informe señala que 63% de los recién nacidos desarrollaron una recolección de LCR epidural después de una PL (51)], rara vez es clínicamente significativa. El mismo informe señala la reabsorción completa de la colección de líquido en los 10 días siguientes a una punción lumbar.

   c. Fuga percutánea de LCR (52).

   d. Hernia cerebelosa secundaria a una descompresión intracraneal repentina. Se trata de una complicación extremadamente rara en neonatos, que suele ocurrir cuando existe un proceso intracraneal subyacente (20, 21).

   e. Meningitis iatrogénica. Un estudio informa de tres casos de meningitis iatrogénica en alrededor de 22 000 PL neonatales y de lactantes. Los síntomas se desarrollaron en las 72 h siguientes al procedimiento (53). Aunque es poco frecuente, esta complicación puede ser difícil de tratar y puede provocar un retraso importante en el desarrollo neurológico.

   f. Absceso epidural (54).

   g. Osteomielitis vertebral (54).

   h. Meningitis secundaria a una punción lumbar traumática realizada durante una bacteriemia (55, 56). Existe un riesgo teórico de transferencia bacteriana a través de una punción lumbar traumática durante la bacteriemia. Sin embargo, aparte de los informes individuales que muestran una asociación entre ambos, no se ha demostrado una conexión fisiopatológica clara.

   i. Hemorragia intramedular secundaria a la punción de la médula espinal (véase en la sección E.3 la discusión sobre la terminación del cordón umbilical en los bebés prematuros) (57).

   j. En los niños mayores y en los adultos, la cefalea es la complicación más frecuente tras la PL, y se da hasta en 40% de los pacientes (58). No hay pruebas claras de que la cefalea se produzca en los lactantes.

   k. Otras posibles complicaciones descritas en niños mayores y adultos son raras, con una incidencia combinada estimada de < 0.3% (58). Aunque no están descritas en la literatura, estas complicaciones podrían desarrollarse en el recién nacido:

   • Los hematomas subdurales y epidurales (59, 60) son más frecuentes en los niños que en los adultos, quizá debido a la mayor elasticidad y menor adherencia de la aracnoides a la duramadre en los niños (61). Pueden dar lugar a la compresión del espacio subaracnoideo, lo que disminuye la tasa de éxito de las siguientes PL (61).

- Hematoma subaracnoideo (60, 62).
- Aspiración.
- Paro cardiopulmonar.
- Discitis (63).
- Absceso medular (64).
- Espondilitis aguda (65).
- Parálisis del sexto nervio causada por la eliminación de un exceso de LCR con la consiguiente tracción sobre el nervio (66).

Referencias

1. Ku LC, Boggess KA, Cohen-Wolkowiez M. Bacterial meningitis in the infants. *Clin Perinatol.* 2015;42(1):29–45.
2. Verani JR, McGee L, Schrag SJ. Prevention of perinatal group B Streptococcal disease: Revised guidelines from CDC, 2010. *MMRW Recomm Rep.* 2010;59(RR10):1 36.
3. Baker CJ, Byington CL, Polin RA; Committee on Infectious Diseases, Committee on Fetus and Newborn. Recommendations for the prevention of perinatal group B Streptococcal (GBS) disease. *Pediatrics.* 2011;128(3):611–616.
4. Stoll BJ, Hansen N, Fanaroff AA, et al. To tap or not to tap: high likelihood of meningitis without sepsis among very low birth weight infants. *Pediatrics.* 2004;113:1181–1186.
5. Workowski KA, Bolan GA. Sexually transmitted diseases treatment guidelines. *MMRW Recomm Rep.* 2015;64 (RR-03):1–137.
6. Kimberlin DW, Baley J; Committee on Infectious Diseases, Committee on Fetus and Newborn. Guidance on management of asymptomatic neonates born to women with active genital herpes lesions. *Pediatrics.* 2013;131:e635–e646.
7. Staples JE, Dziuban EJ, Fischer M, et al. Interim guidelines for the evaluation and testing of infants with possible congenital Zika virus infection. *MMRW Morb Mortal Wkly Rep.* 2016;65(3):63–67.
8. Greenberg RG, Benjamin DK Jr, Cohen-Wolkowiez M, et al. Repeat lumbar puncture in infants with meningitis in the neonatal intensive care unit. *J Perinatol.* 2011;31:425–429.
9. Kimberlin DW. Meningitis in the neonate. *Curr Treat Options Neurol.* 2002;4:239–248.
10. Whitelaw A. Intraventricular hemorrhage and posthemorrhagic hydrocephalus: pathogenesis, prevention and future interventions. *Semin Neonatol.* 2001;6:135–146.
11. McCrea HJ, Ment LR. The diagnosis, management, and postnatal prevention of intraventricular hemorrhage in the preterm neonate. *Clin Perinatol.* 2008;35:777–792.
12. Whitelaw A, Evans D, Carter M, et al. Randomized clinical trial of prevention of hydrocephalus after intraventricular hemorrhage in preterm infants: brain-washing versus tapping fluid. *Pediatrics.* 2007;119:e1071–e1078.
13. Soul JS, Eichenwald E, Walter G, et al. CSF removal in infantile posthemorrhagic hydrocephalus results in significant improvement in cerebral hemodynamics. *Pediatr Res.* 2004;55:872–876.
14. Ventriculomegaly Trial Group. Randomized trial of early tapping in neonatal posthaemorrhagic ventricular dilatation: Results at 30 months. *Arch Dis Child.* 1994;70:F129–F136.
15. Whitelaw A, Lee-Kelland R. Repeated lumbar or ventricular punctures in newborns with intraventricular hemorrhage. *Cochrane Database Syst Rev.* 2017;4:CD000216
16. Hyland K, Arnold LA. Value of lumbar puncture in the diagnosis of genetic metabolic encephalopathies. *J Child Neurol.* 1999;14(Suppl 1):S9–S15.
17. Hoffman GF, Surtees RA, Wevers RA. Cerebrospinal fluid investigations for neurometabolic disorders. *Neuropediatrics.* 1998;29:59–71.
18. Arber DA, Borowitz MJ, Cessna M, et al. Initial diagnostic workup of acute leukemia: Guideline from the College of American Pathologists and the American Society of Hematology. *Arch Pathol Lab Med.* 2017;141(10): 1342–1393.
19. Kerr JZ, Berg S, Blaney SM. Intrathecal chemotherapy. *Crit Rev Oncol Hematol.* 2001;37(3):227–236.
20. Thibert RL, Burns JD, Bhadelia R, et al. Reversible uncal herniation in a neonate with a large MCA infarct. *Brain Dev.* 2009;31(10):763–765.
21. Kalay S, Öztekin O, Tezel G, et al. Cerebellar herniation after lumbar puncture in galactosemic newborn. *AJP Rep.* 2011;1(1):43–46.
22. Rigi M, Almarzouqi SJ, Morgan ML, et al. Papilledema: epidemiology, etiology, and clinical management. *Eye Brain.* 2015;7:47–57.
23. New H, Berryman J, Bolton-Maggs PHB, et al. Guidelines on transfusion for fetuses, neonates and older children. *Br J Haematol.* 2016;175:784–828.
24. Fiser DH, Gober GA, Smith CE, et al. Prevention of hypoxemia during lumbar puncture in infancy with preoxygenation. *Pediatr Emerg Care.* 1993;9:81–83.
25. Ouelgo-Erroz I, Mora-Matilla M, Alonso-Quintela P, et al. Ultrasound evaluation of lumbar spine anatomy in newborn infants: implications for optimal performance of lumbar puncture. *J Pediatr.* 2014;165:862–865.
26. Oncel S, Gunlemez A, Anik Y, et al. Positioning of infants in the neonatal intensive care unit for lumbar puncture as determined by bedside ultrasonography. *Arch Dis Child Fetal Neonatal Ed.* 2013;98:F133–F135.
27. Abo A, Chen L, Johnston P, et al. Positioning for lumbar puncture in children evaluated by bedside ultrasound. *Pediatrics.* 2010;125:e1149–e1153.
28. Weisman LE, Merenstein GB, Steenbarger JR. The effect of lumbar puncture position in sick neonates. *Am J Dis Child.* 1983;137:1077–1079.
29. Gleason CA, Martin RJ, Anderson JV, et al. Optimal position for a spinal tap in preterm infants. *Pediatrics.* 1983;71:31–35.
30. Ziv ET, Gordon McComb J, Krieger MD, et al. Iatrogenic intraspinal epidermoid tumor: two cases and a review of the literature. *Spine (Phila Pa 1976).* 2004;29:E15–E18.
31. Gardner DJ, O'Gorman AM, Blundell JE. Intraspinal epidermoid tumour: late complication of lumbar puncture. *CMAJ.* 1989;141(3):223–225.
32. Murray MJ, Arthurs OJ, Hills MH, et al. A randomized study to validate a midspinal canal depth nomogram in neonates. *Am J Perinatol.* 2009;26:733–738.
33. Nigrovic LE, Kuppermann N, Neuman MI. Risk factors for traumatic or unsuccessful lumbar puncture in children. *Ann Emerg Med.* 2007;49:762–771.

34. Baxter AL, Fisher RG, Burke BL, et al. Local anesthetic and stylet styles: factors associated with resident lumber puncture success. *Pediatrics.* 2006;117:876–881.

35. Kaur G, Gupta P, Kumar A. A randomized trial of eutectic mixture of local anesthetics during lumbar puncture in newborns. *Arch Pediatr Adolesc Med.* 2003;157:1065–1070.

36. Pinheiro JMB, Furdon S, Ochoa LF. Role of local anesthesia during lumbar puncture in neonates. *Pediatrics.* 1993;91:379–382.

37. Porter FL, Miller JP, Cole FS, et al. A controlled clinical trial of local anesthesia for lumbar punctures in newborns. *Pediatrics.* 1991;88:663–669.

38. Foster JP, Taylor C, Spence K. Topical anaesthesia for needle-related pain in newborn infants. *Cochrane Database Syst Rev.* 2017;2:CD010331.

39. Barson AJ. The vertebral level of termination of the spinal cord during normal and abnormal development. *J Anat.* 1970;106:489–497.

40. van Schoor A, Bosman MC, Bosenberg AT. The value of Tuffier's line for neonatal neuraxial procedures. *Clin Anat.* 2014;27(3):350–375.

41. Anand KJ, Johnston CC, Oberlander TF, et al. Analgesia and local anesthesia during invasive procedures in the neonate. *Clin Ther.* 2005;27(6):844–876.

42. American Academy of Pediatrics, Committee on Fetus and Newborn, Committee on Drugs, Section on Anesthesiology, Section on Surgery, Canadian Paediatric Society, Fetus and Newborn Committee. Prevention and management of pain and stress in neonate. *Pediatrics.* 2000;105:454–461.

43. Lim Y, Godambe S. Prevention and management of procedural pain in the neonate: an update, American Academy of Pediatrics, 2016. *Arch Dis Child Educ Pract Ed.* 2017;102:254–256.

44. Weise KL, Nahata MC. EMLA for painful procedures in infants. *J Pediatr Health Care.* 2005;19(1):42–47.

45. Foster JP, Taylor C, Spence K. Topical anaesthesia for needle-related pain in newborn infants. *Cochrane Database of Syst Rev.* 2017;(2):CD010311.

46. Essink-Tebbes CM, Wuis EW, Liem KD, et al. Safety of lidocaine-prilocaine cream application four times a day in premature neonates: a pilot study. *Eur J Pediatr.* 1999;158(5):421–423.

47. Taddio A, Ohlsson A, Einarson TR, et al. A systematic review of lidocaine-prilocaine cream (EMLA) in the treatment of acute pain in neonates. *Pediatrics.* 1998;101(2):E1.

48. Stevens B, Yamada J, Ohlsson A, et al. Sucrose for analgesia in newborn infants undergoing painful procedures. *Cochrane Database Syst Rev.* 2016;7:CD001069.

49. Johnston CC, Filion F, Snider L, et al. Routine sucrose analgesia during the first week of life in neonates younger than 31 weeks' postconceptional age. *Pediatrics.* 2002;110(3):523–528.

50. Amini A, Liu JK, Kan P, et al. Cerebrospinal fluid dissecting into epidural space after lumbar puncture causing cauda equina syndrome: review of literature and illustrative case. *Childs Nerv Syst.* 2006;22:1639–1641.

51. Kiechl-Kohlendorfer U, Unsinn KM, Schlenck B, et al. Cerebrospinal fluid leakage after lumbar puncture in neonates: incidence and sonographic appearance. *AJR Am J Roentgenol.* 2003;181(1):231–234.

52. Lagae D, Yamagouse Tchameni Y, Gudinchet F, et al. Percutaneous cerebrospinal fluid leak in a preterm infant following lumbar puncture. *Swiss Society of Neonatology.* August 2017:1–16. https://www.neonet.ch/files/6614/9967/6384/COTM_08_2017.pdf.

53. Samoui H, Hariga D, Hajj N, et al. [Iatrogenic meningitis after diagnostic lumbar puncture: 3 case reports in the paediatric children's hospital of tunis] [Article in French]. *Bull Soc Pathol Exot.* 2011;104(1):10–13.

54. Bergman I, Wald ER, Meyer JD, et al. Epidural abscess and vertebral osteomyelitis following serial lumbar punctures. *Pediatrics.* 1983;72:476–480.

55. Teele DW, Dashefsky B, Rakusan T, et al. Meningitis after lumbar puncture in children with bacteremia. *N Engl J Med.* 1981;305(18):1079–1081.

56. Wintergerst U, Daumling S, Belohradsky BH. [Meningitis following lumbar puncture in bacteremia?] [Article in German]. *Monatsschr Kinderheilkd.* 1986;134(11):826–828.

57. Tubbs RS, Smyth MD, Wellons JC 3rd, et al. Intramedullary hemorrhage in a neonate after lumbar puncture resulting in paraplegia: a case report. *Pediatrics.* 2004;113:1403–1405.

58. Evans RW. Complications of lumbar puncture. *Neurol Clin.* 1998;16:83–105.

59. Adler MD, Comi AE, Walker AR. Acute hemorrhagic complication of diagnostic lumbar puncture. *Pediatr Emerg Care.* 2001;17:184–188.

60. Hart IK, Bone I, Hadley DM. Development of neurological problems after lumbar puncture. *Br Med J.* 1988;296:51–52.

61. Muthusami P, Robinson AJ, Shroff MM. Ultrasound guidance for difficult lumbar puncture in children: pearls and pitfalls. *Pediatr Radiol.* 2017;47(7):822–830.

62. Blade J, Gaston F, Montserrat E, et al. Spinal subarachnoid hematoma after lumbar puncture causing reversible paraplegia in acute leukemia. *J Neurosurg.* 1983;58:438–439.

63. Bhatoe HS, Gill HS, Kumar N, et al. Post lumbar puncture discitis and vertebral collapse. *Postgrad Med J.* 1994;70:882–884.

64. Bertol V, Ara JR, Oliveros A, et al. Neurologic complications of lumbar spinal anesthesia: spinal and paraspinal abscess. *Neurology.* 1997;48:1732–1733.

65. Lintermans JP, Seyhnaeue V. Spondylotic deformity of the lumbar spine and previous lumbar punctures. *Pediatr Radiol.* 1977;5:181–182.

66. Hofer JE, Scavone BM. Cranial nerve VI palsy after dural-arachnoid puncture. *Anesth Analg.* 2015;120(3):644–646.

20

Punción subdural

Aaron Mohanty

A. Indicaciones (1–7)

1. La indicación más común para la punción subdural es el drenaje de la colección subdural para aliviar el aumento de la presión intracraneal.
2. Las punciones subdurales también están indicadas para tomar muestras de líquido subdural para estudios citológicos, bioquímicos y microbiológicos.

B. Contraindicaciones

1. Sobre el cuero cabelludo infectado.
2. Diátesis hemorrágica no corregida o trombocitopenia.
3. Fontanela cerrada con suturas no separadas.
4. La realización de punciones subdurales en ausencia de imágenes radiológicas como la TC, la ecografía y la RM (**fig. 20-1**) ya no puede justificarse, a menos que las investigaciones no puedan realizarse por falta de disponibilidad o en una situación de riesgo vital.

C. Principios

1. La punción subdural se realiza a través de una fontanela abierta (por lo regular la anterior) o de las suturas abiertas o separadas (**fig. 20-2**).
   a. En los pacientes con defectos óseos previos, como los agujeros de trépano, la punción subdural puede realizarse a través del defecto óseo.
   b. Así, la punción es infrecuente después de los 6 a 9 meses de edad, cuando las suturas y las fontanelas se cierran.
2. Es esencial entrar en el espacio subdural sin lesionar la pia o la corteza subyacente y evitar cualquier vena transversal en el espacio subdural.
   a. El lugar de la punción debe corresponder a la ubicación más gruesa de la colección subdural, como se demuestra en los estudios de imagen.
   b. Si la colección no es contigua y es necesario drenarla desde diferentes sitios, los sitios de punción deben ser identificados con todo cuidado, dependiendo de la

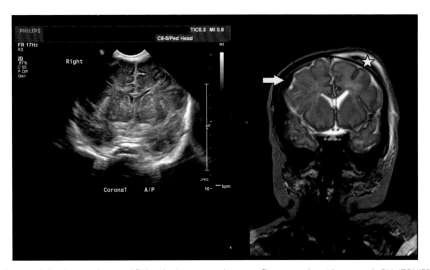

FIGURA 20-1 Las colecciones subdurales pueden ser difíciles de detectar en la ecografía y son más evidentes en la RM. IZQUIERDA: ecografía transcraneal convencional en un neonato con convulsiones, vista coronal. DERECHA: RM cerebral, secuencia ponderada en T2 vista coronal, realizada en el mismo neonato 1 día antes de la ecografía. Una hemorragia subdural abarca la convexidad frontal derecha, mostrada como una anomalía de señal hipointensa en ponderación T2 (*flecha*). También hay un gran hematoma en el cuero cabelludo (*asterisco*), que se extiende a través de la sutura coronal, consistente con un hematoma subgaleal. (Imágenes por cortesía del Dr. Arash Zandieh, MedStar Georgetown University Hospital.)

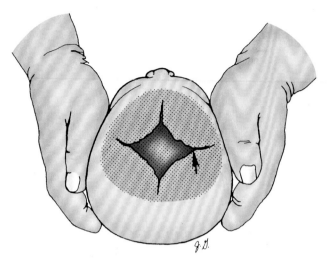

FIGURA 20-2 Posición y sujeción para la punción subdural. El punteado muestra la zona que debe prepararse para el procedimiento. La *flecha* indica el lugar de punción de la aguja.

ubicación de la colección subdural y de la sutura o el defecto óseo.

3. La ubicación idónea para la punción subdural es el borde lateral de la fontanela anterior, lejos de la línea media.
   a. El lado de la punción depende del grosor de la colección subdural; se prefiere el lado con la colección más gruesa.
   b. Si el grosor es igual en ambos lados, se prefiere la punción del lado derecho, ya que el cerebro derecho es no dominante en la mayoría de la población.

4. A diferencia de los ventrículos, el espacio subdural está situado de manera muy superficial bajo el hueso.
   a. Teniendo en cuenta esto, la aguja no debe extenderse más de 0.5 cm en el espacio intracraneal.
   b. El bisel de la aguja debe insertarse en un ángulo de 45 a 60 grados y dirigirse lateralmente.
      (1) Esto permite que una mayor longitud de la aguja esté en el espacio subdural, lo que reduce la extracción de la aguja durante el procedimiento.
      (2) El avance involuntario es una preocupación en un niño llorón o irritable que no está bien sujeto.
   c. Algunos prefieren utilizar una pinza hemostática sujeta al eje de la aguja para identificar la profundidad exacta y evitar el avance hacia la corteza cerebral.

5. Las venas corticales cerebrales se conglomeran medialmente cuando se acercan al seno sagital y atraviesan el espacio subdural. Por ello, la parte más lateral de la fontanela anterior suele ser el lugar ideal para la punción.

6. El drenaje de una gran cantidad de líquido rápidamente puede provocar una hemorragia subdural aguda o hemorragias corticales debido a la descompresión repentina.
   a. El líquido subdural suele drenarse de forma lenta a medida que gotea del tubo.
   b. A veces se prefiere una aspiración suave y controlada con una jeringa de 2 o 3 mL para reducir la duración de la punción.
   c. Durante la punción deben tenerse en cuenta los riesgos de extracción de la aguja en un lactante irritable con drenaje espontáneo frente a la reducción del tiempo de punción por aspiración lenta con una jeringa de 2 mL.

7. La cantidad de líquido subdural que se extrae durante una punción debe limitarse a 15 o 20 mL en una sola ocasión. Se pueden realizar punciones repetidas a intervalos si es necesario drenar más líquido. Una fontanela anterior laxa en un lactante suele indicar que se ha alcanzado la cantidad necesaria.

8. Si se requieren varias punciones, se puede cambiar el lugar de la punción teniendo en cuenta la ubicación del líquido y la fontanela. Esto se hace para evitar el desarrollo de una vía cutánea y la fuga de LCR.

D. Equipo

1. Solución de yodopovidona (se pueden utilizar bastoncillos empapados en povidona yodada)
2. Paños estériles
3. Agujas de mariposa de calibres 21 y 23
4. Gasas estériles
5. Guantes estériles
6. Mascarilla facial
7. Al menos tres tubos de muestra estériles con tapones oclusivos
8. Apósitos adhesivos
9. Máquina de afeitar de seguridad
10. Suero fisiológico o agua estéril

E. Técnica[1]

1. Obtener el consentimiento informado.
2. Colocar al lactante en posición supina, con la cabeza estabilizada en posición neutra, ya sea por medio de rodillos suaves o con la ayuda de un asistente (véase la **fig. 20-2**).
   a. Sujetar al bebé con una manta (véase la sujeción de la mamá en el capítulo 5).
   b. El cirujano/operador se sitúa detrás de la cabeza y observa la región frontal.
3. Marcar el lugar de la punción subdural y la línea media.
   a. Es esencial que el lugar de la punción esté bien marcado, ya que es posible que los puntos de referencia se pierdan tras la preparación del cuero cabelludo.
   b. La región de la punción suele afeitarse con una máquina de afeitar de seguridad, aunque el afeitado no se considera esencial. A veces es ventajoso afeitar una zona localizada en el lugar de entrada de la aguja, ya que esto sirve de marcador al introducir la aguja.
   c. De manera alternativa, el lugar de la punción puede marcarse con un marcador de piel. También se marca bien la línea media, que sirve de referencia para la localización del seno sagital.

---

[1]Para efectos de la descripción, se describirán los pasos para realizar una punción subdural a través del lado derecho de la fontanela anterior.

4. Por lo regular no se requiere sedación para el procedimiento.
   a. Sin embargo, si es necesario, se puede inyectar anestesia local en el lugar.
   b. Hay que tener cuidado de no entrar en el compartimento intracraneal durante la inyección, ya que no hay hueso del cráneo subyacente en el lugar de la punción.
5. Llevar la mascarilla, lavarse las manos con jabón antiséptico y usar guantes estériles.
6. Preparar el cuero cabelludo con pintura de solución de yodopovidona y dejarlo secar.
   a. En general, lo ideal es una zona amplia de preparación, que cubra hasta la línea media y lateralmente hasta la región temporal.
   b. Colocar paños estériles alrededor del lugar de la punción.
   c. A veces es útil cubrir solo la cara posterior y dejar la anterior al descubierto, ya que permite identificar los puntos de referencia (nariz, línea pupilar media, canto lateral) durante el procedimiento.
7. Confirmar de nuevo la localización del lugar de entrada, palpando el borde lateral de la fontanela anterior. Este paso es esencial para evitar la línea media y el seno sagital.
8. Tomar la aguja de la vena del cuero cabelludo de calibre 21 (o 23) e introducir la punta a través del cuero cabelludo en el espacio subdural en un ángulo de 45 a 60 grados, sujetándola con firmeza por las alas y dirigiéndola lejos de la línea media lateralmente o hacia la parte más gruesa de la colección.
   a. Puede ser útil sujetar una pequeña pinza hemostática al eje de la aguja, a unos 0.5 cm de la punta para limitar la profundidad de la misma. Otros pellizcan la aguja entre el pulgar y el dedo índice a 0.5 cm de la punta para limitar la profundidad (**fig. 20-3**).

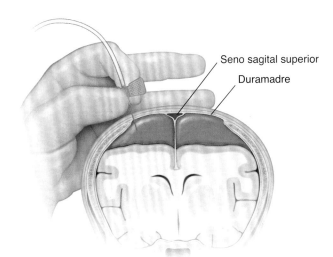

FIGURA 20-3 Sección coronal del dibujo anatómico que muestra la aguja subdural penetrando en la duramadre en un paciente con colecciones de líquido subdural bilaterales convexas. Los dedos del operador están colocados para la máxima estabilización de la aguja.

Seno sagital superior
Duramadre

b. La aguja puede avanzar en el tejido subcutáneo durante unos milímetros antes de perforar la duramadre para evitar una fuga de LCR tras la punción.
9. La entrada en el espacio subdural suele ir acompañada de la salida de líquido subdural a través del tubo.
   a. A menudo se percibe una ligera sensación de "cesión" cuando la aguja entra en el espacio subdural.
   b. Es esencial que la aguja se mantenga en su lugar sin ningún movimiento durante el resto del procedimiento.
   c. Es ventajoso apoyar la mano con el resto de los dedos sobre el cuero cabelludo.
10. Dejar que el líquido subdural salga lentamente por el otro extremo del tubo; recoger el líquido en al menos tres tubos diferentes para su evaluación (uno para citología, otro para bioquímica y el tercero para cultivo). Se pueden utilizar tubos adicionales si se requieren más estudios.
11. En un bebé inquieto puede ser prudente utilizar una jeringa de 2 o 3 mL para aspirar con suavidad el líquido y reducir la duración total del procedimiento.
    a. Durante la punción deben considerarse los riesgos de arrancamiento de la aguja en un lactante irritable durante un drenaje espontáneo frente a la reducción del tiempo de punción mediante la aspiración lenta con una jeringa de 2 mL.
    b. El tubo fijado a la vena del cuero cabelludo facilita la colocación y la retirada de la jeringa varias veces durante el procedimiento sin perturbar la punta de la aguja.
12. El procedimiento debe interrumpirse una vez que se alcancen de 15 a 20 mL o cuando la fontanela anterior esté laxa y blanda.
13. Sacar la aguja y aplicar una suave presión durante 1 o 2 minutos para evitar cualquier fuga espontánea a través de la vía.
    a. Un vendaje oclusivo estéril es adecuado después del procedimiento.
    b. Eliminar el exceso de yodopovidona del cuero cabelludo con una gasa estéril con solución salina o de agua estéril.
14. Si no se obtiene líquido subdural durante la punción, retirar la aguja, comprobar el punto de entrada y los puntos de referencia, y volver a correlacionarlos con los estudios de imagen.
15. Si el sitio de entrada fue correcto y no se pudo drenar el líquido, se puede intentar la punción en otro sitio.

F. Complicaciones

1. **Hemorragia subdural**
   a. Esta es la complicación más preocupante, en general por la punta de la aguja que lesiona la corteza o una vena transversal.
   b. Si sale sangre abundante, se detiene el procedimiento y se realiza una TC urgente.
2. **Infección:** Suele ser poco frecuente, a no ser que el niño se someta a repetidos pinchazos.
3. **Fuga de líquido subdural**
   a. Una presión externa suave pero sostenida suele evitar la fuga de líquido tras la punción.

b. El avance de la aguja a través del tejido subcutáneo durante unos milímetros antes de perforar la duramadre suele evitar la fuga de LCR.

4. **Convulsiones:** son el resultado de una hemorragia subdural o de un traumatismo en la corteza.

5. **Lesión cerebral y lesión intraparenquimatosa:** el avance involuntario de la punta de la aguja hacia la corteza y los intentos repetidos de aspiración durante una punción pueden provocar una lesión cortical.

Referencias

1. Hobbs C, Childs AM, Wynne J, et al. Subdural hematoma and effusion in infancy: an epidemiological study. *Arch Dis Child.* 2005;90:952–955.

2. Mahapatra AK, Bhatia R, Banerji AK, et al. Subdural empyema in children. *Indian Pediatr.* 1984;21:561–567.

3. Kanu OO, Nnoli C, Olowoyeye O, et al. Infantile subdural empyema: the role of brain sonography and percutaneous subdural tapping in a resource-challenged region. *J Neurosciences in Clin Pract.* 2014;5:355–359.

4. Wang X, Zhang X, Cao H, et al. Surgical treatments for infantile purulent meningitis complicated by subdural effusion. *Med Sci Monit.* 2015;21:3166–3171.

5. Vinchon M, Joriot S, Jissendi-Tchofo P, et al. Postmeningitis subdural fluid collection in infants: changing pattern and indications for surgery. *J Neurosurg Pediatrics.* 2006;104:383–387.

6. Brill CB, Jarath V, Black P. Occipital interhemispheric acute subdural hematoma treated by lambdoid suture tap. *Neurosurgery.* 1985;16:247–251.

7. Melo JRT, Dirocco FR, Bourgeois M, et al. Surgical options for treatment of traumatic subdural hematomas in children younger than 2 years of age. *J Neurosurg Pediatrics.* 2014;13:456–461.

Aspiración vesical suprapúbica

Jane Germano

A. Indicaciones (1-8)

1. Para obtener la orina para el cultivo:

   la aspiración vesical suprapúbica se considera el método más fiable para obtener orina para su cultivo en bebés y niños < 2 años. En este grupo de edad, la vejiga distendida se localiza intraabdominal. Cualquier número de bacterias en la orina obtenida por este método se considera significativo y quizás indicativo de infección del tracto urinario. Puede producirse contaminación con la flora de la piel, pero debería evitarse con una cuidadosa preparación de la piel. Aunque el sondaje vesical tiene una mayor tasa de éxito, también tiene una tasa de falsos positivos mucho mayor que la aspiración suprapúbica (2-4). Las tasas de éxito comunicadas para la aspiración suprapúbica varían mucho, desde 23 hasta 97% (2, 4, 8, 9). Si se presta especial atención a la realización del procedimiento cuando el lactante tiene la vejiga llena, el éxito suele ser de 89 a 95%, incluso en lactantes de muy bajo peso (9, 10). El uso de la ecografía portátil (9, 11-13) o la transiluminación (14) para determinar el tamaño de la vejiga puede aumentar las posibilidades de éxito.

B. Contraindicaciones (4, 7, 8, 10)

1. Vejiga vacía como resultado de un vaciado reciente o deshidratación.

   Una vejiga llena es esencial para el éxito del procedimiento y para evitar complicaciones.
2. Infección de la piel sobre el lugar de la punción.
3. Distensión o aumento de tamaño de las vísceras abdominales (p. ej., asas intestinales dilatadas, hepatomegalia masiva).
4. Anomalía genitourinaria o agrandamiento de las estructuras pélvicas (p. ej., quiste ovárico, distensión de la vagina o del útero).
5. Trombocitopenia no corregida o diátesis hemorrágica.

C. Equipo

Todo el equipo debe ser estéril, excepto la luz de transiluminación o el equipo de ecografía.

1. Guantes
2. Esponjas de gasa y vaso con solución antiséptica de yodoforo o clorhexidina o hisopos preparados impregnados de antiséptico
3. Jeringa de 3 mL
4. Aguja de calibre 22-24 × 1.5 pulgadas (40 mm)
5. Control del dolor (15-20)
   a. Solución oral de sacarosa al 24%: 0.5 a 1 mL de recién nacidos prematuros, 2 mL de recién nacidos a término
   b. Mezcla eutéctica de anestésicos locales (MEAL) crema compuesta por 2.5% de lidocaína y 2.5% de prilocaína; con apósito oclusivo
6. Luz de transiluminación o ecografía portátil (opcional)

D. Precauciones

1. Utilizar una técnica aséptica estricta (véase el capítulo 6).
2. Retrasar el procedimiento si el lactante ha orinado en la última hora.
3. Si el lactante tiene una enfermedad sistémica, no hay que retrasar el tratamiento antibiótico para esperar a que se produzca más orina.
4. Corregir la diátesis hemorrágica antes del procedimiento. Considerar el cateterismo como alternativa.
5. Asegurarse de los puntos de referencia. No introducir la aguja por encima del hueso púbico o fuera de la línea media.
6. Aspirar la orina utilizando solo una suave succión. El uso de demasiada succión puede atraer la mucosa de la vejiga hacia la aguja, obstruyendo la recolección de orina y aumentando el riesgo de lesión de la vejiga.

E. Técnica

1. Si el tiempo lo permite, aplicar anestesia local (MEAL) en crema de 0.5 a 1 g en una zona de 1 a 2 cm justo por encima del hueso púbico en la línea media y cubrirla con un vendaje oclusivo 1 hora antes del procedimiento (17, 18).
2. Determinar la presencia de orina en la vejiga.
   a. Comprobar que el pañal ha estado seco durante al menos 1 hora.
   b. Palpar o percutir la vejiga.
   c. De manera opcional, utilizar la luz de transiluminación (14) o la guía de ecografía portátil (5, 11-13).
3. Hacer que un asistente sujete al bebé en posición supina, de rana.
4. Retirar el vendaje oclusivo si se ha utilizado MEAL.
5. Para evitar la micción refleja, pedir al asistente
   a. Colocar la punta de un dedo en el ano y aplicar presión en la parte anterior en un bebé de sexo femenino, o
   b. Pellizcar con suavidad la base del pene en un bebé varón.
6. Localizar los puntos de referencia. Palpar la parte superior del hueso púbico. El lugar de inserción de la aguja es de 1 a 2 cm por encima de la sínfisis del pubis en la línea media (**fig. 21-1**).
7. Lavarse bien las manos y ponerse guantes.
8. Limpiar la zona suprapúbica (incluida la zona sobre el hueso púbico) tres veces con una solución antiséptica.
9. Hacer que el asistente proporcione sacarosa oral al bebé para disminuir el dolor/malestar (véase el capítulo 7) (21, 22).
10. Palpar la sínfisis púbica e introducir la aguja (con la jeringa conectada) de 1 a 2 cm por encima de la sínfisis púbica en la línea media (**fig. 21-2**).
    a. Mantener la aguja perpendicular a la mesa o dirigida ligeramente caudal.
    b. Avanzar la aguja de 1 a 3 cm. Puede sentirse una ligera disminución de la resistencia cuando se penetra en la vejiga.

11. Aspirar con suavidad mientras se avanza lentamente la aguja, hasta que la orina entre en la jeringa. No avanzar la aguja más de 3 cm.
    a. Retirar la aguja si no se obtiene orina.
    b. No sondear con la aguja ni intentar redirigirla para obtener orina.
    c. Esperar al menos 1 hora antes de intentar repetir el procedimiento.
12. Retirar la aguja una vez obtenida la orina. Aplicar una suave presión sobre el lugar de la punción con una gasa estéril para detener cualquier sangrado.
13. Transferir la orina a un recipiente estéril para enviarla a cultivo.

F. Complicaciones

La hematuria transitoria menor es la complicación más reportada; ocurre en < 1 a 10% de los casos (6). Las complicaciones graves son muy raras y se producen en ≤ 0.2% de los casos (10).

1. Sangrado
   a. Hematuria macroscópica transitoria (orina teñida de sangre) (6)
   b. Hematuria bruta (6, 19, 20)
   c. Hematoma de la pared abdominal (20)
   d. Hematoma de la pared de la vejiga (6, 23)
   e. Hematoma pélvico (24)
   f. Hemoperitoneo (25)
2. Infección
   a. Absceso de la pared abdominal (26, 27)
   b. Sepsis (28, 29)
   c. Osteomielitis del pubis (30)
3. Perforación
   a. Intestino (27, 31)
   b. Órgano pélvico (31)

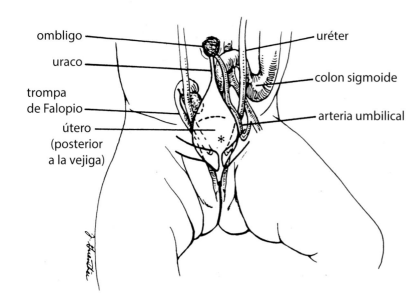

omligo — uréter

uraco —

trompa de Falopio —

útero (posterior a la vejiga) —

— colon sigmoide

— arteria umbilical

*

FIGURA 21-1 La vejiga en el neonato, con las relaciones anatómicas inmediatas. El *asterisco* indica el lugar aproximado de inserción de la aguja.

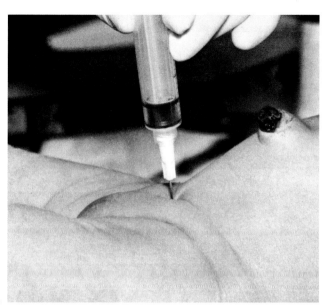
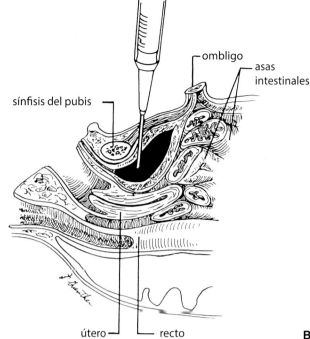

A **B**

FIGURA 21-2 A. Inserción de la aguja de 1 a 2 cm por encima de la sínfisis del pubis. **B.** Corte sagital de la línea media para destacar la posición intra-abdominal de la vejiga llena en el neonato y sus relaciones anatómicas posteriores.

Referencias

1. Arshad M, Seed PC. Urinary tract infection in the infant. *Clin Perinatol.* 2015;42:17–28.
2. Eliacik K, Kanik A, Yavascan O, et al. A comparison of bladder catheterization and suprapubic aspiration methods for urine sample collection from infants with suspected urinary tract infection. *Clin Pediatr (Phila).* 2016;55(9):819–824.
3. Phillips B. Towards evidence based medicine for paediatricians. Urethral catheter or suprapubic aspiration to reduce contamination of urine samples in young children? *Arch Dis Child.* 2009;94:736–739.
4. Schmidt B, Copp HL. Work-up of pediatric urinary tract infection. *Urol Clin North Am.* 2015;42(4):519–526.
5. Ozkan B, Kava O, Akdağ R, et al. Suprapubic bladder aspiration with or without ultrasound guidance. *Clin Pediatr.* 2000;39:625–626.
6. Pollack CV, Pollack ES, Andrew ME. Suprapubic bladder aspiration versus urethral catheterization in ill infants: success, efficiency and complication rates. *Ann Emerg Med.* 1994;23:225–230.
7. Roberts KB; Subcommittee on Urinary Tract Infection, Steering Committee on Quality Improvement and Management. Urinary Tract Infection: Clinical practice guideline for the diagnosis and management of the initial UTI in febrile infants and children 2 to 24 months. *Pediatrics.* 2011;128(3):595–610.
8. Tobiansky R, Evans N. A randomized controlled trial of two methods for collection of sterile urine in neonates. *J Paediatr Child Health.* 1998;34:460–462.
9. Gochman RF, Karasic RB, Heller MB. Use of the portable ultrasound to assist urine collection by suprapubic aspiration. *Ann Emerg Med.* 1991;20(6):631–635.
10. Barkemeyer BM. Suprapubic aspiration of urine in very low birth weight infants. *Pediatrics.* 1993;92:457–459.
11. Chu RW, Wong YC, Luk SH, et al. Comparing suprapubic urine aspiration under real time ultrasound guidance with conventional blind aspiration. *Acta Paediatr.* 2002;91:512–516.
12. Munir V, Barnett P, South M. Does the use of volumetric bladder ultrasound improve the success rate of suprapubic aspiration of urine? *Pediatr Emerg Care.* 2002;18:346–349.
13. Garcia-Neito V, Navarro JF, Sanchez-Almeida ES, et al. Standards for ultrasound guidance of suprapubic bladder aspiration. *Pediatr Nephrol.* 1997;11:607–609.
14. Buck JR, Weintraub WH, Coran AG, et al. Fiberoptic transillumination: a new tool for the pediatric surgeon. *J Pediatr Surg.* 1977;12:451–463.
15. Lefrak L, Burch K, Caravantes R, et al. Sucrose analgesia: identifying potentially better practices. *Pediatrics.* 2006;118:S197–S202.
16. El-Naggar W, Yiu A, Mohamed A, et al. Comparison of pain during two methods of urine collection in preterm infants. *Pediatrics.* 2010;125:1224–1229.
17. Nahum Y, Tenenbaum A, Isaiah W, et al. Effect of eutectic mixture of local anesthetics (EMLA) for pain relief during suprapubic aspiration in young infants: a randomized, controlled trial. *Clin J Pain.* 2007;23:756–759.
18. Kozer E, Rosenbloom E, Goldman D, et al. Pain in infants who are younger than 2 months during suprapubic aspiration and transurethral bladder catheterization: a randomized, controlled trial. *Pediatrics.* 2006;118:e51–e56.
19. Carlson KP, Pullon DH. Bladder hemorrhage following transcutaneous bladder aspiration. *Pediatrics.* 1977;60:765.

20. Lanier B, Daeschner CW. Serious complication of suprapubic aspiration of the urinary bladder. *J Pediatr*. 1971;79:711.

21. Krishnan L. Pain relief in neonates. *J Neonatal Surg*. 2013;2(2):19.

22. Stevens B, Yamada J, Ohlsson A, et al. Sucrose for analgesia in newborn infants undergoing painful procedures. *Cochrane Database Syst Rev*. 2016;7:CD001069.

23. Morell RE, Duritz G, Oltorf C. Suprapubic aspiration associated with hematoma. *Pediatrics*. 1982;69:455–457.

24. Mandell J, Stevens PS. Supravesical hematoma following suprapubic urine aspiration. *J Urol*. 1978;119:286.

25. Kimmelstiel FM, Holgersen LO, Dudell GG. Massive hemoperitoneum following suprapubic bladder aspiration. *J Pediatr Surg*. 1986;21(10):911–912.

26. Moustaki M, Stefos E, Malliou C, et al. Complications of suprapubic aspiration in transiently neutropenic children. *Pediatr Emerg Care*. 2007;23(11):823–825.

27. Polnay L, Fraser AM, Lewis JM. Complication of suprapubic bladder aspiration. *Arch Dis Child*. 1975;50:80–81.

28. Mustonen A, Uhari M. Is there bacteremia after suprapubic aspiration in children with urinary tract infection? *J Urol*. 1978;119:822–823.

29. Pass RF, Waldo FB. Anaerobic bacteremia following suprapubic bladder aspiration. *J Pediatr*. 1979;94:748–750.

30. Wald ER. Risk factors for osteomyelitis. *Am J Med*. 1985;78:206–212.

31. Weathers WT, Wenzl JE. Suprapubic aspiration: perforation of a viscus other than the bladder. *Am J Dis Child*. 1969;117:590–592.

Cateterismo vesical

Jane Germano

A. Indicaciones (1–4)

1   Para obtener orina para el cultivo, en especial cuando la recolección suprapúbica está contraindicada y cuando la muestra de captura limpia no es satisfactoria.

Aunque la aspiración vesical suprapúbica se considera el método más fiable para obtener orina para el cultivo en lactantes y niños pequeños (véase el capítulo 21), el cateterismo vesical es un método alternativo aceptable. Se ha demostrado que este último es menos doloroso que la aspiración vesical suprapúbica en niñas y niños no circuncidados y tiene una tasa de éxito más alta, en particular si el profesional no tiene experiencia en la aspiración vesical (5). Sin embargo, las muestras de orina recolectadas por cateterización tienen una tasa de falsos positivos más elevada que la aspiración suprapúbica (6-8), y la cateterización puede introducir en la vejiga bacterias que colonizan la uretra distal, causando una infección urinaria (véase F). El diagnóstico de la infección del tracto urinario no puede realizarse de forma fiable mediante el cultivo de la orina recolectada en una bolsa (9-11).

2. Para controlar con precisión la producción de orina de un paciente en estado crítico.

3. Para cuantificar el residuo vesical.

4. Para aliviar la retención urinaria (por ejemplo, en la vejiga neurógena) (12).

5. Para instilar un agente de contraste para realizar una cistouretrografía (13).

B. Contraindicaciones (1, 3)

Las contraindicaciones son la fractura pélvica, el traumatismo uretral y sangre en el meato. En presencia de una diátesis hemorrágica no corregida, deben considerarse los riesgos y beneficios potenciales.

C. Equipo

Todo el equipo debe ser estéril. Existen kits comerciales de drenaje urinario preenvasados, con o sin buretas de recolección para el drenaje cerrado.

1. Guantes
2. Esponjas de gasa y taza con solución antiséptica de yodoforo (que no contenga alcohol), o
3. Hisopos preparados impregnados de antiséptico
4. Toallas para cubrirse
5. Lubricante quirúrgico
6. Aplicadores con punta de algodón
7. Catéter urinario

Los catéteres urinarios de silicona están disponibles en tamaños de 3.5, 5, 6.5 y 8 French (Fr). Un catéter umbilical de 3.5 o 5 Fr puede sustituirse por un catéter urinario

8. Recipiente estéril para la recolección de muestras o bureta de recolección para el drenaje continuo cerrado

D. Precauciones

1. Usar una técnica aséptica estricta.
2. Utilizar una iluminación adecuada.
3. Intentar programar el procedimiento para cuando el bebé no haya orinado recientemente (1 o 2 horas después del último pañal mojado). La ecografía portátil puede ser útil para determinar cuándo hay suficiente orina en la vejiga, lo que reduce la posibilidad de un intento fallido (14, 15).
4. Evitar la irrigación enérgica del perineo como preparación para la cateterización. Esto puede aumentar el riesgo de introducir bacterias en el tracto urinario.
5. Evitar separar los labios menores demasiado ampliamente, para evitar el desgarro del cuarteto.
6. Utilizar el catéter de menor diámetro para evitar complicaciones traumáticas. Se recomienda un catéter de 3.5 Fr

para los neonatos que pesan < 1 000 g y uno de 5 Fr para los neonatos más grandes.

7. Si el catéter no pasa con facilidad, no hacer fuerza. Sospechar que hay una obstrucción y abandonar el procedimiento.

8. Para evitar el enrollamiento y el anudamiento, introducir el catéter solo hasta donde sea necesario para obtener la orina.

9. Si no se obtiene orina en una niña, volver a comprobar la ubicación del catéter mediante una inspección visual o un examen radiográfico. Es posible que haya pasado a través del introito a la vagina.

10. Retirar el catéter lo antes posible, para evitar complicaciones infecciosas.

11. Si el catéter no se puede retirar con facilidad, no hacer fuerza. Consultar con urología, ya que pueden producirse nudos en el catéter.

E. Técnica

Neonato masculino (1, 11, 16, 17)

1. Preparar el equipo y exprimir una pequeña cantidad de lubricante en un campo estéril.

2. Sujetar al bebé en posición supina en la posición de piernas de rana.

3. Lavarse bien las manos y ponerse guantes estériles.

4. Estabilizar el eje del pene con la mano no dominante. Esta mano ahora se considera contaminada.

5. Si el neonato no está circuncidado, retraer con suavidad el prepucio lo suficiente para exponer el meato. No intentar lisar las adherencias. El niño pequeño tiene fimosis fisiológica y el prepucio no puede retraerse por completo (16). Si el prepucio está fuertemente adherido, intentar alinear el anillo prepucial y el meato.

6. Presionar con suavidad en la base del pene para evitar el reflejo de orinar.

7. Utilizando la mano libre para el resto del procedimiento, limpiar el glande tres veces con solución antiséptica.

Comenzar por el meato y trabajar hacia fuera y hacia abajo del eje del pene.

8. Colocar toallas estériles sobre la parte inferior del abdomen y sobre las piernas del bebé.

9. Colocar el extremo ancho del catéter en el contenedor de muestras.

10. Lubricar bien la punta del catéter.

11. Colocar el contenedor de muestras y el catéter en el paño estéril entre las piernas del neonato.

12. Introducir con suavidad el catéter a través del meato justo hasta que se vea la orina en el tubo (**fig. 22-1**).

    a. Durante la inserción, aplique una suave tracción hacia arriba en el eje del pene para evitar que se doble la uretra (véase la **fig. 22-1**).

    b. Si no se puede visualizar el meato, introducir el catéter a través del anillo prepucial en dirección ligeramente inferior. Si hay alguna duda sobre la posición del catéter, abandonar el procedimiento.

    c. Si se encuentra resistencia en el esfínter externo, mantener el catéter en su sitio, aplicando una presión mínima. Por lo general, el espasmo se relajará tras un breve periodo, permitiendo el paso fácil del catéter. Si no es así, hay que sospechar de una obstrucción y abandonar el procedimiento.

    d. No mover el catéter hacia dentro y hacia fuera. Esto aumentará el riesgo de traumatismo uretral.

    e. No introducir una longitud de tubo adicional para intentar estabilizar un catéter que se va a dejar permanente. Esto aumentará el riesgo de traumatismo y anudamiento.

13. Recolectar la muestra para el cultivo.

14. Si el catéter va a quedar permanente, conectarlo de inmediato a un sistema estéril cerrado para la recolección de orina. Fijar con cinta adhesiva el catéter a la parte interior del muslo.

15. Si se va a quitar el catéter, retirarlo con suavidad cuando cese el flujo de orina.

16. Eliminar por completo la solución de yodoforo con una gasa o toalla húmeda después del procedimiento.

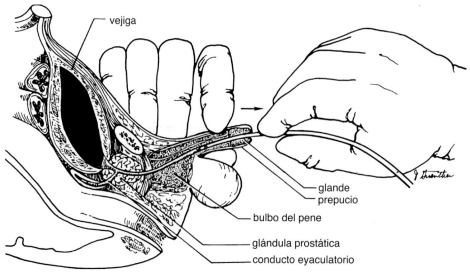

FIGURA 22-1 Dibujo anatómico que muestra el cateterismo vesical en el varón.

Neonato femenino (1, 16-18)

1. Seguir los pasos 1 a 3 de la técnica para bebés masculinos.
2. Retraer los labios menores.
   a. Utilizar esponjas de gasa estériles con la mano no dominante, o
   b. Pedir a un asistente que retraiga los labios con dos aplicadores con punta de algodón (**fig. 22-2**).

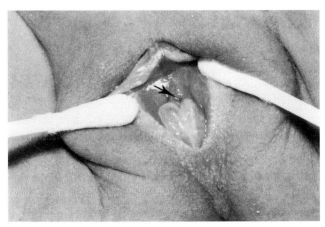

FIGURA 22-2 Genitales externos femeninos. Retracción de los labios mayores y menores con aplicadores con punta de algodón. La *flecha* indica el meato uretral.

3. Utilizando la mano libre para el resto del procedimiento, limpie la zona entre los labios menores tres veces con una solución antiséptica.
   a. Pasar el hisopo en dirección anterior a posterior para evitar arrastrar material fecal al campo.

4. Seguir los pasos 8 a 11 de la técnica para el neonato masculino.
5. Visualizar el meato (véase **fig. 22-2**).
   a. La estructura más prominente es el introito vaginal. El meato uretral se encuentra justo antes (entre el clítoris y el introito).
   b. El meato puede estar oculto por el pliegue introital. Empuje con suavidad el pliegue hacia abajo con un aplicador con punta de algodón.
   c. Si el meato no es visible, la bebé puede tener hipospadias femenino (el meato está en el techo de la vagina, justo dentro del introito). En ese caso, la uretra debe ser cateterizada a ciegas, lo que puede requerir un catéter de punta curva o asistencia urológica.
6. Insertar con suavidad el catéter solo hasta que la orina aparezca en el tubo. No introducir un tubo adicional.
7. Siga los pasos 13 a 16 de la técnica para el bebé masculino.

Neonato femenino en posición prona (19)

Esta técnica es útil en una bebé que no puede ser colocada en posición supina (p. ej., una con un gran mielomeningocele).

1. Colocar a la bebé en decúbito prono sobre unas mantas dobladas, de forma que la cabeza y el tronco estén elevados unos 5 cm por encima de las rodillas y la parte inferior de las piernas. Las caderas deben estar flexionadas con las rodillas en abducción (**fig. 22-3A**).
2. Colocar una gasa sobre el ano y asegurarla con cinta adhesiva a través de las nalgas, para evitar la contaminación del perineo por la evacuación intestinal refleja (**fig. 22-3B**).

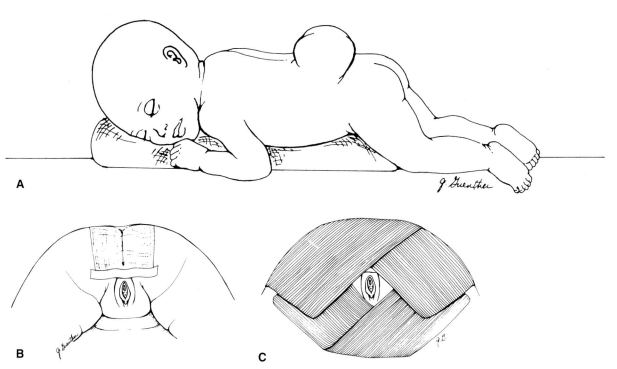

A

B   **C**

FIGURA 22-3 A. Posición del lactante para la cateterización en posición prona. **B.** Colocación de una gasa sobre el ano. **C.** Colocación de los paños. (Adaptado con permiso de Campbell J. Catheterizing prone female infants: How can you see what you're doing? *Am J Matern Child Nurs.* 1979;4(6):376-377. Basado en un dibujo de N.L. Gahan.)

3. Colocar paños estériles como se muestra en la **figura 22-3C**. Seguir el procedimiento para el cateterismo femenino descrito anteriormente.

F. Complicaciones

1. Infección (20-24)
   a. Uretritis
   b. Epididimitis
   c. Cistitis
   d. Pielonefritis
   e. Sepsis

   La complicación más común del cateterismo vesical es la introducción de bacterias en el tracto urinario y potencialmente en el torrente sanguíneo. La cateterización es la principal causa de infección urinaria nosocomial y de sepsis por gramnegativos en pacientes adultos (22). El riesgo de bacteriuria por cateterización directa ("in-and-out") es de 1 a 5% en esta población (21, 22). El riesgo de infección está directamente relacionado con la duración de la cateterización. En los lactantes y los niños, entre 50 y 75% de las infecciones del tracto urinario adquiridas en el hospital se producen en pacientes cateterizados, siendo la tasa más alta en los neonatos (23, 24). La infección urinaria se desarrolló en 10.8% de los pacientes pediátricos cateterizados (23), y la bacteriemia secundaria, en 2.9% (24). El riesgo de infección disminuye si se sigue una técnica aséptica estricta durante la colocación del catéter, se mantiene un sistema de recolección estéril cerrado y se retira el catéter lo antes posible.

2. Trauma
   a. Hematuria
   b. Erosión o desgarro uretral (25)
   c. Falso paso uretral (25, 26)
   d. Perforación de la uretra o de la vejiga (**fig. 22-4**) (26–28)
   e. Lágrima de la fourchette (27)
   f. Estenosis meatal (17)
   g. Estrechez uretral (29)
   h. Retención de orina secundaria a un edema uretral (27)

   El riesgo de traumatismo se reduce si se utiliza el catéter de menor diámetro con amplia lubricación, si se avanza el catéter solo lo necesario para obtener orina y si nunca se fuerza este a través de una obstrucción. La erosión y la perforación están asociadas con los catéteres permanentes de larga duración. Este riesgo se reduce retirando el catéter lo antes posible.

3. Mecánica
   a. Mala posición del catéter (27)
   b. Nudo de catéter (30–33)

El riesgo de anudamiento se reduce utilizando la longitud mínima de inserción del catéter. Se han sugerido longitudes de inserción estándar de 6 cm para los varones y de 5 cm para las mujeres recién nacidas a término (33). Las longitudes más cortas serían apropiadas para los recién nacidos prematuros. Una

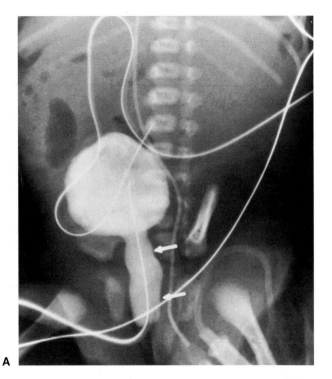

A

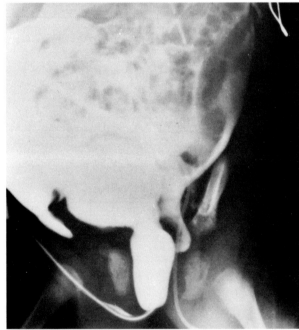

B

FIGURA 22-4 A. El cistograma muestra una uretra posterior dilatada (*flechas*) secundaria a las válvulas uretrales posteriores. **B.** La placa posterior muestra la perforación de la vejiga, con material de contraste libre en la cavidad peritoneal.

norma más general es introducir el catéter solo hasta donde sea necesario para obtener la orina. El uso de una sonda de alimentación como catéter urinario también puede aumentar el riesgo de anudamiento, ya que estas sondas son más blandas y es más probable que se enrollen.

Referencias

1. Roberts KB; Subcommittee on Urinary Tract Infection, Steering Committee on Quality Improvement and Management. Urinary tract infection: clinical practice guideline for the diagnosis and management of the initial UTI in febrile infants and children 2 to 24 months. *Pediatrics.* 2011;128(3):595–610.

2. Bonadio W, Maida G. Urinary tract infection in outpatient febrile infants younger than 30 days of age: a 10-year evaluation. *Pediatr Infect Dis J.* 2014;33(4):342–344.

3. Karacan C, Erkek N, Senet S, et al. Evaluation of urine collection methods for the diagnosis of urinary tract infection in children. *Med Princ Pract.* 2010;19:188–191.

4. Ma JF, Shortliffe LM. Urinary tract infection in children: etiology and epidemiology. *Urol Clin NA.* 2004;31:517–526.

5. El-Naggar W, Yiu A, Mohamed A, et al. Comparison of pain during two methods of urine collection in preterm infants. *Pediatrics.* 2010;125:1224–1229.

6. Wingerter S, Bachur R. Risk factors for contamination of catheterized urine specimens in febrile children. *Pediatr Emerg Care.* 2011;27:1–4.

7. Phillips B. Towards evidence based medicine for paediatricians. Urethral catheter or suprapubic aspiration to reduce contamination of urine samples in young children? *Arch Dis Child.* 2009;94:736–739.

8. Pollack CV Jr, Pollack ES, Andrew ME. Suprapubic bladder aspiration versus urethral catheterization in ill infants: success, efficiency and complication rates. *Ann Emerg Med.* 1994;23:225–230.

9. Al-Orifi F, McGillivray D, Tange S, et al. Urine culture from bag specimens in young children: Are the risks too high? *J Pediatr.* 2000;137:221–226.

10. Tosif S, Baker A, Oakley E, et al. Contamination rates of different urine collection methods for the diagnosis of urinary tract infections in young children: an observational cohort study. *J Paediatr Child Health.* 2012;48(8):659–664.

11. Etoubleau C, Reveret M, Brouet D. Moving from bag to catheter for urine collection in non-toilet-trained children suspected of having urinary tract infection: paired comparison of urine cultures. *J Pediatr.* 2009;154:803–806.

12. Baskin LS, Kogan BA, Benard F. Treatment of infants with neurogenic bladder dysfunction using anticholinergic drugs and intermittent catheterisation. *Br J Urol.* 1990;66:532–534.

13. Shalaby-Rana E, Lowe LH, Blask AN, et al. Imaging in pediatric urology. *Pediatr Clin North Am.* 1997;44:1065–1089.

14. Milling TJ Jr, Van Amerongen R, Melville L, et al. Use of ultrasonography to identify infants in whom urinary catheterization will be unsuccessful because of insufficient urine volume: validation of the urinary bladder index. *Ann Emerg Med.* 2005;45:510–513.

15. Chen L, Hsiao AL, Moore CL, et al. Utility of bedside bladder ultrasound before urethral catheterization in young children. *Pediatrics.* 2005;115:108–111.

16. Robson WL, Leung AK, Thomason MA. Catheterization of the bladder in infants and children. *Clin Pediatr.* 2006;45:795–800.

17. Brown MR, Cartwright PC, Snow BW. Common office problems in pediatric urology and gynecology. *Pediatr Clin North Am.* 1997;44:1091–1115.

18. Redman JF. Techniques of genital examination and bladder catheterization in female children. *Urol Clin North Am.* 1990;17:1–4.

19. Campbell J. Catheterizing prone female infants: How can you see what you're doing? *MCN Am J Matern Child Nurs.* 1979;4:376–377.

20. Rosenthal VD, Al-Abdely HM, El-Kholy AA, et al. International nosocomial infection control consortium report, data summary of 50 countries for 2010–2015: device-associated module. *Am J Infect Control.* 2016;44(12):1495–1504.

21. Esteban E, Ferrer R, Urrea M, et al. The impact of a quality improvement intervention to reduce nosocomial infections in a PICU. *Pediatr Crit Care Med.* 2013;14(5):525–532.

22. Sedor J, Mulholland SG. Hospital-acquired urinary tract infections associated with the indwelling catheter. *Urol Clin North Am.* 1999;26:821–828.

23. Lohr JA, Downs SM, Dudley S, et al. Hospital-acquired urinary tract infections in the pediatric patient: a prospective study. *Pediatr Infect Dis J.* 1994;13:8–12.

24. Davies HD, Jones EL, Sheng RY, et al. Nosocomial urinary tract infections at a pediatric hospital. *Pediatr Infect Dis J.* 1992;11:349–354.

25. McAlister WH, Cacciarelli A, Shackelford GD. Complications associated with cystography in children. *Radiology.* 1974;111:167–172.

26. Basha M, Subhani M, Mersal A, et al. Urinary bladder perforation in a premature infant with Down syndrome. *Pediatr Nephrol.* 2003;18:1189–1190.

27. Koleilat N, Sidi AA, Gonzalez R. Urethral false passage as a complication of intermittent catheterization. *J Urol.* 1989;142:1216–1217.

28. Salama H, Al Ju Fairi M, Rejjal A, et al. Urinary bladder perforation in a very low birth weight infant. A case report. *J Perinat Med.* 2002;30:188–191.

29. Edwards LE, Lock R, Powell C, et al. Post-catheterisation urethral strictures. A clinical and experimental study. *Br J Urol.* 1983;55:53–56.

30. Pearson-Shaver AL, Anderson MH. Urethral catheter knots. *Pediatrics.* 1990;85(5):852–854.

31. Ozkan A, Okur M, Kaya M, et al. An easy technique for removal of knotted catheter in the bladder: percutaneous suprapubic cystoscopic intervention. *Int J Clin Exp Med.* 2013;6(7):603–605.

32. Lodha A, Ly L, Brindle M, et al. Intraurethral knot in a very-low-birth-weight infant: radiological recognition, surgical management and prevention. *Pediatr Radiol.* 2005;35:713–716.

33. Carlson D, Mowery BD. Standards to prevent complications of urinary catheterization in children: should and should-knots. *J Soc Pediatr Nurs.* 1997;2:37–41.

Timpanocentesis

Gregory J. Milmoe

La otitis media en neonatos y niños menores de 6 meses ha sido un tema confuso debido a la superposición entre la otitis media aguda y la otitis media con derrame (1). Esta última es más relevante para los problemas de audición, mientras que la primera es una infección que un recién nacido puede no manejar tan bien como un niño pequeño debido a la inmadurez de su sistema inmunológico. La amenaza de infección se agrava cuando un neonato en cuidados intensivos tiene infecciones adicionales o se ha debilitado por otras comorbilidades (2-5). En estas circunstancias, la timpanocentesis puede ayudar tanto al diagnóstico como al tratamiento del problema. Una otoscopia anormal puede no ser suficiente para distinguir entre infección aguda, derrame crónico e infección que no responde. La apertura del tímpano también permitirá el drenaje para la descompresión y dará una muestra para el cultivo que ayudará a dirigir la terapia antibiótica (1, 6).

A. Indicaciones

Las situaciones en las que la timpanocentesis sería de mayor utilidad incluyen:
1. Infección en lactantes gravemente inmunodeprimidos
2. Infección en un bebé que ya está tomando antibióticos o que no responde después de 72 h al antibiótico elegido
3. Infección con complicaciones supurativas (p. ej., mastoiditis, parálisis facial, sepsis)
4. Necesidad de confirmar el diagnóstico cuando el examen clínico no es claro
5. Necesidad de aliviar la otalgia grave

B. Contraindicaciones

1. Dificultad para confirmar los puntos de referencia osiculares. Hay que saber identificar el martillo y el anillo de la membrana timpánica (MT) (**fig. 23-1**).
2. Sugerencia de anatomía anormal. Esto es más probable en pacientes con síndromes de malformaciones congénitas.

3. Sugerencia de patología alternativa (p. ej., colesteatoma o neoplasia).

C. Precauciones

1. La seguridad y la comodidad del paciente requieren sujeción, luz e instrumental apropiados.
2. La forma más amable es ser rápido, y esto significa tener inmóvil al bebé.
3. La sedación consciente solo es posible si el bebé está estable y no tiene problemas de obstrucción de las vías respiratorias. No es necesario más allá de la punción de la MT; por lo regular no se utiliza ninguna medicación.

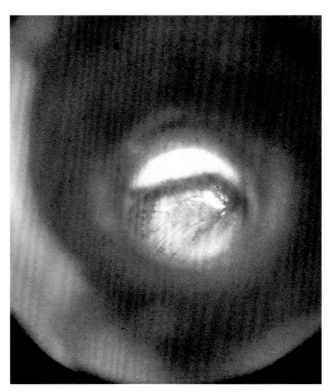

FIGURA 23-1 Tímpano normal de un recién nacido. Vista a través del espéculo.

4. Una buena visualización es primordial. Debe realizarse una limpieza suficiente para que el martillo y la parte anterior del anillo sean claramente visibles.

5. Evitar la parte posterior de la MT. Aquí es donde se encuentran la ventana redonda, el estribo y el yunque.

D. Técnica (7)

1. El equipo incluye un otoscopio con cabezal operativo abierto y un espéculo de tamaño adecuado; una aguja espinal de calibre 18 con una jeringa de 1 mL; una cureta de oído roma; alcohol isopropílico al 70% en una jeringa de 3 mL; un aspirador para oído Frazier de 5 piezas, y un portacultivos con medios de transporte.

2. Sujetar al bebé (véase el capítulo 5).

3. Colocar al bebé con la oreja involucrada hacia arriba. El asistente debe mantener inmóvil la cabeza del bebé.

4. Enjuagar el canal auditivo con una solución de alcohol. Esto proporcionará antisepsia e iniciará la limpieza.

5. Dejar salir el líquido o utilizar la succión.

6. Utilizar el otoscopio para visualizar el canal y eliminar los restos con la cureta o la succión.

7. Alinear el espéculo para obtener la mejor vista de los puntos de referencia de la MT. Si se tira del pabellón auricular hacia arriba y hacia los lados, se mejorará la visibilidad (**fig. 23-2**).

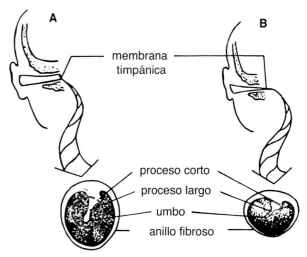

FIGURA 23-2 Membrana timpánica en el adulto (**A**) y en el lactante (**B**). La porción de la membrana timpánica que puede visualizarse a través del espéculo en un momento dado está dentro de la *línea discontinua*.

8. Conectar la aguja espinal a la jeringa de 1 mL, después de doblarla entre 45 y 60 grados en el centro. Esto mantiene la jeringa fuera de la línea de visión.

9. Sujetar la aguja por el buje e introducirla a través del otoscopio. Pinche el tambor anterior al martillo a nivel del umbo o por debajo de él (**figs. 23-2 y 23-3**).

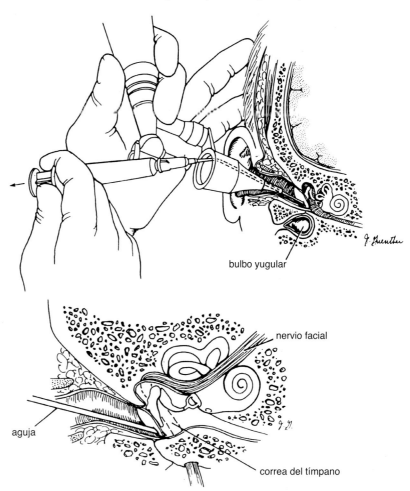

FIGURA 23-3 Timpanocentesis. Aspiración del oído medio con una jeringa de 3 mL. La aguja penetra en el tímpano inferiormente.

10. Sostener la aguja con firmeza y hacer que el ayudante retire la jeringa para obtener la muestra.
11. Colocar la muestra en el medio de transporte adecuado.
12. Si se necesita más drenaje, se puede utilizar una cuchilla de miringotomía para ampliar la abertura. Esta se cerrará en 48 a 72 horas.

E. Complicaciones

1. Lo más común es el sangrado de la pared del canal. Suele detenerse de manera espontánea, pero es preferible evitarlo.
2. Perforación de la MT que persiste. Al principio esto puede ser útil para el drenaje adicional y la ventilación del oído medio.
3. Disrupción de los huesecillos por mal posicionamiento de la aguja (véanse B1 y C5).
4. Hemorragia importante por bulbo yugular dehiscente o arteria carótida: poco frecuente (8).

Referencias

1. Coticchia J, Shah P, Sachdeva L, et al. Frequency of otitis media based on otoendoscopic evaluation in preterm infants. *Otolaryngol Head Neck Surg.* 2014;15(4):692–699.
2. Turner D, Leibovitz E, Aran A, et al. Acute otitis media in infants younger than two months of age: Microbiology, clinical presentation and therapeutic approach. *Pediatr Infect Dis J.* 2002;21(7):669–674.
3. Syggelou A, Fanos V, Iacovidou N. Acute otitis media in neonatal life: A review. *J Chemother.* 2011;23(3):123–126.
4. Ilia S, Galanakis E. Clinical features and outcome of acute otitis media in early infancy. *Int J Infect Dis.* 2013;17:e317–e320.
5. Sommerfleck P, González Macchi ME, Pellegrini S, et al. Acute otitis media in infants younger than three months not vaccinated against Streptococcus pneumonia. *Int J Pediatr Otorhinolaryngol.* 2013;77:976–980.
6. Block SL. Management of acute otitis media in afebrile neonates. *Pediatr Ann.* 2012;41:225.
7. Guarisco JL, Grundfast KM. A simple device for tympanocentesis in infants and children. *Laryngoscope.* 1988;98:244–246.
8. Hasebe S, Sando I, Orita Y. Proximity of carotid canal wall to tympanic membrane: A human temporal bone study. *Laryngoscope.* 2003;113:802–807.

Biopsia de médula ósea

Martha C. Sola-Visner, Lisa M. Rimsza, Tung T. Wynn y Jolie S. Ramesar

A. Definiciones

1. **Aspirado de médula ósea:** pequeña cantidad de líquido de la médula ósea aspirada a través de una aguja colocada en un hueso.
2. **Biopsia de médula ósea:** pequeña muestra de tejido sólido de la médula ósea obtenida mediante una aguja específica.
3. **Coágulo de médula ósea:** partículas de aspirado de médula ósea (y posible coágulo) colocadas en fijador, incrustadas en parafina y seccionadas. Esto se conoce comúnmente como el "coágulo".

B. Indicaciones

1. Evaluación de los trastornos hematológicos primarios (1, 2):
   a. Sospecha de anemia aplásica neonatal (3, 4).
   b. Sospecha de leucemia, cuando los estudios sanguíneos son insuficientes para confirmar el diagnóstico (5-7).
   c. Neutropenia de etiología incierta, que es grave (recuento absoluto de neutrófilos < 500/mL) y persistente (8, 9).
   d. Trombocitopenia de etiología poco clara, que es grave (plaquetas < 50 000/mL) y persistente (3, 10).
2. Evaluación de la sospecha de un trastorno metabólico/de almacenamiento (p. ej., la enfermedad de Niemann-Pick) (11).
3. Evaluación de la sospecha de síndrome hemofagocítico o linfohistiocitosis hemofagocítica familiar (12, 13).
4. Detección de células tumorales infiltradas, como linfoma Hodgkin y no Hodgkin, neuroblastoma (14), rabdomiosarcoma, sarcoma de Ewing (15) o histiocitosis sistémica congénita de células de Langerhans.
5. Cultivos microbiológicos (p. ej., en la tuberculosis diseminada o en la enfermedad fúngica).
6. Estudios citogenéticos para el análisis cromosómico (7).
7. Evaluación de la sospecha de osteopetrosis (16).

C. Contraindicaciones

Las aspiraciones de médula ósea y las biopsias no tienen contraindicaciones absolutas, pero puede haber contraindicaciones relativas basadas en el estado general del paciente, en especial relacionadas con el riesgo de anestesia o sedación profunda.

Tener en cuenta las siguientes consideraciones:

1. La toma de muestras del esternón no se recomienda en ningún neonato por el peligro de dañar los órganos intratorácicos y mediastínicos.
2. Los riesgos/beneficios deben considerarse con cuidado en presencia de coagulopatía o cuando se administran anticoagulantes o trombolíticos.
3. Los riesgos/beneficios deben considerarse con cuidado en los bebés prematuros con osteopenia grave del prematuro.

D. Precauciones

1. Corregir cualquier coagulopatía en la medida de lo posible antes del procedimiento (tener en cuenta que incluso en el entorno de una trombocitopenia grave se puede realizar un aspirado de médula ósea con seguridad).
2. Utilizar un total de 0.2 a 0.4 mL de lidocaína.
3. Tener en cuenta que se requiere menos presión para insertar la aguja de la médula ósea en los neonatos (en particular en los bebés de muy bajo peso) que en los niños mayores.
4. A la hora de elegir el lugar más adecuado (tibia frente a cresta iliaca) y qué aguja utilizar (en función del tamaño y el peso del bebé), deben tenerse en cuenta la estabilidad clínica, la capacidad de tolerar el reposicionamiento y la preferencia personal de quien realiza el procedimiento.
   a. El lugar preferido para la obtención de médula ósea en los niños mayores es la cresta iliaca superior posterior por varias razones (contiene la mayor cantidad de médula celular, no hay órganos vitales en las proximidades y es una estructura que no soporta peso) (17).
   b. En los niños menores de 18 meses, la cara anteromedial de la tibia es el lugar preferido para la aspiración de médula ósea (17). Sin embargo, este sitio puede no producir muestras adecuadas dependiendo de la experiencia de la persona que lo realice. También existe el

riesgo de fracturar el hueso; esto solo es un riesgo para el sitio tibial, a menos que el niño tenga una condición asociada con la fragilidad ósea (es decir, osteogénesis imperfecta).

5. Al realizar una biopsia de la médula ósea tibial, hay que tener cuidado de entrar en el hueso entre 1 y 2 cm por debajo de la tuberosidad tibial (en los bebés más pequeños, puede ser justo por debajo de la tuberosidad tibial) para minimizar el riesgo de lesionar el cartílago de crecimiento.

6. Después del procedimiento, aplique una presión adecuada para controlar la hemorragia.

E. Equipo

1. **General**

En general, un **kit de biopsia de médula ósea** incluirá todos los elementos necesarios, a excepción de la aguja a utilizar y la lidocaína. Si no se dispone de un kit, se necesitará lo siguiente:

   a. Guantes estériles
   b. Taza con solución antiséptica
   c. Cuadros de gasa
   d. Paños estériles
   e. Lidocaína al 1% sin epinefrina en jeringa de 1 mL, con aguja de calibre 27
   f. Vaso con 10% de formalina neutra u otro fijador apropiado

2. **Para la biopsia de médula ósea tibial**

   a. Aguja de médula ósea Osgood de calibre 19 y 1.27 centímetros (Popper and Sons, New Hyde Park, Nueva York) (**fig. 24-1**)

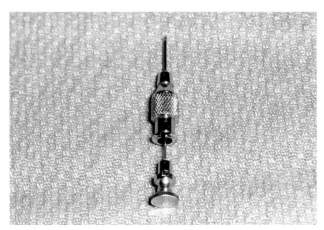

FIGURA 24-1 Vista de la aguja de médula ósea Osgood de calibre 19 y 1.27 centímetros. El trocar debe estar insertado por completo en la aguja de Osgood antes del procedimiento.

   b. Jeringa de 3 mL sin Luer-Lok
   c. Aguja de 1 a 2 pulgadas para ayudar a extraer el coágulo de la jeringa

3. **Para la biopsia de médula ósea de la cresta iliaca**

   a. Aguja de biopsia de médula ósea Jamshidi de calibre 13 y 5 centímetros
   b. Jeringa de 3 mL sin Luer-Lok

F. Procedimiento

1. **Para la biopsia de médula ósea tibial**

   a. Colocar al bebé en posición supina.
   b. Utilizar la zona triangular del extremo proximal de la superficie medial (plana) de la tibia, aproximadamente de 1 a 2 cm distal a la tuberosidad tibial.
   c. Cubrir y limpiar para crear un campo estéril (véase capítulo 6) (18).
   d. Infiltrar el tejido subcutáneo con lidocaína mientras la aguja avanza lentamente. Inyectar otro pequeño volumen cuando la aguja llegue al hueso, asegurándose de que la punta de la aguja se inserta en el hueso para la inyección subperióstica.
   e. Retirar la aguja y esperar de 2 a 3 minutos.
   f. Utilizar la mano no dominante para estabilizar con firmeza la pierna entre el pulgar y el índice, proporcionando apoyo con la palma de la mano justo *enfrente* del lugar de la punción de la médula. Para evitar la fractura del hueso, asegurarse de aplicar una contrapresión con la palma de la mano justo enfrente del lugar de la penetración. La mano que estabiliza la pierna no puede volver a introducirse en el campo estéril.
   g. Asegurarse de que el trocar está insertado por completo en la aguja de Osgood.
   h. Sujetar la aguja entre el pulgar y el índice de la mano dominante.
   i. Introducir la aguja en un ángulo de 90 grados y hacerla avanzar en la cavidad de la médula con un movimiento lento y giratorio (**fig. 24-2**).

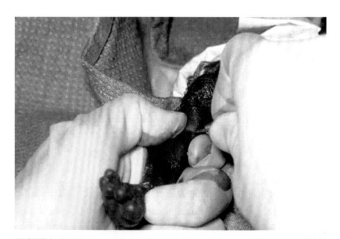

FIGURA 24-2 La aguja de Osgood se introduce en la cavidad de la médula tibial con un movimiento lento y giratorio. Observar que la pierna está firmemente estabilizada en la mano no dominante del operador.

   j. Continuar avanzando la aguja hasta que esté firmemente fijada en el hueso (no se mueve al tocarla) (**fig. 24-3**).
   k. Retirar el trocar de la aguja y avanzar la aguja hueca de 2 a 3 mm adicionales en el espacio de la médula (esto trefina las espículas de la médula en la aguja).

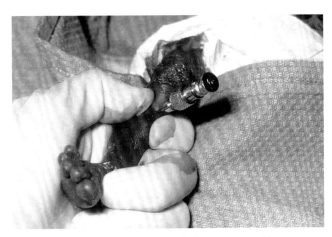

FIGURA 24-3 La aguja de Osgood se fija firmemente en el hueso.

l. Colocar una jeringa de 3 mL (sin Luer-Lok) firmemente en la aguja.

m. Retirar el émbolo con fuerza hasta que aparezca una pequeña gota de médula (~0.1 mL) en el cubo de la jeringa. La succión debe detenerse tan pronto como se obtenga la mínima cantidad de médula, porque una succión excesiva diluirá la muestra con la sangre periférica.

n. Si no se obtiene médula al inicio, girar, avanzar o retraer la aguja y volver a intentarlo.

o. Retirar la jeringa tan pronto como se obtenga la médula ósea y retirar el émbolo (con la médula adherida) hasta el fondo de la jeringa. Dejar que la médula se coagule allí.

p. Retirar la aguja y aplicar presión sobre el lugar para lograr la hemostasia.

q. Después de que la muestra de médula se haya coagulado, desprender el coágulo suavemente con el uso de una aguja de 2.5 o 5 centímetros y colocarlo en la solución fijadora (**fig. 24-4**).

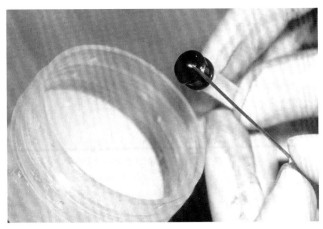

FIGURA 24-4 Se ha obtenido una pequeña cantidad de médula ósea en una jeringa de 3 mL y se ha dejado coagular en el fondo de la jeringa. Se ha retirado el émbolo y el coágulo se desprende suavemente del émbolo (con el uso de una aguja de 2.5 o 5 centímetros) y se coloca en la solución fijadora.

r. Procesar el coágulo de médula ósea de manera idéntica a una biopsia de médula ósea típica, excepto que no se requiere la descalcificación (**fig. 24-5**).

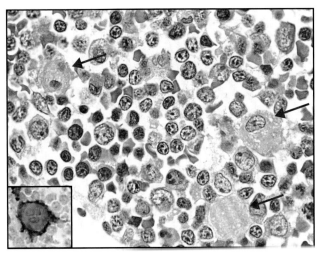

FIGURA 24-5 Fotomicrografía de una sección de coágulo de médula ósea obtenida de un neonato neutropénico. La celularidad es de 100%. Hay una casi ausencia de precursores mieloides en maduración, muchos precursores eritroides y tres megacariocitos (*flechas*), que muestran la característica morfología pequeña e hipolobulada que se observa en las médulas neonatales. Hematoxilina y eosina; aumento original ×200. Inserción: pueden utilizarse tinciones especiales como la CD61 para resaltar el citoplasma de las células grandes, confirmando su linaje megacariocítico (10).

2. **Para la biopsia de médula ósea de la cresta iliaca (fig. 24-6):**

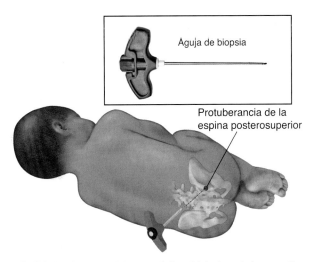

FIGURA 24-6 Sitio de la biopsia de la médula ósea de la cresta iliaca y enfoque. El inserto muestra la aguja de biopsia de médula ósea Jamshidi de calibre 13 y 5 centímetros utilizada en neonatos y lactantes.

a. Colocar al bebé en posición de decúbito prono o lateral con las piernas flexionadas por la cadera.

b. Localizar la espina de la cresta iliaca posterior y la prominencia medial donde se va a realizar el procedimiento.

c. Cubrir y limpiar para crear un campo estéril (ver capítulo 6).

d. Infiltrar el tejido subcutáneo con lidocaína mientras la aguja avanza lentamente. Inyectar otro pequeño volumen cuando la aguja llegue al hueso, asegurándose de que la punta de la aguja se inserta en el hueso para la inyección subperióstica.

e. Retirar la aguja y esperar de 2 a 3 minutos.

f. Asegurarse de que el trocar está por completo insertado en la aguja Jamshidi.

g. Sujetar la aguja entre el pulgar y el índice de la mano dominante e introducir la aguja en un ángulo de 90 grados y hacerla avanzar hasta la cavidad de la médula con un movimiento lento y giratorio. Asegurarse de que hay una presión adecuada para que la aguja avance.

h. Continuar avanzando la aguja hasta que esté firmemente fijada en el hueso (que no se mueva al tocarla).

i. Para obtener un aspirado de médula ósea, se retira el trocar y se conecta una jeringa de 3 mL (sin Luer-Lok) firmemente a la aguja y se retira el émbolo con fuerza hasta que aparezca médula en el centro de la jeringa. La aspiración se detiene cuando se obtiene una pequeña cantidad de médula. Tener cuidado de obtener el aspirado rápidamente para que no se forme un coágulo.

j. Si no se obtiene médula al inicio, girar, avanzar o retraer la aguja y volver a intentarlo.

k. Si se va a obtener una biopsia de médula ósea, la aguja puede avanzar entre 0.5 y 1 cm más sin el trocar o se puede volver a colocar la aguja con el trocar sustituido y avanzar con el trocar retirado de nuevo.

l. Mover con suavidad la aguja para desalojar un núcleo dentro de la misma y aplicar una presión negativa cubriendo la abertura de la aguja con el pulgar.

m. Retirar con cuidado la aguja, extraer el núcleo de la aguja colocándolo en la solución fijadora y aplicar presión sobre el lugar para lograr la hemostasia.

G. Circunstancias especiales

1. En los casos de sospecha de osteopetrosis, es preferible obtener una biopsia de médula ósea de la cresta iliaca posterior, ya que permite cuantificar los osteoclastos y evaluar los cambios medulares y óseos compatibles con la osteopetrosis. En estos casos, la técnica de biopsia de la médula ósea tibial suele arrojar solo sangre o ninguna muestra.

2. Considerar que pueden existir alternativas al procedimiento, como la observación en un niño con síndrome de Down con blastos periféricos o en uno con neuroblastoma en estadio IV, o la citometría de flujo a partir de sangre periférica para obtener información diagnóstica de una presunta leucemia.

H. Complicaciones[1]

1. Hemorragia subperióstica

2. Celulitis u osteomielitis

3. Fractura de extremidades

4. Lesión de los vasos sanguíneos

5. Cambios óseos en las radiografías
   a. Lesiones líticas
   b. Exostosis
   c. Calcificación subperióstica (secundaria a un hematoma)

Agradecimiento

Este trabajo ha sido parcialmente financiado por la beca HL69990 de los National Institutes of Health.

Referencias

1. Sreedharanunni S, Sachdeva MU, Kumar N, et al. Spectrum of diseases diagnosed on bone marrow examination of 285 infants in a single tertiary care center. *Hematology.* 2015;20(3):175–181.

2. Tadiotto E, Maines E, Degani D, et al. Bone marrow features in Pearson syndrome with neonatal onset: A case report and review of the literature. *Pediatr Blood Cancer.* 2018;65(4).

3. Stoddart MT, Connor P, Germeshausen M, et al. Congenital amegakaryocytic thrombocytopenia (CAMT) presenting as severe pancytopenia in the first month of life. *Pediatr Blood Cancer.* 2013;60(9):E94–E96.

4. Goldman FD, Gurel Z, Al-Zubeidi D, et al. Congenital pancytopenia and absence of B lymphocytes in a neonate with a mutation in the Ikaros gene. *Pediatr Blood Cancer.* 2012;58(4):591–597.

5. Tsujimoto H, Kounami S, Mitani Y, et al. Neonatal acute megakaryoblastic leukemia presenting with leukemia cutis and multiple intracranial lesions successfully treated with unrelated cord blood transplantation. *Case Rep Hematol.* 2015;2015:610581.

6. Ergin H, Ozdemir OM, Karaca A, et al. A newborn with congenital mixed phenotype acute leukemia after in vitro fertilization. *Pediatr Neonatol.* 2015;56(4):271–274.

7. Campos L, Nadal N, Flandrin-Gresta P, et al. Congenital acute leukemia with initial indolent presentation—a case report. *Cytometry B Clin Cytom.* 2011;80(2):130–133.

8. Del Vecchio A, Christensen RD. Neonatal neutropenia: What diagnostic evaluation is needed and when is treatment recommended? *Early Hum Dev.* 2012;88(Suppl 2):S19–S24.

9. Cosar H, Kahramaner Z, Erdemir A, et al. Reticular dysgenesis in a preterm infant: A case report. *Pediatr Hematol Oncol.* 2010;27(8):646–649.

10. Tighe P, Rimsza LM, Christensen RD, et al. Severe thrombocytopenia in a neonate with congenital HIV infection. *J Pediatr.* 2005;146(3):408–413.

---

[1]Estas complicaciones se refieren al procedimiento de biopsia de la médula ósea en general.

11. Gumus E, Haliloglu G, Karhan AN, et al. Niemann-Pick disease type C in the newborn period: A single-center experience. *Eur J Pediatr.* 2017;176(12):1669–1676.

12. Fuwa K, Kubota M, Kanno M, et al. Mitochondrial disease as a cause of neonatal hemophagocytic lymphohistiocytosis. *Case Rep Pediatr.* 2016;2016:3932646.

13. Fukazawa M, Hoshina T, Nanishi E, et al. Neonatal hemophagocytic lymphohistiocytosis associated with a vertical transmission of coxsackievirus B1. *J Infect Chemother.* 2013;19(6):1210–1213.

14. van Wezel EM, Decarolis B, Stutterheim J, et al. Neuroblastoma messenger RNA is frequently detected in bone marrow at diagnosis of localised neuroblastoma patients. *Eur J Cancer.* 2016;54:149–158.

15. Esmaeili H, Azimpouran M. Congenital embryonal rhabdomyosarcoma; multiple lesions. *Int J Surg Case Rep.* 2017;31:47–50.

16. Almarzooqi S, Reed S, Fung B, et al. Infantile osteopetrosis and juvenile xanthogranuloma presenting together in a newborn: A case report and literature review. *Pediatr Dev Pathol.* 2011;14(4):307–312.

17. Riley RS, Hogan TF, Pavot DR, et al. A pathologist's perspective on bone marrow aspiration and biopsy: I. Performing a bone marrow examination. *J Clin Lab Anal.* 2004;18(2):70–90.

18. Sola MC, Rimsza LM, Christensen RD. A bone marrow biopsy technique suitable for use in neonates. *Br J Haematol.* 1999;107(2):458–460.

25

Biopsia con sacabocados

Maura Caufield y Cynthia M. C. DeKlotz

A. Definición

1. Una pequeña biopsia de espesor completo utilizando una cuchilla cilíndrica.

B. Indicaciones

1. Diagnóstico de las lesiones cutáneas (1-6) (**fig. 25-1**).

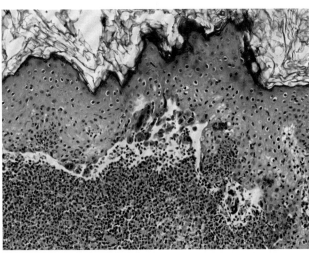

FIGURA 25-1 Una biopsia de piel neonatal que demuestra vesiculación, edema epidérmico, infiltrado inflamatorio y cambio citopático viral en un caso de infección congénita por herpes simple.

2. Identificación mediante microscopía electrónica y óptica de determinados trastornos hereditarios y metabólicos (7-10).
3. Estudios genéticos, enzimáticos o morfológicos en cepas de fibroblastos establecidas (11, 12).
4. Tratamiento de pequeñas lesiones cutáneas.

C. Tipos de biopsia de piel (13)

1. La biopsia cutánea con sacabocados es apropiada cuando se requiere epidermis, dermis y, a veces, grasa subcutánea. Permite la evaluación patológica y el diagnóstico rápido de determinadas afecciones, incluidas las neoplasias cutáneas y los trastornos inflamatorios.
2. Se realizan biopsias por afeitado para obtener la epidermis y la dermis superficial.
3. Las biopsias incisionales se utilizan sobre todo para los trastornos de la grasa subcutánea profunda o de la fascia (p. ej., el eritema nodoso) y para extirpar parte de una lesión mayor con fines de diagnóstico.
4. Es preferible que la escisión de las lesiones más grandes sea realizada por un dermatólogo o un cirujano capacitado cuando se planea extirpar una lesión grande en su totalidad.

D. Contraindicaciones

No existen contraindicaciones absolutas para la biopsia de piel.

1. Considerar si los riesgos, por ejemplo, la cicatrización, el riesgo de infección o la hemorragia, son mayores que el beneficio para el paciente, en particular si existen ciertas condiciones subyacentes, como un trastorno hemorrágico.
2. Es importante tener precaución en ciertas localizaciones anatómicas donde los nervios y las arterias son más superficiales.
3. Muchas lesiones cefálicas y de la línea media pueden requerir un examen radiológico antes de la biopsia para descartar la conexión con el espacio intracraneal o intraespinal (14, 15).
4. Antes de proceder a la biopsia debe obtenerse un consentimiento informado adecuado que incluya los riesgos/beneficios.

E. Equipo

Las biopsias cutáneas con sacabocados en general se realizan con una técnica limpia o estéril modificada (16).

1. Guantes estériles
2. Toalla o bandeja para formar el área de limpieza
3. Alcohol isopropílico u otro agente antiséptico adecuado, como povidona yodada

4. Cuadros de gasa de 10 × 10 centímetros
5. Aplicadores estériles con punta de algodón
6. Lidocaína HCl 1% con o sin epinefrina en jeringa de tuberculina de 1 mL con aguja de calibres 27 o 30
7. Pinzas de tejido romo
8. Tijeras finas y curvadas u hoja de bisturí núm. 15
9. Punzón afilado de 2 a 6 mm (**fig. 25-2**). Existen punzones desechables de 2 a 8 mm

   Nota: Las muestras obtenidas con un sacabocados de 2 mm son muy pequeñas y pueden no producir suficiente tejido para un diagnóstico preciso. Un estudio reciente demostró que se lograron diagnósticos precisos en 79 de 84 casos, al comparar las biopsias con sacabocados de 2 mm con las muestras de escisión (17). En la mayoría de los casos, un sacabocados de 3 a 4 mm es adecuado.

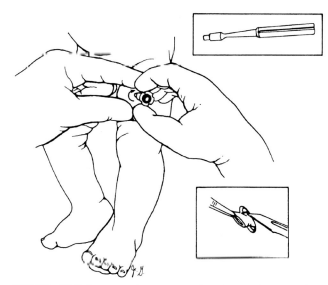

FIGURA 25-2 Biopsia cutánea con sacabocados. **Arriba (recuadro):** punzón de biopsia desechable. **Parte inferior (recuadro):** corte del pedículo dérmico.

10. Sutura de *nylon* o polipropileno de 4-0, 5-0 o 6-0 con una pequeña aguja curva en un portaagujas, o Dermabond (Ethicon, Somerville, Nueva Jersey)
11. Venda adhesiva con vaselina blanca
12. Medio de transporte apropiado con la información del paciente (**tabla 25-1**)
13. Navaja de afeitar si es necesario

F. Precauciones

1. Evitar, si es posible, los lugares en los que una pequeña cicatriz podría desfigurar cosméticamente:
   a. Punta, puente y columela de la nariz
   b. Párpados
   c. Márgenes de los labios
   d. Pezones
   e. Dedos de las manos o de los pies
   f. Zonas que recubren las articulaciones
   g. Parte inferior de la pierna por debajo de la rodilla

2. Evitar la biopsia de una lesión en la línea media de la cabeza, el cuello y la columna vertebral y de cualquier lesión en la cabeza hasta que se realice la evaluación y las imágenes adecuadas (si están indicadas) para descartar una conexión más profunda (p. ej., comunicación intracraneal con aplasia cutis congénita asociada al signo del collarín de pelo).
3. Evitar los procedimientos múltiples en un mismo sitio.
4. Ser cuidadoso, para evitar separar la epidermis de la dermis y aplastar la muestra.
5. Controlar el sitio de la biopsia para detectar signos de infección hasta que se produzca la curación.
6. Evitar la congelación de tejidos por microscopía electrónica, ya que se destruyen los detalles celulares (**tabla 25-1**).

TABLA 25-1 Conservantes y medios de transporte para biopsias con sacabocados

MEDIO DE TRANSPORTE	INDICACIONES
Formalina 10%	Evaluación microscópica de rutina
Gasas de medio Michel o salinas	Trastornos ampollosos o autoinmunes (inmunofluorescencia)
Medio Michel o glutaraldehído al 2.5% (30)	Microscopía electrónica
Formalina 10%	Inmunoperoxidasa
Medio DMEM con alto contenido en glucosa y 20% de FBS (36)	Cultivo de fibroblastos

DMEM, medio de Eagle modificado de Dubelcco.

7. Para las muestras que se someten a un examen microscópico de rutina, evitar colocar la muestra de biopsia en o sobre una solución salina, porque puede producirse una degeneración hidrópica artificial de las células basales y una formación bullosa subepidérmica.

G. Técnica

Véase la **figura 25-2**.
1. Antes de realizar la biopsia, se recomienda tomar fotografías de la lesión cutánea que se va a biopsiar para ayudar al diagnóstico clínico-patológico, si es necesario. Por supuesto, primero habría que obtener el consentimiento informado.
2. Sujetar y colocar al paciente. Los bebés pueden ser sujetados, o requerir el uso de una técnica de envoltura o una tabla de papoose para inmovilizarlos (18). Según la experiencia de un autor, los bebés recién alimentados y envueltos en pañales pueden dormir tranquilos durante la biopsia cuando se utilizan técnicas de distracción (p. ej., frotando/vibrando con suavidad la piel lejos del lugar de la biopsia, ya sea con la mano o con un dispositivo específico como Buzzy Bee) y de confort (p. ej., un chupete recubierto de solución azucarada) (19, 20).

3. Elegir el lugar de la biopsia (21-26).

   a. En caso de sospecha de lesiones malignas, elegir la zona más atípica si no puede extirparla por completo.

   b. Para la mayoría de las dermatosis, elegir el sitio de una lesión por completo desarrollada, pero no en su etapa final.

   c. Evitar lesiones con cambios secundarios, incluidas las excoriaciones y costras.

   d. En el caso de las lesiones vesiculares y bullosas, intentar mantener el techo de la ampolla adherido con piel normal incluida en el borde. Para la sospecha de epidermólisis bullosa, lo ideal es biopsiar las vesículas/bullas recién creadas con el extremo de la goma de borrar de un lápiz.

   e. Cuando se realiza una biopsia para inmunofluorescencia directa (IFD), el lugar varía. La IFD para las enfermedades ampollosas autoinmunes debe obtenerse de la piel normal adyacente. Para la sospecha de vasculitis, la IFD se obtiene de una lesión aguda (< 24 horas).

   f. Para las lesiones grandes, obtener una muestra de la periferia, incluyendo algo de piel normal.

   g. En el caso de lesiones pequeñas y discretas, intentar dejar márgenes de 1 a 2 mm de piel normal alrededor de las lesiones.

   h. La biopsia de piel se ha realizado en el feto y puede hacerse posmortem en bebés nacidos muertos o recién fallecidos para producir cultivos de fibroblastos para el cariotipo (véase el capítulo 25). En estas últimas circunstancias, es apropiado realizar una biopsia con sacabocados o por escisión de la zona o zonas de la piel de aspecto más fresco y menos macerado.

4. Afeitar o recortar los pelos, si es necesario. Este paso no lo suele hacer el autor.

5. Preparar como para el procedimiento menor (véase el capítulo 5).

6. Inyectar de 0.25 a 1.0 mL de lidocaína por vía intradérmica debajo de la lesión. La dosis máxima de lidocaína para evitar la toxicidad es de 4.5 mg/kg con epinefrina y 7.5 mg/kg sin ella (27). Algunas técnicas utilizadas para minimizar el dolor son: el uso de una aguja de pequeño calibre (30), la amortiguación del anestésico con bicarbonato sódico en una proporción de 1 mL de bicarbonato sódico por 10 mL de lidocaína, el pellizco del lugar durante la inyección y la aplicación de hielo (28-30). También se recomiendan otras técnicas de distracción y reconfortantes, como las detalladas en la sección 2 de Técnica.

7. Esperar 5 minutos para la anestesia máxima. Si se utiliza lidocaína con epinefrina, la vasoconstricción máxima se produce a los 15 minutos.

8. Estirar la piel que rodea la lesión, perpendicularmente a las líneas de tensión de la piel relajada. Esto permitirá un cierre más fácil.

9. Colocar con cuidado el punzón sobre la lesión. Aplicar una presión firme y descendente con un movimiento circular o de vaivén hasta alcanzar la grasa subcutánea. La biopsia debe incluir la epidermis, todo el espesor de la dermis y algo de grasa subcutánea.

10. Retirar el punzón.

11. Utilizar unas pinzas romas en una mano para agarrar el borde lateral de la muestra de biopsia y elevarla, teniendo cuidado de evitar el artefacto de aplastamiento. Además, la aplicación de una suave presión sobre la piel intacta circundante puede ayudar a elevar la muestra de biopsia para facilitar su extracción.

12. Utilizar unas tijeras curvas o una hoja de bisturí en la otra mano para cortar la muestra del punzón en su base, a través de la grasa subcutánea.

13. Colocar la muestra en un recipiente con un conservante o medio de transporte adecuado.

14. Etiquetar el envase con el nombre del paciente, la fecha y el lugar exacto de la biopsia.

15. Controlar la hemorragia en el lugar de la biopsia con una presión suave utilizando un cuadrado de gasa estéril de 10 × 10 centímetros.

16. Aproximar los márgenes de la herida y cerrar el lugar de la biopsia. Para obtener un mejor resultado cosmético, esto debe hacerse con una sutura interrumpida simple utilizando nylon o polipropileno, en especial para las lesiones de 4 mm o más (31). Para las heridas de 3 mm o menos, la curación por segunda intención y la aplicación de Dermabond o gelfoam son otras opciones (13). Con la segunda intención, cabe esperar que la cicatrización se produzca en 7 a 14 días, con una zona blanca residual de unos pocos milímetros de diámetro si la biopsia se extendió a la interfaz dermis-grasa subcutánea.

17. Si se realiza una sutura, retirarla en 5 días para las lesiones faciales y en 10 a 14 días para las lesiones en el tronco, las extremidades o el cuero cabelludo.

18. Después de la biopsia, aplicar vaselina blanca seguida de un vendaje adhesivo. La prevención de la formación de costras ayudará a que la herida sane más rápido (32). Un ensayo de control aleatorio de pacientes sometidos a cirugía cutánea ambulatoria mostró una tasa de infección igualmente baja con el uso de vaselina blanca en comparación con la pomada de bacitracina, así como un menor riesgo de dermatitis de contacto alérgica (33). Los apósitos deben cambiarse cada 24 horas.

H. Complicaciones (13)

1. Infección
2. Cicatrización antiestética o formación de queloides (poco frecuente)
3. Hemorragia excesiva (poco frecuente, excepto en pacientes con defecto de coagulación)
4. Incertidumbre patológica
5. Reaparición de la lesión

Referencias

1. Darby JB, Valentine G, Hillier K, et al. A 3-week-old with an isolated "blueberry muffin" rash. *Pediatrics.* 2017;140(1):pii: e20162598.

2. Leclerc-Mercier S, Bodemer C, Bourdon-Lanoy E, et al. Early skin biopsy is helpful for the diagnosis and management of neonatal and infantile erythrodermas. *J Cutan Pathol.* 2010; 37(2):249–255.

3. Lynch MC, Samson TD, Zaenglein AL, et al. Evolution of fibroblastic connective tissue nevus in an infant. *Am J Dermatopathol.* 2017;39(3):225–227.

4. Simons EA, Huang JT, Schmidt B. Congenital melanocytic nevi in young children: histopathologic features and clinical outcomes. *J Am Acad Dermatol.* 2017;76(5): 941–947.

5. Sina B, Kao GF, Deng AC, et al. Skin biopsy for inflammatory and common neoplastic skin diseases: optimum time, best location, and preferred techniques. A critical review. *J Cutan Pathol.* 2009;36(5):505–510.

6. Zelger BW, Sidoroff A, Orchard G, et al. Non-Langerhans cell histiocytoses. A new unifying concept. *Am J Dermatopathol.* 1996;18(5):490–504.

7. Alroy J, Ucci AA. Skin biopsy: a useful tool in the diagnosis of lysosomal storage diseases. *Ultrastruc Pathol.* 2006;30(6): 489–503.

8. Berk DR, Jazayeri L, Marinkovich MP, et al. Diagnosing epidermolysis bullosa type and subtype in infancy using immunofluorescence microscopy: the Stanford experience. *Pediatr Dermatol.* 2013;30(2):226–233.

9. Jaunzems AE, Woods AE, Staples A. Electron microscopy and morphometry enhances differentiation of epidermolysis bullosa subtypes. With normal values for 24 parameters in skin. *Arch Dermatol Res.* 1997;289(11):631–639.

10. Simonati A, Rizzuto N. Neuronal ceroid lipofuscinoses: pathological features of bioptic specimens from 28 patients. *Neurol Sci.* 2002;21(3):S63–S70.

11. Fuller M, Mellet N, Hein LK, et al. Absence of α-galactosidase cross-correction in Fabry heterozygote culture skin fibroblasts. *Mol Genet Metab.* 2015;114(2):268–273.

12. Vangipurum M, Ting D, Kim S, et al. Skin punch biopsy explants culture for derivation of primary human fibroblasts. *J Vis Exp.* 2013;77:e3779.

13. Alguire PC, Mathes BM. Skin biopsy techniques for the internist. *J Gen Intern Med.* 1998;13(1):46–54.

14. Kennard CD, Rasmussen JE. Congenital midline nasal masses: diagnosis and management. *J Dermatol Surg Oncol.* 1990;16: 1025–1036.

15. Baldwin HE, Berck CM, Lynfield YL. Subcutaneous nodules of the scalp: preoperative management. *J Am Acad Dermatol.* 1991;25:819–830.

16. Affleck GA, Colver G. Skin biopsy techniques. In: Robinson JK, ed. *Surgery of the Skin: Procedural Dermatology.* 2nd ed. Edinburgh: Mosby Elsevier; 2010:170–176.

17. Todd P, Garioch JJ, Humphreys S, et al. Evaluation of the 2-mm punch biopsy in dermatological diagnosis. *Clin Exp Dermatol.* 1996;21:11–13

18. Bellet, JS. Diagnostic and therapeutic procedures. In: Eichenfield JF, ed. *Neonatal and Infant Dermatology.* 3rd ed. Philadelphia: Elsevier Saunders; 2015:57–64.

19. Eichenfield LF, Cunningham BB. Decreasing the pain of dermatologic procedures in children. *Curr Probl Dermatol.* 1999;11(1):3–34.

20. Moadad N, Kozman K, Shahine R, et al. Distraction using the BUZZY during an IV insertion. *J Pediatr Nurs.* 2016;31(1):64–72.

21. Ackerman AB. Biopsy: why, where, when, how? *J Dermatol Surg.* 1975;1:21–23.

22. Elston DM, Stratman EJ, Miller SJ. Skin biopsy: biopsy issues in specific diseases. *J Am Acad Dermatol.* 2016;74(1):1–16.

23. High WA, Tomasini CF, Argenziano G, et al. Basic principles of dermatology. In: Bolognia J, ed. *Dermatology.* 3rd ed. Philadelphia: Elsevier Saunders; 2012:12–16.

24. Golbus M, Sagebiel RW, Filly RA, et al. Prenatal diagnosis of ichthyosiform erythroderma (epidermolytic hyperkeratosis) by fetal skin biopsy. *N Engl J Med.* 1980;302:93–95.

25. Luu M, Cantatore-Francis JL, Glick SA. Prenatal diagnoses of genodermatoses: current scope and future capabilities. *Int J Dermatol.* 2010;49:353–361.

26. Intong LR, Murrell DF. How to take skin biopsies for epidermolysis bullosa. *Dermatol Clin.* 2010;28(2):197–200.

27. Heather MJ, Weinberger CH, Brodland DG. Local anesthetics. In: Wolverton SE. *Comprehensive Dermatologic Drug Therapy.* 3rd ed. Edinburgh: Elsevier Saunders; 2013:638.

28. Arndt KA, Burton C, Noe JM. Minimizing the pain of local anesthesia. *Plast Reconstr Surg.* 1983;72:676–679.

29. Stewart JH, Cole GW, Klein JA. Neutralized lidocaine with epinephrine for local anesthesia. *J Dermatol Surg Oncol.* 1989;15:1081–1083.

30. Kuwahara RT, Skinner RB. EMLA versus ice as a topical anesthetic. *Dermatol Surg.* 2001;27:495–496.

31. Christenson LJ, Phillips PK, Weaver AL, et al. Primary closure vs second-intention treatment of skin punch biopsy sites: a randomized trial. *Arch Dermatol.* 2005;141(9):1093–1099.

32. Telfer NR, Moy RL. Wound care after office procedures. *J Dermatol Surg Oncol.* 1993;19:722–731.

33. Smack DP, Harrington AC, Dunn C, et al. Infection and allergy incidence in ambulatory surgery patients using white petrolatum vs bacitracin ointment. A randomized control trial. *JAMA.* 1996;276(12):972–977.

Recolección de muestras oftálmicas

Jennifer A. Dunbar

A. Introducción

La conjuntivitis neonatal se considera una emergencia ocular (1, 2). La conjuntivitis puede ser el signo de presentación de una infección sistémica coexistente que pone en peligro la vida. Los signos incluyen una inyección conjuntival difusa con secreción oftálmica mucoide, purulenta o acuosa, y edema y eritema de los párpados. Tanto los patógenos bacterianos como los virales causan ulceración y opacidad de la córnea, lo que puede conducir a la ceguera. La *Neisseria gonorrhea*, *Klebsiella* spp. o *Pseudomonas* spp. pueden perforar rápidamente el globo (3).

B. Indicaciones

1. Para obtener una muestra para realizar pruebas y determinar la causa de la conjuntivitis **(tabla 26-1)**
    a. La causa más común de conjuntivitis neonatal es la conjuntivitis química, que se presenta en las primeras 24 h de vida como una reacción a la profilaxis y suele resolverse en 48 horas.
    b. La conjuntivitis neonatal infecciosa puede ser bacteriana o viral, y suele estar asociada con la exposición en el canal del parto o con la rotura espontánea de membranas. Las causas típicas incluyen *Chlamydia*, *Streptococcus* spp., *Staphylococcus* spp., *Escherichia coli*, *Haemophilus* spp., *N. gonorrhea* y herpes simple (4).
    c. Además de las causas típicas de conjuntivitis neonatal mencionadas, se han descrito en neonatos *Staphylococcus aureus* resistentes a la meticilina, *Streptococcus* del grupo B y *N. meningitides* (5-7).
    d. La conjuntivitis adquirida en el hospital afecta a entre 6 y 18% de los lactantes en las unidades de cuidados intensivos neonatales (UCIN) y puede producirse en forma de epidemia (8-11).
        (1) El ojo puede estar contaminado por las secreciones respiratorias o la flora gastrointestinal, siendo los *Staphyilococcus* coagulasa-negativos, *S. aureus* y *Klebsiella* sp. los patógenos más comunes (6, 12).

(2) Los recién nacidos prematuros hospitalizados suelen experimentar un mayor riesgo de conjuntivitis infecciosa debido a organismos gram-negativos, como *Klebsiella*, *E. coli*, *Serratia* y *Haemophilus influenzae*. Este riesgo aumenta en aquellos neonatos de < 1 500 g y 29 semanas de edad de gestación (13).

(3) Las epidemias de conjuntivitis se han asociado con las revisiones oftálmicas rutinarias y a los procedimientos oftálmicos en la UCIN. Se han descrito epidemias de *Serratia marcescens*, *Klebsiella* sp., *Acinetobacter baumannii* y adenovirus (9, 13-15).

C. Contraindicaciones relativas

1. Defecto epitelial de la córnea
    a. Si la tinción con fluoresceína de la córnea revela un defecto de tinción epitelial, puede haber una ulceración corneal o una queratitis infecciosa. Esto requiere la remisión a un oftalmólogo.

D. Consideraciones especiales para el manejo de muestras oftálmicas

1. Los raspados conjuntivales son la muestra de elección porque muchos patógenos son intraepiteliales (1).
2. El tamaño de la muestra ocular es pequeño, lo que requiere un cuidado especial en la manipulación de la muestra.
3. La colocación directa de los raspados conjuntivales en portaobjetos para su tinción y la siembra directa en el medio de cultivo a pie de cama ayudarán a maximizar el rendimiento.
4. La comunicación con el personal del laboratorio sobre la manipulación de las muestras mejora los resultados de los cultivos (16).

TABLA 26-1 Análisis de raspados conjuntivales

PRUEBA	ORGANISMOS IDENTIFICADOS	ENCONTRAR
Mancha		
Tinción de Gram	*Neisseria gonorrea*	Diplococos gramnegativos
Tinción de Giemsa	*Chlamydia trachomatis*	Inclusiones intraepiteliales intracitoplasmáticas
Tinción de Papanicolaou	Virus del herpes simple	Células gigantes multinucleadas y células con inclusión
Técnicas de detección directa de antígenos		
Sistema indicador de inmunofluorescencia	*C. trachomatis*	
Ensayo de inmunoabsorción (ELISA)	*C. trachomatis* Virus del herpes simple	
Anticuerpos monoclonales marcados con fluoresceína (MicroTrak)	*C. trachomatis*	
Fluorescencia indirecta	Virus del herpes simple	
Cultivo		
Thayer-Martin	*N. gonorrea*	
Aeróbico	Bacterias grampositivas y gramnegativas	
Anaeróbico	Bacterias anaerobias	
Transporte viral	Virus del herpes simple	
Cultivo de Chlamydia (cultivo McCoy)	*C. trachomatis*	

ELISA, ensayo inmunoenzimático.

E. Materiales

1. Equipo de tinción de la córnea para descartar un defecto epitelial
   a. Tinte o tiras de fluoresceína
   b. Lámpara de madera u otra fuente de luz azul
2. Equipo para la obtención de la muestra
   a. Elegir un anestésico tópico:
      (1) Tetracaína al 0.5% sin conservantes en envases de dosis unitarias (Alcon Laboratories, Fort Worth, Texas).
      (2) Solución oftálmica de clorhidrato de proparacaína al 0.5% (Akorn, Inc., Lake Forest, Illinois, EUA).
      (3) Históricamente, algunos médicos han optado por realizar el procedimiento sin anestesia porque los anestésicos oftálmicos tópicos, tanto los que contienen conservantes como los que no, pueden inhibir el crecimiento bacteriano en el cultivo. Sin embargo, esto es bastante doloroso para el niño. Algunos anestésicos inhiben de forma mínima el crecimiento bacteriano (17, 18).
   b. Pueden utilizarse hisopos de algodón estériles para evertir los párpados, pero no se recomiendan para la recolección de muestras (**fig. 26-1**).

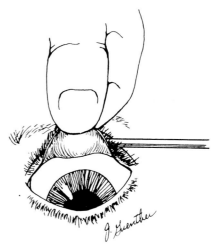

FIGURA 26-1 Eversión del párpado superior.

c. Elegir el instrumento para obtener los cultivos.

(1) Hisopos de alginato de calcio

(2) Aplicador estéril con punta de poliéster de Dacron (Harwood Products Company, Guilford, Maine)

Se ha demostrado que los hisopos de alginato de calcio producen una recuperación de organismos en los cultivos igual o mejor que las espátulas o los hisopos de Dacrón (19, 20). La humectación del hisopo con agar tripticasa de soya (Becton, Dickinson and Company, Franklin Lakes, Nueva Jersey) u otro medio de cultivo mejora los resultados. Sin embargo, se ha demostrado que las espátulas proporcionan mejores muestras en frotis que los hisopos; conservan mejor las células epiteliales conjuntivales, por lo que ofrecen una mejor oportunidad para diagnosticar patógenos con organismos o inclusiones intracelulares (21). Los hisopos de alginato de calcio pueden interferir con los inmunoensayos.

(3) El ESwab (Copan Diagnostics, Inc., Murrieta, California, EUA) es una opción simplificada para obtener muestras oftálmicas si no se dispone de los materiales anteriores (22).

d. Elegir el instrumento para el raspado de la conjuntiva.

(1) Espátula de platino Kimura E1091 (Storz Ophthalmics, División de Bausch & Lomb, Rochester, Nueva York) **(fig. 26-2)**

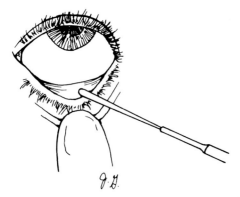

FIGURA 26-2 Uso de la espátula de platino Kimura para tomar el raspado del párpado inferior.

(2) Hisopo nasofaríngeo con mango metálico doblado para el raspado

(3) Cuchilla núm. 11 o 15

(4) Hisopos de alginato de calcio

En caso de no disponer de espátulas, se deben utilizar hisopos enérgicamente sobre la superficie conjuntival tarsal para desbridar las células epiteliales.

e. Equipo requerido para la obtención de preparaciones microscópicas

(1) Portaobjetos de vidrio esmerilado y grabado

(2) Soportes de microrrelieve

(3) Lápiz o rotulador para etiquetar

F. Equipo de identificación de *Chlamydia* y agentes virales

1. Equipo para estudios clamidiales y virales sin cultivo:

a. Aunque el cultivo McCoy se consideraba tradicionalmente el "estándar de oro" para la identificación de *Chlamydia*, los avances en la reacción en cadena de polimerasa (PCR, por sus siglas en inglés) elevan esta prueba al nivel de estándar de oro junto con el cultivo (23). La PCR en tiempo real, o cuantitativa (qPCR), muestra la cuantificación del ADN del patógeno en la muestra original, y la PCR multiplex permite la detección del ADN de múltiples organismos a partir de una sola muestra. Los resultados de las pruebas de PCR pueden estar disponibles en 24 h, mientras que los cultivos pueden tardar varios días en proporcionar resultados. Las muestras recolectadas en los primeros días de vida pueden tener menos rendimiento en el cultivo porque en los neonatos los cuerpos elementales suelen tardar varios días en formarse (24, 25).

b. Las pruebas sin cultivo que se enumeran a continuación, como la inmunofluorescencia directa, la prueba de inmunoabsorción ligada a enzimas y la PCR, funcionan bien para las muestras oculares y proporcionan un resultado más rápido (26-30). La PCR es la prueba sin cultivo más sensible para *Chlamydia*, con la ventaja de una mayor detección en la enfermedad leve (26-30). Si la PCR no está disponible, la tinción directa con anticuerpos monoclonales inmunofluorescentes puede ser la opción más sensible y rápida (31).

(1) Para la tinción de anticuerpos de fluorescencia directa de clamidia: Kit de recolección de muestras de *Chlamydia trachomatis* MicroTrak (Trinity Biotech, Bray, County Wicklow, Irlanda).

(2) Para la prueba de inmunoabsorción ligada a enzimas: colocar la muestra en el medio aconsejado por el laboratorio que realiza el estudio.

(3) Para la PCR de clamidia: colocar la muestra en un medio de transporte apropiado para el ensayo utilizado. Un ejemplo es el medio M4 para el transporte de virus y *Chlamydia* (Remel, Lenexa, Kansas).

(4) Para adenovirus: la prueba adenoviral AdenoPlus para puntos de atención (RPS, Sarasota, Florida, EUA) está disponible para el diagnóstico rápido de adenovirus a pie de cama (32, 33).

2. Medios de cultivo

Las muestras deben ser sembradas en un medio de cultivo en la cabecera del paciente. Cada laboratorio dispondrá de medios específicos para un determinado tipo de organismo. La siguiente lista es una sugerencia de los medios clásicos utilizados para cada tipo de organismo.

a. Medios de cultivo bacterianos.

(1) Agar soya tripticasa

(2) Placa de agar sangre

(3) Placa de agar chocolate para *H. influenzae, N. gonorrhea*

(4) Medio Thayer-Martin, si se sospecha de gonorrea

b. Medio de retención de virus (es decir, medio M4 para el transporte de virus y *Chlamydia*) (Remel, Lenexa, Kansas)

c. Medio de transporte de *Chlamydia (es decir*, medio M4 para el transporte de virus y *Chlamydia*) (Remel, Lenexa, Kansas)

d. Agar Sabouraud, si se sospecha de conjuntivitis fúngica

G. Técnica

1. Método de tinción de la córnea para detectar un defecto epitelial.

   a. Instilar una cantidad muy pequeña de fluoresceína en el fórnix o saco conjuntival inferior tocando ligeramente la película lagrimal con una tira de fluoresceína. Inundar el ojo con fluoresceína puede ocultar un pequeño defecto epitelial de la córnea.

   b. Evaluar la tinción de la córnea con una lámpara de Wood u otra fuente de luz azul.

   c. Si hay un defecto epitelial corneal, la córnea puede estar infectada y debe consultarse a un oftalmólogo.

   d. El virus del herpes puede presentarse en el neonato como un defecto epitelial de forma geográfica y no como una dendrita.

2. Método para evertir los párpados.

   a. Párpado superior (véase **fig. 26-1**)

      (1) Agarrar las pestañas y el borde del párpado entre los dedos pulgar e índice de la mano no dominante.

      (2) Dibujar el párpado hacia abajo y alejado del globo ocular.

      (3) Hacer una hendidura en el párpado superior, con el mango del aplicador con punta de algodón sostenido en la mano dominante y tirar del párpado hacia atrás y hacia arriba sobre el aplicador.

      (4) Retirar el aplicador y mantener el párpado en su lugar con la mano no dominante presionando con suavidad el borde del párpado contra el margen orbital superior.

   b. Párpado inferior (véase **fig. 26-2**)

      (1) Colocar el dedo índice de la mano no dominante en el margen del párpado inferior.

      (2) Tirar hacia abajo.

3. Método de obtención de cultivos

   Obtener los cultivos antes del raspado conjuntival. Tomar cultivos separados de cada ojo con un hisopo estéril diferente para cada tipo de medio deseado. Cultivar y etiquetar cada ojo por separado, incluso si solo un ojo es sintomático. El ojo no infectado puede servir de control para la flora autóctona (34).

   a. Humedecer las torundas de alginato de calcio con caldo de soya tripticasa u otro medio de cultivo líquido.

   b. Evertir el párpado.

   c. Aplicar la torunda en la conjuntiva bulbar y palpebral de los fornices superior e inferior del ojo.

   d. Aplicar el hisopo directo a las placas de medio de cultivo en la cabecera con una sola fila de rayas de inoculación en forma de C. La vigilancia del crecimiento de los organismos a lo largo de la forma de las estrías

de inoculación puede ayudar al laboratorio en el diagnóstico del patógeno cultivado.

   e. Utilizar una torunda estéril distinta para cada placa o vial de cultivo.

   f. Etiquetar los cultivos meticulosamente con el ojo cultivado (derecho o izquierdo) y la parte del ojo cultivada (conjuntiva, margen del párpado, etc.).

   g. Incubar los cultivos de inmediato.

4. Método de obtención de raspados conjuntivales para pruebas de frotis y no de cultivo de *Chlamydia*

   a. Evertir el párpado como se ha descrito antes.

   b. Instilar anestesia tópica en el fórnix o saco conjuntival, si se desea.

   c. Limpiar el exceso de secreción con un hisopo.

   d. Tomar un raspado a 2 mm del margen del ojo (el epitelio queratinizado normal del margen del párpado puede confundir los resultados del frotis).

   e. Pasar la espátula o la cuchilla dos o tres veces en la misma dirección, evitando el sangrado.

   f. Extender la muestra con la espátula o la cuchilla suavemente en una monocapa sobre un portaobjetos de vidrio limpio y etiquetar.

   g. Fijar los frotis como se requiere para los frotis propuestos y las pruebas de *Chlamydia* sin cultivo.

   h. Repetir con otra espátula o cuchilla estéril en el segundo ojo.

H. Interpretación de la citología conjuntival

1. Reacción celular

   a. Reacción polimorfonuclear

      (1) Infecciones bacterianas

      (2) Infección por clamidia

      (3) Infección viral muy grave

   b. Reacciones mononucleares: infección viral

   c. Eosinofilia y basofilia: estados alérgicos

   d. Células plasmáticas: infección por clamidia

2. Inclusiones de células intraepiteliales

   a. Infección por clamidia

      (1) Inclusiones acidófilas en el citoplasma, tapando los núcleos de las células epiteliales

      (2) "Cuerpos iniciales" basófilos en el citoplasma

   b. Infección viral

      Pueden observarse células epiteliales gigantes y multinucleadas (p. ej., queratoconjuntivitis herpética).

I. Complicaciones del raspado

1. Hemorragia conjuntival

   a. Es frecuente que se produzca una leve hemorragia conjuntival, en general autolimitada.

   b. Instilar pomada oftálmica de eritromicina.

2. Lesión de la córnea

   a. Mantener la espátula o la cuchilla plana contra la conjuntiva tarsal en todo momento para evitar un traumatismo en la córnea.

   b. La lesión corneal se confirma por un defecto de tinción en la tinción con fluoresceína.

c. Si se produce una lesión en la córnea, instilar una pomada oftálmica de eritromicina y contactar con un oftalmólogo.

3. Transferencia de la infección del ojo infectado al no infectado. Esta complicación se evita utilizando instrumentos estériles separados cuando se toman muestras de cada ojo.

4. Irritación ocular, dolor, fotofobia, lagrimeo, hinchazón e hiperemia. Estos problemas suelen ser leves y autolimitados.

Referencias

1. Richards A, Guzman-Cottrill JA. Conjunctivitis. *Pediatr Rev.* 2010;31:196–208.
2. Teoh DL, Reynolds S. Diagnosis and management of pediatric conjunctivitis. *Pediatr Emerg Care.* 2003;19:48–55.
3. Aung T, Chan TK. Nosocomial Klebsiella pneumonia conjunctivitis resulting in infectious keratitis and bilateral corneal perforation. *Cornea.* 1998;17:558–561.
4. Wright KW. Pediatric conjunctivitis. In: Wright KW, Spiegel PH, eds. *Pediatric Ophthalmology and Strabismus.* 2nd ed. New York: Springer; 2003:335.
5. Sahu DN, Thomson S, Salam A, et al. Neonatal methicillin-resistant Staphylococcus aureus conjunctivitis. *Br J Ophthalmol.* 2006;90:794–795.
6. Kumar JB, Silverstein E, Wallace DK. Klebsiella pneumonia: an unusual cause of ophthalmia neonatorum in a healthy newborn. *J AAPOS.* 2015;19:564–566.
7. Pöschl JM, Hellstern G, Ruef P, et al. Ophthalmia neonatorum caused by group B Streptococcus. *Scand J Infect Dis.* 2002;34:921–922.
8. Haas J, Larson E, Ross B, et al. Epidemiology and diagnosis of hospital acquired conjunctivitis among neonatal intensive care unit patients. *Pediatr Infect Dis J.* 2005;24:586–589.
9. Faden H, Wynn RJ, Campagna L, et al. Outbreak of adenovirus type 30 in the neonatal intensive care unit. *J Pediatr.* 2005;146:523–527.
10. Couto RC, Carvalho EAA, Pedrosa TMG, et al. A 10-year prospective surveillance of nosocomial infections in neonatal intensive care units. *Am J Infect Control.* 2007;35:183–189.
11. Borer A, Livshiz-Riven I, Golan A, et al. Hospital-acquired conjunctivitis in a neonatal intensive care unit: bacterial etiology and susceptibility patterns. *Am J Infect Control.* 2010;38:650–652.
12. Chen CJ, Starr CE. Epidemiology of gram-negative conjunctivitis in neonatal intensive care unit patients. *Am J Ophthalmol.* 2008;145:966–970.
13. Casolari C, Pecorari M, Fabio G, et al. A simultaneous outbreak of Serratia marcescens and Klebsiella pneumoniae in a neonatal intensive care unit. *J Hosp Infect.* 2005;61:312–320.
14. Ersoy Y, Otlu B, Türkçüğlu P, et al. Outbreak of adenovirus serotype 8 conjunctivitis in preterm infants in a neonatal intensive care unit. *J Hosp Infect.* 2012;80:144–149.
15. McGrath EJ, Chopra T, Abdel-Haq N, et al. An outbreak of carbapenem-resistant Acinetobacter baumannii infection in a neonatal intensive care unit: investigation and control. *Infect Control Hosp Epidemiol.* 2011;32:34–41.
16. Miller JM, ed. *A Guide to Specimen Management in Clinical Microbiology.* 2nd ed. Washington, DC: American Society for Microbiology Press; 1999.
17. Mullin GS, Rubinfeld RS. The antibacterial activity of topical anesthetics. *Cornea.* 1997;16:662–665.
18. Pelosini L, Treffene S, Hollick EJ. Antibacterial activity of preservative-free topical anesthetic drops in current use in ophthalmology departments. *Cornea.* 2009;28:58–61.
19. Benson WH, Lanier JD. Comparison of techniques for culturing corneal ulcers. *Ophthalmology.* 1992;99:800–804.
20. Jacob P, Gopinathan U, Sharma S, et al. Calcium alginate swab versus Bard Parker blade in the diagnosis of microbial keratitis. *Cornea.* 1995;14:360–364.
21. Rapoza PA, Johnson S, Taylor HR. Platinum spatula vs Dacron swab in the preparation of conjunctival smears. *Am J Ophthalmol.* 1986;102:400–401.
22. Pakzad-Vaezi K, Levasseur SD, Schendel S, et al. The corneal ulcer one-touch study: a simplified microbiological specimen collection method. *Am J Ophthalmol.* 2015;159:37–43.
23. Taravati P, Lam D, Van Gelder RN. Role of molecular diagnostics in ocular microbiology. *Curr Ophthalmol Rep.* 2013;1(4).
24. Talley AR, Garcia-Ferrer F, Laycock KA, et al. Comparative diagnosis of neonatal chlamydial conjunctivitis by polymerase chain reaction and McCoy cell culture. *Am J Ophthalmol.* 1994;117:50–57.
25. Hammerschlag MR, Roblin PM, Gelling M, et al. Use of polymerase chain reaction for the detection of Chlamydia trachomatis in ocular and nasopharyngeal specimens from infants with conjunctivitis. *Pediatr Infect Dis J.* 1997;16:293–297.
26. Percivalle E, Sarasini A, Torsellini M, et al. A comparison of methods for detecting adenovirus type 8 keratoconjunctivitis during a nosocomial outbreak in a neonatal intensive care unit. *J Clin Virol.* 2003;28:257–264.
27. Thompson PP, Kowalski RP. A 13-year retrospective review of polymerase chain reaction testing for infectious agents from ocular samples. *Ophthalmology.* 2011;118:1449–1453.
28. Kowalski RP, Thompson PP, Kinchington PR, et al. Evaluation of the Smart Cycler II system for real-time detection of viruses and Chlamydia from ocular specimens. *Arch Ophthalmol.* 2006;124:1135–1139.
29. Chichili GR, Athmanathan S, Farhatullah S, et al. Multiplex polymerase chain reaction for the detection of herpes simplex virus, varicella-zoster virus and cytomegalovirus in ocular specimens. *Curr Eye Res.* 2003;27:85–90.
30. Yip PP, Chan WH, Yip KT, et al. The use of polymerase chain reaction assay versus conventional methods in detecting neonatal chlamydial conjunctivitis. *J Pediatr Ophthalmol Strabismus.* 2008;45:234–239.
31. Rapoza PA, Quinn TC, Kiessling LA, et al. Assessment of neonatal conjunctivitis with a direct immunofluorescent monoclonal antibody stain for Chlamydia. *JAMA.* 1986;24:3369–3373.
32. Sambursky R, Trattler W, Tauber S, et al. Sensitivity and specificity of the AdenoPlus test for diagnosing adenoviral conjunctivitis. *JAMA Ophthalmol.* 2013;131(1):17–22.
33. Kam KYR, Ong HS, Bunce C, et al. Sensitivity and specificity of the AdenoPlus point-of-care system in detecting adenovirus in conjunctivitis patients at an ophthalmic emergency department: a diagnostic accuracy study. *Br J Ophthalmol.* 2015;99:1186–1189.
34. Brito DV, Brito CS, Resende DS, et al. Nosocomial infections in a Brazilian neonatal intensive care unit: a 4-year surveillance study. *Rev Soc Bras Med Trop.* 2010;43:633–637.

Muestreo perimortem

Reem Saadeh-Haddad y Chahira Kozma

A. Antecedentes

1. La toma de muestras perimortem puede ayudar a establecer el diagnóstico en los bebés que mueren antes de que se complete la evaluación diagnóstica (1).

2. Alrededor de 25% de las muertes infantiles inexplicables en la primera semana de vida se deben a anomalías congénitas no diagnosticadas. Las causas infecciosas pueden representar un tercio de las muertes inexplicables (2, 3). Las causas desconocidas siguen desempeñando un papel importante (4).

3. Los errores innatos del metabolismo son raros a nivel individual, pero en la población general la incidencia puede ser > 1 de cada 1 000 nacidos vivos (3).

4. Las pruebas de diagnóstico de los trastornos congénitos y metabólicos pueden llevar mucho tiempo, por lo que algunos bebés pueden quedarse sin diagnosticar e incluso morir antes de que se dilucide la causa exacta.

5. La secuenciación del exoma completo se ha convertido en una herramienta útil. Los estudios demuestran que el rendimiento de un diagnóstico con la secuenciación del exoma completo es de cerca de 25%, lo que respalda su uso en casos en los que hay una presentación de la enfermedad inusual o inespecífica (6).

6. La consideración de los bancos de ADN también debe discutirse con la familia, con la esperanza de obtener un diagnóstico genético en una fecha posterior cuando todas las pruebas actuales sean negativas (7).

7. La autopsia está disminuyendo en todo el mundo. La tasa de autopsias neonatales descendió de 80 a 50% en el año 2000 (8). El descenso de la tasa de autopsias se debe tanto al rechazo más frecuente de los padres como al menor número de propuestas de examen por parte del personal médico (9).

8. Hoy en día, muchos padres cuestionan la necesidad de realizar una autopsia en una época de pruebas diagnósticas sofisticadas. Para algunas familias, las tradiciones culturales o religiosas pueden ser barreras para el consentimiento de la autopsia (10).

9. Incluso con la autopsia, la evaluación perimortem puede ser esencial, ya que algunas pruebas tienen un bajo rendimiento cuando se realizan más de unas horas después de la muerte (11).

10. Los neonatólogos y pediatras deben estar preparados para obtener de forma independiente las muestras necesarias para el diagnóstico y para asesorar a la familia sobre las opciones de evaluación posmortem.

11. La información recopilada durante este periodo puede ser muy importante para las generaciones actuales y futuras (12).

12. Si el tiempo lo permite, una consulta de genética puede ser muy útil para orientar las pruebas. Si se sospecha un error congénito del metabolismo o una enfermedad genética, la consulta antes o justo después del fallecimiento es vital.

13. El enfoque para investigar la muerte neonatal varía ampliamente y debe ser determinado por el equipo clínico y guiado por el curso del bebé y los antecedentes maternos y familiares.

B. Indicaciones (13, 14)

1. Causa de la muerte desconocida
2. Sospecha de trastorno genético
3. Sospecha de error innato del metabolismo
4. Sospecha de infección no diagnosticada
5. Bebés hidrópicos
6. Retraso grave del crecimiento
7. Infección congénita
8. Sospecha de encefalopatía hipóxico isquémica (15)

C. Discusión con la familia

1. Las familias de los bebés moribundos están sometidas a una gran tensión, sobre todo si el diagnóstico es incierto. Una conversación en profundidad con la familia puede responder a las preguntas que puedan tener y crear un plan para la toma de muestras perimortem y para una posible autopsia.

2. También es el momento de hablar de los bancos de ADN para futuras pruebas genéticas. Se debe poner a disposición de la familia la identificación de un laboratorio de almace-

namiento de ADN y los formularios de consentimiento y financieros adecuados. El propósito del banco de ADN es ofrecer a la familia la posibilidad de un futuro diagnóstico genético si no se confirma uno en el momento de la muerte neonatal (7).

3. En este momento se puede obtener el consentimiento informado para cualquier fotografía o procedimiento previsto.

D. Información clínica

Es importante realizar una anamnesis y una exploración detalladas, sobre todo si un genetista no ha podido ver al bebé (5).

1. Historia
   a. Historial materno: origen étnico y antecedentes médicos
   b. Historial de embarazos anteriores: nacimientos de niños muertos o pérdidas de embarazos
   c. Historia de este embarazo, incluyendo:
      (1) Exposición a teratógenos
      (2) Volumen de líquido amniótico
      (3) Resultados de la amniocentesis y la ecografía
      (4) Enfermedad materna
      (5) Movimientos fetales
      (6) Historia de los viajes
   d. Antecedentes familiares, incluyendo el árbol genealógico de tres generaciones (**tabla 27-1**) (11)

TABLA 27-1 **Elementos clave de la historia familiar**

Sexo de cada individuo utilizando los símbolos estándar del árbol genealógico
Parientes masculinos del lado materno cuando se considera un trastorno recesivo ligado al X
Consanguinidad
Abortos espontáneos y mortinatos
Origen étnico de la familia

   e. Historia del bebé: informar de la evolución médica del bebé, incluyendo diagnósticos, tratamientos y resultados de laboratorio.
2. Examen físico
   a. Debe ser detallado y minucioso. Si se sospecha de un trastorno genético, debe realizarlo un especialista en trastornos metabólicos genéticos, si es posible, para evaluar las malformaciones y anomalías mayores y menores.
   b. Los componentes importantes son:
      (1) Parámetros de crecimiento que incluyen los perímetros cefálico, torácico y abdominal (16).
      (2) Patrón de cabello.
      (3) Rasgos faciales, incluida la ubicación de los ojos y las orejas.
      (4) Anomalías de manos y pies.
      (5) Examen genital y rectal.

      (6) Hallazgos neurológicos.
      (7) Anomalías de la piel.
   c. Hay más recursos para orientar la exploración física en el Wisconsin Stillbirth Service en http://www2.marshfieldclinic.org/wissp/ (17) y en la Perinatal Society of Australia and New Zealand en www.psanz.com.au/special-interest-groups/pnm.aspx (18).

E. Fotografías

1. Las fotografías digitales son las mejores; sin embargo, los clínicos deben tener en cuenta los problemas de almacenamiento y privacidad. Cualquier imagen es mejor que ninguna. Las fotografías clínicas deben ser etiquetadas, fechadas y archivadas en la historia clínica. Debe obtenerse el consentimiento de los padres.
2. El uso de un fondo azul permite una mejor definición de los hallazgos. Para ello se pueden utilizar toallas o paños estériles.
3. Deben obtenerse copias separadas o duplicadas de las fotografías con fines de diagnóstico y de duelo. La mayoría de los padres apoyan las fotografías posmortem de duelo (19).

TABLA 27-2 **Formato fotográfico**

Todo el cuerpo
Cara: plana y de perfil, derecha e izquierda
Oído derecho e izquierdo
Mano derecha e izquierda: dorsal y palma
Pie derecho e izquierdo: dorsal y planta del pie
Paladar
Genitales
Vista especial de cualquier otra anormalidad

4. Vista anterior y posterior de todo el cuerpo, vistas laterales anteriores y laterales de la cara desde la derecha y la izquierda (**tabla 27-2**) (12, 20).
5. Se debe hacer todo lo posible para fotografiar cualquier anomalía observada en la exploración física.

F. Examen de la placenta

1. Asegurarse de que se envía la placenta para su examen patológico en todos los bebés que ingresan en la unidad de cuidados intensivos neonatales. El examen de la placenta proporciona información fundamental para investigar las muertes neonatales, en especial en los casos de hipertensión inducida por el embarazo, disfunción placentaria y retraso del crecimiento (21, 22).
2. Los hallazgos placentarios son positivos en 30 a 60% de las autopsias neonatales (23, 24).

3. La evaluación de la placenta puede revelar problemas vasculares maternos o fetales, infecciones intrauterinas, afecciones inflamatorias y algunos errores innatos del metabolismo. Pueden enviarse cultivos para bacterias y hongos, así como reacciones virales en cadena de polimerasa, si procede. Una discusión con patología puede orientar la evaluación (16). Si se sospecha una infección congénita, se recomiendan la serología materna y la del lactante, los análisis de sangre, la detección de anticuerpos y los cultivos adicionales.

G. Muestreo perimortem

1. Directrices generales
   a. Se debe utilizar una técnica estéril para todos los procedimientos, incluso si se realizan posmortem. Ponerse en contacto con el laboratorio para hablar de las pruebas que se envían y del volumen de sangre que se necesita, para obtener los recipientes y tubos apropiados y avisarles que guarden las muestras de sangre, líquidos o tejidos que no se utilicen (en la **tabla 27-3** se resume la manipulación de las muestras) (2, 5, 11, 22).
   b. Si existe la posibilidad de que haya un trastorno metabólico, deben tomarse muestras de tejido entre las 4 y 6 h siguientes a la muerte.
   c. En http://www.ncbi.nlm.nih.gov/sites/ GeneTests/clinic (25) hay una lista voluntaria de clínicas de genética estadounidenses e internacionales que ofrecen evaluación y asesoramiento genético; se pueden encontrar recursos para orientar las pruebas moleculares indicadas.
   d. Recordar etiquetar todos los tubos y muestras con el nombre del paciente y la fecha de nacimiento.

2. Sangre
   a. Extraer por vía percutánea o directamente del corazón (tras el consentimiento de los padres) si el bebé ha expirado. Véase la **tabla 27-3** para las muestras necesarias (2, 9).
   b. Asegurarse de que se ha enviado la muestra de cribado del recién nacido (26). El número de enfermedades analizadas varía de un estado a otro. Recuerde registrar las enfermedades que se analizan en su estado.
   c. Obtener más manchas de sangre seca en papel de filtro.
   d. Si la familia consiente el almacenamiento de ADN, obtener sangre adicional para este fin.
   e. Cuando se pida la secuenciación del exoma completo, incluir la prueba del ADN mitocondrial. La mayoría de los laboratorios necesitará sangre del bebé y de ambos padres para el análisis. La consulta con un genetista puede ser útil para determinar la necesidad de este tipo de prueba (6).
   f. Varios laboratorios tienen una cantidad mínima de sangre que pueden procesar. Por lo general, esa cantidad es de 1 a 2 mL. En la **tabla 27-3** se indica la cantidad ideal, pero se debe tener en cuenta que si no puede obtener esa cantidad, puede ser útil incluso menos. Consultar con el laboratorio si es necesario.

3. Orina
   a. 5 a 10 mL por cateterismo o punción suprapúbica (13)

4. Líquido cefalorraquídeo
   a. Obtener al menos 1 mL de líquido cefalorraquídeo; puede obtenerse después de la muerte mediante la inserción de una aguja a través de la fontanela anterior. La muestra debe estar libre de RBC (22, 27).

5. Muestra de piel
   a. Es mejor recolectarla entre 4 y 12 h después de la muerte. La biopsia de piel de hasta 2 o 3 días posmortem puede proporcionar un cultivo viable.
   b. Las muestras de piel normal pueden enviarse para el cultivo de fibroblastos (28).
   c. También se debe realizar una biopsia de cualquier lesión cutánea.
   d. Se pueden tomar biopsias en sacabocados de 3 × 3 mm o con bisturí en el antebrazo o en la parte anterior del muslo (véase el capítulo 25) (29).
   e. No utilizar preparados que contengan yodo, ya que el crecimiento celular puede verse afectado.
   f. Colocar en un medio de transporte viral. Si no está disponible, puede utilizar una solución salina normal o una gasa empapada en solución salina.
   g. Las muestras pueden conservarse a temperatura ambiente o refrigeradas.
   h. Las células pueden cultivarse y archivarse en nitrógeno líquido durante muchos años y seguir recuperándose con éxito para su análisis.

6. Hígado
   a. Obtener si la enfermedad hepática estaba presente o por sospecha de enfermedad metabólica (30, 31).
   b. Recolectar tan pronto como sea posible después de la muerte, de preferencia entre 2 y 4 horas.
   c. El tejido puede obtenerse mediante una biopsia en cuña abierta o una biopsia percutánea con aguja.
      (1) Biopsia en cuña: localizar el margen costal derecho (**fig. 27-1**). Realizar una incisión de 2 cm justo por debajo e incidir la sección del lóbulo derecho del hígado. La muestra debe cortarse en cubos de 5 mm.

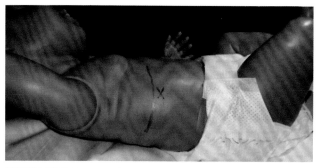

FIGURA 27-1 Marcas en el margen costal derecho para una biopsia en cuña.

      (2) Biopsia percutánea (32). Hay varias agujas disponibles (calibre 16 o 18):
         (a) Agujas de aspiración o succión (Jamshidi, Klatskin y Menghini)
         (b) Agujas de corte (Tru-Cut y Vim-Silverman)
         (c) Dispositivos con muelle

TABLA 27-3 Procesamiento de muestras de líquidos y tejidos obtenidos por muestreo perimortem

TIPO DE TEJIDO	PRUEBA	RECOLECCIÓN Y MANIPULACIÓN DE MUESTRAS	ALMACENAMIENTO
Sangre	Errores congénitos del metabolismo	Manchas secas en papel de filtro/papel de criba para recién nacidos 2-3 tarjetas para un total de 6-9 manchas de sangre	Temperatura ambiente Sin bolsa de plástico
	Extracción de ADN	5 mL en tubo de EDTA	Refrigerar a 4 °C No congelar Puede almacenarse durante 48 horas
	Análisis de cromosomas Análisis de microarreglos	5 mL en tubo de heparina sódica	Conservar en frío o a temperatura ambiente No congelar
	Aminoácidos cuantitativos Ácidos grasos Carnitina Perfil de la acilcarnitina	5 mL en tubo de heparina sódica, separar el plasma en 20 min. 1 mL de tapa roja para los ácidos grasos libres	Congelar y almacenar a −80 °C
	Secuenciación del exoma completo con pruebas mitocondriales	2-5 mL en tubo EDTA. Si es posible, enviar también 2-5 mL de sangre parental	Conservar en frío o a temperatura ambiente
	Banco de ADN	5-10 mL en tubo EDTA o tubo ACD (tapa amarilla)	
	Cultivos de sangre	5-10 mL divididos entre los tubos de hemocultivo aeróbico y anaeróbico (mínimo 1 mL por tubo)	Conservar a temperatura ambiente
Orina	Ácidos orgánicos Aminoácidos Ácido orótico Acilglicinas	5-10 mL (mínimo de 2 mL)	Congelar y almacenar a −80 °C
	Cultivo de orina	Recipiente estéril (al menos 3 mL)	
LCR	Aminoácidos	1 mL en un recipiente estéril Sin RBC	Congelar y almacenar a −80 °C
	LCR para tinción de Gram, recuento de células, proteínas, glucosa y cultivo aeróbico	Recipiente estéril (múltiple si el volumen lo permite)	Conservar a temperatura ambiente
Piel	Cultivo de fibroblastos ■ Análisis cromosómico ■ Mutaciones genéticas ■ Análisis enzimático	Medios de transporte de virus El laboratorio puede tener otras opciones de medios estériles enriquecidos con antibióticos	Conservar en frío o a temperatura ambiente No congelar
Hígado (3 piezas)	Histopatología Enzimología Microscopía electrónica	Cubrir cada muestra con un cubo de 5 mm, envolver cada muestra en papel aluminio y colocarla en un recipiente estéril	Congelar y almacenar a −80 °C
Músculos (3 piezas)	Microscopía óptica	Envolver en una gasa húmeda empapada en solución salina; no sumergir en solución salina	Conservar en frío (4 °C), pero sin congelar
	Análisis enzimático	Almacenar en el contenedor disponible	Congelar en nitrógeno líquido y almacenar a −80 °C
	Microscopía electrónica	Colocar en un recipiente con formalina o glutaraldehído	Temperatura ambiente
Otros según la presentación clínica del bebé		Consultar al genetista o al patólogo	Según las instrucciones

EDTA, ácido etilendiaminotetraacético.

d. Procedimiento

    (1) Realizar una pequeña incisión (de 0.25 a 0.5 cm) en la línea anterior a la mitad de la axila a la altura de la 9.ª o 10.ª costilla. Véase la **figura 27-2**.

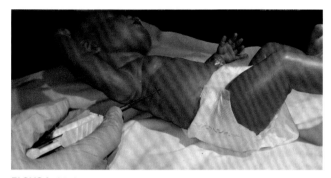

FIGURA 27-2 Lugar de inserción de la biopsia percutánea en la línea anterior a la mitad de la columna vertebral a la altura de la 9ª o 10ª costilla.

    (2) Enjuagar la aguja con solución salina.

    (3) Introducir la aguja en paralelo a la superficie de la cama y avanzar hacia el hombro opuesto.

    (4) Avanzar la aguja de 2 a 3 cm en el hígado y aplicar succión, tirando de un segmento de hígado hacia la aguja. Las agujas con resorte no necesitan que se aplique la succión.

7. Músculo

a. Recolectar si se sospecha un trastorno mitocondrial o una distrofia muscular (30, 33). El cirujano o el neurólogo pueden ser más hábiles para obtener la muestra.

b. Recolectar dentro de las 2 o 3 h siguientes a la muerte.

c. Procedimiento

    (1) Realizar una incisión de 2 a 3 cm sobre el cuádriceps medio.

    (2) Las pinzas musculares no son necesarias, pero pueden utilizarse para facilitar la extracción de la muestra.

    (3) Extirpar tres secciones de músculo de 2 × 0.5 cm si es posible.

    (4) Procesar las muestras como se indica en la **tabla 27.3**.

    (5) Si la biopsia incisional no es posible, se deben obtener tres núcleos del músculo cuádriceps utilizando una aguja de biopsia percutánea.

8. Se pueden tomar muestras de otros tejidos si se están considerando diagnósticos específicos relacionados. Algunos especialistas en metabolismo han sugerido la recolección de líquido vítreo para ácidos orgánicos y bilis para acilcarnitinas. La conversación con un experto en genética o metabolismo puede orientar la recolección de estos líquidos (11, 13, 31).

H. Imagen: pueden utilizarse solas o en combinación con la autopsia

1. Rayos X

a. Es importante, sobre todo para diagnosticar la displasia esquelética. La colocación de una regla radiopaca adyacente al cuerpo o a las extremidades es útil para medir la longitud del fémur y del húmero (16).

b. Incluya una vista anteroposterior y lateral del cráneo, toda la columna vertebral, los huesos largos, la pelvis y las imágenes de las manos y los pies (34).

2. IRM

a. Las imágenes del cerebro neonatal son muy útiles y pueden proporcionar información que se pierde en la autopsia en algunos casos (10, 34).

I. Autopsia

1. Autopsia completa (preferida)

a. Proporciona la imagen más completa del lactante y se ha comprobado que aporta información útil en 40 a 60% de los casos (3, 34, 35).

b. La inspección completa del cerebro neonatal requiere 2 semanas de fijación antes de su examen. Esto puede significar que el entierro se posponga o que el cuerpo del bebé sea enterrado sin el cerebro.

2. Examen limitado: si los padres son reacios a consentir una autopsia completa, existen varias opciones.

a. Autopsia completa, excepto el examen del cerebro: esto permite enterrar el cerebro con el cuerpo. Las imágenes posmortem del cerebro con IRM pueden proporcionar información útil sobre este órgano.

b. Autopsia limitada: el examen se limita a determinados órganos o zonas del cuerpo. Para algunas familias, también puede combinarse con el diagnóstico por imagen.

c. Solo imagen (IRM o radiografías o ambas): se ha informado de una amplia gama de sensibilidades y especificidades. Los informes iniciales eran prometedores, con una sensibilidad y especificidad de 90 a 100% en el diagnóstico con IRM de cuerpo entero. Estudios recientes han mostrado tasas más bajas de concordancia entre la IRM y la autopsia de 30 a 60% (10, 36).

d. Muestreo peri o posmortem de tejidos y fluidos corporales solo o en combinación con cualquiera de los anteriores (37).

3. Consultar con el patólogo antes de obtener el consentimiento para una autopsia limitada, para que el examen se dirija mejor a las preguntas que hay que responder.

J. Conferencia familiar posmortem

1. Una vez que se disponga de los resultados de la evaluación del muestreo perimortem y de los informes generados por la autopsia y las pruebas radiológicas, se debe programar una conferencia con la familia.

2. La conferencia tiene muchos objetivos (11, 38):

a. Dar una visión general de los resultados.

b. Explicar las ramificaciones para futuros embarazos y generaciones.

c. Aliviar el sentimiento de culpa que puedan tener los padres respecto a la causa de la muerte.

d. Responder a las preguntas sobre las decisiones tomadas por el equipo médico.

e. Confirmar o desmentir las acusaciones de abuso o negligencia.

f. Proporcionar apoyo emocional a las familias.

3. La conferencia debe ser dirigida por un médico experimentado con gran sensibilidad y capacidad de comunicación. Debe estar familiarizado con el caso y tener un conocimiento completo de los resultados del caso y sus implicaciones. También pueden estar presentes las enfermeras, los terapeutas, los trabajadores sociales y otros médicos que sean importantes para el equipo de atención del lactante.

4. La reunión debe ser tranquila, con tiempo suficiente para responder a todas las preguntas de la familia.

5. Debe entregarse un informe escrito que resuma los resultados de la reunión y esté redactado en un lenguaje comprensible para la familia. Debe enviarse una copia del informe al médico de cabecera de la familia, tras obtener el correspondiente consentimiento de esta.

6. Las fotografías de duelo del bebé pueden entregarse en este momento o en un momento anterior si es posible.

Referencias

1. Nijkamp JW, Sebire NJ, Bouman K, et al. Perinatal death investigations: What is current practice? *Semin Fetal Neonatal Med.* 2017;22:167–175.

2. Christodoulou J, Wilcken B. Perimortem laboratory investigation of genetic metabolic disorders. *Semin Neonatol.* 2004;9:275–280.

3. Weber M, Ashworth M, Risdon RA. Sudden unexpected neonatal death in the first week of life: autopsy findings from a specialist center. *J Matern Fetal Neonatal Med.* 2009;22:398–404.

4. Basu MN, Johnsen IBG, Wehberg S, et al. Causes of death among full term stillbirths and early neonatal deaths in the region of Southern Denmark. *J Perinat Med.* 2018;46(2):197–202.

5. Champion MP. An approach to the diagnosis of inherited metabolic disease. *Arch Dis Child Educ Pract Ed.* 2010;95:40–46.

6. Yang Y, Muzny DM, Reid JG, et al. Clinical whole-exome sequencing for the diagnosis of mendelian disorders. *N Engl J Med.* 2013;369:1502–1511.

7. Godard B, Schmidtke J, Cassiman JJ, et al. Data storage and DNA banking for biomedical research. *Eur J Hum Genet.* 2003;(11)(Supp 2):S88–S122.

8. Laing I. Clinical aspects of neonatal death and autopsy. *Semin Neonatol.* 2004;9:247–254.

9. Jones F, Thibon P, Jeanne-Pasquier C, et al. Changes in fetal autopsy patterns over a 10-year period. *Arch Dis Child Fetal Neonatal Ed.* 2016;101:F481–F482.

10. Thayyil S. Less invasive autopsy: an evidenced based approach. *Arch Dis Child.* 2011;96:681–687.

11. Ernst L, Sondheimer N, Deardorff M, et al. The value of the metabolic autopsy in the pediatric hospital setting. *J Pediatr.* 2006;148:779–783.

12. Cernach MC, Patricio FR, Galera MF, et al. Evaluation of a protocol for postmortem examination of stillbirths and neonatal deaths with congenital anomalies. *Pediatr Dev Pathol.* 2004;7:335–341.

13. Olpin S. The metabolic investigation of sudden infant death. *Ann Clin Biochem.* 2004;41:282–293.

14. Chace D, Kalas T, Naylor E. Use of tandem mass spectrometry for multianalyte screening of dried blood specimens from newborns. *Clin Chem.* 2003;49:1797–1817.

15. Enns G. Inborn errors of metabolism masquerading as hypoxic-ischemic encephalopathy. *Neoreviews.* 2005;6:e549–e558.

16. Pinar H, Koch MA, Hawkins H, et al. The stillbirth collaborative research network postmortem examination protocol. *Am J Perinatol.* 2012;29(3):187–202.

17. The Wisconsin Stillbirth Service. http://www2.marshfieldclinic.org/wissp. Accessed October 16, 2016.

18. The Perinatal Society of Australia and New Zealand. https://www.psanz.com.au/. Accessed October 16, 2016.

19. Blood C, Cacciatore J. Best practice in bereavement photography after prenatal death: qualitative analysis with 104 parents. *BMC Psychol.* 2014;2(1):15.

20. Pitt DB, Bankier A, Skoroplas T, et al. The role of photography in syndrome identification. *J Clin Dysmorphol.* 1984;2:2.

21. Roberts DJ, Oliva E. Clinical significance of placental examination in perinatal medicine. *J Matern Fetal Neonatal Med.* 2006;19:255–264.

22. Frearson-Smith J, Dorling J. Guidelines for the collection of peri and post-mortem tissue samples on the neonatal unit. *Nottingham Neonatal Service-Clinical Guidelines.* Version 3. August 2015.

23. Wainwright HC. My approach to performing a perinatal or neonatal autopsy. *J Clin Pathol.* 2006;59:673–680.

24. Tellefsen CH, Vogt C. How important is placental examination in cases of perinatal deaths? *Pediatr Dev Pathol.* 2011;14:99–104.

25. The Genetic Testing Registry (GTR®). http://www.ncbi.nlm.nih.gov/sites/GeneTests/clinic. Accessed October 16, 2017.

26. Kayton A. Newborn screening: a literature review. *Neonatal Netw.* 2007;26:85–95.

27. Hoffmann GF, Surtees RAH, Wevers RA. Cerebrospinal fluid investigations for neurometabolic disorders. *Neuropediatrics.* 1998;29:59–71.

28. Lundemose JB, Kolvraa S, Gregerson N, et al. Fatty acid oxidation disorders as primary cause of sudden and unexpected death in infants and young children: an investigation performed on cultured fibroblasts from 79 children who died aged between 0–4 years. *J Clin Pathol: Mol Pathol.* 1997;50:212.

29. Alguire PC, Mathes BM. Skin biopsy techniques for the internist. *J Gen Intern Med.* 1998;13:46–54.

30. Wong LC, Scaglia F, Graham BH, et al. Current molecular diagnostic algorithm for mitochondrial disorders. *Mol Genet Metab.* 2010;100:111–117.

31. Rinaldo P, Yoon HR, Yu C, et al. Sudden and unexpected neonatal death: A protocol for the postmortem diagnosis of fatty acid oxidation disorders. *Semin Perinatol.* 1999;23:204–210.

32. Al Knawy B, Shiffman M. Percutaneous liver biopsy in clinical practice. *Liver Int.* 2007;27:1166–1173.

33. Kawashima H, Ishii C, Yamanaka G, et al. Myopathy and neurogenic muscular atrophy in unexpected cardiopulmonary arrest. *Pediatr Int.* 2011;53:159–161.

34. Pinar H. Postmortem findings in term neonates. *Semin Neonatol.* 2004;9:289–302.

35. Costa S, Rodrigues M, Centeno MJ. Diagnosis and cause of death in a neonatal intensive care unit—How important is autopsy? *J Matern Fetal Neonatal Med.* 2011;24:760–763.

36. Huisman T. Magnetic resonance imaging: An alternative to autopsy in neonatal death? *Semin Neonatol.* 2004;9: 347–353.

37. Putman MA. Perinatal, perimortem and postmortem examination, obligations and considerations for perinatal, neonatal and pediatric clinicians. *Adv Neonatal Care.* 2007;7:281–288.

38. McHaffie HE. Follow up care of bereaved parents after treatment withdrawal from newborns. *Arch Dis Child Fetal Neonat Ed.* 2001;84:F125–F128.

Paracentesis abdominal

Kathryn M. Maselli, Megan E. Beck, Bavana Ketha, Anne S. Roberts y A. Alfred Chahine

A. Definición

La paracentesis es el drenaje percutáneo de la ascitis de la cavidad peritoneal.

B. Indicaciones

1. Terapéutica: para reducir la presión intraabdominal en pacientes con ascitis masiva que provoca un compromiso cardiorrespiratorio.
2. Diagnóstica: para ayudar a determinar la etiología de la ascitis, la peritonitis neonatal o ambas.
   a. Enterocolitis necrosante con sospecha de gangrena o perforación: presencia de materia fecal o bacterias y leucocitos (WBC, por sus siglas en inglés) en un frotis (1-3)
   b. Ascitis hepática: comparación de los niveles de albúmina sérica y ascítica, recuento de células y cultivo en el diagnóstico de la peritonitis bacteriana espontánea (4, 5)
   c. Ascitis quilosa: análisis de triglicéridos, colesterol y linfocitos en el recuento celular del líquido (3, 6)
   d. Ascitis urinaria: prueba de contenido de creatinina (7)
   e. Peritonitis por meconio: aspecto bruto de la ascitis (8)
   f. Ascitis biliar: prueba de nivel de bilirrubina (9)
   g. Ascitis pancreática: análisis de los niveles de amilasa y lipasa (5, 10)
   h. Infecciones congénitas: citomegalovirus (CMV), tuberculosis, toxoplasmosis, sífilis: prueba de cuerpos de inclusión, treponemas (5, 11)
   i. Errores congénitos del metabolismo-desórdenes de almacenamiento de ácido siálico: prueba de linfocitos vacuolados y ácido siálico libre (12)
   j. Ascitis iatrogénica por extravasación de líquido de catéteres venosos centrales: prueba de contenido de glucosa

C. Contraindicaciones

La coagulopatía es una contraindicación relativa; el procedimiento puede realizarse con un tratamiento concomitante de trombocitopenia o coagulopatía, aunque existe controversia sobre si es necesaria la administración de productos sanguíneos (4, 13).

D. Equipo

1. Catéter de calibre 24 o 25 sobre una aguja (p. ej., Angiocath)
2. Jeringa de 5 o 10 mL
3. Desinfectante tópico de la piel (p. ej., yodopovidona, clorhexidina)
4. Toallas estériles
5. Guantes estériles
6. Tubo de extensión
7. Llave de paso de tres vías
8. Tubos de recolección y contenedores de muestras para el análisis de líquidos
   a. Recuento de células y diferencial, cultivo, tinción de Gram, frotis de bacilos acidorresistentes, citología, proteínas totales, albúmina, glucosa, lactato deshidrogenasa, amilasa, bilirrubina, creatinina, nitrógeno ureico en sangre, electrolitos, gravedad específica, pH, colesterol, triglicéridos
9. Jeringa de tuberculina
10. Lidocaína (1%)
11. Material de vestir sanitario

E. Técnica (▶ Video 28-1: Paracentesis abdominal)

1. Obtener el consentimiento informado adecuado y el tiempo de espera antes del procedimiento (capítulo 3). El paciente debe estar conectado a un monitor cardiorrespiratorio y tener un soporte de temperatura apropiado (capítulo 4).
2. Colocar un soporte blando ("chichón") bajo el flanco izquierdo del neonato en decúbito supino, para permitir que la mayor parte del líquido drene en posición dependiente y que los intestinos floten lejos del cuadrante inferior derecho (fig. 28-1).

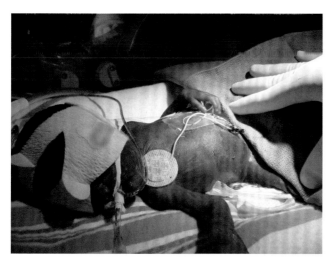

FIGURA 28-1 Posición adecuada y desinfección del abdomen antes de realizar paracentesis en un neonato prematuro.

3. Preparar el cuadrante inferior derecho con la solución desinfectante y cubrirlo con toallas estériles.

4. Seleccionar un punto entre el ombligo y la espina iliaca anterosuperior a un tercio desde la distancia de la espina iliaca anterosuperior. Evitar la línea media para minimizar el riesgo para la vejiga y un vaso umbilical permeable y evitar las cicatrices quirúrgicas anteriores para minimizar el riesgo de lesión intestinal. Si no son visibles, la transiluminación de la pared abdominal revelará los vasos epigástricos inferiores, que deben evitarse. Una posición infraumbilical evita el hígado y el bazo.

5. Infiltrar la piel, los músculos y el peritoneo con anestesia local utilizando la jeringa de tuberculina.

6. Conectar la jeringa de 10 mL al catéter de calibre 24 y a la aguja.

7. Dirigir el catéter hacia la espalda en un ángulo de 45 grados (fig. 28-2). Se puede utilizar la mano no dominante

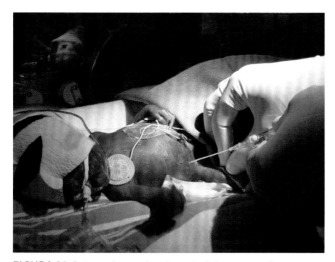

FIGURA 28-2 Lugar de entrada y dirección de la aguja para la paracentesis abdominal en un neonato prematuro.

para retraer la piel en dirección descendente mientras se avanza la aguja para crear una vía Z después de retirar la aguja y el catéter.

8. Empujar el catéter y la aguja a través de la piel, los músculos y la superficie peritoneal mientras aplica una suave succión en el émbolo de la jeringa.

9. Cuando se sienta una disminución repentina de la resistencia y se aspire líquido peritoneal, avanzar más el catéter y retirar la aguja.

10. Conectar un tubo de extensión con una llave de paso de tres vías a la jeringa y aplicar una succión suave e intermitente para aspirar la mayor cantidad de líquido posible.

11. Si el líquido no fluye libremente, el catéter podría estar dentro de la luz intestinal o en el retroperitoneo. Retire el catéter y repita la maniobra con el catéter en un ángulo ligeramente diferente. De manera alternativa, reposicionar al paciente con cuidado para mantener el sitio del catéter en la posición dependiente para continuar la aspiración de líquidos.

12. Retirar el catéter cuando el líquido deje de fluir.

13. Distribuya el líquido en los distintos tubos y vasos para los estudios correspondientes.

14. Aplicar un vendaje manteniendo la presión hasta que la fuga haya cesado.

F. Complicaciones

1. **Hemorragia del hígado o de los vasos intraabdominales:** puede ser lo suficientemente grave como para requerir una laparotomía.

2. **Perforación intestinal:** puede dar lugar a una sepsis abdominal; sin embargo, lo más frecuente es que no tenga consecuencias porque el catéter y la aguja son de pequeño diámetro. El riesgo puede reducirse con la descompresión por sonda nasogástrica o rectal si la distensión intestinal es importante antes del procedimiento.

3. **Hipotensión:** puede deberse a grandes desplazamientos repentinos de líquido durante la paracentesis terapéutica. Los pacientes deben estar conectados a un monitor durante el procedimiento, y el líquido debe ser retirado lentamente. La paracentesis de gran volumen puede requerir la administración juiciosa de líquidos para compensar los cambios de fluido.

4. **Hematoma:** se debe tener cuidado de evitar los vasos epigástricos inferiores, que pueden ser transiluminados.

5. **Edema escrotal o labial:** debido al arrastre de líquido entre las capas de la pared abdominal.

6. **Fuga persistente de líquido ascítico:** puede evitarse con la técnica de la vía Z, puede requerir el cierre con sutura o el drenaje con bolsa para evitar la maceración de la piel.

Referencias

1. Lee JS, Polin RA. Treatment and prevention of necrotizing enterocolitis. *Semin Neonatol.* 2003;8(6):449–459.
2. Rees CM, Eaton S, Pierro A. National prospective surveillance study of necrotizing enterocolitis in neonatal intensive care units. *J Pediatr Surg.* 2010;45:1391–1397.

3. Sabri M, Saps M, Peters JM. Pathophysiology and management of pediatric ascites. *Curr Gastroenterol Rep.* 2003;5:240–246.

4. Vieira SMG, Matte U, Kieling CO, et al. Infected and noninfected ascites in pediatric patients. *J Pediatr Gastroentrol Nutr.* 2005;40(3):289–294.

5. Aslam M, DeGrazia M, Gregory ML. Diagnostic evaluation of neonatal ascites. *Am J Perinatol.* 2007;24(10):603–609.

6. Herman TE, Siegel MJ. Congenital chylous ascites. *J Perinatol.* 2009;29(2):178–180.

7. Oei J, Garvey PA, Rosenberg AR. The diagnosis and management of neonatal urinary ascites. *J Paediatr Child Health.* 2001;37(5):513–515.

8. Shyu MK, Shih JC, Lee CN, et al. Correlation of prenatal ultrasound and postnatal outcome in meconium peritonitis. *Fetal Diagn Ther.* 2003;18(4):255–261.

9. Xanthakos SA, Yazigi NA, Ryckman FC, et al. Spontaneous perforation of the bile duct in infancy: A rare cause of irritability and abdominal distention. *J Pediatr Gastroenterol Nutr.* 2003;36(2):287–291.

10. Saps M, Slivka A, Khan S, et al. Pancreatic ascites in an infant: Lack of symptoms and normal amylase. *Dig Dis Sci.* 2003;48(9):1701–1704.

11. Nicol KK, Geisinger KR. Congenital toxoplasmosis: Diagnosis by exfoliative cytology. *Diagn Cytopathol.* 1998;18:357–361.

12. Lemyre E, Russo P, Melancon SB, et al. Clinical spectrum of infantile free sialic acid storage disease. *Am J Med Genet.* 1999;82:385–391.

13. Grabau CM, Crago SF, Hoff LK, et al. Performance standards for therapeutic abdominal paracentesis. *Hepatology.* 2004;40:484–488.

Acceso vascular

Colocación de vías intravenosas periféricas

Ha-Young Choi

A. Indicación

1. Administración de medicamentos intravenosos (IV), líquidos o nutrición parenteral cuando no es posible utilizar el tracto gastrointestinal.

B. Equipo

Desde finales de la década de 1960, la variedad de equipos disponibles para el acceso vascular periférico ha crecido desde las agujas metálicas de rango de tamaño limitado y los tubos rígidos de polietileno hasta una serie de cánulas de plástico, catéteres de uno y varios lúmenes de diferentes tamaños y materiales, y dispositivos totalmente implantables (puertos). El acceso vascular más seguro y eficaz se obtiene al hacer coincidir con cuidado el tamaño del neonato, sus necesidades terapéuticas y la duración del tratamiento requerido con el dispositivo y la técnica más adecuados. En este capítulo se describe la colocación de vías IV periféricas; la de vías venosas centrales se describe en el capítulo 34.

Equipo estéril (fig. 29-1)

1. Hisopos con yodopovidona u otro antiséptico (véase el capítulo 6)
2. Aguja adecuada (calibre 24 como mínimo para la transfusión de sangre)
   a. Catéter IV de calibre 21 a 26 (de preferencia blindado para la seguridad del paciente y del operador)
3. Conexión para la cánula (es decir, conector en T)
4. 2 cuadros de gasa de 5 centímetros
5. Suero salino isotónico en jeringa de 2 o 3 mL
6. Solución de lavado heparinizada (heparina 0.5 a 1 U/mL de solución salina normal) para el bloqueo de heparina (opcional); el uso de solución salina heparinizada para prolongar la permeabilidad de los catéteres IV sigue siendo controvertido (1, 2).

Equipo limpio no estéril

1. Torniquete
2. Luz de procedimiento o transiluminador (3)
3. Materiales de sujeción (véase el capítulo 5)
4. Compresa caliente para calentar la extremidad, si es necesario (calentador de talones para bebés) (4)
5. Brazalete de tamaño adecuado, si es necesario
6. Bolas de algodón u otros posicionadores blandos para apoyar el catéter IV, si es necesario
7. Tijeras
8. Rollo de cinta adhesiva porosa de 1.27 a 2.54 centímetros, cinta transparente o apósitos transparentes semipermeables
   a. Si se utiliza cinta, hay que emplear la mínima cantidad necesaria en la piel prematura y considerar el uso de una barrera de pectina (p. ej., DuoDERM, ConvaTec/Bristol-Myers Squibb, Princeton, Nueva Jersey; Holli-Hesive, Hollister, Libertyville, Illinois)
   b. Una cinta o apósito transparente facilitará la observación del lugar de la IV y los apósitos semipermeables

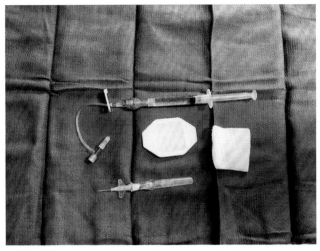

FIGURA 29-1 Equipo estéril necesario para la colocación de líneas IV periféricas.

permiten que se evaporen pequeñas cantidades de líquido, como el sudor, bajo el apósito para mantener la zona seca (p. ej., Tegaderm, 3M Health Care, St. Paul, Minnesota).

   c. Existen dispositivos de encintado autoadhesivo precortados (p. ej., Veni-Gard Jr. -ConMed IV Site Care Products, Utica, Nueva York).

9. Restricciones y control del dolor, según la situación clínica

   a. Chupete. Chupar libera endorfinas, que disminuyen el dolor (5, 6).

   b. Considerar la posibilidad de envolver al bebé, dejando expuesta la extremidad necesaria para la colocación de la vía. Además de servir para sujetar al bebé, envolverlo es una medida de confort (véase el capítulo 5).

   c. La sacarosa oral se utiliza con frecuencia como intervención no farmacológica para el alivio del dolor en los neonatos (7, 8).

   d. Algunos lactantes en estado crítico, como los que padecen hipertensión pulmonar persistente, pueden necesitar analgésicos o sedantes adicionales para evitar la agitación y la desaturación durante los procedimientos dolorosos.

   e. Las preparaciones de crema con lidocaína tópica deben aplicarse mucho antes del inicio del procedimiento, por lo regular entre 30 y 60 minutos; seguir las recomendaciones del fabricante. Asegurarse de seguir las recomendaciones de dosificación, ya que puede absorberse por vía transcutánea y causar metahemoglobinemia (9).

C. Precauciones

1. Evitar las zonas adyacentes a la pérdida de piel superficial o a la infección.

2. Evitar los vasos a través de las articulaciones, porque la inmovilización es más difícil.

3. Tener cuidado de diferenciar las venas de las arterias.

   a. Palpar la pulsación arterial.

   b. Observar el efecto de la oclusión de los vasos.

     (1) Vaso de la extremidad: las arterias se colapsan, las venas se llenan.

     (2) Vaso del cuero cabelludo: las arterias se llenan desde abajo, las venas se llenan desde arriba.

   c. Observar el color de la sangre obtenida (la sangre arterial es de color rojo brillante; la sangre venosa es más oscura).

   d. Observar la pulsatilidad del flujo una vez cateterizado el vaso (la sangre arterial tendrá un flujo abundante y pulsátil).

   e. Buscar el blanqueo de la piel sobre el vaso cuando se infunde el líquido (espasmo arterial).

4. Si la extremidad requiere calentamiento antes del procedimiento, utilizar un calentador de talones para bebés (p. ej., Fisherbrand Infant Heel Warmer, Prism Technologies, San Antonio, Texas; Heel Snuggler Infant Heel Warmer, Philips Children's Medical Ventures, Monroeville, Pennsylvania). Las compresas "caseras", como un pañal empapado en agua caliente, pueden causar lesiones térmicas graves o

maceración. Los niveles de calor apropiados para los adultos pueden causar graves quemaduras en el neonato (10).

5. Cortar el pelo del cuero cabelludo con unas tijeras pequeñas o un recortador para permitir la estabilización de la vía. No afeitar la zona, ya que se pueden causar abrasiones en la piel (11).

6. Aplicar el torniquete de forma prudente y correcta para que se libere con rapidez (véase la fig. 16-3).

   a. Minimizar el tiempo aplicado.

   b. Evitar su uso en zonas con circulación comprometida.

   c. Evitar su uso para los vasos del cuero cabelludo.

7. Cuando se utilicen las venas del cuero cabelludo, hay que evitar los sitios fuera de la línea del cabello.

8. Estar atento a los signos de flebitis o infiltración.

   a. Inspeccionar el sitio cada hora.

   b. Interrumpir de inmediato la VI ante cualquier signo de inflamación local o mal funcionamiento de la cánula.

   c. No se recomienda el uso de catéteres de plástico largos en neonatos porque su relativa rigidez eleva el riesgo de dañar el endotelio vascular, por lo que aumenta la posibilidad de trombosis venosa.

   d. Colocar un apósito con cinta en el lugar de la vía para permitir una inspección adecuada o utilizar un apósito estéril transparente sobre el lugar de entrada de la piel. Por lo general, no es necesario cambiar el apósito a menos que esté inestable, sucio o en el momento de retirar el catéter.

9. Considerar la posibilidad de utilizar una preparación protectora de la piel en los bebés prematuros pequeños para evitar el traumatismo cutáneo al retirar la cinta o el apósito. Cavilon No Sting Barrier Film, 3M Health Care, St. Paul, Minnesota, es un producto que no contiene alcohol y está disponible en el mercado; sin embargo, al igual que otros protectores de la piel disponibles en el mercado, no ha sido probado en neonatos.

   a. Forma una capa protectora resistente que se adhiere a la piel.

   b. No es necesario retirarlo al cambiar de apósito.

10. El uso de productos para aumentar la adherencia de la cinta debe ser limitado, en particular en el bebé prematuro. Estos productos crean una unión más fuerte entre la cinta y la epidermis que la unión entre la epidermis y la dermis subyacente. Esto provoca el desprendimiento de la epidermis cuando se retira la cinta.

11. Escribir la fecha, la hora y el tamaño de la aguja/cánula en un trozo de cinta adhesiva fijado al lugar.

12. Enrollar el tubo IV y la cinta adhesiva en la extremidad para eliminar la tensión del dispositivo IV.

13. Limitar a dos o tres intentos de colocación por persona. Vigilar con cuidado la descompensación clínica durante la colocación, sobre todo en el bebé muy prematuro y en los bebés con compromiso cardiaco o respiratorio.

14. Si se prevé un acceso venoso central, hay que planificar con antelación para que haya venas disponibles para el acceso venoso central percutáneo. Lo ideal es que la vía venosa periférica se coloque en una extremidad distinta de la vía central y que la vía central quizá requiera un vaso grande y recto. Véase el capítulo 34.

D. Técnica

Preparar como para un procedimiento menor (véase el capítulo 6). Asegurarse de que se mantiene un entorno térmico neutro y de que el lactante se encuentra en un estado adecuado para el procedimiento. Si el lactante recién ha recibido una alimentación enteral, considerar la posibilidad de retrasar el procedimiento hasta antes de la siguiente alimentación.

1. Seleccionar el vaso para la canulación.
    a. Utilizar la transiluminación para visualizar el vaso, si es necesario (véase el capítulo 13). También pueden utilizarse otras modalidades, como la ultrasonografía o los dispositivos de luz infrarroja cercana de cabecera, para la identificación de las venas.
    b. Seleccionar el segmento recto de la vena o la confluencia de dos afluentes.
    c. Se recomienda comenzar por los sitios más distales y progresar hacia los proximales, si es necesario. A continuación se sugiere el orden de preferencia (véase la **fig. 29-1**):
        (1) Dorso de la mano-plexo venoso dorsal
        (2) Plexo venoso dorsal del pie
        (3) Tobillo-menos safenoso, grandes venas safenosas
        (4) Antebrazo-medios, venas cefálicas accesorias
        (5) Fosa antecubital-venas basilicales o cubitales
        (6) Venas del cuero cabelludo-supratroclear, temporal superficial, auricular posterior
2. Cortar el pelo con unas tijeras pequeñas cerca del cuero cabelludo si se utilizan los vasos de este.
3. Calentar la extremidad con un calentador de talones durante alrededor de 5 minutos, si es necesario.

4. Aplicar torniquete si el lugar anatómico lo indica.
    a. Colocar lo más cerca posible del lugar de la venopunción.
    b. Apretar hasta que la pulsación periférica se detenga.
    c. Soltar de manera parcial hasta que el pulso arterial sea por completo palpable.
5. Preparar la zona de la piel con un antiséptico. Dejar secar.
    En Estados Unidos, la clorhexidina, la solución de yodopovidona y el alcohol isopropílico son las soluciones desinfectantes de la piel más utilizadas. La clorhexidina suele estar disponible en una preparación a base de alcohol, que puede causar daños en la piel inmadura de los neonatos prematuros (12). La yodopovidona ha demostrado tener una mayor eficacia que el alcohol isopropílico y, además, es menos perjudicial para el tejido cutáneo. La solución de yodopovidona debe aplicarse en el lugar de inserción propuesto y dejarse secar durante al menos 30 segundos. El exceso de yodopovidona debe eliminarse con un hisopo salino estéril o con agua estéril, para evitar las quemaduras y la absorción de yodo y el hipotiroidismo en los bebés prematuros causado por el contacto prolongado (13, 14). Véase el capítulo 6 para más detalles sobre los antisépticos.
6. Coloque el catéter entre el pulgar y el primer dedo. En el caso de los angiocatéteres con alas, sujete las alas de plástico (**fig. 29-2A**).
7. Anclar la vena con el dedo índice de la mano libre y estirar la piel que la recubre. Esta maniobra también puede utilizarse para producir la distensión de las venas del cuero cabelludo (**fig. 29-2A**).
8. Mantener la aguja paralela al vaso, en dirección al flujo sanguíneo (**fig. 29-2A**).
9. Introducir la aguja a través de la piel unos milímetros distal al punto de entrada en el vaso (véase el capítulo 16) (**fig. 29-2B**).

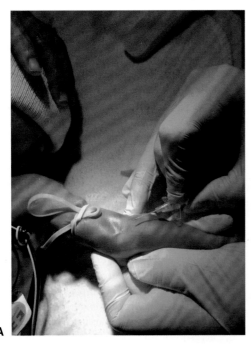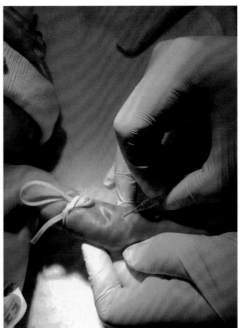

A   **B**

FIGURA 29-2 A. La aguja IV se sostiene en la mano dominante, mientras que los dedos índice y pulgar de la mano no dominante se utilizan para anclar la vena y estirar la piel subyacente. La aguja está paralela al vaso, con el punto de introducción en la piel unos milímetros distal al punto de entrada del vaso. **B.** Se hace avanzar la aguja hasta que se vea un "destello" de sangre en la cánula. (*Continúa*)

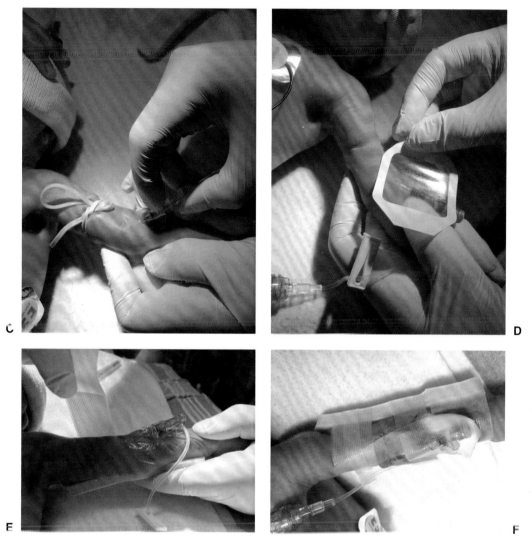

FIGURA 29-2 (*Continuación*) **C.** Retirar la aguja y avanzar la cánula. **D.** Colocar la solución salina y asegurar la cánula con un apósito. **E.** Si el lugar de la cánula está sobre una articulación importante, considerar la posibilidad de inmovilizar la articulación, por ejemplo, con un brazalete. **F.** Se puede utilizar un bastoncillo de algodón para sostener el cubo del conector en T para evitar lesiones por presión.

10. Introducir la aguja con suavidad en el vaso hasta que aparezca sangre en el centro de la aguja o en la cánula al retirar el estilete (**fig. 29-2B**). Si se utiliza un vaso muy pequeño o en un niño con mala circulación periférica, es posible que la sangre no aparezca de inmediato en el tubo. En caso de duda, inyectar una pequeña cantidad de solución salina después de soltar el torniquete.

11. Retirar el estilete. No avanzar la aguja más allá, porque la pared posterior del vaso puede ser perforada.

12. Avanzar la cánula lo máximo posible (**fig. 29-2C**). Inyectar una pequeña cantidad de sangre o solución de lavado en la vena antes de avanzar la cánula puede ayudar a la canulación.

13. Retirar el torniquete.

14. Conectar el conector T y la jeringa e infundir con suavidad una pequeña cantidad de solución salina para confirmar la posición intravascular (**fig. 29-2D**).

15. Colocar la cánula (**fig. 29-3**).

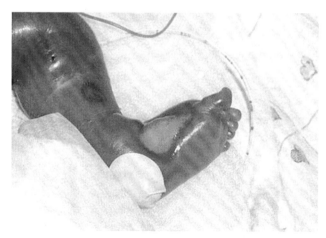

FIGURA 29-3 Resultado de la infusión de lidocaína en los tejidos subcutáneos del miembro inferior.

16. Colocar el tubo IV y fijarlo a la piel.
17. Si es necesario un brazalete para asegurar el sitio, colocar la extremidad afectada en una posición anatómicamente correcta antes de encintar. Considerar la posibilidad de colocar algodón o un cuadrado de gasa de 5 × 5 centímetros debajo del conector en T para evitar una lesión por presión (**fig. 29-2E, F**).

CONVERSIÓN DE LA LÍNEA IV PERIFÉRICA A UN BLOQUEO SALINO

Técnica

1. Lavarse las manos y ponerse guantes.
2. Limpiar el tubo IV y la conexión del catéter con una solución antiséptica.
3. Detener la infusión IV y retirar el tubo IV del centro de la aguja o cánula IV.
4. Sellar el cubo con un tapón estéril o un sistema de conexión en T (p. ej., el tapón de infusión intermitente Argyle [Consolidated Medical Equipment, Utica, Nueva York; Sherwood Medical Co., St. Louis, Missouri] o un conjunto de extensión de puerto de cierre giratorio [B. Braun Medical Inc., Bethlehem, PA] que haya sido cebado con la cantidad necesaria de solución salina). Como improvisación, se puede utilizar una llave de paso con dos cabezas muertas. Sin embargo, se necesitan al menos 3 mL de solución de lavado para lavar todas las partes de una llave de paso. Esto aumenta el margen de error, con una posible sobrecarga de líquido en los bebés prematuros muy pequeños.
5. Limpiar el tapón con un antiséptico e inyectar de 0.4 a 0.8 mL de solución salina a través del tapón para eliminar la sangre de la aguja o cánula.
6. Limpiar el tapón con un antiséptico antes de cada uso.
7. Rellenar la esclusa con solución de lavado después de cada infusión IV. (Lavar de manera rutinaria cada 6 a 12 h, según la frecuencia de uso.)

Complicaciones

1. Hematoma: es la complicación más común, pero no suele ser significativa. Los hematomas a menudo pueden tratarse con una suave presión manual.
2. La flebitis es la complicación significativa más frecuente asociada con el uso de catéteres venosos periféricos. Cuando se produce una flebitis, puede aumentar el riesgo de infección local relacionada con el catéter (15). El material del catéter, el tamaño del mismo y la tonicidad del infusado también influyen en la incidencia de la flebitis. Cuando se utilizan líneas periféricas para la nutrición parenteral, la coinfusión de una solución lipídica con la solución de nutrición parenteral total hiperosmolar prolonga la vida de la vena (16, 17).
3. Infiltración del tejido subcutáneo con la solución IV. (Para el manejo de esta complicación, véase el capítulo 30.) Desa-

fortunadamente, esta es una complicación común de la infusión IV periférica. La vigilancia extrema y evitar soluciones IV hiperosmolares ayudarán a reducir la incidencia al mínimo posible. Las consecuencias de la extravasación IV pueden ser:
a. Ampollas superficiales (**fig. 29-3**).
b. Escoriaciones profundas, que pueden requerir injerto de piel (**fig. 29-4**).
c. Calcificación del tejido subcutáneo debido a la infiltración de una solución que contiene calcio.

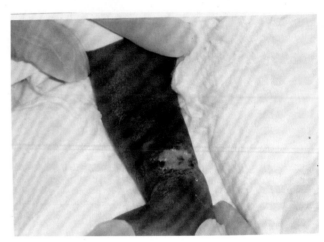

FIGURA 29-4 Escoriaciones profundas de la piel que requirieron injertos, causadas por la infiltración IV.

4. Infección: hay un aumento de la incidencia tanto de flebitis como de infección cuando un catéter permanece en su lugar más de 72 h y se manipula con frecuencia. Las manipulaciones de catéteres antiguos pueden provocar la siembra de bacterias a lo largo de un catéter colonizado, por lo que los apósitos deben cambiarse solo cuando estén visiblemente sucios (18). No se ha demostrado que la sustitución frecuente de los catéteres disminuya la infección en los adultos y, teniendo en cuenta la dificultad de colocación de los catéteres venosos periféricos en los neonatos y los niños, las recomendaciones generales son seguir utilizándolos hasta que la vía no sea necesaria o quede inutilizada (19).
5. Embolización del coágulo con lavado forzado.
6. Hipernatremia, sobrecarga de líquidos o heparinización del lactante debido a una técnica o solución de lavado inadecuada; también trastornos electrolíticos por la infusión de líquidos IV a un ritmo incorrecto.
7. Inyección o infusión accidental en una arteria, con arteriospasmo y posible necrosis tisular (**fig. 29-5**).
8. Quemadura por:
a. Transiluminador (fig. 27-8; véase también el capítulo 15)
b. Compresa utilizada para calentar la extremidad antes del procedimiento
c. Aplicación prolongada de yodopovidona, alcohol isopropílico o clorhexidina en pieles muy prematuras
9. Émbolo de aire.

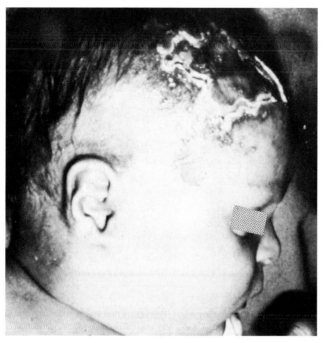
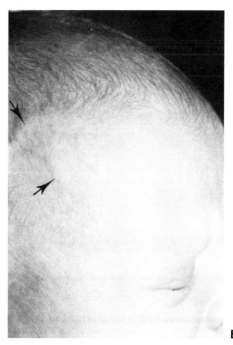

FIGURA 29-5 **A.** Escoriación de la piel del cuero cabelludo causada por una infusión inadvertida en la rama frontal de la arteria temporal. **B.** Esto se indica con *flechas*.

Referencias

1. Shah PS, Ng E, Sinha AK. Heparin for prolonging peripheral intravenous catheter use in neonates. *Cochrane Database Syst Rev.* 2005;(4):CD002774.

2. Upadhyay A, Verma KK, Lal P, et al. Heparin for prolonging peripheral intravenous catheter use in neonates: A randomized controlled trial. *J Perinatol.* 2015;35(4):274–277.

3. Peterson KA, Phillips AL, Truemper E, et al. Does the use of an assistive device by nurses impact peripheral intravenous catheter insertion success in children? *J Pediatr Nurs.* 2012;27(2):134–143.

4. Biyik Bayram S, Caliskan N. Effects of local heat application before intravenous catheter insertion in chemotherapy patients. *J Clin Nurs.* 2016;25(11-12):1740–1747.

5. Naughton KA. The combined use of sucrose and nonnutritive sucking for procedural pain in both term and preterm neonates: An integrative review of the literature. *Adv Neonatal Care.* 2013;13(1):9–19.

6. Pillai Riddell RR, Racine NM, Gennis HG, et al. Non-pharmacological management of infant and young child procedural pain. *Cochrane Database Syst Rev.* 2015;(12):CD006275.

7. Taddio A, Shah V, Stephens D, et al. Effect of liposomal lidocaine and sucrose alone and in combination for venipuncture pain in newborns. *Pediatrics.* 2011;127(4):e940–e947.

8. Stevens B, Yamada J, Ohlsson A, et al. Sucrose for analgesia in newborn infants undergoing painful procedures. *Cochrane Database Syst Rev.* 2016;7:CD001069.

9. Kuiper-Prins E, Kerkhof GF, Reijnen CG, et al. A 12-day-old boy with methemoglobinemia after circumcision with local anesthesia (Lidocaine/Prilocaine). *Drug Saf Case Rep.* 2016;3(1):12.

10. Abboud L, Ghanimeh G. Thermal burn in a 30-minute-old newborn: Report on the youngest patient with iatrogenic burn injury. *Ann Burns Fire Disasters.* 2017;30(1):62–64.

11. Tanner J, Norrie P, Melen K. Preoperative hair removal to reduce surgical site infection. *Cochrane Database Syst Rev.* 2011;(11):CD004122.

12. Neri I, Ravaioli GM, Faldella G, et al. Chlorhexidine-induced chemical burns in very low birth weight infants. *J Pediatr.* 2017;191.262–265.

13. Chiang YC, Lin TS, Yeh MC. Povidone-iodine-related burn under the tourniquet of a child—a case report and literature review. *J Plast Reconstr Aesthet Surg.* 2011;64(3):412–415.

14. Aitken J, Williams FL. A systematic review of thyroid dysfunction in preterm neonates exposed to topical iodine. *Arch Dis Child Fetal Neonatal Ed.* 2014;99(1):F21–F28.

15. Mermel LA. Short-term peripheral venous catheter-related bloodstream infections: A systematic review. *Clin Infect Dis.* 2017;65(10):1757–1762.

16. Pineault M, Chessex P, Pledboeuf B, et al. Beneficial effect of coinfusing a lipid emulsion on venous patency. *J Parenter Enter Nutr.* 1989;13:637–640.

17. Phelps SJ, Lochrane EB. Effect of the continuous administration of fat emulsion on the infiltration rate of intravenous lines in infants receiving peripheral parenteral nutrition solutions. *J Parenter Enter Nutr.* 1989;13:628–632.

18. Zhang L, Cao S, Marsh N, et al. Infection risks associated with peripheral vascular catheters. *J Infect Prev.* 2016;17(5):207–213.

19. O'Grady NP, Alexander M, Dellinger EP, et al. Guidelines for the prevention of intravascular catheter-related infections. *Clin Infect Dis.* 2002;35:1281–1307.

30

Manejo de lesiones por extravasación

Aimee Vaughn y Ha-Young Choi

Introducción

La extravasación o infiltración inadvertida de soluciones administradas por vía intravenosa (IV) en el tejido subcutáneo es un acontecimiento adverso común en las enfermerías de cuidados intensivos y puede provocar la pérdida parcial o total de la piel, infección y daños en los nervios y tendones, con el riesgo potencial de deterioro cosmético y funcional. Las tasas de infiltración IV se citan hasta en 57 a 70% en la UCIN, siendo entre 11 y 23% las verdaderas lesiones por extravasación, es decir, aquellas lesiones infiltrativas que causan daño tisular y lesiones isquémicas que conducen a la necrosis tisular (1). A menudo están implicados los líquidos de alimentación parenteral, las soluciones de calcio, potasio y bicarbonato sódico, los agentes vasopresores y los antibióticos como la nafcilina.

Una lesión por extravasación es una emergencia que requiere una rápida identificación y un tratamiento adecuado, ya que la detección temprana y el manejo apropiado son vitales para optimizar el resultado (2).

A. Evaluación

1. Signos tempranos de infiltración IV: inquietud, llanto o retirada de la extremidad al lavar la cánula IV. Sin embargo, estos signos tempranos pueden estar ausentes en un bebé sedado o en estado crítico.
2. Signos tardíos de lesión: las ampollas y la decoloración de la piel suelen presagiar una pérdida cutánea al menos parcial, pero los cambios cutáneos visibles no siempre indican la gravedad de la lesión subyacente, que puede evolucionar a lo largo de varios días (véanse las **figs. 29-4** y **30-1**).
3. Se recomienda la estadificación de las extravasaciones para una evaluación objetiva que determine el grado de intervención necesario. Se utilizan varios sistemas de estadificación (1, 3, 4). En la **tabla 30-1** se describe uno de los más utilizados.
4. Las descripciones detalladas, el marcado de la zona o las fotografías digitales permiten documentar mejor la extensión de la herida y el proceso de cicatrización (3).

B. Manejo

El grado de intervención viene determinado por el estadio de la extravasación, la naturaleza de la solución infiltrante y la disponibilidad de antídotos específicos. No hay consenso sobre manejo de las lesiones por extravasación. En ausencia de ensa-

TABLA 30-1 **Estadificación de la lesión por extravasación**

ESTADIO	CARACTERÍSTICAS
1	Dolor en el sitio: llanto cuando la cánula IV se vacía
	La cánula IV se vacía con dificultad
	No hay enrojecimiento ni hinchazón
2	Dolor
	Enrojecimiento y ligera hinchazón en el lugar
	Relleno capilar rápido
3	Dolor
	Hinchazón moderada
	Blanqueo de la zona
	Piel fría al tacto
	Relleno capilar rápido debajo del sitio
	Buen pulso por debajo del sitio
4	Dolor
	Hinchazón grave alrededor del sitio
	Blanqueo de la zona
	Piel fría al tacto
	Área de necrosis cutánea o ampollas
	Tiempo de llenado capilar prolongado (> 4 s)
	Disminución o ausencia de pulso

Adaptado de Restieaux M, Maw A, Broadbent R, et al. Neonatal extravasation injury: Prevention and management in Australia and New Zealand—a survey of current practice. *BMC Pediatr*. 2013;13(1):34.

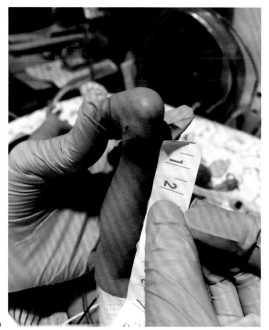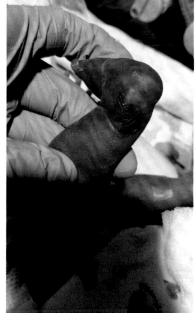

FIGURA 30-1 A: Lesión por extravasación en estadio IV con formación de escara. **B:** La misma zona 2 semanas después.

yos controlados aleatorios, algunas instituciones han establecido protocolos de manejo para guiar la terapia, basados en la experiencia local, series de casos y evidencia anecdótica (1-3, 5, 6).

1. En todos los casos

a. Detener con rapidez la infusión IV.
b. Retirar las bandas constrictoras que puedan actuar como torniquetes (p. ej., la sujeción del brazalete).
c. La elevación de la extremidad puede ayudar a reducir el edema (7).
d. La aplicación de compresas calientes o frías es controvertida y dependerá tanto del tipo de fármaco o líquido implicado en la infiltración o extravasación como de la preferencia de la unidad (4). Las compresas calientes pueden, mediante la vasodilatación local, ayudar a reabsorber las soluciones infiltradas (1). Sin embargo, las compresas calientes y húmedas también pueden provocar la maceración del tejido cutáneo ya comprometido.

2. Estadio 1 o extravasación 2

a. Retirar la cánula IV, a menos que sea necesario para el antídoto.
b. Considerar la posibilidad de un antídoto (véase el estadio 3 o 4 de extravasación más abajo).
c. Evaluar con frecuencia el sitio (6).

3. Estadio 3 o extravasación 4

a. Dejar la cánula IV colocada y, con una jeringa de 1 mL, aspirar todo el líquido posible de la zona (4, 6). Por lo general se puede aspirar muy poco líquido.

b. Retirar la cánula, a menos que sea necesaria para la administración del antídoto.

4. Antídotos y tratamientos

a. Hialuronidasa (1, 8, 9)

La hialuronidasa es un agente dispersante que por lo regular se utiliza en extravasaciones de calcio, líquidos de alimentación parenteral, antibióticos, bicarbonato sódico, etc. Aunque el etiquetado de la Food and Drug Administration (FDA) indica que la hialuronidasa no está aprobada para el tratamiento de lesiones por extravasación de vasopresores, se han registrado casos de tratamiento exitoso de dichas extravasaciones con una combinación de hialuronidasa e irrigaciones salinas, como se describe a continuación.

1. *Mecanismo de acción:* descomposición del ácido hialurónico, la sustancia básica o cemento intercelular de los tejidos; minimiza la lesión tisular al mejorar la dispersión y reabsorción de los líquidos extravasados.
2. *Formulaciones disponibles:*
   a. *Derivados de animales:* Vitrase® de origen ovino (Alliance Medical Products, Irvine, California) o Anfadasa® de origen bovino (Amphastar Pharmaceuticals, Rancho Cucamonga, California). La anfadasa contiene pequeñas cantidades de timerosal, por lo que no se recomienda en neonatos.
   b. *Hialuronidasa humana recombinante (rHuPH20) (Hylenex, Halozyme Therapeutics, San Diego, CA):* se dice que este producto tiene una actividad enzimática hasta 100 veces mayor que la forma derivada de animales, pero hay poca literatura disponible sobre su eficacia en las extravasaciones.

3. *Tiempo*

   Es más eficaz en 1 hora; puede utilizarse hasta 12 h después de la lesión.

4. *Administración*

   a. Utilizar una aguja pequeña, de calibre entre 25 y 30, para su administración.

   b. Los protocolos informan del uso de concentraciones de 15 a 150 unidades/mL. Para diluir el fármaco se pueden mezclar 0.1 mL de hialuronidasa (150 unidades/mL) con 0.9 mL de solución salina normal para crear hialuronidasa 15 unidades/mL.

   c. Se puede inyectar un total de 1 mL como cinco alícuotas separadas de 0.2 mL cada una, alrededor de la periferia del sitio de extravasación.

      Si se utiliza hialuronidasa humana recombinante, una única inyección subcutánea de 150 unidades puede ser igual de eficaz (8).

5. *Efectos adversos*

   No se ha informado ninguno en neonatos, se han notificado raras reacciones de sensibilidad a las formulaciones animales de hialuronidasa *en adultos*. Los posibles efectos secundarios incluyen taquicardia, hipotensión, mareos, escalofríos, eritema urticarial, angioedema, náusea, vómito y reacciones en el lugar de la inyección.

b. Técnica de punción múltiple (10, 11)

En los lactantes que desarrollan una hinchazón tensa de la zona con blanqueo de la piel debido a la infiltración, se han utilizado múltiples punciones de la zona edematosa para permitir el drenaje libre de la solución infiltrante.

1. Utilizando una técnica aséptica estricta y un estilete estéril para la extracción de sangre, se pincha varias veces la zona de mayor inflamación.

2. El líquido se extrae con suavidad para disminuir la hinchazón y evitar la necrosis.

3. A continuación, la zona puede cubrirse con vendajes impregnados de suero fisiológico u otros apósitos para heridas (véase más adelante, d. Apósitos para heridas) para facilitar el drenaje, extraer el vesicante e impedir la formación de costras.

c. Técnica de eliminación de suero salino (12)

Muchos autores han defendido una técnica de lavado con solución salina del tejido subcutáneo para las lesiones de gran volumen, pero no se ha estudiado en ensayos controlados aleatorios (5, 6, 12-15).

1. La hialuronidasa puede inyectarse por vía subcutánea para mejorar la dispersión del líquido, pero no por fuerza mejora los resultados en comparación con la solución salina sola (15).

2. Se realizan cuatro pequeñas incisiones punzantes en el plano del tejido con una hoja de bisturí en la periferia de la zona.

3. La solución salina se inyecta a través de una cánula roma que se introduce por vía subcutánea a través de uno de los puntos de punción y se lava a través de los otros puntos.

4. Masajear el líquido hacia las incisiones facilita la eliminación del material extravasado.

5. A continuación se puede tratar la zona afectada con apósitos y elevación, según proceda.

d. Nitroglicerina tópica (16)

1. Eficaz en el tratamiento de lesiones por fármacos vasoactivos, como las debidas a la extravasación de dopamina

2. *Mecanismo de acción*: relajante del músculo liso vascular

3. *Administración*

   a. Pomada de nitroglicerina al 2%, 4 mm/kg de peso corporal, aplicada sobre la zona afectada; puede repetirse cada 8 h si la perfusión no ha mejorado

4. *Precauciones*

   a. La absorción a través de la piel puede provocar hipotensión; riesgo de metahemoglobinemia

e. Fentolamina (1, 17)

Eficaz en el tratamiento de las extravasaciones de vasopresores como la dopamina y la epinefrina, que causan daños en los tejidos por una intensa vasoconstricción e isquemia.

1. *Mecanismo de acción*: bloqueo α-adrenérgico competitivo, que conduce a la relajación del músculo liso y a la hiperemia.

2. *Tiempo*: el efecto debe observarse casi de inmediato; es más eficaz en 1 h, pero puede utilizarse hasta 12. La vida media biológica de la fentolamina subcutánea es < 20 minutos.

3. *Administración*: no se han establecido las dosis para los recién nacidos. La dosis exacta depende del tamaño de la lesión y del tamaño del lactante. Las dosis recomendadas van desde 0.1 mg/kg por dosis hasta un máximo de 2.5 mg. Utilizar de 1 a 5 mL de solución de 0.5 mg/mL o hasta 2.5 mL de solución de 1 mg/mL inyectada por vía subcutánea en la zona infiltrada, tras retirar el catéter IV.

4. *Precauciones*: puede producirse hipotensión, taquicardia y disritmias; utilizar con extrema precaución en niños prematuros; considerar el uso de pequeñas dosis repetidas.

5. Manejo de las heridas

a. Objetivo

El objetivo del tratamiento de las heridas en los neonatos con pérdida de piel de espesor parcial o total es conseguir una cicatrización primaria o secundaria y evitar las cicatrices, las contracturas y la intervención quirúrgica.

Hay varios propósitos para vendar las heridas:

1. Mantener un entorno húmedo de pH equilibrado para promover la reepitelización.

2. Manejar los exudados.

3. Disminuir la alteración del tejido en curación.

4. Proporcionar una barrera antimicrobiana para prevenir la infección local y sistémica.

5. Disminuir el dolor.

b. Cuidado de las heridas

Los regímenes de cuidado de las heridas difieren entre los expertos y las instituciones (18, 19). La consulta con una enfermera especializada en el cuidado de las heridas suele ser útil (véase el capítulo 54).

1. Evaluar la herida: tamaño, profundidad, bordes, lecho de la herida, presencia de exudado, tejido necrótico, escara, márgenes, evaluación de la piel alrededor de la herida en busca de signos de inflamación o de maceración.

2. Evaluar la cicatrización de la herida todos los días. El tiempo de cicatrización oscila entre 7 días y 3 meses.

3. Los cambios de apósito pueden ser dolorosos. Considerar el uso de medidas de confort, sacarosa y analgésicos, según sea necesario.

4. Irrigar la herida con solución salina estéril para eliminar el exudado y los restos. Utilizar suero salino a temperatura ambiente y tener cuidado de no ejercer una presión excesiva, ya que puede dañar el tejido en curación. Una jeringa de 35 mL con un angiocatéter de calibre 19 proporciona entre 8 y 12 psi, suficiente para eliminar los restos (18).

c. Agentes tópicos

Pueden utilizarse agentes tópicos si la herida está colonizada, infectada o en riesgo de infectarse. No se recomienda el uso rutinario de soluciones antisépticas porque la mayoría de ellas destruye el tejido de granulación.

1. La crema de sulfadiazina de plata está contraindicada en los lactantes menores de 30 días porque las sulfonamidas aumentan el riesgo de kernícterus. Además, la crema puede oscurecer la herida al formar una capa opaca difícil de eliminar.

2. No se recomienda el uso de yodopovidona porque la absorción de yodo puede suprimir la función tiroidea.

3. Las cremas y pomadas antibacterianas tienen un papel limitado.

d. Apósitos para heridas

La selección del material del apósito depende de la profundidad de la herida y de las propiedades del lecho de la misma (presencia de tejido de granulación, húmedo, seco, exudativo) (18). Las heridas húmedas requieren apósitos absorbentes, mientras que las secas se benefician de apósitos hidratantes.

1. Se ha demostrado que los hidrogeles amorfos compuestos por un polímero de carboximetilcelulosa, propilenglicol y agua mantienen la humedad de la herida y facilitan su cicatrización (3, 20). Están disponibles en forma de geles o láminas que pueden aplicarse directo a la superficie de la herida y mantenerse en su sitio mediante un apósito secundario. El gel se retira con facilidad con suero fisiológico y suele cambiarse cada 3 días. Pueden ser necesarios cambios de apósito más frecuentes si hay una exudación excesiva.

2. Se postula que los apósitos impregnados de plata disminuyen la infección de las heridas, aunque la preocupación por la toxicidad de la plata ha restringido su uso prolongado y rutinario (21).

3. Los apósitos de alginato son fibras derivadas de algas marinas pardas, y son útiles para las heridas con exudados moderados o abundantes debido a sus propiedades de alta absorción y para las heridas sangrantes debido a sus propiedades hemostáticas (18).

4. Las espumas de poliuretano y las hidrofibras también son útiles para las heridas con exudados por sus propiedades de absorción (18).

5. Recién se ha utilizado la miel de uso médico, en gran parte debido a sus propiedades antimicrobianas (22). Su elevada osmolalidad puede ayudar a reducir el edema cutáneo. Debe utilizarse miel de grado médico y no de grado alimentario, ya que la de grado médico está libre de esporas clostridiales.

6. Consultas

a. Si la cicatriz implica un pliegue de flexión, los ejercicios de amplitud de movimiento pasivo con cada cambio de pañal pueden ayudar a prevenir las contracturas. Considerar la posibilidad de involucrar fisioterapia (FT) y terapia ocupacional (TO), si están disponibles en su institución.

b. Se recomienda la consulta de cirugía plástica para todas las lesiones de extravasación de espesor total y de espesor parcial significativo. Puede ser necesario un desbridamiento enzimático o quirúrgico o un injerto de piel en los casos de necrosis profunda. La consulta quirúrgica es necesaria cuando hay preocupación por el síndrome compartimental.

Referencias

1. Beall V, Hall B, Mulholland JT, et al. Neonatal extravasation: an overview and algorithm for evidence-based treatment. *Newborn Infant Nurs Rev*. 2013;13(4):189–195.

2. Driscoll MC, Langer M, Burke S, et al. Improving detection of IV infiltrates in neonates. *BMJ Quality Improv Rep*. 2015;4(1): pii: u204253.w3874.

3. Leo AD, Leung BC, Giele H, et al. Management of extravasation injuries in preterm infants. *Surg Sci*. 2016;07(09):427–432.

4. Reynolds PM, Maclaren R, Mueller SW, et al. Management of extravasation injuries: a focused evaluation of noncytotoxic medications. *Pharmacotherapy*. 2014;34(6):617–632.

5. Restieaux M, Maw A, Broadbent R, et al. Neonatal extravasation injury: prevention and management in Australia and New Zealand—a survey of current practice. *BMC Pediatr*. 2013;13(1):34.

6. Ghanem AM, Mansour A, Exton R, et al. Childhood extravasation injuries: improved outcome following the introduction of hospital-wide guidelines. *J Plast Reconstr Aesthet Surg*. 2015;68(4):505–518.

7. Pantelides N, Shah A. Extravasation injury: a simple technique to maintain limb elevation within a neonatal intensive care unit. *J Neonatal Nurs*. 2013;19(5):243–245.

8. Beaulieu MJ. Hyaluronidase for extravasation management. *Neonatal Netw.* 2012;31(6):413–418.

9. Kuenstig LL. Treatment of intravenous infiltration in a neonate. *J Pediatr Health Care.* 2010;24:184–188.

10. Chandavasu O, Garrow E, Valda V, et al. A new method for the prevention of skin sloughs and necrosis secondary to intravenous infiltration. *Am J Perinatol.* 1986;3(1):4–5.

11. Sung KY, Lee SY. Nonoperative management of extravasation injuries associated with neonatal parenteral nutrition using multiple punctures and a hydrocolloid dressing. *Wounds.* 2016;28(5):145–151.

12. Gault DT. Extravasation injuries. *Br J Plast Surg.* 1993;46:91–96.

13. Kostogloudis N, Demiri E, Tsimponis A, et al. Severe extravasation injuries in neonates: a report of 34 cases. *Pediatr Dermatol.* 2015;32(6):830–835.

14. Ching DL, Wong KY, Milroy C. Paediatric extravasation injuries: a review of 69 consecutive patients. *Int J Surg.* 2014;12(10):1036–1037.

15. Gopalakrishnan PN, Goel N, Banerjee S. Saline irrigation for the management of skin extravasation injury in neonates. *Cochrane Database Syst Rev.* 2017;7:CD008404.

16. Samiee-Zafarghandy S, van den Anker JN, Ben Fadel N. Topical nitroglycerin in neonates with tissue injury: a case report and review of the literature. *Paediatr Child Health.* 2014;19(1):9–12.

17. Le A, Patel S. Extravasation of noncytotoxic drugs: a review of the literature. *Ann Pharmacother.* 2014;48(7):870–886.

18. Fox MD. Wound care in the neonatal intensive care unit. *Neonatal Netw.* 2011;30(5):291–303.

19. King A, Stellar JJ, Blevins A, et al. Dressings and products in pediatric wound care. *Adv Wound Care (New Rochelle).* 2014;3(4):324–334.

20. Cisler-Cahill L. A protocol for the use of amorphous hydrogel to support wound healing in neonatal patients: an adjunct to nursing care. *Neonatal Netw.* 2006;25(4):267–273.

21. Williams BC. Nanoscale silver for infection control. *Nursing.* 2014;44(5):68–69.

22. Mohr LD, Reyna R, Amaya R. Neonatal case studies using active leptospermum honey. *J Wound Ostomy Continence Nurs.* 2014;41(3):213–218.

Cateterismo de la arteria umbilical

Suna Seo

El cateterismo de la arteria umbilical se realiza en neonatos en estado crítico, a menudo poco después del nacimiento. Las arterias umbilicales son patentes durante 7 a 14 días, pero a menudo solo son accesibles durante el primer o segundo día después del nacimiento, tras lo cual la vasoconstricción y la coagulación dificultan el acceso.

A. Indicaciones

Primarias

1. Medición frecuente o continua (véase el capítulo 11) de los gases sanguíneos de la aorta inferior para determinar la tensión de oxígeno (PO_2) o el contenido de oxígeno (porcentaje de saturación)
2. Control continuo de la presión arterial
3. Proporcionar un puerto para la toma frecuente de muestras de sangre en el bebé de peso extremadamente bajo al nacer
4. Angiografía
5. Reanimación (el uso de un catéter venoso umbilical es la primera opción)

Secundarias

1. El catéter de la arterial umbilical (CAU) no suele recomendarse para la infusión de soluciones de mantenimiento de glucosa/electrolitos o medicamentos, pero se ha utilizado para este fin (1)
2. Exanguinotransfusión

B. Contraindicaciones

1. Evidencia de compromiso vascular en los miembros inferiores o en las zonas de las nalgas
2. Peritonitis
3. Enterocolitis necrosante (2)
4. Onfalitis

5. Onfalocele
6. Gastrosquisis
7. Etiología del abdomen agudo

C. Equipo

Estéril

1. Bata y guantes estériles
2. Taza con solución antiséptica
3. Paño quirúrgico con apertura central
4. Catéter
   a. Un solo agujero
      (1) Reduce las superficies para la posible formación de trombos
      (2) El trazado de la presión registrada cambiará cuando se ocluya el orificio
   b. Fabricado con material flexible que no se dobla al seguir las curvas de los vasos
   c. Paredes relativamente rígidas con características de frecuencia adecuadas para la medición precisa de la presión intravascular
   d. Pequeña capacidad (volumen mínimo de sangre que debe extraerse para despejar el catéter antes de la toma de muestras de sangre)
   e. Radioopaco: la necesidad de visualizar la posición del catéter en una placa de rayos X supera el riesgo teórico de una mayor trombogenicidad relacionada con una tira radioopaca (3)
   f. Punta lisa y redondeada (4), material no trombogénico (5)
   g. Calibrador 5-Fr para bebés que pesan > 1 200 g
   h. Medidor de 3.5 Fr para bebés que pesan < 1 200 g
5. Llave de paso de tres vías con Luer-Lock
6. Jeringa de 10 mL
7. Solución salina normal (SN) de 0.45 a 0.9 (solución salina con heparina, 1 a 2 U/mL)
   a. En los bebés prematuros muy pequeños, en particular en la primera semana de vida, puede producirse una hipernatremia al recibir un exceso de sodio en las

soluciones de lavado. En estos bebés se recomienda utilizar SN de 0.45 en lugar de soluciones salinas más concentradas

b. El uso de soluciones hipotónicas (0.25 SN) o de dextrosa se ha asociado con la hemólisis de los eritrocitos y debe evitarse si es posible (6)

c. El uso de una solución de lavado heparinizada es una práctica común (7-11)

La heparina disminuye la incidencia de complicaciones trombóticas (12), y una revisión de la base de datos Cochrane encontró que el uso de tan solo 0.25 U/mL de heparina en el infusorio disminuye la probabilidad de oclusión de la línea (13)

8. Cinta métrica
9. Atadura umbilical estrecha de 20 cm
10. Hoja de bisturí núm. 11 y soporte
11. Esponjas de gasa de 10 × 10 cm
12. 2 hemostatos curvos para mosquitos
13. Pinzas de iris dentadas
14. 2 pinzas de iris curvas y no dentadas
15. HCl de lidocaína al 2% sin epinefrina
16. Jeringa y aguja de 3 mL para extraer la lidocaína
17. Pequeño portaagujas
18. Sutura de seda 4-0 en aguja pequeña y curva
19. Tijeras de sutura

No estéril

1. Gorra y mascarilla

D. Precauciones

1. Evitar el uso de sondas de alimentación como catéter (asociado con una mayor incidencia de trombosis) (14).
2. Doblar los paños para no ocultar la cara y la parte superior del tórax del bebé, permitiendo el acceso a las vías respiratorias y la supervisión visual del estado respiratorio del bebé durante el procedimiento.
3. Tomarse el tiempo y el cuidado de dilatar el lumen de la arteria antes de intentar introducir el catéter.
4. El catéter no debe ser forzado a pasar por una obstrucción.
5. No avanzar nunca el catéter una vez colocado y asegurado.
6. Aflojar un poco la ligadura umbilical al finalizar el procedimiento y obtener una confirmación radiográfica de la posición.
7. Evitar cubrir el ombligo con un apósito. El vendaje puede retrasar el reconocimiento de la hemorragia o el desplazamiento del catéter.
8. Obtener siempre una confirmación radiográfica (incluida una vista lateral) o ecográfica (15) de la posición del catéter (16, 17).
9. Asegurarse de que el catéter esté bien sujeto y examinarlo con frecuencia cuando el bebé esté en posición prona, ya que la hemorragia puede pasar desapercibida.
10. Tener cuidado de que no entre aire en el catéter. Tener siempre el líquido del catéter lleno y conectado a una llave de paso cerrada antes de la inserción. Comprobar si hay burbujas de aire en el catéter antes de lavar o iniciar la infusión.
11. Al retirar el catéter, cortar la sutura en la piel, no en el catéter, para evitar la transección del mismo.
12. Los catéteres deben permanecer colocados solo mientras existan indicaciones primarias. Debido al riesgo de complicaciones, no deben permanecer colocados más de 7 a 10 días.

E. Técnica (▶ Video 31-1: Cateterismo de la vena y la arteria umbilicales)

Nota anatómica: las arterias umbilicales son la continuación directa de las arterias iliacas internas (**fig. 31-1**). Sus diámetros en sus orígenes son de 2 a 3 mm. A medida que se acercan al ombligo, sus luces se vuelven pequeñas y sus paredes se engrosan de manera considerable. Un catéter introducido en la arteria umbilical suele pasar a la aorta desde la arteria iliaca interna. En ocasiones, un catéter pasará a la arteria femoral a través de la arteria iliaca externa o a una de las arterias glúteas (véase la **fig. 31-15D**). Estos dos últimos lugares son inadecuados para la toma de muestras, la medición de la presión o la infusión.

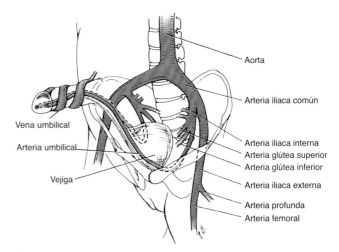

Aorta
Arteria iliaca común
Arteria iliaca interna
Arteria glútea superior
Arteria glútea inferior
Arteria iliaca externa
Arteria profunda
Arteria femoral
Vena umbilical
Arteria umbilical
Vejiga

FIGURA 31-1 Relaciones anatómicas de las arterias umbilicales, mostrando las relaciones con las principales arterias que irrigan los glúteos y las extremidades inferiores.

1. Debe utilizarse exclusivamente la colocación del CAU en posición alta (18, 19). En raros casos, si esta posición no tiene éxito, puede utilizarse una posición baja (**fig. 31-2**).
   a. **Posición alta** (14, 19): nivel de las vértebras torácicas T6-T9 (**fig. 31-3**); punta del catéter por encima del origen del tronco celiaco.
   b. **Posición baja** (14, 19): nivel de las vértebras lumbares L3-L4 (**fig. 31-4**).
      (1) La punta del catéter está por debajo de las principales ramas aórticas, como las arterias mesentéricas renales.
      (2) En la mayoría de los recién nacidos, esta posición coincide con la bifurcación aórtica en el extremo superior de la cuarta vértebra.

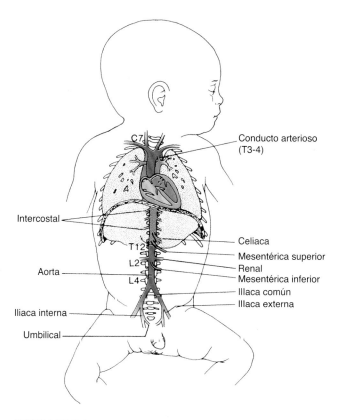

FIGURA 31-2 La aorta y sus ramas.

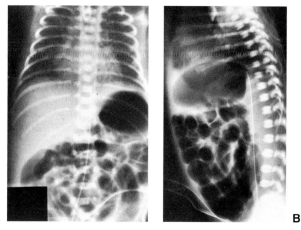

FIGURA 31-3 CAU en posición alta satisfactoria a nivel del noveno cuerpo vertebral torácico en las proyecciones anteroposterior (**A**) y lateral (**B**).

2. Realizar las mediciones externas necesarias para estimar la longitud del catéter que se va a insertar (**tabla 31-1**) (véase la **fig. 31-5**) (20-26).
   a. No existe ninguna fórmula, medida o nomograma universal para predecir con exactitud la longitud de inserción del CAU para los bebés de todos los pesos y edades de gestación (27, 28).
      (1) Utilizar Shukla (**tabla 31-1**) para los bebés con un peso al nacer > 1 500 g (23).
      (2) Utilizar la fórmula Wright para lactantes con un peso al nacer < 1 500 g (24, 26, 28, 29).

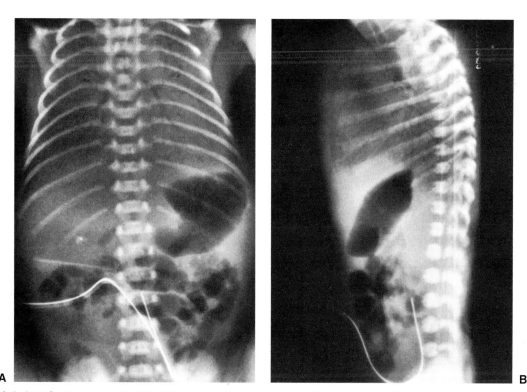

FIGURA 31-4 Radiografías anteroposteriores (**A**) y laterales (**B**) que muestran una posición baja satisfactoria de un CAU. La punta del catéter está a nivel del margen superior del cuarto cuerpo vertebral lumbar, que en los recién nacidos suele corresponder a la bifurcación aórtica.

TABLA 31-1 Fórmulas disponibles para calcular la longitud de inserción del CAU (cm)

AUTOR DE LA FÓRMULA (AÑO DE PUBLICACIÓN)	CÁLCULO DE LA LONGITUD DE INSERCIÓN DEL CAU (cm) DESDE LA PARED ABDOMINAL
Dunn (1966) (20)	Referencia gráfica utilizando la distancia hombro-ombligo (fig. 31-5 [a])
Rosenfeld y cols. (1980)(21, 22)	Referencia del gráfico utilizando la longitud total del cuerpo
Shukla y Ferrara (1986) (23)	$[3 \times \text{peso (kg)}] + 9$
Wright y cols. (2008) (24)	$[4 \times \text{peso (kg)}] + 7$
Vali y cols. (2010) (25)	$1.1 \times [\text{xifoides a EIAS} + \text{EIAS a ombligo}] + 1.6$
Gupta y cols. (2015) (26)	(Del ombligo al pezón − 1) + (2 × del ombligo a la sínfisis del pubis) (fig. 31-5 [b y c])

CAU, catéter de la arterial umbilical; EIAS, espina iliaca anterior superior.

(3) Las comparaciones de rendimiento de precisión publicadas de las fórmulas son inconsistentes y no concluyentes (27, 29, 30).

(4) Las fórmulas basadas en la medición morfométrica pueden ser más adecuadas para los bebés extremadamente prematuros (25, 26, 31).

3. Prepararse como para un procedimiento mayor (véanse los capítulos 5 y 6).

4. Colocar la llave de paso en el centro del catéter y llenar el sistema con la solución de lavado (véase la sección C7). Girar la llave de paso al catéter "off".

5. Colocar una gasa estéril alrededor del muñón umbilical y elevarlo fuera del campo estéril o hacer que un asistente tome el cordón por la pinza o fórceps y lo mantenga verticalmente fuera del campo estéril..

6. Preparar el cordón umbilical y la piel circundante con una solución antiséptica hasta un radio de alrededor de 5 cm. No se recomienda el uso de clorhexidina en bebés < 2 meses de edad (32, 33).

7. Cubrir la zona que rodea el cordón.

8. Colocar el cordón umbilical alrededor del ombligo y atarlo sin apretar con un solo nudo.

   a. Apretar solo lo suficiente para evitar el sangrado y, si es posible, colocar el cordón alrededor de la gelatina de Wharton en lugar de la piel.

   b. Puede ser necesario aflojar el cordón al insertar el catéter.

9. Cortar el cordón horizontalmente a 1 o 1.5 cm de la piel con un bisturí (**fig. 31-6**).

   (Nota: Se necesita una mayor longitud de cordón umbilical para la técnica alternativa; véase Arteriotomía lateral más abajo.)

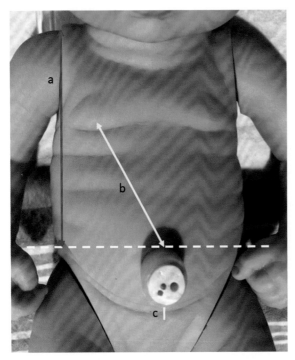

FIGURA 31-5 La línea discontinua blanca indica la base del ombligo. (*a*) Medición de la longitud del hombro al ombligo (20); (*b*) Medición de la longitud del ombligo al pezón (26); (*c*) Medición del ombligo a la sínfisis del pubis (26).

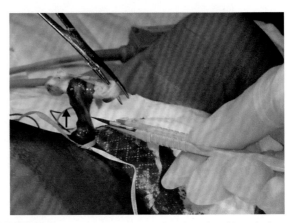

FIGURA 31-6 Se está ejerciendo tracción sobre el cordón en la dirección de la *flecha*. El operador está a punto de hacer un corte horizontal a través del cordón.

10. Evitar el corte tangencial.
    Controlar la hemorragia tensando con suavidad la cinta umbilical.
11. Limpiar la superficie del muñón del cordón umbilical con una gasa. Evitar frotar, ya que esto daña el tejido y oscurece la anatomía.
12. Identificar los vasos del cordón (**fig. 31-7**).

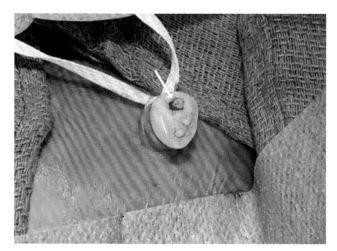

FIGURA 31-7 Los vasos del cordón umbilical. La *flecha blanca* indica la vena umbilical de pared delgada en la posición de las 12 h. Las dos arterias umbilicales están directamente debajo de la vena en la posición de las 4 y las 6 horas.

   a. La vena es más fácil de identificar como un vaso grande, de paredes finas y a veces abierto. Se encuentra con mayor frecuencia en la posición de las 12 h en la base del muñón umbilical.
   b. Las arterias son más pequeñas, de paredes gruesas y blancas y pueden sobresalir un poco de la superficie del corte.
   c. El conducto onfalomesentérico rara vez está presente.
13. Tomar el muñón del cordón umbilical, utilizando unas pinzas dentadas, en un punto cercano a (pero no en) la arteria que se va a cateterizar. Si se dispone de un ayudante, puede ser útil que él se encargue de la limpieza y la asistencia.

   a. Aplicar dos hemostáticos de mosquito curvados a la gelatina de Wharton en lados opuestos del cordón, lejos del vaso que se va a canular
   b. Aplicar tracción para estabilizar el muñón del cordón.
14. Introducir una de las puntas de la pinza curva del iris en el lumen de la arteria y sondear con suavidad hasta una profundidad de 0.5 cm.
15. Retirar las pinzas y juntar las puntas antes de introducirlas de nuevo en el lumen.
16. Palpar con suavidad hasta una profundidad de 1 cm (hasta el "hombro" curvo de la pinza), manteniendo las puntas juntas.
17. Dejar que las puntas se separen y mantener las pinzas en esta posición durante 15 a 30 segundos para dilatar el vaso (**fig. 31-8**). El tiempo empleado en asegurar la dilatación antes de la inserción del catéter aumenta la probabilidad de éxito.

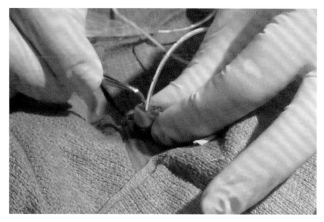

FIGURA 31-8 Se apunta una pinza de iris en la arteria umbilical para dilatar el lumen de la misma.

18. Soltar el cordón y dejar a un lado las pinzas dentadas, manteniendo las pinzas curvas dentro de la arteria.
19. Sujetar el catéter a 1 cm de la punta, entre el pulgar y el índice libres o con unas pinzas curvas para el iris.
20. Introducir el catéter en el lumen de la arteria, entre las puntas de las pinzas de dilatación (**fig. 31-9**).

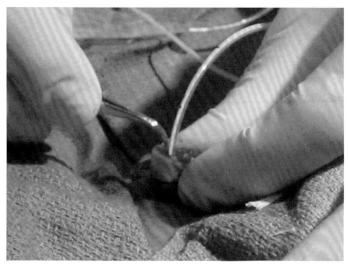

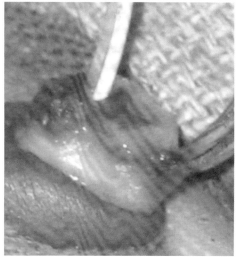

A   **B**

FIGURA 31-9 **A.** Inserción del catéter en la arteria entre las puntas de las pinzas de dilatación. Observar que la cinta umbilical ha sido atada alrededor de la piel del ombligo; esta debe aflojarse una vez que el catéter esté asegurado en su lugar. **B.** Foto de acercamiento al muñón umbilical con el catéter arterial colocado.

21. Retirar las pinzas curvas, habiendo pasado el catéter unos 2 cm dentro del vaso con un movimiento firme y constante. Sujetar de nuevo el cordón con las pinzas de tejido dentadas y tirar con suavidad hacia la cabeza del bebé. Esta leve tracción facilitará el paso del catéter en un ángulo entre el cordón y la pared abdominal.

22. Después de pasar el catéter unos 5 cm, aspirar para verificar la posición intraluminal. Limpiar la sangre en el catéter inyectando 0.5 mL de solución de lavado. Avanzar el catéter hasta la longitud adecuada calculada (véase sección E2).

23. Tomar las medidas adecuadas si la inserción se complica (**fig. 31.10**).

 a. Resistencia antes de que la punta llegue a la pared abdominal (< 3 cm de la superficie del muñón abdominal).

  (1) Aflojar la cinta umbilical.

  (2) Redilatar la arteria.

 b. Sensación de "estallido" encontrada en lugar de "relajación".

  (1) El catéter puede haber salido del lumen y creado un canal falso.

  (2) Retirar y utilizar la segunda arteria.

(3) Si no se consigue, extraer 0.5 mL de lidocaína del vial. Volver a insertar la punta del catéter unos 2 cm en el CAU y gotear lidocaína en el vaso. Aplicar una presión suave y constante hasta que el vaso se dilate.

 c. Reflujo de sangre, en especial alrededor del vaso.

  (1) Apretar la cinta umbilical.

  (2) El catéter puede estar en un falso canal, con una hemorragia extravascular.

 d. La resistencia se encuentra en la pared abdominal anterior o en el giro brusco del vaso a medida que hace un ángulo alrededor de la vejiga hacia la arteria iliaca interna (a alrededor de 6 u 8 cm de la superficie del muñón umbilical en un neonato de 2 a 4 kg).

  (1) Aplicar una presión suave pero constante durante 30 a 60 segundos.

  (2) Colocar al bebé de lado elevando el mismo lado que el de la arteria que se va a cateterizar. Flexionar la cadera del bebé.

  (3) Instilar lidocaína como para E23b (3). No forzar el catéter.

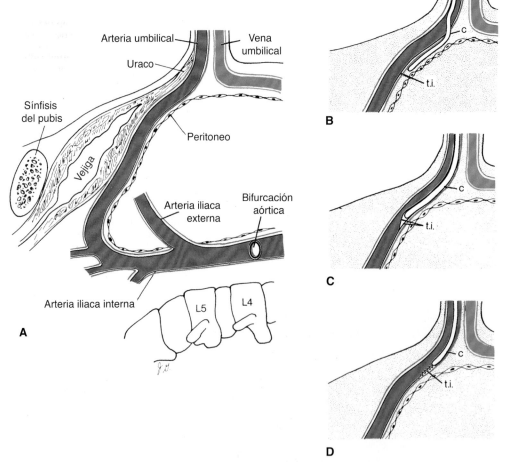

FIGURA 31-10 Algunas razones para el fracaso del cateterismo de la arteria umbilical. **A.** Corte sagital de la línea media para mostrar la anatomía normal de la arteria umbilical. **B.** El catéter ha perforado la arteria umbilical dentro del anillo umbilical y está disecando perivascular y externamente al peritoneo. **C.** El catéter se ha roto a través de la túnica íntima (t.i.) y se ha disecado en el espacio subintimal. **D.** Catéter invaginando la túnica íntima después de despojarla de un punto más distal. (Adaptado con permiso de Clark JM, Jung AL. Umbilical artery catheterization by a cut down procedure. *Pediatrics*. 1977;59(6):1036–1040. Copyright © 1977 por la AAP.)

e. Fácil inserción, pero sin retorno de sangre.
   (1) El catéter está fuera del vaso en el falso canal.
   (2) Retirar y observar con cuidado al bebé para ver si hay alguna complicación.
24. Colocar la cinta marcadora en el catéter con la base de la cinta a ras de la superficie del cordón para que se pueda reconocer con facilidad el desplazamiento del catéter.

25. Colocar una sutura alrededor de la base del cordón (no a través de la piel o los vasos) (**fig. 31-11A-C**). Asegurar el catéter al muñón envolviendo la cola de la sutura cómodamente alrededor del catéter y atándolo con un lazo de instrumento quirúrgico (**fig. 31-11D**). Evitar las vueltas múltiples alrededor del catéter, de forma que parezca un encaje de sandalia romana. Cada bucle alrededor del catéter debe asegurarse con un nudo atado (**fig. 31-11E**).

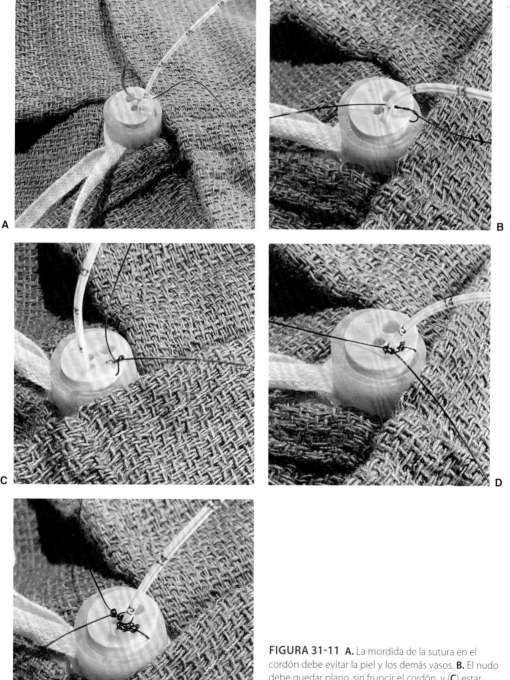

FIGURA 31-11 **A.** La mordida de la sutura en el cordón debe evitar la piel y los demás vasos. **B.** El nudo debe quedar plano, sin fruncir el cordón, y (**C**) estar apretado con un bucle muy pequeño. **D.** Envolver la cola de la sutura alrededor del catéter y atar con un lazo de instrumento quirúrgico. **E.** Repetir el paso anterior con cada envoltura alrededor de la cola terminando con un nudo.

26. Asegurar el catéter de manera temporal haciendo un bucle sobre la parte superior del abdomen y pegándolo con cinta adhesiva.
27. Obtener radiografías o ecografías para comprobar la posición del catéter.

    La ubicación adecuada de la punta del CAU es entre la vértebra torácica T7 a T9 en una radiografía de tórax. (Recuerde la neumonía: "el 7 es el cielo, el 8 es grande, el 9 está bien".)
    a. Punta del catéter por encima de T6 o entre T10 y L2.
       (1) Medir la distancia entre la posición real y la adecuada en la radiografía.
       (2) Retirar la misma longitud del catéter.
       (3) Repetir el estudio radiográfico.
       (4) Observar el procedimiento en el gráfico.
    b. Punta del catéter por debajo de L5.
       (1) Retirar el catéter.
       (2) Nunca se debe avanzar el catéter una vez *in situ*, porque esto introducirá un tramo de catéter contaminado en el vaso.
28. Una vez confirmada la correcta colocación de la punta del catéter, asegurarlo según el protocolo institucional. Montar un puente de cinta adhesiva (**fig. 31-12**), asegurar el catéter a la pared abdominal con DuoDerm y Tegaderm (**fig. 31-13**), o utilizar un puente de catéter umbilical disponible en el mercado (34).

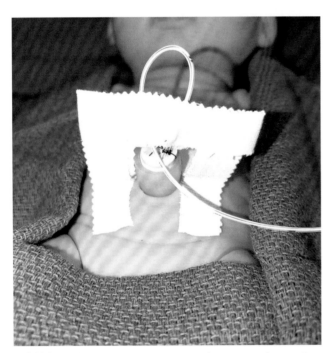

FIGURA 31-12 Puente de cinta. Dos torres de cinta verticales pegadas a cada lado del ombligo están conectadas por un puente de cinta que asegura un catéter umbilical en bucle.

29. Retirar la cinta umbilical.
30. Continuar con el cuidado rutinario del cordón umbilical con un hisopo con alcohol al 70% u otro agente de elección.

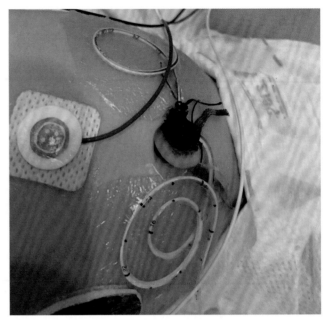

FIGURA 31-13 Catéteres venosos umbilicales, CVU, (derecha) y CAU (izquierda) asegurados en el abdomen con un DuoDerm colocado debajo y el Tegaderm colocado sobre los catéteres en bucle.

F. Arteriotomía lateral

Un enfoque alternativo a la cateterización de la arteria umbilical es mediante una arteriotomía lateral. Para llevar a cabo este método, deben conservarse de 3 a 4 cm de cordón, ya que este debe enrollarse sobre una pinza Kelly 180 grados (35-37).

1. Sujetar el extremo del cordón con una pinza hemostática para mosquitos en la mano no dominante y tirar con firmeza hacia la cabeza del bebé.
2. Enrollar el cordón 180 grados sobre la pinza hemostática hacia la pared abdominal.
3. Identificar las arterias en la parte superior derecha y lateral izquierda del cordón.
4. Aproximadamente a 1 cm de la pared abdominal, incisar la jalea de Wharton hasta la pared arterial, utilizando una hoja de bisturí del núm 11.
5. Hacer una incisión de la arteria a través de la mitad de la circunferencia. Si es necesario, dilatar el lumen con pinzas de iris.
6. Insertar el catéter en el lumen de la arteria, dirigido en dirección caudal, durante una distancia predeterminada.

G. Corte de la arteria umbilical

Este método suele tener éxito incluso después de una inserción fallida a través del muñón umbilical, ya que hay menos tendencia a los falsos tractos. La razón más frecuente para el fracaso del corte de la arteria umbilical es confundir el uraco con un vaso. Debido al tiempo y a los riesgos asociados al procedimiento de corte, se debe intentar primero la inserción estándar.

Indicaciones

1   Cateterización fallida de la arteria umbilical mediante la técnica convencional ya descrita en este capítulo

Contraindicaciones

1. Las mismas que para el cateterismo de la arteria umbilical por técnica convencional
2. Diátesis hemorrágica

Equipo

1. El mismo que para el cateterismo de la arteria umbilical por técnica convencional
2. HCl de lidocaína al 1% sin epinefrina en jeringa de 3 mL con aguja calibre de 25 a 27
3. Cuchilla quirúrgica núm. 15 y soporte
4. Pinzas curvas para vendajes delicados, dos pares (1/4 o 1/2 de curva)
5. Pinzas para tejidos
6. Retractor de autorretención (como el retractor de párpados)
7. Sutura absorbible, lisa
8. Sutura absorbible en una pequeña aguja de corte
9. Sutura no absorbible en una aguja pequeña y curva
10. Portaagujas
11. Tijeras de sutura
12. Cintas de cierre de la piel

Precauciones

1. Las mismas que las descritas para la técnica convencional.
2. Si es posible, dejar el catéter del procedimiento estándar intentado anteriormente en su lugar para ayudar a la identificación del vaso.
3. Asegurarse de que la incisión abdominal está en la pared abdominal y no demasiado cerca del muñón umbilical.
4. Identificar con cuidado los puntos de referencia para evitar cortar o cateterizar el uraco.
5. Cuando se incida en la vaina mesenquimal, hay que tener cuidado de evitar la transección del vaso.
6. Asegurar el catéter con una ligadura interna tan apretada como para evitar su retirada accidental, pero lo suficientemente suelta como para poder retirarlo o reinsertarlo de forma electiva, en caso de que el catéter quede ocluido por un trombo o un precipitado.

Técnica (38)

Véase la **figura 31-14**.
1. Insertar una sonda orogástrica para mantener el intestino lo más descomprimido posible.
2. Preparar al bebé y cubrirlo como para la cateterización de la arteria umbilical (véase el capítulo anterior).
3. Si se ha dejado el catéter en su lugar tras el intento anterior, incluir el vaso y el catéter en la preparación, dejando el catéter accesible para su retirada.

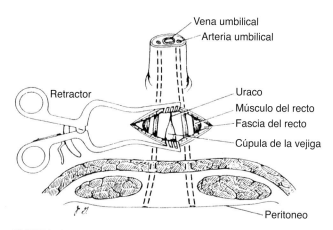

FIGURA 31-14 Corte subumbilical. Vista anatómica a través de la incisión. (Redibujado de Sherman NJ. Umbilical artery cutdown. *J Pediatr Surg.* 1977;12(5):723-724. Copyright © 1997 Elsevier. Con permiso.)

4. Anestesiar con 0.5 mL de lidocaína la zona de la piel justo por debajo del ombligo, en la unión del muñón umbilical con la pared abdominal.
5. Preparar el CAU como para el procedimiento estándar, dejando el catéter lleno de solución de lavado. Calcular la longitud de la inserción basándose en el tamaño del paciente. Restar entre 1 y 2 cm de la longitud recomendada para la inserción estándar, ya que el catéter recortado entrará en el vaso más adelante.
6. Realizar una incisión en forma de sonrisa de las 4 a las 8 h a través de la piel de la pared abdominal en la unión con el muñón umbilical.
7. Colocar el retractor de autorretención para mantener la exposición.
8. Utilizando una disección roma a través del tejido subcutáneo con pinzas de mosquito, identifique la fascia que cubre el uraco y los vasos umbilicales.

   La vaina mesenquimal está compuesta por tres capas de fascia y tiene un grosor de 1 a 3 mm. Aunque es apenas perceptible en los bebés extremadamente prematuros, en los bebés a término puede ser lo suficientemente gruesa como para requerir una incisión a través de la vaina antes de la disección roma.
9. Mientras se eleva la fascia con dos pinzas, haga una pequeña incisión entre sus puntas. Ampliar la incisión con tijeras hasta el mismo tamaño que la incisión de la piel. En los bebés muy inmaduros, debería bastar con una simple disección.
10. Con unas pinzas curvas de mosquito, disecar en la línea media e identificar el uraco (**fig. 31-14**).

    El uraco es una estructura blanca, brillante y con forma de cordón en la línea media. Su posición puede ser confirmada por tracción cefálica, tirando de la cúpula de la vejiga a la vista. Las arterias umbilicales se sitúan posterolateralmente a ambos lados, pero sin tocar el uraco.
11. Identificar las arterias umbilicales situadas a ambos lados del uraco.

    Los vasos con sus tejidos circundantes parecen más grandes de lo esperado. Cuando están elevados, no hay protuberancia caudal, lo que los distingue del uraco. Si intentando se ha dejado un catéter previamente "en su sitio", la palpación de la zona permite identificar con más facilidad el vaso. Los intentos fallidos anteriores, con el fracaso de pasar más de unos pocos centímetros, suelen estar asociados con la formación de un hematoma perivascular por perforación no reconocida y disección a través de un tracto falso. La visualización de un hematoma ayuda a distinguir el vaso del uraco.

12. Evitar penetrar en el peritoneo, aunque en los lactantes con muy poco tejido subcutáneo puede ser imposible evitarlo. Si esto ocurriera, sustituya el intestino que pueda sobresalir y cierre con cuidado el peritoneo con sutura absorbible, teniendo mucho cuidado de no incluir intestino dentro de la sutura. Inicie los antibióticos para la profilaxis de peritonitis.

13. Insertar la punta de la pinza de mosquito bajo el vaso y tirar de una hebra doble de sutura simple absorbible bajo el vaso. Colocar las suturas a 1 cm de distancia.

14. Mientras se elevan las suturas, y con las tijeras de sutura dirigidas en sentido cefálico, realizar una incisión en forma de V a través de tres cuartas partes del diámetro del vaso. Tener cuidado de no transeccionar el vaso, sino cortar limpiamente en el lumen.

   Si por accidente la arteria se secciona y la inserción del catéter no tiene éxito, atar el extremo caudal de la arteria para evitar la hemorragia.

15. Utilizar pinzas de tejido curvadas o un introductor de catéter para dilatar la arteria.

16. Pasar el catéter a través de la abertura durante la distancia predeterminada, comprobando el retorno de la sangre después de unos pocos centímetros. El catéter debe avanzar sin resistencia.

17. Cuando el catéter esté bien colocado, que un asistente compruebe la perfusión en las extremidades inferiores. Si es satisfactoria, asegurar el catéter atando con firmeza la ligadura inferior alrededor del catéter.

18. Con sutura absorbible, cerrar la fascia y aproximar los tejidos subcutáneos.

   Hashimoto y cols. (39) propusieron una técnica alternativa que permite la reinserción del catéter en caso de trombosis u oclusión del mismo. Utilizan una ligadura suelta alrededor de la arteria una vez que el catéter está en la posición adecuada. A continuación, fijan la arteria utilizando las mismas suturas que cierran la fascia, creando así una fístula arteriocutánea que facilita la localización del lugar de inserción y su utilización para la reinserción.

19. Cerrar la piel con sutura no absorbible o con cinta de cierre de la piel después de limpiar la zona.

20. El catéter puede asegurarse además con un puente de cinta adhesiva (**fig. 31-12**).

Retirada del catéter

1. Retirar despacio cualquier cinta adhesiva y el catéter, como se describe en la sección J más adelante.

2. Si la ligadura interna alrededor de un catéter está demasiado apretada para permitir su retirada con una tracción razonable, puede ser necesario disecar y cortar la ligadura tras la preparación estéril de la piel.

3. Aplicar presión para la hemostasia.

4. Aproximar los bordes de la herida con cinta de cierre de piel.

Complicaciones

1. Cateterización del uraco (40)

2. Fístula vesicoumbilical (40)

3. Transección del uraco con ascitis urinaria (41)

4. Perforación o rotura (42, 43) de la vejiga urinaria; el riesgo de lesión vesical es mínimo si la vejiga se vacía antes del procedimiento

5. Transección de la arteria umbilical con hemorragia

6. Incisión del peritoneo (con posible evisceración)

7. Sangrado de la incisión

H. Cuidados del área del catéter

Para la configuración y el mantenimiento del transductor de presión arterial, véase el capítulo 10.

1. Mantener el catéter libre de sangre para evitar la formación de coágulos.
   a. Lavar el catéter con 0.5 mL de solución de lavado, lentamente durante al menos 5 segundos, cada vez que se extraiga una muestra de sangre.
   b. Entre las muestras, infundir la solución IV de manera continua a través del catéter para evitar el flujo retrógrado.
   c. Anotar la cantidad de sangre extraída y de líquido intravenoso/solución de lavado infundida, y añadirla al registro de balance de líquidos.

2. Estar atento a los indicios de formación de coágulos.
   a. Disminución de la amplitud de la presión del pulso en el trazado de la presión arterial.
   b. Dificultad para extraer muestras de sangre.

3. Tomar las medidas oportunas si se forman coágulos.
   a. No intentar enjuagar el coágulo a la fuerza.
      Retirar el catéter. Remplazarlo solo si es crítico.

4. La alimentación enteral en presencia de CAU sigue siendo controvertida. Se ha sugerido un mayor riesgo de tromboembolismo mesentérico y su asociación con el desarrollo de enterocolitis necrotizante (44). Otros estudios no han mostrado una mayor incidencia de problemas de alimentación o complicaciones en los lactantes alimentados con un CAU *in situ* (45, 46).

I. Obtención de muestras de sangre del catéter

(Con énfasis en la técnica aséptica y la minimización de la tensión en el vaso.)

Equipo

1. Guantes
2. Hisopos con alcohol
3. Pinzas con punta de goma o pinzas desechables para tubos IV
4. Jeringa de 0.6 mL de solución de lavado
5. Jeringa para limpiar la línea
6. Jeringa para la muestra de sangre
7. Hielo, si es necesario para la conservación de la muestra
8. Los comprobantes de pedido y las etiquetas apropiadas

Técnica

1. Lavarse las manos y ponerse guantes estériles.
2. Formar campo estéril.
3. Limpiar el lugar de conexión de la llave de paso/catéter con un hisopo con alcohol
4. Pinzar el catéter umbilical.
5. Conectar la jeringa de 3 mL, soltar la pinza y extraer lentamente de 2 a 3 mL de líquido durante 1 minuto para limpiar la línea. Volver a pinzar el catéter. Retirar la jeringa y colocarla en un campo estéril. Se pueden obtener mediciones precisas de los electrolitos tras la extracción de un mínimo de 1.6 mL de sangre (47). Sin embargo, si se desean valores de glucosa en sangre, deben extraerse un mínimo de 3 mL de un catéter de 3.5 Fr y 4 mL de uno de 5 Fr.
6. Es importante retirar el líquido/sangre del CAU lentamente, durante al menos 30 a 40 segundos, para evitar la disminución de la oxigenación cerebral.
7. Colocar la jeringa de muestreo. Soltar la pinza y extraer la muestra deseada. Volver a sujetar el catéter.
8. Volver a colocar la jeringa que contiene el líquido y la sangre eliminada de la línea.
   a. Despejar la conexión del aire.
   b. Volver a colocar lentamente el líquido y la sangre eliminados de la línea y retirar la jeringa.
9. Conectar la jeringa de solución de lavado a la llave de paso, eliminar el aire de la conexión y lavar lentamente la línea.
10. Limpiar la conexión de la llave de paso con alcohol.
11. Anotar en la hoja de registro diario del lactante toda la sangre extraída y el volumen de lavado utilizado.

J. Eliminación del CAU

Indicaciones

1. No hay más indicaciones clínicas
2. Necesidad de mediciones directas de la PO$_2$ menos frecuentes
3. Estabilización suficiente de la presión arterial para permitir la monitorización intermitente
4. Hipertensión

5. Hematuria no debida a otra causa reconocible
6. La sepsis relacionada con el catéter o las infecciones por *Staphylococcus aureus*, bacilos gramnegativos o *Candida* obligan a retirar el catéter (48)
7. Compromiso vascular relacionado con el catéter
8. Inicio de la coagulopatía por consumo de plaquetas
9. Peritonitis
10. Enterocolitis necrosante
11. Onfalitis

Técnica

1. Dejar el lazo umbilical suelto alrededor del muñón del cordón umbilical como precaución contra el sangrado excesivo.
2. Retirar el catéter lenta y uniformemente, hasta que queden unos 5 cm en el vaso, apretando el lazo umbilical.
3. Interrumpir la infusión.
4. Sacar el resto del catéter del vaso a un ritmo de 1 cm/min (para permitir el vasoespasmo). Si hay hemorragia, aplique presión lateral al cordón comprimiendo entre el pulgar y el primer dedo.

K. Complicaciones (48–50)

El cateterismo de la arteria umbilical quizá se asocia siempre con algún grado de daño reversible en la íntima arterial (51).

1. Catéter mal posicionado (**figs. 31-15** a **31-17**)
   a. Perforación del vaso (52)
   b. Hipoglucemia refractaria con punta de catéter opuesta al eje celiaco (53)
   c. Perforación peritoneal (54)
   d. Falso aneurisma (55)
   e. Movimiento de la posición de la punta del catéter debido a cambios en la circunferencia abdominal
   f. Parálisis del nervio ciático (56)
   g. Desviación del catéter hacia la arteria iliaca interna o externa (véanse las **figuras 31-15D** y **31-18**) (49)
      La técnica del catéter arterial doble puede utilizarse para corregir este problema (57)
2. Accidente vascular
   a. Trombosis (**fig. 31-19**) (58–61)
   b. Embolia/infarto (**fig. 31-18** (17) visto días o semanas después de la inserción de la línea (48)
   c. El vasoespasmo (17, 48, 62) se observa entre minutos y unas horas después de la inserción.
   d. Pérdida de la extremidad (**fig. 31-20**) (62, 63)
   e. Hipertensión (**fig. 31-21**) (18, 64)
   f. Aneurisma de aorta abdominal (65)
   g. Paraplejia (66)
   h. Insuficiencia cardiaca congestiva (trombosis aórtica) (67)
   i. Embolia aérea (**fig. 31-22**)
3. Relacionados con el equipo
   a. Rotura del catéter y transección del mismo (68)
   b. Plastificante en los tejidos (69, 70)

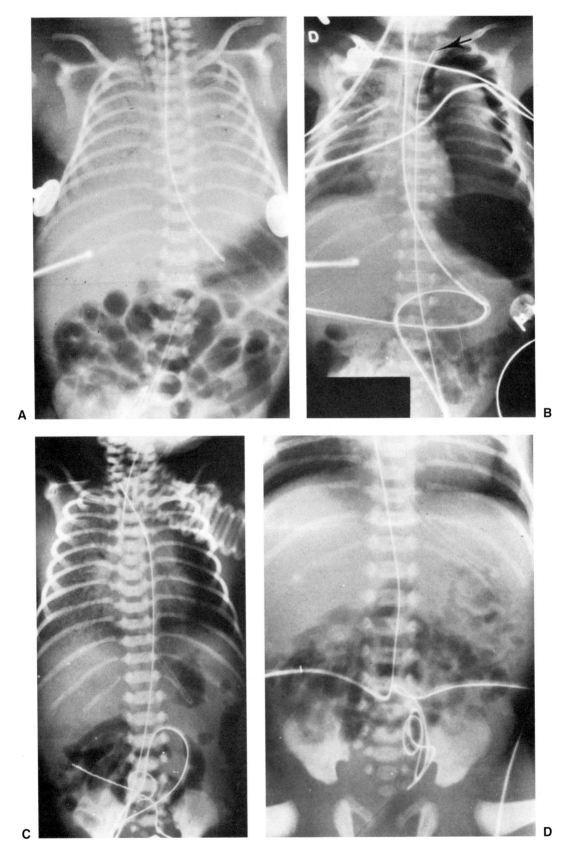

FIGURA 31-15 Diversas malposiciones del CAU. **A.** Posición inaceptable en L2 por la proximidad de las arterias renales. **B.** CAU en la arteria braquicefálica izquierda. **C.** CAU en la arteria braquicefálica derecha. **D.** CAU en arteria pélvica.

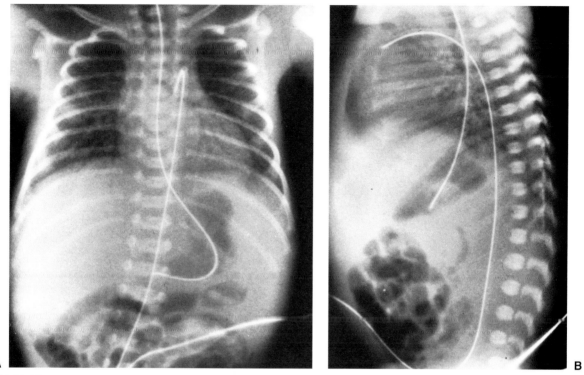

FIGURA 31-16 Radiografías anteroposteriores (**A**) y laterales (**B**) que muestran el paso de un CAU a la arteria pulmonar a través de un conducto arterioso persistente.

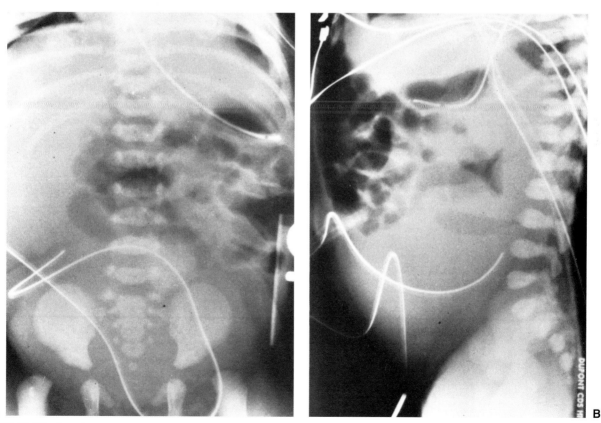

FIGURA 31-17 Efecto de la masa abdominal que estimula el desplazamiento del catéter. Las láminas anteroposterior (**A**) y lateral (**B**) muestran un notable desplazamiento de un CAU por un hematocolpos gigante en un lactante de 1 día.

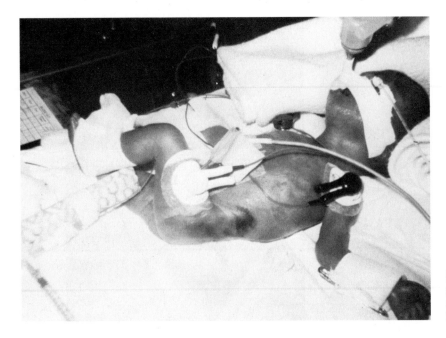

FIGURA 31-18 Compromiso vascular en la nalga y el lomo izquierdos debido a una complicación de un CAU desplazado hacia la arteria iliaca interna. Para la anatomía vascular, véase la figura 31-1.

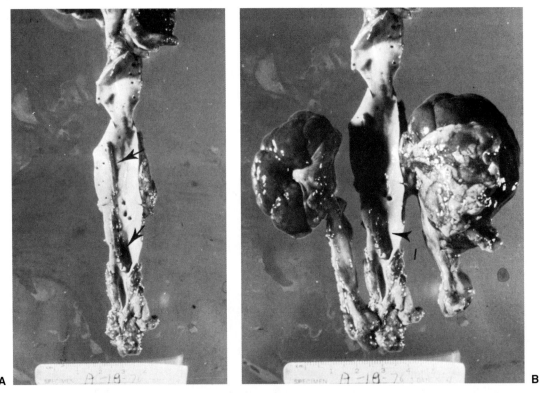

A   B

FIGURA 31-19 A. Las *flechas* indican un trombo mural en la aorta abdominal, que estaba asociado con una línea arterial umbilical. **B.** Tras la disección de esta muestra de autopsia, se encontró que la arteria renal izquierda estaba ocluida por un trombo. El riñón izquierdo muestra un grado de atrofia. Ambos riñones mostraban un infarto disperso.

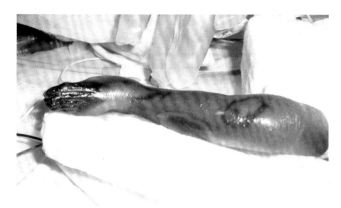

FIGURA 31-20 Lesión vascular de la extremidad inferior debida a una complicación de un CAU.

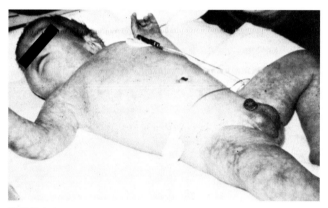

FIGURA 31-21 Moteado generalizado de la piel en un lactante con hipertensión grave secundaria a un trombo asociado con el CAU en la arteria renal.

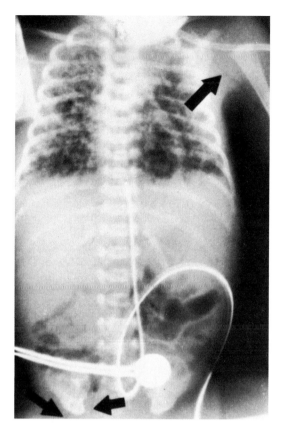

FIGURA 31-22 Roentgenografía anteroposterior que demuestra una embolia aérea de un CAU en la arteria subclavia izquierda (*flecha superior*) y en las arterias femorales (*flechas inferiores*).

   c. Peligro eléctrico
     (1) Conexión a tierra incorrecta de los equipos electrónicos
     (2) Conducción de la corriente a través de un catéter lleno de líquido
   d. Nudo intravascular en el catéter (71)
  4. Otros
   a. Hemorragia (incluida la relacionada con la pérdida o desconexión del catéter y la sobreheparinización) (49, 72, 73)
   b. Infección (48)
   c. Enterocolitis necrosante (44, 62)
   d. Necrosis o perforación intestinal (74, 75)
     (1) Accidente vascular
     (2) Infusión de solución hipertónica (76)
   e. Transección del onfalocele (**fig. 31-23**) (77)
   f. Hernia del apéndice a través del anillo umbilical (78)
   g. Émbolo de fibra de algodón (79)
   h. Émbolo de gelatina de Wharton (80)
   i. Hipernatremia
     (1) Verdadera
     (2) Facticia (70)
   j. Hiperpotasemia facticia (70)
   k. Lesión vesical (ascitis) (41–43)

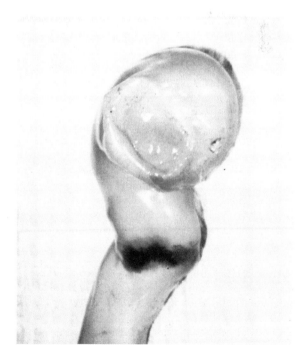

FIGURA 31-23 Pequeño onfalocele. Esta hernia que contiene el intestino se seccionó durante la colocación de un CAU.

l. Curvatura del catéter sobre sí mismo como resultado de que se enganche en la íntima (81)

m. Seudocoartación de aorta (61)

n. Seudomasa en la aurícula izquierda (82)

o. Desplazamiento por anomalía toracoabdominal (83)

Referencias

1. Kanarek SK, Kuznicki MB, Blair RC. Infusion of total parenteral nutrition via the umbilical artery. *J Parenter Enter Nutr.* 1991;15:71–74.

2. Rand T, Weninger M, Kohlhauser C, et al. Effects of umbilical arterial catheterization on mesenteric hemodynamics. *Pediatr Radiol.* 1996;26:435–438.

3. Hecker JF, Scandrett LA. Roughness and thrombogenicity of the outer surfaces of intravascular catheters. *J Biomed Mater Res.* 1985;19(4):381–395.

4. Hecker JF. Thrombogenicity of tips of umbilical catheters. *Pediatrics.* 1981;67:467–471.

5. Boros SJ, Thompson TR, Reynolds JW, et al. Reduced thrombus formation with silicone elastomer (Silastic) umbilical artery catheters. *Pediatrics.* 1975;56:981–986.

6. Jackson JK, Derleth DP. Effects of various arterial infusion solutions on red blood cells in the newborn. *Arch Dis Child Fetal Neonatal Ed.* 2000;83:F130–F134.

7. Rajani K, Goetzman BW, Wennberg RP, et al. Effects of heparinization of fluids infused through an umbilical artery catheter on catheter patency and frequency of complications. *Pediatrics.* 1979;63:552–556.

8. Ankola PA, Atakent YS. Effect of adding heparin in very low concentration to the infusate to prolong the patency of umbilical artery catheters. *Am J Perinatol.* 1993;10:229–232.

9. Horgan MJ, Bartoletti A, Polansky S, et al. Effect of heparin infusates in umbilical arterial catheters on frequency of thrombotic complications. *J Pediatr.* 1987;111:774–778.

10. Butt W, Shann F, McDonnell G, et al. Effect of heparin concentration and infusion rate on the patency of arterial catheters. *Crit Care Med.* 1987;15:230–232.

11. Bosque E, Weaver L. Continuous versus intermittent heparin infusion of umbilical artery catheters in the newborn infant. *J Pediatr.* 1986;108:141–143.

12. Hentschel R, Weislock U, Von Lengerk C, et al. Coagulation-associated complications of indwelling arterial and central venous catheters during heparin prophylaxis: a prospective study. *Eur J Pediatr.* 1999;158:S126–S129.

13. Barrington KJ. Umbilical artery catheters in the newborn: effects of heparin. *Cochrane Database Syst Rev.* 2000;(2):CD000507.

14. Westrom G, Finstrom O, Stenport G. Umbilical artery catheterization in newborns: thrombosis in relation to catheter tip and position. *Acta Paediatr Scand.* 1979;68:575–581.

15. Sharma D, Farahbakhsh N, Tabatabaii SA. Role of ultrasound for central catheter tip localization in neonates: a review of the current evidence. *J Matern Fetal Neonatal Med.* 2019;32(14):2429–2437.

16. Baker DH, Berdon WE, James LS. Proper localization of umbilical arterial and venous catheters by lateral roentgenograms. *Pediatrics.* 1969;43:34–39.

17. Paster SB, Middleton P. Roentgenographic evaluation of umbilical artery and vein catheters. *JAMA.* 1975;231(7):742–746.

18. Mokrohisky ST, Levine RL, Blumhagen RD, et al. Low positioning of umbilical artery catheters increases associated complications in newborn infants. *N Engl J Med.* 1978;299:561–564.

19. Barrington KJ. Umbilical artery catheters in the newborn: effects of position of the catheter tip. *Cochrane Database Syst Rev.* 2000;(2):CD000505.

20. Dunn PM. Localization of the umbilical catheter by postmortem measurement. *Arch Dis Child.* 1966;41:69–75.

21. Rosenfeld W, Biagtan J, Schaeffer H, et al. A new graph for insertion of umbilical artery catheters. *J Pediatr.* 1980;96:735–737.

22. Rosenfeld W, Estrada R, Jhaveri R, et al. Evaluation of graphs for insertion of umbilical artery catheters below the diaphragm. *J Pediatr.* 1981;98:627–628.

23. Shukla H, Ferrara A. Rapid estimation of insertional length of umbilical catheters in newborns. *Am J Dis Child.* 1986;140:786–788.

24. Wright IM, Owers M, Wagner M. The umbilical arterial catheter: a formula for improved positioning in the very low birth weight infant. *Pediatr Crit Care Med.* 2008;9(5):498–501.

25. Vali P, Fleming SE, Kim JH. Determination of umbilical catheter placement using anatomic landmarks. *Neonatology.* 2010;98(4):381–386.

26. Gupta AO, Peesay MR, Ramasethu J. Simple measurements to place umbilical catheters using surface anatomy. *J Perinatol.* 2015;35(7):476–480.

27. Verheij GH, Te Pas AB, Witlox RS, et al. Poor accuracy of methods currently used to determine umbilical catheter insertion length. *Int J Pediatr.* 2010;2010:873167.

28. Kumar PP, Kumar CD, Nayak M, et al. Umbilical arterial catheter insertion length: in quest of a universal formula. *J Perinatol.* 2012;32(8):604–607.

29. Min SR, Lee HS. Comparison of Wright's formula and the Dunn method for measuring the umbilical arterial catheter insertion length. *Pediatr Neonatol.* 2015;56(2):120–125.

30. Kieran EA, Laffan EE, O'Donnell CP. Estimating umbilical catheter insertion depth in newborns using weight or body measurement: a randomised trial. *Arch Dis Child Fetal Neonatal Ed.* 2016;101(1):F10–F15.

31. Lean WL, Dawson JA, Davis PG, et al. Accuracy of 11 formulae to guide umbilical arterial catheter tip placement in newborn infants. *Arch Dis Child Fetal Neonatal Ed.* 2018;103(4):F364–F369.

32. Neri I, Ravaioli GM, Faldella G, et al. Chlorhexidine-induced chemical burns in very low birth weight infants. *J Pediatr.* 2017;191:262–265.e2.

33. Paternoster M, Niola M, Graziano V. Avoiding chlorhexidine burns in preterm infants. *J Obstet Gynecol Neonatal Nurs.* 2017;46(2):267–271.

34. Elser HE. Options for securing umbilical catheters. *Adv Neonatal Care.* 2013;13(6):426–429.

35. Bloom BT, Nelson RA, Dirksen HC. A new technique: umbilical arterial catheter placement. *J Perinatol.* 1986;6:174.

36. Gupta V, Kumar N, Jana AK, et al. A modified technique for umbilical arterial catheterization. *Indian Pediatr.* 2014;51(8):672.

37. Squire SJ, Hornung TL, Kirchhoff KT. Comparing two methods of umbilical artery catheter placement. *Am J Perinatol.* 1990;7:8–12.

38. Sherman NJ. Umbilical artery cutdown. *J Pediatr Surg.* 1977; 12:723–724.

39. Hashimoto T, Togari H, Yura J. Umbilical artery cutdown: an improved procedure for reinsertion. *Br J Surg.* 1985;72:194.

40. Waffarn F, Devaskar UP, Hodgman JE. Vesico-umbilical fistula: a complication of umbilical artery cutdown. *J Pediatr Surg.* 1980;15:211.

41. Mata JA, Livne PM, Gibbons MD. Urinary ascites: complication of umbilical artery catheterization. *Urology.* 1987;30:375–377.

42. Diamond DA, Ford C. Neonatal bladder rupture: a complication of umbilical artery catheterization. *J Urol.* 1989;142:1543–1544.

43. Nagarajan VP. Neonatal bladder injury after umbilical artery catheterization by cutdown. *JAMA.* 1984;252:765.

44. Lehmiller DJ, Kanto WP Jr. Relationships of mesenteric thromboembolism, oral feeding and necrotizing enterocolitis. *J Pediatr.* 1978;92:96–100.

45. Davey AM, Wagner CL, Cox C, et al. Feeding premature infants while low umbilical artery catheters are in place: a prospective, randomized trial. *J Pediatr.* 1994;124:795–799.

46. Havranek T, Johanboeke P, Madramootoo C, et al. Umbilical artery catheters do not affect intestinal blood flow responses to minimal enteral feedings. *J Perinatol.* 2007;27(6):375–379.

47. Davies MW, Mehr S, Morley CJ. The effect of draw-up volume on the accuracy of electrolyte measurements from neonatal arterial lines. *J Pediatr Child Health.* 2000;36:122–124.

48. Hermansen MC, Hermansen MG. Intravascular catheter complications in the neonatal intensive care unit. *Clin Perinatol.* 2005;32:141–156.

49. Miller D, Kirkpatrick BV, Kodroff M, et al. Pelvic exsanguination following umbilical artery catheterization in neonates. *J Pediatr Surg* 1979;14:264–269.

50. Ramasethu J. Complications of vascular catheters in the neonatal intensive care unit. *Clin Perinatol.* 2008;35:199–222.

51. Chidi CC, King DR, Boles ET Jr. An ultrastructural study of intimal injury induced by an indwelling umbilical artery catheter. *J Pediatr Surg.* 1983;18:109–115.

52. Clark JM, Jung AL. Umbilical artery catheterization by a cut down procedure. *Pediatrics.* 1977;59:1036.

53. Carey BE, Zeilinger TC. Hypoglycemia due to high positioning of umbilical artery catheters. *J Perinatol.* 1989;9:407–410.

54. Van Leeuwen G, Patney M. Complications of umbilical artery catheterization: peritoneal perforation. *Pediatrics.* 1969;44: 1028–1030.

55. Wyers MR, McAlister WH. Umbilical artery catheter use complicated by pseudoaneurysm of the aorta. *Pediatr Radiol.* 2002;32:199–201.

56. Giannakopoulou C, Korakaki E, Hatzidaki E, et al. Peroneal nerve palsy: a complication of umbilical artery catheterization in the full-term newborn of a mother with diabetes. *Pediatrics.* 2002;109:e66.

57. Schreiber MD, Perez CA, Kitterman JA. A double-catheter technique for caudally misdirected umbilical arterial catheters. *J Pediatr.* 1984;104:768–769.

58. Seibert JJ, Northington FJ, Miers JF, et al. Aortic thrombosis after umbilical artery catheterization in neonates: prevalence of complications on long-term follow-up. *AJR.* 1991;156:567–569.

59. Rizzi M, Goldenberg N, Bonduel M, et al. Catheter-related arterial thrombosis in neonates and children: a systematic review. *Thromb Haemost.* 2018;118(6):1058–1066.

60. Greenberg R, Waldman D, Brooks C, et al. Endovascular treatment of renal artery thrombosis caused by umbilical artery catheterization. *J Vasc Surg.* 1998;28:949–953.

61. Francis JV, Monagle P, Hope S, et al. Occlusive aortic arch thrombus in a preterm neonate. *Pediatr Crit Care Med.* 2010;11:e13–e15.

62. Gupta JM, Roberton NR, Wigglesworth JS. Umbilical artery catheterization in the newborn. *Arch Dis Child.* 1968;43:382–387.

63. Gallotti R, Cammock CE, Dixon N, et al. Neonatal ascending aortic thrombus: successful medical treatment. *Cardiol Young.* 2013;23(4):610–612.

64. Bauer SB, Feldman SM, Gellis SS, et al. Neonatal hypertension: a complication of umbilical artery catheterization. *N Engl J Med.* 1975;293:1032–1033.

65. Mendeloff J, Stallion A, Hutton M, et al. Aortic aneurysm resulting from umbilical artery catheterization: case report, literature review, and management algorithm. *J Vasc Surg.* 2001;33(2):419–424.

66. Munoz ME, Roche C, Escribá R, et al. Flaccid paraplegia as complication of umbilical artery catheterization. *Pediatr Neurol.* 1993;9:401–403.

67. Henry CG, Gutierrez F, Joseph I, et al. Aortic thrombosis presenting as congestive heart failure: an umbilical artery catheter complication. *J Pediatr.* 1981;98:820–822.

68. Dilli D, Ozyazici E, Fettah N, et al. Rupture and displacement of umbilical arterial catheter: bilateral arterial occlusion in a very low birth weight preterm. *Arch Argent Pediatr.* 2015;113(5):e283–e285.

69. Hillman LS, Goodwin SL, Sherman WR. Identification of plasticizer in neonatal tissues after umbilical catheters and blood products. *N Engl J Med.* 1975;292:381–386.

70. Gaylord MS, Pittman PA, Bartness J, et al. Release of benzalkonium chloride from a heparin bonded umbilical catheter with resultant factitious hypernatremia and hyperkalemia. *Pediatrics.* 1991;87:631–635.

71. Cochrane WD. Umbilical artery catheterization. In: *Iatrogenic Problems in Neonatal Intensive Care. Report of the 69th Ross Conference of Pediatric Research.* Columbus, OH: Ross Laboratories; 1976:28.

72. Johnson JF, Basilio FS, Pettett PG, et al. Hemoperitoneum secondary to umbilical artery catheterization in the newborn. *Radiology.* 1980;134:60.

73. Moncino MD, Kurtzberg J. Accidental heparinization in the newborn: a case report and brief review of the literature. *J Perinatol.* 1990;10:399–402.

74. Hwang H, Murphy JJ, Gow KW, et al. Are localized intestinal perforations distinct from necrotizing enterocolitis? *J Pediatr Surg.* 2003;38:763–767.

75. Hoekstra RE, Semba T, Fangman JJ, et al. Intestinal perforation following withdrawal of umbilical artery catheter. *J Pediatr.* 1977;90(2):290.

76. Book LS, Herbst JJ. Intraarterial infusions and intestinal necrosis in the rabbit: potential hazards of umbilical artery injections of ampicillin, glucose, and sodium bicarbonate. *Pediatrics.* 1980;65:1145–1149.

77. Simpson JS. Misdiagnosis complicating umbilical vessel catheterization. *Clin Pediatr.* 1977;16:569.

78. Biagtan J, Rosenfeld W, Salazard D, et al. Herniation of the appendix through the umbilical ring following umbilical artery catheterization. *J Pediatr Surg.* 1980;15:672–673.

79. Bavikatte K, Hillard J, Schreiner RL, et al. Systemic vascular cotton fiber emboli in the neonate. *J Pediatr.* 1979;95:614–616.

80. Abramowsky CR, Chrenka B, Fanaroff A. Wharton jelly embolism: an unusual complication of umbilical catheterization. *J Pediatr.* 1980;96:739–741.

81. McGravey VJ, Dabiri C, Bean MS. An unusual twist to umbilical artery catheterization. *Clin Pediatr (Phila).* 1983;22:587–588.

82. Crie JS, Hajar R, Folger G. Umbilical catheter masquerading at echocardiography as a left atrial mass. *Clin Cardiol.* 1989;12:728–730.

83. Sakurai M, Donnelly LF, Klosterman LA, et al. Congenital diaphragmatic hernia in neonates: variations in umbilical catheter and enteric tube position. *Radiology.* 2000;216:112–116.

Cateterismo de la vena umbilical

Suna Seo

A. Indicaciones

1. Primarias
   a. Acceso vascular de emergencia para la infusión de líquidos y medicamentos y para la extracción de sangre
   b. Acceso venoso central a largo plazo en recién nacidos de bajo peso
   c. Exanguinotransfusión
2. Secundarias
   a. Monitorización de la presión venosa central (si el catéter atraviesa el conducto venoso) (1)
   b. Diagnóstico de drenaje venoso pulmonar anómalo total por debajo del diafragma (2, 3)

B. Contraindicaciones

1. Onfalitis
2. Onfalocele
3. Enterocolitis necrosante
4. Peritonitis

C. Equipo

1. Catéter: igual que para el cateterismo de la arteria umbilical, excepto:
   a. Catéter de 3.5 Fr para bebés que pesan < 3.5 kg
   b. Catéter de 5 Fr para bebés que pesan > 3.5 kg
   c. Los catéteres venosos umbilicales de doble luz pueden utilizarse en neonatos en estado crítico para permitir la administración de inotrópicos o medicamentos
   d. Los catéteres utilizados para la exanguinotransfusión (retirados después del procedimiento) deben tener orificios laterales. Esto reduce el riesgo de succionar la fina pared de la vena cava inferior contra la punta del catéter, con posible perforación vascular (4). Evitar los catéteres de doble lumen para las exanguinotransfusiones (véase el capítulo 49)

2. Otros equipos como para el catéter de la arteria umbilical, pero omitiendo la lidocaína al 2% (véase el capítulo 31, C).

D. Precauciones

1. Si la vía se va a utilizar a largo plazo, en particular para infundir nutrición parenteral, deben emplearse las mismas técnicas asépticas para prevenir la sepsis relacionada con la vía que se ocupan para cualquier vía venosa central (véase el capítulo 34).
2. Mantener la punta del catéter alejada del origen de los vasos hepáticos, la vena porta y el agujero oval; lo ideal es situarla en la unión de la vena cava inferior y la aurícula derecha. La punta debe estar al menos bien dentro del conducto venoso para proteger al hígado de recibir infusiones inapropiadas (5). A veces no será posible hacer avanzar el catéter a través del conducto venoso. Deben evitarse los intentos enérgicos de avance. En caso de emergencia, pueden administrarse poco a poco infusiones vitales (evitar soluciones muy hipertónicas) después de hacer retroceder el catéter hasta la vena umbilical (alrededor de 2 cm) y comprobar el retorno sanguíneo.
3. Comprobar la posición del catéter antes de la exanguinotransfusión. Evitar realizar la exanguinotransfusión con la punta del catéter en el sistema portal o en la rama venosa intrahepática (véase la **fig. 32-1**).
4. Una vez asegurado, no avanzar el catéter en la vena.
5. Evitar la infusión de soluciones hipertónicas cuando la punta del catéter no esté en la vena cava inferior.
6. No dejar el catéter abierto a la atmósfera (peligro de embolia de aire).
7. Evitar el uso de un catéter de monitorización de la presión venosa central para la infusión concomitante de nutrición parenteral (riesgo de sepsis).
8. Tener en cuenta las posibles inexactitudes de las mediciones de la presión venosa con la punta del catéter en la vena cava inferior.

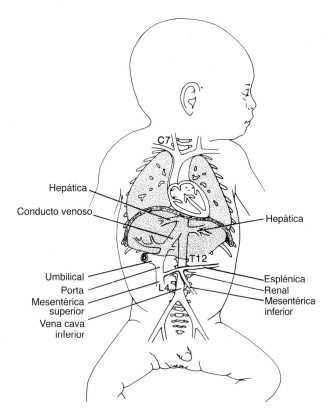

FIGURA 32-1 Anatomía de las venas umbilicales y asociadas, con mención a puntos de referencia externos.

E. Técnica (▶ Véase el video 31-1: Cateterismo de la vena y la arteria umbilicales)

Los catéteres venosos umbilicales pueden colocarse entre 5 y 7 días después del nacimiento, y a veces hasta 10 días después.

Nota anatómica: en el recién nacido a término, la vena umbilical tiene una longitud de 2 a 3 cm y un diámetro de 4 a 5 mm. Desde el ombligo, pasa en dirección cefálica y un poco hacia la derecha, donde se une al seno portal, una confluencia de la vena umbilical con las venas porta intrahepáticas derecha e izquierda. Las venas porta tienen ramas intrahepáticas que se distribuyen directo al tejido hepático. El conducto venoso se convierte en una continuación de la vena umbilical al surgir de la rama izquierda de la vena porta, justo enfrente de donde se une la vena umbilical. El conducto está situado en un surco entre los lóbulos derecho e izquierdo del hígado en el plano sagital medio del cuerpo, a un nivel entre la 9ª y 10ª vértebras torácicas; termina en la vena cava inferior junto con las venas hepáticas, como se muestra en la **figura 32-1**.

1. Realizar las mediciones necesarias para determinar la longitud del catéter que debe insertarse, añadiendo la longitud del muñón umbilical (6-10). Se han derivado muchas fórmulas y mediciones (**tabla 32-1**) (véase el capítulo 31, **fig. 31-5**) para predecir la colocación precisa de los catéteres umbilicales; sin embargo, no existe ninguna fórmula, medición o nomograma universal que pueda aplicarse con una precisión constante en todos los lactantes

TABLA 32-1 Fórmulas disponibles para calcular la longitud de inserción del CVU (cm)

NOMBRE	FÓRMULA
Dunn (6)	Nomograma utilizando la longitud hombro-ombligo*
Shukla (7)	$\dfrac{3 \times peso\ (kg) + 9}{2} + 1$
Vali (8)	Medida desde el ombligo hasta la distancia media del xifoides a la cama en la cara lateral del abdomen
Verheij (9)	$\dfrac{3 \times peso\ (kg) + 9}{2}$
Gupta (10)	Longitud del ombligo al pezón* − 1

*Ver figura. 31-5.

de cualquier peso al nacer y edad de gestación (11), y debe verificarse la colocación de la punta del catéter (véanse los apartados 11 y 12).
2. Preparar el procedimiento como con el catéter de la arteria umbilical (véase el capítulo 31, E).
3. Identificar la vena de pared fina, cerca de la periferia del muñón umbilical (**fig. 32-2**).

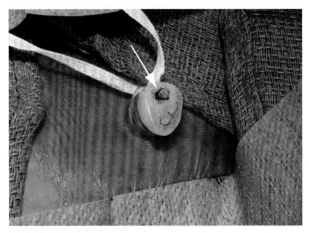

FIGURA 32-2 El muñón umbilical. La vena se indica con una *flecha*.

4. Sujetar el muñón del cordón con unas pinzas dentadas.
5. Insertar con suavidad las puntas de las pinzas de iris en el lumen de la vena y retirar los coágulos.
6. Introducir el catéter lleno de líquido, unido a la llave de paso y a la jeringa, de 2 a 3 cm en la vena (midiendo desde la pared abdominal anterior).
7. Aplicar una succión suave a la jeringa.
   a. Si no hay un fácil retorno de la sangre, el catéter puede tener un coágulo en la punta. Retirar el catéter mientras mantiene una succión suave. Quitar el coágulo y volver a insertar el catéter.

b. Si el flujo sanguíneo es fluido, continuar introduciendo el catéter durante toda la distancia estimada.

8. Si el catéter encuentra alguna obstrucción antes de la distancia medida

   a. Lo más habitual es

     (1) Sistema de portal introducido, o

     (2) Encajado en una rama intrahepática de la vena porta

   b. Retirar el catéter de 2 a 3 cm, girar con suavidad y volver a insertarlo para intentar que la punta atraviese el conducto venoso.

9. Si el catéter se encuentra en la circulación portal, algunos autores han recomendado pasar un nuevo catéter de 3.5 o 5 Fr en el mismo vaso, dejando el catéter mal dirigido en su lugar. Una vez que el nuevo catéter está en una buena posición, se retira el catéter desviado. Este procedimiento tiene una tasa de éxito de 50% (12). No se han notificado acontecimientos adversos, como perforaciones o hemorragias internas; sin embargo, en los lactantes de muy bajo peso, la inserción simultánea de dos catéteres en vasos pequeños podría causar daños en los vasos

10. La posición de la punta del catéter puede estimarse con la medición de la presión venosa (1-3) y la observación de la forma de la onda. Sin embargo, esto no se realiza de forma rutinaria, y la mayoría de los centros hace una confirmación radiográfica o ecográfica de la posición del catéter. El catéter ha atravesado el agujero oval si la sangre obtenida es de color rojo brillante (de aspecto arterial). En este caso, hay que tirar del catéter hacia atrás. La posición ideal es con la punta del catéter en la unión de la vena cava inferior y la aurícula derecha, aunque la colocación en el conducto venoso es aceptable para fines distintos de la medición de la presión venosa central.

11. Obtener una verificación radiográfica de la posición del catéter. Una radiografía lateral ayudará a la localización (fig. 32-3) (13, 14). La localización deseada es de T9 a T10, justo por encima del diafragma derecho.

12. Otras modalidades para evaluar la colocación del catéter son la ecografía (15-17) y la ecocardiografía (18, 19). Estas técnicas pueden requerir menos manipulaciones durante la colocación del catéter y reducir el número de radiografías que se hagan al paciente. Además, estos tipos de técnicas de imagen pueden proporcionar una evaluación más precisa de la ubicación del catéter.

13. Asegurar el catéter como para el de la arteria umbilical (véase el capítulo 31, E).

Puede haber más sangrado de la vena umbilical que de la arteria umbilical porque la vena no es un vaso contráctil. La presión local suele ser suficiente para detener la hemorragia. Para el cuidado de un catéter permanente, las técnicas de toma de muestras y la retirada de un catéter, véase el capítulo 31.

F. Complicaciones

1. Infecciones (20)
2. Tromboembólico (21)

Los émbolos de un catéter venoso pueden tener una amplia distribución. Si la punta del catéter está en el sistema portal y el conducto venoso se ha cerrado, los émbolos se alojarán en el hígado. Si el catéter ha atravesado el conducto venoso, los émbolos irán a los pulmones o, debido a la derivación de la sangre de derecha a izquierda a través del agujero oval o el conducto arterioso en los recién nacidos enfermos, los émbolos pueden distribuirse por toda la

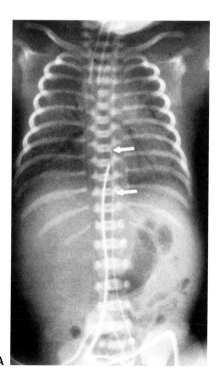
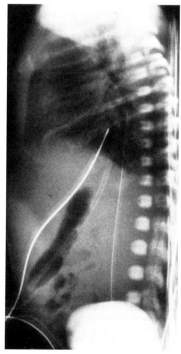

FIGURA 32-3 Radiografías anteroposterior (**A**) y lateral (**B**) que muestran el curso normal de un catéter venoso umbilical, con un catéter de la arteria umbilical (*flechas*) en posición de comparación. Obsérvese cómo el catéter venoso se desplaza justo por encima del ombligo, un poco hacia la derecha mientras atraviesa el conducto venoso hacia la vena cava inferior (VCI). El extremo distal de esta línea se encuentra justo por encima de la unión auricular-VCI derecha, y podría ser óptimo tirar un poco hacia atrás en la VCI. Observar cómo el catéter más delgado de la arteria umbilical (*flechas*) se dirige hacia abajo a medida que avanza hacia la arteria iliaca y luego asciende posteriormente y hacia la izquierda hasta alcanzar el nivel de T7. **A** **B**

circulación sistémica. Estos émbolos pueden estar infectados y, por lo tanto, causar abscesos generalizados.

3. Catéter mal posicionado en el corazón y los grandes vasos **(fig. 32-4)**

    a. Derrame pericárdico/taponamiento cardiaco (perforación cardiaca) (5, 18, 22)

    b. Arritmias cardiacas (23)

    c. Trombo auricular izquierdo (18)

    d. Endocarditis trombótica (24)

    e. Infarto hemorrágico de pulmón (25)

    f. Hidrotórax (catéter alojado o vena pulmonar perforada) (25)

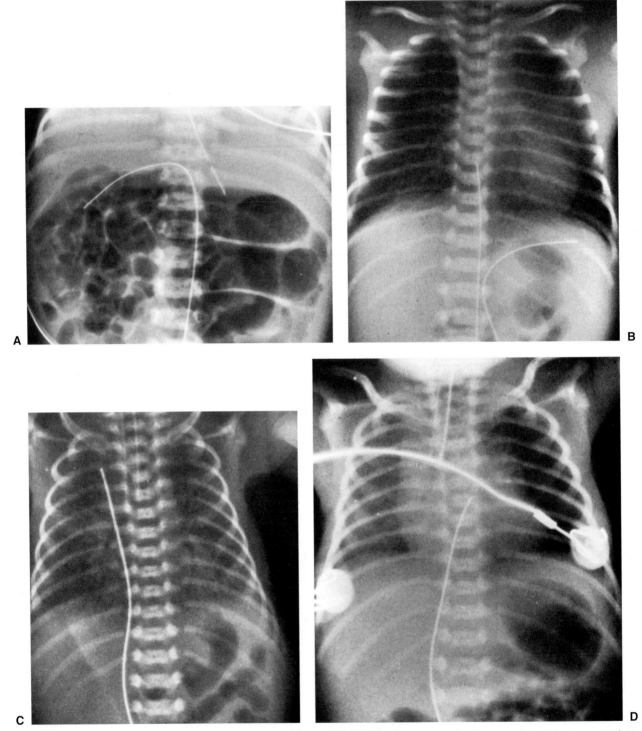

FIGURA 32-4 Espectro de malposiciones de catéteres venosos umbilicales (CVU). **A.** CVU en la vena porta derecha con embolización aérea secundaria en el sistema venoso portal. **B.** CVU en la vena esplénica. CAU en buena posición con su punta en T7. **C.** CVU que se extiende a través del corazón hasta la vena cava superior. **D.** La lámina anteroposterior muestra una posición indeterminada del CVU. La aurícula derecha, el ventrículo derecho y la aurícula izquierda son todas las posibilidades. (*Continúa*)

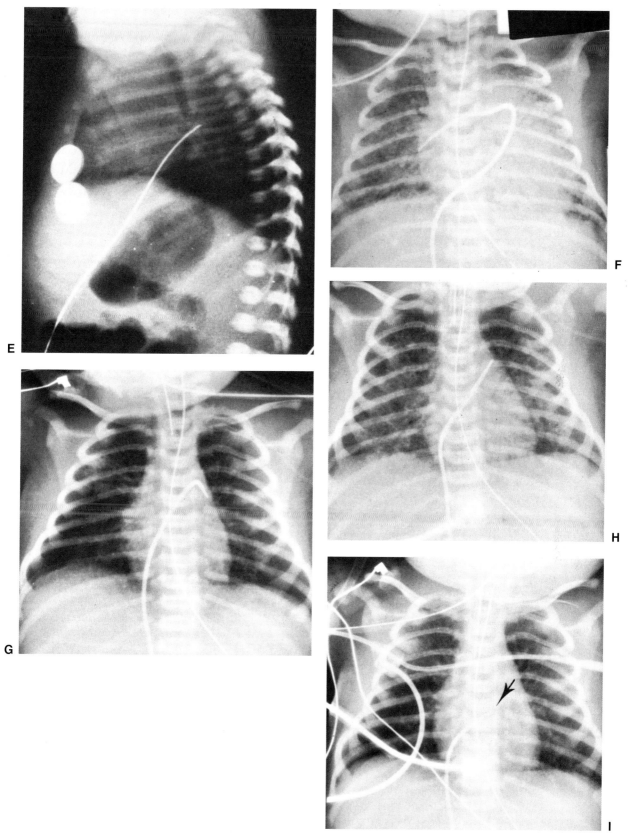

FIGURA 32-4 *(Continuación)* **E.** La lámina lateral muestra su posición posterior, confirmando su presencia en la aurícula izquierda. La lámina lateral es en particular importante para hacer esta distinción. La medición de la PO$_2$ en sangre del catéter será diagnóstica de su mala colocación, a menos que el lactante tenga una hipertensión pulmonar persistente grave u otra causa de derivación intracardiaca grave. **F.** CVU en la arteria pulmonar derecha. **G.** CVU en la arteria pulmonar principal izquierda. **H.** CVU en la arteria pulmonar principal. **I.** CVU *(flecha)* en el ventrículo derecho.

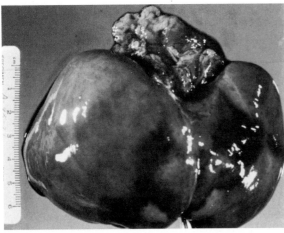
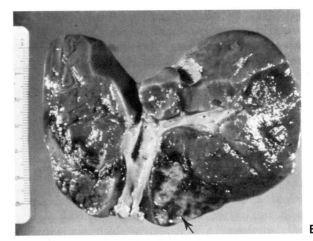

FIGURA 32-5 A. Infarto hepático (zonas oscurecidas en la cara anterior del hígado) relacionado con el catéter de la vena umbilical. **B.** Sección a través del aspecto inferior del hígado para mostrar el aspecto interno de las áreas infartadas (*flecha*).

4. Catéter mal posicionado en el sistema portal
   a. Hepatomegalia (26)
   b. Enterocolitis necrosante (27)
   c. Perforación de colon (28)
   d. Necrosis hepática (trombosis de las venas hepáticas o infusión de soluciones hipertónicas o vasoespásticas en los tejidos hepáticos) **(fig. 32-5)** (26, 29, 30)
   e. Quiste hepático (31)
   f. Absceso hepático (32)
   g. Hematoma hepático (33)
   h. Hemorragia intraabdominal (32)
   i. Ascitis (secundaria a la extravasación de líquido a través de un catéter mal posicionado) (32, 34)
   j. Laceración hepática (17, 35)

5. Otros
   a. Perforación del peritoneo (36)
   b. Extravasación de líquidos de nutrición parenteral (34)
   c. Obstrucción del retorno venoso pulmonar (en bebés con drenaje venoso pulmonar anómalo) (2, 3)
   d. Plastificante en los tejidos (37)
   e. Hipertensión portal (26, 38)
   f. Peligro eléctrico (véase el capítulo 31, J3c) (4)
   g. Masa fúngica en la aurícula derecha (39, 40)
   h. Seudomasa en la aurícula izquierda (41)
   i. Isquemia digital (42)
   j. Neumopericardio (43)
   k. Rotura de catéter y embolización (44)
   l. Hipotermia (45)

Referencias

1. Trevor Inglis GD, Dunster KR, Davies MW. Establishing normal values of central venous pressure in very low birth weight infants. *Physiol Meas.* 2007;28(10):1283–1291.
2. Jones AJ, Zieba K, Starling L, et al. A clue to the diagnosis of TAPVD. *BMJ Case Rep.* 2012;2012:pii: bcr1220115400.
3. Rugolotto S, Beghini R, Padovani EM. Serendipitous diagnosis of infracardiac total anomalous pulmonary venous return by umbilical venous catheter blood gas samples. *J Perinatol.* 2004;24(5):315–316.
4. Kitterman JA, Phibbs RH, Tooley WH. Catheterization of umbilical vessels in newborn infants. *Pediatr Clin North Am.* 1970;17:895–912.
5. Oestreich AE. Umbilical vein catheterization—appropriate and inappropriate placement. *Pediatr Radiol.* 2010;40:1941–1949.
6. Dunn P. Localization of the umbilical catheter by post-mortem measurement. *Arch Dis Child.* 1966;41:69–75.
7. Shukla H, Ferrara A. Rapid estimation of insertional length of umbilical catheters in newborns. *Am J Dis Child.* 1986; 140:786–788.
8. Vali P, Fleming SE, Kim JH. Determination of umbilical catheter placement using anatomic landmarks. *Neonatology.* 2010;98:381–386.
9. Verheij GH, te Pas AB, Smits-Wintjens VE, et al. Revised formula to determine the insertion length of umbilical vein catheters. *Eur J Pediatr.* 2013;172:1011–1015.
10. Gupta AO, Peesay MR, Ramasethu J. Simple measurements to place umbilical catheters using surface anatomy. *J Perinatol.* 2015;35(7):476–480.
11. Lean WL, Dawson JA, Davis PG, et al. Accuracy of five formulae to determine the insertion length of umbilical venous catheters. *Arch Dis Child Fetal Neonatal Ed.* 2019;104(2): F165–F169.
12. Mandel D, Mimouni FB, Littner Y, et al. Double catheter technique for misdirected umbilical vein catheter. *J Pediatr.* 2001;139:591–592.
13. Baker DH, Berdon WE, James LS. Proper localization of umbilical arterial and venous catheters by lateral roentgenograms. *Pediatrics.* 1969;43:34–39.
14. Hoellering AB, Koorts PJ, Cartwright DW, et al. Determination of umbilical venous catheter tip position with radiograph. *Pediatr Crit Care Med.* 2014;15(1):56–61.
15. Franta J, Harabor A, Soraisham AS. Ultrasound assessment of umbilical venous catheter migration in preterm infants: a prospective study. *Arch Dis Child Fetal Neonatal Ed.* 2017;102(3):F251–F255.
16. Selvam S, Humphrey T, Woodley H, et al. Sonographic features of umbilical catheter-related complications. *Pediatr Radiol.* 2018;48(13):1964–1970.

17. Derinkuyu BE, Boyunaga OL, Damar C, et al. Hepatic complications of umbilical venous catheters in the neonatal period: the ultrasound spectrum. *J Ultrasound Med.* 2018;37(6):1335–1344.

18. Abiramalatha T, Kumar M, Shabeer MP, et al. Advantages of being diligent: lessons learnt from umbilical venous catheterisation in neonates. *BMJ Case Rep.* 2016;2016:pii: bcr2015214073.

19. Plooij-Lusthusz AM, van Vreeswijk N, van Stuijvenberg M, et al. Migration of umbilical venous catheters [Epub ahead of print]. *Am J Perinatol.* 2019. doi: 10.1055/s-0038-1677016.

20. Gordon A, Greenhalgh M, McGuire W. Early planned removal of umbilical venous catheters to prevent infection in newborn infants. *Cochrane Database Syst Rev.* 2017;10:CD012142.

21. Raad II, Luna M, Kaliel SA, et al. The relationship between the thrombotic and infectious complications of central venous catheters. *JAMA.* 1994;271:1014–1016.

22. Chioukh FZ, Ameur KB, Hmida HB, et al. Pericardial effusion with cardiac tamponade caused by a central venous catheter in a very low birth weight infant. *Pan Afr Med J.* 2016;25:13.

23. Amer A, Broadbent RS, Edmonds L, et al. Central venous catheter-related tachycardia in the newborn: case report and literature review. *Case Rep Med.* 2016;2016:6206358.

24. Symchych PS, Krauss AN, Winchester P. Endocarditis following intracardiac placement of umbilical venous catheters in neonates. *J Pediatr.* 1977;90:287–289.

25. Bjorklund LJ, Malmgren N, Lindroth M. Pulmonary complications of umbilical venous catheters. *Pediatr Radiol.* 1995;25(2):149–152.

26. Grizelj R, Vukovic J, Bojanic K, et al. Severe liver injury while using umbilical venous catheter: case series and literature review. *Am J Perinatol.* 2014;31(11):965–974.

27. Sulemanji M, Vakili K, Zurakowski D, et al. Umbilical venous catheter malposition is associated with necrotizing enterocolitis in premature infants. *Neonatology.* 2017;111(4):337–343.

28. Friedman AB, Abellera RM, Lidsky I, et al. Perforation of the colon after exchange transfusion in the newborn. *N Engl J Med.* 1970;282:796.

29. Venkatavaman PS, Babcock DS, Tsang RC, et al. Hepatic injury: a possible complication of dopamine infusion through an inappropriately placed umbilical vein catheter. *Am J Perinatol.* 1984;1:351–354.

30. Hargitai B, Toldi G, Marton T, et al. Pathophysiological mechanism of extravasation via umbilical venous catheters. *Pediatr Dev Pathol.* 2019;22(4):340–343.

31. Hartley M, Ruppa Mohanram G, Ahmed I. TPNoma: an unusual complication of umbilical venous catheter malposition. *Arch Dis Child Fetal Neonatal Ed.* 2019;104(3):F326.

32. Bayhan C, Takci S, Ciftci TT, et al. Sterile hepatic abscess due to umbilical venous catheterization. *Turk J Pediatr.* 2012;54(6):671–673.

33. Fuchs EM, Sweeney AG, Schmidt JW. Umbilical venous catheter-induced hepatic hematoma in neonates. *J Neonatal Perinatal Med.* 2014;7(2):137–142.

34. Pegu S, Murthy P. Ascites with hepatic extravasation of total parenteral nutrition (TPN) secondary to umbilical venous catheter (UVC) malposition in an extremely preterm baby. *BMJ Case Rep.* 2018;2018:pii: bcr-2018-226377.

35. Pignotti MS, Monciotti F, Frati P, et al. Hepatic laceration due to umbilical venous catheter malpositioning. *Pediatr Neonatol.* 2017;58(4):386–387.

36. Kanto WP Jr, Parrish RA Jr. Perforation of the peritoneum and intraabdominal hemorrhage: a complication of umbilical vein catheterizations. *Am J Dis Child.* 1977;131:1102–1103.

37. Hillman LS, Goodwin SL, Sherwin WR. Identification and measurement of plasticizer in neonatal tissues after umbilical catheters and blood products. *N Engl J Med.* 1975;292:381–386.

38. Lauridsen UB, Enk B, Gammeltoft A. Oesophageal varices as a late complication of neonatal umbilical vein catheterization. *Acta Paediatr Scand.* 1978;67:633–636.

39. Johnson DE, Bass JL, Thomson TR, et al. Candida septicemia and right atrial mass secondary to umbilical vein catheterization. *Am J Dis Child.* 1981;135:275–277.

40. Shalabi M, Adel M, Yoon E, et al. Risk of infection using peripherally inserted central and umbilical catheters in preterm neonates. *Pediatrics.* 2015;136(6):1073–1079.

41. Crie JS, Hajar R, Folger G. Umbilical catheter masquerading at echocardiography as a left atrial mass. *Clin Cardiol.* 1989;12:728–730.

42. Welibae MA, Moore JH Jr. Digital ischemia in the neonate following intravenous therapy. *Pediatrics.* 1985;76:99–103.

43. Long WA. Pneumopericardium. In: Long WA, ed. *Fetal and Neonatal Cardiology.* Philadelphia, PA: WB Saunders; 1990:382.

44. Akin A, Bilici M, Demir F, et al. Percutaneous retrieval of umbilical vein catheter fragment in an infant two months after embolization. *Turk J Pediatr.* 2018;60(2):191–193.

45. Dubbink-Verheij GH, van Westerop TAJWM, Lopriore E, et al. Hypothermia during umbilical catheterization in preterm infants. *J Matern Fetal Neonatal Med.* 2019:1–6.

33

Canulación arterial periférica

Suhasini Kaushal y Jayashree Ramasethu

El acceso arterial es necesario para la monitorización hemodinámica continua y la toma de muestras de sangre cuando se atiende a un neonato enfermo. Si por razones técnicas o clínicas no es posible cateterizar la arteria umbilical, puede ser necesaria la canulación arterial periférica. Como norma, debe utilizarse la arteria más periférica/distal, para reducir las posibles secuelas de cualquier compromiso vascular o evento tromboembólico asociado.

Los lugares habituales para la canulación arterial periférica son las arterias radial, cubital y tibial posterior (1-4). A veces se utiliza la arteria dorsal del pie (5). Aunque se ha descrito la canulación de las arterias axilar (6) y braquial (7), estos lugares no se recomiendan debido al limitado flujo sanguíneo colateral y al elevado potencial de complicaciones isquémicas. La arteria temporal también suele evitarse por la posibilidad de que se produzcan secuelas neurológicas (8, 9).

A. Indicaciones

1. Vigilancia de la presión arterial
2. Monitorización frecuente de los gases sanguíneos o de las pruebas de laboratorio (p. ej., neonatos ventilados en estado crítico o prematuros de muy bajo peso al nacer)
3. Cuando se requiere monitorización preductal (p. ej., con hipertensión pulmonar persistente) (canulación de la extremidad superior derecha)

B. Contraindicaciones

1. Trastorno hemorrágico no corregible
2. Evidencia preexistente de insuficiencia circulatoria en la extremidad utilizada para la canulación
3. Evidencia de un flujo colateral inadecuado (es decir, la oclusión del vaso a cateterizar puede comprometer la perfusión de la extremidad)
4. Infección local de la piel
5. Malformación de la extremidad que se utiliza para la canulación

6. Cirugía previa en la zona (sobre todo, recorte)
7. Potencial de secuelas neurológicas adversas tras la canulación

C. Equipo

Estéril

1. Guantes
2. Solución antiséptica (p. ej., yodóforo/povidona, clorhexidina)
3. Cuatro cuadros de gasa de 10 centímetros
4. 0.5 a 0.95 de solución salina normal (SN) con 1 a 2 U/mL de heparina). El cuarto de SN (solución salina de 0.25 N) se utiliza a menudo en los recién nacidos extremadamente prematuros de 24 semanas de edad de gestación, que tienen riesgo de hipernatremia. Se ha demostrado que el uso de suero salino heparinizado mantiene la permeabilidad de la línea durante más tiempo que las soluciones hipotónicas, como el agua con dextrosa al 5% heparinizada o la SN sin heparinizar (10, 11)
5. Jeringa de 3 o 5 mL
6. Aguja de venopunción calibre 20 (si se utiliza una cánula calibre 22 de mayor tamaño)
7. Cánula de tamaño adecuado: calibre 22×1 pulgada (2.5 cm), calibre 24×0.75 pulgadas (2 cm) o calibre 24 pulgadas $\times 0.56$ pulgadas (1.4 cm) con estilete para neonatos de mayor a menor tamaño, respectivamente.
8. Transductor de presión arterial y tubo de extensión (véase el capítulo 10)
9. Conector T cebado con solución de lavado heparinizada
10. Apósito transparente y semipermeable

No estéril

1. Equipo de transiluminación o ecografía Doppler (12) (véase el capítulo 15)
2. Cinta adhesiva de 1.27 cm, resistente al agua

3. Materiales para la sujeción de la extremidad tras la canulación arterial (véase el capítulo 5)
4. Una bomba de infusión constante capaz de suministrar la solución de lavado a una velocidad de 0.5 a 1 mL/h contra la presión posterior

Equipo adicional necesario para el procedimiento de reducción

Todo el equipo, excepto la mascarilla, debe ser estéril.

1. Bata y mascarilla
2. Clorhidrato de lidocaína al 0.5% en jeringa de 3 mL
3. Bisturí núm. 11 y soporte
4. 2 hemostatos curvos de mosquito
5. Gancho para los nervios
6. Sutura de nylon 5-0

Anestesia/analgesia

Puede aplicarse una mezcla eutéctica de lidocaína-prilocaína (MEAL) en crema al 2.5% para la anestesia local antes de colocar la vía arterial, además de la sedación en los lactantes críticos.

Canulación arterial periférica guiada por ecografía

Con la llegada de la ecografía en el punto de atención a pie de cama, se han utilizado sondas lineales en la UCIN para localizar las arterias periféricas para su canulación, en particular las arterias radial y tibial posterior, con mejores tasas de éxito (12, 13).

D. Precauciones

1. Al realizar la canulación de la arteria radial se debe comprobar la circulación colateral cubital mediante la prueba de Allen antes de realizar el procedimiento. Se reconoce que esta prueba tiene limitaciones en cuanto a la exactitud y la fiabilidad entre los evaluadores (14), por lo que aún es necesaria una observación cuidadosa de los signos de deterioro de la perfusión distal durante y después del procedimiento. La ecografía Doppler también puede ser útil para evaluar la circulación colateral.
2. Cuando se realiza la canulación de la dorsal del pie o de la tibial posterior, se puede realizar una prueba de Allen modificada levantando el pie, ocluyendo las arterias dorsal del pie y de la tibial posterior, liberando la presión sobre una de ellas y monitorizando la perfusión tisular en 10 segundos, aunque esta técnica es menos fiable que la prueba en la mano (15).
3. Al realizar la canulación radial o cubital se debe evitar la hiperextensión excesiva de la muñeca, ya que esto puede provocar la oclusión de la arteria y un falso positivo en la prueba de Allen (16) y se ha asociado con el bloqueo de la conducción del nervio mediano (17).

4. No ligar nunca la arteria.
5. Dejar expuestas todas las puntas de los dedos de las manos y de los pies para poder controlar el estado circulatorio. Examinar la extremidad con frecuencia para detectar cambios en la perfusión.
6. Inspeccionar el lugar de inserción de la cánula al menos cada día.
   a. Si hay signos de celulitis, retirar la cánula y enviar la punta de la cánula para su cultivo. Enviar también un cultivo de la herida si hay inflamación en el lugar del corte.
   b. Obtener un cultivo de sangre de un sitio periférico si hay signos de sepsis.
   c. Inspeccionar la zona distal y proximal al lugar de inserción para ver si hay escaldado, enrojecimiento, cianosis o cambios en la temperatura o el tiempo de llenado capilar.
7. Asegurarse de que en la pantalla del monitor aparezca en todo momento un trazado continuo de la onda de presión después de la canulación.
8. Tener cuidado de no introducir burbujas de aire en la cánula mientras se monta el sistema de infusión o se toman muestras de sangre.
9. Utilizar la cánula solo para la toma de muestras; no debe administrarse por ella ningún otro líquido que no sea una solución salina heparinizada.
10. No administrar una inyección rápida de líquido en bolo a través de la línea. La infusión de lavado después de la toma de muestras debe ser:
    a. Volumen mínimo (0.3 a 0.5 mL)
    b. Inyectado con lentitud
11. Para revertir el arteriospasmo, véase el capítulo 36.
12. Retirar la cánula al primer indicio de formación de coágulos o compromiso circulatorio (p. ej., amortiguación de la forma de onda en el monitor). No lavar para eliminar los coágulos.
13. Retirar la cánula en cuanto deje de haber indicaciones.

E. Técnica

Técnica estándar para la canulación arterial percutánea

1. Elegir un sitio para la canulación y asegurar la extremidad apropiada.
   a. **Arteria radial:** este es el lugar más común para la canulación (1-3, 18). El antebrazo y la mano del lactante pueden transiluminarse con la muñeca en extensión de 45 a 60 grados (**fig. 33-1**), asegurándose de que los dedos sean visibles para controlar la perfusión distal. La arteria puede palparse de forma proximal al pliegue transversal de la superficie palmar de la muñeca, medial a la apófisis estiloides del radio y lateral al flexor radial del carpo (19) (**fig. 33-2**).
   b. **Arteria cubital:** en un reducido número de niños, puede ser más fácil localizar la arteria cubital que la radial (20). Si una prueba de Allen indica que el sumi-

FIGURA 33-1 Transiluminación de la arteria radial.

nistro de sangre colateral es adecuado, la arteria cubital puede canularse utilizando el mismo método que para la arteria radial. La arteria cubital corre a lo largo del margen palmar del flexor cubital. Es necesario tener cuidado al canular la arteria cubital porque discurre junto al nervio cubital y es de menor calibre que la arteria radial (**fig. 33-2**)

c. Arteria dorsal del pie: la arteria dorsal del pie se encuentra en la parte dorsal del medio pie, entre el primer y el segundo dedo, con el pie en flexión plantar (**fig. 33-3**). Hay que tener en cuenta que la anatomía vascular del pie es variable y la arteria dorsal del pie puede estar ausente en algunos pacientes, mientras que en otros puede proporcionar el principal suministro de sangre a los dedos (21, 22).

d. Arteria tibial posterior: la arteria tibial posterior discurre por detrás del maléolo medial con el pie en dorsiflexión (**figs. 33-4 y 33-5**).

2. Identificar la arteria por:
   a. Palpación (ver los puntos de referencia anatómicos descritos antes o las zonas arteriales individuales)
   b. Transiluminación (**figs. 33-1 y 33-4** y capítulo 15)
   c. Ecografía Doppler, si está disponible (capítulo 15)
3. Lavarse las manos como para un procedimiento estéril y usar guantes estériles.
4. Si el tiempo lo permite, aplicar de 0.5 a 1 g de crema MEAL en el lugar arterial elegido y cubrir con un vendaje oclusivo durante 15 a 30 minutos. Retirar el vendaje y limpiar la crema justo antes de la canulación.
5. Preparar la piel sobre el sitio con un antiséptico (p. ej., un yodóforo).
6. Hacer una pequeña punción en la piel con la aguja de venopunción sobre el sitio (opcional; para facilitar el paso de la cánula a través de la piel y reducir las posibilidades de

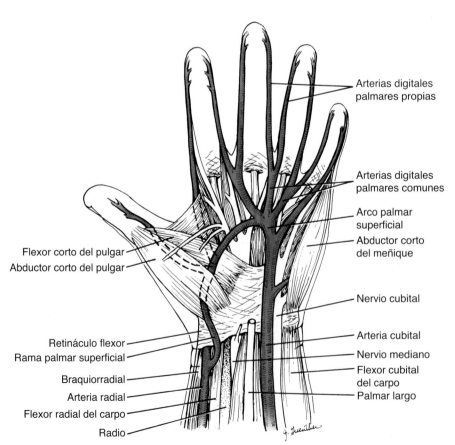

FIGURA 33-2 Relaciones anatómicas de las principales arterias de la muñeca y la mano.

Arterias digitales palmares propias

Arterias digitales palmares comunes

Arco palmar superficial

Abductor corto del meñique

Nervio cubital

Arteria cubital

Nervio mediano

Flexor cubital del carpo

Palmar largo

Flexor corto del pulgar

Abductor corto del pulgar

Retináculo flexor

Rama palmar superficial

Braquiorradial

Arteria radial

Flexor radial del carpo

Radio

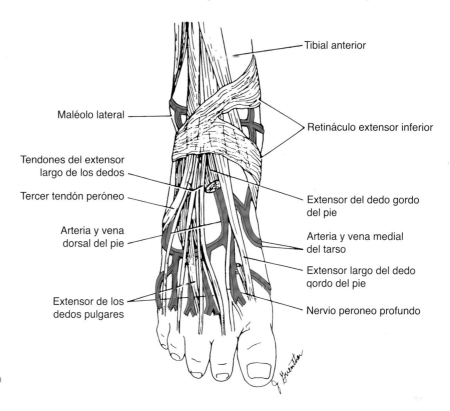

Tibial anterior

Maléolo lateral

Retináculo extensor inferior

Tendones del extensor largo de los dedos

Tercer tendón peróneo

Extensor del dedo gordo del pie

Arteria y vena dorsal del pie

Arteria y vena medial del tarso

Extensor largo del dedo gordo del pie

Extensor de los dedos pulgares

Nervio peroneo profundo

FIGURA 33-3 Relaciones anatómicas de la arteria dorsal del pie.

penetrar la pared posterior del vaso, en especial cuando se utiliza una cánula de mayor calibre).

7. Realizar la canulación de la arteria **(figs. 33-6A, B** y **33-7).**

Método A (preferido para neonatos prematuros pequeños)

a. Puncionar la arteria directo en un ángulo de 10 a 15 grados con respecto a la piel, con el bisel de la aguja hacia abajo.

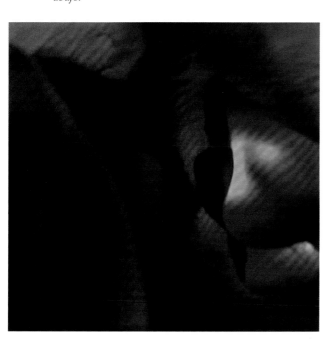

FIGURA 33-4 Transiluminación de la arteria tibial posterior.

b. Avanzar poco a poco. Habrá arteriospasmo cuando se toque el vaso, y el retorno de la sangre puede retrasarse.

c. Retirar el estilete de la aguja (debe aparecer sangre en la cánula) y hacer avanzar la cánula en la arteria hasta donde sea posible.

Método B (fig. 33-6B)

a. Pase el estilete de la aguja (con el bisel hacia arriba) y la cánula a través de la arteria en un ángulo de 30 a 40 grados con respecto a la piel.

b. Retirar el estilete y la cánula poco a poco hasta que se establezca el flujo arterial.

c. Avanzar la cánula en la arteria.

La imposibilidad de introducir la cánula en el lumen suele indicar que no se ha conseguido puncionar la arteria de forma central. Esto suele provocar la laceración de la pared lateral de la arteria con la formación de un hematoma, que puede verse en la transiluminación.

8. Colocar la cánula con firmeza en el conector T y lavar con suavidad con 0.5 mL de solución heparinizada, observando si hay evidencia de palidez o cianosis.

9. Suturar la cánula a la piel con sutura de nylon 5-0 si se desea. Este paso puede omitirse siempre que la cánula esté bien pegada (fig. 27-4); el uso de suturas puede producir una cicatriz.

10. Asegurar la cánula como se hace con la línea IV periférica; se muestra en la figura 27-4. Se puede utilizar un apósito semipermeable transparente en lugar de cinta adhesiva para permitir la visualización continua del lugar de entrada de la piel. Asegurarse de que todos los dedos sean visibles para una inspección frecuente **(fig. 33-8).**

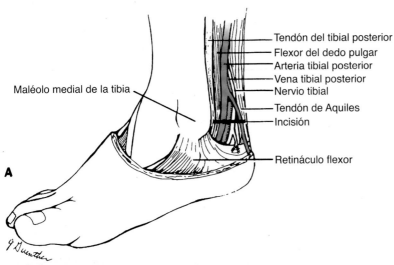

Maléolo medial de la tibia

Tendón del tibial posterior
Flexor del dedo pulgar
Arteria tibial posterior
Vena tibial posterior
Nervio tibial
Tendón de Aquiles
Incisión

Retináculo flexor

A

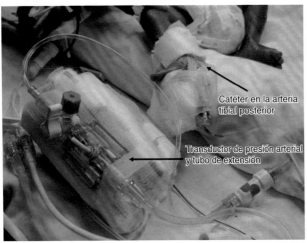

Catéter en la arteria tibial posterior

Transductor de presión arterial y tubo de extensión

B

FIGURA 33-5 A. Relaciones anatómicas de la arteria tibial posterior, mostrando el lugar de la incisión para el corte. **B.** Canulación de la arteria tibial posterior; la cánula está conectada a un transductor para la monitorización continua de la presión arterial.

11. Mantener la permeabilidad conectando el conector T al tubo de extensión o a la línea de presión arterial para hacer correr 1 mL/h de solución de lavado heparinizada mediante una bomba de infusión constante. Asegurarse de que la infusión continua se inicia casi de inmediato después de la colocación de la cánula, para evitar la coagulación. Una velocidad de infusión inferior a 1 mL/h se asocia a menudo con el retroceso de la sangre hacia el conector en T y la coagulación de la cánula.

12. Cambiar el tubo intravenoso y la solución de lavado cada 24 horas.

Canulación de la arteria radial con guía (23)

1. Identificar la arteria por palpación, transiluminación o ecografía.

2. Aplicar crema anestésica local como se ha indicado antes si el tiempo lo permite.

3. Preparar la zona con una solución antiséptica.

4. Utilizar un catéter calibre 24 de 3/4 pulgadas (0.7 mm × 3 cm) sobre una aguja de pared fina calibre 24.

5. Insertar la aguja en un ángulo de 45 grados con respecto a la piel hacia la arteria.

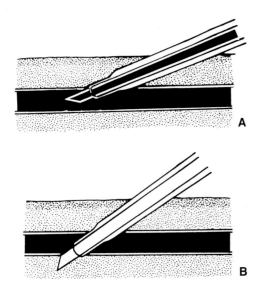

A

B

FIGURA 33-6 A. Canulación de una arteria con el método A (véase el texto). **B.** Canulación de una arteria con el método B (véase el texto). (Reproducido con permiso de Filston HC, Johnson DG. Percutaneous venous cannulation in neonates and infants: A method for catheter insertion without "cut-down". *Pediatrics*. 1971;48(6):896–901. Copyright © 1971 by the AAP.)

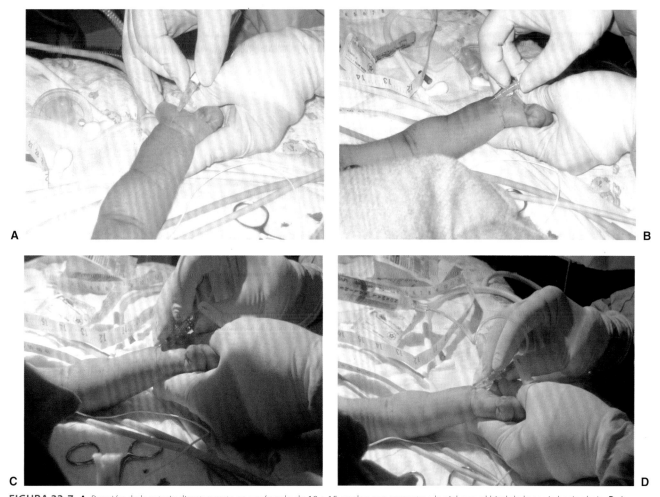

FIGURA 33-7 **A.** Punción de la arteria directamente en un ángulo de 10 a 15 grados con respecto a la piel, con el bisel de la aguja hacia abajo. **B.** Avanzar poco a poco. **C.** Retirar el estilete de la aguja, permitir el retorno de la sangre y avanzar la cánula en la arteria. **D.** Fijar la cánula con firmeza al conector en T.

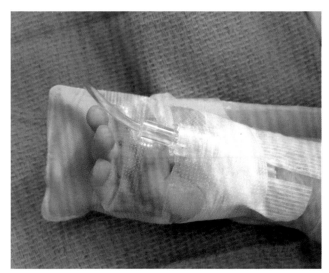

FIGURA 33-8 Catéter de la arteria radial encintado y vendado. Observar que todos los dedos y el pulgar son visibles y no están constreñidos por la cinta.

6. Cuando se observe un retorno de la sangre, avanzar la guía en la luz arterial.
7. Retirar la aguja y avanzar el catéter sobre la aguja guía.
8. Retirar la guía y conectar el conector T, lavar con solución salina heparinizada.

Corte de la arteria radial (24)

La técnica de corte puede ser necesaria en el caso de los neonatos muy pequeños, ya que el traumatismo de la arteria provoca vasoespasmo, lo que hace que la canulación percutánea de un vaso pequeño sea muy difícil.

1. Técnica I: corte en la muñeca
    Al inicio se expone la arteria mediante un corte, y se introduce un catéter bajo visión directa.
    a. Preparar como para el procedimiento percutáneo (Técnica estándar, pasos 1 a 3).
    b. Frotar y preparar como para el procedimiento principal (véase el capítulo 6).

c. Infiltrar el lugar de la incisión (punto de máxima pulsación justo proximal al pliegue proximal de la muñeca) con 0.5 a 1 mL de lidocaína.

d. Esperar 5 minutos para la anestesia.

e. Realizar una incisión cutánea transversal de 0.5 cm.

f. Profundizar la incisión en el tejido subcutáneo mediante una disección longitudinal roma con una pinza hemostática curvada de mosquito.

g. Utilice un hemostato de mosquito curvado para disecar la arteria.

Hacerlo con cuidado para evitar el arteriospasmo.

h. Elevar la arteria con una pinza hemostática o un gancho para nervios.

i. Enrollar la ligadura (seda 5-0) alrededor de la arteria para la tracción. No atar la ligadura.

j. Introducir el estilete de la cánula en la arteria con el bisel hacia abajo, hasta que la cánula esté claramente dentro de la luz del vaso.

k. Retirar el estilete y avanzar la cánula hasta el centro.

l. Retirar la ligadura.

m. Véase el método percutáneo en E (Técnica estándar, pasos 7 a 11) para la fijación y el cuidado de la cánula.

Por lo general, la incisión puede ser tan pequeña como para que el centro de la cánula la llene y no se necesite una sutura de cierre.

Canulación de la arteria tibial posterior mediante un procedimiento de corte

1. Preparar como para el método percutáneo.

2. Ponerse la mascarilla.

3. Pegar el pie al estribo en posición un poco dorsiflexionada (véase el capítulo 5).

4. Frotar y preparar como para el procedimiento principal (véase el capítulo 6).

5. Infiltrar el lugar de la incisión con 0.5 a 1 mL de lidocaína al 0.5% (**fig. 33-5**).

6. Esperar 5 minutos para la anestesia.

7. Realizar una incisión transversal (0.5 cm) posteroinferior al maléolo medial (véase la **figura 33-5**).

Una incisión vertical, en lugar de transversal, es opcional. La primera tiene la ventaja de que ofrece la oportunidad de ampliar la incisión en sentido cefálico, en caso de que se perfore la pared posterior de la vena en el primer intento de canulación. Sin embargo, tiene la desventaja de que puede hacerse demasiado lateral o medial a la arteria.

8. Identificar la arteria mediante una disección longitudinal con una pinza hemostática de mosquito. La arteria suele encontrarse justo antes del tendón de Aquiles y adyacente al nervio tibial.

9. Colocar la pinza hemostática de mosquito detrás de la arteria y hacer un bucle de sutura de nylon 5-0 sin apretar.

Hacerlo con cuidado para evitar el arteriospasmo.

10. Elevar la arteria en la herida con sutura. No ligar la arteria.

11. Mientras se estabiliza la arteria con una sutura, se introduce la aguja y la cánula, con el bisel hacia abajo.

12. Retirar el estilete y avanzar la cánula hasta el centro.

13. Retirar la sutura de nylon.

14. Cerrar la herida con sutura de *nylon* 5-0 (por lo regular solo se necesita una sutura).

15. Véase el método percutáneo en E (Técnica estándar, pasos 7 a 11) para la fijación y el cuidado de la cánula.

F. Obtención de muestras arteriales

Equipo

1. Guantes

2. Hisopos con alcohol

3. Cuadrados de gasa estéril de 5 × 5 centímetros (para el método de las tres gotas)

4. Aguja recta calibre 25 (para el método de tres gotas)

5. Jeringa de tamaño adecuado para la muestra (heparinizada si la muestra no se procesa *in situ*)

6. Jeringa con descarga (para el método de la llave de paso)

7. Hielo (si es necesario para la conservación de la muestra)

8. Etiquetas de muestras y hojas de pedido

Técnica I: método de las tres gotas

1. Lavarse las manos y ponerse guantes.

2. Limpiar el diafragma del conector T con una solución antiséptica y dejarlo secar.

3. Sujetar el tubo de conexión en T cerca del cubo.

4. Colocar cuadrados de gasa estéril debajo del cubo.

5. Introducir la aguja calibre 25 a través del diafragma y dejar gotear de 3 a 4 gotas de líquido/sangre sobre la gasa.

6. Conectar la jeringa a la aguja y extraer la muestra.

7. Retirar la aguja del diafragma.

8. Desenganchar el conector T y dejar que la bomba residual se purgue para lavar el catéter.

Técnica II: método de la llave de paso (es necesario interponer una llave de paso de tres vías entre el paciente y el transductor)

1. Lavarse las manos y ponerse guantes.

2. Limpiar el cubo de la llave de paso con una solución antiséptica.

3. Conectar la jeringa a la llave de paso.

4. Cerrar la llave de paso de la bomba de infusión.

5. Aspirar los residuos (el volumen depende de la longitud del tubo).

6. Extraer la muestra con la segunda jeringa.

7. Lavar la cánula lentamente, durante 30 a 60 segundos, con 0.5 mL de solución de lavado.

8. Abrir la llave de paso de la bomba, para permitir la infusión continua de suero salino heparinizado.

G. Extracción de la cánula

Indicaciones

1. Estabilización o resolución de las indicaciones para la canulación de la arteria.
2. Infección relacionada con la cánula.
3. Evidencia de trombosis u oclusión mecánica de la arteria.

Técnica

1. Retirar la cinta/vendaje y cortar el punto (si lo hay) que sujeta la cánula a la piel.
2. Retirar la cánula con cuidado.
3. Aplicar presión local durante 5 a 10 minutos.

H. Complicaciones de la canulación arterial periférica

1. Tromboembolismo/vasoespasmo/trombosis
   a. Blanqueo de la mano, gangrena de las puntas de los dedos, pérdida parcial de los dedos (5, 18, 25, 26). Se ha informado que, en algunos casos, la nitroglicerina tópica restablece la perfusión (27, 28). También puede utilizarse el calentamiento de la extremidad contralateral, para producir una vasodilatación refleja (29) (véase el capítulo 36)
   b. Necrosis de antebrazo y mano (**fig. 33-9**) (26, 28)
   c. Úlceras cutáneas (30)
   d. Isquemia/necrosis de los dedos del pie (**fig. 33-10**) (31, 32)
   e. Oclusión reversible de la arteria (33)
2. Infiltración del infusorio (29)
3. Infección (34)
4. Hematoma (35)

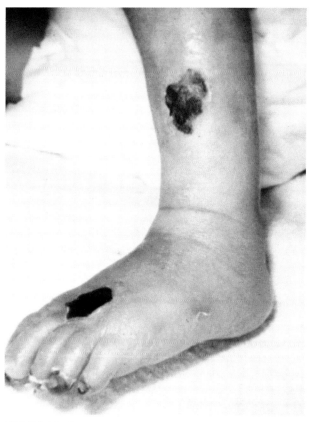

FIGURA 33-10 Complicación de la canulación de la arteria dorsal del pie. Se observan zonas de cicatrización de la piel desprendida en el lugar de la punción cutánea en el dorso del pie y también en la cara anterior de la pierna. Las puntas de los dedos 1, 3, 4 y 5 están necrosadas.

5. Daños en los nervios periféricos:
   a. Nervio mediano por encima del epicóndilo medial del húmero
   b. Nervio mediano en la muñeca
   c. Nervio cubital en la muñeca
   d. Porción periférica del nervio peroneo profundo
   e. Nervio tibial posterior en el maléolo medial

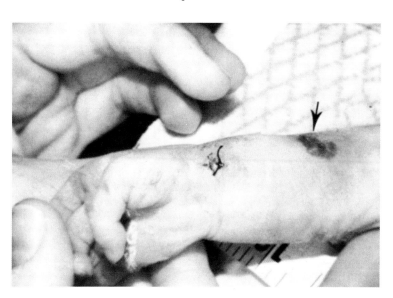

FIGURA 33-9 Complicación de la canulación de la arteria radial. La *flecha* indica la zona necrótica en el antebrazo.

6. Falsos pulgares corticales (36)
7. Quemaduras del transiluminador
8. Hemorragia (incluido el desprendimiento accidental de la cánula) (29)
9. Hipernatremia causada por la infusión de suero salino heparinizado a través de una cánula
10. Hipervolemia relacionada con el dispositivo de lavado continuo (37)
11. Embolia aérea (38)
12. Seudoaneurisma (35)

Referencias

1. Selldén H, Nilsson K, Larsson LE, et al. Radial arterial catheters in children and neonates: a prospective study. *Crit Care Med.* 1987;15(12):1106–1109.
2. Randel SN, Tsang BH, Wung JT, et al. Experience with percutaneous indwelling peripheral arterial catheterization in neonates. *Am J Dis Child.* 1987;141(8):848–851.
3. Karacalar S, Ture H, Baris S, et al. Ulnar artery versus radial artery approach for arterial cannulation: a prospective, comparative study. *J Clin Anesth.* 2007;19(3):209–213.
4. Kim EH, Lee JH, Song IK, et al. Posterior tibial artery as an alternative to the radial artery for arterial cannulation site in small children: a randomized controlled study. *Anesthesiology.* 2017;127(3):423–431.
5. Aldridge SA, Gupta JM. Peripheral artery cannulation in newborns. *J Singapore Paediatr Soc.* 1992;34:11–14.
6. Piotrowski A, Kawczynski P. Cannulation of the axillary artery in critically ill newborn infants. *Eur J Pediatr.* 1995;154:57–59.
7. Schindler E, Kowald B, Suess H, et al. Catheterization of the radial or brachial artery in neonates and infants. *Paediatr Anaesth.* 2005;15:677–682.
8. Bull MJ, Schreiner RL, Garg BP, et al. Neurologic complications following temporal artery catheterization. *J Pediatr.* 1980;96:1071–1073.
9. Bhaskar P, John J, Lone RA, et al. Selective use of superficial temporal artery cannulation in infants undergoing cardiac surgery. *Ann Card Anaesth.* 2015;18(4):606–608.
10. Rais-Bahrami K, Karna P, Dolanski EA. Effect of fluids on life span of peripheral arterial lines. *Am J Perinatol.* 1990;7:122–124.
11. Clifton GD, Branson P, Kelly HJ, et al. Comparison of normal saline and heparin solutions for maintenance of arterial catheter patency. *Heart Lung.* 1991;20:115–118.
12. White L, Halpin A, Turner M, et al. Ultrasound-guided radial artery cannulation in adult and paediatric populations: a systematic review and meta-analysis. *Br J Anaesth.* 2016;116(5):610–617.
13. Song IK, Choi JY, Lee JH, et al. Short-axis/out-of-plane or long-axis/in-plane ultrasound-guided arterial cannulation in children: a randomised controlled trial. *Eur J Anaesthesiol.* 2016;33(7):522–527.
14. Barone JE, Madlinger RV. Should an Allen test be performed before radial artery cannulation? *J Trauma.* 2006;61:468–470.
15. Johnstone RE, Greenhow DE. Catheterization of the dorsalis pedis artery. *Anesthesiology.* 1973;39:654–655.
16. Greenhow DE. Incorrect performance of Allen's test: ulnar-artery flow erroneously presumed inadequate. *Anesthesiology.* 1972;37:356–357.
17. Chowet AL, Lopez JR, Brock-Utne JG, et al. Wrist hyperextension leads to median nerve conduction block: implications for intra-arterial catheter placement. *Anesthesiology.* 2004;100:287–291.
18. Wallach SG. Cannulation injury of the radial artery: diagnosis and treatment algorithm. *Am J Crit Care.* 2004;13:315–319.
19. Brzezinski M, Luisetti T, London MJ. Radial artery cannulation: a comprehensive review of recent anatomic and physiologic investigations. *Anesth Analg.* 2009;109(6):1763–1781.
20. Kahler AC, Mirza F. Alternative arterial catheterization site using the ulnar artery in critically ill pediatric patients. *Pediatr Crit Care Med.* 2002;3:370–374.
21. Huber JF. The arterial network supplying the dorsum of the foot. *Anat Rec.* 1941;80:373–391.
22. Spoerel WE, Deimling P, Aitken R. Direct arterial pressure monitoring from the dorsalis pedis artery. *Can Anaesth Soc J.* 1975;22:91–99.
23. Yildirim V, Ozal E, Cosar A, et al. Direct versus guidewire-assisted pediatric radial artery cannulation technique. *J Cardiothorac Vasc Anesth.* 2006;20(1):48–50.
24. Pfenninger J, Bernasconi G, Sutter M. Radial artery catheterization by surgical exposure in infants. *Intensive Care Med.* 1982;8(3):139–141.
25. Brotschi B, Hug MI, Latal B, et al. Incidence and predictors of indwelling arterial catheter-related thrombosis in children. *J Thromb Haemost.* 2011;9(6):1157–1162.
26. Hack WW, Vos A, Okken A. Incidence of forearm and hand ischaemia related to radial artery cannulation in newborn infants. *Intensive Care Med.* 1990;16:50–53.
27. Vasquez P, Burd A, Mehta R, et al. Resolution of peripheral artery catheter-induced ischemic injury following prolonged treatment with topical nitroglycerin ointment in a newborn: a case report. *J Perinatol.* 2003;23:348–350.
28. Baserga MC, Puri A, Sola A. The use of topical nitroglycerin ointment to treat peripheral tissue ischemia secondary to arterial line complications in neonates. *J Perinatol.* 2002;22:416–419.
29. Detaille T, Pirotte T, Veyckemans F. Vascular access in the neonate. *Best Pract Res Clin Anaesthesiol.* 2010;24:403–418.
30. Wyatt R, Glaves I, Cooper DJ. Proximal skin necrosis after radial-artery cannulation. *Lancet.* 1974;1:1135–1138.
31. Spahr RC, MacDonald HM, Holzman IR. Catheterization of the posterior tibial artery in the neonate. *Am J Dis Child.* 1979;133:945–946.
32. Abrahamson EL, Scott RC, Jurges E, et al. Catheterization of posterior tibial artery leading to limb amputation. *Acta Paediatr.* 1993;82:618–619.
33. Hack WW, Vos A, van der Lei J, et al. Incidence and duration of total occlusion of the radial artery in newborn infants after catheter removal. *Eur J Pediatr.* 1990;149:275–277.
34. Adams JM, Speer ME, Rudolph AJ. Bacterial colonization of radial artery catheters. *Pediatrics.* 1980;65:94–97.
35. Vora S, Ibrahim T, Rajadurai VS. Radial artery pseudoaneurysm in a neonate with hemophilia A. *Indian Pediatr.* 2014;51(11):921–923.
36. Skoglund RR, Giles EE. The false cortical thumb. *Am J Dis Child.* 1986;140:375–376.
37. Morray J, Todd S. A hazard of continuous flush systems for vascular pressure monitoring in infants. *Anesthesiology.* 1983;58:187–189.
38. Chang C, Dughi J, Shitabata P, et al. Air embolism and the radial arterial line. *Crit Care Med.* 1988;16:141–143.

34

Cateterismo venoso central

Ha-Young Choi, Angela Rivera y A. Alfred Chahine

Los catéteres venosos centrales proporcionan un acceso intravenoso (IV) estable a los bebés enfermos o de bajo peso que necesitan nutrición o medicación (IV) a largo plazo (1).

Un catéter venoso central percutáneo, también conocido como catéter central de inserción periférica (CCIP), es un catéter blando y flexible que se inserta en una vena periférica y se introduce en el sistema venoso central. Los catéteres venosos centrales pueden colocarse por punción percutánea o por corte quirúrgico cuando no es posible el acceso percutáneo periférico. Los dispositivos de acceso vascular totalmente implantables (puertos) se utilizan rara vez en los neonatos y, por lo tanto, no se incluyen en este capítulo.

Al margen del método empleado para obtener un acceso venoso seguro y fiable, el clínico debe estar familiarizado con la técnica y las consideraciones anatómicas propias del abordaje. En general, se requiere algún tipo de analgesia y sedación, reservándose la anestesia general para los casos de acceso más complejos. La mayoría de los procedimientos de acceso venoso en el neonato en estado crítico se realiza a la cabecera del paciente y no en el quirófano. Por lo tanto, el profesional debe estar familiarizado con los riesgos y beneficios del procedimiento y los medicamentos analgésicos (véase el capítulo 7).

A. Indicaciones

1. Nutrición parenteral total.
2. Administración de medicamentos IV a largo plazo.
3. Administración de líquidos IV hiperosmolares o medicamentos irritantes que no pueden administrarse a través de cánulas intravenosas periféricas.
4. Reanimación con líquidos.
5. Extracciones de sangre repetitivas (por lo regular, los catéteres no suelen insertarse para esta indicación en los neonatos; solo pueden utilizarse catéteres de mayor luz para las extracciones de sangre sin riesgo de coagulación).

B. Contraindicaciones relativas

No hay contraindicaciones absolutas, ya que la situación clínica dicta la necesidad del acceso venoso.

1. Infección de la piel o rotura/pérdida de integridad en el lugar de inserción.
2. Diátesis hemorrágica no corregida (no es una contraindicación para los catéteres percutáneos insertados en sitios venosos periféricos distales).
3. Bacteriemia o infección fúngica en curso (que puede causar la colonización del catéter y la infección).
4. El paciente puede ser tratado de manera adecuada con un acceso periférico IV. Los catéteres venosos centrales tienen riesgos significativos de complicaciones (2) y no deben utilizarse cuando el acceso venoso periférico es posible y adecuado.

C. Consideraciones generales, preparación y precauciones

1. Planificar con antelación: el éxito de la colocación del CCIP es mayor si el catéter se inserta de forma electiva antes de que las venas periféricas se "agoten" por las canulaciones frecuentes.
2. Obtener el consentimiento informado antes de realizar el procedimiento.
3. El bebé debe estar conectado a un monitor cardiorrespiratorio durante el procedimiento.
4. El cateterismo venoso central debe ser realizado por personas capacitadas.
5. Se ha demostrado que los equipos de vía central y el uso de listas de comprobación y paquetes de inserción y mantenimiento disminuyen la frecuencia de las infecciones relacionadas con el catéter (3-5).
6. Mantener una técnica aséptica estricta para la inserción y el cuidado del catéter central. La higiene de las manos (con agua y jabón o con un desinfectante de manos a

base de alcohol) debe realizarse antes y después de palpar los lugares de inserción del catéter, así como antes y después de insertar, sustituir, acceder, reparar o vendar un catéter intravascular (3).

7. No se debe dejar nunca un catéter en una posición en la que no extraiga sangre con facilidad y repetir el procedimiento de inserción para asegurarse de que la punta no se aloja contra un vaso sanguíneo o una pared cardiaca; esto puede provocar infiltraciones, arritmias y una presión excesiva necesaria para la infusión de líquidos.

8. Confirmar siempre la posición de la punta del catéter mediante una radiografía (se recomiendan las radiografías AP y laterales) o una ecocardiografía antes de utilizarlo.

9. Seguir las instrucciones del fabricante para la utilización del catéter.

10. No sumergir el catéter o la zona del mismo en agua.

D. Vasos susceptibles de acceso venoso central

En la **tabla 34-1** se enumeran los lugares que suelen utilizarse para la cateterización venosa central en el recién nacido.

TABLA 34-1 **Vasos susceptibles de acceso venoso central**

VASO DE SANGRE	TÉCNICA RECOMENDADA
Extremidad superior: vena cefálica, basílica, cubital mediana o axilar	Percutánea o quirúrgica
Extremidad inferior: vena safena o vena femoral	Percutánea o quirúrgica
Vena del cuero cabelludo	Técnica percutánea, solo apta para líneas CCIP
Vena yugular externa	Percutánea o quirúrgica
Vena yugular interna o vena facial común	Técnica quirúrgica

Los vasos deben ser evaluados con cuidado para lograr un éxito óptimo en la colocación y disminuir las complicaciones. Las venas pueden elegirse mediante evaluación visual, transiluminadores o ecografías. Las venas más grandes son más fáciles de canular y tienen menos probabilidades de formar un trombo. El CCIP de las extremidades superiores puede asociarse con menos complicaciones en los neonatos que el de las extremidades inferiores, aunque los informes son variables (6, 7). Sin embargo, es menos probable que el CCIP de las extremidades inferiores migre, mientras que la ubicación de la punta del CCIP de las extremidades superiores puede verse afectada por la posición y el movimiento del brazo (8, 9). A la hora de decidir entre las venas de las extremidades superiores, la basílica tiene un curso más recto hacia la vena cava superior (VCS) que la cefálica (9).

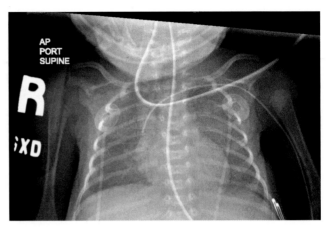

FIGURA 34-1 Radiografía de tórax con la punta del CCIP en la posición adecuada, justo por encima de la unión de la vena cava superior y la aurícula derecha.

E. Posición de la punta del catéter (fig. 34-1)

1. El catéter debe colocarse en una vena tan grande como sea posible, de manera ideal con la punta del catéter fuera del corazón y paralela al eje largo de la vena, de forma tal que la punta no toque la vena o la pared del corazón. Las recomendaciones sobre la posición adecuada de la punta de un catéter venoso central varían, pero existe un acuerdo general de que debe situarse en una vena central pero no dentro de la aurícula derecha (10). Los catéteres venosos no centrales, o "de línea media", tienen una vida útil más corta con mayores riesgos de infiltración (11, 12). Por el contrario, cuando la punta del catéter se encuentra en la aurícula derecha, existe un riesgo de lesión miocárdica focal, lo que provoca un derrame pericárdico y un taponamiento cardiaco (13, 14). Sin embargo, una gran auditoría retrospectiva de 2 186 catéteres mostró que los catéteres con la punta en la aurícula derecha *y no enrollados* no se asociaban con derrames pericárdicos (15).

   a. Cuando se inserta desde la extremidad superior, la punta del catéter debe estar en la VCS, fuera del reflejo cardiaco, o en la unión de la VCS y la aurícula derecha.

   b. Si se inserta desde la extremidad inferior, la punta del catéter debe estar por encima de las vértebras L4-L5 o de la cresta iliaca, pero no en el corazón.

2. Confirmación de la colocación de la punta del catéter.

   a. La punta del catéter radiopaco suele verse en una radiografía de tórax de rutina (**fig. 34-1**).

   b. Dos vistas radiográficas (anteroposterior y lateral) ayudan a confirmar que el catéter está en una vena central. Esto es en particular importante para los catéteres colocados en una extremidad inferior, donde el catéter puede estar de forma inadvertida en una vena lumbar ascendente y puede parecer que está en buena posición en una vista anteroposterior (16).

   c. El uso de contraste radiopaco mejora la localización de la punta del catéter, en especialmente cuando este es difícil de ver en una radiografía estándar. Se instila una alícuota de 0.5 mL de solución salina al 0.9% en el catéter para comprobar la permeabilidad, seguida de

0.5 mL de iohexol. Se toma la radiografía y se vuelve a purgar la vía con 0.5 mL de solución salina al 0.9% Con esta técnica, no es necesario inyectar el material de contraste mientras se realiza la radiografía (17)

d. La ecografía a pie de cama en tiempo real también puede ser útil para localizar la punta del catéter, y disminuye la exposición del lactante a la radiación (18)

e. Las radiografías de tórax obtenidas por cualquier motivo deben examinarse para comprobar la posición adecuada del catéter. Las radiografías rutinarias semanales realizadas con este fin no parecen reducir el riesgo de complicaciones (19). Es importante evaluar la posición del brazo del niño, ya que puede haber una migración significativa asociada con el movimiento del brazo

F. Métodos de acceso vascular

1. Técnica percutánea
   a. Ventajas
      (1) Procedimiento sencillo y relativamente rápido
      (2) El vaso no se liga como en los métodos de corte abierto
      (3) Disminución del potencial de infección de la herida/complicaciones de dehiscencia
   b. Desventajas
      (1) Más allá de la inserción inicial en la vena periférica, el paso posterior del catéter hasta su posición final es en esencia una técnica ciega, aunque cada vez hay más experiencia en la obtención de imágenes de ecografía durante el paso

(2) Un catéter de menor calibre puede impedir su uso para transfusiones y extracciones de sangre

2. Técnica quirúrgica de corte o abierta
   a. Ventajas
      (1) Permite la inserción de un catéter de silicona más grande (2.7 o 4.2 Fr)
      (2) Si se necesitan durante periodos prolongados, los catéteres se pueden tunelizar bajo la piel, lejos del lugar de la venotomía, para que puedan permanecer en su lugar durante más tiempo con un menor riesgo de infección
   b. Desventajas
      (1) Requiere anestesia general o sedación IV
      (2) Requiere una incisión quirúrgica
      (3) La vena suele estar ligada, por lo que no puede reutilizarse en el futuro
      (4) Potencial de lesión de estructuras anatómicas adyacentes
      (5) Aumento del potencial de infección de la herida
      (6) Un quirófano es el escenario ideal para el procedimiento, por lo que hay que tener en cuenta los riesgos del transporte de neonatos en estado crítico

G. Tipos de catéteres venosos centrales

1. Materiales para catéteres: Véase la **tabla 34-2**
2. Tipos de catéteres
   a. Catéteres/introductores percutáneos (CCIP)
      Los catéteres CCIP y los kits están disponibles en el mercado. Los catéteres CCIP suelen ser de silicona o poliuretano. Los tamaños incluyen 1.2, 1.9, 2 y 3 Fr.

TABLA 34-2 Materiales de los catéteres

TIPO DE CATÉTER	VENTAJAS	DESVENTAJAS
Silicona	Suave, flexible Menor riesgo de perforación del vaso Se ha informado que es resistente a la trombosis	Puede ser más difícil de insertar por vía percutánea Se ha informado de trombosis Material frágil: menos tolerancia a la presión Poca resistencia a la tracción: puede desgarrarse o romperse Puede ser menos radiopaco
Poliuretano	Más fácil de insertar por vía percutánea Más rígido en la inserción, pero se ablanda dentro del cuerpo Algunos catéteres son más radiopacos Resistencia a la tracción: más tolerante a la presión Se reporta que es resistente a la trombosis	Mayor riesgo de perforación del vaso durante la inserción Se ha notificado trombosis
Polietileno	Más fácil de insertar Muy alta resistencia a la tracción	El alto grado de rigidez puede aumentar la perforación del vaso durante la inserción o durante la permanencia del catéter
Cloruro de polivinilo (PVC)	Más fácil de insertar por vía percutánea Es rígido en la inserción, pero se ablanda dentro del cuerpo	Puede filtrar plastificantes en el cuerpo Alta incidencia de trombosis

Los tamaños más grandes por lo regular no se utilizan en la población neonatal. La mayoría de los catéteres es de un solo lumen. Los catéteres de doble lumen pueden disminuir la necesidad de mantener un acceso intravenoso simultáneo cuando se requiere más de un sitio. Los introductores/agujas CCIP están disponibles en calibres 20 a 28.

b. Catéteres venosos centrales colocados de forma quirúrgica

Los catéteres venosos centrales para neonatos colocados de manera quirúrgica están disponibles en tamaños de 2.5, 2.7, 3, 4.2 y 5 Fr. Suelen ser de silicona o poliuretano, con manguitos de crecimiento tisular que se adhieren al tracto subcutáneo, anclando el catéter. Recién se dispone de manguitos antimicrobianos. La mayoría de los catéteres es de un solo lumen, pero algunos fabricantes los hacen de doble lumen.

CATETERISMO VENOSO CENTRAL DE INSERCIÓN PERIFÉRICA (▶ VIDEO 34-1)

A. Sitios de inserción (fig. 16-1, tabla 34-1)

Las venas utilizadas, por orden de preferencia, son:
1. Venas antecubitales: basilicales y cefálicas
2. Venas safenas
3. Venas del cuero cabelludo: temporales y auriculares posteriores
4. Vena axilar
5. Vena yugular externa

Se prefieren las venas derecha y basílica por su recorrido más corto y directo hacia la vena central. La vena cefálica puede ser más difícil de enhebrar hasta la posición central debido al estrechamiento del vaso al entrar en el surco deltopectoral y al ángulo agudo en el que se une a la vena subclavia. Las venas axilar y yugular externa son las últimas opciones porque están cerca de las arterias y los nervios.

B. Variaciones de inserción

1. Aguja separable: la aguja se introduce en la vena. A continuación se hace avanzar el catéter a través de la aguja, esta se retrae, se divide y se retira. Existe la posibilidad de que el catéter se rompa o se corte si se retrae mientras la aguja está en la vena.

2. Introductor desplegable (**figs. 34-2** y **34-3**): se utiliza un introductor de aguja para colocar una pequeña cánula o vaina en la vena. Se retira la aguja y se introduce el catéter a través de la cánula. A continuación, la cánula o vaina introductora se retrae de la vena, se divide o "pela" y se retira del catéter.

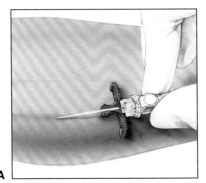
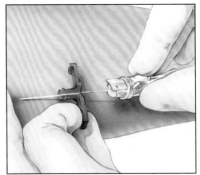
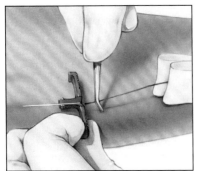
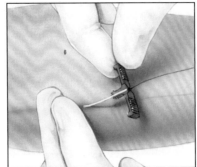
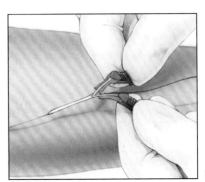

FIGURA 34-2 A. Canular la vena con el introductor y la aguja. **B.** Retirar la aguja, dejando el introductor en la vena. Aplicar presión en la vena proximal al introductor para minimizar la pérdida de sangre. **C.** Insertar el catéter en la vaina del introductor para introducirlo en la vena. **D.** Una vez introducido el catéter hasta la profundidad deseada, retirar el introductor de la vena. **E.** Una vez que el introductor esté por completo fuera de la piel, sujetando las dos alas de cada lado del introductor, dividirlo y pelar por la mitad a lo largo. (Cortesía y © Becton, Dickinson and Company.)

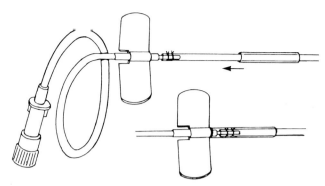

FIGURA 34-3 Uso de una aguja roma de escalpelo en la vena para formar un centro para un catéter de silicona. La cubierta de plástico de la aguja se utiliza para estabilizar la unión aguja-catéter. Un adaptador de aguja roma disponible en el mercado puede insertarse y fijarse de forma similar.

3. Cánula intacta (**fig. 34-3**): esta técnica ahora se utiliza rara vez porque la mayoría de los catéteres disponibles en el mercado tiene un cubo y agujas introductoras. Se utiliza una cánula IV normal para obtener un acceso venoso. Se retira la aguja. El catéter de silicona se introduce a través de la cánula hasta su posición final. A continuación, la cánula se retrae y se desliza fuera del extremo del catéter "sin conector". Se conecta una aguja roma con buje al extremo del catéter. Desventaja: la fijación de la aguja roma debe estar bien asegurada, de lo contrario pueden producirse fugas

C. Colocación de CCIP

1. **Equipo (fig 34-4)**

   Todo el equipo utilizado, excepto la mascarilla, el gorro y la cinta métrica, debe ser estéril. Los kits comerciales contienen muchos de los elementos necesarios. Reunir todos los suministros antes de iniciar el procedimiento.
   a. Catéter venoso central radiopaco
   b. Introductor de aguja de rotura
   c. Dispositivo para recortar el catéter (según las recomendaciones del fabricante)
   d. Torniquete (opcional)

e. Cortinas
f. Pinzas para el iris liso
g. Gasas
h. Preparación de la piel: povidona yodada al 10% o solución de clorhexidina al 0.5% (según la política institucional)
i. Solución salina estéril o agua (para limpiar la piel antes de la colocación del apósito)
j. Apósito transparente
k. Tiras de cinta estéril
l. Solución salina estéril heparinizada (0.5 a 1 U/mL de heparina o según la política institucional)
m. Jeringa de 5 a 10 mL con aguja roma
n. Cánula de conexión, o "conector en T"
o. Cinta métrica
p. Bata quirúrgica estéril, guantes estériles, mascarilla y gorro

2. **Preparación**
   a. Obtener consentimiento informado y realizar el "tiempo fuera" según la normativa institucional
   b. Aunque la anestesia no es necesaria, deben proporcionarse medidas de confort no farmacológicas y medicación para el dolor según se requiera. Una pequeña dosis de sedante o analgésico narcótico puede ser útil
   c. Reunir los suministros. Lavarse bien las manos
   d. Identificar la vena apropiada para la inserción (véase D)
   e. Colocar al bebé para facilitar la inserción (**tabla 34-3**). Sujetarlo y proporcionarle medidas de confort
   f. Medir la distancia aproximada desde el lugar de inserción hasta el punto donde se colocará la punta del catéter (**tabla 34-3**)
   g. Poner la mascarilla y el gorro
   h. Preparar, abrir, la bandeja del equipo estéril
   i. Realizar la higiene de las manos como para un procedimiento mayor y ponerse bata y guantes quirúrgicos estériles
   j. Recortar el catéter al tamaño adecuado (el recorte se basa en la política de la unidad y en las recomendaciones del fabricante). El catéter es frágil y debe manipularse con cuidado. No pinzarlo, suturarlo, estirarlo o aplicarle tensión

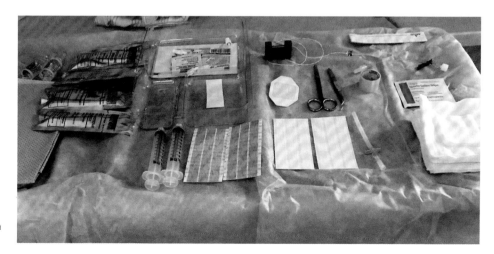

FIGURA 34-4 Ejemplo de bandeja de CCIP y suministros estériles.

TABLA 34-3 Posición y medidas del paciente para la inserción del CCIP

SITIO DE INSERCIÓN	POSICIÓN DEL BEBÉ	MEDICIÓN
Venas antecubitales	En posición supina, abducir el brazo 90 grados desde el tronco; girar la cabeza hacia el lugar de inserción para evitar que el catéter se desplace en sentido cefálico a través de la vena yugular ipsilateral	Desde el lugar de inserción previsto, a lo largo de la vía venosa hasta la muesca supraesternal, hasta el tercer EICD
Venas safenas o poplíteas	En posición supina para la vena safena mayor, en decúbito prono para la safena menor o poplítea; extender la pierna	Desde el lugar de inserción previsto, a lo largo de la vía venosa hasta la apófisis xifoides
Venas del cuero cabelludo	En posición supina, girar la cabeza hacia un lado; puede tener que girarse hacia la línea media durante el procedimiento para ayudar a avanzar el catéter	Seguir la vía venosa aproximada desde el lugar de inserción previsto cerca de la oreja hasta la vena yugular, la articulación EC derecha, hasta el tercer EICD
Vena yugular externa	En posición supina, girar la cabeza hacia un lado; colocar un rollo debajo del cuello para provocar una leve hiperextensión	Del lugar de inserción previsto, a la articulación EC derecha, al tercer EICD
Vena axilar	En posición supina, rotar externamente y abducir el brazo 120 grados, flexionar el antebrazo y colocar la mano del bebé detrás de la cabeza; la vena se encuentra por encima de la arteria entre el lado medial de la cabeza del húmero y la tuberosidad menor del húmero	Del lugar de inserción previsto, a la articulación EC derecha, al tercer EICD

CCIP: catéter central de inserción periférica; EC: esternoclavicular; EICD: espacio intercostal derecho.

k. Utilizando una técnica estéril y una jeringa de 3.5 o 10 mL, lavar el catéter con solución salina heparinizada y dejar la jeringa conectada. Una jeringa de pequeño calibre (como de 1 mL) puede generar demasiada presión y provocar la rotura del catéter (21). La mayoría de los fabricantes de CCIP especifica un tamaño mínimo de jeringa.

l. Preparar el campo estéril: sujetando la extremidad con una gasa estéril, preparar una amplia zona en el lugar de inserción y alrededor de él; trabajar hacia afuera en círculos concéntricos. Dejar secar la solución de preparación. Repetir el proceso con una nueva gasa/solución de preparación. Colocar un *gran* paño estéril debajo y por encima de la extremidad, dejando expuesto solo el lugar de inserción. Se debe utilizar un paño grande o varias toallas estériles para cubrir una zona más allá de la extremidad para disminuir el riesgo de contaminación accidental (3).

3. **Inserción del catéter con una aguja de rotura o un introductor pelable (figs. 34-2 y 34-3)**

a. Aplicar un torniquete sobre el sitio de inserción en la extremidad (opcional).

b. Aplicando una ligera tracción de la piel, introducir la aguja entre 0.5 y 1 cm por debajo de la vena prevista, en un ángulo bajo (entre unos 15 y 30 grados).

c. Cuando se obtiene un retorno sanguíneo, se debe avanzar la aguja unos 5 a 6 mm en un ángulo inferior para asegurar que todo el bisel de la aguja está dentro de la vena. Si se utiliza un introductor pelable con aguja, retirar la aguja en este momento y avanzar un poco la vaina introductora. Si el introductor (aguja o vaina) está bien dentro de la vena, habrá un flujo sanguíneo continuo a través de él.

d. Retirar el torniquete.

e. Con unas pinzas no dentadas para el iris, sujetar con suavidad el catéter a 1 cm de su extremo distal y enroscarlo poco a poco en el introductor, unos pocos milímetros cada vez.

Precaución: cuando se utiliza una aguja de rotura, nunca se debe avanzar la aguja o retraer el catéter después de insertarlo en la aguja; el catéter puede ser cortado por esta acción.

f. Con pequeños y suaves empujones, unos pocos milímetros cada vez, avanzar el catéter a través del introductor hasta una distancia de unos 6 a 7 cm dentro de la vena, o hasta la distancia predeterminada.

g. Una vez que el catéter haya avanzado con éxito hasta unos 6 o 7 cm, retirar con cuidado el introductor (una alternativa es introducir por completo el catéter hasta la distancia predeterminada antes de retirar el introductor).

h. Para retirar el introductor, estabilizar el catéter aplicando una suave presión sobre la vena proximal al introductor, y luego retirarlo del lugar de inserción con cuidado. Romper o despegar el introductor dividiendo las alas, y luego despegarlo con cuidado del catéter. Asegurarse de que el introductor esté por completo fuera del lugar de inserción antes de dividirlo, ya que si se hace mientras está bajo la piel, esta se desgarrará en el lugar de la inserción.

i. Continuar avanzando el catéter en la vena hasta la longitud premediada, empujándolo más lejos, unos milímetros cada vez, utilizando las pinzas finas forceps.

j. Dificultades para el avance del catéter: masajear con suavidad la vena en la dirección del flujo sanguíneo, proximal al lugar de inserción, o lavar con delicadeza el catéter de forma intermitente con 0.5 a 1 mL de suero salino heparinizado; reposicionar la extremidad o la cabeza puede ayudar.

k. Aspirar para visualizar el retorno de la sangre en el catéter, luego lavar con 0.5 a 1 mL de solución salina heparinizada para limpiar el catéter.

l. Verificar la longitud del catéter insertado y ajustarlo si es necesario.

m. Colocar el juego de extensión estéril según el protocolo de la unidad.

n. Presionar con suavidad el lugar de inserción con una gasa para detener cualquier sangrado.

o. Asegurar el catéter en el lugar de inserción de la piel con un pequeño trozo de cinta adhesiva estéril (evitar el uso de cinta que contenga alambre) y cubrirlo con una gasa estéril hasta la confirmación radiográfica de la posición.

D. Apósitos CCIP (figs. 34-5G y 34-6)

1. Las soluciones de preparación antimicrobianas que contienen yodo deben eliminarse de la piel con agua estéril o solución salina y dejarse secar antes de colocar el apósito. No utilizar pomadas o cremas antibióticas tópicas en los lugares de inserción (**fig. 34-5**) (2).

2. Para evitar la migración del catéter, fijarlo a la piel a unos milímetros del lugar de inserción con un pequeño trozo de cinta adhesiva estéril. Evitar utilizar cinta que contenga alambre y asegurarse de que el lugar de inserción sea visible.

3. Si el catéter no se ha recortado, enrollar sin apretar la longitud sobrante del mismo cerca del lugar de inserción y fijarlo a la piel con más cinta estéril; asegurarse de que no se retuerza ni se estire bajo el vendaje.

4. Aplicar un apósito transparente semipermeable sobre la zona que rodea el lugar de inserción.

A

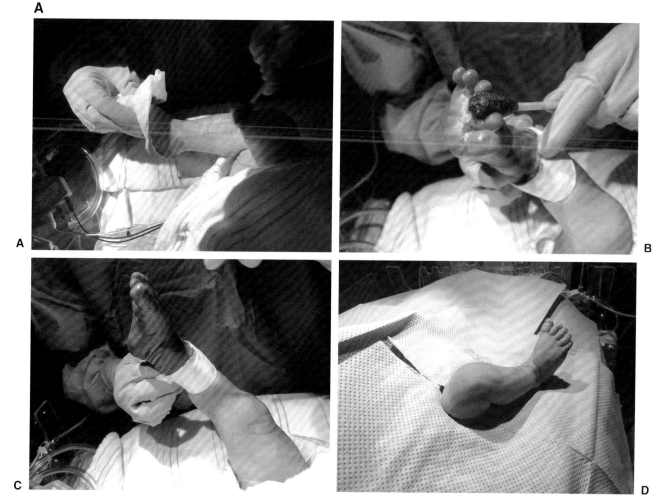

FIGURA 34-5 A. Demostración de la antisepsia de la extremidad con Betadine. **A.** Observar que la limpieza comienza en el extremo distal de la extremidad, cerca del lugar de inserción, y se desplaza en sentido proximal. **B.** La limpieza debe incluir entre los dedos de las manos y de los pies. **C.** Notar el uso de una nueva gasa estéril para controlar la extremidad. **D.** Después de la limpieza completa, la zona debe ser cubierta para mantener un amplio campo estéril. Asegurarse de permitir el acceso a las vías respiratorias del bebé. Quitarse los guantes exteriores que se utilizaron durante la parte de limpieza del procedimiento. (*Continúa*)

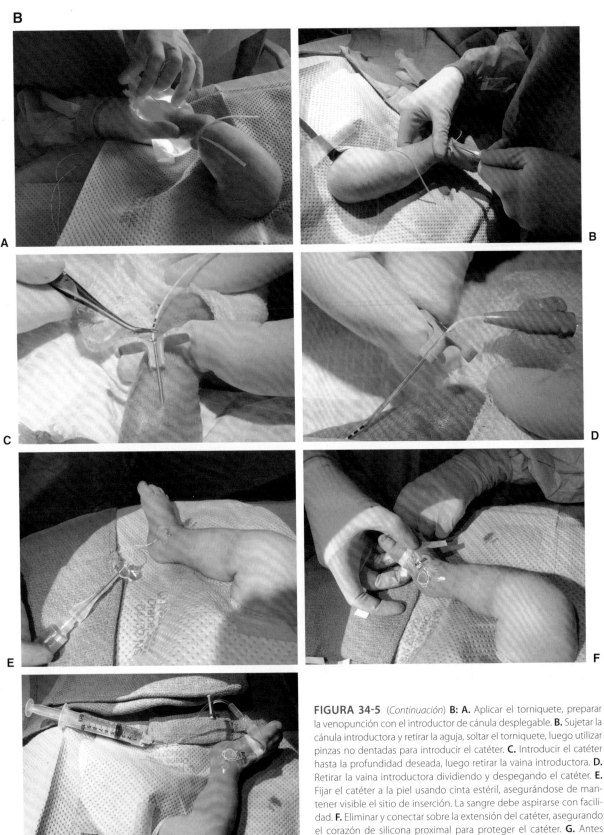

FIGURA 34-5 (*Continuación*) **B: A.** Aplicar el torniquete, preparar la venopunción con el introductor de cánula desplegable. **B.** Sujetar la cánula introductora y retirar la aguja, soltar el torniquete, luego utilizar pinzas no dentadas para introducir el catéter. **C.** Introducir el catéter hasta la profundidad deseada, luego retirar la vaina introductora. **D.** Retirar la vaina introductora dividiendo y despegando el catéter. **E.** Fijar el catéter a la piel usando cinta estéril, asegurándose de mantener visible el sitio de inserción. La sangre debe aspirarse con facilidad. **F.** Eliminar y conectar sobre la extensión del catéter, asegurando el corazón de silicona proximal para proteger el catéter. **G.** Antes de iniciar la infusión continua, enjuagar el catéter y fijar el tubo de extensión (conector en T) con una pinza para evitar el reflujo de sangre hacia el CCIP después de su colocación. Asegurarse de que se ha eliminado todo el antiséptico de la piel antes de colocar el apósito.

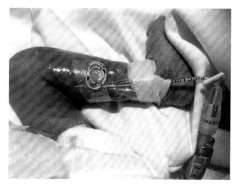

FIGURA 34-6 Vendaje estéril y seguro para el catéter CCIP: observar que hay un pequeño cuadrado de una tira de cierre de color piel para evitar el movimiento del catéter CCIP; esta tira no oculta la visibilidad del lugar de entrada del catéter CCIP en la piel. El catéter externo sobrante se enrolla en múltiples "bucles de tensión", que tampoco ocultan la visibilidad del lugar de entrada en la piel, pero también están todos contenidos bajo el apósito transparente estéril. El cubo de silicona del CCIP se ancla bajo el apósito transparente estéril y con tiras de cinta adhesiva. Deben utilizarse dos trozos de cinta adhesiva de anclaje: uno con el uso de una técnica de "Chevron" para anclar el cubo de silicona, otro se cruza por encima del primer trozo de cinta adhesiva de anclaje, sobre la misma porción distal del cubo de silicona y sobre los bordes del apósito transparente. La cinta de anclaje se coloca siempre sobre la parte de silicona del cubo, no sobre la línea CCIP delgada, que contiene el cubo de silicona bajo el apósito transparente. En particular en los lactantes pequeños se debe tener cuidado de que estos apósitos no sean circunferenciales alrededor de la extremidad.

5. No permitir que las cintas o el apósito transparente se extiendan de forma circunferencial alrededor de la extremidad. El apósito formará un torniquete de constricción a medida que el bebé crezca o si hay congestión venosa.
6. Colocar cinta adhesiva debajo del cubo del catéter y cruzarla sobre el cubo (Chevron). No impedir la visualización del lugar de inserción (**fig. 34-6**).
7. Para evitar la rotura de la piel, se puede colocar una barrera cutánea de material hidrocoloide o una gasa suave debajo del cubo.

E. Cambios de apósitos

1. Puede producirse una leve exudación de sangre en el lugar de la inserción durante un máximo de 24 h. Si se presenta la exudación, el apósito inicial debe cambiarse cuando esta disminuya; si es un problema, puede aplicarse un pequeño trozo de espuma de trombina sobre el lugar de la inserción y bajo el apósito durante las primeras 24 h posteriores a la inserción.
2. El apósito de la zona del catéter debe sustituirse cuando se humedezca, se ensucie o se afloje.
3. Inspeccionar con cuidado el lugar del catéter en cada cambio de apósito (**tabla 34-4**).
4. Si el catéter está demasiado introducido, como se confirma en la radiografía o la ecocardiografía, puede retirarse antes de cambiar el apósito. No se debe hacer avanzar el catéter, ya que el riesgo de contaminación es alto.
5. Utilizar una técnica estéril para los cambios de apósito (mascarilla, gorro y guantes estériles; la bata estéril es opcional). Lo ideal es que los cambios de apósitos se realicen con un asistente que sujete al bebé, mantenga la extremidad inmóvil y ayude cuando sea necesario.

TABLA 34-4 **Revisión del lugar del catéter**

EVALUACIÓN	COMENTARIOS
Catéter: observar longitud externa del catéter	La longitud del catéter debe estar claramente documentada. Si la longitud externa ha cambiado, se deben obtener una o varias radiografías para evaluar dónde se encuentra la punta del catéter. Si se extrae el catéter, cubrir el lugar con un apósito oclusivo y medir la longitud del catéter para asegurarse de que parte del mismo no ha quedado retenido en el vaso.
Evaluar si hay torceduras, tensión, daños	Las torceduras y la tensión pueden dañar el catéter. Se recomienda retirar los catéteres dañados, pero algunos fabricantes proporcionan kits de reparación.
Sitio de inserción/piel circundante: eritema, drenaje, hemorragia, edema, flebitis, rotura de la piel	Es habitual que se produzca un leve eritema o flebitis tras la inserción del catéter. Si la condición es grave o persistente, considerar la posibilidad de retirar el catéter. La exudación leve de sangre no debe persistir más de 24 horas. El edema puede deberse a la estasis venosa por falta de movimiento de las extremidades, vendajes constrictivos, trombos, daños en estructuras internas, una infección localizada o la infiltración de la infusión en los tejidos blandos. Evitar la rotura de la piel; para ello, utilizar barreras cutáneas debajo del cubo, retirar los adhesivos del apósito con cuidado, minimizar la cinta adhesiva y retirar los antisépticos de la piel antes de aplicar el apósito.
Drenaje/fugas	El drenaje purulento puede deberse a un proceso infeccioso. Considerar la posibilidad de obtener hemocultivos o retirar el catéter. Un drenaje claro puede ser indicativo de una fuga de infusión. Esto puede deberse a la oclusión del catéter, su infiltración o daño.

6. Preparar el campo estéril: colocar una toalla o un paño estéril bajo la extremidad. Limpiar las manos con desinfectante de manos con alcohol y, con guantes limpios, retirar el apósito antiguo, asegurándose de que la zona bajo el apósito permanece estéril. Retirar los guantes, limpiar de nuevo las manos con desinfectante de manos con alcohol y ponerse guantes estériles. Utilizando una solución antiséptica, preparar la piel en el lugar de inserción y alrededor del mismo, trabajando hacia fuera en círculos concéntricos. Dejar que la solución antiséptica se seque. Repetir el proceso con la solución antiséptica. Cubrir la zona preparada, dejando expuesto el lugar de inserción.
7. Seguir los pasos D1 a D7 para completar el cambio de apósito PICC.

F. Cuidado y mantenimiento del CCIP

1. Evaluar con frecuencia el aspecto del catéter y del tejido que rodea el lugar de inserción.

2. Cambiar los tubos IV de acuerdo con la política de la unidad. Utilizar una técnica aséptica al cambiarlos.

3. Para evitar la contaminación de la línea, introducir el CCIP solo cuando sea absolutamente necesario.

   a. Evitar el uso de llaves de paso en la línea.

   b. Siempre hay que "fregar el cubo" con una almohadilla de alcohol (o un producto similar) antes de romper una conexión.

   c. Si el catéter debe utilizarse para infundir medicamentos, disponer el tubo de inyección intermitente de modo que no entre en contacto con la solución de alimentación parenteral hasta el lugar de infusión terminal. Se recomienda un sistema de administración de medicamentos "cerrado" (20). Lavar con suavidad la tubería antes y después de la administración de la medicación. Asegurarse de que el lavado y la medicación son compatibles con la alimentación parenteral.

4. Los volúmenes principales suelen ser < 0.5 mL. Utilizar una jeringa de 5 a 10 mL cuando sea necesario para comprobar la permeabilidad del catéter. No forzar si se encuentra resistencia. Una jeringa de pequeño calibre (como una de 1 mL) puede generar demasiada presión y provocar la rotura del catéter (21).

5. Administrar una infusión constante de líquidos IV a una velocidad de al menos 1 mL/hora. Seguir las recomendaciones del fabricante en cuanto a los flujos máximos.

6. La adición de heparina en pequeñas dosis (0.5 unidades de heparina/kg/hora o 0.5 unidades de heparina/mL de líquidos intravenosos) reduce el riesgo de oclusión y prolonga la permeabilidad del catéter (22).

7. No utilizar un CCIP pequeño (menos de 2 Fr) para la toma de muestras de sangre de rutina.

8. Las transfusiones de eritrocitos empaquetados deben administrarse a través de un CCIP solo si es absolutamente necesario. Aunque no hay hemólisis clínica significativa, existe la posibilidad de oclusión del catéter (23).

9. Vigilar los indicadores de calidad para identificar y resolver los problemas. Deben controlarse las tasas de infección, los tiempos de permanencia del catéter, los resultados de los pacientes y las tasas de complicaciones (2).

10. Retirar del lugar de inserción el catéter tan pronto como ya no sea médicamente necesario; hacerlo poco a poco. Limpiar el lugar de inserción con un antiséptico antes de quitar la sonda. Mantener la presión sobre el lugar si el sangrado es un problema. Retirar de la piel el antiséptico que contiene yodo. Colocar una gasa limpia sobre el lugar. Documentar la longitud retirada.

COLOCACIÓN DE CATÉTERES VENOSOS CENTRALES POR CORTE QUIRÚRGICO

A. Enfoque

Si el acceso del CCIP no ha tenido éxito, las técnicas quirúrgicas pueden ofrecer un acceso central. Los catéteres pueden colocarse en las venas yugular interna, subclavia o femoral, ya sea por vía percutánea o por corte. Pueden colocarse en las venas faciales, yugulares externas y axilares mediante un abordaje de corte. En general, en el caso de los bebés prematuros de pequeño tamaño, los métodos de corte se consideran más seguros y se utilizan más en la UCIN. Si se necesita un acceso central durante más de 2 semanas, los catéteres pueden tunelizarse en el momento de la inserción para hacerlos más estables (catéteres tipo Broviac). Estos catéteres se colocan en una vena central y el extremo distal se tuneliza por vía subcutánea a poca distancia del lugar de acceso hasta un orificio de salida. Los catéteres suelen tener un único lumen con un manguito de Dacron, que se adhiere al tracto subcutáneo, anclando el catéter.

B. Tipos de catéteres

Se prefieren los catéteres de silicona y poliuretano porque están construidos con materiales relativamente inertes, ofrecen una mayor flexibilidad y se asocian con tasas más bajas de infección y trombosis (24). Los catéteres de polietileno tienen una mayor tasa de infección y complicaciones trombolíticas y no se recomiendan para el acceso intravenoso a largo plazo.

C. Contraindicaciones

Además de las contraindicaciones relativas delineadas antes, la vena yugular interna debe evitarse si la vena yugular contralateral ha sido cateterizada previamente, o si hay trombosis del sistema venoso yugular en el lado opuesto.

D. Equipo

Estéril

1. Preparación de la piel: según la política institucional (p. ej., povidona yodada al 10% o solución de clorhexidina al 0.5%). Se ha demostrado que la preparación con clorhexidina disminuye la tasa de infección de los catéteres venosos centrales (25)

2. Bata y guantes

3. Taza con solución antiséptica

4. Paño de apertura transparente estéril; cuatro toallas estériles para garantizar un campo operatorio estéril

5. Cuatro cuadrados de gasa de 10 × 10 centímetros

6. Anestesia local: HCl de lidocaína al 0.5% en jeringa de 3 mL etiquetada con aguja de venopunción calibre 25. Considerar la posibilidad de administrar sedantes y analgésicos además de la anestesia local. Los pacientes intubados pueden recibir un sedante y un relajante muscular además de la anestesia local. Cuando los pacientes son llevados a la sala de operaciones, se prefiere la anestesia general

7. Catéter de elección

8. Solución salina heparinizada 0.25 N (1 U/mL) en jeringa de 3 mL

9. Sutura de poliglactina 4-0 (Vicryl; Ethicon, Somerville, Nueva Jersey) y sutura de *nylon* 5-0 (*nylon* monofilamento negro) en agujas de corte (véase el Apéndice D)

10. Conector T conectado con una jeringa estéril de 3 mL llena de solución salina heparinizada
11. Hoja de bisturí núm. 11 y soporte
12. Dos retractores de tejidos pequeños o un retractor de autorretención
13. Pinzas para tejidos
14. Pinzas vasculares finas
15. 2 pequeñas pinzas curvas de mosquito
16. Tijeras de disección
17. Sutura de Vicryl 4-0 en una aguja pequeña y curva; polipropileno 6-0 en una aguja cónica. Se utiliza para un punto de fruncido como alternativa a la ligadura de los vasos
18. Portaagujas
19. Tijeras de sutura
20. Materiales adecuados para el vendaje oclusivo de elección

No estéril

1. Gorro y mascarilla
2. Rollo de gasa de 10 × 10 centímetros
3. Cinta métrica
4. Cinta adhesiva

E. Técnicas

En el neonato, las venas cervicales son preferibles a las de las extremidades inferiores, ya que las primeras son accesibles con facilidad y proporcionalmente de mayor tamaño. Cuando se utilizan las extremidades inferiores, en los pacientes pediátricos se suele seleccionar la vena safena mayor por su gran tamaño y su anatomía consistente. No se ha establecido si la femoral o la yugular presentan menos complicaciones en los neonatos (26, 27).

Colocación de catéteres a través de las venas yugulares

1. Inmovilizar al bebé en posición similar a la de la inserción percutánea del catéter venoso subclavio. Asegurarse de que el paciente está en posición de Trendelenburg para minimizar el riesgo de embolia gaseosa.
2. Si se va a cateterizar el lado derecho, girar la cabeza del bebé hacia la izquierda y extender el cuello. Hay que tener cuidado de no extender demasiado la cabeza, ya que esto puede provocar la oclusión de la vena.
3. Calcular la longitud del catéter que debe introducirse midiendo desde un punto a medio camino entre el pezón y el punto medio de la clavícula hasta un punto sobre el músculo esternocleidomastoideo en la unión del tercio medio e inferior del cuello (**fig. 34-7**).
4. Ponerse gorro y mascarilla.
5. Lavarse las manos como para un procedimiento mayor y ponerse bata y guantes estériles.
6. Preparar la zona del cuello y el cuero cabelludo o la pared torácica derecha con una solución antiséptica, como el yodoforo, y cubrir el campo estéril.

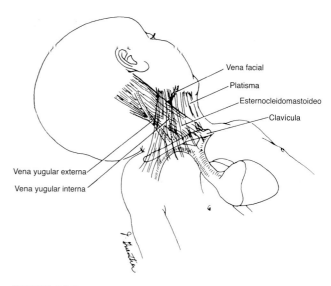

FIGURA 34-7 Venas yugulares en relación con las principales marcas anatómicas.

7. Hacer una pequeña incisión transversal (1 a 2 cm) a través de la piel y el músculo platisma en la parte baja del cuello para la yugular externa y más arriba para la vena facial.
8. Liberar la vena yugular externa o la vena facial mediante una disección roma con una pinza hemostática curvada de mosquito. Si se utiliza la vena yugular interna, debe dividirse el músculo esternocleidomastoideo para localizar la vena.
9. Pasar la pinza hemostática curvada por detrás de la vena y colocar ligaduras proximales y distales de sutura absorbible 4-0 sin apretar alrededor de la vena (**fig. 34-8**). Tener cuidado de no torcer los vasos al avanzar la sutura.

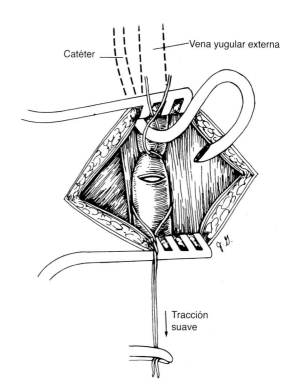

FIGURA 34-8 Cateterización de la vena yugular externa; se ha realizado una venotomía antes de insertar el catéter.

10. Con una tuneladora roma, crear un tracto subcutáneo desde el cuello hasta la salida en la pared torácica medial al pezón derecho. Asegurarse de que el túnel esté alejado del botón mamario (**figs. 34-9** y **34-10**). Introducir el manguito a un centímetro del lugar de salida y asegurarse de que se asienta con comodidad en el espacio subcutáneo.

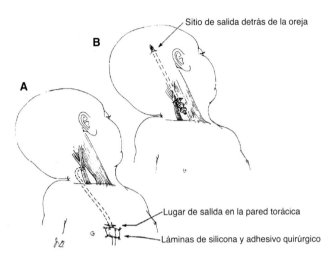

FIGURA 34-9 Formación de un túnel subcutáneo con una aguja Vim-Silverman. **A.** Túnel en la pared torácica anterior. **B.** Ruta alternativa bajo el cuero cabelludo.

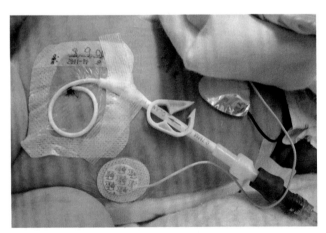

FIGURA 34-10 Catéter Broviac con apósito transparente.

11. Pasar el extremo del catéter por la abertura del tunelizador y guiar el catéter con suavidad a través del tracto subcutáneo.
12. Llenar el sistema de catéter con solución de lavado heparinizada.
13. Cortar la longitud del catéter a la distancia previamente medida entre la incisión del cuello y un punto a medio camino entre el centro de la línea del pezón y la muesca supraesternal.
14. Realizar una venotomía transversal (**fig. 34-8**).

    PARA LA VENA YUGULAR EXTERNA O FACIAL

    (1) Atar la ligadura cefalada-venosa y ejecer una tracción sobre ambas ligaduras en direcciones opuestas con la ayuda de un asistente bien preparado.

    (2) Realizar una incisión corta y transversal en la pared anterior de la vena y ampliar con suavidad introduciendo y extendiendo las puntas de unas pinzas vasculares finas.

    PARA LA VENA YUGULAR INTERNA

    (3) Para evitar la ligadura del vaso, se utiliza una sutura en forma de bolsa de polipropileno 6-0, colocada en la pared del vaso alrededor del punto de entrada del catéter.

    (4) Hacer la incisión en el vaso como para la vena yugular externa.

15. Biselar el extremo intravascular del catéter (opcional).
16. Sujetar el catéter suavemente con unas pinzas de tejido no dentadas, introducir la punta del catéter e insertarlo en la vena.
17. Dejar el bucle del catéter en la herida del cuello para amortiguar el efecto del movimiento de la cabeza (**fig. 34-11**).

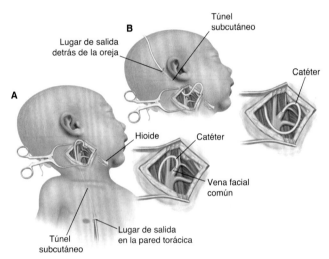

FIGURA 34-11 Inserción de un catéter en la vena facial común. La incisión se realiza por debajo del ángulo de la mandíbula a nivel del hueso hioides. La vena facial se liga en la unión de los afluentes anterior y posterior. De manera alternativa, el túnel subcutáneo puede realizarse con un sitio de salida del catéter en la pared torácica anterior. *Inserción:* el catéter se enrolla en la herida del cuello para "amortiguar" el efecto del movimiento de la cabeza. (Reproducido de Zumbro GL Jr, Mullin MJ, Nelson TG. Catheter placement in infants needing total parenteral nutrition utilizing common facial vein. *Arch Surg.* 1971;102:71, con permiso de la American Medical Association.)

18. Cerrar la herida con sutura subcuticular absorbible 5-0, teniendo cuidado de no penetrar el catéter.
19. Fijar el catéter a la piel con al menos una sutura de *nylon* para mantenerlo hasta que el manguito haya creado suficiente crecimiento de tejido.
20. Utilizar el método seleccionado para la fijación y el vendaje.

Corte de la vena safena proximal

1. Limpiarse las manos y prepararse como para un procedimiento mayor.
2. Preparar como para el corte de la vena yugular. Asegurarse de que el paciente está en posición de Trendelenburg inversa para minimizar el riesgo de una embolia gaseosa.

    (1) Elegir la zona de la ingle derecha o izquierda para la inserción.

    (2) Preparar la ingle y el abdomen del mismo lado.

3. Hacer una incisión de 1 cm de longitud: 1 cm caudalmente y 1 cm lateralmente al tubérculo púbico (**fig. 34-12**).

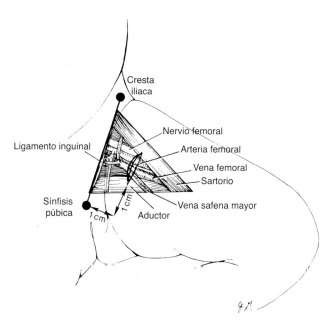

FIGURA 34-12 Vista anatómica del sitio de la incisión para el corte de la vena safena proximal con el triángulo femoral subyacente.

4. Extender la incisión en los tejidos subcutáneos utilizando una pinza hemostática curvada de mosquito.
   (1) Incisión de la fascia superficial.
   (2) Identificar la vena safena que se encuentra medial e inferior a su unión con la vena femoral en el agujero oval (fig. 34-12).
   (3) Desplazarse de 0.5 a 1 cm distalmente antes de pasar la pinza hemostática curvada de mosquito por detrás de la vena. Así se evita dañar de manera inadvertida la vena femoral.
   (4) Colocar dos ligaduras de sutura absorbible 4-0 sin apretar alrededor de la vena.
5. Crear un túnel utilizando una pequeña pinza hemostática o un instrumento de tunelización, en el plano subcutáneo lateral del abdomen, justo por encima o lateral al ombligo o en la parte lateral del muslo.
6. Enjuagar el catéter con solución salina heparinizada y volver a colocar el tapón.
7. Tirar del catéter a través del túnel en la herida de la ingle para que el manguito de Dacron esté justo dentro de la incisión de la piel. Calcular la longitud del catéter que debe introducirse para que la punta esté en la vena cava inferior en la unión con la aurícula derecha.
8. Cortar el catéter a la longitud adecuada y biselar el extremo intravascular (opcional).
9. Disecar la vena safena hasta la unión con la vena femoral común.
   La visualización de la unión evita la dirección inadvertida del catéter hacia la extremidad inferior.
10. Aplicar tracción a la vena utilizando sutura caudal. La tensión lateral también puede ser aplicada por un asistente que se haya lavado, utilizando pinzas vasculares finas no dentadas.
11. Hacer una venotomía transversal.

12. Dilatar la vena, si es necesario, con un dilatador romo.
13. Humedecer el catéter con solución salina para facilitar el paso a la vena.
14. Mantener la tracción hacia atrás en la sutura caudal para controlar la hemorragia.
15. Visualizar la entrada del catéter en la vena femoral común para asegurar la dirección cefálica del catéter.
16. Obtener una(s) radiografía(s) para confirmar la posición en la vena cava inferior, una vez introducida la longitud estimada (puede ser necesario el uso de material de contraste radiográfico).
17. Ligar el vaso con sutura caudal, y atar la sutura cefálica sin ocluir el catéter.
18. Verificar que no exista reflujo sanguíneo en el catéter.
19. Lavar el catéter con 2.5 a 3 mL de solución salina heparinizada. Si el catéter está tapado, mientras el bebé es trasladado de la sala de operaciones a la unidad de cuidados intensivos, pinzar el catéter mientras el émbolo de la jeringa de heparina se mueve hacia adelante para asegurar una presión positiva en la línea para evitar el reflujo y la coagulación de la sangre.
20. Cerrar la herida de la ingle con sutura subcuticular absorbible 5-0, teniendo cuidado de no penetrar el catéter con la aguja.
21. Fijar el catéter a la piel con al menos una sutura de *nylon* para mantenerlo hasta que el manguito haya creado suficiente crecimiento de tejido.
22. Cubrir con el apósito que se desee.

F. Apósito estéril para líneas venosas centrales colocadas quirúrgicamente

El cambio rutinario de los apósitos del catéter venoso central depende del tipo de apósito. Los apósitos transparentes deben cambiarse al menos cada 7 días, y los de gasa cada 2 días. Todos los apósitos deben cambiarse cuando estén húmedos, sueltos o sucios (3).

Equipo

Se utiliza una técnica estéril estricta para todos los apósitos de la vía central.

1. Solución antiséptica de preparación de la piel: según la política institucional (por ejemplo, povidona yodada al 10% o solución de clorhexidina al 0.5%)
2. Guantes estériles, mascarilla, gorro y bata estéril (opcional)
3. Tijeras (opcional)
4. Aplicador con punta de algodón
5. Cuadrado de gasa estéril de 10 × 10 centímetros
6. Apósito de elección
   a. Apósito transparente semipermeable
   b. Cuadrados de gasa estéril de 5 × 5 centímetros o vendajes de gasa preconfeccionados de 2 × 2 cm
7. Solución salina normal o agua estéril
8. Cinta adhesiva (si no se dispone de cinta estéril, utilizar un rollo nuevo sin usar)

Precauciones

1. El procedimiento debe ser realizado por personal capacitado.
2. Asegurarse de que todo el personal lleve mascarillas si se encuentra en un radio de 90 cm de la zona estéril.
3. Utilizar una técnica aséptica estricta.
4. Retirar el apósito con cuidado para evitar cortar o desalojar el catéter.
5. Si es necesario pinzar el catéter, cerrar la pinza de este según las instrucciones del fabricante. Si el catéter no tiene una pinza, utilizar una pinza de goma. No colocar nunca una pinza directamente sobre el catéter.
6. No hacer avanzar nunca un catéter desalojado dentro del paciente.
7. No colocar cinta adhesiva en el tubo de silicona porque puede ocluir o dañar el catéter.
8. No aplicar de manera rutinaria una pomada profiláctica tópica antimicrobiana o antiséptica en el lugar de inserción debido a la posibilidad de promover infecciones fúngicas y resistencia antimicrobiana (2).

Técnica

Cuando se utiliza un túnel subcutáneo debe aplicarse un apósito oclusivo, tanto en el lugar de la incisión como en el de salida del catéter. El apósito en el lugar de la incisión puede retirarse al cabo de 48 h si no hay exudación.

1. Sujetar al paciente de forma adecuada, utilizando medidas de confort no farmacológicas.
2. Colcarse el gorro y la mascarilla.
3. Limpiar las manos como para un procedimiento mayor.
4. Ponerse la bata y los guantes.
5. Preparar el área de trabajo estéril utilizando la técnica de "no tocar".
6. Retirar el apósito viejo y desecharlo.
7. Inspeccionar con cuidado el lugar del catéter (**tabla 34-4**).
8. Cultivar el sitio si hay drenaje o parece inflamado.
9. Si el área alrededor del catéter está contaminada con sangre seca o drenaje, limpiar con una solución diluida de peróxido de hidrógeno/agua estéril (1:1).
10. Quitarse los guantes. Ponerse guantes estériles.
11. Limpiar la zona con una solución antiséptica, comenzando en el lugar del catéter y trabajando hacia afuera con un movimiento circular de 2 a 4 cm. Repetir dos veces. Dejar que se seque la zona.
12. Retirar el antiséptico con agua estéril o gasa salina y dejar secar.
13. Aplicar el apósito elegido.
    a. Se prefiere un apósito transparente, adhesivo e hipoalergénico que permita la inspección continua del lugar de inserción del catéter (**fig. 34-10**).
       (1) Si es necesario, cortar el apósito al tamaño deseado.
       (2) Anclar el apósito a la piel por encima del lugar de entrada de la piel del catéter, de modo que el punto de entrada de la piel esté en el centro del apósito.
       (3) Retirar el resto del soporte adhesivo mientras se aplica con suavidad el apósito sobre la zona.

b. Vendaje de gasa oclusiva.
   (1) Cortar la gasa por la mitad o utilice una gasa previamente dividida. Colocar alrededor del catéter, como se muestra en la **figura 34-13**.

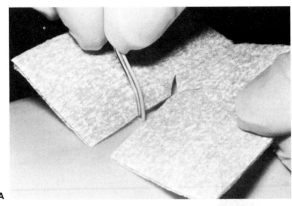

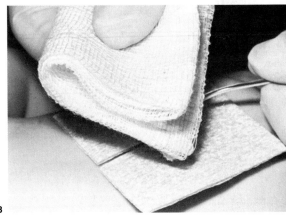

FIGURA 34-13 Vendaje oclusivo para una vía venosa central utilizando una gasa previamente dividida. **A:** colocación de la gasa dividida sobre el lugar de entrada de la piel. **B:** cubrir la gasa dividida y el catéter con gasa estéril. A continuación, se cubre todo el apósito con cinta adhesiva o apósito transparente.

   (2) Cubrir el resto de la longitud del catéter externo (no el cubo) con una gasa estéril.
   (3) Si no se dispone de cinta estéril, desechar la capa exterior de la cinta en rollo.
   (4) Cubrir la gasa con cinta.
   (5) Etiquetar el vendaje con las iniciales y la fecha.
   (6) Asegurar el tubo IV con cinta adhesiva para evitar la tensión en el centro (un bucle de tensión puede disminuir la tensión en el catéter).

G. Cuidado del catéter cuando no se utiliza para la infusión continua

Indicaciones

Para mantener la permeabilidad y evitar la coagulación del catéter cuando la línea se utiliza de forma intermitente. Solo los catéteres de gran calibre (2.5 Fr o más) pueden mantenerse permeables mediante esta técnica. Los catéteres CCIP de 2 Fr o menos tienden a coagularse con facilidad si se interrumpen las infusiones continuas.

Equipo

1. 3 mL de solución salina de heparina (10 unidades de heparina/mL) en una jeringa de 10 mL (siga las directrices del fabricante para el tamaño de las jeringas)
2. Toallitas con alcohol
3. Pinzas para catéteres (no deben tener dientes o estar acolchadas), o utilizar la pinza provista en el catéter (**fig. 34-10**)
4. Guantes limpios
5. Tapón de inyección IV (se recomienda sin aguja)

Técnica

1. Convirtiendo a un bloqueo de heparina.
   a. Lavarse bien las manos.
   b. Ponerse guantes limpios o estériles.
   c. Preparar el área de trabajo estéril.
   d. Utilizando una técnica aséptica, abrir el envase del tapón de inyección estéril y rellenar previamente el tapón de inyección con solución salina heparinizada.
   e. Limpiar el exterior de la conexión del tubo hub-IV con un antiséptico como toallitas con alcohol. Trabajar hacia afuera en ambas direcciones. Dejar secar.
   f. Sujetar el catéter con una pinza hemostática acolchada, o cerrar la pinza del catéter.
   g. Sujetando el cubo con un hisopo con alcohol, desconectar el cubo del catéter del tubo intravenoso.
   h. Conectar el capuchón de inyección prelavado en el centro del catéter (un lavado suave durante la conexión puede evitar que entre aire en el catéter).
   i. Soltar la pinza y lavar la línea con 1 a 3 mL de solución salina heparinizada (dependiendo del tamaño del catéter).
   j. Pinzar el catéter mientras se presiona el émbolo de la jeringa de heparina para evitar que la sangre retroceda hacia el catéter (presión positiva).
   k. Asegurar el catéter y la cinta adhesiva al pecho o al abdomen.
   l. Lavar el catéter con solución heparinizada cada 6 a 12 h (según la política de la institución).
2. Catéteres de lavado.
   El equipo es el mismo que para el bloqueo de heparina.
   a. Lavarse bien las manos.
   b. Ponerse los guantes y preparar el área de trabajo estéril.
   c. Preparar el tapón de la inyección intravenosa con una solución antiséptica. Dejar secar.
   d. Si el tapón de inyección forma parte de un sistema sin aguja (recomendado), conectar la jeringa de lavado al tapón. Si el capuchón no es un dispositivo sin aguja, insertar la aguja en el tapón del catéter intravenoso. Utilizar siempre una aguja de 1 pulgada o más pequeña; una más larga puede perforar el catéter.
   e. Desbloquee el catéter e inyectar poco a poco de 1 a 2 mL de solución salina heparinizada (dependiendo del tamaño del catéter). Volver a pinzar el catéter mientras se inyecta la solución para evitar que la sangre fluya de vuelta al catéter. Existen tapones de inyección de presión positiva para evitar el reflujo.
   f. Cambio del capuchón de inyección del catéter intravenoso: la mayoría de los fabricantes recomienda cambiar los tapones de inyección cada 3 a 7 días, después de la administración de productos sanguíneos, o cuando parezcan dañados (consulte las instrucciones específicas del fabricante).

EXTRACCIÓN DEL CATÉTER

A. Indicaciones

1. El estado del paciente ya no requiere su uso.
2. Catéter ocluido.
3. Infección local/flebitis.
4. Sepsis o cultivos de sangre positivos obtenidos a través del catéter (colonización del catéter). Existen raras circunstancias clínicas en las que el catéter se deja colocado a pesar de la sepsis y se administra una terapia antibiótica o antifúngica a través de él en un intento para eliminar la infección, pero esto puede estar asociado a un mayor riesgo de morbilidad y mortalidad (28).

B. Técnica

Los catéteres venosos centrales implantados quirúrgicamente deben ser retirados por un médico u otra persona capacitada de manera especial para retirar catéteres esposados o tunelizados.
1. Retirar el vendaje.
2. Asegurarse de que el paciente está en posición de Trendelenburg (o en posición de Trendelenburg inversa si el catéter está en la extremidad inferior) para minimizar el riesgo de una embolia gaseosa.
3. Extraer el catéter del vaso poco a poco durante 2 o 3 minutos. Evitar una tracción excesiva si el catéter está atado, ya que este puede romperse (véase Complicaciones).
4. Aplicar una presión continua en el lugar de inserción del catéter durante 5 a 10 minutos, hasta que no se note el sangrado.
5. Inspeccionar el catéter (sin contaminar la punta) para asegurarse de que se ha retirado toda la longitud.
6. El manguito del catéter tunelizado debe disecarse bajo anestesia local con sedación intravenosa. Si los manguitos quedan retenidos, rara vez causan más que un pequeño bulto subcutáneo persistente, aunque a veces pueden extruirse a través de la piel.
7. Si se desea, se puede colocar una pomada antibiótica en la zona.
8. Cubrir con un pequeño vendaje autoadhesivo o una gasa e inspeccionar cada día hasta que se produzca la curación.

COMPLICACIONES DE LOS CATÉTERES VENOSOS CENTRALES (2)

1. Daño a otros vasos y órganos durante la inserción.
   a. Posible durante la colocación percutánea y quirúrgica de catéteres venosos centrales.

b. Las complicaciones incluyen hemorragia, neumotórax, neumomediastino, hemotórax, punción arterial y lesión del plexo braquial.

2. Flebitis

a. Puede producirse una flebitis mecánica en las primeras 24 h tras la colocación de la vía como respuesta normal del organismo a la irritación del catéter en la vena.

b. Manejo de la flebitis leve (eritema o edema leve): aplicar una compresa húmeda y caliente, y elevar la extremidad.

c. Retirar el catéter si los síntomas no mejoran, si la flebitis es grave (formación de estrías, cordón venoso palpable o drenaje purulento) o si hay signos de una infección relacionada con el catéter.

3. Migración/malposición del catéter (**fig. 34-14**).

a. La migración del catéter puede producirse en cualquier momento durante el tiempo de permanencia del catéter; quizá como consecuencia de una mala fijación del catéter en la superficie de la piel y del movimiento de las articulaciones (29). El catéter puede entrar en un afluente venoso durante la inserción o puede invertir su dirección, provocando un bucle de retorno.

b. Los lugares de colocación errónea incluyen las cámaras cardiacas, la vena yugular interna, la vena subclavia contralateral, la vena lumbar ascendente (que se comunica con el plexo venoso vertebral), la vena abdominal superficial, la vena renal y otras. Las consecuencias incluyen derrame pericárdico o pleural, arritmias cardiacas, extravasación/infiltración de tejidos, complicaciones neurológicas como convulsiones o paraplejia, trombosis y muerte (2, 11, 13, 14, 16, 19, 30, 31).

c. La decisión de retirar el catéter o intentar corregir su posición se basa en la ubicación de la punta. Aunque los CCIP están pensados para ser colocados en venas centrales (véase E, página 249), a veces la punta está en una localización no central (p. ej., en la vena subclavia). Estos CCIP no centrales pueden utilizarse, siempre que los líquidos administrados a través de ellos

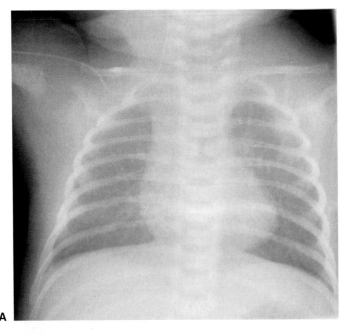
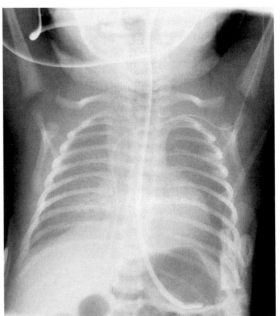
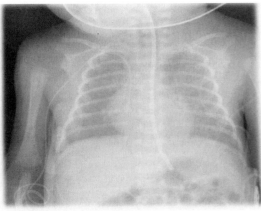
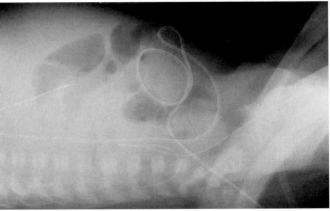

A   B   C   D

FIGURA 34-14 Diversas malposiciones venosas de CCIP. **A.** Yugular. **B.** Punta en la aurícula derecha. **C.** CCIP del brazo izquierdo, a través de la vena cava superior y la aurícula derecha, en la vena cava inferior. **D.** CCIP desde la vena safena de la pierna entrando en el plexo venoso vertebral a través de la vena lumbar ascendente.

sean isotónicos, pero el cuidado de los catéteres debe ser tan estricto como el de los catéteres colocados en el centro y tienen un mayor riesgo de complicaciones (11, 12).

d. El catéter debe retirarse a una posición adecuada si la punta está en el corazón, ya que pueden producirse consecuencias graves como arritmia cardiaca, perforación o derrame pericárdico (13, 14).

e. Los catéteres en la vena lumbar ascendente o en el plexo venoso vertebral deben retirarse, ya que la infusión de líquidos de alimentación parenteral en esta zona puede provocar daños graves en el SNC, que se manifiestan como convulsiones, paraplejia o muerte (figs. 29-3 y 34-14D) (2, 16, 30).

f. En algunos casos se ha demostrado la corrección espontánea de líneas mal posicionadas (32). Si la punta del catéter se introduce en la yugular interna o en la vena braquiocefálica contralateral, el catéter puede utilizarse de manera temporal (utilizando líquidos isotónicos adecuados para las cánulas venosas periféricas) y reevaluarse radiológicamente en 24 h. Si el catéter no se ha desplazado de forma espontánea a la ubicación deseada, debe retirarse.

4. Infección

a. La infección es la complicación más común de los catéteres venosos centrales, siendo los lactantes más pequeños e inmaduros los que corren mayor riesgo. Otros factores que aumentan el riesgo de infección son los múltiples intentos de colocación, la manipulación del catéter y la contaminación del conector.

b. Las tasas de infección del torrente sanguíneo relacionadas con un catéter central (CLABSI, por sus siglas en inglés) varían mucho, pero múltiples centros han notificado reducciones sostenidas incluso hasta cero (4, 5).

c. La necesidad de utilizar cualquier catéter permanente debe reevaluarse cada día (33). Se recomiendan protocolos estrictos para el cuidado de la vía central y una metodología de vigilancia con un mecanismo de retroalimentación de datos para disminuir las tasas de CLABSI (3, 33).

d. Manejo (34).

   (1) Retirar la vía venosa central si es posible.

   (2) Se recomienda la retirada inmediata de la vía en caso de bacteriemia por *Staphylococcus aureus,* gramnegativos, enterococos o *Candida.*

   (3) En los lactantes con sepsis por estafilococos coagulasa-negativos puede intentarse el tratamiento con antibióticos adecuados sin retirar la vía, pero los cultivos positivos repetidos obligan a retirarla.

5. Disfunción del catéter.

a. La obstrucción del catéter se caracteriza por el aumento de las presiones de la bomba o la incapacidad de infundir líquidos o extraer sangre.

b. La disfunción puede deberse a una malposición, a una trombosis de fibrina, a precipitados causados por minerales o fármacos, o a depósitos de lípidos (35).

c. Manejo

   (1) Comprobar la posición del catéter en la radiografía de tórax.

   (2) Si se descarta la malposición, revisar el historial de líquidos y fármacos administrados a través del catéter para determinar la causa probable de la oclusión.

   (3) Retirar el catéter si ya no es médicamente crítico.

   (4) Intentar la disolución del coágulo solo si el mantenimiento del catéter es esencial.

   (5) Equipo necesario: mascarilla, guantes y paños estériles, solución antiséptica, llave de paso estéril de tres vías, una jeringa de 10 mL y una de 3 mL llena de 0.2 a 0.5 mL de agente para la disolución del coágulo.

   (6) Agentes para la disolución de coágulos (35).

   (a) Ácido clorhídrico 0.1 N, para precipitados de sales de calcio o medicamentos con pH < 7.

   (b) Bicarbonato de sodio, 8.4%, 1 mEq/mL, para medicamentos con pH > 7.

   (c) Etanol, concentración al 70%, para los depósitos de lípidos

   (d) Activador tisular del plasminógeno recombinante, de 0.5 a 1 mg/mL, para la fibrina o el coágulo de sangre (36, 37).

   (e) Uroquinasa recombinante, de 2 000 a 5 000 UI/mL, para la fibrina o el coágulo de sangre.

   (7) Técnica (38) (**fig. 34-15**).

   (a) Utilizar una técnica aséptica estricta.

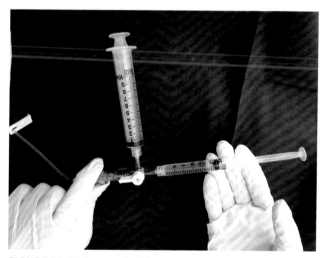

FIGURA 34-15 Preparación de las jeringas para la disolución del coágulo.

   (b) Retirar el tubo intravenoso y el tapón para mantener la esterilidad. Después de la limpieza con la preparación, colocar una llave de paso de tres vías en el cubo del catéter.

   (c) Conectar una jeringa vacía de 10 mL al puerto lateral de la llave de paso de tres vías y una jeringa precargada de 3 mL al otro puerto. Evitar el uso de la jeringa de tuberculina de 1 mL.

(d) Cerrar la llave de paso hacia la jeringa precargada y abrirla hacia la jeringa vacía.

(e) Aspirar en la jeringa vacía, creando una presión negativa en el catéter ocluido.

(f) Mientras se mantiene la presión negativa, cerrar la llave de paso de la jeringa vacía y abrir la de la jeringa precargada. La presión negativa en el catéter hará que el medicamento de la jeringa precargada fluya de manera automática hacia el catéter en dirección al coágulo.

(g) Dejar que el medicamento permanezca en el catéter entre 30 minutos y 2 horas.

(h) Aspirar después del tiempo de permanencia para comprobar el retorno de la sangre, desechar el aspirado y lavar el catéter con solución salina normal estéril. Reanudar el uso del catéter.

(i) Si el procedimiento no tiene éxito, puede repetirse una vez, o puede probarse un agente descoagulante diferente.

(j) No utilice ácido clorhídrico justo antes o después de utilizar bicarbonato sódico.

6. Trombosis, tromboembolismo.

a. Alrededor de 90% de los eventos tromboembólicos venosos en neonatos está asociado con catéteres venosos centrales. Incluye la trombosis venosa profunda, el síndrome VCS, el trombo intracardiaco, la embolia pulmonar y la trombosis de la vena renal.

b. Las complicaciones de la trombosis venosa incluyen la pérdida del acceso venoso, el peligro potencial de lesión del órgano o miembro afectado, la propagación del trombo, la embolización a otras zonas y la infección.

c. El tratamiento de la tromboembolia en los neonatos es controvertido, en especial en los niños de menos de 32 semanas de edad de gestación. La gravedad de la trombosis y el riesgo potencial para los órganos o las extremidades, comparados con el grado de prematuridad y el riesgo de hemorragia grave, determinan el grado de intervención necesario, incluido el uso de tratamiento trombolítico/anticoagulante o la intervención quirúrgica (37) (véase el capítulo 36).

7. Acumulación extravascular de líquido.

a. Derrame pericárdico con o sin taponamiento cardiaco (**fig. 34-16**) (13, 14, 19). Esta grave complicación se presenta como un colapso cardiaco repentino o una inestabilidad cardiorrespiratoria inexplicable. La relación cardiotorácica está aumentada y puede observarse un pulso paradójico (fig. 39-1). La pericardiocentesis inmediata puede salvar la vida (capítulo 42).

b. Derrame pleural (39).

c. Extravasación mediastínica.

d. Hemotórax.

e. Quilotórax (40).

f. Ascitis (41).

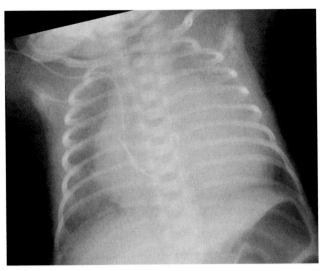

FIGURA 34-16 Derrame pericárdico en un niño prematuro con un CCIP en la aurícula derecha.

8. Rotura de catéter.

a. Los catéteres pueden ser cortados por la aguja introductora durante la inserción de un CCIP, romperse debido a una tensión excesiva en la parte externa del catéter o por una presión excesiva. Otras causas comunes son las abrazaderas externas, el retorcimiento del catéter, las suturas de constricción y los catéteres mal asegurados. La porción intravascular del catéter roto corre el riesgo de embolización (42).

b. En caso de rotura del catéter, sujetar y asegurar de inmediato la parte extravascular del catéter roto para evitar su migración.

c. Si el catéter no es visible fuera del bebé, aplicar presión sobre el tracto venoso por encima del lugar de inserción para evitar que el catéter avance. Inmovilizar al bebé y obtener de inmediato una radiografía para localizar el catéter.

d. Puede ser necesaria una intervención quirúrgica o cardiotorácica si el catéter no es visible externamente (42).

e. Los catéteres dañados o rotos deben retirarse y sustituirse. Los catéteres reparados y la sustitución de catéteres sobre una guía metálica suponen un riesgo de infección o embolización para el paciente. Si no existen otras opciones debido a un acceso venoso limitado, el catéter puede repararse en ocasiones, utilizando una técnica aséptica meticulosa. Los CCIP reparados deben considerarse temporales, y debe colocarse un nuevo catéter lo antes posible. Algunos fabricantes ofrecen kits de reparación e instrucciones. En caso de emergencia puede utilizarse una aguja de mariposa o roma (**fig. 34-17**) (43).

9. Catéter atado.

a. La dificultad para retirar el catéter puede deberse a la formación de una vaina de fibrina.

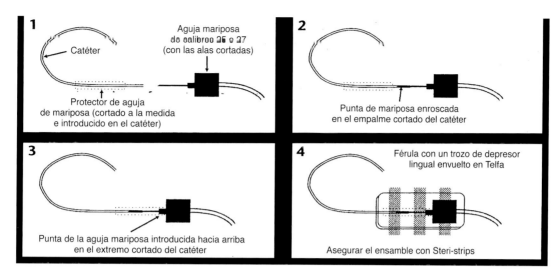

FIGURA 34-17 Reparación de emergencia de un catéter con aguja de mariposa (43). (Reproducido con permiso de Evans M, Lentsch D. Percutaneously inserted polyurethane central catheters in the NICU: One unit's experience. *Neonatal Netw.* 1999;18:37-46.)

b. Manejo.

(1) Colocar compresas calientes en la piel a lo largo de la vena.

(2) Utilizar una tracción gradual y suave sobre el catéter.

(3) Terapia trombolítica (44).

(4) Extirpación quirúrgica a través de una incisión periférica.

Referencias

1. Ainsworth S, McGuire W. Percutaneous central venous catheters versus peripheral cannulae for delivery of parenteral nutrition in neonates. *Cochrane Database Syst Rev.* 201510:CD004219.

2. Ramasethu J. Complications of vascular catheters in the neonatal intensive care unit. *Clin Perinatol.* 2008;35(1):199–222.

3. U.S. Department of Health and Human Services, Centers for Disease Control and Prevention. Guideline for prevention of intravascular catheter related infections; 2011:1. https://www.cdc.gov/infectioncontrol/guidelines/pdf/bsi/bsi-guidelines-H.pdf

4. Shepherd EG, Kelly TJ, Vinsel JA, et al. Significant reduction of central-line associated bloodstream infections in a network of diverse neonatal nurseries. *J Pediatr.* 2015;167(1):41–46.

5. Erdei C, McAvoy LL, Gupta M, et al. Is zero central line-associated bloodstream infection rate sustainable? A 5-year perspective. *Pediatrics.* 2015;135(6):e1485–e1493.

6. Panagiotounakou P, Antonogeorgos G, Gounari E, et al. Peripherally inserted central venous catheters: frequency of complications in premature newborn depends on the insertion site. *J Perinatology.* 2014;34(6):461–463.

7. Wrightson DD. Peripherally inserted central catheter complications in neonates with upper versus lower extremity insertion sites. *Adv Neonatal Care.* 2013;13(3):198–204.

8. Srinivasan HB, Tjin-A-Tam A, Galang R, et al. Migration patterns of peripherally inserted central venous catheters at 24 hours postinsertion in neonates. *Am J Perinatol.* 2013;30(10):871–874.

9. Braswell LE. Peripherally inserted central catheter placement in infants and children. *Tech Vasc Interv Radiol.* 2011;14(4):204–211.

10. Sneath N. Are supine chest and abdominal radiographs the best way to confirm PICC placement in neonates? *Neonatal Netw.* 2010;29(1):23–35.

11. Jain A, Deshpande P, Shah P. Peripherally inserted central catheter tip position and risk of associated complications in neonates. *J Perinatol.* 2013;33(4):307–312.

12. Goldwasser B, Baia C, Kim M, et al. Non-central peripherally inserted central catheters in neonatal intensive care: complication rates and longevity of catheters relative to tip position. *Pediatr Radiol.* 2017;47(12):1676–1681.

13. Nowlen TT, Rosenthal GL, Johnson GL, et al. Pericardial effusion and tamponade in infants with central catheters. *Pediatrics.* 2002;110:137–142.

14. Warren M, Thompson KS, Popek EJ, et al. Pericardial effusion and cardiac tamponade in neonates: sudden unexpected death associated with total parenteral nutrition via central venous catheterization. *Ann Clin Lab Sci.* 2013;43(2):163–171.

15. Cartwright DW. Central venous lines in neonates: a study of 2186 catheters. *Arch Dis Child Fetal Neonatal Ed.* 2004;89:F504–F508.

16. Coit AK, Kamitsuka MD; Pediatrix Medical Group. Peripherally inserted central catheter using the saphenous vein: importance of two-view radiographs to determine the tip location. *J Perinatol.* 2005;25:674–676.

17. Odd DE, Page B, Battin MR, et al. Does radio-opaque contrast improve radiographic localisation of percutaneous central venous lines? *Arch Dis Child Fetal Neonatal Ed.* 2004;89:F41–F43.

18. Sharma D, Farahbakhsh N, Tabatabaii SA. Role of ultrasound for central catheter tip localization in neonates: a review of the current evidence. *J Matern Fetal Neonatal Med.* 2019;32(14):2429–2437.

19. Pezzati M, Filippi L, Chiti G, et al. Central venous catheters and cardiac tamponade in preterm infants. *Intensive Care Med.* 2004;30:2253–2256.

20. Aly H, Herson V, Duncan A, et al. Is bloodstream infection preventable among premature infants? A tale of two cities. *Pediatrics.* 2005;115(6):1513–1518.

21. Smirk C, Soosay Raj T, Smith AL, et al. Neonatal percutaneous central venous lines: fit to burst. *Arch Dis Child Fetal Neonatal Ed.* 2009;94(4):F298–F300.

22. Shah PS, Shah VS. Continuous heparin infusion to prevent thrombosis and catheter occlusion in neonates with peripherally placed percutaneous central venous catheters. *Cochrane Database Syst Rev.* 2008;16:CD002772.

23. Repa A, Mayerhofer M, Worel N, et al. Blood transfusions using 27 gauge PICC lines: a retrospective clinical study on safety and feasibility. *Klin Padiatr.* 2014;226(1):3–7.

24. Seckold T, Walker S, Dwyer T. A comparison of silicone and polyurethane PICC lines and postinsertion complication rates: a systematic review. *J Vasc Access.* 2015;16(3):167–177.

25. Huang EY, Chen C, Abdullah F, et al. Strategies for the prevention of central venous catheter infections: an American Pediatric Surgical Association outcomes and clinical trials committee systematic review. *J Pediatr Surg.* 2011;46(10):2000–2011.

26. Vegunta RK, Loethen P, Wallace LJ, et al. Differences in the outcome of surgically placed long-term central venous catheters in neonates: neck vs groin placement. *J Pediatr Surg.* 2005;40:47–51.

27. Murai DT. Are femoral Broviac catheters effective and safe? A prospective comparison of femoral and jugular venous Broviac catheters in newborn infants. *Chest.* 2002;121:1527–1530.

28. Vasudevan C, Oddie SJ, McGuire W. Early removal versus expectant management of central venous catheters in neonates with bloodstream infection. *Cochrane Database Syst Rev.* 2016;4:CD008436.

29. Gupta R, Drendel AL, Hoffmann RG, et al. Migration of central venous catheters in neonates: a radiographic assessment. *Am J Perinatol.* 2016;33(6):600–604.

30. Payne R, Sieg EP, Choudhary A, et al. Pneumorrhachis resulting in transient paresis after PICC line insertion into the ascending lumbar vein. *Cureus.* 2016;8(10):e833.

31. Wolfe DM. A previously undescribed etiology for oliguria in a premature infant with a peripherally inserted central catheter. *Adv Neonatal Care.* 2010;10(2):56–59.

32. Tawil KA, Eldemerdash A, Hathlol KA, et al. Peripherally inserted central venous catheters in newborn infants: malpositioning and spontaneous correction of catheter tips. *Am J Perinatol.* 2006;23(1):37–40.

33. The Joint Commission. Preventing central line–associated bloodstream infections: useful tools, an international perspective. Nov 20, 2013. http://www.jointcommission.org/CLABSIToolkit. Accessed March 2018.

34. Mermel LA, Allon M, Bouza E, et al. Clinical practice guidelines for the diagnosis and management of intravascular catheter-related infection: 2009 update by the Infectious Diseases Society of America. *Clin Infect Dis.* 2009;49:1–45.

35. Doellman D. Prevention, assessment and treatment of central venous catheter occlusions in neonatal and young pediatric patients. *J Infus Nurs.* 2011;34:251–258.

36. Soylu H, Brandao LR, Lee KS. Efficacy of local instillation of recombinant tissue plasminogen activator for restoring occluded central venous catheters in neonates. *J Pediatr.* 2010;156:197–201.

37. Monagle P, Chan AKC, Goldenberg NA, et al. Antithrombotic therapy for neonates and children: American College of Chest Physicians Evidence Based Clinical Practice Guidelines (9th Edition). *Chest.* 2012;141:737–801.

38. Hill J, Broadhurst D, Miller K, et al. Occlusion management guidelines for central venous access devices (CVADs). *Vascular Access.* 2013;7:1–36.

39. Bashir RA, Callejas AM, Osiovich HC, et al. Percutaneously inserted central catheter-related pleural effusion in a level III neonatal intensive care unit: a 5-year review (2008–2012). *JPEN J Parenter Enteral Nutr.* 2017;41(7):1234–1239.

40. Siu SL, Yang JY, Hui JP, et al. Chylothorax secondary to catheter related thrombosis successfully treated with heparin. *J Paediatr Child Health.* 2012;48(3):E105–E107.

41. Gupta A, Bhutada A, Yitayew M, et al. Extravasation of total parenteral nutrition into the liver from an upper extremity peripherally inserted central venous catheter. *J Neonatal Perinatal Med.* 2018;11(1):101–104.

42. Chiang MC, Chou YH, Chiang CC, et al. Successful removal of a ruptured silastic percutaneous central venous catheter in a tiny premature infant. *Chang Gung Med J.* 2006;29:603–606.

43. Evans M, Lentsch D. Percutaneously inserted polyurethane central catheters in the NICU: one unit's experience. *Neonatal Netw.* 1999;18:37–46.

44. Nguyen ST, Lund CH, Durand DJ. Thrombolytic therapy for adhesions of percutaneous central venous catheters to vein intima associated with Malassezia furfur infection. *J Perinatol.* 2001;21:331–333.

Canulación y decanulación de la oxigenación por membrana extracorpórea

M. Kabir Abubakar y Manuel B. Torres

La oxigenación por membrana extracorpórea (OMEC) se ha convertido en el estándar de atención para los pacientes con insuficiencia pulmonar o cardiaca reversible en los que han fracasado los tratamientos convencionales optimizados. Se define como el uso de una máquina cardiopulmonar modificada combinada con un oxigenador para proporcionar un soporte cardiopulmonar temporal que permita un tiempo de recuperación, o como puente para el trasplante de órganos (1-7). Dado que la mayoría de las causas de insuficiencia respiratoria neonatal es autolimitada, la OMEC da tiempo a que el pulmón se recupere del proceso de la enfermedad subyacente y a revertir la hipertensión pulmonar, que suele acompañar a la insuficiencia respiratoria en el recién nacido.

OXIGENACIÓN CON MEMBRANA EXTRACORPÓREA VENOARTERIAL, VÍA CANULACIÓN

A. Indicaciones

Colocación de catéteres arteriales carotídeos y venosos yugulares internos para su uso en OMEC venoarterial (VA). La OMEC VA debe utilizarse en pacientes con inestabilidad cardiovascular significativa, ya que proporciona asistencia respiratoria y cardiaca.

B. Contraindicaciones relativas para la OMEC en el periodo neonatal (5, 7)

1. Edad de gestación < 34 semanas
2. Peso al nacer < 2 000 g
3. Coagulopatía o trastornos hemorrágicos no controlados

4. Cardiopatía congénita sin enfermedad pulmonar. Excepción: pacientes cardiacos posoperatorios, tema que no se tratará en este capítulo.
5. Patología pulmonar irreversible
6. Hemorragia intracraneal de grado 3 o más
7. Anomalía congénita grave y letal
8. Duración del soporte ventilatorio máximo > 10 a 14 días
9. Pacientes que responden al manejo del ventilador o al óxido nítrico inhalado

C. Precauciones

1. Asegurarse de que el paciente está paralizado antes de colocar el catéter venoso para evitar una embolia gaseosa.
2. Reconocer que:
   a. Las líneas yugulares internas colocadas para el acceso IV antes de la OMEC pueden provocar la formación de coágulos, lo que hace necesaria la trombectomía antes de la colocación del catéter de OMEC venoso.
   b. La manipulación excesiva de la vena yugular interna puede provocar espasmos e imposibilidad de colocar un catéter del calibre adecuado.
   c. Un vaso lacerado puede dar lugar a la necesidad de una esternotomía para recuperar el vaso.

      El instrumental adecuado debe estar en la bandeja o carro de la cama.

      Debe haber una unidad de sangre de reserva en el banco de sangre para su liberación inmediata.
   d. Durante una canulación difícil puede haber una pérdida de sangre suficiente para producir hipotensión.

      Se debe disponer de sangre de emergencia en la cabecera (10 a 20 mL/kg).

e. El nervio vago está situado junto a los vasos del cuello y puede lesionarse o manipularse durante el aislamiento de estos. La manipulación puede provocar bradicardia u otras arritmias.

f. Los signos vitales y los valores de oximetría de pulso deben ser monitorizados en todo momento, porque la observación clínica del bebé está impedida por los paños quirúrgicos.

g. Si el paciente ha sido ventilado de forma manual para su estabilización con una bolsa autoinflable, no colocar la bolsa en la cabecera de la cama cuando se coloquen los paños quirúrgicos. La bolsa puede atrapar oxígeno, lo que puede provocar un incendio cuando se utilice el electrocauterio.

D. Personal, equipos y medicamentos (8)

Personal

1. Equipo quirúrgico
   a. Cirujano con experiencia (pediátrica, cardiovascular o torácica)
   b. Cirujano adjunto (becario, residente, asistente médico, enfermera titulada de primer nivel)
   c. Enfermera/técnica quirúrgica
   d. Enfermera circulante
2. Equipo médico
   a. Un médico formado en el manejo de pacientes con OMEC y técnicas de canulación, que administrará los agentes anestésicos y manejará al bebé médicamente durante el procedimiento
   b. Una enfermera de cuidados intensivos junto a la cama (unidad de cuidados intensivos neonatales o pediátricos), que controlará los signos vitales, registrará los acontecimientos y preparará los medicamentos que necesite el médico de OMEC
   c. Un terapeuta respiratorio, que cambiará los ajustes del ventilador según sea necesario
3. Especialistas en circuitos
   a. Un perfusionista cardiovascular, una enfermera o un terapeuta respiratorio en especial entrenado en este procedimiento, que preparará la bomba
   b. Un especialista en OMEC a pie de cama (enfermero, terapeuta respiratorio o perfusionista cardiovascular con formación especial en el manejo de OMEC), que gestionará el sistema de OMEC después de que el paciente esté en OMEC

Equipo (fig. 35-1)

Estéril

1. Catéteres arteriales y venosos (9)
   a. Arterial
      (1) El tamaño del catéter arterial determina la resistencia del circuito de OMEC porque es la parte

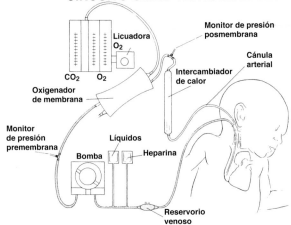

CIRCUITO OMEC VENOARTERIAL

FIGURA 35-1 Diagrama esquemático del circuito de OMEC VA que muestra el drenaje desde la aurícula derecha a la vejiga del circuito, con flujo a través de la membrana pulmonar, el intercambiador de calor y el flujo de retorno al arco de la aorta a través del catéter de la arteria carótida. (Reimpreso de Polin RA, Fox WC, eds. *Fetal and Neonatal Physiology*. Vol. 1. Philadelphia, PA: WB Saunders; 1992:933. Copyright © 1992 Elsevier. Con permiso.)

del circuito con el menor diámetro interno y, por lo tanto, la mayor resistencia.

   (2) Este catéter debe ser lo más corto posible, con una pared fina y un diámetro interno grande (la resistencia es directamente proporcional a la longitud del catéter e inversamente proporcional al diámetro). Un ejemplo de catéter adecuado es la cánula de circulación extracorpórea Bio-Medicus, de 8 a 10 French (Fr) (Medtronic, Minneapolis, Minnesota).

   b. Venoso
      (1) Catéter venoso con
         (a) Un diámetro interno lo más grande posible para permitir el máximo flujo sanguíneo (la oxigenación del paciente está relacionada directamente con la velocidad del flujo sanguíneo).
         (b) Una pared fina/un diámetro interno grande. Un ejemplo de catéter adecuado es la cánula de circulación extracorpórea Bio-Medicus, de 8 a 14 Fr (Medtronic, Minneapolis, Minnesota).

2. Los instrumentos quirúrgicos necesarios se enumeran en las **tablas 35-1 y 35-2**
3. Batas y guantes
4. Solución salina inyectable
5. Jeringas (1 a 20 mL) y agujas (calibres 19 a 26)
6. Solución de povidona yodada
7. Pomada de povidona yodada
8. Apósito de membrana transparente semipermeable
9. Esponja de gelatina absorbible, por ejemplo, Gelfoam (Upjohn, Kalamazoo, Michigan)
10. Lubricante quirúrgico, bacteriostático

TABLA 35-1 Instrumentos quirúrgicos para la canulación de OMEC

CANTIDAD	ARTÍCULO	CANTIDAD	ARTÍCULO
Colocar en una bandeja Mayo de 30 × 45 cm una toalla Huck en el fondo		Encadenar los siguientes instrumentos de izquierda a derecha en dos palos de esponja de 23 cm o en un encordador de instrumentos. A continuación, colocarlos sobre una toalla Huck enrollada.	
2	Recipientes de vidrio (colocarlas en el interior de un vaso con una esponja de 8 × 10 centímetros)	4	Palos de esponja de 23 cm
1	Taza medidora para medicamentos (colocarla dentro del recipiente de vidrio con una esponja de 8 × 10 cm)	1	Pinza para sujetar amígdalas (pinza Schnidt-Sawtell y pinza Colver)
2	Abrazaderas rectas tipo bulldog	1	Pinza de Crile de 16 cm
1	Retractor ocular Sauer	1	Pinza de Crile de 14 cm
1	Retractor Alm	1	Pinza de ángulo recto para bebés
1	Retractor de mastoides Jansen	4	Mosquitos rectos
2	Retractores de venas	6	Mosquitos curvos
2	Pinzas Foerster	3	Mosquitos de curvas finas
2	Pinzas Gerald de 18 cm	2	Abrazaderas de tubo con protector
2	Pinzas DeBakey de 15 cm	1	Portaagujas Ryder
1	Pinzas Adson lisas	1	Portaagujas Webster
2	Pinzas Adson dentadas	1	Tijeras rectas Mayo
2	Mangos de cuchillos núm. 3	1	Tijeras Metzenbaum de 14.5 cm
1	Portaagujas Castroviejo	1	Tijeras curvas Steven
2	Retractores de ángulo recto	1	Tijeras rectas Iris
2	Retractores de corte	4	Clips de toalla pequeños (no penetrantes)
1	Juego de dilatadores Garrett, nueve piezas (tamaños 1, 1.5, 2, 2.5, 3, 3.5, 4, 4.5 y 5)	1	Pinza para bebé Satinsky
		1	Abrazadera curva tipo bulldog
		1	Abrazadera recta tipo bulldog
		1	Bandeja de OMEC desechable (tabla 35-2)

Para información sobre el material de sutura, véase el apéndice D.

OMEC, oxigenación con membrana extracorpórea.

TABLA 35-2 **Contenido de la bandeja de OMEC desechable**

CANTIDAD	ARTÍCULO
2	Jeringas de 1 mL
1	Jeringa de 20 mL
1	Jeringa de 6 mL
1	Jeringa de 3 mL
1	Adaptador de aguja
3	Bandejas de una sola cavidad
2	Paquetes de gasa
1	Pomada de betadine
1	Hoja quirúrgica de carbón núm. 15
2	Apósitos transparentes semipermeables
1	Mango, aspiración Frazier, 8 Fr
1	Inserción de xilocaína
1	Minilazos de vasos amarillos
1	Cauterio de control manual
1	Vicryl 4-0 para sutura/ monofilamento
1	Seda 2-0 para sutura
1	Prolene 6-0 para sutura
4	Pinzas, esponja
1	Aguja calibre 25
1	NaCl, ampolla de 5 mL
1	Paquete de 3 g de Surgilube
1	Cuchilla quirúrgica de carbón núm. 11
2	Steri-Drapes
2	Conectores de entrada 0.63 × 0.63 centímetros
1	Xilocaína 1%
1	Tubo de aspiración, 3/16 pulgadas × 10 pies
1	Paquete de toallas estériles (14)

No estéril

1. Gorros quirúrgicos y mascarillas
2. Pulsioxímetro
3. Linterna quirúrgica de cabeza
4. Electrocauterio
5. Succión de la pared
6. Rollo para los hombros, por ejemplo, una pequeña manta, para colocar bajo los hombros del bebé
7. Abrazaderas para tubos

Medicamentos

1. Un agente paralizante de acción prolongada, por ejemplo, bromuro de pancuronio (0.1 mg/kg)
2. Citrato de fentanilo (10 a 20 µg/kg)
3. Heparina sódica (50 a 150 U/kg)
4. Trombina tópica/Gelfoam
5. Lidocaína, 0.25%, con epinefrina
6. Lidocaína, 1%, simple (sin epinefrina)
7. Crioprecipitado, descongelado, o sellador de fibrina comercial (opcional)

E. Técnica-preparación para la canulación

1. Colocar al bebé en posición supina con la cabeza a los "pies" de la cama con calentador de cabeza.
2. Colocar el casete de rayos X que se necesita para confirmar rápidamente la colocación del catéter debajo del paciente para evitar moverlo de manera innecesaria y desalojar las cánulas durante el procedimiento.
3. Anestesiar al paciente con fentanilo (10 a 20 µg/kg).
4. Paralizar al paciente con pancuronio (0.1 mg/kg).
5. Hiperextender el cuello del paciente con un giro de hombros, y girar la cabeza hacia la izquierda (**fig. 35-2**). Asegurarse de que la almohadilla de conexión a tierra para

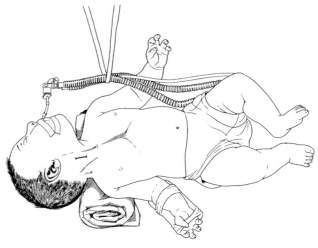

FIGURA 35-2 Lactante colocado para la canulación con un giro de hombros presente y la cabeza extendida hacia la izquierda. Se indica la posición de la incisión en el cuello.

máquina de diatermia Bovie se coloca en este momento. Verificar que el tubo endotraqueal está colocado de forma adecuada para que no se doblen durante el procedimiento y asegure el acceso a las bombas de infusión, las vías intravenosas y los puertos arteriales.

Observar atentamente si hay hipotensión.

6. Vigilar los signos vitales y administrar más fentanilo, pancuronio o ambos, según sea necesario (véase capítulo 7).

7. Limpiar una amplia zona del lado derecho del cuello, el pecho y la oreja con solución de povidona yodada.

8. Cubrir al bebé y toda la cama con toallas estériles.

9. Utilizar Steri-Drapes (3M Health Care, St. Paul, Minnesota) para fijar las toallas a la piel.

10. En el punto de incisión, infiltrar la piel con lidocaína (0.25%, con epinefrina) (véase **fig. 35-2**).

11. Esperar al menos 3 minutos para que la anestesia haga efecto.

12. Hacer una incisión cervical de 2 a 3 cm sobre el músculo esternocleidomastoideo inferior, 1 cm por encima de la clavícula (**fig. 35-3**).

13. Continar utilizando el electrocauterio para cortar el platisma y el tejido subcutáneo hasta llegar al músculo esternocleidomastoideo.

14. Coagular todos los puntos de sangrado visibles.

15. Separar las cabezas esternal y clavicular del músculo esternocleidomastoideo con una pinza hemostática y retirarlas con retractores de retención automática (**fig. 35-4**).

16. Abrir la vaina carotídea, identificar y aislar la arteria carótida común, el nervio vago y la vena yugular interna.

17. Evitar la manipulación excesiva de la vena yugular interna. Algunos cirujanos aíslan la vena tras la canulación de la arteria carótida para evitar el espasmo.

18. Rodear los vasos con bucles vasculares de silicona en sentido proximal y distal con bridas de seda 2-0 sujetas con pinzas hemostáticas pero sin atar. Evite lesionar los lazos en la arteria.

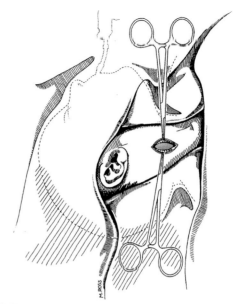

FIGURA 35-4 Esternocleidomastoideo dividido y vaina carotídea abierta.

19. Calcular la longitud de la cánula que se va a introducir.
   a. Identificar la escotadura esternal y la apófisis xifoides.
   b. El catéter arterial se introduce aproximadamente a un tercio de la distancia entre la escotadura esternal y la apófisis xifoides. Esto suele ser entre 3 y 4 cm.
   c. El catéter venoso se introduce más o menos a la mitad de la distancia entre la escotadura esternal y la apófisis xifoides. Esto suele ser entre 7 y 7.5 cm.
   d. Marcar estas distancias en los catéteres con una ligadura 2-0, o anotar la distancia si la cánula está marcada.

20. Heparinizar al paciente con un bolo de 50 a 150 U/kg de heparina, según el riesgo estimado de hemorragia, y esperar 3 minutos para permitir la circulación antes de proceder a la canulación.

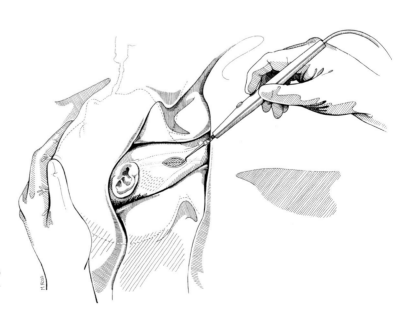

FIGURA 35-3 Puntos de referencia sobre el músculo esternocleidomastoideo para realizar la incisión con electrocauterio.

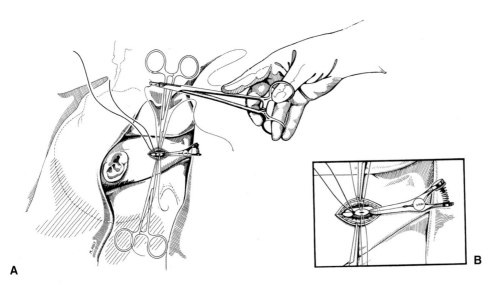

A

B

FIGURA 35-5 A. Arteria carótida aislada con la pinza del vaso colocada y con el lugar de la arteriotomía mostrando la colocación de las suturas de tracción Prolene 6-0. **B (recuadro).** Vista amplificada de (**A**).

21. Durante este tiempo, es posible irrigar tanto la arteria carótida común como la vena yugular interna con lidocaína simple al 1% o papaverina para prevenir el vasoespasmo.

Canulación arterial

1. Atar la ligadura de seda 2-0 distal en la arteria carótida y colocar una pinza bulldog en la parte proximal de la arteria.

Dejar que la sangre dilate la arteria antes de colocar la pinza bulldog.

2. Hacer una arteriotomía transversal con una hoja de bisturí núm. 11 cerca de la ligadura distal y colocar dos suturas de tracción de espesor total de Prolene 6-0 (Ethicon, Somer-

ville, Nueva Jersey) en el lado proximal de la arteriotomía **(fig. 35-5)**.

Utilizar siempre suturas de tracción para evitar la disección subintimal durante la inserción de la cánula.

3. Si se desea, lubricar los dilatadores Garrett con lubricante quirúrgico estéril y dilatar la arteria hasta el tamaño aproximado del catéter.

4. Colocar una abrazadera de tubo estéril en el catéter. Lubricar el catéter e introducirlo en el vaso mientras se retira la abrazadera bulldog.

5. Asegurar el catéter con la ligadura de seda 2-0 proximal atada sobre un trozo de bucle vascular de seda de 0.5 a 1 cm cortado para proteger el vaso de lesiones durante la decanulación **(fig. 35-6)**. Algunos cirujanos colocan dos ligaduras proximales para mayor seguridad.

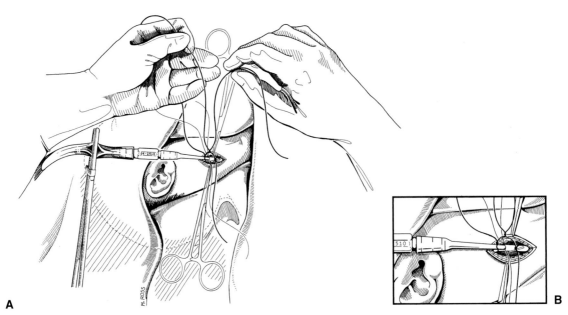

A

B

FIGURA 35-6 A. Fijación del catéter con bridas proximales y distales en un "botín". **B (recuadro).** Vista amplificada de (**A**).

6. Atar la ligadura distal alrededor del catéter y, a continuación, atar las ligaduras distal y proximal.

7. Dejar que la sangre retroceda hacia el catéter para eliminar el aire.

Canulación venosa

1. No aplicar tracción a la vena con las ligaduras, para evitar el espasmo.

2. Colocar una pinza bulldog en el extremo proximal de la vena, permitiendo que la sangre la distienda. A continuación, atar el extremo distal de la vena con la ligadura de seda 2-0.

3. Realizar una venotomía con una hoja de bisturí del núm 11; se pueden colocar dos suturas de tracción de Prolene 6-0, como para la canulación arterial, pero no es necesario de forma rutinaria.

4. Lubricar el catéter venoso, colocar una pinza de tubo estéril en el catéter y dilatar la venotomía.

5. Insertar el catéter, mientras el asistente quirúrgico ejerce tracción sobre la ligadura proximal, y aplicar presión sobre el hígado para aumentar el reflujo de sangre fuera del catéter (para disminuir el riesgo de una embolia gaseosa).

Habrá un ligero impedimento para el avance del catéter en la entrada torácica; si se empuja contra la resistencia, se desgarrará la vena. Ejercer una suave presión hacia abajo y hacia atrás.

6. Asegurar el catéter venoso de la misma manera que el arterial (**fig. 35-6**). Dejar que la sangre retroceda hacia el catéter para eliminar el aire (puede ser necesario presionar con suavidad el hígado).

7. Si se desea, rellenar la herida con una esponja de gelatina absorbible empapada en trombina tópica o con un sellador de fibrina tópico, disponible en el mercado, para ayudar a la hemostasia.

El crioprecipitado y la trombina tópica pueden utilizarse para formar un coágulo de fibrina si se dejan caer en el campo desde jeringas separadas en una concentración de uno a uno. Nota: si se mezclan en una jeringa, formarán un coágulo sólido en la jeringa. Un producto similar está también disponible a nivel comercial como sellador de fibrina TISSEEL-HV (Baxter Hyland Division, Glendale, California).

8. Confirmar la colocación del catéter mediante radiografía de tórax o ecocardiografía cardiaca si el paciente está estable (**fig. 35-7**) (10, 11). Si el paciente está inestable, puede colocarse en OMEC y tomar la radiografía cuando se logre

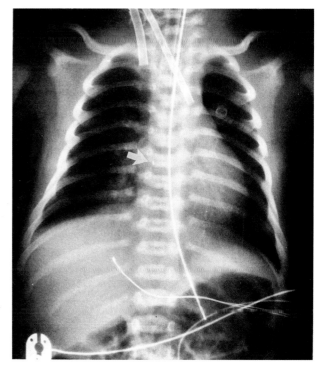

FIGURA 35-7 Radiografía en el momento de la canulación, que muestra la colocación correcta de los catéteres arterial y venoso. Observar el punto radiopaco que indica el extremo del catéter de oxigenación con membrana extracorpórea venosa Bio-Medicus (*flecha*).

una oxigenación adecuada pero antes de cerrar la herida quirúrgica.

OXIGENACIÓN POR MEMBRANA EXTRACORPÓREA VENOVENOSA, CANULACIÓN

Más de 60% de los pacientes neonatales con OMEC incluidos en el registro de la ELSO ha recibido tratamiento con derivación VA (12). En los neonatos con insuficiencia respiratoria, la OMEC VA se está sustituyendo de forma gradual por una técnica venovenosa (VV), que utiliza un único catéter de doble luz (**fig. 35-8**). El catéter se coloca en la aurícula derecha, donde se drena la sangre y se reinfunde en la misma cámara, por lo que solo se requiere la canulación de la vena yugular derecha y se evita la arteria carótida. El diseño del catéter VV original provocaba una recirculación significativa, lo que limitaba su uso cuando se

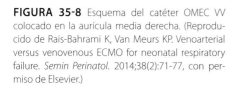

FIGURA 35-8 Esquema del catéter OMEC VV colocado en la aurícula media derecha. (Reproducido de Rais-Bahrami K, Van Meurs KP. Venoarterial versus venovenous ECMO for neonatal respiratory failure. *Semin Perinatol.* 2014;38(2):71-77, con permiso de Elsevier.)

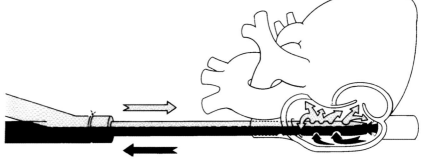

necesitaban flujos de OMEC > 350 mL/min. Los nuevos diseños de catéteres han reducido de manera significativa el grado de recirculación (13). El catéter de doble lumen debe colocarse dentro de la aurícula derecha, dirigiendo la sangre oxigenada desde la luz de retorno a través de la válvula tricúspide para minimizar la recirculación. Este diseño de catéter en tamaños de 12, 15 y 18 Fr permite el uso de OMEC VV en un mayor número de lactantes (14).

A. Catéteres VV de doble luz

1. Catéter Kendall 14-Fr (Kendall Health Care Products, Mansfield, Massachusetts)
2. Catéteres OriGen de 12-, 15- y 18-Fr (OriGen Biomedical, Austin, Texas)
3. Catéter Avalon Elite DLC, 13- a 31-Fr (Getinge AB, Gotemburgo, Suecia)

   Nota: el catéter Avalon requiere la inserción bajo guía de ecografía o fluoroscopia; consultar las recomendaciones de la compañía en https://getinge.com

B. Ventajas de la derivación VV

1. Proporciona un excelente soporte pulmonar
2. Evita la ligadura de la arteria carótida
3. Mantiene el flujo sanguíneo pulsátil normal
4. La sangre oxigenada entra en la circulación pulmonar
5. Las partículas procedentes del circuito de OMEC entran en la circulación venosa en lugar de la arterial

C. Desventajas de la derivación VV

1. Falta de apoyo cardiaco
2. El soporte de OMEC depende de la función cardiaca del paciente
3. La posición y la rotación del catéter suelen ser en extremo críticas
4. Cantidad de recirculación

D. Técnica de canulación

La técnica de canulación para OMEC VV es en esencia la misma que para la canulación venosa para OMEC VA, con las siguientes excepciones.

1. Tanto la vena yugular interna como las arterias carótidas se identifican y diseccionan libres, aunque la vena yugular interna es el único vaso canulado con el catéter VV de doble luz. Ambos vasos se aíslan en caso de que sea necesaria una conversión rápida a una derivación VA. Se puede atar un bucle de silicona alrededor de la arteria para facilitar la posible conversión al flujo de la VA.
2. La cánula avanza con el lumen que llevará la sangre oxigenada ("lado arterial") hacia arriba y anterior al lado venoso del doble lumen (véase la **fig. 35-8**).

Precaución: evitar doblar el catéter o crear un "pliegue" en el mismo.

La colocación correcta del catéter ayuda a dirigir el retorno de la sangre oxigenada hacia la válvula tricúspide, minimizando así la recirculación de la sangre oxigenada de vuelta al circuito de OMEC.

3. El extremo proximal de la vena yugular interna también se canula para el drenaje cefálico, es decir, un catéter de bulbo yugular. Este catéter se conecta al tubo venoso del circuito OMEC mediante un conector Luer. Para ello, se utiliza un catéter venoso Carmeda recubierto de heparina Bio-Medicus (Medtronic, Minneapolis, MN) hecho a medida, específicamente para su uso como catéter cefálico.

   Esto permite el drenaje venoso adicional al circuito de OMEC, evita la congestión venosa y permite la medición de la saturación venosa cefálica.

4. Si se utiliza un catéter de bulbo yugular para medir las saturaciones cerebrales, se debe tener cuidado al entrar en el circuito; el aire entrará rápidamente en el lado venoso del circuito si la llave de paso está suelta o se deja abierta.

E. Colocación del paciente en el circuito de oxigenación con membrana extracorpórea

El circuito se ha cebado de manera previa con concentrados de células/albúmina. El procedimiento de cebado y la colocación quirúrgica de los catéteres de OMEC deben programarse para que ambos se completen al mismo tiempo. El cebado del circuito está fuera del alcance de este capítulo.

1. Llenar los catéteres con solución salina estéril. Conectarlos al circuito de OMEC insertando los conectores de 0.63 × 0.63 cm en el tubo mientras el asistente gotea solución salina estéril en los extremos del tubo del circuito y del catéter, para asegurarse de que todo el aire residual se elimine antes de la conexión.
   a. No apretar el tubo mientras se coloca; el aire entrará cuando se suelte el tubo.
   b. Si se observa aire en los tubos, los catéteres deben desconectarse del circuito. Antes de la reconexión, se elimina el aire y se vuelven a conectar los catéteres como se describe en E1.
2. Retirar todas las abrazaderas de tubos estériles de los catéteres y pedir a un asistente que los sujete. Las abrazaderas de tubos no estériles permanecen en su lugar en los lados arterial y venoso del circuito en esta coyuntura.
3. Colocar al paciente en OMEC retirando la pinza arterial, colocando una pinza en el puente (**fig. 35-9A**) y retirando la pinza venosa. Esto eliminará todas las pinzas no estériles del circuito.

   Muchos centros están utilizando ahora un "puente sin sangre" que tiene solución salina heparinizada estéril con diseño de llave de paso; por lo tanto, no es necesaria una pinza en el puente. Este se deja cerrado con el mecanismo de llave de paso durante la canulación, de modo que solo hay que retirar las pinzas de los catéteres.

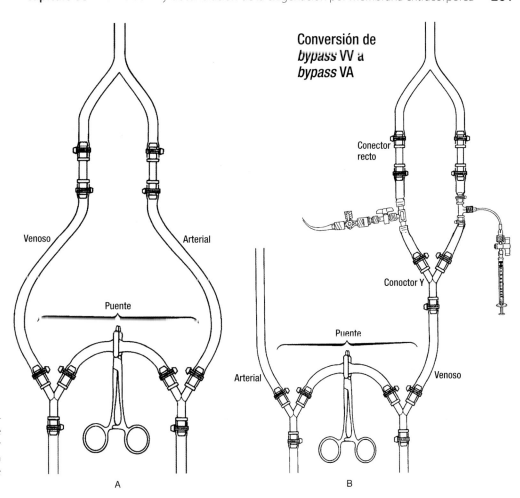

Conversión de *bypass* VV a *bypass* VA

Conector recto

Conoctor Y

Puente

Arterial

Venoso

Venoso

Arterial

Puente

A

B

FIGURA 35-9 Vista esquemática de la conversión de OMEC VV (**A**) a VA (**B**). El catéter VV de doble lumen se une en "Yd" para formar un catéter de drenaje de doble lumen.

4. Aumentar el flujo de OMEC en incrementos de 50 mL durante 20 a 30 minutos, hasta que se logre una oxigenación adecuada (por lo regular a 120 mL/kg/min).

Puede ser necesaria una transfusión si se produce hipotensión en esta fase.

5. Disminir los ajustes del ventilador y la concentración de oxígeno de forma gradual a medida que aumenten los flujos de OMEC.

Los ajustes típicos del ventilador en reposo para la OMEC VA son una frecuencia de 10 a 15 ventilaciones/min, un límite de presión máxima de 15 a 20 cm H_2O, una presión positiva al final de la espiración (PEEP, por sus siglas en inglés) de 8 a 10 cm H_2O (de acuerdo con la expansión pulmonar y la condición de la enfermedad subyacente), y una FiO_2 de 0.21 a 0.30. Para la OMEC VV se recomienda mantener los ajustes del ventilador a una frecuencia de 20 a 30 respiraciones/min, una presión inspiratoria máxima de 20 a 25 cm H_2O, PEEP de 8 a 10 cm H_2O y FiO_2 de 0.30 a 0.35.

F. Cierre de la herida del cuello

1. Obtener una confirmación radiográfica de la posición apropiada del catéter y de un flujo adecuado a través del circuito de OMEC antes de cerrar la herida del cuello.

2. Cortar y retirar las suturas de tracción.
3. Aproximar la piel con una sutura continua de monofilamento en una aguja atraumática.
4. Utilizar varias suturas de seda 2-0 en una aguja no cortante para asegurar los catéteres a la piel.
5. Cubrir la incisión con una pomada de povidona yodada y vendar la zona con una gasa y un apósito de membrana semipermeable.
6. Fijar los tubos del circuito de forma segura a la cama para reducir la tracción de los catéteres.

G. Complicaciones

1. Desgarre de vasos, más comúnmente de la vena.
   a. Este riesgo disminuye si se utilizan siempre suturas de estancia de Prolene 6-0.
   b. No intentar utilizar un catéter demasiado grande.
2. Disección aórtica asociada con la canulación arterial (15).
3. Pérdida de sangre, en especial durante la canulación venosa, cuando los orificios laterales del catéter están fuera de la vena.
4. Espasmo venoso, que resulta en la incapacidad de colocar un catéter venoso lo suficientemente grande como para satisfacer el flujo de OMEC requerido para apoyar al paciente de manera adecuada.

La velocidad del flujo sanguíneo se ve obstaculizada por el pequeño calibre del catéter, lo que requiere la colocación de un segundo catéter venoso en la vena femoral. Los dos catéteres deben conectarse en Y al circuito de OMEC.

5. Pueden producirse arritmias, bradicardia o ambas, debido a la estimulación del nervio vago.

6. Hipotensión, debido a un aumento del espacio intravascular cuando el paciente está conectado al circuito de OMEC.

7. Conversión a VA desde OMEC VV. Esto ocurrirá si
   a. El paciente permanece hipóxico a pesar de un flujo adecuado de OMEC.
   b. El paciente continúa hipotenso a pesar del apoyo vasopresor.
   c. Las saturaciones venosas cerebrales permanecen de manera persistente por debajo de 60% después de que se hayan realizado los flujos adecuados y el manejo del ventilador.

La conversión de OMEC VV a VA requiere la canulación de la arteria carótida con un catéter arterial Bio-Medicus, y el catéter VV de doble lumen debe ser "colocado en Y" para hacer un catéter de drenaje venoso de doble lumen (**fig. 35-9**).

OXIGENACIÓN POR MEMBRANA EXTRACORPÓREA-DECANULACIÓN

A. Indicaciones

1. Retirada de la OMEC tras la recuperación pulmonar
2. Retirada de la OMEC por una complicación como una hemorragia incontrolada o una falla en la recuperación pulmonar

B. Contraindicaciones

Retirar todo el soporte intensivo y obtener el permiso para realizar la autopsia. Suele ser óptimo retirar los catéteres durante la autopsia.

C. Precauciones

1. El paciente debe estar paralizado durante la retirada del catéter venoso para evitar una embolia gaseosa.
2. Los vasos son frágiles y pueden romperse. Debe haber una unidad de sangre de reserva en la cabecera.
3. Retrasar la retirada del catéter entre 12 y 24 h después de retirar al paciente de la derivación en los casos en los que existe un alto riesgo de reaparición de la hipertensión pulmonar y, por lo tanto, la necesidad de una segunda administración de OMEC (p. ej., hernia diafragmática congénita grave). Este procedimiento supone un riesgo de desarrollo de coágulos en la aurícula derecha a partir del

catéter venoso y, en algunos pacientes, ha dado lugar a un síndrome venocaval superior. Por lo tanto, el tiempo que se dejan los catéteres en su lugar después de que se haya retirado la derivación al paciente (p. ej., en reposo) debe limitarse a no más de 24 horas.

D. Personal, equipo y medicamentos

Personal

Igual que para la canulación, con la excepción de que no se requiere el cebador.

Equipo

Estéril

1. Bandeja quirúrgica con toallas y sutura como para la canulación
2. Apósito transparente semipermeable
3. Pomada de povidona yodada
4. Jeringas (1 a 20 mL) y agujas (calibres 18 a 26)
5. Unidad de sangre
6. Esponja de gelatina absorbible

No estéril

Lo mismo que para la canulación.

Medicamentos

1. Fentanilo (10 a 20 µg/kg)
2. Bromuro de vecuronio (0.2 mg/kg). Se prefiere un agente paralizante de acción corta debido a la duración relativamente corta del procedimiento. Esto permite que el bebé respire de manera espontánea lo antes posible después de la decanulación, lo que facilita el destete rápido del soporte ventilatorio.
3. Lidocaína, 0.25%, con epinefrina
4. Trombina tópica
5. Sulfato de protamina (solo 1 mg)

E. Técnica

La reconstrucción de los vasos después de la decanulación está fuera del alcance de este capítulo.

1. Colocar el cuello en posición extendida, utilizando el rollo de hombro.
2. Administrar fentanilo para la analgesia, antes de dar el vecuronio. Debido al riesgo de embolia gasesosa durante la retirada del catéter venoso, *no* se debe permitir que el bebé respire durante la decanulación. Si dos dosis de vecuronio no producen parálisis, administrar pancuronio.
3. Aumentar el ajuste del ventilador a una frecuencia de 40 a 50 respiraciones/min, una presión inspiratoria máxima

de 20 a 25 cm H$_2$O (según el movimiento del tórax y del volumen corriente), y una FiO$_2$ de 0.30 a 0.40 después de administrar el agente paralizante.

4. Limpiar el cuello y cubrirlo como para la canulación.
5. Anestesiar con lidocaína al 0.25% con epinefrina.
6. Cortar y retirar la sutura cutánea de monofilamento continuo.
7. Retirar la esponja de gelatina absorbible, exponiendo los catéteres y los vasos.

   Si hay un catéter de bulbo yugular, por lo regular se retira primero para permitir una mejor visualización para la retirada del catéter OMEC VV.

8. El catéter de bulbo yugular debe sujetarse con una pinza antes de quitarlo, una vez que se haya retirado la derivación al paciente. Tener en cuenta que si se retira el catéter durante la derivación sin la pinza colocada se introducirá aire en el circuito.

   En el caso de la OMEC VA, el catéter venoso suele retirarse primero porque es más accesible.

9. Separe el catéter del tejido circundante mediante una disección roma.
10. Rodear la vena con una ligadura de seda 2-0, que se utiliza para la tracción y el control hemostático.
11. Colocar una pinza Satinsky alrededor de la vena para estabilizar el catéter (**fig. 35-10**).

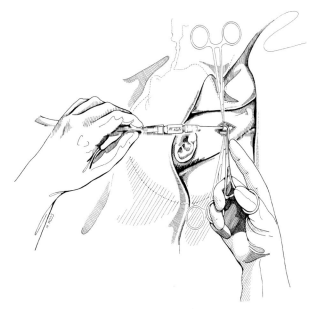

FIGURA 35-10 Colocación de la pinza vascular Satinsky antes de retirar el catéter de OMEC.

12. Colocar una ligadura de seda 2-0 proximal a la abrazadera.
13. Cortar la(s) ligadura(s) de seda que asegura(n) el catéter en la vena con una hoja de bisturí núm. 11 sobre el bucle del vaso.
14. Pedir al especialista en OMEC que retire al paciente del circuito de OMEC.
15. Vigilar los signos vitales y la saturación de oxígeno como indicación de que los ajustes del ventilador son adecuados. Es posible que haya que aumentar los ajustes cuando se retire al paciente del circuito.

16. Proporcionar una "retención" inspiratoria en el ventilador mientras el cirujano retira el catéter venoso. Si no se hace esto, puede producirse una embolia gaseosa.
17. Remplazar cualquier pérdida de sangre significativa.
18. Cortar la sutura de tracción de seda 2-0 y atar la sutura proximalmente a la pinza Satinsky; retirar la pinza.
19. Aislar el catéter arterial, disecarlo y retirarlo.

   El procedimiento de decanulación es el mismo que para el catéter venoso, con la excepción de una retención inspiratoria que no es necesaria.

20. Administrar protamina (1 mg IV) después de retirar ambos catéteres.

   La administración de protamina no es obligatoria si no hay una hemorragia significativa.

21. Irrigar la herida con solución salina estéril y cauterizar los puntos de sangrado.
22. Si se desea, rellenar la herida con una esponja de gelatina absorbible empapada en trombina y cerrar la incisión del cuello con suturas absorbibles interrumpidas.
23. Retirar las suturas de la piel que sujetan los catéteres.
24. Colocar una pomada de povidona yodada sobre la incisión y cubrirla con una gasa y un apósito transparente semipermeable.

F. Complicaciones

1. Laceración del vaso, que puede requerir una esternotomía para su corrección
2. Pérdida excesiva de sangre
3. Embolia gaseosa vascular

Agradecimientos

Agradecemos las importantes contribuciones de Khodayar Rais-Bahrami, Gary E. Hartman y Billie Lou Short, autores de este capítulo en las ediciones anteriores de este libro.

Referencias

1. O'Rourke PP, Crone RK, Vacanti JP, et al. Extracorporeal membrane oxygenation and conventional medical therapy in neonates with persistent pulmonary hypertension of the newborn: a prospective randomized study. *Pediatrics*. 1989;84:957–963.
2. UK Collaborative ECMO Trail Group. UK collaborative randomised trial of neonatal extracorporeal membrane oxygenation. *Lancet*. 1996;348:75–82.
3. Mugford M, Elbourne D, Field D. Extracorporeal membrane oxygenation for severe respiratory failure in newborn infants. *Cochrane Database Syst Rev*. 2008;(3):CD001340.
4. Fortenberry JD, Lorusso R. The history and development of extracorporeal support. In: Brogan TV, Lequier L, Lorusso R, et al., eds. *Extracorporeal Life Support: The ELSO Red Book*. 5th ed. Ann Arbor, MI: Extracorporeal Life Support Organization; 2017:1.

5. Mahmood B, Newton D, Pallotto EK. Current trends in neonatal ECMO. *Semin Perinatol.* 2018;42(2):80–88.

6. Bartlett RH, Gattinoni L. Current status of extracorporeal life support (ECMO) for cardiopulmonary failure. *Minerva Anestesiol.* 2010;76(7):534–540.

7. Fletcher K, Chapman R, Keene S. An overview of medical ECMO for neonates. *Semin Perinatol.* 2018;42(2):68–79.

8. Sutton RG, Salatich A, Jegier B, et al. A 2007 survey of extracorporeal life support members: personnel and equipment. *J Extra Corpor Technol.* 2009;41:172–179.

9. Wang S, Palanzo D, Kunselman AR, et al. In vitro hemodynamic evaluation of five 6 Fr and 8 Fr arterial cannulae in simulated neonatal cardiopulmonary bypass circuits. *Artif Organs.* 2016;40(1):56–64.

10. Irish MS, O'Toole SJ, Kapur P, et al. Cervical ECMO cannula placement in infants and children: recommendations for assessment of adequate positioning and function. *J Pediatr Surg.* 1998;33:929–931.

11. Thomas TH, Price R, Ramaciotti C, et al. Echocardiography, not chest radiography, for evaluation of cannula placement during pediatric extracorporeal membrane oxygenation. *Pediatr Crit Care Med.* 2009;10:56–59.

12. *Neonatal ECMO Registry of the Extracorporeal Life Support Organization (ELSO).* Ann Arbor, MI: ELSO; 2018. https://www.elso.org/Registry.aspx

13. Rais-Bahrami K, Rivera O, Mikesell GT, et al. Improved oxygenation with reduced recirculation during venovenous extracorporeal membrane oxygenation: evaluation of a test catheter. *Crit Care Med.* 1995;23:1722–1725.

14. Rais-Bahrami K, Waltom DM, Sell JE, et al. Improved oxygenation with reduced recirculation during venovenous ECMO: comparison of two catheters. *Perfusion.* 2002;17:415–419.

15. Paul JJ, Desai H, Baumgart S, et al. Aortic dissection in a neonate associated with arterial cannulation for extracorporeal life support. *ASAIO J.* 1997;43:92–94.

Manejo del espasmo vascular y la trombosis

Matthew A. Saxonhouse y Ashley Hinson

A. Definiciones

Dentro de la población pediátrica, los neonatos presentan un mayor riesgo de trombosis, el cual aumenta de manera significativa por la combinación de factores de riesgo protrombóticos ambientales y genéticos. El uso de catéteres arteriales y venosos centrales representa el mayor riesgo de desarrollo de trombosis (1, 2). Aunque la trombosis puede producirse en varios sitios, este capítulo se centra en la trombosis relacionada con el catéter. Las recomendaciones para el tratamiento de la trombosis neonatal se basan en la opinión de expertos y en los datos de series/estudios de casos. La atención a los neonatos con trombosis importantes debe realizarse en un centro de referencia terciario que cuente con la subespecialidad y el apoyo de laboratorio adecuados.

1. El trastorno protrombótico es la herencia de una mutación genética que provoca la ausencia o la deficiencia grave de un inhibidor de la hemostasia, la producción de un inhibidor de la hemostasia que tiene una función inadecuada a pesar de los niveles normales, o una sobreproducción de una proteína o cofactor procoagulante.
2. El espasmo vascular es una constricción arterial transitoria reversible, a menudo desencadenada por el cateterismo intravascular o la toma de muestras de sangre arterial.
3. La trombosis es la obstrucción total o parcial de las arterias o venas por coágulos de sangre.
4. La anticoagulación es el proceso de administración de un agente que dificulta la coagulación de la sangre.
5. La trombólisis se refiere al proceso de suministro de un agente que destruye o disuelve un coágulo de sangre activo.

B. Evaluación

1. Diagnóstico clínico

a. En la **tabla 36-1** se presentan los factores de riesgo asociados con el desarrollo de la trombosis neonatal.

b. Las trombosis neonatales pueden ocurrir en una variedad de localizaciones y presentarse con diversos signos y síntomas (**tabla 36-2**).
c. El **espasmo vascular** de las arterias periféricas se caracteriza por una palidez transitoria o cianosis de la extremidad afectada con disminución de los pulsos y la perfusión. Los efectos clínicos del espasmo vascular suelen durar < 4 h desde su aparición, pero la afección puede ser difícil de diferenciar de una trombosis más grave. El diagnóstico de vasoespasmo de las arterias suele hacerse *de forma retrospectiva* tras documentar la naturaleza transitoria de los cambios isquémicos y la recuperación completa de la circulación (**figs. 36-1 y 36-2**) (3).

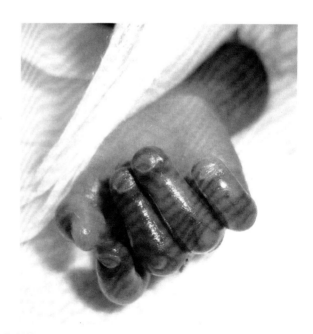

FIGURA 36-1 Vasoespasmo después de un intento de cateterización de la arteria radial en un bebé prematuro extremo.

TABLA 36-1 Factores de riesgo para el desarrollo de trombos neonatales

FACTORES DE RIESGO MATERNO	FACTORES DE RIESGO EN EL PARTO	FACTORES DE RIESGO NEONATAL
Infertilidad Oligohidramnios Trastorno protrombótico Preeclampsia Diabetes Restricción del crecimiento intrauterino Corioamnionitis Ruptura prolongada de membranas Trastornos autoinmunes	Cesárea de urgencia Anomalías de la frecuencia cardiaca fetal Instrumentación Líquido teñido de meconio	Catéteres venosos/arteriales centrales[a] Cardiopatía congénita Sepsis Meningitis Asfixia al nacer Síndrome de dificultad respiratoria Deshidratación Síndrome nefrítico/nefrótico congénito Enterocolitis necrosante Policitemia Hipertensión pulmonar Cirugía Oxigenación con membrana extracorpórea Medicamentos (esteroides)

[a]El mayor factor de riesgo de trombosis.

De Saxonhouse MA, Manco-Johnson MJ. The evaluation and management of neonatal coagulation disorders. *Semin Perinatol.* 2009;33:56; y datos de (1, 11, 27–36).

TABLA 36-2 Localización de las trombosis neonatales y las mejores modalidades de imagen para diagnosticarlas

VASO	TIPO DE TROMBOSIS	MODALIDAD DE IMAGEN
Arterial	Evento vascular cerebral isquémico arterial perinatal *(arteria cerebral media izquierda, arteria cerebral anterior, arteria cerebral posterior)*	IRM/ARM potenciada en difusión
	Iatrogénica *(aorta abdominal, arteria radial, arteria renal, arteria mesentérica, arteria poplítea)*	Ecografía Doppler
	Espontánea *(arteria iliaca, arteria pulmonar izquierda, arco aórtico, aorta descendente, arteria renal)*	
Venoso	Oclusión vascular iatrogénica/espontánea *(VCS, VCI, vena hepática, vena subclavia, venas abdominales, venas periféricas)*	
	Vena renal	
	Vena porta	
	Cerebral sinovenoso *(seno sagital superior, senos transversales del sistema venoso superficial, seno recto del sistema profundo)*	IRM ponderada por difusión con venografía
	Relacionadas con las cardiopatías congénitas *(aurícula derecha/izquierda, ventrículo derecho/izquierdo, VCS, VCI)*	Ecocardiografía

Adaptado de Saxonhouse MA. Management of neonatal thrombosis. *Clin Perinatol.* 2012;39:192–193; y datos de (4, 35, 37–40).

VCI, vena cava inferior; VCS, vena cava superior.

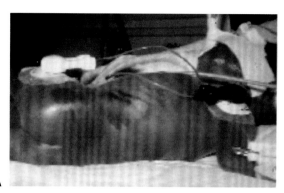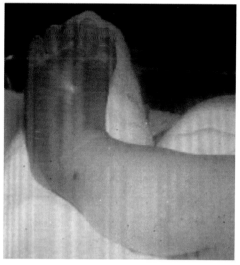

A **B**

FIGURA 36-2 Necrosis cutánea asociada con un catéter de la arteria umbilical. Estas lesiones se desarrollan tras un vasoespasmo o una embolia. **A.** La lesión espinal puede estar presente cuando la isquemia afecta a esta región. **B.** La parte distal de una extremidad es un sitio común para la pérdida arterial embólica. El alcance total de la pérdida es imprevisible en esta fase. (Reimpreso con permiso de Fletcher MA. *Physical Diagnosis in Neonatology.* 1st ed. Philadelphia, PA: Lippincott-Raven; 1998:127.)

d. La bacteriemia persistente, la trombocitopenia o la disfunción de la vía central son signos inespecíficos asociados con la trombosis vascular en cualquier sitio (4).

e. Los signos clínicos pueden ser sutiles o estar ausentes en muchos casos de trombosis; pueden detectarse de manera incidental durante una ecografía para otras indicaciones.

2. Diagnóstico por imagen

a. En la tabla 36-2 se presentan las modalidades de diagnóstico óptimas para determinar las trombosis neonatales.

b. Angiografía con contraste: estándar de oro; da la mejor definición de la trombosis pero es difícil de realizar en neonatos críticamente enfermos; requiere la infusión de material de radiocontraste que puede ser hipertónico o causar un aumento no deseado del volumen vascular (5).

c. Ecografía Doppler: los monitores portátiles y no invasivos mejoran con el tiempo, pero pueden dar resultados tanto falsos positivos como falsos negativos en comparación con la angiografía con contraste (6).

3. Pruebas diagnósticas adicionales

a. Obtener antecedentes familiares detallados en todos los casos de trombosis vascular.

b. Los trastornos protrombóticos aumentan el riesgo del neonato de desarrollar una trombosis patológica. Se recomienda someter a los neonatos con trombosis significativa (distinta de la trombosis asintomática de la vía venosa central) a pruebas de rasgos genéticos protrombóticos en función de la presencia de otros factores de riesgo (**tabla 36-3**) (7).

c. La evaluación de laboratorio debe realizarse en un centro de atención terciaria con experiencia que disponga de un apoyo de laboratorio propio o de un centro de referencia fiable. Este enfoque puede reducir de manera drástica la cantidad de sangre necesaria para estas pruebas (2).

d. Dado a que muchos de los niveles de proteínas pro/anticoagulantes son inferiores a los valores de los adultos, el diagnóstico de un trastorno protrombótico puede ser difícil de confirmar en el periodo neonatal inmediato. Si se obtienen valores anormales en dicho periodo, estos deben repetirse entre los 3 y los 6 meses de edad.

e. Las concentraciones de lipoproteína aumentan durante el primer año de vida y deben repetirse entre los 8 y los 12 meses de vida si los valores obtenidos entre los 3 y los 6 meses son bajos, en particular en individuos caucásicos.

f. Los ensayos basados en el ADN (véase la **tabla 36-3**) son precisos durante el periodo neonatal y pueden obtenerse en cualquier momento.

g. Las diferentes evaluaciones presentadas (véase la **tabla 36-3**) se basan en la presencia de factores de riesgo adquiridos, el tipo de trombosis, la gravedad de esta y el régimen de tratamiento.

h. La biometría hemática completa (BHC), el tiempo de protrombina (TP), el tiempo parcial de tromboplastina activada (TPTa) y los niveles de fibrinógeno deben obtenerse poco después del evento agudo.

i. Debe solicitarse la patología placentaria, en particular en los casos de evento vascular cerebral perinatal isquémico (8).

C. Manejo del espasmo vascular arterial/trombosis

1. Espasmo vascular arterial

a. En la **figura 36-3** se presenta un enfoque gradual para el tratamiento del espasmo vascular.

TABLA 36-3 Evaluación de laboratorio para el trastorno protrombótico

PRUEBAS DE LABORATORIO SI EXISTEN OTROS FACTORES DE RIESGO ADQUIRIDOS	PRUEBAS DE LABORATORIO SI OTROS FACTORES DE RIESGO ADQUIRIDOS *NO* ESTÁN PRESENTES
■ Panel de anticuerpos antifosfolípidos, anticardiolipina y anticoagulante lúpico (IgG, IgM)[a] ■ Actividad de la proteína C[b] ■ Actividad de la proteína S[b] ■ Lipoproteína (en neonatos caucásicos)[b] ■ Nivel[b] de plasminógeno (si se considera una terapia trombolítica) ■ Antitrombina III (AT-III) (ensayo de actividad)[b] ■ Factor V Leiden[c] ■ Factor II G20210A (protrombina G)[c]	■ Panel de anticuerpos antifosfolípidos, anticardiolipina y anticoagulante lúpico (IgG, IgM)[a] ■ Actividad de la proteína C[b] ■ Actividad de la proteína S[b] ■ Antitrombina (ensayo de actividad)[b] ■ Factor V Leiden[c] ■ Protrombina G[c] ■ Mutación PAI-1 4G/5G[c] ■ Homocisteína[b] (si está elevada, cribado de la mutación del gen de la metilentetrahidrofolato reductasa) ■ Lipoproteína[b] ■ Actividad del factor VIII[b] ■ Actividad del factor XII[b] ■ Actividad del plasminógeno[b] ■ Cofactor de heparina II[b]

[a]Puede realizarse a partir del suero materno durante los primeros meses de vida.

[b]Los ensayos basados en proteínas se ven afectados por la trombosis aguda y deben repetirse a los 3-6 meses de vida, antes de poder realizar un diagnóstico definitivo. Por lo tanto, se recomienda que la evaluación completa (excluyendo los ensayos basados en el ADN) se realice a los 3-6 meses de vida (21). Si se está administrando anticoagulación, estos ensayos deben obtenerse entre 14 y 30 días después de suspender el anticoagulante. Puede ser necesario repetir los niveles de lipoproteína a los 8-12 meses de vida.

[c]Pruebas basadas en el ADN.

Adaptado de Saxonhouse MA, Manco-Johnson MJ. The evaluation and management of neonatal coagulation disorders. *Semin Perinatol*. 2009;33:59; y datos de (16, 27, 28, 32, 41, 42).

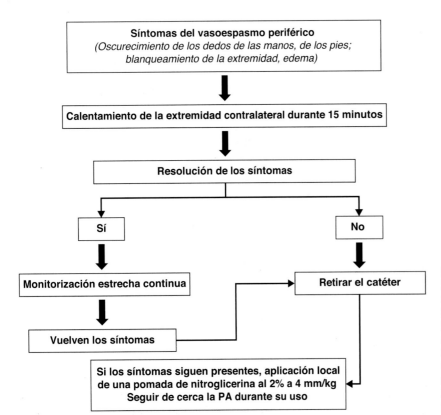

FIGURA 36-3 Manejo del vasoespasmo periférico. La figura que se muestra representa las recomendaciones actuales para la evaluación y el tratamiento de los neonatos con vasoespasmo periférico debido a las complicaciones de los CAP y los CAU. Se indica la dosis de nitroglicerina. CAP, catéteres arteriales periféricos; CAU, catéteres de la arteria umbilical; PA, presión arterial. (Adaptado de Saxonhouse MA. Thrombosis in the neonatal intensive care unit. *Clin Perinatol*. 2015;42(3):651–673. Copyright © 2015 Elsevier. Con permiso.)

2. Trombosis arteriales (relacionadas con el catéter o idiopáticas) (12)

a. Retirar el catéter (9).

b. Si no hay peligro para la vida o las extremidades, debe iniciarse la anticoagulación.

c. Si hay signos que ponen en peligro la vida, las extremidades o los órganos, se debe considerar la trombólisis.

d. Si existen contraindicaciones para la trombólisis, puede estar indicada la trombectomía quirúrgica.

D. Manejo de las trombosis venosas

1. Trombosis relacionada con el catéter

a. Principios generales

(1) La trombólisis para restablecer la permeabilidad de los catéteres venosos centrales obstruidos se describe en el capítulo 32.

(2) El tratamiento de la trombosis venosa puede implicar uno o más de los siguientes aspectos: cuidados de apoyo con observación estrecha y continuada, anticoagulación, terapia trombolítica o intervención quirúrgica (4).

(3) El tratamiento de la trombosis relacionada con el catéter en los neonatos sigue evolucionando. Las directrices actuales publicadas para el tratamiento se basan en la práctica clínica habitual, en estudios de casos y en la extrapolación de los principios terapéuticos de las directrices para adultos (2, 4).

(4) El tratamiento es *altamente individualizado* y está determinado por el lugar y la extensión de la trombosis, el grado en que la disminución de la perfusión a la extremidad u órgano afectado lesiona la función, y el riesgo potencial de complicaciones hemorrágicas asociadas con la terapia anticoagulante o trombolítica (4, 9).

(5) El manejo expectante o la "espera vigilante" –una estrecha vigilancia sin anticoagulación ni trombólisis– puede ser apropiada para algunos bebés.

(6) El tratamiento anticoagulante se utiliza para las trombosis clínicamente significativas con el objetivo de prevenir la extensión o embolización del coágulo (10).

(7) La trombólisis se reserva para las trombosis graves que ponen en peligro la vida, los órganos o las extremidades (9).

(8) La International Children's Thrombophilia Network, con sede en Canadá, es un servicio de consulta gratuito, las 24 h del día, para médicos de todo el mundo que atienden a niños con enfermedades tromboembólicas. El número gratuito en América del Norte es 1-800-NO-CLOTS; el número para los médicos del resto del mundo es 1-905-573- 4795 (sitio web http://www.1800noclots.ca/). El servicio ofrece protocolos de tratamiento actuales, así como enlaces a la red y sus servicios.

b. Manejo (4)

(1) Opción 1

(a) Inicio de la anticoagulación seguido de la retirada del catéter después de 3 a 5 días de anticoagulación. Esta debe continuar hasta que se haya documentado la resolución del trombo. El tratamiento puede durar de 6 semanas a 3 meses, dependiendo del tamaño, la localización y los síntomas del trombo.

(2) Opción 2

(a) Cuidados de apoyo solo con la retirada del catéter. La monitorización radiológica debe continuar vigilando la extensión del coágulo. Si este se extiende, debe iniciarse la anticoagulación, que puede durar de 6 semanas a 3 meses, según el tamaño, la ubicación y los síntomas del trombo.

(3) No se recomienda el tratamiento trombolítico para la trombosis venosa neonatal a menos que la oclusión de un vaso importante esté causando un compromiso crítico de los órganos o las extremidades.

2. Trombosis de la vena renal (TVR) (4, 11, 12)

a. TVR unilateral

(1) Ausencia de insuficiencia renal o de extensión en la vena cava inferior (VCI).

(a) Cuidados de apoyo con monitorización de la TVR para ver si se extiende. Si se produce la extensión, debe iniciarse la anticoagulación durante 6 semanas a 3 meses.

(2) Extensión en la VCI.

(a) Anticoagulación durante 6 semanas a 3 meses.

b. TVR bilateral

(1) Ausencia de afectación renal o extensión a la VCI.

(a) Cuidados de apoyo con monitorización de la TVR para ver si se extiende. Si se produce la extensión, debe iniciarse la anticoagulación durante 6 semanas a 3 meses.

(2) Extensión en la VCI

(a) Anticoagulación durante 6 semanas a 3 meses.

(3) Insuficiencia renal

(a) Tratamiento trombolítico inicial con activador tisular del plasminógeno recombinante (rTPA), seguido de anticoagulación durante 6 semanas a 3 meses.

3. Trombosis venosa portal (TVP) (13)

a. El bebé está clínicamente estable y no se observa extensión.

(1) No se necesita tratamiento y se repite la ecografía en 7 a 10 días.

b. Extensión del trombo hacia la VCI, la aurícula derecha o el ventrículo derecho, pero sin compromiso de los órganos finales.

(1) Iniciar anticoagulación y repetir la ecografía en 10 días. Si el trombo se ha resuelto, puede suspenderse el tratamiento. Si todavía está presente, continuar la anticoagulación durante 6 semanas a 3 meses, dependiendo de las imágenes de seguimiento.

c. Compromiso de órganos finales con extensión del trombo a la VCI, la aurícula derecha o el ventrículo derecho.

(1) Iniciar la trombólisis con ecografías diarias; se puede interrumpir cuando se observe una mejora, pero se pasa a la anticoagulación durante 6 semanas a 3 meses.

E. Terapia anticoagulante/trombolítica

1. Principios generales

a. La complicación más preocupante asociada con el tratamiento en la UCIN es la hemorragia intracraneal.

b. El médico debe tener en cuenta la posibilidad de que se produzcan complicaciones graves y asumir que los beneficios del tratamiento son mayores que sus riesgos.

c. El tratamiento debe incluir la consulta con hematología pediátrica.

2. Contraindicaciones absolutas (1, 4, 14)

a. Cirugía o isquemia del sistema nervioso central (incluida la asfixia del parto) en los últimos 10 días.

b. Hemorragia activa o importante.

c. Procedimiento invasivo en los últimos 3 días.

d. Convulsiones en las últimas 48 horas.

3. Contraindicaciones[1] relativas (1, 4, 14)

a. Recuento de plaquetas $< 50 \times 10^9/L$ ($100 \times 10^9/L$, si el neonato está enfermo).

b. Concentración de fibrinógeno < 100 mg/dL.

c. Deficiencia grave de coagulación.

d. Hipertensión.

4. Precauciones durante la terapia

a. No debe haber punciones arteriales.

b. No aplicar inyecciones subcutáneas o intramusculares.

c. No hacer cateterización uretral.

d. Evitar la aspirina u otros fármacos antiplaquetarios.

e. Vigilar las ecografías craneales seriadas para detectar hemorragias intracraneales.

5. Heparina no fraccionada (HNF)

a. Se recomienda su uso en neonatos en caso de trombos asintomáticos o sintomáticos, pero que no pongan en peligro la vida o las extremidades.

b. Efecto anticoagulante y antitrombótico limitado por los bajos niveles plasmáticos de antitrombina en los neonatos (15).

c. Compruebe el CBC, el recuento de plaquetas, el TPTa, el TP y los niveles de fibrinógeno antes de iniciar el tratamiento con HNF.

---

[1]La terapia puede ser proporcionada después de la corrección o resolución de estas anormalidades.

d. La dosificación en bolo <u>SOLO</u> debe realizarse si existe un riesgo significativo o evidencia de progresión del trombo (10).

e. En la **tabla 36-4** se indican la dosificación y el control.

f. Comprobar los recuentos de plaquetas diariamente durante 2 o 3 días una vez que se alcancen los niveles terapéuticos y, a partir de entonces, al menos dos veces por semana, mientras se esté tomando la HNF.

g. Vigilar estrechamente el trombo durante y después del tratamiento.

h. Complicaciones

(1) Hemorragia: interrumpir la infusión de HNF; considerar el sulfato de protamina si el nivel de antifactor Xa es > 0.8 U/mL y hay hemorragia activa. Dosificación: 1 mg/100 U de heparina recibida si el tiempo transcurrido desde la última dosis de heparina es < 30 minutos. Utilizar la protamina de forma conservadora, comenzando con una dosis menor a la calculada (16).

(2) Trombocitopenia inducida por heparina (rara en neonatos) (17).

6. HBPM (16, 17)

a. Se recomienda su uso en neonatos en caso de trombos asintomáticos o sintomáticos, pero que no pongan en peligro la vida o las extremidades.

b. La enoxaparina es la HBPM más utilizada (18).

c. En la **tabla 36-4** se indican la dosificación y el control.

d. Para interrumpir la anticoagulación, basta con suspender el tratamiento con HBPM. Si se requiere un procedimiento invasivo, como la punción lumbar, omitir dos dosis de HBPM y medir el nivel de antifactor Xa antes del procedimiento.

e. Si se requiere un antídoto inmediato, puede administrarse protamina. La dosis suele ser de 1:1 con HBPM; la administración de la dosis puede hacerse en 2 o 3 alícuotas con monitorización de los niveles de antifactor Xa (19).

7. Agentes trombolíticos

a. Considerar en presencia de una trombosis extensa o grave cuando la viabilidad del órgano o la extremidad está en riesgo (4, 14, 20).

b. El agente de elección es el rTPA.

c. El rTPA actúa convirtiendo el plasminógeno unido a la fibrina en plasmina, que a su vez escinde proteolíticamente la fibrina dentro del coágulo y la convierte en productos de degradación de la fibrina. El rTPA no es antigénico y tiene una vida media corta. La suplementación con plasminógeno (10 mL/kg) en forma de plasma fresco congelado (PFC) potencia el efecto trombolítico y se recomienda antes de iniciar el tratamiento.

d. La trombólisis no inhibe la propagación del coágulo, por lo que debe administrarse una dosis baja de anticoagulación con HNF durante el tratamiento trombolítico (10 U/kg/h).

e. Dosificación (20-22):

(1) Comenzar con 0.03mg/kg/hora.

(2) Las titulaciones de dosis pueden hacerse cada 12 a 24 h y son las siguientes 0.06 mg/kg/h, luego 0.1 mg/kg/h, luego 0.2 mg/kg/h, luego 0.3 mg/kg/h (dosis máxima).

TABLA 36-4 Dosis recomendada para la terapia con HNF y HBPM en neonatos (4, 21, 22)

EDAD DE GESTACIÓN[a]	HNF	HBPM
< 32 semanas	15 unidades/kg/h	1.5 mg/kg SC cada 12 h
> 32 semanas	28 unidades/kg/h	2 mg/kg SC cada 12 h
		Dosificación profiláctica 0.75 mg/kg SC cada 12 h Objetivo de un nivel de antifactor Xa de 0.1-0.3 U/mL
Control de la dosis de HNF y HBPM[b]		
HNF	Mantener un nivel de antifactor Xa de 0.3-0.7 U/mL. Los niveles deben comprobarse 4-6 h después de iniciar la terapia. Los niveles de antifactor Xa deben comprobarse diariamente durante el tratamiento. Si se suministra una dosis de carga, comprobar el nivel 4-6 h posterior a esta dosis. Si es necesario hacer cambios en la dosificación, comprobar los niveles 4-6 h después de cada cambio en la velocidad de infusión.	
HBPM	Mantener un nivel de antifactor Xa de 0.5-1.0 U/mL. Comprobar el nivel 4 h después de la tercera dosis. Si es terapéutico, repetir en las siguientes 48 h. Si sigue siendo terapéutico, entonces puede comprobarse cada semana	

[a]La dosis se aplica también a la edad posconcepcional (semanas de vida + GA).

[b]Los ajustes de la dosis de HNF y HBPM basados en los niveles de antifactor Xa se publican en otro lugar (4).

Notas adicionales: el recuento sanguíneo completo, el recuento de plaquetas y el cribado de la coagulación (incluyendo TPTa, TP y fibrinógeno) deben realizarse antes de iniciar la anticoagulación. La dosificación en bolo de HNF debe realizarse solo si existe un riesgo significativo o evidencia de progresión del trombo (10). De lo contrario, evite las dosis en bolo en los neonatos. Si se recomienda la dosificación en bolo: < 32 semanas 25 unidades IV/kg durante 10 min; > 32 semanas 50 unidades IV/kg durante 10 min. Si el lactante tiene disfunción renal, la dosificación debe discutirse con el farmacéutico. SC, subcutánea.

f. Imágenes y ajustes de dosis durante la terapia trombolítica:
   (1) Los trombos arteriales deben volver a ser evaluados a intervalos de 6 a 8 horas.
   (2) Los trombos venosos deben ser examinados a intervalos de 12 a 24 horas.
   (3) Si la repetición de la imagen revela una lisis del coágulo < 50%, aumentar la infusión al siguiente nivel de dosis y repetir la imagen en 12 a 24 horas.
   (4) Si la repetición de las imágenes revela una lisis del coágulo de 51 a 94%, continuar con la misma dosis de infusión y repetir las imágenes en 12 a 24 horas.
   (5) Si la repetición de la imagen revela una lisis del coágulo > 95%, suspender la infusión e iniciar la anticoagulación.
   (6) Si no se produce la disolución del coágulo entre 12 y 24 h después de iniciar la infusión, los dímeros no aumentan, o ambas cosas, pueden administrarse 10 mL/kg adicionales de PFC para proporcionar plasminógeno adicional y aumentar la eficacia del rTPA.
g. Vigilancia durante la terapia (**tabla 36-5**).

8. Complicaciones de la terapia anticoagulante/fibrinolítica

a. Complicaciones hemorrágicas
   (1) Hemorragia intracerebral: incidencia aproximada de 1% en neonatos a término, 13% en neonatos prematuros, aumentando a 25% en neonatos prematuros tratados en la primera semana de vida. Los datos en los recién nacidos prematuros se confunden por el riesgo de hemorragia intraventricular "espontánea" (23)
   (2) Otras hemorragias importantes: gastrointestinal, pulmonar
   (3) Hemorragia en los lugares de punción y en los sitios de cateterización reciente: se han notificado hemorragias y hematomas en el lugar del catéter permanente para HBPM (24, 25)
   (4) Hematuria
   (5) Embolización
       (a) Desplazamiento de un trombo intracardiaco, causando la obstrucción de las válvulas cardiacas o de los vasos principales, o la embolización pulmonar o sistémica.

F. Intervención quirúrgica (26)

1. El uso de técnicas microquirúrgicas y de regímenes combinados de microcirugía/trombolíticos tiene el potencial de restaurar rápidamente el flujo sanguíneo, evitando la pérdida de tejido, sin mayores complicaciones hemorrágicas, en particular en pacientes con oclusión arterial periférica (26).
2. Se recomienda una consulta temprana porque puede ser necesario un tratamiento quirúrgico concomitante, en especial en el caso de emergencias que pongan en peligro la vida o las extremidades.

TABLA 36-5 **Recomendaciones de monitorización de la terapia trombolítica en neonatos**

PRUEBA	CUÁNDO SE REALIZA	NIVELES DESEADOS (SI PROCEDE)
Imagen de la trombosis	Antes de iniciar el tratamiento Cada 12-24 h durante el tratamiento	
Nivel de fibrinógeno	Antes de iniciar el tratamiento 4-6 h después de iniciar el tratamiento Cada 12-24 h	Mínimo de 100 mg/dL Suplemento con crioprecipitado
Recuento de plaquetas	Antes de iniciar el tratamiento 4-6 h después de iniciar el tratamiento Cada 12-24 h	Mínimo de 50-100 × 10^4/microlitro, dependiendo del riesgo de hemorragia
Imágenes craneales	Antes de iniciar el tratamiento Diario durante el tratamiento	
Pruebas de coagulación	Antes de iniciar el tratamiento 4-6 h después de iniciar el tratamiento Cada 12-24 h	
Plasminógeno	Antes de iniciar el tratamiento 4-6 h después de iniciar el tratamiento Cada 12-24 h	Adecuado para lograr la trombólisis Se recomienda la suplementación con plasminógeno (PFC) antes de iniciar la terapia para asegurar una trombólisis adecuada
Supuración asociada con la línea o con la mucosa	En todas las evaluaciones clínicas	Trombina tópica

Adaptado de Saxonhouse MA. Management of neonatal thrombosis. *Clin Perinatol.* 2012;39:191–208; y datos de (18).

Referencias

1. Beardsley DS. Venous thromboembolism in the neonatal period. *Semin Perinatol.* 2007;31:250–253.
2. Saxonhouse MA. Thrombosis in the neonatal intensive care unit. *Clin Perinatol.* 2015;42:651–673.
3. Haase R, Merkel N. Postnatal femoral artery spasm in a preterm infant. *J Pediatr.* 2008;153:871.
4. Monagle P, Chan AK, Goldenberg NA, et al. Antithrombotic therapy in neonates and children: Antithrombotic therapy and prevention of thrombosis, 9th ed: American college of chest physicians evidence-based clinical practice guidelines. *Chest.* 2012;141:e737S–e801S.
5. Greenway A, Massicotte MP, Monagle P. Neonatal thrombosis and its treatment. *Blood Rev.* 2004;18:75–84.
6. Albisetti M, Andrew M, Monagle P. Hemostatic abnormalities. In: de Alarcon PA, Werner EJ, eds. *Neonatal Hematology.* Cambridge: Cambridge University Press; 2005:310–348.
7. Manco-Johnson MJ, Grabowski EF, Hellgreen M, et al. Laboratory testing for thrombophilia in pediatric patients. On behalf of the subcommittee for perinatal and pediatric thrombosis of the scientific and standardization committee of the International Society of Thrombosis and Haemostasis (ISTH). *Thromb Haemost.* 2002;88:155–156.
8. Elbers J, Viero S, MacGregor D, et al. Placental pathology in neonatal stroke. *Pediatrics.* 2011;127:e722–e729.
9. Albisetti M. Thrombolytic therapy in children. *Thromb Res.* 2006;118:95–105.
10. Bhatt MD, Paes BA, Chan AK. How to use unfractionated heparin to treat neonatal thrombosis in clinical practice. *Blood Coagul Fibrinolysis.* 2016;27(6):605–614.
11. Lau KK, Stoffman JM, Williams S, et al. Neonatal renal vein thrombosis: review of the English-language literature between 1992 and 2006. *Pediatrics.* 2007;120:e1278–e1284.
12. Messinger Y, Sheaffer JW, Mrozek J, et al. Renal outcome of neonatal renal venous thrombosis: review of 28 patients and effectiveness of fibrinolytics and heparin in 10 patients. *Pediatrics.* 2006;118:e1478–e1484.
13. Williams S, Chan AK. Neonatal portal vein thrombosis: diagnosis and management. *Semin Fetal Neonatal Med.* 2011;16:329–339.
14. Manco-Johnson M. Controversies in neonatal thrombotic disorders. In: Ohls R, Yoder M, eds. *Hematology, Immunology and Infections Disease: Neonatology Questions and Controversies.* Philadelphia, PA: Saunders Elsevier; 2008:58–74.
15. Ignjatovic V, Straka E, Summerhayes R, et al. Age-specific differences in binding of heparin to plasma proteins. *J Thromb Haemost.* 2010;8:1290–1294.
16. Saxonhouse MA, Manco-Johnson MJ. The evaluation and management of neonatal coagulation disorders. *Semin Perinatol.* 2009;33:52–65.

17. Martchenke J, Boshkov L. Heparin-induced thrombocytopenia in neonates. *Neonatal Netw.* 2005;24:33–37.

18. Thornburg C, Pipe S. Neonatal thromboembolic emergencies. *Semin Fetal Neonatal Med.* 2006;11:198–206.

19. Wiernikowski JT, Chan A, Lo G. Reversal of anti-thrombin activity using protamine sulfate. Experience in a neonate with a 10-fold overdose of enoxaparin. *Thromb Res.* 2007;120:303–305.

20. Wang M, Hays T, Balasa V, et al. Low-dose tissue plasminogen activator thrombolysis in children. *J Pediatr Hematol Oncol.* 2003;25:379–386.

21. Manco-Johnson MJ. How I treat venous thrombosis in children. *Blood.* 2006;107:21–29.

22. Armstrong-Wells JL, Manco-Johnson MJ. Neonatal thrombosis. In: de Alarcon PA, Werner EJ, Christensen RD, eds. *Neonatal Hematology.* New York: Cambridge University Press; 2013:282.

23. Nowak-Gottl U, Auberger K, Halimeh S, et al. Thrombolysis in newborns and infants. *Thromb Haemost.* 1999;82(Suppl 1):112–116.

24. van Elteren HA, Veldt HS, Te Pas AB, et al. Management and outcome in 32 neonates with thrombotic events. *Int Jo Pediatr.* 2011;2011:217564.

25. van Elteren HA, Te Pas AB, Kollen WJ, et al. Severe hemorrhage after low-molecular-weight heparin treatment in a preterm neonate. *Neonatology.* 2011;99:247–249.

26. Coombs CJ, Richardson PW, Dowling GJ, et al. Brachial artery thrombosis in infants: an algorithm for limb salvage. *Plast Reconstr Surg.* 2006;117:1481–1488.

27. Alioglu B, Ozyurek E, Tarcan A, et al. Heterozygous methylenetetrahydrofolate reductase 677C-T gene mutation with mild hyperhomocysteinemia associated with intrauterine iliofemoral artery thrombosis. *Blood Coagul Fibrinolysis.* 2006;17:495–498.

28. Boffa MC, Lachassinne E. Infant perinatal thrombosis and antiphospholipid antibodies: a review. *Lupus.* 2007;16:634–641.

29. Kenet G, Nowak-Gottl U. Fetal and neonatal thrombophilia. *Obstet Gynecol Clin North Am.* 2006;33:457–466.

30. Kosch A, Kuwertz-Broking E, Heller C, et al. Renal venous thrombosis in neonates: prothrombotic risk factors and long-term follow-up. *Blood.* 2004;104:1356–1360.

31. Nagel K, Tuckuviene R, Paes B, et al. Neonatal aortic thrombosis: a comprehensive review. *Klin Padiatr.* 2010;222:134–139.

32. Sharathkumar AA, Lamcar N, Pipe S, et al. Management of neonatal aortic arch thrombosis with low-molecular weight heparin: a case series. *J Pediatr Hematol Oncol.* 2009;31:516–521.

33. Tridapalli E, Stella M, Capretti MG, et al. Neonatal arterial iliac thrombosis in type-I protein C deficiency: a case report. *Ital J Pediatr.* 2010;36:23.

34. Rosendaal FR. Venous thrombosis: The role of genes, environment, and behavior. *Hematology Am Soc Hematol Educ Program.* 2005:1–12.

Presión positiva continua de la vía aérea de burbuja

Hany Aly y M.A. Mohamed

A. Definición

La presión positiva continua de la vía aérea (CPAP, por sus siglas en inglés) es un sistema respiratorio no invasivo de flujo continuo que mantiene una presión positiva en la vía aérea del lactante durante la respiración espontánea. Fue desarrollada por George A. Gregory, a finales de la década de 1960 (1). En un inicio, la presión positiva se aplicaba colocando la cabeza del neonato en una "caja" semihermética (la caja de Gregory) y, después, mediante una mascarilla facial ajustada que cubría la boca y la nariz (2). Un problema importante de estos dos métodos de aplicación era el hecho de que resultaba difícil alimentar al bebé sin interrumpir la CPAP; de ahí la evolución al método actual de aplicación de la CPAP a través de cánulas nasales bilaterales (3). La "CPAP de burbuja" (b-CPAP) es un resurgimiento moderno del método original de suministro de CPAP, en el que la presión se genera en el circuito respiratorio sumergiendo el extremo distal de la rama espiratoria del circuito respiratorio bajo un sello de agua (**fig. 37-1**) (4–6).

La b-CPAP permite suministrar CPAP sin utilizar un ventilador, y en la actualidad se utiliza sobre todo para el tratamiento temprano de bebés prematuros de bajo peso, con síndrome de dificultad respiratoria o en riesgo de padecerlo, o con apnea/bradicardia frecuentes (7). Además de las consideraciones de costo, existen pruebas preliminares de que la b-CPAP puede ser más eficaz en los bebés prematuros pequeños que la CPAP derivada del ventilador (8).

La CPAP tiene las siguientes acciones fisiológicas

- Previene el colapso alveolar y aumenta la capacidad residual funcional
- Entablilla la vía aérea y el diafragma
- Estimula el acto de respirar y disminuye la apnea

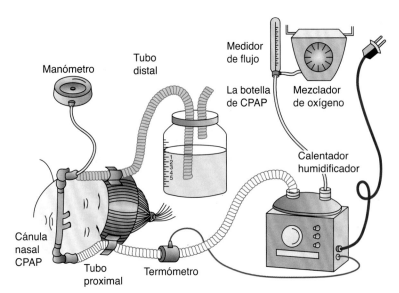

FIGURA 37-1 Circuito de CPAP de burbujas. Este diagrama simplificado muestra los componentes del dispositivo de b-CPAP que se monta en la cabecera o se fabrica comercialmente. La mezcla de gases fluye hacia el lactante desde la fuente de la pared después de ser calentada y humidificada. La rama espiratoria libre del tubo se sumerge bajo la superficie de agua estéril para producir la CPAP requerida (por lo regular 5 cm H$_2$O). (Ilustraciones por cortesía de Aser Kandel, MD.)

- Conserva el surfactante mediante la disminución de las respuestas inflamatorias (9)
- Estimula el crecimiento de los pulmones cuando se aplica de forma prolongada (10)

B. Indicaciones

1. Recién nacidos prematuros con/en alto riesgo de síndrome de dificultad respiratoria
2. Prematuros con apnea frecuente y bradicardia del prematuro
3. Lactantes con taquipnea transitoria del recién nacido
4. Lactantes que han sido destetados de la ventilación mecánica
5. Lactantes con parálisis del diafragma y traqueomalacia

¿Cuándo empezar con la b-CPAP?

1. Los recién nacidos prematuros con peso al nacer < 1 200 g pueden recibir apoyo con b-CPAP desde la sala de partos, antes de que se produzca cualquier colapso alveolar
2. Los lactantes ≥ 1 200 g pueden beneficiarse de la b-CPAP en las siguientes condiciones:
   a. Frecuencia respiratoria > 60/min
   b. Gruñidos leves o moderados
   c. Retracción respiratoria de leve a moderada
   d. Saturación de oxígeno preductal inferior a 93%
   e. Apneas frecuentes

C. Contraindicaciones

1. Atresia de coanas
2. Hernia diafragmática congénita
3. Condiciones en las que la b-CPAP tiene más probabilidades de fallar en la sala de partos como:
   a. Edad de gestación extremadamente baja de los bebés (≤ 24 semanas)
   b. Lactantes con apnea completa debido a la anestesia materna
4. Contraindicación relativa: los bebés con apnea significativa de la prematuridad pueden requerir la introducción de ventilación a presión positiva intermitente por vía nasal (VPPIN) mediante un dispositivo de flujo variable (11)

D. Equipo

El sistema b-CPAP consta de dos componentes

1. Un circuito respiratorio de tubo corrugado ligero que tiene dos extremidades:
   a. Rama inspiratoria para proporcionar un flujo continuo de gas calentado y humidificado
   b. Rama espiratoria con su extremo terminal sumergido en agua (o en ácido acético al 0.25%) sellado para crear presión positiva
2. Un dispositivo para conectar de forma segura el circuito a las narinas del paciente que incluye (**fig. 37-2**):
   a. Púas cortas binasales
   b. Cierre de gancho y bucle; por ejemplo, velcro (para hacer círculos de sujeción y bigote para el labio superior)
   c. Apósito hidrocoloide fino (para hacer una capa protectora del tabique nasal)
   d. Tapa del cabezal del CPAP
   e. Cinta adhesiva

E. Técnica (▶ Véase video 37-1)[1]

1. **Inicio de b-CPAP**
   a. El aparato de b-CPAP no derivado del ventilador implica la fabricación de un sencillo dispositivo de sellado con agua que se puede montar en las unidades neonatales.
      (1) Consiste en un recipiente de agua a través del cual se burbujea el gas espiratorio del bebé a un nivel medido por debajo de la superficie (por ejemplo, 5 cm por debajo de la superficie = 5 cm H_2O CPAP).
      (2) Cuanto más bajo sea el nivel de la punta del tubo espiratorio por debajo de la superficie del agua, mayor será la CPAP (véase la **fig. 37-1**).
      (3) Es importante fijar la botella de agua a un poste intravenoso a la altura del pecho del bebé o por debajo de ella para evitar cualquier desplazamiento accidental o derrame de agua.
      (4) Los circuitos premontados disponibles en el mercado se basan en el mismo principio básico.
   b. *Antes de colocar el dispositivo a un bebé:*
      (1) Colocar al bebé con la cabecera de la cama elevada 30 grados.
      (2) Aspirar *suavemente* la boca, nariz y faringe.
         (a) Siempre que sea posible, utilizar un catéter de succión de tamaño 8 Fr. Los catéteres de menor tamaño no son tan eficaces.
      (3) Colocar un pequeño rollo bajo el cuello/hombro del bebé. Permitir una ligera extensión del cuello para ayudar a mantener abierta la vía aérea.
      (4) Limpiar con agua el labio superior del bebé.
      (5) Poner un apósito hidrocoloide fino sobre el labio superior. Esto debe cubrir también la columela nasal y ambos lados de las aberturas nasales (véase la **fig. 37-2**).
      (6) Cortar un bigote de velcro y fijarlo sobre el fino apósito hidrocoloide.

---

[1]Para ver el video asociado con este capítulo, consulte el libro electrónico que acompaña a este texto. Las instrucciones de acceso al libro electrónico están en el interior de la portada.

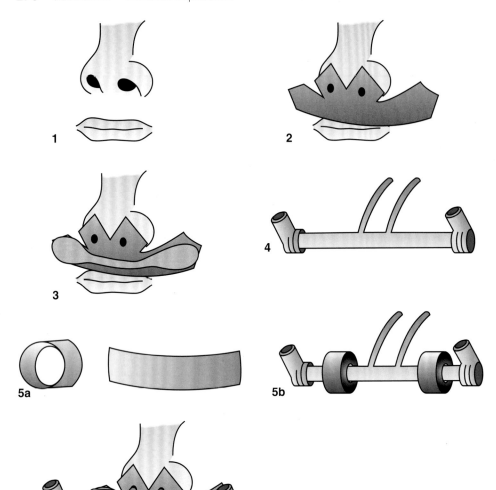

FIGURA 37-2 Componentes del dispositivo de fijación de la CPAP. (1) Nariz del lactante antes de aplicar la b-CPAP. (2) Apósito protector hidrocoloide aplicado al labio superior y a la nariz. (3) Pieza fina de velcro-bigote: aplicada en el labio superior sobre el apósito hidrocoloide protector con los bordes afilados sin tocar la nariz. (4) Puntas nasales (están un poco curvadas para adaptarse mejor a la anatomía de las fosas nasales). (5) Piezas gruesas de anillo de velcro: envueltas alrededor de ambos lados del brazo transversal. (6) Púas nasales aplicadas a los bebés: insertadas en las fosas nasales con anillos de velcro gruesos fijados al bigote de velcro fino (dejar un espacio entre el brazo transversal de las púas nasales y la nariz para evitar daños en la columela/septum nasal). (Ilustraciones por cortesía de Aser Kandel, MD.)

(7) Cortar dos tiras de velcro suave (8 mm de ancho) y envolverlas alrededor del brazo transversal del dispositivo, a más o menos 1 cm de distancia, a cada lado, de las puntas nasales.

c. *Colocación de las cánulas nasales en las fosas nasales del bebé* (**fig. 37-3**).

   (1) Utilizar cánulas de CPAP del tamaño adecuado. Las cánulas nasales del tamaño adecuado deben ajustarse a las fosas nasales del bebé sin lastimar el tabique. Si las cánulas son demasiado pequeñas, aumentarán la resistencia de las vías respiratorias y permitirán que el aire se filtre a su alrededor, lo que dificultará el mantenimiento de una presión adecuada. Si las cánulas son demasiado grandes, pueden provocar una erosión de la mucosa y del tabique.

   (2) Curvar las púas con suavidad hacia la nariz del bebé.

   (3) Presionar un poco el dispositivo de púas hasta que las suaves tiras de velcro se adhieran al bigote.

   (4) Asegurarse de los siguientes puntos:

(a) Las cánulas nasales encajan por completo en las fosas nasales.

(b) La piel de las fosas nasales no está estirada (indicado por el blanqueo del borde de las fosas nasales).

(c) Los tubos ondulados no están en contacto con la piel del bebé.

(d) No hay presión lateral en el tabique nasal.

(e) Hay un pequeño espacio entre el tabique nasal/columela y el puente entre las puntas.

(f) Las púas no se apoyan en el filtrum.

d. *Fijación de los tubos ondulados en su lugar.*

   (1) Utilizar un gorro de tamaño adecuado y doblar el borde hacia atrás de 2 a 3 cm.

   (2) Colocar el gorro en la cabeza del bebé de forma que el borde quede justo por encima de las orejas.

   (3) Sujetar el tubo ondulado a un lado de la cabeza.

   (4) Pegar el tubo al gorro por el lado de la cabeza.

   (5) Repetir el mismo procedimiento para el tubo del otro lado de la cabeza.

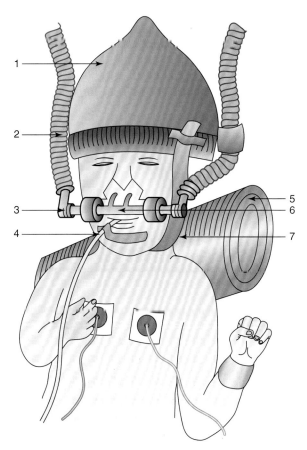

FIGURA 37-3 Un lactante con la CPAP colocada de forma correcta en la cabeza. (1) Gorro de cabeza (este se ajusta bien a la cabeza cubriendo hasta las cejas, casi todas las orejas y la parte posterior de la cabeza). (2) Tubos del circuito respiratorio fijados a un lado del gorro evitando los ojos. (3) Codo de tres vías en el lado espiratorio que permite la fijación del manómetro de presión o puede ser tapado para preservar la presión dentro del circuito. (4) Sonda orogástrica fijada al labio inferior y a la barbilla con un fino apósito protector de hidrocoloide. (5) Rollo de cuello que permite una ligera extensión del cuello (posición de olfateo). (6) Cánulas nasales aplicadas a las cánulas para bebés insertadas en las fosas nasales permitiendo un espacio entre el brazo transversal de las cánulas nasales y la nariz para evitar daños en la columela nasal. (7) Tira de apoyo para la barbilla. (Ilustraciones por cortesía de Aser Kandel, MD.)

e. *Drenar el exceso de aire del estómago.*
(1) Pasar una sonda orogástrica y aspirar el contenido del estómago.
(2) Fijar el tubo en la posición adecuada.
(3) Dejar el tubo abierto para ventilar el exceso de aire del estómago.
f. *Mantener un buen sellado para la presión de la CPAP.*
(1) Aplicar con suavidad una tira de la barbilla para minimizar la fuga de aire de la boca.

2. **Mantenimiento de la b-CPAP**
a. Comprobar la integridad de todo el sistema CPAP cada 3 o 4 h (12).
b. Aspirar las fosas nasales, la boca, la faringe y el estómago cada 3 o 4 h, y según sea necesario.
c. Mantener las puntas del CPAP fuera del tabique nasal en todo momento.
d. Cambiar la posición del bebé cada 4 a 6 h, para permitir el drenaje postural de las secreciones pulmonares.

Es aconsejable hacer una lista de comprobación y mantenerla al lado de la cama para facilitar el uso adecuado de la CPAP sin que se pierda ningún punto (Apéndice C) (13).

3. **Dejar de usar b-CPAP**
a. Se debe hacer una prueba sin CPAP cuando el peso del bebé sea superior a 1 200 g y respire cómodamente con b-CPAP sin oxígeno suplementario.
(1) Las cánulas nasales deben separarse del tubo corrugado y retirarse de la nariz del bebé, manteniendo el tubo en su sitio.
(2) **El bebé debe ser evaluado durante la prueba para detectar cualquier taquipnea, retracciones, desaturación de oxígeno o apnea.**
(3) Si se observa alguno de estos signos, el ensayo se considera fallido. El bebé debe volver a recibir de inmediato la CPAP, durante al menos 24 horas, antes de realizar otro ensayo.
b. No es necesario cambiar el nivel de presión positiva durante el proceso de destete. El bebé está en b-CPAP 5 cm H_2O o fuera de CPAP.
c. No es aconsejable alternar la asistencia respiratoria entre la CPAP y la cánula nasal. Por lo tanto, en el momento del destete, los bebés son retirados de la CPAP directamente al aire ambiente.
d. No destetar al bebé de la b-CPAP si hay alguna probabilidad de compromiso respiratorio durante el proceso de destete. Es conveniente anticiparse y prevenir el colapso pulmonar, en lugar de arriesgarse a tener que manejar los pulmones colapsados.
e. No destetar a los bebés de la b-CPAP si necesitan oxígeno suplementario (14).

4. **Posibles complicaciones**
a. *Obstrucción nasal:* por las secreciones o por la colocación incorrecta de las puntas de la b-CPAP. Para evitar la obstrucción, las fosas nasales deben succionarse con frecuencia y debe comprobarse que las puntas están bien colocadas. Nunca se debe utilizar una sonda nasofaríngea para suministrar b-CPAP, ya que existe un riesgo significativo de obstrucción de las vías respiratorias nasales.
b. *Erosión o necrosis del tabique nasal:* debido a la presión sobre el tabique nasal. Esto puede evitarse manteniendo un pequeño espacio (utilizar un apósito hidrocoloide fino de 2 a 3 mm) entre el puente de las cánulas y el tabique. La elección de las cánulas nasales de tamaño adecuado y ajustado, el uso de un bigote de velcro para asegurar las cánulas en su lugar, y evitar pellizcar el tabique nasal, minimizarán el riesgo de lesión del tabique. Una erosión nasal importante puede requerir una consulta con el equipo de otorrinolaringología (ORL) o de cirugía plástica.
c. *Distensión gástrica:* por deglución de aire. La distensión gástrica es un hallazgo benigno y no predispone al lactante a una enterocolitis necrotizante o a una perforación intestinal (15). Es importante asegurar la permeabilidad de la sonda orogástrica permanente, ya que las secreciones pueden bloquear la sonda y provocar distensión.

d. *Neumotórax:* durante los 2 primeros días de vida. Los niños prematuros suelen requerir intubación, mientras que los nacidos a término pueden manejarse con CPAP con un neumotórax no tensional espontáneo, siempre que sigan estando hemodinámicamente estables (16).

e. *Aumento/disminución involuntaria de la presión final positiva:* el tubo que se coloca bajo el agua para proporcionar una presión final positiva debe estar fijado con firmeza en su lugar, de modo que no pueda desplazarse para producir cambios de presión no deseados.

Referencias

1. Gregory GA, Kitterman JA, Phibbs RH, et al. Treatment of the idiopathic respiratory distress syndrome with continuous positive airway pressure. *N Engl J Med.* 1971;384:1333–1340.

2. Gregory GA. Devices for applying continuous positive pressure. In: Thibeault DW, Gregory GA, eds. *Neonatal Pulmonary Care.* Menlo Park, CA: Addison-Wesley; 1979.

3. Katwinkel J, Fleming D, Cha CC, et al. A device for administration of continuous positive pressure by the nasal route. *Pediatrics.* 1973;52:131–134.

4. Wung JT. Continuous positive airway pressure. In: Wung JT, ed. *Respiratory care of the newborn: A practical approach.* New York: Columbia University Medical Center; 2009.

5. Aly HZ. Nasal prongs continuous positive airway pressure: a simple yet powerful tool. *Pediatrics.* 2001;108:759–761.

6. Aly HZ, Massaro AN, Patel K, et al. Is it safer to intubate premature infants in the delivery room? *Pediatrics.* 2005;115:1660–1665.

7. Nowadzky T, Pantoja A, Britton JR. Bubble continuous positive pressure, a potentially better practice, reducing the use of mechanical ventilation among very low birth weight infants with respiratory distress syndrome. *Pediatrics.* 2009;123:1534–1540.

8. Courtney SE, Kahn DJ, Singh R, et al. Bubble and ventilator-derived nasal continuous positive pressure in premature infants: work of breathing and gas exchange. *J Perinatol.* 2011;31:44.

9. Jobe AH, Kramer BW, Moss TJ, et al. Decreased indicators of lung injury with continuous positive expiratory pressure in preterm lambs. *Pediatr Res.* 2002;52:387–392.

10. Zhang S, Garbutt V, McBride JT. Strain-induced growth of the immature lung. *J Appl Physiol (1985).* 1996;81:1471–1476.

11. Lemyre B, Davis PG, dePaoli AG. Nasal intermittent positive pressure ventilation (NIPPV) versus nasal continuous positive airways pressure (NCPAP) for apnea of prematurity. *Cochrane Database Syst Rev.* 2002;1:CD002272.

12. Bonner KM, Mainous RO. The nursing care of the infant receiving bubble CPAP therapy. *Adv Neonatal Care.* 2008;8(2):78–95.

13. Aly H, Mohamed MA, Wung JT. Surfactant and continuous positive airway pressure for the prevention of chronic lung disease: history, reality, and new challenges. *Semin Fetal Neonatal Med.* 2017;22(5):348–353.

14. Abdel-Hady H, Shouman B, Aly H. Early weaning from CPAP to high flow nasal cannula in preterm infants is associated with prolonged oxygen requirement: a randomized controlled trial. *Early Hum Dev.* 2011;87:205–208.

15. Aly H, Massaro AN, Hammad TA, et al. Early nasal continuous positive airway pressure and necrotizing enterocolitis in preterm infants. *Pediatrics.* 2009;124:205–210.

16. Aly H, Massaro A, Acun C, et al. Pneumothorax in the newborn: clinical presentation, risk factors and outcomes. *J Matern Fetal Neonatal Med.* 2014;27:402–406.

Intubación endotraqueal

Anne Ades y Lindsay C. Johnston

Introducción

La intubación endotraqueal (IET) es un procedimiento que salva vidas y que requiere conocimientos previos, habilidades psicomotoras, una comunicación eficaz y un trabajo en equipo coordinado para completar el procedimiento con éxito y seguridad en el momento oportuno. En este capítulo se describen los pasos y las consideraciones clave para la IET del neonato, la colocación de la mascarilla laríngea y otros procedimientos relacionados con el mantenimiento de la permeabilidad del tubo endotraqueal (TET).

A. Indicaciones

1. Para la insuficiencia respiratoria que no responde a la ventilación no invasiva:
   a. Enfermedad pulmonar neonatal
   b. Enfermedad cardiaca con hipoxemia significativa
   c. Obstrucción de las vías respiratorias superiores
   d. Eventos frecuentes de apnea y bradicardia
   e. Debilidad neuromuscular
2. Administración de surfactantes
3. Para el mantenimiento de la permeabilidad de las vías respiratorias durante procedimientos con sedación moderada/profunda
4. Cuando la aspiración es necesaria para despejar una obstrucción intratraqueal o si la eliminación de las secreciones de las vías respiratorias se ve afectada
5. Cuando se diagnostica o se sospecha una hernia diafragmática prenatal

B. Contraindicaciones

No existe una contraindicación absoluta para intubar a un neonato que tenga una de las indicaciones mencionadas antes, excepto en el paciente con una directiva avanzada que especifique "No Intubar". Una contraindicación relativa es la del paciente que puede ser difícil de intubar según su historial o los hallazgos de la exploración física. En estos casos, si el paciente puede ser apoyado de forma transitoria con ventilación no invasiva, debe considerarse la consulta con anestesia y otorrinolaringología. En los pacientes mayores, la presencia de lesiones cervicales es una contraindicación para la intubación con laringoscopio; sin embargo, dado que la aparición de lesiones/anomalías cervicales es infrecuente en los neonatos, consideramos que la IET se asocia con menos riesgo que la realización de una traqueotomía de urgencia.

C. Consideraciones

1. Elección del tamaño de la hoja de laringoscopio:
   a. Para la intubación neonatal se suelen preferir las hojas Miller (rectas), en lugar de las Macintosh (curvas). Las hojas Miller núm. 1 se recomiendan para los recién nacidos a término, las núm. 0, para los recién nacidos prematuros, y las núm. 00 pueden considerarse para los recién nacidos extremadamente prematuros (1).
   b. Pueden ser necesarias adaptaciones a estas directrices en los bebés que son pequeños o grandes para la edad de gestación, que tienen limitaciones para abrir la boca o que presentan anomalías en las vías respiratorias.
   c. Se han desarrollado formas y diseños alternativos de hojas, pero su uso queda fuera del alcance de este capítulo.
2. Elección del tubo endotraqueal (TET):
   a. Los TET utilizados para la intubación neonatal deben tener diámetros interno y externo uniformes. Por lo regular no se recomiendan los tubos cónicos o con manguito debido al posible aumento del riesgo de lesiones (2). En algunas instituciones se considera el uso de tubos con manguito para poblaciones específicas, con pequeños estudios que demuestran que no hay un aumento de los acontecimientos adversos (3). Sin embargo, es necesario seguir investigando antes de recomendar su uso generalizado.
   b. El tamaño del TET se indica mediante el diámetro interno del tubo en milímetros. La selección del tamaño óptimo de la sonda es importante para evitar posibles lesiones en las vías respiratorias con una

sonda grande o una gran fuga de aire u obstrucción por secreciones con una sonda pequeña. El tamaño puede seleccionarse teniendo en cuenta la edad de gestación, el peso del lactante o ambos factores (**tabla 38-1**).

TABLA 38-1 Tamaño recomendado del TET según el peso y la edad de gestación del paciente

PESO (G)	EDAD DE GESTACIÓN (sem)	TAMAÑO DEL TUBO ENDOTRAQUEAL (mm DI)
Por debajo de 1 000	Debajo de 28	2.5
1 000-2 000	28–34	3.0
Más de 2 000	Más de 34	3.5

Datos de Weiner GM, ed. *Textbook of Neonatal Resuscitation*. 7th ed. Elk Grove Village, IL: American Academy of Pediatrics; 2016. DI, diámetro interno.

3. Profundidad de inserción
   a. La posición ideal del TET es en la mitad de la tráquea, 1 o 2 cm por debajo de las cuerdas vocales y por encima de la carina y los bronquios en la mayoría de los pacientes. La posición radiográfica del extremo del tubo debe situarse entre el primer y el segundo cuerpo vertebral torácico (**fig. 38-1**) (4).

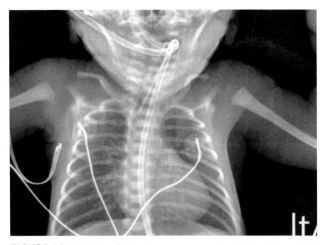

FIGURA 38-1 Radiografía de tórax que muestra la posición adecuada del TET entre los cuerpos vertebrales torácicos T1-T2.

   b. Métodos de estimación de la profundidad del tubo en el labio del lactante para la intubación orotraqueal:
      (1) La edad de gestación, el peso, o ambos, pueden utilizarse para estimar la profundidad de inserción adecuada. Se han publicado ayudas cognitivas que están a disposición de los proveedores. En general (5):
         (a) Lactantes de 25 a 26 semanas de gestación: profundidad de IET 6 cm
         (b) Bebés de 30 a 32 semanas de gestación: profundidad de IET 7 cm
         (c) Bebés de 35 a 37 semanas de gestación: profundidad de IET 8 cm
         (d) Bebés de > 37 semanas de gestación: profundidad de IET 9 cm
            La profundidad debe ajustarse de manera adecuada en el caso de pacientes extremadamente prematuros, o pequeños o grandes para la edad de gestación.
      (2) La longitud desde la base del tabique nasal al trago (LNT) es una medida de la distancia entre el tabique nasal del bebé y su tragus en centímetros. Esta longitud +1 cm puede utilizarse para estimar la profundidad de inserción (1).
      (3) Las guías de las cuerdas vocales en los TET varían de manera significativa entre los fabricantes, y pueden no proporcionar una estimación precisa de la profundidad de inserción, en especial los bebés extremadamente prematuros (6).
      (4) Otras consideraciones que pueden afectar a la profundidad de inserción:
         (a) Se ha observado que los lactantes con hernia diafragmática congénita presentan un desplazamiento cefálico de la carina en la RM prenatal y se confirma en las radiografías posnatales, lo que puede aumentar el riesgo de intubación del tronco derecho. Autores recientes han sugerido modificar la profundidad de inserción a 5.5 cm + el peso del bebé en kg en esta población (7).
         (b) En algunos casos, un defecto anatómico (como una fístula traqueal o una estenosis subglótica/traqueal) puede requerir una posición más profunda del tubo para permitir "pasar por alto" el nivel del defecto.
   c. Estimación de la profundidad del tubo para la intubación nasotraqueal
      (1) Para la intubación nasotraqueal, la profundidad del tubo debe ser de alrededor de 2 cm más que la profundidad estimada para la intubación orotraqueal. En un estudio reciente sobre las fórmulas adicionales disponibles para calcular la profundidad adecuada del tubo en pacientes pediátricos se observó que había altas tasas de estimación inexacta, por lo que la evaluación clínica y radiográfica sigue siendo importante (8).
   d. Confirmación de la profundidad de inserción adecuada
      (1) Como los métodos anteriores solo proporcionan una estimación de la profundidad de la inserción, los proveedores deben confirmar la idoneidad de la profundidad utilizando varios métodos:
         (a) Métodos primarios:
            i. Detección de CO_2 exhalado
               a. Detección colorimétrica de CO_2: si hay CO_2 presente, el indicador cambiará de púrpura a amarillo (**fig. 38.2**)
               b. Detectores capnográficos de CO_2: detectan la concentración de CO_2 presente, menos utilizados en el entorno de la sala de partos
            ii. Mejora de la frecuencia cardiaca
         (b) Métodos secundarios:
            i. Auscultación con ruidos respiratorios bilaterales iguales en las axilas y ausentes sobre el estómago

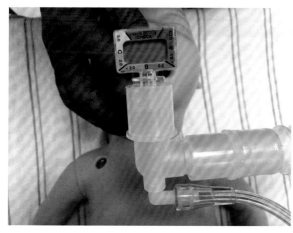 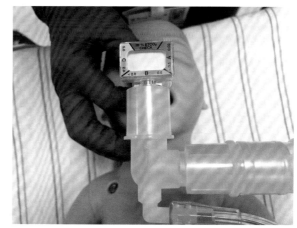

FIGURA 38-2 Detector de CO_2. Observar el cambio del indicador de púrpura a amarillo al detectar el CO_2.

ii. Elevación simétrica del tórax con ventilación de presión positiva

(c) La radiografía de tórax puede utilizarse para confirmar la correcta colocación del tubo en la tráquea. La radiografía de tórax (RXT) debe realizarse con la cabeza en posición media, el cuello en posición neutra y con el neonato en posición supina. Si el cuello está en posición extendida o si el neonato está en decúbito prono, el TET aparecerá más cefálico (9, 10). Si el cuello está flexionado, el TET aparecerá más caudalmente. Además, con la cabeza girada hacia un lado, se ha demostrado que el TET aparece más cefálico en los niños (11).

4. Premedicación

a. Se ha demostrado que el uso de la premedicación, incluidos los paralizantes, para los intentos de intubación no urgentes en neonatos mejora las tasas de éxito, disminuye el riesgo de lesiones en las vías respiratorias, el dolor y las molestias, y el riesgo de hemorragia intraventricular, y puede tener un impacto positivo en los resultados del desarrollo neurológico (12-18). La American Academy of Pediatrics ha emitido una declaración que respalda el uso de la premedicación para la intubación neonatal (19). No se ha respaldado un régimen de premedicación estandarizado, pero muchos proveedores optan por administrar atropina (para disminuir la bradicardia mediada por el vago y reducir las secreciones orales), un narcótico para disminuir el dolor/malestar y un medicamento paralizante. Deben desarrollarse directrices institucionales. Véase la **tabla 38-2** para las consideraciones sobre la elección de las premedicaciones (19-21).

5. Duración del intento

a. Los intentos de intubación deben limitarse a unos 30 segundos e interrumpirse antes si hay hipoxia o bradicardia significativas (1). El paciente debe recibir ventilación con presión positiva mediante mascarilla facial o dispositivo supraglótico para estabilizar su estado entre los intentos.

6. Estómago vacío

a. Antes de los intentos de intubación, se debe vaciar el estómago del lactante de cualquier residuo de leche/

fórmula. Esta recomendación se debe al posible riesgo de emesis que se produce con la administración de ventilación de presión positiva o la inducción del reflejo nauseoso con la inserción de la hoja del laringoscopio, que puede aumentar el riesgo de aspiración.

7. Sujeción vallecular frente a epiglótica

a. En general, se recomienda que, durante la intubación neonatal, la punta de la hoja del laringoscopio se haga avanzar más allá de la base de la lengua hasta alcanzar la vallécula (**figs. 38-3** (22) y **38-4**). Cuando la hoja

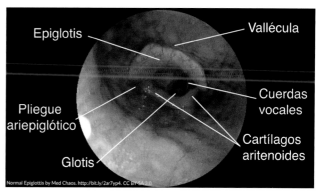

FIGURA 38-3 Puntos de referencia anatómicos normales de la vía aérea superior neonatal. La glotis está muy cerca de la base de la lengua, por lo que la visualización es más fácil sin hiperextender el cuello. (De Normal Epiglottis por Med Chaos. http://bit.ly/2ar7yp4. CC-BY-SA-3.0.)

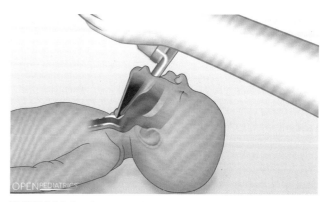

FIGURA 38-4 Colocación de la hoja en la vallécula. (Cortesía de OPENPediatrics. Utilizada con permiso.)

TABLA 38-2 Consideraciones sobre la premedicación y recomendaciones de dosificación (19–21)

CATEGORÍA DE MEDICAMENTOS	PROPÓSITO	MECANISMO DE ACCIÓN	MEDICACIÓN TÍPICA,[a] DOSIS RECOMENDADA, INICIO Y DURACIÓN DE LA ACCIÓN	NOTAS
Vagolítico	Prevención de la mediación vagal bradicardia; disminución de las secreciones bronquiales y salivales	Medicamento antimuscarínico que inhibe de forma competitiva los receptores posganglionares de acetilcolina y la acción vagolítica directa	**Atropina**[a] 0.02 mg/kg IV o IM Inicio: 1-2 min Duración: 0.5-2 h	Los efectos secundarios incluyen taquicardia y piel seca y caliente
Analgésico +/– sedante	Control del dolor; disminución nivel de conciencia; minimiza la respuesta hemodinámica adversa a la laringoscopia	*Analgésico:* Actúa en los receptores del sistema nervioso central y periférico para disminuir la percepción del dolor mediante la modificación de la transmisión de las señales dolorosas *Sedante:* Se une al receptor en el complejo ionóforo de cloruro del receptor GABA en el SNC, lo que provoca la hiperpolarización de la membrana y aumenta el efecto inhibidor del GABA en el SNC, así como la interferencia con la recaptación del GABA	**Fentanilo**[a] 1–4 µg/kg IV o IM (solo si el acceso IV no está disponible) Inicio: IV: casi inmediato IM: 7-15 min Duración: IV: 30-60 min IM: 1-2 h **Midazolam** 0.05-0.1 mg/kg IV o IM Inicio: IV: 1-5 min IM: 5-15 min Duración: IV: 20-30 min IM: 1-6 horas	El fentanilo es preferible a la morfina, ya que tiene un inicio de acción más rápido; los efectos secundarios son: apnea, hipotensión, depresión del SNC, así como la rigidez de la pared torácica. El riesgo de esta última puede reducirse utilizando una infusión lenta, y puede tratarse con la administración de naloxona (un agonista competitivo en los receptores opiáceos) o de medicamentos paralizantes No se recomienda el uso de midazolam en recién nacidos prematuros debido a la preocupación por la prolongación de la vida media y la exposición al conservante alcohol bencílico; debe evitarse el uso de medicación sedante sin agente analgésico
Bloqueo neuromuscular	Mejorar las condiciones para la intubación y minimizar la posibilidad de eventos adversos o la necesidad de múltiples intentos de intubación; disminuir el riesgo de aumento de la presión intracraneal durante la intubación	*Despolarizante:* Bloquea la transmisión neuromuscular al unirse a los receptores de acetilcolina de la membrana muscular y despolarizarla. *No despolarizante*[a]: Compite con la acetilcolina por los receptores de la placa terminal motora, pero no provoca la despolarización de la membrana	**Succinilcolina** 1-2 mg/ kg IV; 2 mg/kg IM Inicio: IV: 30-60 s IM: 2-3 min Duración: IV: 4-6 min IM: 10-30 min **Vecuronio**[a] 0.1 mg/kg IV Inicio: 2-3 min Duración: 30-40 min **Rocuronio**[a] 0.6-1.2 mg/kg IV Inicio: 1-2 min Duración: 20-30 min	Los raros efectos adversos graves notificados con el uso de succinilcolina en niños incluyen hiperpotasemia, mioglobinemia, arritmia cardiaca e hipertermia maligna; contraindicado en caso de hiperpotasemia o con antecedentes familiares de hipertermia maligna Por lo regular se prefieren los agentes no despolarizantes para los neonatos y los niños. Tanto el vecuronio como el rocuronio pueden provocar una leve liberación de histamina, hipertensión/hipotensión, arritmia y broncoespasmo. Sus efectos pueden revertirse con la administración de atropina y neostigmina

[a]A pesar de que hay muchas opciones de premedicación para la intubación, no existe un régimen estandarizado. Una práctica típica es administrar atropina (vagolítico), fentanilo (analgésico) y un paralizante no despolarizante (como el vecuronio) antes de iniciar el procedimiento de intubación.

está colocada de esta manera, levantar con suavidad el mango de la hoja en la dirección en que apunta el mango (ángulo de 45 grados con el calentador) facilitará la exposición de la glotis. En algunas situaciones puede ser preferible utilizar la punta de la hoja del laringoscopio para levantar con suavidad la punta de la epiglotis, comprimiéndola contra la base de la lengua (**fig. 38-5**). Ejemplos de estas situaciones son los niños extremadamente prematuros, en los que la vallécula puede ser demasiado pequeña para acomodar la punta de la hoja, o los niños que tienen una epiglotis grande o blanda.

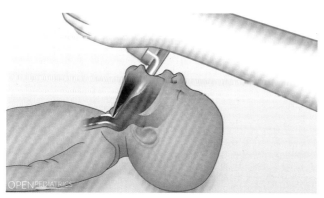

FIGURA 38-5 Colocación de la hoja para levantar la epiglotis. (Cortesía de OPEN- Pediatrics. Utilizada con permiso.)

8. Uso del estilete
    a. Se puede utilizar un estilete para hacer más rígido el TET e introducir en la punta una curvatura que facilite la intubación. Si se utiliza, los profesionales deben asegurarse de que la punta del estilete no sobresalga del extremo o del orificio lateral del TET, ya que esto puede provocar un traumatismo en las vías respiratorias. El estilete también debe asegurarse para evitar su movimiento durante el procedimiento. Un estudio reciente no demostró una mejora significativa en la tasa de éxito cuando se utilizó un estilete en comparación con un grupo de control en el que este no se utilizó (**fig. 38-6**) (23).

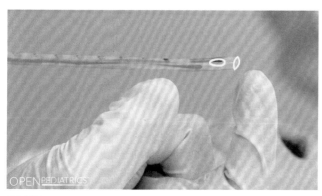

FIGURA 38-6 Posición adecuada del estilete. (Cortesía de OPENPediatrics. Utilizada con permiso.)

9. Dispositivos videolaringoscópicos
    a. Los videolaringoscopios son dispositivos que pueden utilizarse para mejorar la visualización de la vía aérea mediante la incorporación de una lente de fibra óptica en la hoja del laringoscopio. La imagen resultante se proyecta en un monitor y presenta un ángulo de visualización más amplio. Existen varias clasificaciones de videolaringoscopios, entre las que se incluyen los laringoscopios de canal integrado, aquellos con estilizadores de video y los de hojas rígidas (es decir, C-MAC, GlideScope, Truview EVO2) (24). Es importante señalar que algunos videolaringoscopios no tienen hojas que imiten la forma de las hojas tradicionales y pueden requerir técnicas de inserción diferentes a las descritas aquí. Ha habido un gran interés en evaluar si la videolaringoscopia es superior a la laringoscopia directa en cuanto a la mejora de las tasas de éxito y la minimización de los acontecimientos adversos. Estudios anteriores realizados en pacientes pediátricos demostraron una mejora en la visualización de la vía aérea, pero no se observaron diferencias en el número de intentos y la duración del procedimiento se prolongó cuando se utilizó la videolaringoscopia (25, 26). Varios ensayos de un solo centro han evaluado la intubación neonatal con videolaringoscopia en comparación con la laringoscopia directa. Los participantes demostraron una mejora en las tasas de éxito por intento y una consecución más rápida de un nivel de competencia predefinido (27, 28). Se necesitan más investigaciones para aclarar los posibles beneficios e inconvenientes de la videolaringoscopia en la intubación neonatal, pero esta tecnología puede tener un gran potencial para mejorar la seguridad de la intubación en la unidad de cuidados intensivos neonatales.

10. Cambio de tubos mediante intercambiador de tubos frente a "push-pull"
    a. En algunos casos puede ser necesario sustituir un TET existente debido a un tamaño inadecuado o a una obstrucción con secreciones. Las opciones para facilitar este cambio incluyen la retirada del tubo existente y su sustitución mediante laringoscopia directa, el uso de un intercambiador de TET (ITET) o el método "push-pull".
    b. El método "push-pull" de intercambio de TET que se indica a continuación es beneficioso porque el tiempo que el paciente no está ventilado es extremadamente mínimo.
    c. Los ITET se utilizan con frecuencia en pacientes pediátricos o adultos. Se trata de catéteres largos que se colocan a través de un TET existente que luego se retira y el nuevo TET se enrosca sobre el catéter ITET. Su uso está limitado en la población neonatal debido a la falta de intercambiadores con un diámetro lo suficientemente pequeño como para pasar a través de los TET de tamaño neonatal, así como a las preocupaciones de seguridad debido al riesgo de perforación traqueal con su uso. La decisión de utilizar ITET en un neonato debe tomarse caso por caso y respetando las directrices institucionales.

D. Equipo

Los siguientes elementos deben estar disponibles en cualquier lugar donde los neonatos puedan requerir intubación, como la sala de partos, la unidad de cuidados intensivos neonatales, la sala de urgencias, el quirófano u otros lugares donde se realice la sedación de los neonatos:

1. Guantes
2. Catéteres de succión de 10-French (Fr)
3. Aguja TET (opcional)
4. ITE con diámetros internos de 2.5, 3 y 3.5 mm
5. Mango del laringoscopio (con un juego extra de pilas y una bombilla extra si el dispositivo no es de fibra óptica)
6. Hojas de laringoscopio-Miller núms. 00, 0 y 1
7. Tijeras
8. Pinzas Magill para la intubación nasal (opcional)
9. Lubricante hidrosoluble (para lubricar el extremo del TET cuando se realiza una intubación nasal para facilitar el paso a través de las fosas nasales y para la intubación oral cuando hay dificultad para pasar el tubo a través de la glotis/zona subglótica debido a una posible estenosis)
10. Fuente de oxígeno/aire humidificado, mezclador y analizador
11. Bolsa de reanimación y mascarilla o resucitador en T
12. Equipo de vigilancia
    a. Monitor cardiorrespiratorio
    b. Pulsioxímetro
13. Dispositivo de detección de CO_2 al final corriente
    a. Colorimétrico
    b. Cuantitativo
14. Estetoscopio
15. Dispositivo/materiales de sujeción
    a. Dispositivo disponible en el mercado
    b. Cinta adhesiva

Véanse ▶ *los videos 38-1 y 38-2 para conocer técnicas y procedimientos de intubación endotraqueal.*

E. Procedimiento de intubación orotraqueal (29)

1. Planificación del procedimiento:
   a. Revisión del historial del paciente, incluida la identificación de los factores de riesgo para la vía aérea difícil.
   b. Preparación del equipo.
      (1) Asegurarse de que todo el equipo de la lista anterior esté presente en todas las intubaciones
      (2) Para las intubaciones en las que se sospecha una vía aérea difícil, deben estar disponibles dispositivos alternativos, para ventilación oral, ventilación nasal, dispositivos supraglóticos u otros equipos para uso de anestesia/ENT/cirugía, como escopios de fibra óptica, bandejas de traqueotomía.
   c. Personal:
      (1) Jefe de equipo dedicado que no realiza el procedimiento (si está disponible) para controlar la estabilidad del paciente y el tiempo transcurrido
      (2) Persona que realiza la intubación
      (3) Terapeuta respiratorio (si está disponible)
      (4) Enfermera

   d. Verificación del consentimiento informado si es electivo según la política de la unidad.
   e. Política de tiempos fuera por unidad.
2. Pasos del procedimiento:
   a. Ponerse el equipo de protección personal adecuado (puede incluir protección ocular en función de las características del paciente).
   b. Realizar la comprobación del equipo.
   c. Garantizar que la fuente de luz funcione bien.
   d. Comprobar el dispositivo de ventilación bolsa-mascarilla.
   e. Succión de la orofaringe.
   f. Tubo de tamaño adecuado preparado y tubos de repuesto disponibles.
   g. Colocación del estilete en el TET.
   h. Colocar al paciente asegurando la línea media de la cabeza con el cuello en una posición ligeramente extendida.
      (1) Rollo de hombro, que se utilizará para mantener cabeza/cuello en la posición adecuada si es necesario (**fig. 38-7**).

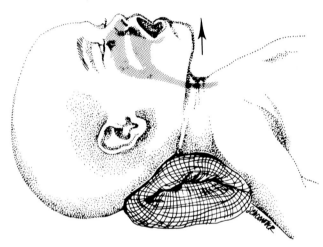

FIGURA 38-7 Posición adecuada para la intubación. Obsérvese que el cuello no está hiperextendido; el rollo proporciona un soporte estabilizador.

      (2) Altura de la cama ajustada para mantener la cabeza del paciente a nivel del abdomen superior del intubador.
      (3) Precauciones en la columna vertebral, si procede
   i. Administración de la premedicación según las directrices de la unidad.
   j. Preoxigenación basada en las directrices de la unidad/población de pacientes.
   k. Abrir la boca antes de introducir la hoja del laringoscopio.
   l. Sujetar el mango del laringoscopio con la mano izquierda (todos los laringoscopios deben sujetarse con la mano izquierda, al margen de la mano dominante del operador).
   m. Introducir la hoja con un movimiento suave en la boca deslizándola sobre la lengua.
   n. Avanzar la hoja hasta que la punta de esta se apoye en la vallécula o levante la epiglotis (ver Consideraciones) (**fig. 38-8**).
   o. Optimizar la visualización de la glotis utilizando métodos adecuados (**fig. 38-9**). La hoja del laringoscopio

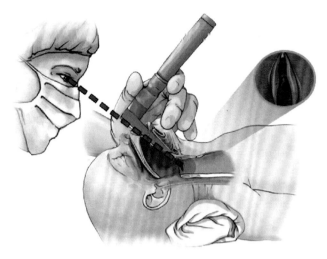

FIGURA 38-8 Con el laringoscopio a la profundidad adecuada, inclinar la hoja con la lengua como punto de apoyo; al mismo tiempo, tirar del mango del laringoscopio para mover la lengua sin extender el cuello del bebé. Utilizar más tracción que palanca.

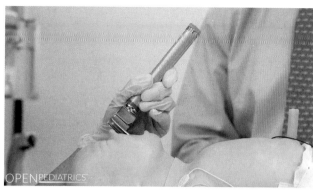

FIGURA 38-10 Balanceo inadecuado del mango y la hoja. (Cortesía de OPENPediatrics. Utilizada con permiso.)

debe levantarse en la dirección en que apunta el mango (un ángulo de aproximadamente 45 grados con el calentador). Se debe tener cuidado de evitar un movimiento de balanceo (**fig. 38-10**) que oscurezca la visualización de la glotis y aplique una presión excesiva a la cresta alveolar.

Problema	Puntos de referencia	Acción correctiva
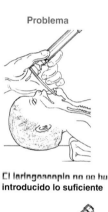	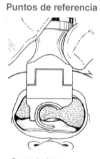	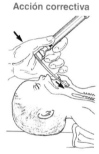
El laringoscopio no se ha introducido lo suficiente	**Se ve la lengua que rodea la hoja**	**Avanzar la hoja más lejos**
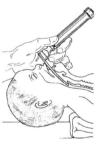	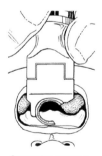	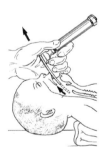
El laringoscopio se ha insertado demasiado lejos	**Se ven las paredes del esófago rodeando la hoja**	**Retirar la hoja lentamente hasta ver la epiglotis y la glotis**
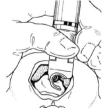	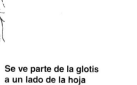	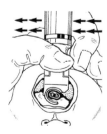
El laringoscopio se ha insertado a un lado	**Se ve parte de la glotis a un lado de la hoja**	**Mueve con suavidad la hoja hacia la línea media. A continuación, avanzar o retroceder según los puntos de referencia observados**

FIGURA 38-9 Medidas correctivas para la mala visualización de la laringe durante la laringoscopia. (Reproducido con permiso de Weiner GM, ed. Textbook of Neonatal Resuscitation. 7th ed. Elk Grove Village, IL: American Academy of Pediatrics; 2016. Permiso transmitido a través de Copyright Clearance Center, Inc.)

p. Sujetar el TET con la mano derecha pasándolo por el lado derecho de la boca, por fuera de la hoja, mientras se mantiene la visualización directa de la glotis (fig. 38-11).

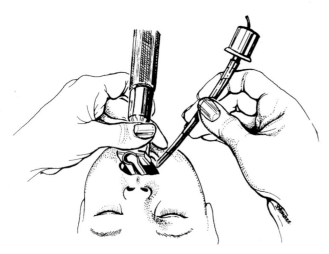

FIGURA 38-11 Visualizar la glotis y pasar el tubo endotraqueal a la orofaringe. Mantener el tubo fuera de la curva de la hoja del laringoscopio para una mejor movilidad.

q. Insertar el TET a través de las cuerdas vocales hasta la profundidad adecuada.
r. Retirar la hoja del laringoscopio de la boca.
s. Iniciar la ventilación de presión positiva.
t. Confirmar la posición del TET dentro de la tráquea utilizando métodos primarios y secundarios.

3. Cuidados posteriores:
   a. Fijar la sonda a la cara del lactante con cinta adhesiva o con un dispositivo comercialmente aprobado (fig. 38-12).
   b. Colocar en el ventilador.
   c. Obtener una radiografía de tórax.

F. Procedimiento para la intubación nasotraqueal

Algunas instituciones utilizan la intubación nasotraqueal como método principal de intubación. Otras pasan de la vía oral a la nasal en función de la edad del paciente, de la carga de secreciones que limite la capacidad de mantener la seguridad del encintado del tubo, del nivel de actividad del paciente o de los pacientes con patologías orales que limiten o impidan la vía oral.

Los pasos iniciales de la planificación del procedimiento, incluidas las necesidades de equipo, la planificación del procedimiento y los pasos hasta la letra "j", son idénticos a los de la intubación orotraqueal, salvo que para la intubación nasotraqueal no se utiliza un estilete. Los cuidados posteriores son los mismos en ambos casos.

1. Si el tubo orotraqueal ya está colocado, soltar la fijación y colocarlo en el extremo izquierdo de la boca, para permitir la ventilación continua durante la intubación nasotraqueal (véase también el procedimiento para la técnica "push-pull").
2. Lubricar el extremo del TET con lubricante hidrosoluble.
3. Introducir la sonda por la fosa nasal siguiendo la curva natural de la nasofaringe.
4. Visualizar directamente la orofaringe con el laringoscopio como se ha descrito antes, teniendo especial cuidado de no hiperextender el cuello.
5. Introducir las pinzas Magill en la boca y sujetar con cuidado el "nuevo" tubo entre el extremo medio y el distal, asegurándose de que el tejido faríngeo no quede atrapado.
6. Avanzar la hoja del laringoscopio para exponer la apertura glótica.
7. Retirar el tubo orotraqueal "viejo" si está presente.
8. Un asistente puede hacer avanzar la "nueva" sonda a través de las narinas mientras el intubador guía la punta de la sonda hasta la glotis y a través de ella. Si no hay asistente, se pueden utilizar fórceps para hacer avanzar y guiar la sonda a través de la glotis.
9. Avanzar hasta la profundidad deseada.
10. Proceda con los pasos "r a t" de la intubación orotraqueal y los cuidados posteriores.

G. Pasos del procedimiento "push-pull" para el intercambio de tubos

1. Preparar el equipo incluyendo todo lo necesario para el procedimiento inicial.
2. Retirar la cinta o el dispositivo que sujeta el TET en su lugar, mientras el paciente sigue recibiendo ventilación de presión positiva a través del TET existente.

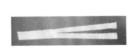 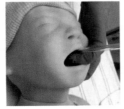 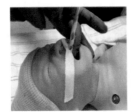 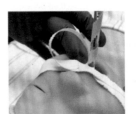 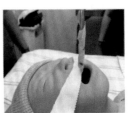

FIGURA 38-12 Procedimiento de encintado Y-Y-Y para asegurar el TET. Paso 1. Cortar tres trozos de cinta adhesiva en configuración "Y". Paso 2. Asegurar el TET aplicando una presión suave pero firme del TET contra el paladar con el dedo del ayudante. Paso 3. Colocar el primer trozo de cinta adhesiva medialmente a través de la mejilla, asegurándose de que la oreja no quede cubierta y de que el TET encaje en la unión de la hendidura de la Y. El trozo fino superior se adhiere a través del filtrum a la mejilla opuesta. La pieza inferior se adhiere en espiral al TET. Paso 4. El segundo trozo de cinta se adhiere con el lado ancho en la mejilla opuesta a la primera. El trozo fino superior se sigue adhiriendo a través del filtrum. La unión de la hendidura en la cinta debe estar ahora en el lado opuesto del TET como la primera pieza. El trozo fino inferior de cinta adhesiva se enrolla en espiral sobre el TET en la otra dirección que el primer trozo. En este momento, el ayudante debe poder retirar su dedo de la boca del paciente. Paso 5. El tercer trozo de cinta se coloca de la misma forma y en la misma dirección que el primer trozo.

3. Mover el TET existente hacia el lado izquierdo de la boca del paciente manteniendo la profundidad de inserción correcta
4. Introducir el laringoscopio en la vallécula y visualizar la vía aérea.
5. Avanzar el nuevo TET hasta colocarlo justo en la proximidad de la glotis.
6. Cuando el intubador está preparado para hacer avanzar el nuevo TET a través de las cuerdas vocales, el asistente retira de manera simultánea el tubo existente de la vía aérea del paciente.
7. Iniciar la ventilación con presión positiva a través de un nuevo TET.
8. Asegurar el nuevo TET en su lugar.

H. Intubación endobronquial izquierda selectiva

La enfermedad pulmonar unilateral grave (como el enfisema pulmonar intersticial, el enfisema bulloso o la fuga de aire persistente) puede hacer que el proveedor neonatal considere la intubación selectiva de un solo bronquio (30-33). Debido a la anatomía de la vía aérea neonatal, un TET profundamente insertado suele terminar de preferencia en el bronquio principal derecho (34, 35). Sin embargo, la intubación selectiva del bronquio principal izquierdo es un procedimiento más difícil a nivel técnico. En pacientes mayores se puede utilizar un dispositivo con punta de balón para obstruir un bronquio; sin embargo, esto no es una opción para los proveedores neonatales en la mayoría de las situaciones (36).

Los clínicos neonatales deben considerar la posibilidad de realizar una intubación endobronquial izquierda selectiva guiada por broncoscopia directa o fluoroscopia (33). Si no se dispone de estos recursos, este procedimiento puede abordarse mediante una técnica alternativa:

1. En un paciente con un TET colocado, estimar la profundidad de la carina en una RX. (Si el paciente no está intubado, prepararse para la IET como se ha descrito antes).
2. Girar el TET 180°, hasta que la concavidad del tubo y el ojo de Murphy estén dirigidos a la izquierda del paciente (35).
3. Girar la cabeza del paciente hacia la derecha (35, 37).
4. Insertar el TET y avanzar hasta una distancia de 0.5 a 1 cm por debajo de la profundidad predeterminada de la carina.
5. Confirmar que hay ruidos respiratorios diferenciales en la auscultación. Si los ruidos respiratorios del lado izquierdo disminuyen, se debe retirar el TET hasta que vuelvan a aparecer.
6. La posición debe confirmarse con una radiografía de tórax.
7. Asegurar el TET anotando la profundidad final de la inserción.
8. Las modificaciones anteriores de este procedimiento incluyen la inclinación lateral del cuerpo del paciente de 45 a 60 grados hacia la derecha, pero autores recientes sugieren que la rotación del TET como ya se ha descrito hace innecesaria esta manipulación (30, 32, 38).
9. Las posibles complicaciones de este procedimiento son (39):
   a. Desarrollo de la fuga de aire en el pulmón ventilado
   b. Neumonía en pulmón no ventilado
   c. Desprendimiento del TET del bronquio principal izquierdo
   d. Insuficiencia ventilatoria
   e. Broncomalacia izquierda grave

I. Succión traqueal

Cuando los pacientes tienen colocado un TET, a menudo es necesario realizar una aspiración traqueal para garantizar el mantenimiento de la permeabilidad del tubo. No se conoce la frecuencia óptima de la aspiración traqueal (40). Sin embargo, en general, no se recomienda la aspiración rutinaria, pero debe realizarse cuando esté clínicamente indicado.

1. Indicaciones:
   a. Para limpiar de secreciones la vía aérea traqueobronquial.
2. Contraindicaciones relativas:
   a. Cirugía reciente en la zona
   b. Hemorragia pulmonar reciente
3. Consideraciones:
   a. Cuando sea factible, utilizar dos personas al succionar la vía aérea para minimizar el riesgo de compromiso del paciente y las complicaciones, así como para acortar el tiempo del procedimiento. Esto es en especial importante para los pacientes con ventiladores oscilantes de alta frecuencia, en los que es necesario interactuar con el ventilador para mantener la presión media de la vía aérea durante el procedimiento.
   b. Intentar limitar el número de pases para recuperar las secreciones.
   c. El uso de la aspiración cerrada (en línea) puede ser beneficioso para mantener la esterilidad y evitar las interrupciones de la ventilación mecánica en comparación con la aspiración abierta con desconexión del ventilador.
   d. No se recomienda la instilación rutinaria de suero fisiológico en las vías respiratorias durante la aspiración.
   e. Hay que tener cuidado de que el catéter de aspiración no pase más allá de la punta del TET debido al riesgo de traumatismo de la tráquea.
   f. Si existe la preocupación de una obstrucción que está por debajo del TET y no se alivia con la aspiración mediante la técnica cerrada o abierta, podría ser útil utilizar un aspirador de meconio.
   g. Los medicamentos administrados a través de un TET utilizados para "aflojar" las secreciones no han sido bien evaluados, en especial en situaciones de emergencia.
4. Equipo:
   a. Solución salina normal estéril para el lavado del catéter
   b. Guantes
   c. Catéteres de succión estériles si no se dispone de un catéter de succión en línea (tabla 38-3)
   d. Aspirador de meconio (opcional)
   e. Fuente de vacío y accesorios ajustables
5. Procedimiento para pacientes intubados:
   a. Garantizar la disponibilidad de los equipos.
   b. Vigilar la frecuencia cardiaca y la saturación de oxígeno de forma continua durante la aspiración.

TABLA 38-3 Tamaño recomendado del catéter de aspiración según el tamaño del TET

TAMAÑO DEL TUBO ENDOTRAQUIAL (mm DI)	TAMAÑO DEL CATÉTER (Fr)
2.5	5 o 6
3.0	6 u 8
3.5	8

Datos de Weiner GM, ed. *Textbook of Neonatal Resuscitation*. 7th ed. Elk Grove Village, IL: American Academy of Pediatrics; 2016. DI, diámetro interno.

c. Si se utiliza aspiración abierta, determinar la longitud del TET más el adaptador y anotar en el catéter de aspiración como límite de la profundidad de inserción. Para los dispositivos de aspiración cerrados, seguir las directrices del fabricante para determinar la profundidad adecuada.

d. Ajustar la presión de aspiración entre 80 y 100 mm Hg.

e. Realizar la higiene de manos y utilizar el equipo de protección personal adecuado. Si se emplea una técnica de aspiración abierta, también se debe considerar el uso de gafas.

f. Pasar el catéter por las vías respiratorias hasta una profundidad predeterminada. No aplicar el vacío durante la inserción (es decir, mantener el puerto de control de succión abierto o evitar la depresión de la válvula si se utiliza la succión en línea).

g. Cerrar el puerto de control de succión proximal o presionar la válvula y retirar el catéter.

h. Limitar a 10 segundos el tiempo de inserción y extracción.

i. Limpiar el catéter con solución salina estéril o agua.

j. Restablecer la ventilación y repetir según sea necesario para eliminar las secreciones, asegurándose de que el paciente se recupera entre los intentos. Si se utiliza la aspiración en línea, asegurarse de que la válvula esté en posición de bloqueo cuando se haya completado la aspiración.

J. Complicaciones del procedimiento de intubación

Es frecuente que los eventos adversos se asocien con el procedimiento de intubación neonatal. Las complicaciones más frecuentes son la desaturación grave y la intubación esofágica (41).

1. Disritmia (incluida la bradicardia)
2. Hipoxemia
3. Intubación bronquial del tronco principal
4. Intubación esofágica
5. Emesis con y sin aspiración
6. Hipotensión
7. Hipertensión (incluido el aumento de la presión intracraneal)
8. Epistaxis
9. Traumatismos en las encías, los labios o los dientes
10. Laringoespasmo
11. Error de medicación
12. Traumatismo de las vías respiratorias:
    a. Perforación de la hipofaringe o de la tráquea
    b. Hemorragia
    c. Edema laríngeo
    d. Lesión de las cuerdas vocales
    e. Dislocación del aritenoides
13. Paro cardiaco
14. Muerte
15. Otras complicaciones que pueden producirse con una intubación orotraqueal de larga duración son las deformidades del paladar y de la cresta alveolar. La intubación nasal prolongada puede provocar estenosis de las fosas nasales y deformidades nasales. La intubación prolongada también puede provocar estenosis subglótica.

K. Extubación planificada

Antes de llevar a cabo una extubación planificada, es esencial estar preparado para realizar una ventilación con bolsa-mascarilla y sustituir con rapidez el TET si el paciente no tolera el procedimiento. Por lo tanto, el equipo de intubación y el personal calificado para realizar la reintubación deben estar cerca, si no en la cabecera. Además, es importante tener disponible el soporte respiratorio adecuado que se desee para apoyar al paciente después de la extubación, como la cánula nasal o las puntas nasales para la administración de presión positiva continua en las vías respiratorias. Se ha demostrado que la dexametasona puede ser beneficiosa para prevenir el fracaso de la extubación por presunto edema laríngeo en pacientes con factores de riesgo específicos (42, 43). Dados los efectos adversos conocidos de la dexametasona, no se recomienda su uso rutinario, en especial en la población pretérmino.

1. Garantizar el personal y el equipo adecuados a la cabecera.
2. Realizar la aspiración antes de la extubación.
3. Soltar todos los dispositivos de fijación mientras se mantiene el tubo en su lugar. Si el TET con manguito está colocado, asegurarse de que el manguito está totalmente desinflado.
4. Utilizando la ventilación manual, proporcionar al bebé un suspiro y luego retirar la sonda durante la exhalación. Evitar la aspiración durante la retirada de la sonda, a menos que se utilice de manera específica para retirar de la tráquea material extraño grueso.
5. Colocar al neonato en el soporte respiratorio no invasivo predeterminado.
6. Permitir un tiempo de recuperación antes de aspirar la orofaringe.

L. Colocación del dispositivo de mascarilla laríngea/supraglótica

1. Los dispositivos de mascarilla laríngea (supraglótica) son útiles en situaciones en las que un neonato necesita algo más que un soporte respiratorio no invasivo pero la ventilación con mascarilla o la IET no son factibles.

2. Indicaciones:
   a. Pacientes con anomalías craneofaciales que impiden una ventilación con mascarilla adecuada debido a la incapacidad de lograr un sellado apropiado.
   b. Pacientes que no pueden ser intubados debido a una visualización inadecuada.
3. Varios estudios han sugerido que las mascarillas laríngeas son superiores a la ventilación con bolsa en la sala de partos cuando se necesita presión positiva y pueden ayudar a evitar la intubación en los casos en que la ventilación con bolsa ha fracasado (44).
4. Consideraciones:
   a. Los dispositivos de tamaño 1 son adecuados para los neonatos de < 5 kg y los de tamaño 1.5 para los de 5 a 10 kg. Hay datos muy limitados sobre el uso de una mascarilla laríngea en neonatos de < 1.5 kg (44).
   b. La evidencia es limitada en el uso de dispositivos supraglóticos durante las compresiones cardiacas y para la administración de surfactante o epinefrina intratraqueal (45).
   c. Hay varios dispositivos disponibles y tienen diferentes diseños que pueden afectar un poco el procedimiento de colocación.
   d. Premedicación: el paso del dispositivo puede causar bradicardia mediada vagalmente, por lo que algunos proveedores administrarán atropina antes de la colocación si el tiempo lo permite.
   e. Colocación de una sonda oral/naso-gástrica: Si el dispositivo no tiene un canal integrado para una sonda gástrica oral, se debe insertar una sonda nasogástrica antes de la inserción del dispositivo supraglótico.
5. Equipo necesario:
   a. Dispositivo de mascarilla laríngea
   b. Jeringa si el manguito está presente en el dispositivo
   c. Lubricante hidrosoluble
   d. Guantes y otros equipos de protección personal según se indique
   e. Fuente de oxígeno/aire humidificado, mezclador y analizador
   f. Equipo de control
      (1) Monitor cardiorrespiratorio
      (2) Pulsioxímetro
   g. Bolsa de reanimación y mascarilla
   h. Dispositivo de detección de CO_2 al final corriente
      (1) Colorimétrico
      (2) Cuantitativo
   i. Estetoscopio
   j. Cinta adhesiva para asegurar el dispositivo
6. Pasos del procedimiento para la colocación de la mascarilla laríngea:
   a. Poner el equipo de protección personal adecuado (puede incluir protección ocular en función de las características del paciente).
   b. Realizar una comprobación del equipo. Si se utiliza un dispositivo con manguito, asegurarse de que el manguito del dispositivo está intacto llenándolo con el aire adjunto a través del globo piloto adjunto. El dispositivo supraglótico puede insertarse con el manguito desinflado o inflado parcial o totalmente, según la preferencia de la institución o del proveedor.
   c. Lubricar el dispositivo a lo largo de la superficie posterior con un lubricante soluble en agua.
   d. Realizar un receso (si no se trata de una situación de emergencia).
   e. Administrar premedicación si está indicado.
   f. Colocarse en la cabecera de la cama con la cabeza del bebé en posición de olfateo.
   g. Abrir la boca del bebé con la mano no dominante e introducir el dispositivo pasando por el paladar duro hasta la hipofaringe hasta que se note resistencia. Puede ser necesario utilizar el pulgar de la mano no dominante para presionar y mantener la lengua en su sitio y así evitar el retrodesplazamiento de la lengua.
   h. Si hay un manguito, inflarlo con aire hasta que se vea un ligero aumento, asegurándose de no superar el volumen máximo de aire recomendado por el fabricante del dispositivo. No se debe sostener el dispositivo mientras se infla el manguito.
   i. Proceder a proporcionar ventilación y confirmar la posición adecuada con el uso del dispositivo de CO_2 corriente, así como la elevación del pecho, los sonidos respiratorios y la respuesta de los signos vitales.
   j. Asegurar el dispositivo con un adhesivo. Las técnicas de encintado que funcionan con un TET lo harán también con los dispositivos supraglóticos.

M. Consideraciones sobre el manejo del paciente con una vía aérea difícil prevista

Los pacientes con malformaciones craneofaciales evidentes, macroglosia o masas en el cuello pueden ser difíciles de intubar con las técnicas habituales debido a la incapacidad de visualizar la glotis. Los intentos de intubación deben reducirse al mínimo debido al aumento del traumatismo de la vía aérea y al mayor riesgo de complicaciones graves con múltiples intentos (46, 47). En el entorno no urgente, si existe la preocupación de no poder proporcionar una ventilación no invasiva eficaz, ya sea con una mascarilla o con un dispositivo supraglótico, no se debe utilizar una premedicación más allá de la atropina para el intento de intubación debido a la supresión del impulso respiratorio del paciente. Lo ideal sería trasladar a estos pacientes a lugares en los que se pudiera establecer una vía aérea quirúrgica de forma oportuna antes de intentar la intubación no urgente. En el contexto de la emergencia, si el paciente con una vía aérea difícil prevista tiene una intubación fallida utilizando la laringoscopia de rutina, se podrían considerar técnicas de intubación alternativas, dependiendo de los recursos disponibles en términos de equipo y personal capacitado. Estas técnicas incluyen:

1. Intubación con fibra óptica: requiere la habilidad necesaria para utilizar el endoscopio de fibra óptica y el equipo de tamaño adecuado para colocar el TET de tamaño apropiado sobre el endoscopio para introducirlo una vez que este último haya avanzado a través de la glotis.

2. Intubación a través de un dispositivo supraglótico: esto puede hacerse con o sin asistencia de fibra óptica, es decir, avanzando el endoscopio de fibra óptica a través del dispositivo supraglótico, avanzando el TET sobre el dispositivo de fibra óptica a través de la vía aérea supraglótica y luego retirando el endoscopio de fibra óptica mientras se mantiene, con fórceps u otros medios, el TET en su lugar. A continuación se retira el dispositivo supraglótico de la boca tras confirmar que el TET sigue en su sitio con las técnicas de confirmación habituales. Existen dispositivos supraglóticos disponibles en el mercado que están diseñados para mejorar la capacidad de inserción de un TET sin el uso de un endoscopio de fibra óptica, aunque muchos de ellos no tienen el tamaño adecuado para un neonato y el éxito general sin el uso de un endoscopio de fibra óptica es menor (48). Algunos dispositivos supraglóticos tienen cualquiera de las dos redes en la interfaz glótica o una curvatura pronunciada que impediría el avance de un TET a través de ellos. Hay que tener en cuenta que, para hacerlo con éxito, es necesario retirar el conector del TET para facilitar la extracción del dispositivo supraglótico. Por lo tanto, este procedimiento tiene un mayor riesgo si no se tiene cuidado de asegurar que el TET no se desplaza por la tráquea, donde podría no ser recuperable

3. Videolaringoscopia: existen varios dispositivos de videolaringoscopia. Los que tienen una configuración de hoja similar a la de los laringoscopios tradicionales pueden no conferir un beneficio añadido significativo en pacientes con vías respiratorias difíciles. Otros dispositivos, como el GlideScope, pueden ofrecer ventajas, pero exigen técnicas psicomotoras diferentes y, por lo tanto, requieren que el personal reciba una formación específica para su uso.

4. Intubación digital: en esta técnica no hay visualización de la vía aérea. El intubador se sitúa al lado o a los pies del paciente. Se introduce el dedo índice de la mano no dominante sobre la línea media de la lengua hasta identificar la glotis por palpación. A continuación, se introduce el TET y se guía a través de la glotis con el dedo índice. Hay informes de que la técnica digital mejora el éxito y disminuye el tiempo del procedimiento; sin embargo, no se ha estudiado bien, en especial en la población de neonatos con problemas de vías aéreas difíciles (49). En una emergencia, si no hay otras alternativas para la ventilación o la intubación, puede ser razonable intentar una intubación digital.

Referencias

1. Weiner G. *Textbook of Neonatal Resuscitation (NRP)*. 7th ed. Elk Grove Village, IL: American Academy of Pediatrics and American Heart Association; 2016.
2. Wei JL, Bond J. Management and prevention of endotracheal intubation injury in neonates. *Curr Opin Otolaryngol Head Neck Surg*. 2011;19:474–477.
3. Thomas R, Rao S, Minutillo C, et al. Cuffed endotracheal tubes in infants less than 3 kg: A retrospective cohort study. *Pediatr Anaesth*. 2018;28:204–209.
4. Blayney M, Logan D. First thoracic vertebral body as reference for endotracheal tube placement. *Arch Dis Child Fetal Neonatal Ed*. 1994;71:F32–F35.
5. Kempley S, Moreira J, Petrone F. Endotracheal tube length for neonatal intubation. *Resuscitation*. 2008;77:369–373.
6. Gill I, Stafford A, Murphy M, et al. Randomised trial of estimating oral endotracheal tube insertion depth in newborns using weight or vocal cord guide. *Arch Dis Child Fetal Neonatal Ed*. 2018;103:F312–F316.
7. Gien J, Meyers ML, Kinsella JP. Assessment of carina position antenatally and postnatally in infants with congential diaphragmatic hernia. *J Pediatr*. 2018;192:93–98.
8. Kemper M, Dullenkopf A, Schmidt A, et al. Nasotracheal intubation depth in paediatric patients. *Br J Anaesth*. 2014;113:840–846.
9. Rost J, Frush D, Auten R. Effect of neck position on endotracheal tube location in low birth weight infants. *Pediatr Pulmonol*. 1999;27:199–202.
10. Marcano B, Silver P, Mayer S. Cephalad movement of endotracheal tubes caused by prone positioning in pediatric patients with acute respiratory distress syndrome. *Pediatr Crit Care Med*. 2003;4:186–189.
11. Kim J, Kim H, Ahn W, et al. Head rotation, flexion and extension alter endotracheal tube position in adults and children. *Can J Anesth*. 2009;56:751–756.
12. Roberts K, Leone T, Edwards W, et al. Premedication for nonemergent neonatal intubations: a randomized, controlled trial comparing atropine and fentanyl to atropine, fentanyl and mivacurium. *Pediatrics*. 2006;118: 1583–1591.
13. Lemyre B, Cheng R, Gaboury I. Atropine, fentanyl and succinylcholine for non-urgent intubations in newborns. *Arch Dis Child Fetal Neonatal Ed*. 2009;94:F349–F442.
14. Le C, Garey D, Leone T, et al. Impact of premedication on neonatal intubations by pediatric and neonatal trainees. *J Perinatol*. 2014;34(6):458–460.
15. Feltman D, Weiss M, Nicoski P, et al. Rocuronium for nonemergent intubation of term and preterm infants. *J Perinatol*. 2011;31:38–43.
16. Caldwell C, Watterberg K. Effect of premedication regimen on infant pain and stress response to endotracheal intubation. *J Perinatol*. 2015;35(6):415–418.
17. Friesen R, Honda A, Thieme R. Changes in anterior fontanel pressure in preterm neonates during tracheal intubation. *Anesth Analg*. 1987;66:874–878.
18. Wallenstein B, Birnie K, Arain Y, et al. Failed endotracheal intubation and adverse outcomes among extremely low birth weight infants. *J Perinatol*. 2016;36:112–115.
19. Kumar P, Denson SE, Mancuso TJ; Committee on Fetus and Newborn. Premedication for nonemergency endotracheal intubation in the neonate. *Pediatrics*. 2010;125:608–615.
20. McLendon K, Preuss CV. Atropine. [Updated November 23, 2018]. In: *StatPearls [Internet]*. Treasure Island, FL: StatPearls Publishing; 2018. https://www.ncbi.nlm.nih.gov/books/NBK470551/.
21. National Center for Biotechnology Information. PubChem Compound Database; CID = 4192. https://pubchem.ncbi.nlm.nih.gov/compound/4192. Accessed January 8, 2019.
22. Normal Epiglottis by Med Chaos. http://bit.ly/2ar7yp4. CC-BY-SA-3.0.

23. Kamlin C, O'Connell L, Morley C, et al. A randomized trial of stylets for intubation newborn infants. *Pediatrics*. 2013;131:e198–e205.

24. Healy D, Maties O, Hovord D, et al. A systematic review of the role of videolaryngoscopy in successful orotracheal intubation. *BMC Anesthesiology*. 2012;12:32.

25. Fiadjoe J, Gurnaney H, Dalesio N, et al. A prospective randomized equivalence trial of the GlideScope Cobalt video laryngoscope to traditional direct laryngoscopy in neonates and infants. *Anesthesiology*. 2012;116:622–628.

26. Vlatten A, Aucoin S, Litz S, et al. A comparison of the STORZ video laryngoscope and standard direct laryngoscopy for intubation in the Pediatric airway—a randomized clinical trial. *Paediatr Anaesth*. 2009;19:1102–1107.

27. Moussa A, Luangxay Y, Tremblay S, et al. Videolaryngoscope for teaching neonatal endotracheal intubation: a randomized controlled trial. *Pediatrics*. 2016;137:1–8.

28. O'Shea J, Thio M, Kamlin C, et al. Videolaryngoscopy to teach neonatal intubation. *Pediatrics*. 2015;136:912–919.

29. Johnston L, Auerbach M, Nagler J, et al. *Neonatal Tracheal Intubation*. 2016. https://www.openpediatrics.org/assets/video/neonatal-tracheal-intubation.

30. Chalak L, Kaiser J, Arrington R. Resolution of pulmonary interstitial emphysema following selective left main stem intubation in a premature newborn: an old procedure revisited. *Paediatr Anaesth*. 2007;17:183–186.

31. Jakob A, Bender C, Henschen M, et al. Selective unilateral lung ventilation in preterm infants with acquired bullous emphysema: a series of nine cases. *Pediatr Pulmonol*. 2013;48:9–14.

32. Joseph L, Bromiker R, Toker O, et al. Unilateral lung intubation for pulmonary air leak syndrome in neonates: a case series and a review of the literature. *Am J Perinatol*. 2011;28:151–156.

33. Van Dorn C, Sittig S, Koch C, et al. Selective fiberoptic left mainstem intubation to treat bronchial laceration in an extremely low birthweight neonate. *Int J Pediatr Otorhinolaryngol*. 2019;74:707–710.

34. Ryan S, Curran J. Embryology and anatomy of the neonatal chest. In: Donoghue V, ed. *Radiological Imaging of the Neonatal Chest*. Berlin Heidelberg GmbH: Springer-Verlag; 2002:1–9.

35. Kubota H, Kubota Y, Toyada Y, et al. Selective blind endobronchial intubation in children and adults. *Anesthesiology*. 1987;67:587–589.

36. Jishi N, Kyer D, Sharief N, et al. Selective bronchial occlusion for treatment of bullous interstitial emphysema and bronchopleural fistula. *J Pediatr Surg*. 1994;29:1545–1547.

37. Sivasubramanian K. Technique of selective intubation of the left bronchus in newborn infants. *J Pediatr*. 1979;94:479–480.

38. Ho AMH, Flavin MP, Fleming ML, et al. Selective left mainstem bronchial intubation in the neonatal intensive care unit. *Rev Bras Anestesiol*. 2018;68:318–321.

39. Glenski JA, Thibeault DW, Hall FK, et al. Selective bronchial intubation in infants with lobar emphysema: indications, complications, and long-term outcome. *Am J Perinatol*. 1986;3:199–204.

40. Bruschettini M, Zappettini S, Moja L, et al. Frequency of endotracheal suctioning for the prevention of respiratory morbidity in ventilated newborns. *Cochrane Database Syst Rev*. 2016;3:CD011493.

41. Foglia E, Ades A, Napolitano N, et al. Factors associated with adverse events during tracheal intubation in the NICU. *Neonatology*. 2015;108:23–29.

42. Davis P, Henderson-Smart D. Intravenous dexamethasone for extubation of newborn infants. *Cochrane Data Syst Rev*. 2001;(4):CD000308.

43. Veldhoen E, Smulders C, Kappen T, et al. Post-extubation stridor in respiratory syncytial virus bronchiolitis: Is there a role for prophylactic dexamethasone? *PLoS ONE*. 2017;12:e0172096.

44. Qureshi M, Kumaj M. Laryngeal mask airway versus bag-mask ventilation or endotracheal intubation for neonatal resuscitation. *Cochrane Database Syst Rev*. 2018;3:CD003314.

45. Bansal S, Caoci S, Dempsey E, et al. The laryngeal mask airway and its use in neonatal resuscitation: a critical review of where we are in 2017/2018. *Neonatology*. 2018;113:152–161.

46. Fiadjoe J, Nishisaki A, Jagannathan N, et al. Airway management complications in children with difficult tracheal intubation from the pediatric difficult intubation (PeDI) registry: a prospective cohort analysis. *Lancet Respir Med*. 2016;4:37–48.

47. Foglia E, Ades A, Sawyer T, et al. Neonatal intubation practice and outcomes: an international registry study. *Pediatrics*. 2019;143(1):e20180902.

48. Naik L, Bhardwaj N, Sen IM, et al. Intubation success through I-Gel® and Intubating Laryngeal Mask Airway® using flexible silicone tubes: a randomised noninferiority trial. *Anesthesiol Res Pract*. 2016;2016:7318595.

49. Moura J, Da Silvia G. Neonatal laryngoscope intubation and the digital method: a randomized controlled trial. *J Pediatr*. 2006;148:840–841.

39

Administración de surfactante a través de un catéter fino

Peter A. Dargaville y Harley Mason

A. Definiciones

Síndrome de dificultad respiratoria (SDR): la manifestación clínica de la deficiencia de surfactante en el pulmón del prematuro, cuyas características cardinales son taquipnea, retracciones, gruñidos y necesidad de oxígeno.

Catéter delgado: catéter de diámetro externo ~1.3 a 1.7 mm (4 a 5 FG) utilizado para la instilación de surfactante.

B. Propósito

Administrar surfactante exógeno por medio de un catéter delgado a un lactante prematuro con SDR que recibe asistencia respiratoria no invasiva, por lo regular presión positiva continua de la vía aérea (CPAP).

C. Antecedentes

El surfactante exógeno ha sido el pilar del tratamiento del lactante prematuro con SDR durante más de 30 años, administrado a través de un tubo endotraqueal con repetición de dosis según sea necesario. Sin embargo, hoy en día muchos niños prematuros son tratados desde el principio con asistencia respiratoria no invasiva, en particular con CPAP nasal, y por lo tanto carecen del conducto habitual por el que se administra el surfactante. Entre los lactantes que reciben CPAP, muchos de los que tienen SDR reciben un apoyo adecuado solo con CPAP, con una mejora gradual del estado del surfactante y, por lo tanto, de la función pulmonar. Algunos lactantes siguen presentando características de SDR, incluyendo necesidades significativas de oxígeno, lo que plantea el dilema de continuar con la CPAP o intubar para administrar surfactante.

Aunque la resolución obvia del dilema CPAP-surfactante es intubar de manera breve para la administración de surfactante, varios ensayos controlados aleatorios recientes no han mostrado un beneficio importante de este enfoque, sobre todo relacionado con la dificultad de la extubación (1, 2). Por este motivo se han aplicado diversas técnicas para administrar surfactante en un lactante con respiración espontánea no intubado (3, 4). En la actualidad existe una amplia experiencia en la administración de surfactante a través de un catéter delgado colocado brevemente en la tráquea (5-7), y el entusiasmo por este método es cada vez mayor. Varios ensayos controlados aleatorios han sugerido que este método es un medio más eficaz de administrar surfactante que la intubación estándar (8, 9), quizá muy relacionado con un efecto positivo de la respiración espontánea en la distribución del surfactante.

Han surgido dos métodos principales de colocación de catéteres delgados para la administración de surfactante, ambos realizados con la ayuda de la laringoscopia directa.

1. El **método de Cologne**, en el que la punta de una sonda de alimentación flexible se dirige a través de las cuerdas vocales con unas pinzas Magill (10).
2. El **método Hobart**, en el que la punta de un catéter semirrígido (p. ej., un catéter vascular) se guía hasta la tráquea sin pinzas Magill (11).

Hoy día existen numerosas variaciones de estos métodos.

D. Indicaciones

Las indicaciones para la terapia con surfactante a través de un catéter delgado aún no se han resuelto por completo. No obstante, basándose en los resultados de estudios no aleatorios y ensayos clínicos (12), se pueden proporcionar los siguientes umbrales específicos de la gestación para la terapia.

1. **Todas las gestaciones:**

    Insuficiencia respiratoria que se cree que está relacionada con el SDR y que se maneja con asistencia respiratoria no invasiva, por lo regular CPAP o una forma de ventilación con presión positiva no invasiva.

2. De 23 a 25 semanas de gestación
   a. Nivel de CPAP ≥ 6 cm H₂O.
   b. Cualquier necesidad de oxígeno para mantener la SpO₂ en el rango objetivo local.
   c. Edad < 6 h, y de preferencia < 2 horas.

3. De 26 a 28 semanas de gestación
   a. Nivel de CPAP ≥ 6 cm H₂O.
   b. FiO₂ ≥ 0.30 para mantener la SpO₂ en el rango objetivo local.
   c. Edad < 24 h, con énfasis en el reconocimiento y tratamiento temprano a una edad < 6 a 12 horas.

4. Más allá de las 28 semanas de gestación
   a. Nivel de CPAP ≥ 6 cm H₂O, o flujo nasal alto ≥ 7 L/min.
   b. FiO₂ ≥ 0.30 a 0.35 para mantener la SpO₂ en el rango objetivo local.
   c. Edad < 24 horas.

E. Contraindicaciones

1. Contraindicaciones absolutas
   a. SDR grave con altos requerimientos de oxígeno o acidosis respiratoria grave, junto con atelectasia prominente radiográficamente, de tal manera que el soporte ventilatorio continuo será necesario después de la terapia con surfactante. Los umbrales de FiO₂ sugeridos por encima de los cuales se debe considerar la intubación para la administración de surfactante son > 0.40 a 0.50 en gestaciones < 30 semanas, y FiO₂ > 0.60 para lactantes más maduros.
   b. Una causa alternativa de dificultad respiratoria (p. ej., neumonía congénita o hipoplasia pulmonar).
   c. Malformaciones maxilofaciales, traqueales o pulmonares conocidas.
   d. No hay personal experimentado disponible para realizar el cateterismo traqueal.

2. Contraindicaciones relativas
   a Bebé de < 26 semanas de gestación: el procedimiento puede ser técnicamente difícil y desestabilizador en manos inexpertas.
   b. Neumotórax que requiere drenaje.
   c. Apnea prominente a pesar de la administración de cafeína.

F. Precauciones

1. La realización de una laringoscopia directa en un lactante prematuro con respiración espontánea con el fin de realizar un cateterismo traqueal requiere una habilidad considerable y no debe ser realizada por personal clínico que no esté familiarizado con la técnica o no esté entrenado en ella. La práctica en un maniquí de reanimación realista es esencial antes de intentar el método en bebes humanos.

2. Todos los informes realizados hasta la fecha sobre la administración de tensioactivos a neonatos prematuros a través de un catéter delgado implican el uso de un catéter utilizado "fuera de la etiqueta", con una finalidad distinta a la prevista. En la actualidad se dispone de un catéter semirrígido fabricado específicamente (LISAcath, Chiesi Farmaceutici, Parma, Italia), y parece tener características de diseño favorables en comparación con un catéter vascular (13).

G. Equipo (fig. 39-1)

1. *Método de Cologne*
   a. Sonda flexible con punta redondeada, de preferencia con marcas de profundidad. Las opciones incluyen una sonda de alimentación de 5 Fr o un catéter umbilical de 3.5 a 5 Fr.
   b. Pinzas Magill (tamaño adecuado para el bebé).

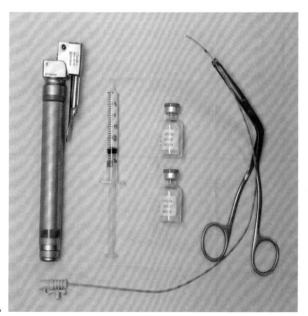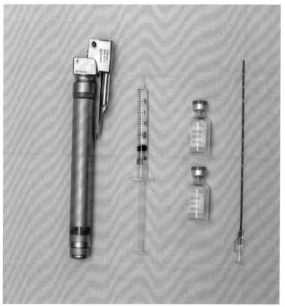

A   **B**

FIGURA 39-1 Equipo. **A.** Equipo para el método de Cologne. **B.** Equipo para el método Hobart. El catéter representado es el LISAcath; si no se dispone de él, un catéter vascular 16G (Angiocath) es una alternativa satisfactoria.

c. Preparar el catéter para su inserción sujetándolo con unas pinzas Magill en un ángulo de 120 grados, a unos 2 cm de la punta.

2. *Método Hobart*

a. Catéter semirrígido, incluyendo un catéter vascular (Angiocath 16G) o, si está disponible, un catéter fabricado especialmente (LISAcath, Chiesi Farmaceutici).

3. *Ambos métodos*

a. Laringoscopio con hoja Miller 00 (< 28 a 30 semanas), contrario a la hoja Miller 0 o Macintosh 1.

b. *Si es necesario:* lápiz de cera para colocar la marca de profundidad cerca de la punta del catéter (1.5 cm para < 27 semanas de gestación, de lo contrario 2 cm). También se puede colocar una marca de lápiz o una ligadura de seda más arriba del eje del catéter para indicar una profundidad adecuada en el labio (la misma profundidad que para la intubación oral).

c. Surfactante, dosis de 100 a 200 mg/kg, en una jeringa con 0.5 mL de aire adicional.

H. Técnica

En el ▶ video 39-1 se muestra un video del método Hobart. Se puede ver un video del método de Cologne en https:// www. youtube.com/watch?v=OUvgJ57FQR8.

Se debe envolver al bebé y colocarlo en una posición que facilite la laringoscopia, con un rollo de cuello en su lugar.

1. La CPAP debe mantenerse durante todo el procedimiento, con una interfaz que permita realizar una laringoscopia directa. Algunas interfaces de CPAP tienen un perfil alto en la cara, lo que impide la laringoscopia directa.

2. La monitorización de la frecuencia cardiaca y la SpO_2 debe mantenerse durante todo el proceso.

3. Se recomienda la premedicación con cafeína para los lactantes < 1 250 gm (y para los lactantes de mayor tamaño a criterio del encargado del procedimiento).

4. Se fomenta el uso de medios no farmacológicos para minimizar el malestar (p. ej., sacarosa al 25%), junto con la estimulación táctil periférica durante y después de la administración de surfactante para fomentar la respiración espontánea.

5. El uso de premedicación sedante para la administración de surfactante a través de un catéter delgado sigue siendo controvertido. El fentanilo, el propofol y la ketamina se han utilizado en este contexto; ninguno de ellos está exento de riesgos, incluida la depresión de la respiración espontánea, junto con la preocupación de un efecto sobre el desarrollo neuronal. El uso de premedicación sedante parece estar asociado con una mayor necesidad de ventilación con presión positiva durante y después del procedimiento, y a mayores tasas de intubación posterior.

Método

Ambos métodos

1. Considerar la preoxigenación con un aumento de la FiO_2 de 0.05 a 0.10 durante 1 a 2 minutos.

2. Realizar la laringoscopia manteniendo el soporte de CPAP. Llevar las cuerdas vocales a la vista con una combinación de presión anterior sobre la faringe y presión cricoidea, realizada por el procedimentalista con el quinto dedo.

3. Aspirar las secreciones cuando sea necesario.

Método de Cologne

1. Utilizando las pinzas Magill, pasar la punta del catéter a través de las cuerdas vocales.

Método Hobart

1. Con una sujeción de tres dedos (**fig. 39-2**), pasar la punta del catéter a través de las cuerdas vocales.

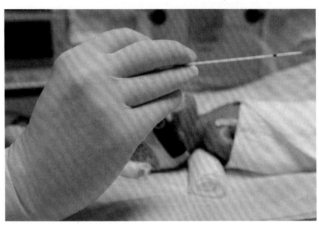

FIGURA 39-2 Sujeción del catéter (método Hobart). Sujeción con tres dedos del catéter semirrígido, lo que permite utilizar el cuarto dedo para guiar la punta del catéter hacia adelante.

Ambos métodos

1. Solución de problemas: si la aducción de la cuerda impide la inserción del catéter, retirar un poco la punta del catéter y esperar a que se abra la laringe.

2. Solución de problemas: si no se obtiene una visión de las cuerdas, no se puede insertar el catéter, o el lactante tiene bradicardia persistente durante la laringoscopia, detener de manera temporal el procedimiento, retirar el laringoscopio y proporcionar soporte de CPAP con la boca cerrada.

3. Introducir el catéter hasta la profundidad deseada más allá de los cordones: 1.5 cm < 27 semanas de gestación, 2 cm en caso contrario (**fig. 39-3**).

4. Sujetar el catéter con un pellizco en el labio y anotar y mantener la profundidad en el labio (**fig. 39-4**).

5. Retirar el laringoscopio, cerrar la boca para optimizar el soporte de la CPAP. No es necesario continuar con la laringoscopia mientras se instila el surfactante.

6. Conectar la jeringa precargada al catéter y administrar el tensioactivo durante 30 segundos a 3 minutos, según las preferencias locales. El tensioactivo no debe administrarse en forma de infusión, sino en forma de pequeñas inyecciones repetidas (de 3 a 5 bolos según el volumen y el tamaño del bebé).

7. Solución de problemas: reducir el ritmo de administración si se observa reflujo de surfactante o la respiración es

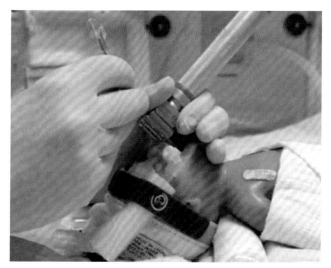

FIGURA 39-3 Introducción del catéter (método Hobart).

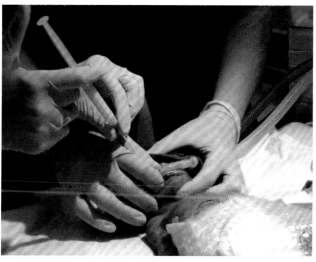

FIGURA 39-4 Catéter en posición en el labio con jeringa de surfactante conectada.

irregular. En caso de reflujo pronunciado, detener la administración de surfactante, mantener la boca cerrada y propiciar la respiración espontánea con la ayuda de la CPAP para redirigir el surfactante de vuelta al pulmón. Aplicar la succión solo si hay signos persistentes de obstrucción de las vías respiratorias.

8. Una vez administrado todo el surfactante, evacuar el surfactante del catéter con el aire de la jeringa y retirar el catéter.

9. Fomentar la respiración espontánea durante la instilación de surfactante mediante la aplicación constante de CPAP y una estimulación suave si es necesario.

10. Aumentar la FiO_2 si la SpO_2 es persistentemente baja en cualquier momento.

11. Utilizar la ventilación con presión positiva solo si el lactante presenta apnea o hipoxemia/bradicardia prolongada.

12. Reducir la FiO_2 poco después del procedimiento según la SpO_2. La respuesta de oxigenación tras la instilación de surfactante debe ser casi inmediata.

I. Circunstancias especiales

Terapia con surfactantes en la sala de partos

La administración de surfactante exógeno a través de un tubo endotraqueal a recién nacidos prematuros no seleccionados en la sala de partos no parece conferir ventajas sobre el tratamiento selectivo temprano con surfactante en la UCIN, en especial cuando se utiliza la CPAP en la transición (14). Este hallazgo puede aplicarse también al tratamiento con surfactante a través de un catéter delgado, pero sigue sin probarse. Los datos actuales sugieren que, salvo quizá en el caso de los lactantes más inmaduros de < 26 semanas de gestación, la administración de surfactante mediante catéter delgado puede y debe aplazarse hasta que el lactante esté en el entorno de la UCIN, estable con CPAP y con monitorización cardiorrespiratoria.

Terapia con surfactante en edad de gestación > 32 semanas

Las recomendaciones relativas a la administración de surfactante por catéter delgado todavía están surgiendo para el subgrupo poco estudiado de lactantes de más de 32 semanas de gestación, en el que las consideraciones de tolerancia al procedimiento y la posible necesidad de premedicación analgésica pasan a primer plano. Para este grupo, parece haber un beneficio de la administración de surfactante por catéter delgado (con premedicación de fentanilo) sobre la continuación de la CPAP una vez que se alcanza un umbral de FiO_2 de 0.35 (15), pero faltan estudios que comparen de forma directa la administración por catéter delgado y por tubo endotraqueal.

J. Complicaciones

1. **Necesidad de múltiples intentos de cateterismo**
   La tasa de éxito del cateterismo traqueal en el primer intento es de alrededor de 70%. El fracaso de la cateterización en los intentos repetidos se produce con una frecuencia de < 5%.

2. **Episodios hipóxicos o bradicárdicos**
   Los episodios de hipoxia y bradicardia se notifican con frecuencia durante la cateterización traqueal para la administración de surfactante. Los episodios de hipoxia con SpO_2 < 80% ocurren en alrededor de 40 a 60% de los intentos de cateterización, y la bradicardia con una frecuencia cardiaca < 100 lpm se observa en alrededor de 10 a 20% de los casos. Es más probable que se produzcan estos eventos (i) si la laringoscopia es prolongada o excesivamente enérgica, (ii) si no se aplica CPAP/oxígeno suplementario durante el procedimiento, y (iii) después de la administración de un bolo grande de surfactante en la tráquea. La frecuencia de uso de la VPP para ayudar a la recuperación de estos eventos es relativamente baja, y la VPP puede evitarse en la mayoría de los casos por parte de los especialistas en el procedimiento. La intubación durante o después del procedimiento rara vez es necesaria.

3. **Reflujo de tensioactivos**
   La aparición de algo de surfactante en la boca o en los labios durante la instilación por vía intratraqueal ha sido

reportada en un tercio de los casos. El cierre de la boca y la promoción de la respiración espontánea pueden ayudar a devolver el surfactante al pulmón. La VPP y la aspiración rara vez son necesarias en esta circunstancia.

4. **Mala distribución de tensioactivos**

En cuanto a la administración de surfactante a través de un tubo endotraqueal, si el catéter de instilación se inserta demasiado profundamente, la mayor parte del surfactante administrado se depositará en el pulmón derecho, con la consiguiente diferencia de distensibilidad y aireación entre los dos pulmones. La vigilancia para conseguir y mantener la posición correcta de la punta del catéter es crucial.

5. **Falla en el suministro de tensioactivos**

La mala posición del catéter en el esófago y, por lo tanto, el fracaso en la administración de surfactante al pulmón se produce sin duda con la técnica del catéter delgado, y se manifestará como un fracaso en la inducción de la mejora habitual de la FiO_2 después del procedimiento. En la actualidad, la confirmación de que la punta del catéter ha atravesado las cuerdas vocales depende solo de las observaciones del operador. La videolaringoscopia ofrece una solución parcial, ya que permite a otros observadores visualizar el recorrido del catéter.

Referencias

1. Sandri F, Plavka R, Ancora G, et al. Prophylactic or early selective surfactant combined with nCPAP in very preterm infants. *Pediatrics.* 2010;125:e1402–e1409.

2. Dunn MS, Kaempf J, de Klerk A, et al. Randomized trial comparing 3 approaches to the initial respiratory management of preterm neonates. *Pediatrics.* 2011;128:e1069–e1076.

3. Dargaville PA. Innovation in surfactant therapy I: surfactant lavage and surfactant administration by fluid bolus using minimally invasive techniques. *Neonatology.* 2012;101:326–336.

4. Kribs A. Minimally invasive surfactant therapy and noninvasive respiratory support. *Clin Perinatol.* 2016;43:755–771.

5. Dargaville PA, Aiyappan A, De Paoli AG, et al. Minimally-invasive surfactant therapy in preterm infants on continuous positive airway pressure. *Arch Dis Child Fetal Neonatal Ed.* 2013;98:F122–F126.

6. Klebermass-Schrehof K, Wald M, Schwindt J, et al. Less invasive surfactant administration in extremely preterm infants: impact on mortality and morbidity. *Neonatology.* 2013;103:252–258.

7. Göpel W, Kribs A, Hartel C, et al. Less invasive surfactant administration is associated with improved pulmonary outcomes in spontaneously breathing preterm infants. *Acta Paediatr.* 2015;104:241–246.

8. Kanmaz HG, Erdeve O, Canpolat FE, et al. Surfactant administration via thin catheter during spontaneous breathing: randomized controlled trial. *Pediatrics.* 2013;131:e502–e509.

9. Kribs A, Roll C, Gopel W, et al. Nonintubated surfactant application vs conventional therapy in extremely preterm infants: a randomized clinical trial. *JAMA Pediatr.* 2015;169:723–730.

10. Kribs A, Pillekamp F, Hunseler C, et al. Early administration of surfactant in spontaneous breathing with nCPAP: feasibility and outcome in extremely premature infants (postmenstrual age </ = 27 weeks). *Paediatr Anaesth.* 2007;17:364–369.

11. Dargaville PA, Aiyappan A, Cornelius A, et al. Preliminary evaluation of a new technique of minimally invasive surfactant therapy. *Arch Dis Child Fetal Neonatal Ed.* 2011;96:F243–F248.

12. Dargaville PA. Newer strategies for surfactant delivery. In: Bancalari E, Keszler M, Davis PG, eds. *The Newborn Lung,* 3rd ed. Philadelphia, PA: Elsevier; 2019:221–238.

13. Fabbri L, Klebermass-Schrehof K, Aguar M, et al. Five-country manikin study found that neonatologists preferred using the LISAcath rather than the Angiocath for less invasive surfactant administration. *Acta Paediatr.* 2018;107:780–783.

14. Rojas-Reyes MX, Morley CJ, Soll R. Prophylactic versus selective use of surfactant in preventing morbidity and mortality in preterm infants. *Cochrane Database Syst Rev.* 2012;3:CD000510.

15. Olivier F, Nadeau S, Belanger S, et al. Efficacy of minimally invasive surfactant therapy in moderate and late preterm infants: a multicentre randomized control trial. *Paediatr Child Health.* 2017;22:120–124.

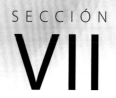

Colocación y cuidados de sondas

Traqueostomía y sus cuidados

Margaret Mary Kuczkowski y Gregory J. Milmoe

Los lactantes con obstrucción de las vías respiratorias o con necesidad de soporte ventilatorio prolongado suelen ser considerados para la traqueostomía como alternativa a la intubación endotraqueal. El momento y las secuelas se han debatido durante mucho tiempo (1-5). El énfasis en los cuidados continuos pretende mejorar el manejo y la seguridad (3). La participación temprana de la familia ayuda a disipar los temores y a promover la seguridad de los cuidados en el hogar.

A. Indicaciones

1. Asistencia respiratoria prolongada por razones pulmonares, neurológicas o neuromusculares
2. Anomalías congénitas de las vías respiratorias, craneofaciales o laringotraqueales
3. Estenosis subglótica o traqueal adquirida

B. Contraindicaciones

1. Fisiología inestable
   a. Sepsis
   b. Neumonía aún no controlada
   c. Inestabilidad pulmonar que requiere altas presiones inspiratorias o necesidad de ventilación de alta frecuencia
   d. Inestabilidad cardiovascular: derivación, arritmia o hipotensión
   e. Evolución de las lesiones neurológicas o renales
2. Obstrucción distal que no se alivia con la traqueostomía: masa mediastínica o estenosis grave en la carina

C. Precauciones

1. El paciente debe estar estable, pero esto es siempre relativo
2. Este procedimiento debe realizarse solo en instalaciones en las que exista un apoyo adecuado para el manejo posoperatorio
3. Anticiparse a las anomalías que hacen que la tráquea sea relativamente inaccesible

   a. Hemangioma cervical masivo: problemas de sangrado
   b. Linfangioma cervical masivo: distorsión grave de la anatomía del cuello
   c. Bocio masivo: podría ser manejable médicamente
   d. Síndromes torácicos con cifoescoliosis grave o distorsión traqueal
4. Anticipar la necesidad de aumentar el soporte pulmonar después para contrarrestar la atelectasia y el aumento de las secreciones justo después de la operación. Las cánulas de traqueostomía permiten la fuga de aire a través del estoma y la laringe (incluso con manguito). Por el contrario, una cánula endotraqueal se ajusta mejor a los cricoides, creando un sistema de ventilación más cerrado.
5. Los neonatos son menos capaces de tolerar la bacteriemia. Utilizar antibiótico perioperatorio para cubrir la flora cutánea.
6. Si el paciente no está intubado, hay que disponer de un equipo de endoscopia y discutir las opciones de intubación con el anestesista.
7. La laringe del lactante difiere de la del adulto y del niño mayor (fig. 40-1)
   a. Más flexible y móvil
   b. Relativamente más alto en el cuello
   c. El timo y la arteria innominada pueden obstaculizar el paso a la tráquea en el campo quirúrgico

D. Procedimiento

1. Obtener el consentimiento informado y realizar el procedimiento de "tiempo fuera" según las directrices institucionales (véase el capítulo 3).
2. Se comprueba el equipo para los instrumentos, las suturas, el respaldo de la endoscopia y los tubos de traqueostomía disponibles. Los tubos se seleccionan en función del calibre y la longitud necesarios.
3. El equipo de anestesia aplicará los monitores, comprobará la línea IV y confirmará la ventilación satisfactoria a través del tubo endotraqueal antes de administrar los agentes anestésicos.
4. Retirar la sonda nasogástrica para evitar confusiones al palpar la tráquea. No colocar un estetoscopio esofágico.

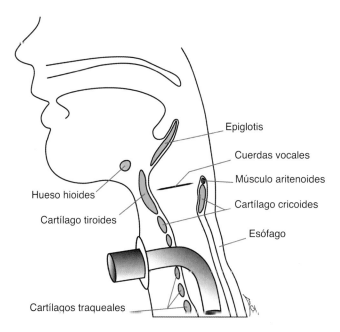

FIGURA 40-1 Anatomía de perfil lateral de las vías respiratorias superiores y ubicación de la cánula de traqueostomía. (Cortesía del Dr. Marko Culjat, MD, PhD, MedStar Georgetown University Hospital.)

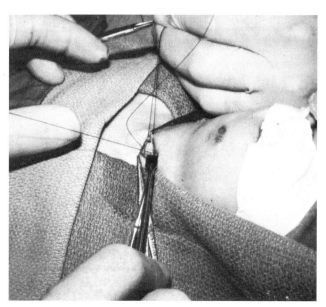

FIGURA 40-2 Colocación de suturas de sujeción a través de la pared traqueal.

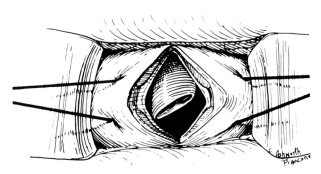

FIGURA 40-3 Concepción artística de la vista a través de la incisión traqueal con la punta del tubo endotraqueal visible. Las suturas fijas mantienen los cartílagos abiertos.

5. Colocar al paciente con el cuello extendido utilizando un rollo de hombro. Preparar la zona quirúrgica desde arriba del mentón hasta debajo de las clavículas. A continuación, cubrir al paciente para que el anestesista pueda acceder al tubo endotraqueal y a la cinta de sujeción.

6. Inyectar la piel y los tejidos más profundos con anestesia local (0.5 a 1 mL de lidocaína al 1% con epinefrina 1:100 000).

7. Identificar los siguientes puntos de referencia: muesca supraesternal, mentón, línea media, tráquea y cricoides. En los neonatos pequeños, el cricoides puede ser difícil de palpar.

8. Realizar la incisión de la piel verticalmente en la línea media. Esto permite una retracción más fácil y evita una disección lateral excesiva.

9. Disecar en la línea media hasta la pared traqueal, identificando los músculos acintados, la glándula tiroidea, la tráquea, el cartílago tiroideo y el anillo cricoideo.

10. Colocar los retractores de Senn o Ragnell a ambos lados de la tráquea para una visibilidad óptima. Si la glándula tiroidea no puede ser desplazada por disección roma, entonces divida el istmo y ligue con suturas de seda.

11. Colocar suturas verticales a ambos lados de la incisión traqueal prevista (por lo regular los anillos tercero y cuarto). Estas suturas son el salvavidas del lactante en caso de que el tubo se desprenda o necesite una sustitución urgente en la primera semana antes de que la herida madure **(fig. 40-2)**.

12. Hacer una incisión en la tráquea verticalmente durante dos o tres anillos en función del tamaño del tubo necesario. El anestesista aflojará la cinta y retirará el tubo endotraqueal hasta que la punta sea apenas visible **(fig. 40-3)**. A continuación se coloca la cánula de traqueostomía en la vía aérea.

13. A continuación, se confirma la ventilación mediante la medición del volumen espiratorio final del dióxido de carbono y la saturación de oxígeno, así como la auscultación de ambos campos pulmonares.

14. Asegurar el tubo con cinta adhesiva o con ligaduras de velcro. De cualquier manera, solo debe caber un dedo entre la cinta y el cuello cuando el cuello del bebé está en posición neutral. En la mayoría de los centros, la propia brida se suturará al cuello hasta el primer cambio de sonda.

15. Asegurar las suturas de sujeción traqueal al cuello con cinta adhesiva etiquetada en cuanto al lado correcto **(fig. 40-4)**.

16. Transportar al paciente de vuelta a la unidad de cuidados intensivos con un tubo endotraqueal de reserva y un laringoscopio disponibles. A su llegada, obtenga una radiografía de tórax para comprobar la posición del tubo y el estado de los pulmones. Si es necesario, sustituir la sonda nasogástrica antes de la radiografía.

E. Cuidados posoperatorios inmediatos (día 0 hasta el primer cambio de cánula)

Nota: el primer cambio de cánula de traqueostomía debe ser realizado por el equipo quirúrgico y el momento es a discreción del

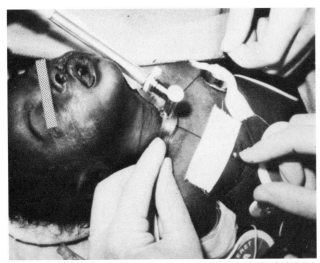

FIGURA 40-4 Fijación de las suturas de sujeción. En cuanto se confirma la posición de la cánula de traqueostomía y se inicia la ventilación estomática, se puede fijar la cánula. Se mantiene la misma tensión en las suturas de sujeción durante el encintado. Se marca la sutura derecha para evitar confusiones en la futura colocación.

cirujano (varía entre los días 3 y 7 del posoperatorio, la mayoría entre los días 5 y 7) (4).

1. Proporcionar cuidados de enfermería y terapia respiratoria a pie de cama en el entorno de cuidados intensivos con enfermeras y terapeutas formados y competentes en el cuidado de lactantes con trastornos de las vías respiratorias superiores y traqueostomías. Estos enfermeros y terapeutas respiratorios deben estar capacitados para la evaluación respiratoria, el manejo rutinario de la traqueostomía, y pueden anticipar y manejar las emergencias de esta última (6).

2. Mantener en todo momento cánulas de traqueostomía de repuesto junto a la cama (una del mismo tamaño y otra más pequeña) (4, 6-8).

3. La hoja de información sobre la vía aérea en la cabecera debe incluir: marca y tamaño del tubo de traqueostomía, tamaño del catéter de succión, profundidad de la succión incluyendo cualquier adaptador (**fig. 40-5**) (7, 8).

Mi tubo de traqueostomía es: (marca y tamaño)

_____

Tamaño del catéter de succión:

_____

Profundidad del catéter de succión:

_____

FIGURA 40-5 Figura que representa una hoja de información de emergencia de la vía aérea para la cabecera.

4. Manejo de las vías respiratorias
   a. Humidificación: proporcionar una humidificación adecuada mediante ventilación asistida o collarín de traqueostomía de humidificación caliente.
      (1) Justificación: por lo regular, la vía aérea nasal calienta y humidifica el aire que entra en el cuerpo;

sin embargo, una traqueostomía pasa por alto la vía aérea nasal y permite que entre un aire menos humidificado. El aire no humidificado puede espesar las secreciones y aumentar el riesgo de obstrucción de la mucosidad.
      (2) Precaución: la condensación del vapor de agua puede acumularse en las paredes del tubo y en el tubo, y ser una fuente potencial de crecimiento bacteriano (7).
   b. Ventilación: desmontar el ventilador con el objetivo de colocar un collarín de traqueostomía, a menos que el paciente esté paralizado químicamente (véase el capítulo 7)
      (1) Mantenga la cabecera de la cama (posición semifowler) elevada entre 20 y 30 grados (4).
      (2) Precaución: la correcta colocación de la cánula de traqueostomía es esencial. Vigilar de manera continua el estado respiratorio, incluidos los signos vitales y el aspecto clínico de una oxigenación y ventilación adecuadas. Los lactantes pueden presentar una disminución de los ruidos respiratorios, cambios de color, aumento de las presiones máximas, incremento del trabajo respiratorio y cambio del estado mental y aumento de la agitación si la cánula se desplaza, se bloquea o se coloca mal (8).
   c. Succión: cada 4 h y según sea necesaria (4).
      (1) Indicación: la succión puede ser necesaria si el paciente presenta incremento del trabajo respiratorio, dificultad respiratoria, desaturación, aumento de la inquietud, secreciones visibles, respiraciones audibles, taquipnea (7).
      (2) Precaución: deben seguirse prácticas de succión cuidadosas para evitar complicaciones, como hipoxemia, broncoespasmo, hipo o hipertensión, laringoespasmo, atelectasia, disminución de la distensibilidad pulmonar, traumatismo de la vía aérea y aumento de la presión intracraneal (4, 7).
      (3) Se recomienda una técnica estéril en un entorno hospitalario: incluir un buen lavado de manos, guantes estériles, catéteres estériles desechables.
      (4) El diámetro del catéter de succión (6 u 8 Fr) debe seleccionarse de forma que el catéter sea fácil de introducir y sea inferior a 70% del diámetro interno de la cánula de traqueostomía (6, 8). Un catéter más grande elimina más secreciones que uno más pequeño (6).
      (5) Medir la longitud de succión adecuada según la marca de la cánula de traqueostomía. Hay que tener cuidado de medir de forma correcta no más de 0.5 cm más allá del extremo de la cánula de traqueostomía para evitar un traumatismo en la pared traqueal o la carina (6-8).
      (6) Utilizar un catéter de succión con múltiples orificios cerca del extremo distal para eliminar las secreciones de una mayor superficie (6).
      (7) La instilación de un bolo de solución salina normal directamente en la cánula de traqueostomía del bebé se utilizaba antes para diluir, aflojar y movilizar las secreciones. Sin embargo, las inves-

tigaciones demuestran que aumenta el riesgo de infección, puede causar un aumento del dolor y la ansiedad, y no ayuda a diluir o aflojar las secreciones. Por lo tanto, la humidificación, la solución salina nebulizada, los chalecos vibratorios, los medicamentos respiratorios recetados y los dispositivos de ayuda a la tos pueden utilizarse para movilizar las secreciones si es necesario (6, 8). En el caso de un tapón de moco agudo, se puede utilizar un bolo de solución salina normal estéril.

(8) Recomendación de presión de succión:
Neonatos: 60 a 80 mm Hg; lactantes y niños: 80 a 100 mm Hg (6–8).

(9) Inserción, succión y retirada rápidas del catéter de succión (no más de 5 segundos en total). Girar el catéter entre el pulgar y los dedos maximizará el contacto con la sonda y las secreciones y minimizará la fricción (6, 7). No aplicar la succión hasta que se esté listo para retirar la sonda.

5 Manejo de la sedación

a. Establecer el objetivo de dolor y sedación con el equipo multidisciplinar antes de la cirugía y reevaluar diariamente y PRN.

(1) Es necesario un plan de sedación individualizado para los pacientes jóvenes con una vía aérea crítica, en especial en el periodo posoperatorio inmediato.

(2) Utilizar las puntuaciones de Dolor/Sedación (es decir, N-PASS) o las Escalas de comportamiento del estado (SBS, por sus siglas en inglés). Véase capítulo 7.

b. Proporcionar una sedación adecuada para minimizar el efecto de cizallamiento, así como reforzar el objetivo de la transición al collarín de traqueostomía.

6. Manejo de la piel

a. Mantener la posición adecuada de la cabeza: línea media/posición de olfateo (**fig. 40-6**).

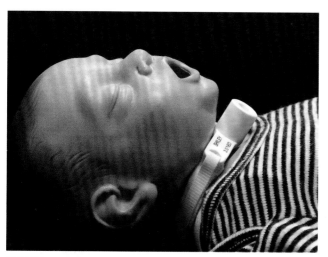

FIGURA 40-6 Tubo de traqueostomía en maniquí de bebé.

b. Si se mueve al paciente, mantener la nariz, la barbilla y el esternón alineados.

c. Debe prestarse especial atención a que las suturas de estancia estén alineadas en el lado correcto, etiquetadas, aseguradas y evaluadas con frecuencia. Estas suturas se retiran con el primer cambio de traqueostomía, pero son esenciales para mantener la vía aérea en el posoperatorio inmediato (4).

d. Evaluar la piel que rodea el estoma y toda la circunferencia del cuello del lactante cada 4 h y PRN para detectar signos y síntomas de rotura de la piel o infección (4, 6, 8).

e. Evitar la tensión o los tirones en la cánula de traqueostomía desde el tubo del ventilador o el collarín de la traqueostomía (7).

f. Limpiar el estoma dos veces al día y PRN para mantener la integridad de la piel y prevenir la infección.

(1) Utilizar aplicadores con punta de algodón o gasas. Precaución: evitar los productos fabricados con fibras pequeñas que puedan entrar de forma inadvertida en la vía aérea/estoma al limpiar (7).

(2) Solución salina normal o 1/4 de peróxido de hidrógeno al 3% para humedecer los aplicadores con punta de algodón (4, 7, 8).

(3) Iniciar por el estoma y limpiar hacia afuera para asegurarse de que no entren secreciones o partículas secas en la vía aérea/estoma (7).

(4) Limpiar el cuello del bebé con agua y jabón, aclararlo y secarlo con palmaditas (4, 7, 8).

(a) Contactar con el equipo quirúrgico si hay que cambiar el vendaje o si las ligaduras de la traqueostomía están demasiado apretadas o demasiado flojas (4).

7. Manejo de la nutrición: una buena nutrición favorece la curación de las heridas y de los pulmones, así como el crecimiento general del bebé.

a. Considerar la nutrición parenteral si el paciente no puede ser alimentado por vía enteral.

b. Considerar la alimentación trófica y la nutrición parenteral si el paciente no debe recibir nada por vía oral (NPO, por sus siglas en inglés).

c. Proceder a un plan de nutrición individualizado, basado en la tolerancia del paciente a la progresión de la alimentación enteral.

d. Si el paciente puede alimentarse por vía oral, colaborar con el equipo de logopedia para iniciar la evaluación de la deglución y la introducción de la alimentación oral (4).

(1) Justificación: los problemas de motricidad oral son comunes en los pacientes neonatales que requieren la colocación de una traqueostomía. La aversión oral es un problema frecuente debido a la estimulación nociva, como la intubación endotraqueal prolongada y la succión.

(2) Intervenciones: diferentes tetinas para controlar el flujo de leche, eructos frecuentes, alimentación en bolo más pequeño, espesamiento y calentamiento de la leche (7, 9). Las válvulas unidireccionales durante la alimentación pueden ser útiles una vez que un logopeda o un miembro del equipo quirúrgico demuestre que son seguras. Debe haber un flujo de aire adecuado en la parte superior de la tráquea, de lo contrario existe el riesgo de neumotórax (7).

F. Cuidados posoperatorios intermedios (desde el primer cambio de cánula hasta la transición a la atención domiciliaria)

1. Continuar con los cuidados intensivos de enfermería y terapia respiratoria.
2. Manejo de las vías respiratorias
   a. Cambio de traqueostomía
      (1) El primer cambio de traqueostomía debe ser realizado por el equipo quirúrgico.
      (2) Los cambios posteriores de la traqueostomía se producen según las necesidades del paciente y las preferencias del médico.
      (3) Las ligaduras de traqueostomía aseguran la cánula en su sitio y deben estar lo suficientemente apretadas como para que solo haya un dedo entre la ligadura y el cuello del bebé, que debe estar en flexión cuando se compruebe el ajuste.
      (4) Las cintas de traqueostomía deben cambiarse cada vez que se sustituya una cánula de traqueostomía. Hay una variedad de dispositivos que se utilizan para asegurar la traqueostomía en su lugar, incluida la cinta de sarga de algodón/poliéster que viene en el paquete con una cánula de traqueostomía nueva. Las cintas de Velcro son cómodas, fáciles de sujetar y están disponibles en varios tamaños para bebés y niños (7).
      (5) Equipo que incluya una iluminación adecuada, una posición apropiada con un rollo de hombro, equipo de emergencia (remplazo y un tamaño de tubo de traqueostomía más pequeño), succión, bolsa de ambú con adaptador y mascarilla de tamaño apropiado. Traqueoscopia flexible, si se desea (7, 8).
      (6) Técnica de dos personas: una retira la sonda vieja y otra introduce la sonda limpia con un movimiento curvo hacia abajo (8).
      (7) La nueva cánula de traqueostomía limpia debe tener un obturador colocado antes de su inserción. Un obturador es una pieza curvada rígida que encaja dentro de la cánula de traqueostomía y ayuda a mantener la curva adecuada de la cánula para su inserción. El obturador también tiene un extremo redondeado para disminuir el riesgo de daño e irritación de los tejidos durante la inserción (fig. 40-7). El obturador debe retirarse con cuidado y justo después de insertar la sonda de traqueostomía en el lactante.
   b. Humidificación: ver arriba Manejo de las vías respiratorias en los cuidados posoperatorios inmediatos
      (1) Considerar la posibilidad de utilizar intercambiadores de calor y humedad (ICH), también conocidos como "narices artificiales". Estos intercambiadores contienen material hidrófilo que permite al lactante retener su propio calor y humedad exhalados. El dispositivo es fácil de usar, barato y permite una mayor portabilidad del bebé. Precaución: puede

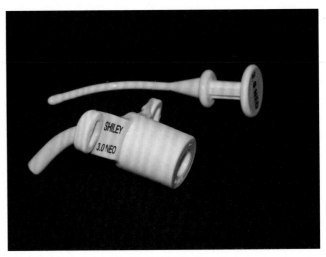

FIGURA 40-7 Cánula de traqueostomía y obturador.

producirse una obstrucción de las vías respiratorias si las secreciones obstruyen el dispositivo (7).
   c. Ventilación: véase más arriba Ventilación en los cuidados posoperatorios inmediatos.
   d. Succión: cada 4 h y según sea necesaria. Véase arriba. Succión en el cuidado posoperatorio inmediato.
3. Manejo de la sedación
   a. Reevaluar el objetivo de la sedación como equipo multidisciplinar.
   b. Proporcionar una sedación adecuada (véase el capítulo 7). Considerar el destete y la transición a agentes enterales según sea necesario.
4. Manejo de la piel
   a. Cambiar las cintas de traqueostomía cada 24 h y PRN cuando estén húmedas o sucias. Esto debe hacerse en coordinación con el cambio de la cánula de traqueostomía cuando sea apropiado.
   b. Comprobar de manera rutinaria debajo de las ligaduras de traqueostomía a lo largo de toda la circunferencia del cuello del lactante para ver si hay signos de irritación, erupción o rotura de la piel (4).
   c. Limpiar el estoma dos veces al día y según sea necesario para mantener la integridad de la piel y prevenir la infección (véase más arriba Manejo de la piel en los cuidados posoperatorios inmediatos).
5. Manejo de la nutrición (ver arriba Nutrición en los cuidados posoperatorios inmediatos)

G. Transición a la atención domiciliaria

1. Educación familiar
   a. Comienza ANTES de la cirugía
      (1) La familia debe entender la necesidad de la cirugía
      (2) La familia debe ser capacitada y demostrar que comprende la anatomía de la vía aérea y la ubicación de la cánula, incluyendo el aspecto que

tendrá el lactante después de la cirugía (7). Conocer a otras familias que tienen experiencia con las cánulas de traqueostomía es un gran recurso.

    (3) La familia debe ser capacitada y demostrar que comprende los signos de las dificultades respiratorias y cómo manejar los cuidados rutinarios.

    (4) La familia debe ser capacitada y demostrar que entiende cómo evaluar las emergencias y cómo responder (6, 7).

  b. Formación en RCP

    (1) Hay que enseñar a la familia las diferencias debidas al tubo de traqueostomía

    (2) Establecer una vía aérea permeable: cambio de sonda traqueal, boca a boca y nariz si la vía aérea superior es permeable, o boca a estoma (7).

  c. Recursos comunitarios

    (1) Grupos de apoyo

    (2) Recursos de internet

2. Participación de las familias

  a. Los cuidadores de cabecera deben fomentar las interacciones positivas y la participación activa en el cuidado del paciente y la capacitación de los familiares. Las familias deben verbalizar sus miedos y ansiedades para superarlos (7).

  b. Variedad de técnicas de enseñanza

    (1) Material escrito con imágenes

    (2) Audiovisuales: cintas de video, suministros

    (3) Manos a la obra con un maniquí o un muñeco realista y progresando a las manos con el bebé

3. Coordinación de la asistencia

  a. Suministros para el hogar, incluyendo cánulas de traqueostomía, bridas de traqueostomía, suministros de limpieza de la piel/estoma, suministros de succión, incluidas una máquina de succión portátil (con batería interna) y una trampa de succión DeLee (Cascade Health Care Products, Inc., Portland, Oregón), suministros de humidificación, bolsa ambú (con mascarillas de tamaño adecuado) y suministros de oxígeno (si es necesario).

  b. La caja o mochila de emergencia con los suministros (incluido el dispositivo/máquina de succión) debe estar con el bebé en todo momento: en los viajes en coche, las citas con el médico, los paseos al aire libre.

  c. Enfermeras de atención domiciliaria: deben estar capacitadas en la evaluación respiratoria y el manejo de traqueostomías (tanto de rutina como de respuesta a emergencias); se requiere experiencia pediátrica (6).

  d. La coordinación de la atención médica compleja es esencial para la transición segura del bebé al entorno familiar (7).

H. Complicaciones

El esfuerzo por minimizar los acontecimientos adversos será siempre un reto en medicina. La traqueostomía en los lactantes no es una excepción (10, 11). Las **tablas 40-1** y **40-2** agrupan las complicaciones de forma temporal, pero con cierto solapamiento.

TABLA 40-1 Complicaciones tempranas

1. Hemorragia tiroidea, venosa, arterial
2. Desplazamiento del tubo: las suturas de fijación son la línea de vida del niño hacia la tráquea
3. Taponamiento del tubo con secreciones (**fig. 40-8**): requiere atención constante desde el principio
4. Fugas de aire
  a. Neumotórax: puede necesitar un tubo torácico
  b. Neumomediastino: observar con películas seriadas
  c. Enfisema subcutáneo cervical (por lo regular limitado): evitar los vendajes oclusivos
5. Herida infecciosa: minimizar el riesgo mediante un cuidado local atento
6. Neumonía infecciosa: minimizar el riesgo gestionando las secreciones y la atelectasia

---

TABLA 40-2 Complicaciones tardías

1. Obstrucción y descanulación
2. Granulación
  a. Estomal
  b. Traqueal proximal
  c. Traqueal distal
3. Estenosis
4. Fístula traqueocutánea

---

1. Complicaciones tempranas

  a. Sangrado

    (1) El riesgo de hemorragia aumenta con el tratamiento anticoagulante, la trombocitopenia, la insuficiencia hepática, la cirugía previa del cuello (p. ej., OMEC) y el estado anatómico (p. ej., la tiromegalia, la distensión venosa, la arteria innominada de alto recorrido).

    (2) Para la hemorragia intraoperatoria se realiza la ligadura o el cauterio, pero para la exudación difusa se han utilizado medidas tópicas (p. ej., Surgicel, trombina en aerosol).

    (3) La hemorragia retardada puede ser intratraqueal por succión, traqueítis aguda, hemorragia pulmonar no relacionada o fístula de la arteria tráquea-innominada (poco frecuente). Las dos primeras son problemas moderados, pero las dos últimas son catástrofes.

    (4) La hemorragia del propio estoma suele estar relacionada con la formación de tejido de granulación y se trata con cuidados tópicos de la herida.

  b. Desplazamiento del tubo

    (1) El desplazamiento de los tubos es una emergencia siempre que ocurre.

    (2) Puede producir una obstrucción completa de las vías respiratorias, un neumotórax o una

inflamación progresiva del cuello, en especial si se ventila de modo manual al paciente de forma agresiva sin confirmar la posición del tubo.

(3) Antes del primer cambio de tubo, las suturas colocadas a ambos lados de la abertura traqueal sirven como línea de vida del niño al asegurar el acceso a la tráquea.

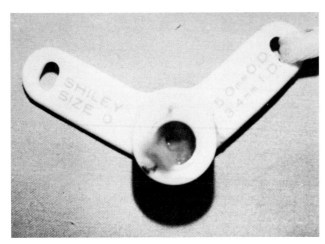

FIGURA 40-8 Obstrucción total de las cánulas de traqueostomía. Tapón de mucosidad no succionado por completo.

c. Taponamiento del tubo (fig. 40-8)
(1) Necesita un seguimiento cuidadoso en el posoperatorio inmediato.
(2) También necesita un control cuidadoso durante los periodos de aumento de las secreciones por infección u otra inflamación.
2. Complicaciones tardías
a. Granulación
(1) La granulación es un producto de la lesión de la mucosa, la inflamación pericondrial y la infección.
(2) La granulación intratraqueal puede ser proximal o distal al tubo.
(3) Si es proximal, es decir, entre las cuerdas vocales y el tubo, la ventilación a través del tubo no se ve afectada pero el paciente puede ser afónico y no tener una vía aérea alternativa.
(4) Si es distal, entonces hay un impacto directo en la ventilación y con frecuencia tiene una hemorragia asociada con la succión.
(5) La granulación distal requiere una intervención quirúrgica rápida, mientras que los casos proximales son más electivos.

b. Estenosis
(1) La estenosis es un producto de la lesión de la mucosa, la inflamación pericondral y la infección.
(2) Es el resultado de una pericondritis en curso y puede dar lugar a una cicatriz intraluminal o a un colapso por la pérdida de soporte del anillo traqueal. El colapso puede no ser aparente hasta que se realicen esfuerzos para la extracción planificada del tubo.
(3) Puede ser necesaria una eventual reconstrucción.
c. Fístula traqueocutánea
(1) Es frecuente tras la retirada de la cánula de traqueostomía.
(2) El cierre suele retrasarse hasta que el tiempo muestra que la tráquea sigue siendo adecuada para la ventilación. Esto es tanto una cuestión de calibre como de eliminación de secreciones.

Referencias

1. Isaiah A, Moyer K, Periera KD. Current trends in neonatal tracheostomy. *JAMA Otolaryngology Head Neck Surg.* 2016;142:738–742.
2. Mahida JB, Asti L, Boss E, Shah RK, et al. Tracheostomy placement in children younger than two years. *JAMA Otolaryngology Head Neck Surg.* 2016;142:241–246.
3. Lee JH, Smith PB, Quek M, et al. Risk factors and in-hospital outcomes following tracheostomy in infants. *J Pediatr.* 2016;173:39–44.
4. Strychowsky J, Albert D, Chan K, et al. International Pediatric Otolaryngology Group (IPOG) consensus recommendations: routine peri-operative pediatric tracheostomy care. *Int J Pediatr Otorhinolaryngol.* 2016;86:250–255.
5. DeMauro S, D'Agostino J, Bann C, et al. Developmental outcomes of very preterm infants with tracheostomies. *J Pediatr.* 2014;164:1303–1310.
6. Boroughs DS, Dougherty JM. Pediatric tracheostomy care: what home care nurses need to know. *Am Nurse Today.* 2015;10(3);8–10.
7. Fiske E. Effective strategies to prepare infants and families for home tracheostomy care. *Adv Neonatal Care.* 2004;4(1);42–53.
8. Perry AG, Potter PA. *Clinical Nursing Skills and Techniques.* 9th ed. St. Louis, MO: Mosby/Elsevier; 2017.
9. Joseph RA, Evitts P, Bayley EW, et al. Oral feeding outcomes in infants with tracheostomy. *J Pediatr Nurs.* 2017;33:70–75.
10. Dong Y, Dunn WF. Accidental decannulation: systems thinking, patient protection, and affordable care. *Respir Care.* 2012;57:2133–2135.
11. White AC, Purcell E, Urquhart MB, et al. Accidental decannulation following placement of a tracheostomy tube. *Resp Care.* 2012;57:2019–2025.

Toracostomía

Ashish O. Gupta y Daniel R. Dirnberger

El neumotórax es una complicación grave y potencialmente mortal en los neonatos. Aunque los avances en ventilación mecánica han reducido la incidencia del neumotórax en los lactantes, sigue siendo un problema importante. El tratamiento del neumotórax es una emergencia y a menudo requiere una toracocentesis con aguja y la inserción de un tubo de drenaje torácico. Una formación y una competencia adecuadas en el procedimiento aumentan la habilidad y la comodidad del profesional, y reducen la incidencia de complicaciones (1, 2). En este capítulo se revisan las indicaciones actuales para la colocación de tubos torácicos, las técnicas de inserción y el equipo. También se comentan las directrices para el mantenimiento y la interrupción de la sonda torácica.

Nota: En las figuras de este capítulo se han excluido los paños estériles para mostrar claramente los pasos del procedimiento.

A. Diagnóstico del neumotórax

1. Diagnóstico clínico
   a. Desaturación, signos de dificultad respiratoria, disminución o ausencia de entrada de aire en el lado afectado, aumento de las necesidades de oxígeno. Un neumotórax grande o a tensión puede asociarse con hipotensión o bradicardia.

2. Transiluminación
   a. Oscurecer la habitación y atenuar la luz ambiental. Colocar una sonda de luz de fibra óptica flexible con una fuente de luz transiluminada en la pared torácica anterior y lateral del lado afectado.
   b. Un neumotórax aparece como una zona translúcida en la cavidad torácica. La iluminación sigue la forma de la cavidad torácica y no solo la corona de la fuente de luz. Con un neumotórax grande, todo el hemitórax se ilumina (fig. 41-1).
   c. La transiluminación puede ser falsamente positiva en casos de enfisema subcutáneo y enfisema intersticial pulmonar grave, y falsamente negativa en caso de demasiada luz ambiental, pared torácica gruesa, piel pigmentada oscura o luz de fibra óptica débil (3, 4).

3. Imágenes
   a. Radiografía de tórax: las vistas anteroposterior y lateral pueden revelar incluso una pequeña cantidad de aire en el espacio interpleural. En un neumotórax a tensión, la radiografía de tórax muestra un desplazamiento del mediastino hacia el lado opuesto, un pulmón opaco comprimido y una acumulación de aire entre la pleura

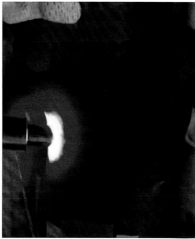 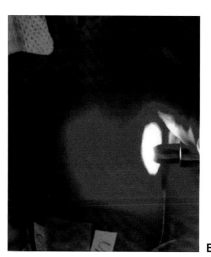

FIGURA 41-1 A. Prueba de transiluminación negativa que muestra la iluminación solo alrededor de la corona de la fuente de luz. **B.** Prueba de transiluminación positiva que muestra la iluminación de todo el hemitórax izquierdo.

A

B

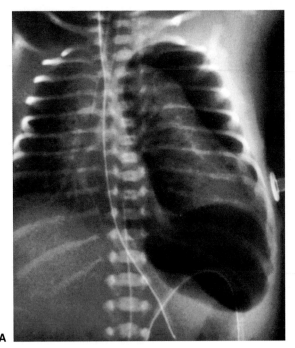 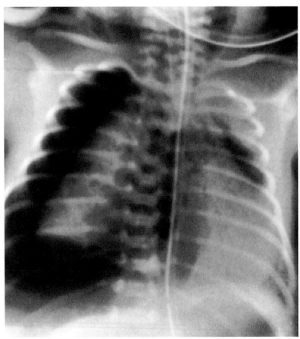

FIGURA 41-2 Radiografías anteroposteriores de tórax que muestran: **A.** Un neumotórax a tensión del lado izquierdo. **B.** Un neumotórax a tensión del lado derecho.

visceral (borde del pulmón) y la pared torácica sin marcas vasculares pulmonares (**fig. 41-2**).

b. Ecografía: los signos ecográficos positivos de neumotórax incluyen la presencia de "líneas A", el signo del punto pulmonar y el "signo del código de barras" en el modo M. De manera más concreta, el neumotórax puede identificarse por la ausencia de las características ecográficas, por lo demás normales, de "deslizamiento pulmonar", "líneas B" o artefactos en cola de cometa, y el "signo de orilla del mar" en el modo M (5, 6).

EVACUACIÓN DE FUGAS DE AIRE CON AGUJA (TORACOCENTESIS CON AGUJA)

Se recomienda la evacuación de emergencia de las fugas de aire en el caso de acumulaciones de aire potencialmente mortales (neumotórax a tensión). Esto proporciona un alivio *temporal* al paciente mientras se prepara para la colocación de un tubo de toracostomía. En ocasiones, la evacuación con aguja puede resultar definitiva para un neumotórax no a tensión, en especial en lactantes que no reciben ventilación con presión positiva (7). Las siguientes técnicas que utilizan equipos modificados son menos traumáticas que el uso de agujas rectas o juegos de venas del cuero cabelludo. Sugerimos utilizar un enfoque anterior para la evacuación de emergencia, porque esta posición no interferirá con la preparación del sitio lateral del tórax para un tubo torácico permanente. La evacuación de emergencia del neumotórax se debe usar solo si el paciente está gravemente comprometido. Si la evacuación de emergencia se realiza con la intención de colocar posteriormente un tubo de toracostomía, extraiga el aire solo hasta que los signos vitales se estabilicen, en lugar de intentar evacuar por completo el neumotórax. Esto retendrá una bolsa de aire interpleural para una inserción más segura del tubo de toracostomía.

A. Equipo (fig. 41-3)

1. Guantes estériles
2. Solución antiséptica (8)
   Gluconato de clorhexidina al 0.1% o clorhexidina al 0.5% en alcohol isopropílico al 70%. Dejar secar 60 s. La clorhexidina no se recomienda en neonatos prematuros < 32 semanas debido al riesgo de quemadura química y de absorción a través de la fina piel. Utilizar una solución de yodopovidona al 10% en neonatos prematuros, pero eliminar la solución residual de la piel con solución salina estéril o agua después del procedimiento
3. Angiocatéter calibre 20 o 22 (dispositivo de catéter percutáneo sobre aguja) (9)
4. Tubo de extensión IV (conector en T)
5. Llave de paso de tres vías
6. Jeringas de 10 y 20 mL

B. Técnica (▶ Video 41-1: Aspiración de emergencia con aguja)

1. Conectar una jeringa a una llave de paso de tres vías, unida a un tubo de extensión IV. *Asegurarse de que la llave de paso de tres vías esté abierta al paciente* y a la jeringa (**fig. 41-3**).
2. Preparar con una solución antiséptica la piel del hemitórax afectado.

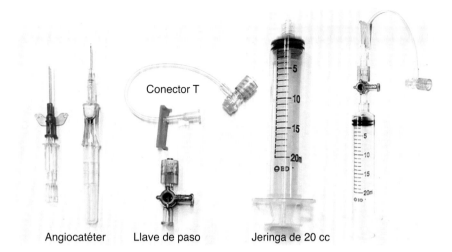

Conector T

FIGURA 41-3 Equipo para toracentesis de emergencia.

Angiocatéter   Llave de paso   Jeringa de 20 cc

3. Identificar los puntos de referencia: segundo espacio intercostal en la línea clavicular media, o cuarto espacio intercostal en la línea axilar anterior. Evitar el botón mamario.

4. Crear una "vía Z" mediante la tracción lateral de la piel sobre el lugar de inserción. Insertar el angiocatéter de modo perpendicular a la piel justo por encima de la costilla inferior para evitar el traumatismo del haz neurovascular (fig. 41-4A).

5. Avanzar poco a poco el angiocatéter. Una vez que entre en el espacio pleural (se nota por la falta de resistencia, la humedad en el catéter o el chorro de aire), deslizar el catéter y retirar la aguja.

6. Conectar el aparato de extensión del tubo IV y la llave de paso al catéter y evacuar el aire con la jeringa (fig. 41-4B). El uso de la jeringa en lugar de dejar el catéter abierto al aire (a) garantiza la evacuación controlada del neumotórax y (b) evita el arrastre de aire en un lactante que respira de manera espontánea.

Continuar la evacuación según el estado del paciente, mientras se prepara la colocación de la sonda definitiva.

7. Permitir que algo de aire permanezca dentro del espacio pleural como amortiguador protector entre el pulmón y la pared torácica (10).

8. Cubrir la zona de inserción con una gasas impregnadas de petrolato y un pequeño apósito oclusivo después del procedimiento.

9. Eliminar los residuos de yodopovidona o clorhexidina con solución salina estéril después del procedimiento.

El angiocatéter puede fijarse y dejarse colocado durante un corto tiempo mientras se espera la colocación de la sonda torácica.

C. Complicaciones

1. Penetración pulmonar
2. Traumatismo en un vaso sanguíneo o víscera en el trayecto de la aguja
3. Creación de una fuga de aire
4. Infección

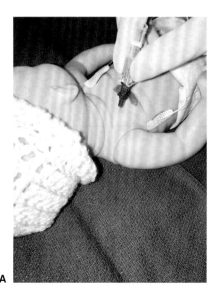

A

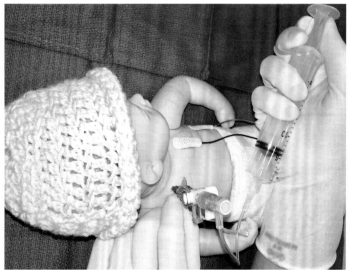

B

FIGURA 41-4 **A.** Inserción de un angiocatéter perpendicular a la piel en el segundo espacio intercostal, en la línea medioclavicular. **B.** Evacuación del aire mediante el aparato de tubo-jeringa con llave de paso.

COLOCACIÓN DE LA SONDA DE TORACOSTOMÍA

Véase ▶ *el Video 41-2: Tubos de toracostomía.*

A. Indicaciones

1. Evacuación del neumotórax
   a. Neumotórax a tensión
   b. Neumotórax persistente con riesgo de fisiología tensional
   c. Fístula broncopleural
2. Evacuación de grandes colecciones de líquido pleural
   a. Derrame pleural significativo
   b. Hemotórax posoperatorio
   c. Empiema
   d. Quilotórax
   e. Líquido extravasado de un catéter venoso central
3. Drenaje extrapleural tras una cirugía traqueal o esofágica (p. ej., reparación de atresia esofágica, fístula traqueoesofágica)

B. Contraindicaciones relativas

1. Pequeña colección de aire o líquido sin síntomas hemodinámicos significativos
2. Neumotórax espontáneo que, en ausencia de enfermedad pulmonar, es probable que se resuelva con un tratamiento no invasivo (11, 12)

C. Equipo

Estéril

1. Guantes
2. Rotulador
3. Solución antiséptica
4. Lidocaína al 1%, jeringa y aguja de pequeño calibre (25 o 26)
5. Analgésico narcótico intravenoso para aliviar el dolor (tenga cuidado si el bebé no está intubado)
6. Paños quirúrgicos
7. Cubierta de la sonda para la punta del dispositivo de transiluminación
8. Dispositivo de evacuación: dispositivo de drenaje por tubo torácico
9. Adaptador macho-macho (bidireccional)
10. Apósito transparente semipermeable
11. Gasa de petróleo
12. Tubo de toracostomía: existen varios dispositivos de drenaje pleural. Se hablará de las técnicas más empleadas utilizando la siguiente variedad de tubos de toracostomía
    a. **Catéter pigtail con cierre de sutura**
       (1) Ejemplos de productos:
          (i) Catéter de drenaje NAVARRE Universal con Nitinol (Bard Access System, Salt Lake City, UT, USA): 6-12 Fr
          (ii) Cola de cerdo de bloqueo del catéter de drenaje polivalente (Argon medical, Athens, TX, USA): 6 y 8.

(2) Ventajas: técnica más sencilla, no requiere experiencia con la técnica Seldinger
   (a) Procedimiento rápido, requiere menos equipo
   (b) Más seguro, mitiga el desprendimiento accidental debido a la sutura de la cola de cerdo bloqueada; puede ser ventajoso para el transporte
   (c) Requiere una incisión cutánea menor o ninguna, una cicatriz mínima y no necesita sutura
(3) Desventajas: no hay una respuesta inmediata que indique que la punta ha entrado en la bolsa de aire
   (a) Mayor riesgo de traumatismo pulmonar, en comparación con la técnica de Seldinger o el tubo torácico con indicador de color
b. **Catéter pigtail con espiral natural, sin bloqueo** (técnica Seldinger modificada)
   (1) Por ejemplo, set de drenaje pleural/neumopericárdico Fuhrman (Cook medical, Bloomington, IN, USA): 6 y 8.5 Fr
   (2) Ventajas
      (a) Proporciona información inmediata al entrar en la bolsa de aire mediante la recogida de aire en la jeringa: ventaja en caso de una bolsa de aire más pequeña o de un paciente más pequeño
      (b) Riesgo mínimo de perforación del pulmón
      (c) Requiere una incisión cutánea menor o ninguna, una cicatriz mínima y no necesita sutura
      (d) Entra en el pecho de forma menos traumática
      (e) Efectivo con la posición de la bobina lateral al pulmón aireado, menos riesgo de traumatismo pulmonar secundario
   (3) Desventajas
      (a) Mayor riesgo de desprendimiento en comparación con el catéter pigtail de bloqueo
      (b) Requiere el dominio de la técnica Seldinger
c. **Tubo torácico con indicador de cambio de color de seguridad**
   (1) Ejemplos de productos: Sistema de toracocentesis de seguridad Argyle Turkel (Covidien, Mansfield, MA, USA): 8 Fr
   (2) Ventajas: proporciona información al entrar en la bolsa de aire mediante un indicador de color
      (a) Disminución del riesgo de punción pulmonar al entrar en el tórax
      (b) Procedimiento rápido y sencillo, no requiere dominio de la técnica Seldinger
   (3) Desventajas
      (a) Mayor riesgo de desprendimiento en comparación con los catéteres pigtail
      (b) El tubo recto requiere una colocación anterior o posterior para evitar un traumatismo pulmonar secundario
d. **Tubo torácico recto**
   (1) Por ejemplo, el catéter trocar Argyle (Covidien, Mansfield, MA, USA): 8-12 Fr o el juego de tubos torácicos Thal-Quick (Cook medical, Bloomington, IN, USA)

(2) Ventajas: un tubo torácico más grande podría ser ventajoso en caso de derrame pleural o hemotórax

(3) Desventajas: mayor riesgo de complicaciones, incluyendo la punción pulmonar y el falso rastreo durante la colocación

    (a) Técnica más traumática en comparación con los catéteres cola de cerdo o Turkel

    (b) Mayor riesgo de lesiones en el pulmón, las costillas y otros tejidos

    (c) Mayor riesgo de desprendimiento

    (d) Requiere una colocación anterior o posterior para evitar un traumatismo pulmonar secundario

    (e) Requiere una incisión en la piel y el cierre con sutura, lo que resulta en una cicatriz más grande

No estéril

1. Cinta quirúrgica adhesiva de 1.27 centímetros
2. Dispositivo de transiluminación
3. Rollo de toalla

TÉCNICA DE INSERCIÓN DE TUBO ANTERIOR PARA EL NEUMOTÓRAX

A. Pasos comunes

1. Determinar la ubicación de la recogida de aire
   a. Auscultación: disminución de la entrada de aire en el lado afectado, desplazamiento del punto de máximo impulso hacia el otro lado
   b. Transiluminación (**fig. 41-1**)

c. Radiografía de tórax (**fig. 41-2**)
d. Ecografía

2. Proporcionar soporte de ventilación según sea necesario

3. Controlar el estado cardiorrespiratorio y los signos vitales. Mover cualquier electrodo del lugar de la operación a lugares alternativos

4. Colocar al bebé con el lado afectado elevado de 45 a 60 grados con un rollo de toalla. Asegurar el brazo por encima de la cabeza, con el hombro en rotación interna y en abducción (**fig. 41-5A**)

5. Localizar los puntos de referencia esenciales (**fig. 41-5B**)
   a. Pezón y cuarto o quinto espacio intercostal
   b. Líneas anteriores y axilares medias
   c. El lugar de inserción de la piel es ligeramente anterior a la línea axilar media, en el cuarto o quinto espacio intercostal. Una línea horizontal desde el pezón es un buen punto de referencia para identificar el cuarto espacio intercostal

6. Preparar la piel con una solución antiséptica en toda la porción lateral del tórax hasta la línea clavicular media, y dejar que la piel se seque

7. Marcar con un rotulador estéril el lugar de inserción del tubo torácico

8. Cubrir la zona quirúrgica desde la tercera hasta la octava costilla, y desde el músculo dorsal ancho hasta la línea clavicular media. El uso de un paño transparente permite visualizar los puntos de referencia

9. Infiltrar la piel en el lugar de inserción con alrededor de 0.5 a 1 mL de lidocaína al 1%

Nota: la dosis máxima recomendada de lidocaína para anestesia local es de 3 mg/kg (0.3 mL/kg de solución de lidocaína al 1%). Considerar una dosis de fentanilo intravenoso de 1 µg/kg para proporcionar un alivio adicional del dolor. Utilizar con precaución si el paciente no está conectado a un ventilador.

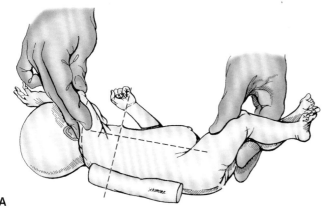
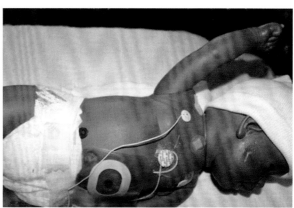

FIGURA 41-5 A. Colocar al bebé con el lado afectado elevado a 45 a 60 grados con un rollo de toalla. Asegurar el brazo por encima de la cabeza, con el hombro en rotación interna y abducido. Obsérvense la línea axilar media y la que pasa por el pezón a través del cuarto espacio intercostal. **B.** Puntos de referencia para la colocación del tubo torácico: línea axilar anterior y media, pezón y cuarto espacio intercostal.

TÉCNICA 1: COLA DE CERDO, SISTEMA DE DRENAJE PERCUTÁNEO CON CIERRE DE SUTURA (BARD)

A. Equipo (fig. 41-6)

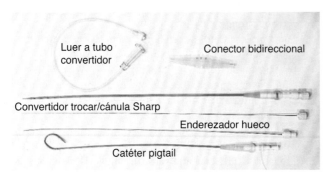

FIGURA 41-6 Catéter pigtail con cierre de sutura.

1. Catéter de drenaje cola de cerdo con cierre de sutura: tamaño 6 u 8 Fr (< 28 semanas), 8 Fr (> 28 semanas)
2. Enderezador de metal (hueco)
3. Cánula/estilete de trocar
4. Adaptador bidireccional
5. Tubo de conexión

B. Procedimiento

1. Seguir los **Pasos comunes 1-9**.
2. Desenrollar la cola del catéter pigtail con la mano para aflojar la sutura de bloqueo. Introducir el enderezador metálico a través del catéter para enderezar el catéter pigtail; bloquearlo en el centro.
3. Insertar el trocar/estilete a través del enderezador hueco; bloquearlo en el centro. La punta del estilete sobresaldrá un poco del catéter (**fig. 41-6**).
4. Introduzca el cola de cerdo con el estilete en el cuarto espacio intercostal entre las líneas anterior y axillar media, por encima del margen superior de la quinta costilla (**fig. 41-7A**).
5. Hacer avanzar el cola de cerdo con el estilete hasta que sienta la falta de resistencia o "cesión". Por lo regular, también será visible una pequeña cantidad de líquido o burbujeo a través de los orificios laterales del catéter.
6. Desbloquear del catéter el enderezador metálico y el estilete juntos (**fig. 41-7B**).
7. Manteniendo la estabilidad del estilete distal y del enderezador, avanzar el catéter hacia el espacio pleural (anterior y cranealmente hacia el segundo espacio intercostal y la línea medioclavicular). Avanzar hasta que todos los orificios laterales del catéter Y el orificio de salida de la sutura de bloqueo estén dentro de la pared torácica. Un pequeño bucle de sutura de bloqueo puede permanecer fuera del tórax de manera temporal, hasta que el cola de cerdo esté bloqueado (**fig. 41-7C**).
8. Tirar del extremo distal de la sutura de bloqueo para apretar el cola de cerdo dentro del pecho. Envolver la sutura en el

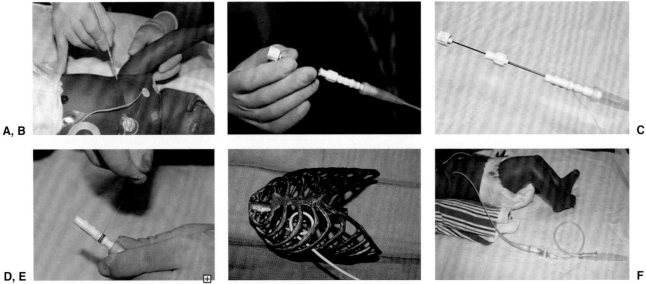

FIGURA 41-7 Colocación de un catéter pigtail percutáneo con cierre de sutura. **A.** Introducir el catéter con el estilete en el cuarto espacio intercostal y avanzar hasta sentir la falta de resistencia **B.** Desbloquear el enderezador metálico y el estilete. **C.** Retirar del catéter el enderezador metálico y el estilete juntos mientras el catéter avanza en el espacio pleural. Avanzar hasta que todos los orificios laterales y el de salida de la sutura estén dentro de la cavidad torácica. **D.** Tirar de la sutura y envolverla alrededor del extremo distal del catéter; deslizar la cubierta de plástico sobre ella. **E.** Después de cerrar la sutura, el catéter se enrollará en una coleta dentro de la cavidad pleural. **F.** Conectar el catéter al dispositivo de drenaje por aspiración mediante un tubo de conexión y un adaptador de dos vías.

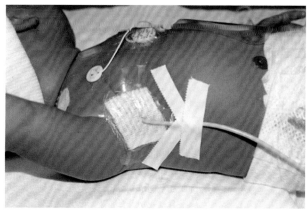 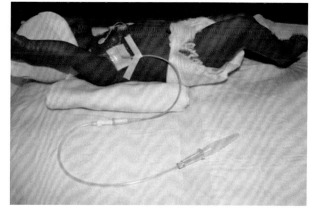

A B

FIGURA 41-8 Vendaje del tubo torácico. **A.** Aplicar una gasa estéril precortada de 5 × 5 cm en el lugar de la sonda torácica y cubrirla con un apósito semitransparente. **B.** Asegurar el tubo con una cinta quirúrgica para evitar que se desplace.

centro del tubo y fijarla deslizando la cubierta de plástico sobre (Bard) o bloquearla en el cubo (Argon) **(fig. 41-7D)**.

9. Colocar el tubo de conexión (adaptador luer-a-tubo) en el extremo externo del catéter y conectarlo al aparato de succión con un adaptador de dos vías **(fig. 41-7F)**.

10. Asegurar el tubo torácico con un apósito transparente semipermeable y cinta quirúrgica **(fig. 41-8)**.

11. La sutura del catéter en su lugar es opcional, pero por lo regular no es necesaria, ya que no hay que cerrar ninguna incisión en la piel, esta y el tracto tisular estarán ajustados al catéter, y el mecanismo de bloqueo garantiza que el catéter no se salga de manera inadvertida.

TÉCNICA 2: PIGTAIL, SISTEMA DE DRENAJE PERCUTÁNEO SIN DISPOSITIVO DE BLOQUEO (COOK): TÉCNICA SELDINGER MODIFICADA

A. Equipo (fig. 41-9)

1. Catéter pigtail (espiral natural): tamaño 6 u 8 Fr (< 28 semanas), 8 Fr (> 28 semanas)
2. Introductor y guía en forma de J (insertada en un manguito)
3. Aguja (calibre 20) con jeringa
4. Dilatador
5. Adaptador para el extremo externo del catéter para conectarlo al aparato de succión

B. Procedimiento

1. Seguir los **Pasos comunes 1-9**.
2. Montar la aguja en la jeringa. Introducir la punta de la aguja en la piel en el cuarto espacio intercostal entre las líneas anterior y axilar media por encima del borde superior de la quinta costilla **(fig. 41-10A)**.

3. Haga avanzar la aguja del buscador lentamente, aplicando a la vez una presión negativa a la jeringa. La aguja debe avanzar perpendicular a la pared torácica, en general en dirección al hombro opuesto.

4. Avanzar la aguja hasta que sienta la falta de resistencia o "ceda", y el aire entre en la jeringa. No evacuar más de 1 a 2 mL de aire.

5. Mientras se estabiliza la aguja con una mano, retirar la jeringa e insertar la guía a través de la aguja de localización. Avanzar la guía hasta que la marca de profundidad a 10 cm alcance el centro de la aguja **(fig. 41-10B)**.

6. Mantener la estabilidad del cable y retirar la aguja del buscador.

7. Alimentar el dilatador sobre el alambre e introducirlo con un movimiento rotativo lento para dilatar el tracto. Avanzar el dilatador solo lo suficiente para dilatar el tracto cutáneo y la pleura parietal. Esto por lo regular es normal alrededor de 1 cm en el prematuro y 2 cm en el niño a término **(fig. 41-10C)**.

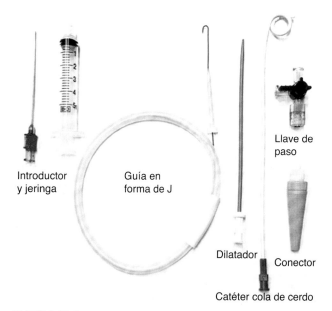

Introductor y jeringa

Guía en forma de J

Llave de paso

Dilatador

Conector

Catéter cola de cerdo

FIGURA 41-9 Catéter cola de cerdo para el drenaje pleural (set de drenaje pleural de Fuhrman). (Ilustración proporcionada por Cook Critical Care, Bloomington, IN.)

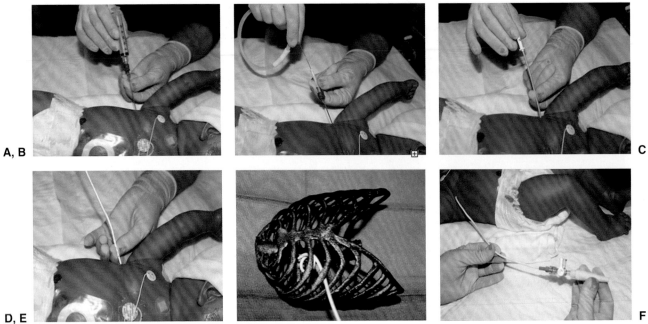

A, B

C

D, E

F

FIGURA 41-10 Colocación percutánea del catéter pigtail sin dispositivo de bloqueo (técnica de Seldinger modificada). **A.** Introducir la punta de la aguja buscadora en la jeringa en el cuarto espacio intercostal dirigiéndola hacia el hombro opuesto. Avanzar la aguja hasta sentir la falta de resistencia y ver el retorno del aire en la jeringa. **B.** Retirar la jeringa y pasar la guía a través del introductor. Avanzar la guía hasta la marca de 10 cm en el centro de la aguja. **C.** Retirar el introductor y la aguja de búsqueda mientras se mantiene la guía fija, e insertar el dilatador sobre la guía. Dilatar el lugar de inserción con un movimiento de giro lento. **D.** Retirar el dilatador e insertar el catéter del tubo torácico sobre la guía hasta que todos los orificios laterales estén en el tórax. **E.** Mantener la estabilidad del catéter y retirar la guía. El catéter se enrollará en un bucle dentro del espacio pleural. **F.** Conectar el catéter al dispositivo de drenaje por aspiración mediante un adaptador luer.

8. Manteniendo la estabilidad del alambre, retirar el dilatador.
9. Insertar el catéter cola de cerdo sobre el alambre y hacerlo avanzar en la pared torácica hacia el ápice del pulmón (anterior y cranealmente hacia el segundo espacio intercostal y la línea clavicular media) hasta que todos los orificios laterales del catéter estén dentro de la pared torácica. Esto requiere desenrollar y sostener el catéter recto con una mano mientras se avanza sobre el cable (**fig. 41-10D**).
10. Manteniendo la estabilidad del catéter, retirar el cable guía. El catéter se enrollará de manera espontánea en un bucle en espiral dentro del espacio pleural (**fig. 41-10E**).
11. Colocar el adaptador luer en el extremo externo del catéter y conectarlo al tubo del aparato de succión (**fig. 41-10F**).
12. Asegurar el tubo torácico con un apósito transparente semipermeable y cinta quirúrgica (**fig. 41-8**).
13. La sutura del catéter en su lugar es opcional, pero por lo regular no es necesaria, ya que no hay que cerrar ninguna incisión en la piel y esta y el tracto estarán ajustados al catéter. Además, es fácil comprimir de manera inadvertida el catéter con la sutura si se fija con demasiada fuerza.

TÉCNICA 3: TUBO TORÁCICO CON INDICADOR DE COLOR DE SEGURIDAD (TURKEL)

El tubo torácico Turkel es un catéter de poliuretano con una cánula de seguridad roma alojada dentro de una aguja de seguridad hueca y afilada, con un indicador de seguridad codificado por colores. A medida que la aguja y la cánula roma penetran en el tórax, la cánula roma es forzada dentro del eje de la aguja. Cuando la punta de la aguja encuentra poca resistencia, como el neumotórax dentro de la cavidad pleural, la cánula con resorte se extiende de manera automática más allá del bisel, protegiendo así el tejido subyacente (como los pulmones) de una penetración involuntaria.

A. Equipo

1. Conjunto de tubo torácico: catéter de poliuretano con una cánula de seguridad roma alojada dentro de una aguja hueca afilada y biselada con un indicador de seguridad codificado por colores
2. Tubo de conexión
3. Jeringa

B. Procedimiento

1. Seguir los **Pasos comunes 1-9**.
2. Confirmar que el conjunto de la aguja introductora de seguridad funciona bien. Verificar el estado de bloqueo del obturador ejerciendo una suave presión hacia abajo en la punta distal del conjunto de la aguja. El indicador de cambio de color debe mostrar seguro (verde).
3. Cargar con suavidad el conjunto de la aguja introductora de seguridad en el catéter. Confirmar que el obturador romo y la cánula de la aguja se extienden más allá de la punta del catéter. Comprobar el estado de desbloqueo del obturador romo ejerciendo una suave presión hacia abajo

en el conjunto de la aguja. El indicador de cambio de color debe pasar de seguro (verde) a precaución (rojo).

4. El conjunto del catéter flota libremente en el conjunto de la aguja. Sujetar el catéter con firmeza cerca del lugar de inserción para evitar que se mueva o se desactive de manera inadvertida.

5. Introducir el conjunto del tubo torácico en el cuarto espacio intercostal, entre las líneas anterior y axilar media, mientras se sujeta el catéter con firmeza cerca del lugar de inserción.

6. Cuando el obturador romo entra en contacto con una estructura anatómica (por ejemplo, la piel y el tejido subcutáneo), el obturador cargado por resorte retrocederá dentro de la aguja, exponiendo la punta afilada de la misma; esto se indica mediante el cambio del indicador de color de verde a rojo. Cuando el extremo distal del dispositivo supera la resistencia del tejido y entra en el espacio pleural, el obturador romo cargado por resorte avanzará automáticamente hacia delante para evitar la penetración en el pulmón. Esto se indica mediante el cambio del indicador de color de rojo a verde.

7. Confirmar la colocación correcta aspirando no más de 1 a 2 mL de aire con una jeringa.

8. Una vez confirmado, sin avanzar más la aguja, deslizar el catéter fuera del conjunto de agujas hasta la profundidad deseada dentro del espacio pleural.

9. Manteniendo la estabilidad del catéter, retirar el conjunto de cánula y aguja.

10. Colocar el tubo de conexión en el extremo externo del catéter y conectarlo al aparato de succión.

11. Asegurar el tubo torácico con un apósito transparente semipermeable y cinta quirúrgica.

12. La sutura del catéter en su lugar es opcional, pero por lo regular no es necesaria, ya que no hay que cerrar ninguna incisión en la piel y esta y el tracto se ajustarán al catéter.

TÉCNICA 4: TUBO TORÁCICO RECTO DE CLORURO DE POLIVINILO (PVC) CON O SIN TROCAR

A. Equipo

1. Tubo torácico recto con trocar
2. Estilete (se recomienda la hoja núm. 15 o núm. 11)
3. Hemostato curvo
4. Sutura no absorbible en aguja de corte pequeña, seda 4.0
5. Conector bidireccional
6. Gasa de petróleo

B. Procedimiento

1. Seguir los **Pasos comunes 1-9**.
2. Retirar el trocar del tubo.

   Nota: No se recomienda utilizar un trocar durante la inserción de la sonda debido al riesgo de perforación pulmonar. Se prefiere la disección roma hasta la pleura, con la punción de la pleura con la punta de la pinza cerrada.

3. Con el estilete, hacer una incisión cutánea de 0.5 a 1 cm por encima de la costilla (**fig. 41-11B**). Con la pinza hemostática curva, diseccionar de forma roma en dirección cefálica al cuarto espacio intercostal.

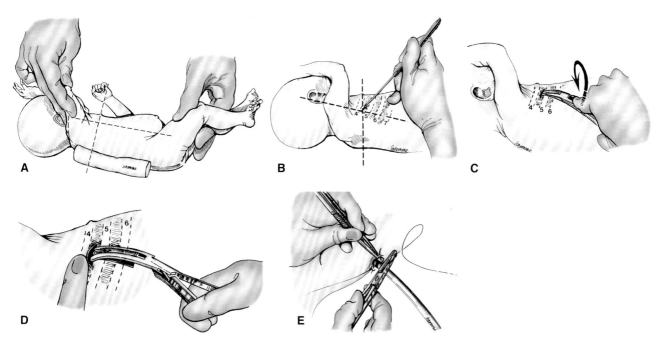

FIGURA 41-11 Procedimiento para tubo torácico recto. **A.** Colocar al lactante con el lado afectado elevado. **B.** Hacer una incisión en el cuarto espacio intercostal entre las líneas anterior y media. **C.** Girar la pinza hemostática para perforar la pleura en el cuarto espacio intercostal. **D.** Abrir la pinza hemostática para permitir el paso del tubo al espacio pleural. **E.** Cerrar el extremo de la incisión en la piel con una sutura para formar un sello hermético con la sonda torácica. Utilizar los extremos libres de la sutura para asegurar la sonda, teniendo cuidado de no comprimirla ni pincharla.

4. Perforar la pleura justo por encima de la quinta costilla ejerciendo presión sobre la punta de la pinza cerrada con el dedo índice (**fig. 41-11C**).

   a. Colocar el dedo índice como se muestra en la **figura 41-11C** y no más adelante que la curvatura de la pinza hemostática, para evitar que la punta se hunda demasiado en el espacio pleural.

   b. Cuando la punta de la pinza penetre en la pleura se sentirá un claro "ceda"; también puede haber un flujo de aire audible y una fuga de líquido visible.

   c. Tras la punción de la pleura, abrir la pinza hemostática lo suficiente como para admitir el tubo torácico.

5. Dejando la pinza hemostática en su lugar, enhebrar la sonda entre las puntas abiertas hasta la profundidad predeterminada (2 a 3 cm en los niños prematuros y 3 a 4 cm en aquellos a término) (**fig. 41-11D**).

   a. Dirigir el tubo torácico en sentido cefálico y anterior hacia el vértice del tórax (clavícula media), y hacer avanzar la punta hasta la línea clavicular media, asegurándose de que todos los orificios laterales estén dentro del espacio pleural.

   b. Observar si hay humedad o burbujeo en el tubo torácico para verificar la ubicación interpleural.

6. Conectar el tubo al sistema de drenaje por vacío y observar las fluctuaciones del menisco y el patrón de burbujeo. Evitar la tensión en el tubo mientras se conecta al dispositivo de drenaje.

7. Fijar el tubo torácico a la piel con sutura (**fig. 41-11E**).

   a. Suturar para cerrar el extremo de la incisión en la piel y formar un sello hermético con la sonda torácica. Utilizar los extremos libres de la sutura para asegurar la sonda, teniendo cuidado de no comprimirla ni pincharla.

   b. No utilizar hilo de sutura, que puede dar lugar a una cicatriz fruncida.

8. Aplicar una gasa de petróleo alrededor de la incisión de la piel. Cubrir con un pequeño apósito transparente semipermeable.

TÉCNICAS Y PASOS ADICIONALES

A. Inserción de tubo posterior para la acumulación de líquido

La técnica es similar a la de una sonda colocada en posición anterior, con las siguientes diferencias.

1. Colocar al bebé en posición supina, elevando el lado afectado entre 15 y 30 grados con respecto a la mesa. Asegurar el brazo sobre la cabeza.

2. Preparar la piel sobre la porción lateral del hemitórax desde las líneas axilares anteriores a posteriores.

3. Penetrar en la pleura posteriormente mientras se siguen los demás pasos descritos para un tubo torácico anterior. Introducir el tubo torácico dentro de los siguientes puntos de referencia (**fig. 41-12**).

   a. Cuarto o quinto espacio para la punta del tubo posterior alto.

   b. Sexto espacio para la punta del tubo posterior bajo.

4. Avanzar la sonda en sentido posterior solo lo suficientemente profundo para colocar todos los orificios laterales dentro del espacio pleural.

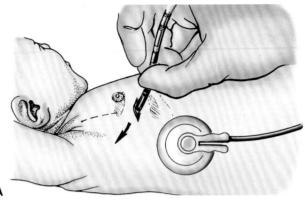

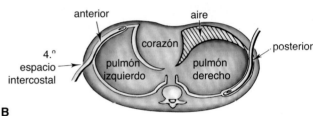

FIGURA 41-12 Tubo torácico posterior. **A.** Inserción de un tubo torácico posterior. La incisión se realiza en la línea axilar anterior o justo por debajo de ella, con la entrada del tubo en la pleura más posteriormente. **B.** Posiciones anterior y posterior del tubo torácico para el drenaje de aire y líquido, respectivamente.

5. Recoger el material de drenaje para el cultivo, el análisis químico y la evacuación terapéutica.

6. Conectarse a un sistema de drenaje de sellado subacuático que incluya una trampa para muestras.

7. Remover la sonda con regularidad, según sea necesario, mientras la sujeta con firmeza en el lugar de inserción de la piel.

B. Pasos para la colocación de una sonda de postoracotomía

1. Asegurar el tubo torácico con un apósito transparente semipermeable y cinta quirúrgica (**fig. 41-8**).

2. Verificar la posición correcta del tubo torácico.

   a. Radiografías anteroposteriores y laterales (**fig. 41-13**): se recomiendan ambas vistas para confirmar el curso anteroposterior de la sonda. Véanse las **tablas 41-1** y las **41-2** para pistas radiográficas de malposición. Una

---

TABLA 41-1 **Pistas para reconocer la perforación pulmonar por sonda de toracostomía (14)**

1. Sangrado del tubo endotraqueal
2. Burbujeo continuo en el sello subacuático
3. Hemotórax
4. Retorno de sangre en la sonda torácica
5. Aumento de la densidad alrededor de la punta del tubo en la radiografía
6. Neumotórax persistente a pesar de una posición satisfactoria en la vista frontal
7. Tubo no anterior ni posterior al pulmón en vista lateral
8. Tubo colocado en la fisura

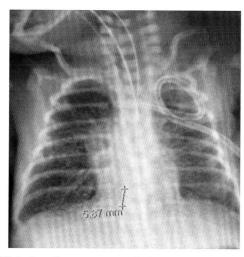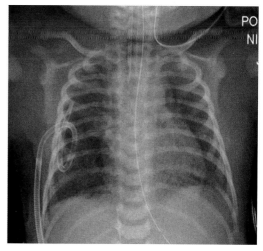

FIGURA 41-13 Radiografía anteroposterior de tórax que muestra un tubo torácico en cola de cerdo colocado de forma correcta en el espacio pleural.

TABLA 41-2 Pistas para la colocación de la sonda de toracostomía en la fisura (15)

1. Fisura interlobar mayor
   (a) Vista frontal: hemitórax superior medial
   (b) Vista lateral: curso oblicuo posterior y hacia arriba
2. Fisura menor (a la derecha)
   (a) Curso horizontal hacia el lado medial del pulmón

punta de tubo mal posicionada supone un mayor riesgo de complicaciones o una mala evacuación del aire. Una radiografía de tórax debe confirmar que los orificios laterales están dentro de la cavidad torácica.

   b. Patrón de burbujeo.

   c. Ecografía.

3. "Remover" la sonda si el menisco deja de fluctuar o cuando la evacuación de aire disminuya. Tener mucho cuidado de no desalojar la sonda sujetándola con firmeza con una mano cerca de la pared torácica.

4. Modificar los ajustes del ventilador de presión positiva disminuyendo la presión máxima y media de las vías respiratorias y el tiempo-I para mitigar el riesgo de nuevas fugas de aire (13).

EVACUACIÓN (16)

A. Preparativos

1. Preparar el sistema de drenaje del tórax al comienzo del procedimiento de toracostomía. El dispositivo de drenaje contiene tres cámaras (fig. 41-14).
   a. Cámara de control de succión: llenar esta cámara con agua hasta alcanzar la presión negativa o la cantidad de succión deseada, que se controla mediante el nivel de agua en la cámara. De 10 a 15 cm de H_2O es adecuado para la mayoría de los bebés ventilados. Una presión

de succión excesiva puede arrastrar tejido hacia los orificios laterales del tubo torácico y podría ser perjudicial al cambiar el flujo de aire intrapulmonar en presencia de una fuga pleural menor.
   b. Cámara de sellado de agua: se llena de agua con un dispositivo de embudo hasta la marca de "2 cm". En esta cámara se controla la presencia de una fuga de aire en curso, lo que también impide que el aire vuelva a pasar al paciente.
   c. Cámara de recolección: en esta cámara se recoge el líquido pleural.

2. Después de llenar la cámara de control de succión y la de sellado de agua hasta el nivel deseado, comunique el conector del paciente al catéter del tubo torácico. Conecte la fuente de aspiración al conector de aspiración del dispositivo de drenaje.

3. Nota: en el entorno de transporte, si no se dispone de un dispositivo de succión, el tubo torácico debe estar conectado a una válvula unidireccional (p. ej., la válvula de Heimlich) para evitar el arrastre de aire.

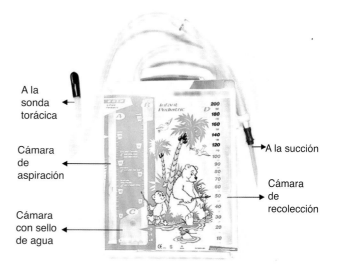

A la sonda torácica

Cámara de aspiración

Cámara con sello de agua

A la succión

Cámara de recolección

FIGURA 41-14 Un modelo de sistema de drenaje torácico subacuático, que muestra las tres cámaras necesarias.

B. Factores que influyen en la eficacia de la evacuación del aire

1. Contigüidad del aire a los portales del tubo torácico; estos deben ser patentes
   a. En el lactante en decúbito supino, el aire se acumula en el hemitórax medial, anterior o inferior, por lo que una ubicación anterior baja para la punta del tubo torácico es ideal para la evacuación
   b. Si la cabecera de la cama está elevada, el aire se acumula en el hemitórax anterior y superior, por lo que una ubicación anterior alta es ideal para la evacuación
2. La tasa de acumulación de aire es proporcional a
   a. Flujo y presión en las vías respiratorias
   b. Tamaño de la fístula o desgarre
   c. Posición infantil: la colocación dependiente del pulmón afectado permite reducir tanto el tamaño alveolar como la diferencia de presión alveolar-pleural en la región que rodea la fuga, reduciendo, y quizá deteniendo, la acumulación de neumotórax (17)

C. Extracción de la sonda de toracostomía

1. Comprobar que el tubo ya no es necesario:
   a. Dejar la sonda torácica conectada al sello de agua sin succión durante 8 a 12 h. No sujetar el tubo.
      (1) Transiluminar para detectar la reacumulación de aire.
      (2) Obtener una radiografía o una ecografía para la confirmación.
   b. Documentar la ausencia de drenaje significativo de aire o líquido.
2. Montar el equipo:
   a. Solución antiséptica

---

   b. Guantes estériles
   c. Tijeras y pinzas (si se aplican suturas)
   d. Gasa de petróleo cortada y comprimida a 2 cm de diámetro
   e. Gasas de 5 × 5 centímetros
   f. Cinta de 2.5 centímetros
3. Limpiar con una solución antiséptica la piel que rodea el tubo torácico.
4. Soltar la cinta o la sutura mientras mantiene el tubo en su sitio.
5. Para evitar la entrada de aire en el tórax, mientras se retira la sonda y hasta que se aplique la gasa de petróleo, palpe el lugar de entrada pleural y mantenga la presión sobre él. Después de retirar la sonda, aproximar los bordes de la herida (un solo Steri-Strip suele ser suficiente para los catéteres cola de cerdo) y colocar una gasa de petróleo sobre el lugar de la inserción. Mantener la presión sobre la herida pleural hasta que el apósito esté colocado.
6. Cubrir la gasa de petróleo con una gasa seca y estéril. Limitar el encintado a una zona lo más pequeña posible para que sea posible una futura transiluminación.
7. Retirar las suturas, si se han aplicado, cuando se haya completado la curación.

D. Complicaciones

1. Diagnóstico erróneo con colocación inadecuada (18)
2. Quemadura del dispositivo de transiluminación (19)
3. Trauma
   a. Laceración o perforación pulmonar (**fig. 41-15**) (20, 21)
   b. Perforación y hemorragia de un vaso principal (axilar, pulmonar, intercostal, mamario interno)
   c. Perforación de la víscera en el trayecto de la sonda de toracostomía (22)
   d. Cicatrización residual

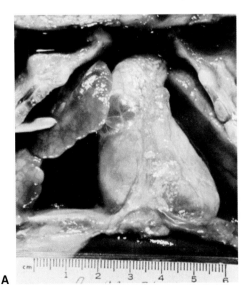
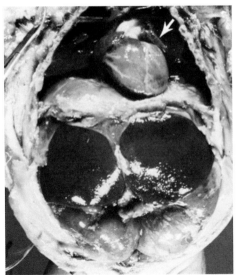

FIGURA 41-15 Examen posmortem de neonatos que murieron con fugas de aire incontroladas. **A.** Perforación del lóbulo superior derecho por un tubo torácico insertado sin trocar, lo que demuestra que casi cualquier tubo puede penetrar en el pulmón. **B.** Perforación del lóbulo superior izquierdo por un tubo torácico (*flecha*).

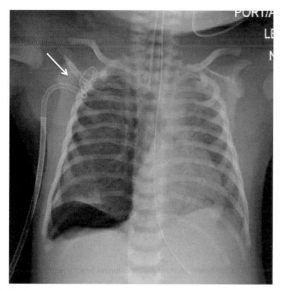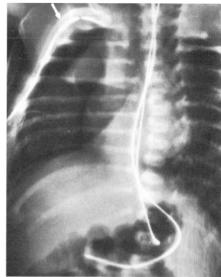

FIGURA 41-16 El tubo de toracostomía está por completo fuera del espacio pleural en esta placa de tórax ligeramente oblicua.

e. Daños permanentes en el tejido mamario
f. Quilotórax (23)
4. Daños en los nervios
   a. Síndrome de Horner causado por la presión de la punta de un tubo torácico posterior del lado derecho, cerca del segundo ganglio torácico en el primer espacio intervertebral torácico (24)
   b. Parálisis diafragmática o eventración por lesión del nervio frénico (25)
5. Desplazamiento del tubo
   a. Tubo fuera de la cavidad pleural en el tejido subcutáneo (**fig. 41-16**)
   b. Agujero lateral fuera del espacio pleural
   c. Punta a través del mediastino anterior
6. Mal funcionamiento del equipo
   a. Obstrucción de la sonda por material proteináceo o hemorrágico o por un trombo
   b. Fuga en el sistema de evacuación, por lo regular en los lugares de conexión
   c. Presiones de aspiración inadecuadas (26)
      (1) Presión excesiva
         (a) Agravamiento de la fuga de aire a través de una fístula broncopleural
         (b) Interferencia con el intercambio de gases
         (c) Succión del parénquima pulmonar contra los orificios del tubo torácico
      (2) Presión inadecuada con reacumulación de neumotórax
7. Infección
   a. Celulitis
   b. Inoculación de la pleura y del espacio pleural con microorganismos de la piel, incluyendo *Candida* (27)
8. Enfisema subcutáneo secundario a una fuga de neumotórax a tensión a través del orificio pleural
9. Obstrucción aórtica con tubo posterior (28)

Referencias

1. Ball CG, Lord J, Laupland KB, et al. Chest tube, complications: how well are we training our residents? *Can J Surg.* 2007;50(6):450–458.
2. Gupta AO, Ramasethu J. An innovative simulation trainer for chest tube insertion in infants. *Pediatrics.* 2014;134(3):e798–e805.
3. Kuhns LR, Bednarek FJ, Wyman ML, et al. Diagnosis of pneumothorax or pneumomediastinum in the neonate by transillumination. *Pediatrics.* 1975;56:355–360.
4. Wyman ML, Kuhns LR. Accuracy of transillumination in the recognition of pneumothorax and pneumomediastinum in the neonate. *Clin Pediatr (Phila).* 1977;16:323–324.
5. Cattarossi L, Copetti R, Brusa G, et al. Lung ultrasound diagnostic accuracy in neonatal pneumothorax. *Can Respir J.* 2016;2016:6515069.
6. Raimondi F, Rodriguez Fanjul J, Aversa S, et al. Lung ultrasound for diagnosing pneumothorax in the critically ill neonate. *J Pediatr.* 2016;175:74–78.
7. Smith J, Schumacher RE, Donn SM, et al. Clinical course of symptomatic spontaneous pneumothorax in term and late preterm newborns: report from a large cohort. *Am J Perinatol.* 2011;28(2):163–168.
8. Sathiyamurthy S, Banerjee J, Godambe SV. Antiseptic use in the neonatal intensive care unit—a dilemma in clinical practice: an evidence based review. *World J Clin Pediatr.* 2016;5(2):159–171.
9. Arda IS, Gurakan B, Aliefendioglu D, et al. Treatment of pneumothorax in newborns: use of venous catheter versus chest tube. *Pediatr Int.* 2002;44:78–82.
10. MacDonald MG. Thoracostomy in the neonate: a blunt discussion. *NeoReviews.* 2004;5:e301–e306.
11. Smith J, Schumacher RE, Donn SM, et al. Clinical course of symptomatic spontaneous pneumothorax in term and late preterm newborns: report from a large cohort. *Am J Perinatol.* 2011;28(2):163–168.

12. Kitsommart R, Martins B, Bottino MN, et al. Expectant management of pneumothorax in preterm infants receiving assisted ventilation: report of 4 cases and review of the literature. *Respir Care*. 2012;57(5):789–793.

13. Stevens TP, Harrington EW, Blennow M, et al. Early surfactant administration with brief ventilation vs. selective surfactant and continued mechanical ventilation for preterm infants with or at risk for respiratory distress syndrome. *Cochrane Database Syst Rev*. 2007;4:CD003063.

14. Bowen A, Zarabi M. Radiographic clues to chest tube perforation of neonatal lung. *Am J Perinatol*. 1985;2:43–45.

15. Mauer JR, Friedman PJ, Wing VW. Thoracostomy tube in an interlobar fissure: radiologic recognition of a potential problem. *Am J Roentgenol*. 1981;139:1155–1161.

16. Zisis C, Tsirgogianni K, Lazaridis G, et al. Chest drainage systems in use. *Ann Transl Med*. 2015;3(3):43.

17. Zidulka A. Position may reduce or stop pneumothorax formation in dogs receiving mechanical ventilation. *Clin Invest Med*. 1987;10:290–294.

18. Kesieme EB, Dongo A, Ezemba N, et al. Tube thoracostomy: complications and its management. *Pulm Med*. 2012;2012:256878.

19. Perman MJ, Kauls LS. Transilluminator burns in the neonatal intensive care unit: a mimicker of more serious disease. *Pediatr Dermatol*. 2007;24:168–171.

20. Reed RC, Waters BL, Siebert JR. Complications of percutaneous thoracostomy in neonates and infants. *J Perinatol*. 2016;36(4):296–299.

21. Brooker RW, Booth GR, DeMello DE, et al. Unsuspected transection of lung by pigtail catheter in a premature infant. *J Perinatol*. 2007;27(3):190–192.

22. Murray MJ, Brain JL, Ahluwalia JS. Neonatal pleural effusion and insertion of intercostal drain into the liver. *J R Soc Med*. 2005;98(7):319–320.

23. Kumar SP, Belik J. Chylothorax—a complication of chest tube placement in a neonate. *Crit Care Med*. 1984;12:411–412.

24. Rosegger H, Fritsch G. Horner's syndrome after treatment of tension pneumothorax with tube thoracostomy in a newborn infant. *Eur J Pediatr*. 1980;133:67–68.

25. Nahum E, Ben-Ari J, Schonfeld T, et al. Acute diaphragmatic paralysis caused by chest-tube trauma to phrenic nerve. *Pediatr Radiol*. 2001;31:444–446.

26. Grosfeld JL, Lemons JL, Ballantine TV, et al. Emergency thoracostomy for acquired bronchopleural fistula in the premature infant with respiratory distress. *J Pediatr Surg*. 1980;15:416–421.

27. Faix RG, Naglie RA, Barr M Jr. Intrapleural inoculation of candida in an infant with congenital cutaneous candidiasis. *Am J Perinatol*. 1986;3:119–122.

28. Gooding CA, Kerlan R Jr, Brasch R. Partial aortic obstruction produced by a thoracostomy tube. *J Pediatr*. 1981;98:471–473.

CAPÍTULO

42

Pericardiocentesis

Alan Benheim y John North

A. Definiciones

1. Pericardio
   a. Una doble capa de revestimiento mesotelial que rodea el corazón, formada por el pericardio visceral en la superficie epicárdica y el pericardio parietal como capa externa
   b. El espacio pericárdico, entre las capas visceral y parietal, por lo regular tiene una pequeña cantidad de líquido pericárdico (en general < 5 mL para un neonato) que se cree que reduce la fricción
2. Neumopericardio
   a. Recolección de aire en el espacio pericárdico
3. Derrame pericárdico
   a. Acumulación de exceso de líquido en el espacio pericárdico
4. Pericardiocentesis
   a. Procedimiento para eliminar el aire o el exceso de líquido del espacio pericárdico, por lo regular a través de una aguja, una pequeña cánula o un catéter de drenaje.
5. Drenaje pericárdico
   a. Se deja un catéter u otro dispositivo de drenaje para permitir la evacuación intermitente o continua de aire o líquido del espacio pericárdico
   b. Se coloca en situaciones selectas con acumulación recurrente de aire o líquido en el espacio pericárdico

6. Taponamiento
   a. Condición clínica con gasto cardiaco limitado debido a la restricción externa de la expansión del corazón, que impide el llenado cardiaco normal, lo que resulta en una disminución del volumen sistémico y en el gasto cardiaco.
   b. Puede ser causado por:
      (1) Líquido o aire en el espacio pericárdico
      (2) Anomalías del pericardio (restrictivas o constrictivas)
      (3) Aumento de la presión intratorácica asociado con una enfermedad pulmonar obstructiva de las vías respiratorias o con un neumotórax a tensión
7. Pulsus paradoxus (fig. 42-1)
   a. Variación respiratoria de la presión arterial, con una disminución de la presión arterial sistólica durante la inspiración espontánea. (Durante la ventilación con presión positiva, esto se invierte, con un aumento de la presión sistólica durante la inspiración.)
   b. Este hallazgo se produce durante el taponamiento.

B. Antecedentes

1. El corazón se encuentra dentro de un espacio cerrado, cubierto por el pericardio. El espacio pericárdico se encuentra entre las dos capas del pericardio. Si el espa-

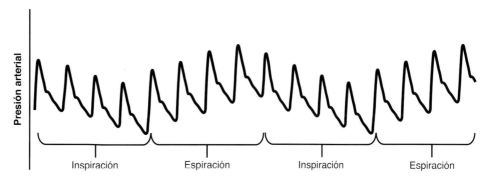

FIGURA 42-1 Pulsus paradoxus.

321

cio pericárdico se llena con un exceso de líquido o si se acumula aire, el corazón tiene menos espacio disponible y la presión dentro del pericardio aumenta. El aumento de la presión intrapericárdica restringe el retorno venoso y dificulta el llenado cardiaco. La disminución del retorno venoso y del llenado cardiaco da lugar a una reducción del gasto cardiaco. Esta situación clínica se conoce como taponamiento cardiaco (1-6).

2. Los neonatos tienen un mayor riesgo de taponamiento cardiaco cuando hay:

    a. Acumulación de aire que se diseca en el pericardio desde el sistema respiratorio (**fig. 42-2**) (4, 5, 7, 8). Este riesgo puede ser mayor en los recién nacidos prematuros cuyas madres no recibieron esteroides prenatales (9).

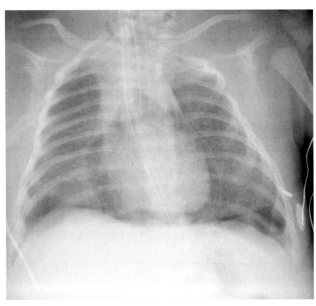

FIGURA 42-2 Radiografía de tórax con neumopericardio.

    b. Acumulación de líquido pericárdico debido a una perforación o a un trasudado del catéter venoso umbilical o central (fig. 34-16, **fig. 42-3**) (1, 10-14)

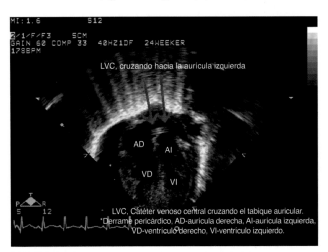

FIGURA 42-3 Imagen de ecocardiograma de un bebé prematuro con derrame pericárdico y línea venosa central en la aurícula izquierda.

    c. Infusión hiperosmolar, como hiperalimentación (6, 15)

    d. Punta del catéter en la aurícula derecha, en especial si está enrollada (16, 17)

    e. Canulación para la oxigenación por membrana extracorpórea (6, 18, 19)

    f. Cateterismo cardiaco, diagnóstico o terapéutico (20)

    g. Hemorragia pericárdica posoperatoria tras la cirugía cardiaca (2, 21)

    h. Síndrome pospericardiotomía, por lo regular entre 1 y 3 semanas después de la cirugía cardiaca (2, 21, 22)

    i. Derrame pericárdico como parte de un edema/hidropesía generalizado (3, 21)

    j. Derrames pericárdicos por causas infecciosas o autoinmunes (son menos frecuentes en los neonatos que en los niños mayores)

3. Síntomas clínicos

    a. Los signos de taponamiento cardiaco pueden evolucionar gradual o rápidamente (1, 3, 23).

    b. Los síntomas pueden incluir dificultad respiratoria, hipotensión, taquicardia o pérdida del ritmo de perfusión (6, 15).

4. El tratamiento principal del taponamiento cardiaco es la evacuación del espacio pericárdico. La expansión de volumen y los agentes presores pueden suponer un beneficio transitorio, pero por lo regular no dan lugar a una mejora clínica sostenida (1, 6, 10, 14, 15, 21, 24).

5. El taponamiento cardiaco puede requerir un tratamiento urgente con pericardiocentesis en lactantes con compromiso hemodinámico grave (1, 15, 21, 22).

C. Indicaciones (1, 14, 20-22)

1. Taponamiento cardiaco por neumopericardio
2. Taponamiento cardiaco por líquido pericárdico
3. Aspiración de líquido pericárdico para estudios diagnósticos

D. Contraindicaciones

1. No existen contraindicaciones absolutas para realizar una pericardiocentesis en el contexto de un taponamiento cardiaco.
2. Contraindicaciones relativas para la pericardiocentesis diagnóstica:

    a. Coagulopatía.

    b. Infección activa. (Sin embargo, la infección también puede ser una indicación para la pericardiocentesis diagnóstica en algunas situaciones clínicas.)

E. Precauciones

Drenar un gran volumen del espacio pericárdico puede alterar de manera significativa las condiciones de precarga cardiaca y algunos lactantes pueden requerir un bolo de líquido intravascular suplementario tras el drenaje del pericardio.

F. Limitaciones

1. No puede evacuar fácilmente el trombo
2. No se pueden eliminar las lesiones masivas

G. Equipo

Estéril

1. Solución antiséptica
2. Campos quirúrgicos que se disponen alrededor del lugar de acceso
3. Torundas o gasas
4. Guantes
5. Anestesia local (lidocaína al 1%)
6. Cánula intravenosa calibres 16 a 20 sobre aguja de 2.5 a 5 centímetros; considere una cánula calibre 22 sobre una aguja de 2.5 centímetros para los bebés que pesan menos de 2 500 g; una cánula calibre 24 sobre una aguja de 2 centímetros es apropiada para los recién nacidos con extremo bajo peso al nacer (< 1 000 g)
7. Catéter de drenaje permanente y guía de punta blanda de 0.018 pulgadas (opcional)
8. Llave de paso de tres vías
9. Tubo de extensión IV corto (opcional)
10. Jeringas de 10 a 20 mL
11. Sistema de drenaje cerrado premontado como para la evacuación de emergencia de fugas de aire, tubos de toracostomía descritos en el capítulo 41 (opcional)
12. Tubo de conexión y junta subacuática para el drenaje permanente (opcional)
13. Contenedores de muestras para estudios de laboratorio, si el procedimiento es de diagnóstico

No estéril (ver también H)

1. Dispositivo de transiluminación (opcional, para el neumopericardio)
2. Ecocardiograma/sonografía (opcional en situaciones de urgencia)

H. Procedimiento (▶ Video 42-1: Pericardiocentesis)

1. Si se dispone de imágenes ecográficas/ecocardiográficas, y el tiempo lo permite, se pueden realizar imágenes para determinar un lugar y un ángulo de entrada de la aguja óptimos. Además, se puede estimar la distancia aproximada necesaria para alcanzar el espacio pericárdico (20, 25). Para obtener imágenes ecográficas que guíen la colocación inicial de la aguja y su recorrido en el momento del procedimiento, el transductor debe colocarse con una funda estéril (25). De manera alternativa, después de crear un campo estéril, se puede realizar una ecografía desde una zona no estéril del tórax para controlar el derrame durante el procedimiento. Se debe tener cuidado de evitar mover la sonda de un lado a otro entre las zonas estériles y no estériles.

2. Asimismo, la evaluación con transiluminación puede realizarse en casos de neumopericardio, si el tiempo lo permite.

3. Limpiar la piel de la zona xifoidea, precordial y epigástrica con un antiséptico. Dejar secar.

4. Colocar paños estériles, dejando expuesta la zona subxifoidea.

5. Administrar anestesia local si el paciente está consciente, por ejemplo, 0.25 a 1 mL de lidocaína subcutánea al 1% instilada a 1 o 2 cm de la apófisis xifoides. Si el bebé está conectado a un ventilador, una dosis de fentanilo intravenoso (1 mcg/kg) puede proporcionar una analgesia sedante (véase también el capítulo 7).

6. Formar un sistema cerrado ensamblando una jeringa, una llave de paso de tres vías y un tubo de extensión, de modo que la llave de paso esté abierta tanto a la jeringa como al tubo de extensión, pero cerrada al puerto lateral restante.

7. Utilizando la aguja/cánula IV, penetrar en la piel de 0.5 a 1 cm por debajo de la punta de la apófisis xifoides, en la línea media o un poco (0.5 cm) a la izquierda de ella. La aguja debe formar un ángulo de 30 a 40 grados con respecto a la piel, y la punta debe dirigirse hacia el hombro izquierdo (fig. 42-4A, B). Se puede utilizar un enfoque diferente en ciertos casos, por ejemplo, si un ecocardiograma sugiere que la mayor parte del líquido es del lado derecho o apical (25).

8. Avanzar la aguja hasta obtener aire o líquido.
   a. Se puede sentir un tirón rítmico, correspondiente a la frecuencia cardiaca, cuando la aguja entra en el pericardio.

9. Si se dispone de imágenes ecográficas, la posición de la aguja puede determinarse visualizando la punta de la aguja dentro del espacio pericárdico o demostrando que la cantidad de líquido pericárdico disminuye a medida que se aspira el líquido (fig. 42-5). Algunos autores han descrito la reinfusión de una pequeña cantidad del líquido aspirado mientras se obtienen imágenes para observar la localización de los ecos de microcavitación (20, 26, 27). Fijar la aguja en su posición y hacer avanzar la cánula sobre la aguja hasta el espacio pericárdico. Retirar la aguja y conectar la cánula a la jeringa del sistema cerrado para la aspiración.

10. Aspirar todo el líquido/aire posible. Si la jeringa se llena, utilizar el tercer puerto de la llave de paso para vaciarla, o para acoplar una segunda jeringa, y luego aspirar más, repitiendo según sea necesario. Si se desea realizar estudios de diagnóstico, el líquido debe transferirse a los contenedores de muestras apropiados.
    a. Si se aspira líquido sanguinolento, podría haber un derrame serosanguíneo o hemorrágico, o la aguja

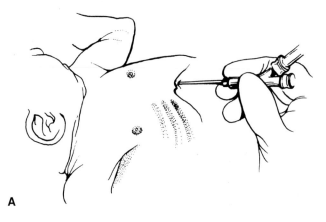

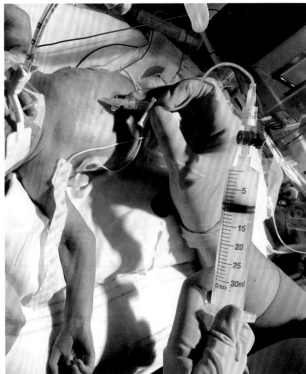

FIGURA 42-4 A. Inserción de una aguja/cánula unida a una llave de paso de tres vías, en el espacio subxifoide, dirigida hacia el hombro izquierdo. **B.** Pericardiocentesis de emergencia en un bebé en estado crítico, mostrando la aspiración de líquido de alimentación parenteral del espacio pericárdico.

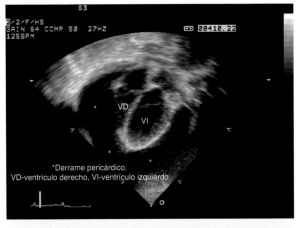

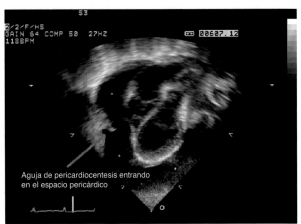

FIGURA 42-5 Imágenes de ecocardiograma de pericardiocentesis. **A.** Imagen ecocardiográfica del derrame pericárdico. **B.** Punta de la aguja en el espacio pericárdico. **C.** Derrame pericárdico parcialmente drenado.

podría haber entrado en el corazón (por lo regular en el ventrículo derecho). Hay algunos indicios que pueden ser útiles para determinar si la aguja ha entrado en el corazón (véase I).

b. Tener en cuenta que los catéteres pequeños de una sola luz pueden bloquearse con facilidad.

c. Habrá que decidir si se deja la cánula colocada durante algún tiempo o se retira una vez que se haya drenado el pericardio. Esta decisión variará en cada caso, pero entre los factores a tener en cuenta están la probabilidad de reacumulación y la necesidad de repetir el drenaje frente al riesgo de infección o de entrada de aire libre con una cánula permanente.

d. En ciertos casos, el operador puede optar por evacuar el espacio pericárdico directamente a través de la aguja, en lugar de colocar una cánula.

I. Circunstancias especiales

1. Si se dispone de imágenes ecográficas, pueden ser útiles para planificar y guiar el lugar y el ángulo de entrada de la aguja, así como para anticipar la distancia necesaria para alcanzar el espacio pericárdico (2, 20, 22, 25-27).

2. Si la transiluminación es positiva para el aire libre antes del procedimiento, puede utilizarse para evaluar la idoneidad de la evacuación del aire después del procedimiento y para buscar evidencias de reacumulación. Dado que el neumotórax y el neumomediastino son complicaciones potenciales, la disponibilidad de la transiluminación también puede ser útil después del procedimiento. Sin embargo, esta última no es un método fiable para descartar el aire libre o para distinguir entre el aire pericárdico y el mediastínico (5, 7).

3. La aspiración inicial del pericardio puede dar lugar a aire, líquido seroso, líquido serosanguíneo o gravemente sanguinolento, o líquido parecido a la infusión de una vía central (incluidos los líquidos de nutrición parenteral) (10, 13). El líquido sanguinolento suscita la preocupación de que la aguja pueda haber entrado en el corazón. Lo siguiente puede ser útil para distinguir entre el líquido pericárdico y la sangre intracardiaca.

   a. En un lactante con taponamiento, la aspiración de 10 mL de sangre del corazón tendrá un efecto mínimo en la hemodinámica aguda, mientras que el drenaje de tan solo 5 a 15 mL del espacio pericárdico puede producir una mejora hemodinámica significativa en 30 segundos.

   b. Si se utiliza la ecografía, el volumen de líquido pericárdico aparecerá disminuido si la aguja está bien colocada. En algunos casos, se puede identificar de forma fiable la aguja en el espacio pericárdico (véase la **fig. 42-5**) (20).

   c. Colocar unas gotas en una gasa puede ayudar a distinguir las dos fuentes, porque el líquido serosanguíneo se separará en una zona central de color rojo oscuro y una zona periférica más serosa, pero esto puede tardar varios minutos.

   d. Como alternativa, se puede realizar un hematocrito centrifugado rápidamente si la unidad tiene una centrifugadora disponible; esto también toma unos minutos.

4. El drenaje de un gran volumen del espacio pericárdico puede alterar las condiciones de precarga cardiaca de forma significativa, y algunos lactantes pueden beneficiarse de bolos de líquido intravascular tras el drenaje del pericardio.

5. La pericardiocentesis suele ser un procedimiento urgente o de emergencia. La técnica de pericardiocentesis descrita antes se aplica cuando hay tiempo para cada paso. En un bebé con un compromiso hemodinámico importante, el operador puede verse obligado a omitir ciertos pasos en aras del tiempo. Esto requiere un juicio sobre el estado clínico del bebé y el tiempo de demora que implica cualquier paso, como esperar al ecógrafo, preparar un campo estéril mayor o montar un sistema de llave de paso de tres vías. En casos extremos, este procedimiento para salvar la vida puede consistir en verter o aplicar Betadine sobre la zona subxifoidea, seguido de una aspiración "a ciegas" con cualquier aguja y jeringa disponibles, sin anestesia, y antes de que se disponga de cualquier otro equipo en la cabecera (véase la **fig. 42-4B**) (20).

6. Para colocar un catéter permanente más grande que permanecerá en su lugar, haga avanzar una guía metálica de punta suave de 0.018 pulgadas a través de la cánula hasta el espacio pericárdico. Dejando la guía en su lugar, retirar la cánula sobre la guía y, a continuación, hacer avanzar el catéter más grande sobre la guía, colocándolo de modo que todos los orificios de drenaje estén dentro del espacio pericárdico. Conectarse a un sistema cerrado de tubos y drenaje. Asegurarlo en su sitio.

J. Complicaciones (20–22, 26, 27)

1. Neumopericardio
2. Neumomediastino
3. Neumotórax
4. Perforación cardiaca
5. Arritmia
6. Hipotensión (si se drena un derrame grande)

Referencias

1. Nowlen TT, Rosenthal GL, Johnson GL, et al. Pericardial effusion and tamponade in infants with central catheters. *Pediatrics*. 2002;110:137–142.

2. Tsang TS, Barnes ME, Hayes SN, et al. Clinical and echocardiographic characteristics of significant pericardial effusions following surgery and outcomes of echo-guided pericardiocentesis for management: Mayo Clinic experience. 1979–1998. *Chest*. 1999;116:322–331.

3. Tamburro RF, Ring JC, Womback K. Detection of pulsus paradoxus associated with large pericardial effusions in pediatric patients by analysis of the pulse-oximetry waveform. *Pediatrics*. 2002;109:673–677.

4. Heckmann M, Lindner W, Pohlandt F. Tension pneumopericardium in a preterm infant without mechanical ventilation: a rare cause of cardiac arrest. *Acta Paediatr.* 1998;87:346–348.

5. Hook B, Hack M, Morrison S, et al. Pneumopericardium in very low birthweight infants. *J Perinatol.* 1995;15(1):27–31.

6. Warren M, Thompson KS, Popek EJ, et al. Pericardial effusion and cardiac tamponade in neonates: sudden unexpected death associated with total parenteral nutrition via central venous catheterization. *Ann Clin Lab Sci.* 2013;43(2):163–171.

7. Cabatu EE, Brown EG. Thoracic transillumination: aid in the diagnosis and treatment of pneumopericardium. *Pediatrics.* 1979;64:958–960.

8. Bjorklund L, Lindroth M, Malmgren N, et al. Spontaneous pneumopericardium in an otherwise healthy full-term newborn. *Acta Pediatr Scand.* 1990;79:234–236.

9. Hummler HD, Parys E, Mayer B, et al. Risk indicators for air leaks in preterm infants exposed to restrictive use of endotracheal intubation. *Neonatology.* 2015;108:1–7.

10. Ramasethu J. Complications of vascular catheters in the neonatal intensive care unit. *Clin Perinatol.* 2008;35:199–222.

11. van Engelenburg KC, Festen C. Cardiac tamponade: a rare but life-threatening complication of central venous catheters in children. *J Pediatr Surg.* 1998;33:1822–1824.

12. Fioravanti J, Buzzard CJ, Harris JP. Pericardial effusion and tamponade as a result of percutaneous silastic catheter use. *Neonatal Netw.* 1998;17:39–42.

13. van Ditzhuyzen O, Ronayette D. Tamponnade cardiaque après catheterisme veineux central chez un nouveaune. *Arch Pediatr.* 1996;3:463–465.

14. Pezzati M, Filippi L, Chiti G, et al. Central venous catheters and cardiac tamponade in preterm infants. *Intensive Care Med.* 2004;30:2253–2256.

15. Weil BR, Ladd AP, Yoder K. Pericardial effusion and cardiac tamponade associated with central venous catheters in children: an uncommon but serious and treatable condition. *J Pediatr Surg.* 2010;45:1687–1692.

16. Cartwright DW. Central venous lines in neonates: a study of 2186 catheters. *Arch Dis Child Fetal Neonatal Ed.* 2004;89:F504–F508.

17. dos Santos Modelli ME, Cavalcanti FB. Fatal cardiac tamponade associated with central venous catheter a report of 2 cases diagnosed in autopsy. *Am J Forensic Med Pathol.* 2014;35(1):26–28.

18. Kurian MS, Reynolds ER, Humes RA, et al. Cardiac tamponade caused by serous pericardial effusion in patients on extracorporeal membrane oxygenation. *J Pediatr Surg.* 1999;34:1311–1314.

19. Becker JA, Short BL, Martin GR. Cardiovascular complications adversely affect survival during extracorporeal membrane oxygenation. *Crit Care Med.* 1998;26:1582–1586.

20. Tsang TS, Freeman WK, Barnes ME, et al. Rescue echocardiographically guided pericardiocentesis for cardiac perforation complicating catheter-based procedures: the Mayo Clinic experience. *J Am Coll Cardiol.* 1998;32:1345–1350.

21. Tsang TS, Oh JK, Seward JB. Diagnosis and management of cardiac tamponade in the era of echocardiography. *Clin Cardiol.* 1999;22:446–452.

22. Tsang TS, El-Najdawi EK, Seward JB, et al. Percutaneous echocardiographically guided pericardiocentesis in pediatric patients: evaluation of safety and efficacy. *J Am Soc Echocardiogr.* 1998;11:1072–1077.

23. Berg RA. Pulsus paradoxus in the diagnosis and management of pneumopericardium in an infant. *Crit Care Med.* 1990;18:340–341.

24. Traen M, Schepens E, Laroche S, et al. Cardiac tamponade and pericardial effusion due to venous umbilical catheterization. *Acta Paediatr.* 2005;94:626–628.

25. Molkara D, Tejman-Yarden S, El-Said H, et al. Pericardiocentesis of noncircumferential effusions using nonstandard catheter entry sites guided by echocardiography and fluoroscopy. *Congenit Heart Dis.* 2011;6:461–465.

26. Muhler EG, Engelhardt W, von Bernuth G. Pericardial effusions in infants and children: injection of echo contrast medium enhances the safety of echocardiographically-guided pericardiocentesis. *Cardiol Young.* 1998;8:506–508.

27. Watzinger N, Brussee H, Fruhwald FM, et al. Pericardiocentesis guided by contrast echocardiography. *Echocardiography.* 1998;15:635–640.

43

Tubos gástricos y transpilóricos

Allison M. Greenleaf

A. Definiciones (1)

1. La alimentación enteral se define como el suministro de nutrientes distal a la cavidad oral.
2. Una sonda gástrica es un tubo que se introduce por la nariz o la boca hasta el estómago.
3. Una sonda transpilórica es un tubo que se pasa por la nariz o la boca, a través del estómago y el píloro hasta el intestino delgado.

SONDAS GÁSTRICAS ORALES O NASALES

A. Indicaciones (2)

1. Proporcionar una vía para la alimentación y la administración de la medicación en caso de inmadurez neuroconductual, inestabilidad fisiológica o compromiso respiratorio (3).
2. Para tomar muestras del contenido gástrico o intestinal.
3. Para descomprimir y vaciar el estómago.

B. Tipos de tubos

1. Las sondas gástricas y transpilóricas de luz única están fabricadas con Silastic (elastómero de silicona), silicona, poliuretano o cloruro de polivinilo (PVC) y son radiopacas para su localización en la radiografía (2, 4, 5). Están marcados de forma incremental en centímetros y suelen tener de dos a cuatro orificios laterales en el extremo distal (**fig. 43-1**).
   a. Disponible para neonatos en tamaños de 35 a 8 Fr y en una variedad de longitudes. Las sondas de menor diámetro tienen un flujo más lento. La longitud de la sonda varía en función de la profundidad de colocación y de si la sonda es gástrica o transpilórica (2, 5).
   b. Las sondas de alimentación de un solo lumen pueden utilizarse para la descompresión ocasional o intermitente del estómago (2).
2. Las sondas de doble luz (Replogle) son preferibles para la descompresión gástrica continua o para la aspiración continua

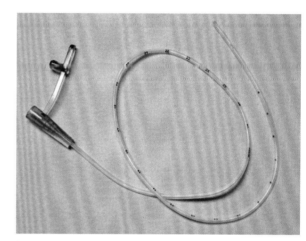

FIGURA 43-1 Sonda de alimentación gástrica Silastic.

para eliminar las secreciones de la bolsa esofágica superior en los lactantes con atresia esofágica antes de la cirugía (6-8).
   a. El lumen más ancho está unido al dispositivo de succión para la descompresión gástrica o la limpieza del esófago, y el segundo lumen, más pequeño, es para el flujo de aire para evitar la adherencia del catéter a la pared de la mucosa (**fig. 43-2**).

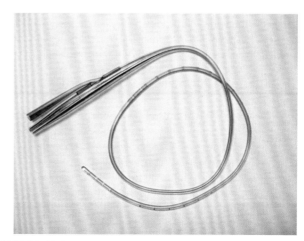

FIGURA 43-2 Tubo Replogle de doble luz.

b. Estos catéteres también son radiopacos, se marcan de forma incremental y tienen múltiples orificios laterales en el extremo distal.

c. Disponible en 6, 8 y 10 Fr; varían en longitud. Deben seguirse las recomendaciones del fabricante en cuanto a la frecuencia de cambio del tubo.

C. Contraindicaciones

1. Reparación o perforación esofágica reciente

D. Precauciones

1. A la hora de determinar la colocación oral o nasal, debe realizarse una evaluación individual para sopesar los riesgos de comprometer la vía aérea nasal, y para determinar el posible impacto en la alimentación oral.

2. Considerar el tamaño de las fosas nasales, así como el tipo y la cantidad de apoyo respiratorio al determinar la colocación.

3. No empujar contra ninguna resistencia. La perforación puede producirse con muy poca fuerza o sensación de resistencia.

4. No instilar ningún material antes de verificar la colocación del tubo.

   a. La colocación incorrecta de las sondas gástricas y transpilóricas es frecuente, con una incidencia que oscila entre 21 y 59%, y puede provocar una morbilidad y una mortalidad considerables (9-13).

5. Evaluar la posible perforación esofágica si se produce alguno de los siguientes casos (14):

   a. Aspiración sanguinolenta
   b. Aumento de la secreción oral
   c. Dificultad respiratoria
   d. Neumotórax

6. Detener el procedimiento de inmediato si hay algún compromiso respiratorio.

7. Las sondas de silicona y poliuretano son más blandas y pueden permanecer *in situ* hasta 30 días, o según las recomendaciones del fabricante, aunque deben seguirse las directrices prácticas individuales. Se prefieren los tubos de silicona, en particular en los niños prematuros que pesan < 750 g (2, 15).

8. Los tubos de PVC son más rígidos y más fáciles de insertar.

   a. No se recomienda su uso a largo plazo porque se endurecen con el tiempo al exponerse a la acidez del estómago y pueden provocar la lixiviación de los plastificantes, así como la perforación del esófago (2, 4, 5, 16).

   b. Las recomendaciones de los fabricantes sobre la frecuencia de cambio de las sondas pueden variar, por lo que deben seguirse las directrices de la práctica institucional.

9. Las sondas con peso y con estilete no se recomiendan en la población neonatal debido al riesgo de perforación.

E. Equipo

1. Equipo de succión
2. Monitor cardiorrespiratorio
3. Cinta hipoalergénica de 1.27 centímetros
4. Agua estéril
5. Jeringas de 3 o 5 mL
6. Estetoscopio
7. Guantes
8. Tubo de tamaño adecuado para bebés

F. Técnica

1. Lavarse las manos y ponerse los guantes manteniendo la técnica aséptica.

2. Despejar la nariz y la orofaringe del neonato mediante una succión suave si es necesario.

3. Vigilar la frecuencia cardiaca y la saturación de oxígeno del bebé y observar durante todo el procedimiento si hay arritmias o dificultades respiratorias.

4. Si es posible, ofrecer un chupete y sacarosa oral de acuerdo con la política de la unidad para controlar el dolor y fomentar la succión y la deglución (17, 18).

5. Colocar al neonato sobre la espalda con la cabeza de la cama elevada.

6. Medir la longitud para la inserción midiendo la distancia desde la punta de la nariz al lóbulo de la oreja hasta la mitad de la distancia entre el xifoides y el ombligo (**fig. 43-3**) (2, 5, 9, 10, 12, 13, 19).

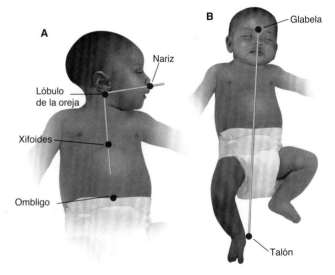

FIGURA 43-3 A. Medición de la distancia de la sonda nasogástrica desde la punta de la nariz al lóbulo de la oreja hasta la mitad de la distancia entre el xifoides y el ombligo. **B.** Medición de la distancia de la sonda transpilórica desde la glabela hasta el talón.

7. Marcar la longitud en la sonda de alimentación con una tira de cinta adhesiva (**tabla 43-1**).

TABLA 43-1 Pautas sobre la longitud mínima de inserción de la sonda orogástrica para proporcionar una posición intragástrica adecuada en lactantes de muy bajo peso al nacer

PESO (G)	LONGITUD DE INSERCIÓN (CM)
< 750	13
750-999	15
1 000-1 249	16
1 250-1 500	17

Datos de Gallaher KJ, Cashwell S, Hall V, et al. Orogastric tube insertion length in very low birth weight infants. *J Perinatol.* 1993;13:128-131.

8. Humedecer el extremo del tubo con agua estéril o solución salina.
9. Inserción oral
   a. Presionar la parte anterior de la lengua con el dedo índice y estabilizar la cabeza con los dedos libres.
   b. Introducir la sonda a lo largo del dedo hasta la orofaringe.
10. Inserción nasal (evitar esta vía en bebés de muy bajo peso en los que las sondas nasales pueden asociarse con un mayor esfuerzo respiratorio y con una disminución de la ventilación) (2, 3).

   a. Estabilizar la cabeza. Elevar la punta de la nariz para ensanchar la fosa nasal.
11. Introducir la punta del tubo, dirigiéndola hacia el occipucio y no hacia el vértice (**fig. 43-4**).
12. Avanzar la sonda con suavidad hasta la orofaringe.
13. Vigilar la bradicardia.
14. Inclinar un poco la cabeza del bebé hacia adelante.
15. Avanzar el tubo hasta la profundidad predeterminada.
16. No empujar contra ninguna resistencia.
17. Detener el procedimiento si hay aparición de cualquier dificultad respiratoria, tos, lucha, apnea, bradicardia o cianosis.
18. Determinar la ubicación de la punta utilizando al menos dos medidas: el pH, las características del aspirado (volumen y color), la marca del tubo externo o la presencia de dificultad respiratoria. La radiografía del abdomen para verificar la colocación es el método de referencia, pero es caro y somete a los neonatos a una radiación adicional. La inyección de aire para verificar la colocación no es un método fiable, ya que el sonido del aire en el tracto respiratorio puede transmitirse al tracto gastrointestinal (2, 4, 11-13, 19, 20). La medición del pH del aspirado como único método para verificar la posición de la sonda no es fiable, ya que el ácido estomacal en los lactantes puede ser débilmente ácido, y el grado de acidez del aspirado puede verse afectado por el momento de la alimentación, la ubicación exacta de la sonda en el estómago (distal frente a proximal) y el momento de la administración de la medicación (2, 4, 5, 20).
   a. Aspirar cualquier contenido; describir y medir.
      (1) El contenido gástrico puede ser claro, lechoso, bronceado, verde pálido, amarillo pálido o teñido de sangre.

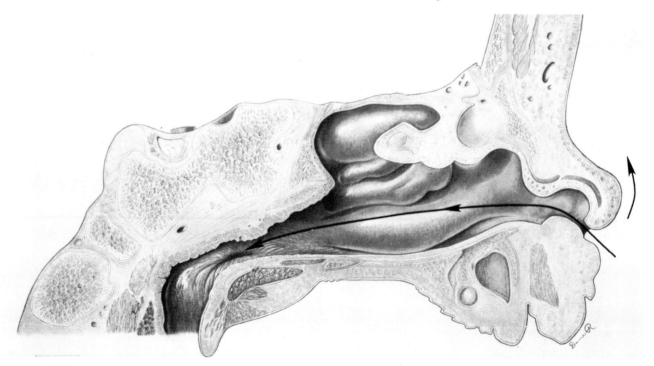

FIGURA 43-4 Vista anatómica de la nasofaringe neonatal. La dirección natural en la inserción de la sonda es hacia los cornetes nasales, donde podría detenerse y dar la impresión de obstrucción. Empujando la fosa nasal hacia arriba se puede dirigir la sonda con menos traumatismo hacia la región posterior.

(2) Determinar la acidez midiendo el pH. Si el pH del aspirado es ≤ 5, se puede estar razonablemente seguro de que la sonda está en el estómago. Si el pH es > 5, la colocación debe confirmarse mediante un método adicional, como la radiografía o el carácter de las secreciones (4, 12, 19-22).

(3) Evaluar cualquier compromiso respiratorio o inestabilidad.

b. Si hay dificultad para obtener la aspiración, utilizar una jeringa de mayor tamaño, cambiar la posición del bebé e instilar una pequeña cantidad de aire en la sonda para reposicionar la sonda nasogástrica lejos de la pared del estómago. Evitar empujar contra cualquier resistencia. Si no se obtiene un aspirado, considerar la posibilidad de verificar la colocación mediante una radiografía (20).

c. Verificar la colocación del tubo en todas las radiografías posteriores.

19. Fijar el tubo de inserción a la cara con cinta adhesiva de 1.27 centímetros.

20. Para las alimentaciones, adjuntar a la jeringa.

21. Para el drenaje por gravedad, colocar la trampa de muestras y ubicarla por debajo del nivel del estómago.

22. Para la descompresión, se prefiere un tubo de doble lumen conectado a una succión continua baja. Debido a las variaciones tanto en la práctica como en las unidades de presión, no se pueden dar pautas específicas de presión de succión, pero esta no debe superar los 80 mm Hg.

23. Pellizcar o cerrar la sonda gástrica durante la extracción para evitar el vaciado del contenido en la faringe.

24. Documentar la respuesta del paciente, observando cualquier cambio fisiológico y verificando la colocación de la sonda. Anotar la ubicación de la sonda en las fosas nasales y documentarla en la ficha. Comprobar esta ubicación antes de cada uso.

G. Circunstancias especiales

1. La alimentación con catéteres umbilicales *in situ* ha sido controvertida; aunque no hay datos suficientes para orientar la práctica, varias UCIN alimentan a los lactantes con catéteres venosos umbilicales, arteriales umbilicales o ambos, *in situ* y es un hecho común (23, 24).

2. El tubo debe ser ventilado entre las alimentaciones si la presión positiva continua de las vías respiratorias está en su lugar.

H. Complicaciones

1. Apnea, bradicardia o desaturación
2. Obstrucción de la vía aérea nasal obligatoria (4)
3. Irritación y necrosis de la mucosa nasal (4)
4. Desplazamiento en la inserción (**fig. 43-5**)
   a. Enrollado en la orofaringe
   b. Tráquea que provoca aspiración (5, 11, 13)
   c. Esófago
   d. Duodeno
5. Desplazamiento tras la inserción debido a una longitud o fijación inadecuada
   a. Retracción o enrollamiento hacia el esófago (25)
   b. Proliferación en el duodeno (11)

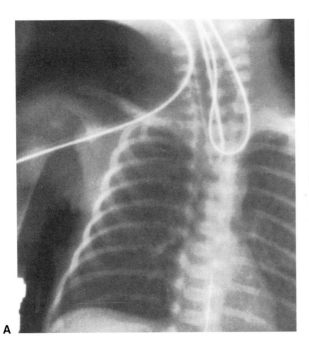
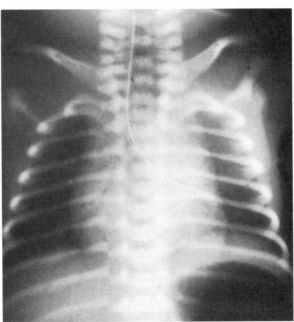

FIGURA 43-5 Ejemplos radiográficos de sondas de alimentación mal colocadas. **A.** Sonda enrollada en la orofaringe y el esófago superior, simulando una atresia esofágica. **B.** Sonda en el bronquio principal izquierdo. (*Continúa*)

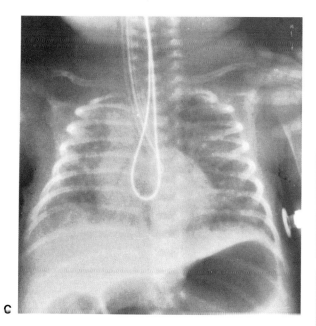

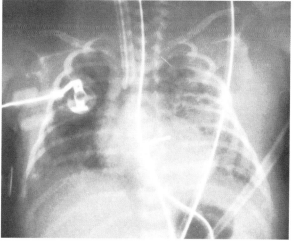

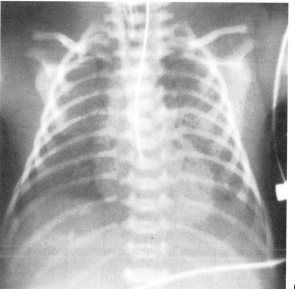

FIGURA 43-5 (*Continuación*) **C.** Sonda enrollada en la parte inferior del esófago. **D.** Sonda doblada sobre sí misma en el estómago con su extremo distal en el esófago (*flecha*). **E.** Sonda en el esófago. Al auscultar sobre el estómago se puede escuchar un ruido de fondo cuando se inyecta aire a través de una sonda que se encuentra en esta posición, lo que hace que la verificación de la localización gástrica sea poco fiable.

6. Enrollamiento y obstrucción de la sonda
7. Perforación (**fig. 43-6**)
   a. Faringe posterior, en particular a nivel del músculo cricofaríngeo
   b. Esófago
      (1) Submucosa, permaneciendo dentro del mediastino
      (2) Completa en el tórax
      (3) Los síntomas pueden simular una atresia esofágica o una fístula traqueoesofágica (14)
      (4) Quilotórax o neumotórax (13)
   c. Estómago
   d. Duodeno
8. Paladar estriado con uso prolongado de una sonda permanente (13)
9. Aumento del reflujo gastroesofágico
10. Infección (13)
11. Rotura de la sonda con retención de la parte distal en el estómago (26)

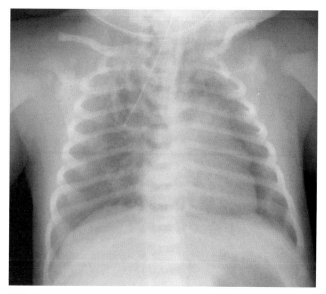

FIGURA 43-6 Radiografía de tórax que muestra una perforación esofágica por una sonda orogástrica.

SONDA DE ALIMENTACIÓN TRANSPILÓRICA

A. Indicaciones (1, 4)

1. Reflujo gastroesofágico grave con riesgo de aspiración
2. Distensión gástrica con presión positiva continua en la vía aérea
3. Vaciado gástrico retardado
4. Trastornos de la motilidad gástrica
5. Muestreo del contenido duodenoyeyunal
6. Intolerancia a la alimentación gástrica

B. Contraindicaciones

1. Condición clínica que compromete la integridad duodenoyeyunal: enterocolitis necrotizante, sepsis fulminante, choque, cirugía reciente del intestino delgado

C. Precauciones (véase también Sondas gástricas orales o nasales, parte D)

1. En la mayoría de los casos, si la sonda no atraviesa el píloro en los primeros 30 minutos tras el paso, es poco probable que ocurra en las siguientes horas, y puede ser mejor reiniciar el procedimiento.
2. Sustituir las sondas según las recomendaciones del fabricante. Si la sonda está rígida al retirarla, sustituir la siguiente sonda antes.
3. Si una sonda se ha desprendido parcialmente, sustituirla en lugar de empujarla más adentro.
4. Cuando se utilizan alimentaciones que tienden a coagularse en las sondas, puede ser necesario enjuagar la sonda de manera periódica con aire o agua.
5. Utilizar bombas de infusión fiables que controlen el ritmo y detecten la obstrucción.
6. Limitar la infusión de soluciones hipertónicas y no administrar bolos de alimentación más allá del píloro.
7. La alimentación debe administrarse de forma continua, y no en forma de bolo, debido al riesgo de síndrome de dumping y a la disminución de la capacidad de expansión del intestino delgado para volúmenes mayores (1, 4).
8. Considerar el efecto de la alimentación continua en la absorción de la medicación.
9. El uso a largo plazo sigue siendo controvertido debido a la preocupación por el crecimiento a corto plazo y debe utilizarse con precaución (27, 28).
10. No hay datos que respalden el uso rutinario en recién nacidos prematuros (27).

D. Equipo (véase también Sondas gástricas orales o nasales, parte E)

1. Tubo de silicona de tamaño adecuado. Se prefieren los tubos de silicona a los de PVC, ya que pueden permanecer en su sitio durante más tiempo; los tubos de PVC no se recomiendan para un uso prolongado (2, 4).
2. Bomba de infusión continua y tubo de conexión.

E. Técnica

1. Seguir los pasos 1 a 5 anteriores en Sondas gástricas orales o nasales (parte F).
2. Medir la distancia de la glabela a los talones (29). Marcar el punto con cinta adhesiva en el tubo transpilórico (véase la **fig. 43-3**).
3. Girar al paciente hacia el lado derecho y elevar la cabecera de la cama entre 30 y 45 grados.
4. Pasar la sonda transpilórica hasta una profundidad predeterminada.
5. Después de unos 10 minutos, con el bebé aún sobre el lado derecho, aspirar con suavidad a través de la sonda transpilórica. La sonda puede estar en posición dentro del duodeno si el aspirado está:
   a. Sin aire.
   b. Bilioso (de color dorado o amarillo).
   c. pH > 6, aunque este método por sí solo no es fiable (29). (Véase también Sondas gástricas orales o nasales, parte F.)
6. Verificar la colocación con una radiografía. La punta de la sonda debe estar justo más allá de la segunda porción del duodeno (**fig. 43-7**) (29).
7. No empujar para hacer avanzar la sonda después de la colocación inicial. Si la sonda no ha entrado lo suficiente, volver a colocar la cinta adhesiva para dar una holgura externa y permitir que el peristaltismo lleve la punta a la nueva posición.
8. Después de verificar la posición correcta, cerrar la sonda transpilórica o iniciar la infusión continua.
9. Documentar la respuesta del paciente, observando cualquier cambio fisiológico y verificando la colocación de la sonda.
10. Anotar la ubicación de la sonda en las fosas nasales y documentarla en el gráfico. Comprobar esta ubicación antes de cada uso.

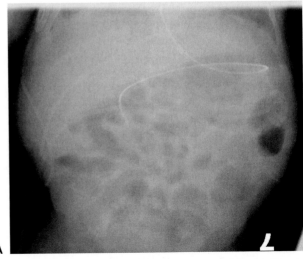

A

FIGURA 43-7 A. Radiografía abdominal que muestra la posición adecuada de la sonda transpilórica. (*Continúa*)

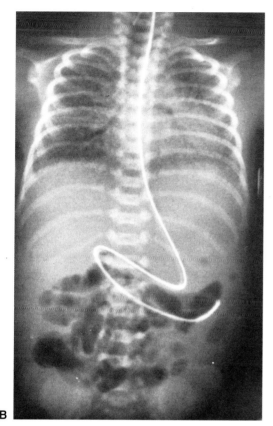

B

FIGURA 43-7 *(Continuación)* **B.** Demostración radiográfica de una sonda de alimentación transpilórica que ha sobrepasado el ligamento de Treitz, muy por debajo del nivel adecuado, lo que aumenta el riesgo de perforación o de dumping nutricional.

11. Los tubos transpilóricos también pueden colocarse con guía fluoroscópica.

F. Circunstancias especiales

1. Véase Sondas gástricas orales o nasales, parte G.

G. Complicaciones (véase también Sondas gástricas orales o nasales, parte H)

1. El riesgo de aspiración con la alimentación transpilórica no parece ser diferente de aquel con la alimentación gástrica (27).
2. Perforación de esófago, estómago, duodeno (30).
3. Posible interferencia con la absorción de medicamentos.
4. Malabsorción y alteraciones gastrointestinales (5, 30).
   a. Riesgo de malabsorción de grasas con la alimentación nasoyeyunal.
   b. Síndrome de vaciado si se instilan medicamentos o alimentos hipertónicos con demasiada rapidez (10).
   c. Alteraciones gastrointestinales caracterizadas por distensión abdominal, hemorragia gástrica y vómito bilioso.
5. Estenosis pilórica (31).
6. Intususcepción o invaginación intestinal (32).

Referencias

1. Wessel JJ. Feeding methodologies. In: Groh-Wargo S, Thompson M, Cox JH, eds. *Nutritional Care for High-Risk Newborns.* 3rd ed. Chicago, IL: Precept Press; 2000:321–325.
2. Wallace T, Steward D. Gastric tube use and care in the NICU. *Newborn Inf Nurs Rev.* 2014;14:103–108.
3. Birnbaum R, Limperopoulos C. Nonoral feeding practices for infants in the neonatal intensive care unit. *Adv Neonatal Care.* 2009;9(4):180–184.
4. Vermilyea S, Goh VL. Enteral feedings in children: sorting out tubes, buttons and formulas. *Nutr Clin Pract.* 2016;31(1):59–67.
5. Irving SY, Lyman B, Northington L, et al. Nasogastric tube placement and verification in children: review of the current literature. *Crit Care Nurse.* 2014;34(3):67–78.
6. Replogle RL. Esophageal atresia: plastic sump catheter for drainage of the proximal pouch. *Surgery.* 1963;54:296–297.
7. Petrosyan M, Estrada J, Hunter C, et al. Esophageal atresia/tracheoesophageal fistula in very low birth weight neonates: improved outcomes with staged repair. *J Pediatr Surg.* 2009;44:2278–2281.
8. Berman L, Moss RL. Necrotizing enterocolitis: an update. *Semin Neonatal Med.* 2011;16:145–150.
9. deBoer JC, Smit BJ. Nasogastric tube position and intragastric air collection in a neonatal intensive care population. *Adv Neonatal Care.* 2009;9(6):293–298.
10. Cirgin Ellett ML, Cohen MD, Perkins SM, et al. Predicting the insertion length for gastric tube placement in neonates. *J Obstet Gynecol Neonatal Nurs.* 2011;40:412–421.
11. Quandt D, Schraner T, Bucher H, et al. Malposition of feeding tubes in neonates: Is it an issue? *J Pediatr Gastroenterol Nutr.* 2009;48:608–611.
12. Clifford P, Heimall L, Brittingham L, et al. Following the evidence: enteral tube placement and verification in neonates and young children. *J Perinat Neonatal Nurs.* 2015;29(2):149–161.
13. National Association of Children's Hospitals, ECRI Institute. *Blind Pediatric NG Tube Placements—Continue to Cause Harm.* Overland Park, KS: Child Health Patient Safety Organization Inc.; 2012.
14. Schuman TA, Jacobs B, Walsh W, et al. Iatrogenic perinatal pharyngoesophageal injury: a disease of prematurity. *Int J Pediatr Otorhinolaryngol.* 2010;74:393–397.
15. Filippi L, Pezzati M, Poggi C. Use of polyvinyl feeding tubes and iatrogenic pharyngo-oesophageal perforation in very-low-birthweight infants. *Acta Paediatr.* 2005;94(12):1825–1828.
16. Yong S, Ma JS, Chen FS, et al. Nasogastric tube placement and esophageal perforation in extremely low birth weight infants. *Pediatr Neonatol.* 2016;57:427–430.
17. Kristoffersen L, Skogvoll E, Haftsrom M. Pain reduction on insertion of a feeding tube in preterm infants: a randomized controlled trial. *Pediatrics.* 2011;127(6):e1449–e1454.
18. Chen S, Zhang Q, Xie RH. What is the best pain management during gastric tube insertion for infants aged 0–12 months: a systematic review. *J Pediatr Nurs.* 2017;34:78–83.
19. Cincinnati Children's Hospital Medical Center. Confirmation of nasogastric/orogastric tube (NGT/OGT) placement. *Best Evidence Statement (BESt).* 2011;024:1–9.
20. Farrington M, Lang S, Cullen L, et al. Nasogastric tube placement verification in pediatric and neonatal patients. *Pediatr Nurs.* 2009;35:17–24.

21. Gilbertson HR, Rogers EJ, Ukoumunne OC. Determination of a practical pH cutoff level for reliable confirmation of nasogastric tube placement. *JPEN J Parenter Enteral Nutr.* 2011;35(4):540–544.

22. Meert KL, Caverly M, Kelm LM, et al. The pH of feeding tube aspirates from critically ill infants. *Am J Crit Care.* 2015;24(5):e72–e77.

23. Tiffany KF, Burke BL, Collins-Odoms C, et al. Current practice regarding the enteral feeding of high-risk newborns with umbilical catheters in situ. *Pediatrics.* 2003;112:20–23.

24. Hans DM, Pylipow M, Long JD, et al. Nutritional practices in the neonatal intensive care unit: analysis of a 2006 neonatal nutrition survey. *Pediatrics.* 2009;123(1):51–57.

25. Crisp CL. Esophageal nasogastric tube misplacement in an infant following laser supraglottoplasty. *J Ped Nurs.* 2006;21(6):454–455.

26. Halbertsma FJ, Andriessen P. A persistent gastric feeding tube. *Acta Paediatr.* 2010;99:162.

27. Watson J, McGuire W. Transpyloric versus gastric tube feeding for preterm infants. *Cochrane Database Syst Rev.* 2013;(2):CD003487.

28. Rosen R, Hart K, Warlaumont M. Incidence of gastroesophageal reflux during transpyloric feeds. *J Pediatr Gastroenterol Nutr.* 2011;52(5):532–535.

29. Ellett ML. Important facts about intestinal feeding tube placement. *Gastroenterol Nurs.* 2006;29:112–124.

30. Flores JC, Lopez-Herce J, Sola I, et al. Duodenal perforation caused by a transpyloric tube in a critically ill infant. *Nutrition.* 2006;22:209–212.

31. Latchaw LA, Jacir NN, Harris BH. The development of pyloric stenosis during transpyloric feedings. *J Pediatr Surg.* 1989;24:823–824.

32. Hughes U, Connolly B. Small-bowel intussusceptions occurring around nasojejunal enteral tubes—three cases occurring in children. *Pediatr Radiol.* 2001;31:456–457.

Gastrostomía

Bavana Ketha, Megan E. Beck, Kathryn M. Maselli, Thomas Sato y A. Alfred Chahine

A. Definición

La gastrostomía es la colocación de un catéter en el estómago para diversas indicaciones.

Aunque por lo regular se realiza en el quirófano, es esencial que el personal de la UCIN conozca bien en qué consiste el procedimiento y el cuidado óptimo de la sonda, ya que se ha convertido en uno de los procedimientos quirúrgicos más realizados en la población neonatal (1, 2). Los avances quirúrgicos, como la endoscopia y la laparoscopia, han ampliado las aplicaciones de la gastrostomía y han hecho que su colocación sea más rápida y segura (3-5).

B. Indicaciones

1. Incapacidad para deglutir/disfagia
   a. Alteración neurológica que provoca descoordinación en la deglución.
   b. Malformaciones congénitas complejas, p. ej., atresia esofágica, secuencia de Pierre Robin y anomalías cromosómicas.
2. Falta de crecimiento/necesidad de alimentación suplementaria
   a. Anomalías anatómicas intestinales, es decir, síndrome de intestino corto.
   b. Dismotilidad intestinal funcional, es decir, malabsorción gastrointestinal.
   c. Malignidad/tumor.
   d. Enfermedad pulmonar crónica, es decir, hipertensión pulmonar persistente.
   e. Enfermedades cardiacas congénitas.
   f. Enfermedad de almacenamiento de glucógeno (necesidad de una fuente de glucosa constante).
   g. Enfermedad renal crónica.
3. Aspiración frecuente
   a. Enfermedad por reflujo gastroesofágico que provoca enfermedad pulmonar (junto con una funduplicatura de Nissen).
   b. Aspiración orofaríngea primaria.

C. Contraindicaciones relativas

Las condiciones médicas tratables que aumentan los riesgos operativos, como la infección activa o la coagulopatía, deben tratarse de forma agresiva antes de la colocación electiva de la gastrostomía.

La atresia esofágica pura suele dar lugar a volúmenes de estómago pequeños (microgastria), lo que dificulta la colocación de la gastrostomía. En última instancia, si el paciente requiere una transposición gástrica para tratar la atresia esofágica de espacio largo, una gastrostomía previa haría que la reparación estuviera contraindicada.

La necesidad de nutrición enteral a corto plazo durante un periodo de semanas puede satisfacerse mediante la colocación de una sonda nasogástrica.

D. Estudio preoperatorio

Antes de la planificación operativa es importante asegurarse de que el paciente cumple las indicaciones anatómicas y fisiológicas adecuadas para la gastrostomía. Un estudio gastrointestinal superior (GIS) revelaría cualquier malformación anatómica, como la malrotación o las redes duodenales, pero su utilidad recién se ha cuestionado (6-8). La identificación de los neonatos que necesitan procedimientos concomitantes, como las cirugías antirreflujo, suele requerir exámenes preoperatorios más amplios, como una sonda de pH de 24 h para cuantificar la extensión del reflujo y un estudio de vaciado gástrico para buscar alteraciones de la motilidad gástrica (6, 7, 9). Sin embargo, en general, el cuadro clínico suele ser todo lo que se necesita para determinar si el lactante se beneficiaría solo de una gastrostomía o si necesitaría una funduplicatura de manera simultánea. Si un lactante tolera las alimentaciones gástricas sin ninguna evidencia de aspiración o compromiso respiratorio, por lo regular le irá bien solo una gastrostomía. Si un bebé requiere alimentación transpilórica debido a problemas respiratorios, entonces puede estar justificada una funduplicatura concomitante. La adición rutinaria de una funduplicatura en el momento de una gastrostomía en neonatos con deterioro neurológico aún es controvertida (10, 11).

E. Tipos de gastrostomía

1. Gastrostomía abierta de Stamm

El Dr. Martin Stamm, en 1894, describió la gastrostomía abierta, que se utilizó con frecuencia en niños prematuros y neonatos. La técnica de Stamm, sin embargo, se utiliza ahora con menos frecuencia debido a su enfoque invasivo. Las indicaciones actuales incluyen anatomía gástrica alterada, múltiples cirugías abdominales previas, laparotomía concurrente para otros procedimientos y pacientes inestables. Se realiza a través de una incisión abdominal transversal superior o supraumbilical en la línea media. El catéter se extrae de la piel a través de un lugar separado, más o menos a mitad de camino entre el ombligo y el margen costal del lado izquierdo (fig. 44-1). Los catéteres utilizados en una gastrostomía de Stamm incluyen botón con globo, tipo hongo y botón de bajo perfil con balón.

2. Gastrostomía endoscópica percutánea (GEP)

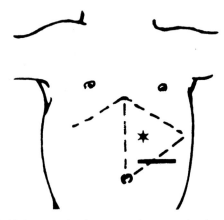

FIGURA 44-1 Puntos de referencia anatómicos para la colocación de una sonda de gastrostomía en un neonato. La sonda pasará a través del abdomen en un lugar situado en el centro de un triángulo formado por el xifoides, el ombligo y el margen costal izquierdo.

Desarrollada en 1980 por los doctores Gauderer y Ponsky, la GEP se ha convertido en el principal método de gastrostomía en niños mayores y adultos, pero rara vez se utiliza en el periodo neonatal por varias razones. Los neonatos corren un mayor riesgo de sufrir lesiones intestinales con la GEP debido a la falta de visualización directa. La funduplicatura concomitante no puede realizarse con la colocación de la GEP y los pacientes pueden necesitar una intervención adicional. También corren un mayor riesgo de desprendimiento del tubo debido a la imposibilidad de realizar una gastropexia simultánea con la colocación de la GEP. Además, la endoscopia no es factible en neonatos de menos de 3 kg debido a las dimensiones del endoscopio (1, 4, 12, 13).

3. Gastrostomía laparoscópica

La colocación laparoscópica de las sondas de gastrostomía se ha convertido en el método de elección para la inserción de gastrostomías neonatales (14, 15). Algunos creen que la técnica de gastrostomía laparoscópica tiene una menor tasa de complicaciones que la técnica de GEP en neonatos y niños pequeños (14-17). Es una técnica rápida y segura que requiere una anestesia breve y suele ser muy bien tolerada. La mayoría de las veces, los tubos colocados son tubos de botón primario que se mantienen fácilmente. Tienen un perfil bajo en el exterior y se mantienen en su sitio mediante un globo inflado con unos pocos mililitros de agua (fig. 44-2A, B). Los catéteres varían en anchura (12 Fr, 14 Fr, etc.) y en longitud del vástago desde la parte inferior de la brida hasta la parte superior del globo inflado (0.8 cm, 1.0 cm, 1.2 cm, etc.) (fig. 44-2A). El tamaño más utilizado en la UCIN es un botón de 0.8 cm y 12 Fr. Una sonda de repuesto debe permanecer siempre junto a la cama y entregarse a los padres para que la conserven en casa.

4. Descompresión gástrica percutánea de urgencia

La capacidad de descomprimir el estómago de forma emergente es una medida para salvar la vida que puede ser necesaria en los neonatos que tienen un compromiso

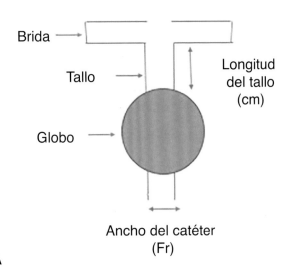

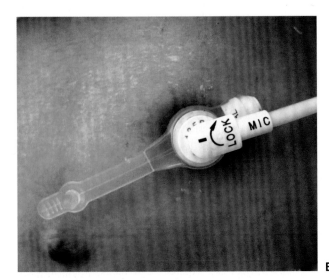

A   **B**

FIGURA 44-2 A. Elementos de un botón de gastrostomía. **B.** Botón de gastrostomía en el cuadrante superior izquierdo con el accesorio de alimentación asegurado. (Fotografía cortesía de la Dra. Mariana Vigiola-Cruz.)

respiratorio grave o una alta probabilidad de rotura gástrica secundaria a la presencia de una distensión gástrica extrema.

a. Indicación

   (1) La indicación principal es la distensión abdominal masiva por la ventilación preferente del estómago en lugar de los pulmones rígidos en un recién nacido prematuro con atresia esofágica y una fístula traqueoesofágica.

b. Procedimiento

   (1) Preparar el abdomen con Betadine o clorhexidina y luego cubrir la piel en la parte superior izquierda del abdomen.

   (2) Si es posible, utilizar una luz para transiluminar el abdomen para localizar y verificar la posición del estómago distendido lejos del hígado.

   (3) Hacer un pequeño habón con lidocaína al 1% para proporcionar anestesia local.

   (4) Con un catéter de calibre 20 o 22 con aguja estilete, puncione la pared abdominal en la unión de la caja torácica anterior izquierda y el borde lateral del músculo recto abdominal (fig. 44-3).

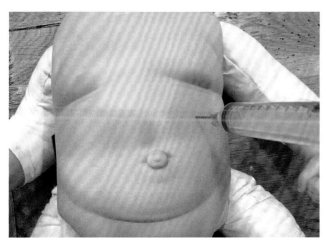

FIGURA 44-3 Simulación de descompresión gástrica percutánea de emergencia.

   (5) Avanzar la aguja a través de la pared hasta el estómago.

   (6) Retirar la aguja y hacer avanzar el catéter hasta el estómago.

   (7) Conectar un tubo de extensión IV corto, una llave de paso de tres vías y una jeringa:

      (a) Aspirar solo el aire suficiente para aliviar el efecto de taponamiento y mejorar la ventilación.

      (b) Evitar vaciar por completo el estómago.

   (8) Asegurar el catéter y mantenerlo en su lugar hasta que sea posible la evaluación quirúrgica.

   (9) Asegurar con cinta o sutura si es necesario.

F. Cuidado y mantenimiento posoperatorio de la gastrostomía

El cuidado posoperatorio de la gastrostomía comienza de inmediato con una atención meticulosa al cuidado de la herida para prevenir la infección y la irritación de la piel. El inicio de la alimentación a través de la nueva sonda de gastrostomía, sin importar el método de colocación, puede comenzar en un plazo de 12 a 24 h después de la operación, a menos que se complique por el íleo, que puede requerir más descanso intestinal.

La alimentación por sonda debe iniciarse poco a poco y avanzar hasta el ritmo deseado en los próximos días.

1. Mantener la fijación de la gastrostomía entre el estómago y el abdomen:

   a. Evitar la distensión gástrica.

   b. Mantener el globo o reborde de gastrostomía ajustado a la pared del estómago manteniendo el refuerzo externo ajustado a la piel (tomarse el tiempo de reconocer y registrar la marca de nivel de gastrostomía en la piel si es un tipo de sonda) (figs. 44-4 y 44-5).

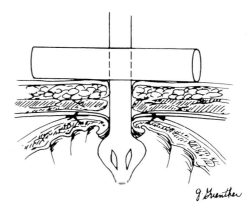

FIGURA 44-4 Buen ajuste de un tipo de sonda: un puente de látex en la salida de la gastrostomía estabiliza la sonda perpendicular a la piel, manteniendo el estoma estrecho para evitar fugas. La rotación del puente alrededor de la sonda permite cambiar los puntos de contacto con la piel. Obsérvese cómo el extremo acampanado de la sonda en forma de hongo se tira para mantener el estómago apegado a la pared estomacal.

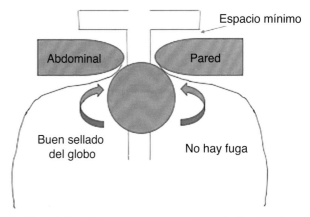

FIGURA 44-5 Buen ajuste para una gastrostomía de tipo botón: la distancia entre el reborde externo y la piel es mínima, permitiendo el espacio suficiente para una gasa. Obsérvese que el vástago es lo suficientemente largo como para permitir la aposición del globo al estómago para evitar fugas.

c. Evite la necrosis por presión de la pared abdominal asegurándose de que la almohadilla externa esté bien ajustada como para poder girarla con suavidad (**fig. 44-6**).

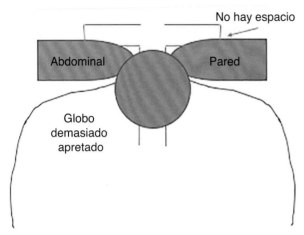

FIGURA 44-6 El botón de gastrostomía está demasiado apretado: el vástago es demasiado corto, lo que hace que el reborde externo y el globo se claven en la pared abdominal. Esto puede provocar la necrosis de la pared abdominal y el agrandamiento del estoma.

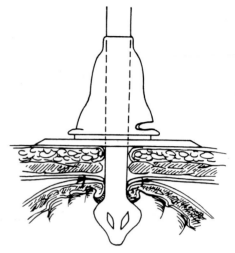

FIGURA 44-7 Fijación de una gastrostomía de tipo catéter sin cabezal externo utilizando una tetina de alimentación modificada: el orificio elíptico en la base permite la circulación del aire y la limpieza regular de la piel como factores importantes para evitar la maceración del sitio. (Reimpreso de Kappell DA, Leape L. A method of gastrostomy fixation. *J Pediatr Surg.* 1975;10(4):523-524. Copyright © 1975 Elsevier. Con permiso.)

d. Evitar el desprendimiento involuntario de la gastrostomía (es decir, sujeción del paciente, minimizar la tensión sobre la sonda de gastrostomía proporcionando puntos de fijación secundarios en la piel o manteniendo la sonda segura dentro del pañal).

e. El personal de enfermería y los padres deben ser informados del tipo de sonda de gastrostomía insertada, la cantidad de líquido que se ha colocado en el balón de retención y la hora prevista para el primer cambio de sonda de gastrostomía.

2. Mantener la inmovilidad de la gastrostomía en el lugar de inserción para minimizar la formación de tejido de granulación:

a. Utilizar una fijación cuidadosa para mantener la posición perpendicular de la sonda de gastrostomía y mantener cierta holgura en la sonda cuando esté suspendida.

De este modo, se evita que el tejido blando se estire, se tense o se ensanche en el lugar del estoma y, por lo tanto, se reduce el riesgo de fuga del estoma.

3. Evitar la migración de la gastrostomía:

a. Fijación adecuada: si no se fija por fuera con un refuerzo o cinta, la sonda de gastrostomía puede migrar a través del píloro o hacia el esófago. Una tetina modificada con un corte lateral colocada alrededor de la sonda y pegada a la piel y a la sonda permitirá la fijación de la misma (**fig. 44-7**).

b. Comparar la longitud del tubo externo con la longitud posoperatoria (de nuevo comprobando y controlando el nivel en la piel).

c. Observar si hay signos de obstrucción:
   (1) Distensión gástrica.
   (2) Intolerancia a la alimentación, náusea/vómito.
   (3) Aumento del drenaje de la sonda gástrica o de gastrostomía oral.
   (4) Drenaje bilioso.
   (5) Reflujo gastroesofágico de nueva aparición o aumentado.

4. Minimizar la tasa de fuga del sitio de gastrostomía:

a. Mantener un ajuste adecuado de la sonda en el estoma.
   (1) Si el vástago de un botón es demasiado largo para la pared abdominal del bebé, no habrá un buen sellado entre el globo y la pared del estómago, lo que provocará una fuga de jugo gástrico, que puede macerar la piel (**fig. 44-8**).

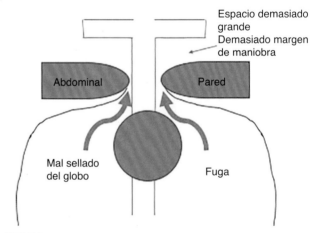

FIGURA 44-8 Fuga de jugo gástrico: si el vástago de un botón es demasiado largo para la pared abdominal del bebé, no habrá un buen sellado entre el globo y la pared del estómago, lo que provocará una fuga de jugo gástrico, que puede macerar la piel.

   (2) Las sondas de gastrostomía de larga duración pueden necesitar un aumento de tamaño si el diámetro del estoma aumenta.

b. Evitar la infección local: continuar con el cuidado meticuloso de la herida.
   (1) Limpieza diaria con agua y jabón a partir de 48 h después de la colocación.

5. Seguimiento estrecho tras la colocación para detectar y reducir el riesgo de complicaciones relacionadas con el catéter (véase más adelante)

G. Sustitución de las sondas de gastrostomía

La cicatrización de los sitios de gastrostomía requiere al menos de 4 a 6 semanas para que se produzca la fibrosis y se cree un tracto bien epitelizado que una el estómago a la pared abdominal anterior. Este proceso puede durar varios meses en el caso de las gastrostomías laparoscópicas y las sondas GEP, ya que por lo general no se utilizan suturas ni sujetadores para formar un sello entre el estómago y la pared abdominal. Durante el periodo posoperatorio inicial (de 2 a 4 semanas después de la colocación de la gastrostomía), la pérdida de la sonda puede ser traicionera, ya que el estómago puede separarse de la pared abdominal y, por lo tanto, siempre debe notificarse al equipo quirúrgico. La pérdida de la sonda puede dar lugar a un mayor riesgo de cierre espontáneo si no se reintroduce rápidamente.

1. Los pasos para reintroducir una sonda de gastrostomía son:
   a. Sustituirla en un plazo de 4 a 6 h para evitar el cierre del estoma.
   b. En el periodo posoperatorio inicial, antes de la formación de un tracto bien epitelizado, sustituir por una sonda tipo balón (un botón o una sonda tipo Foley). Para los tractos bien epitelizados se pueden utilizar tubos de catéter tipo hongo o tubos de gastrostomía tipo balón para su colocación.
   c. Lubricar el catéter de forma generosa con un lubricante hidrosoluble e introducirlo poco a poco.
      (1) Si se siente resistencia o el catéter no pasa fácilmente, detenerse y volver a evaluar. Intentar pasar un alambre guía flexible a través del tracto. Se inserta un catéter sobre el alambre o se puede dilatar el estoma con dilatadores secuenciales.
      (2) Inflar el globo con 2 a 4 mL de agua, luego tirar con firmeza contra la pared del estómago.
      (3) Asegúrelo con un dispositivo de fijación/refuerzo externo.
      (4) Marcar la longitud exterior del catéter para ayudar a detectar la migración interna o externa del globo.
2. Confirmar la posición intragástrica antes de la alimentación
   a. En caso de gastrostomía reciente (posoperatorio inicial) o si la sustitución es difícil
      (1) Instilar de 15 a 30 mL de contraste hidrosoluble a través de la gastrostomía bajo guía fluoroscópica para confirmar la posición exacta.
   b. Para las vías de gastrostomía epitelizadas
      (1) Aspirar el contenido gástrico y visualizar que el contenido gástrico en la sonda fluctúa con las respiraciones y desciende con la gravedad.
      (2) En caso de duda, obtener un estudio de contraste antes de iniciar la alimentación.

H. Interrupción de la gastrostomía (18)

1. Principios generales
   a. Retirar la sonda de gastrostomía y aplicar un vendaje de gasa.

      (1) El cierre espontáneo suele producirse en 4 a 7 días.
   b. También puede aproximar los bordes de la piel con cinta quirúrgica.
2. Fístula gastrocutánea persistente
   a. Granulación y epitelización del tracto gastrocutáneo (tracto bien establecido).
      (1) Retirar la sonda de gastrostomía.
      (2) Cauterizar el tejido de granulación del estoma o el epitelio con nitrato de plata.
      (3) Sellar el orificio con Stomahesive®.
      (4) Aproximar los bordes con cinta quirúrgica.
   b. Fístula gastrocutánea persistente (más de 4 a 6 semanas).
      (1) Requiere cierre quirúrgico.
      (2) Si la piel se está macerando, sustituir la gastrostomía y utilizar una pomada cutánea protectora antes del cierre quirúrgico.

I. Complicaciones (1, 18-27)

Aunque es un procedimiento neonatal que se realiza con frecuencia, la colocación de una gastrostomía puede tener graves complicaciones. El reconocimiento temprano de estas permite una intervención rápida y la prevención de secuelas devastadoras. Las complicaciones asociadas con la colocación de gastrostomías neonatales pueden caracterizarse como intraoperatorias, tempranas o tardías.

1. Complicaciones intraoperatorias
   a. Neumoperitoneo.
      Se espera algún neumoperitoneo después de la colocación laparoscópica y abierta, pero es más común con la colocación de la GEP.
   b. Lesión hepática o esplénica.
   c. Colocación del colon.
   d. Lesión de víscera hueca.
   e. Lesión de la pared posterior del estómago en la inserción inicial o en la reinserción (sustitución de la gastrostomía).
   f. Sangrado.
2. Complicaciones tempranas (en las primeras 4 semanas posoperatorias)
   a. La mayoría de las complicaciones tempranas es de naturaleza técnica o mecánica.
   b. La presentación puede ser sutil y, por lo tanto, requiere un alto índice de sospecha.
   c. Los síntomas van desde la intolerancia temprana a la alimentación hasta el empeoramiento del dolor abdominal/peritonitis y los signos de infección sistémica.
   d. Complicaciones tempranas comunes
      (1) Infección de la herida, dehiscencia.
      (2) Íleo prolongado, atonía gástrica que lleva a la intolerancia alimentaria.
      (3) Separación gástrica de la pared abdominal anterior.
      (4) Derrame intraperitoneal/fuga gástrica que provoca peritonitis.
      (5) Desprendimiento temprano de la sonda.
      (6) Oclusión temprana de la sonda.

(7) Obstrucción de la salida gástrica.
3. Complicaciones tardías
   a. Prevención
      (1) La capacitación de los padres es esencial para el cuidado a largo plazo y la prevención de complicaciones tardías (22, 23).
      (2) Una higiene meticulosa y una posición perpendicular adecuada son fundamentales para evitar el traumatismo de la piel y los tejidos subcutáneos.
   b. Complicaciones tardías comunes
      (1) Desplazamiento
         (a) Eliminación involuntaria.
         (b) Migración de gastrostomía interna o externa (24).
      (2) Deterioro del catéter
         (a) Erosión/fractura de la sonda.
         (b) Rotura del globo.
      (3) Oclusión del tubo
      (4) Formación de tejido de granulación
      (5) Fuga persistente
4. La rotura de la herida que da lugar a lo siguiente:
   a. Tejido de granulación e irritación de la piel.
   b. Infección.
   c. Agrandamiento del tracto que lleva a una gastrostomía suelta con fugas.
   d. Ulceración de la piel.
5. Desequilibrio electrolítico
6. Desnutrición
   a. Enfermedad por reflujo gastroesofágico de nueva aparición o que empeora (25).
   b. Fístula gastrocutánea persistente (posterior a la extracción) (26).
   c. Prolapso de la mucosa gástrica (27).
      (1) Sangrado.
      (2) Fuga excesiva.
   d. Torsión gástrica alrededor del catéter.
7. Tratamiento de las complicaciones más comunes
   a. Fuga de gastrostomía: tratarla a tiempo.
      (1) Retirar la sonda hasta 24 h para permitir el cierre parcial del tracto.
      (2) Sustituir el catéter de hongo por un catéter tipo globo.
   b. Asegurar la sonda tirando del globo (inflado con 2 a 5 mL de agua) contra la pared abdominal.
      (1) Aplicar Stomahesive® alrededor del catéter.
   c. Disminuir la excoriación.
   d. Fomentar la epitelización.
   e. Cambiar el Stomahesive® cada 3 o 4 días para mantener el sellado.
      (1) Mantener la posición perpendicular de la sonda de gastrostomía.
      (2) No pinzar la sonda de gastrostomía.
      (3) Mantener la higiene de la piel y del estoma.
         (a) Limpiar diario con agua y jabón.
      (4) Considerar la posibilidad de utilizar peróxido de hidrógeno a media potencia (1.5%) para las zonas con exudados fibrinosos.

(a) Cambios frecuentes de apósitos para mantener la zona seca.
(5) Tejido de granulación en el sitio de la gastrostomía.
   (a) Nitrato de plata:
      i. Aplicar diario durante un máximo de 3 a 5 días.
      ii. Evitar derramar el nitrato de plata licuado sobre la piel normal adyacente, ya que esto causaría una quemadura química.
   (b) Pomada de triamcinolona al 0.5%.
      i. Aplicar tres veces al día durante 5 a 7 días.
   (c) Cauterio
      i. Puede requerir anestesia local o general.

Referencias

1. Gauderer MW, Stellato TA. Gastrostomies: evolution, techniques, indications, and complications. *Curr Probl Surg.* 1986;23(9):657–719.
2. Fox D, Campagna EJ, Friedlander J, et al. National trends and outcomes of pediatric gastrostomy tube placement. *J Pediatr Gastroenterol Nutr.* 2014;59:582–588.
3. Jones VS, La Heir ER, Shun A. Laparoscopic gastrostomy: the preferred method of gastrostomy in children. *Pediatr Surg Int.* 2007;23(11):1085–1089.
4. Thatch KA, Yoo EY, Arthur LG 3rd, et al. A comparison of laparoscopic and open Nissen fundoplication and gastrostomy placement in the neonatal intensive care unit population. *J Pediatr Surg.* 2010;45(2):346–349.
5. Charlesworth P, Hallows M, Van der Avoirt A. Single-center experience of laparoscopically assisted percutaneous endoscopic gastrostomy placement. *J Laparoendosc Adv Surg Tech A.* 2010;20(1):73–75.
6. Valusek PA, St Peter SD, Keckler SJ, et al. Does an upper gastrointestinal study change operative management for gastroesophageal reflux. *J Pediatr Surg.* 2010;45:1169–1172.
7. Cuenca AG, Reddy SV, Dickie B, et al. The usefulness of the upper gastrointestinal series in the pediatric patient before anti-reflux procedure or gastrostomy tube placement. *J Surg Res.* 2011;170(2):247–252.
8. Abbas PI, Naik-Mathuria BJ, Akinkuotu AC, et al. Routine gastrostomy tube placement in children: Does preoperative screening upper gastrointestinal contrast study alter the operative plan? *J Pediatr Surg.* 2015;50(5):715–717.
9. Wheatley MJ, Wesley JR, Tkach DM, et al. Long-term follow-up of brain-damaged children requiring feeding gastrostomy: Should an anti-reflux procedure always be performed? *J Pediatr Surg.* 1991;26(3):301–305.
10. Barnhart DC, Hall M, Mahant S, et al. Effectiveness of fundoplication at the time of gastrostomy in infants with neurological impairment. *JAMA Pediatr.* 2013;167(10): 911–918.
11. Puntis JW, Thwaites R, Abel G, et al. Children with neurological disorders do not always need fundoplication concomitant with percutaneous endoscopic gastrostomy. *Dev Med Child Neurol.* 2000;42:97–99.

12. Merli L, De Marco EA, Fedele C, et al. Gastrostomy placement in children: percutaneous endoscopy gastrostomy or laparoscopic gastrostomy? *Surg Laparosc Endosc Percutan Tech.* 2016;26(5):381–384.

13. Miyata S, Dong F, Lebedevskiy O, et al. Comparison of operative outcomes between surgical gastrostomy and percutaneous endoscopic gastrostomy in infants. *J Pediatr Surg.* 2017;52:1416–1420.

14. Soares RV, Forsythe A, Hogarth K, et al. Interstitial lung disease and gastroesophageal reflux disease: key role of esophageal function tests in the diagnosis and treatment. *Arq Gastroenterol.* 2001;48(2):91–97.

15. Suksamanapum N, Mauritz FA, Franken J, et al. Laparoscopic versus percutaneous endoscopic gastrostomy placement in children: results of a systematic review and meta-analysis. *J Minimal Access Surg.* 2017;13(2):81–88.

16. Liu R, Jiwane A, Varjavandi A, et al. Comparison of percutaneous endoscopic, laparoscopic and open gastrostomy insertion in children. *Pediatr Surg Int.* 2013;29(6):613–621.

17. Petrosyan M, Khalafalla AM, Franklin AL, et al. Laparoscopic gastrostomy is superior to percutaneous endoscopic gastrostomy tube placement in children less than 5 years of age. *J Laparoendosc Adv Surg Tech A.* 2016;26(7):570–573.

18. Ducharme JC, Youseff S, Tilkin R. Gastrostomy closure: a quick, easy and safe method. *J Pediatr Surg.* 1977;12:729–730.

19. Akay B, Capizzani TR, Lee AM, et al. Gastrostomy tube placement in infants and children: Is there a preferred technique? *J Pediatr Surg.* 2010;45(6):1147–1152.

20. Lantz M, Hultin Larsson H, Arnbjornsson E. Literature review comparing laparoscopic and percutaneous endoscopic gastrostomies in a pediatric population. *Int J Pediatr.* 2010;2010:507616.

21. Nah SA, Narayanaswamy B, Eaton S, et al. Gastrostomy insertion in children: percutaneous endoscopic vs. percutaneous image-guided? *J Pediatr Surg.* 2010;45(6):1153–1158.

22. Landisch RM, Colwell RC, Densmore JC. Infant gastrostomy outcomes: the cost of complications. *J Pediatr Surg.* 2016;51(12):1976–1982.

23. Correa JA, Fallon SC, Murphy KM, et al. Resource utilization after gastrostomy tube placement: defining areas of improvement for future quality improvement projects. *J Pediatr Surg.* 2014;49(11):1598–1601.

24. Fortunato JE, Cuffari C. Outcomes of percutaneous endoscopic gastrostomy in children. *Curr Gastroenterol Rep.* 2011;13:293–299.

25. Jolley SG, Tunnel WB, Hoelzer DJ, et al. Lower esophageal pressure changes with tube gastrostomy: a causative factor of gastroesophageal reflux in children? *J Pediatr Surg.* 1986;21:624–627.

26. Gordon JM, Langer JC. Gastrocutaneous fistula in children after removal of gastrostomy tube: incidence and predictive factors. *J Pediatr Surg.* 1999;34(9):1345–1346.

27. Janik TA, Hendrickson RJ, Janik JS, et al. Gastric prolapse through a gastrostomy tract. *J Pediatr Surg.* 2004;39(7):1094–1097.

45

Cuidados de las ostomías y gastrostomías neonatales

Linda C. D'Angelo, Dorothy P. Goodman, Kara Johnson, Laura Welch y June Amling

Introducción

Una ostomía es la construcción de una abertura permanente o temporal en el intestino (enterostomía) o en el tracto urinario (urostomía) a través de la pared abdominal para proporcionar una derivación fecal o urinaria, descompresión o evacuación (1). Las gastrostomías (tubos G) son estomas que permiten el acceso directo al estómago y se utilizan para la alimentación, la administración de medicamentos y la descompresión. En este capítulo se tratan los cuidados de las enterostomías simples y complejas (ileostomías, colostomías), urostomías, vesicostomías y gastrostomías (véase también el capítulo 44).

A. Definiciones

1. **Enterostomía:** procedimiento quirúrgico en el que se desvía un trozo de intestino a través de un estoma en la pared abdominal. El segmento de intestino desviado da nombre a la posterior ostomía: colostomía (colon) e ileostomía (íleon).
2. **Gastrostomía:** creación de una abertura externa artificial en el estómago para apoyo nutricional o compresión gastrointestinal. Por lo regular, esto incluye una incisión en el epigastrio del paciente como parte de una operación formal. Puede realizarse mediante un abordaje quirúrgico, un abordaje percutáneo por radiología intervencionista o una gastrostomía endoscópica percutánea (GEP).
3. **Conducto ileal:** tipo de derivación urinaria en la que se crea un pequeño depósito de orina a partir de un segmento de intestino (íleon) y se saca a través de una abertura en la pared abdominal para drenar la orina.
4. **Estoma:** abertura colocada quirúrgicamente.
5. **Urostomía:** una derivación urinaria construida para sortear una porción disfuncional del tracto urinario.

6. **Vesicostomía:** una apertura directamente desde la vejiga a través de la pared abdominal, la orina fluye de manera libre a través del estoma desde la vejiga.

ENTEROSTOMÍAS Y UROSTOMÍAS

A. Indicaciones

Las ostomías pueden estar indicadas en el neonato por diversas afecciones congénitas o adquiridas (tabla 45-1). El estoma suele

TABLA 45-1 Afecciones que requieren una ostomía en el neonato

ENFERMEDAD/ANOMALÍA CONGÉNITA	UBICACIÓN MÁS COMÚN DEL ESTOMA
Atresia intestinal	Duodeno, íleon o yeyuno
Íleo meconial	Íleon
Enterocolitis necrosante	Íleon o yeyuno
Enfermedad de Hirschsprung	Colon sigmoide
Ano imperforado/ malformaciones anorrectales	Colon
Vólvulo/malrotación	Íleon o yeyuno
Intususcepción	Íleon o yeyuno
Extrofia de la vejiga	Vejiga
Extrofia cloacal	Vejiga y colon
Epispadias	Vejiga

ser temporal, y la reanastomosis del intestino o del tracto urinario con cierre del estoma se realiza durante la infancia o la niñez temprana (2, 3).

B. Tipos de ostomías

1. Enterostomías

a. Existen varios tipos de estomas intestinales (enterostomía).

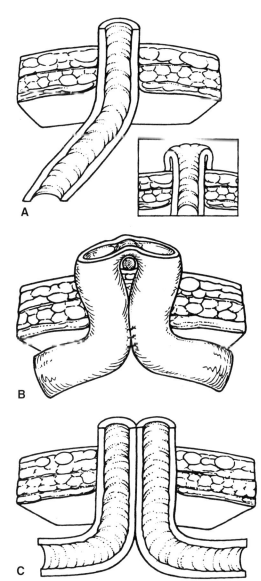

FIGURA 45-1 A. Estoma final. El extremo del intestino está evertido en la superficie de la piel. **B.** Estoma de asa. Toda el asa intestinal se lleva a la superficie de la piel y se abre para crear un extremo proximal, o funcional, y un extremo distal, o no funcional. El lado distal se denomina fístula mucosa debido a las secreciones mucosas normales que produce. **C:** Estoma de doble asa. Es similar al estoma de asa, salvo que el intestino se divide en dos estomas, uno proximal y otro distal. El estoma distal funciona como una fístula mucosa. (Reimpreso de Gauderer MWL. Stomas of the small and large intestine. In: O'Neil JA, Rowe MI, Grosfeld JL, *et al.*, eds. *Pediatric Surgery*. 5th ed. St. Louis, MO: Mosby; 1998:1349. Copyright © 1998 Elsevier. Con permiso.)

b. El estado del paciente, el segmento de intestino afectado y el tamaño del abdomen del paciente suelen determinar el tipo de estoma y su ubicación externa. La **figura 45-1** muestra los tipos más comunes de estomas neonatales y la sección de intestino afectada (1).

2. Desviación urinaria

a. Las vesicostomías son la derivación urinaria más común en el neonato.

b. Los conductos ileales y las urostomías son más complejos y en general se realizan al final de la lactancia o en la primera infancia.

C. Evaluación de la ostomía

El neonato con un estoma necesita una cuidadosa observación y evaluación para una variedad de complicaciones potenciales (4). La vigilancia del funcionamiento de la ostomía es vital en el periodo posoperatorio inicial. Las posibles complicaciones quirúrgicas son el íleo paralítico, la obstrucción intestinal, la fuga anastomótica y la necrosis estomática. A continuación se enumeran los factores que deben considerarse durante la evaluación del estoma.

1. Características estomales

a. Tipo de estoma: el segmento de intestino del que se hace el estoma.

b. Ubicación anatómica

c. Construcción estomática: la ostomía puede ser de extremo, de asa o de doble barril (**figs. 45-1 a 45-3**).

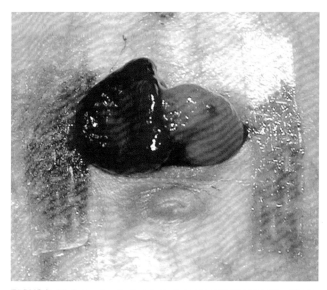

FIGURA 45-2 Ileostomía de asa en el posoperatorio inmediato. El segmento de intestino de la izquierda es la perforación exteriorizada de la enterocolitis necrotizante.

d. Tamaño: se anota la forma del estoma (redondo, ovalado, en forma de hongo o irregular) y el diámetro (longitud y anchura) en pulgadas o milímetros. En el

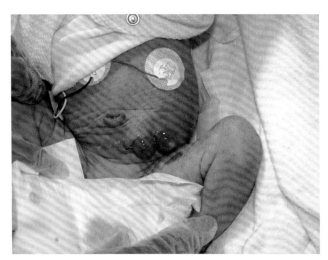

FIGURA 45-3 Lactante prematuro con colostomía de doble barril.

primer periodo posoperatorio el estoma estará edematoso. Después de las primeras 48 a 72 h, el edema debería resolverse y dar lugar a una reducción del tamaño del estoma; sin embargo, debería permanecer evertido de la superficie de la piel. Por lo general, los estomas siguen disminuyendo de tamaño durante las 6 a 8 semanas posteriores a la operación. Es frecuente que el estoma se vuelva edematoso cuando se expone al aire mientras se cambia la bolsa; este edema por lo regular se resuelve rápidamente cuando se remplaza la bolsa.

    e. Altura del estoma: el grado de protusión del estoma con respecto a la piel. De manera ideal, el cirujano evertirá el estoma antes de suturarlo a la piel para producir una elevación, que promoverá un mejor sellado con la oblea de ostomía. Con el estoma elevado por encima de la superficie de la piel, es más probable que el efluente vaya a la bolsa en lugar de permanecer en contacto con la piel (2). La eversión del estoma, denominada maduración del estoma, no siempre es posible en los neonatos, en los que el suministro de sangre puede ser tenue, y en situaciones en las que el intestino está marcadamente edematizado (1, 5).

2. Viabilidad: un estoma sano debe ser de color rosa brillante a rojo carnoso y estar húmedo, lo que indica una perfusión e hidratación adecuadas (véase la **fig. 45-2**). El estoma se forma a partir del intestino, que es muy vascular y, por lo tanto, puede sangrar un poco al tocarlo o manipularlo, pero la hemorragia suele resolverse rápido. El estoma no es sensible al tacto porque no tiene terminaciones nerviosas aferentes somáticas (4).

    a. Un estoma de color púrpura o marrón oscuro a negro con pérdida de turgencia del tejido y sequedad de la membrana mucosa puede indicar isquemia y posible necrosis estomal.

    b. El aspecto distal del estoma puede ser necrótico y desprenderse después; la base es más indicativa de un estoma sano, y de si hay salida.

    c. Un estoma de color rosa pálido es indicativo de anemia.

3. Complicaciones estomales
    a. Sangrado
        (1) La hemorragia durante el periodo posoperatorio inmediato está causada por una hemostasia inadecuada (4).
        (2) Traumatismos en el estoma causados por una bolsa mal ajustada. Una oblea cortada demasiado cerca del estoma puede lesionar el delicado tejido. Pueden producirse laceraciones estomales como resultado del roce del borde de la oblea con el lado del estoma, en especial a medida que aumenta la actividad del niño (4).
    b. Necrosis: causada por la isquemia y puede ser superficial o profunda. La necrosis que se extiende por debajo del nivel de la fascia puede conducir a la perforación y a la peritonitis, requiriendo una intervención quirúrgica adicional (4).
    c. Separación mucocutánea: causada por la rotura de la línea de sutura que sujeta el estoma a la piel circundante, dejando una herida abierta junto al estoma.
    d. Prolapso: salida telescópica del intestino a través del estoma. En los bebés, esta condición con frecuencia está relacionada con un soporte de la fascia poco desarrollado o una presión intraabdominal excesiva causada por el llanto.
    e. Retracción/recesión: el estoma está al ras o rebajado por debajo de la superficie de la piel. Esta condición puede ser el resultado de una movilización insuficiente del mesenterio o de una tensión excesiva en la línea de sutura en la capa de la fascia, una formación excesiva de cicatrices o la retirada prematura de un dispositivo de soporte (4).
    f. Estenosis: el lumen de la ostomía se estrecha a nivel cutáneo o de la fascia. La disminución repentina del flujo puede indicar una estenosis.

4. Piel periestomal: la piel periestomal debe estar intacta, no eritematosa, y libre de erupciones. Sin embargo, con frecuencia el estoma o los estomas no están separados de la incisión quirúrgica (**fig. 45-4**). A menudo no hay suficiente espacio en el abdomen del lactante para que el cirujano cree incisiones separadas. Además, los estomas suelen

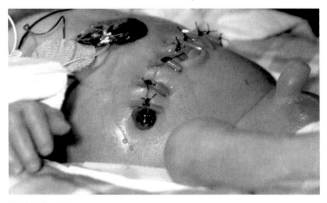

FIGURA 45-4 Ileostomía final y cierre de la herida con suturas de retención que suponen un reto para la colocación de una bolsa.

estar muy cerca del ombligo, las costillas, la ingle o la fístula mucosa, lo que puede interferir en la selección y adherencia de la bolsa (6).

5. **Complicaciones periestómicas**
   a. **Dermatitis**
      (1) Alérgico: sensibilidad al producto.
      (2) Contacto: irritación local por el procedimiento de limpieza y aplicación de productos de ostomía.
      (3) Irritante: es el tipo más común de complicación cutánea periestomal vista, en general es por la filtración de efluentes fecales en la piel.
   b. **Infección**
      (1) Bacterias
      (2) Candida
      (3) Fúngica
      (4) Viral
   c. **Traumatismos mecánicos:** el desprendimiento epidérmico, las técnicas de limpieza abrasivas y la fricción debida a equipos mal ajustados son las causas más comunes de lesiones mecánicas en la piel periestomal.
   d. **Hernia:** la hernia periestomal aparece como una protuberancia alrededor del estoma que se produce cuando las asas del intestino sobresalen a través de un defecto facial alrededor del estoma hacia el tejido subcutáneo (4).

D. Cuidados de la enterostomía

1. **Cuidados posoperatorios inmediatos**
   a. Evaluar la perfusión adecuada del estoma.
   b. Hasta que no haya salida del estoma, no es necesario aplicar una bolsa de ostomía.

      Mantener el estoma protegido y húmedo con una gasa con vaselina. Cuando se produce una enterostomía es preferible hacer una bolsa. La bolsa protegerá el estoma, la piel periestomal, la línea de sutura y cualquier línea central en esa zona. La aplicación de la bolsa permite calificar y cuantificar la salida. Antes de aplicar la bolsa, asegurarse de eliminar con suavidad cualquier residuo de gasa con vaselina, que interferirá con la adhesión de la bolsa.
   c. Cubrir la fístula mucosa con un apósito que retenga la humedad para evitar que se reseque. Cuando se fije un apósito en un neonato, se deben utilizar adhesivos de baja adherencia. Existe un mayor riesgo de desgarros de la piel en los neonatos, en especial cuando son prematuros con un desarrollo retardado de la barrera epidérmica. No colocar gasas de vaselina sobre la superficie de la bolsa para el estoma, ya que pueden impedir la adherencia.
2. **Cuidados posteriores**
   a. Evaluación periódica del estoma.
   b. Proteger la piel periestomal de los efectos del efluente mediante el uso de bolsas (fig. 45-5). El efluente de un estoma de intestino delgado contiene enzimas proteolíticas que pueden causar rápidamente la erosión de la piel. Lo ideal es que la bolsa permanezca en su lugar

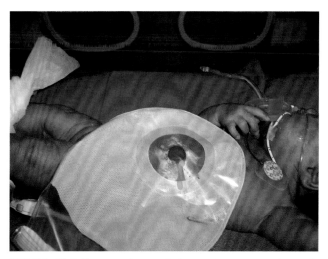

FIGURA 45-5 El aparato de ostomía de una pieza en un recién nacido pequeño, empequeñece a este bebé, pero proporciona un mayor tiempo de uso y mantiene un mayor volumen de salida que las bolsas para bebés prematuros utilizadas antes.

durante al menos 24 h. En algunos neonatos de bajo peso, la bolsa puede durar solo 12 h. El tiempo medio de uso es de 1 a 3 días.
   c. La bolsa *debe* cambiarse si hay alguna evidencia de fuga de efluente bajo la oblea de barrera cutánea. Sin embargo, los cambios frecuentes de la bolsa pueden provocar la denudación de la piel, en especial en el lactante prematuro (2, 4, 7). En situaciones de fugas y cambios frecuentes de la bolsa, puede ser necesaria la ayuda de un experto (enfermera de ostomía certificada) para preservar la piel y obtener un tiempo de uso aceptable.
   d. En la mayoría de las situaciones se pueden utilizar polvos (p. ej., de estoma, de nistatina, de plata) para curar la piel periestomal y proporcionar una cubierta protectora; a continuación, embolsar con éxito el estoma.
   e. En los raros casos en que no se puede mantener una bolsa, puede ser necesario dejar la bolsa fuera y proteger la piel periestomal con una pomada de barrera protectora que se adherirá a la piel denudada, permitiendo que la piel sane. La pomada de barrera puede cubrirse con una gasa impregnada de vaselina; a continuación, puede colocarse una gasa de pelusa encima para absorber el efluente, y cambiarse según sea necesario.
   f. En los casos de daños graves en la piel, algunos centros neonatales interrumpen brevemente la alimentación enteral para limitar la producción de heces y continúan la alimentación parenteral para proporcionar una nutrición adecuada y permitir que la piel sane (2). Lo mejor es curar la piel, conseguir un buen sellado y luego reanudar la alimentación.
   g. Proteger el estoma de los traumatismos. Las medidas incluyen el dimensionamiento preciso de la abertura de la bolsa para despejar el estoma a medida que el tamaño cambia. Si los movimientos del bebé hacen que el borde interior de la barrera roce el estoma, se puede utilizar una barrera moldeable entre el estoma y la oblea para proteger el estoma.

TABLA 45-2 Productos accesorios de ostomía

PRODUCTO	INDICACIONES	PRECAUCIONES
Polvo de barrera	Este producto se utiliza en pieles secas, húmedas o supurativas. Puede añadir una mayor adherencia a la piel. Debe sellarse dando palmaditas con un dedo humedecido y dejar que se seque. En casos de piel muy húmeda y exudativa, puede ser necesario aplicar el polvo y sellar dos o tres veces para conseguir una superficie de piel periestomal seca. Añade una barrera adicional sobre la piel para protegerla del drenaje. Aplicar en cantidades limitadas y limpiar el exceso	Proteger al bebé de la inhalación del polvo en aerosol utilizando cantidades mínimas y limpiando con suavidad; no soplar el polvo
Pasta	Producto de barrera que es semilíquido debido a la adición de alcohol. Es mejor si se aplica a la barrera y se deja al aire durante 1 o 2 minutos para que el alcohol se evapore (**fig. 45-6**)	Las pastas contienen alcohol y, por lo tanto, están contraindicadas para su uso en bebés prematuros o neonatos a término < 2 semanas de edad
Selladores de la piel	Los selladores utilizan agentes plastificantes para formar una barrera en la piel que puede proteger de los efluentes y también mejorar la adherencia de algunos adhesivos	La mayoría de los selladores cutáneos contiene alcohol y, por lo tanto, está contraindicada para su uso en bebés prematuros o neonatos a término de < 2 semanas de edad. Un sellador cutáneo que no contiene alcohol es Cavilon No Sting Barrier Film (3M, St. Paul, Minnesota) y es seguro para su uso en neonatos
Barreras moldeables	Barreras que son adhesivas y se pueden moldear para rellenar espacios irregulares; en general resisten muy bien los efluentes corrosivos. Los tipos más comunes son Eakin Seal (ConvaTec, Princeton, Nueva Jersey), Barrier No. 54 (Nu-Hope Laboratories, Pacoima, California), Adapt Rings (Hollister, Libertyville, Illinois) y Brava (Coloplast, Marietta, Georgia)	
Tiras de barrera	Similares a las barreras moldeables, pero vienen en tiras estrechas; pueden utilizarse para proporcionar una barrera adicional entre el borde del estoma y la barrera. Pueden entrar en contacto con el estoma; son lo suficientemente suaves como para no lesionar la mucosa. Algunos ejemplos son la pasta para tiras de ostomía (Coloplast, Marietta, Georgia), las tiras de barrera cutánea (Nu-Hope Laboratories, Pacoima, California) y las tiras Adapt (Hollister, Libertyville, Illinois)	
Cinturón	Cinturón elástico con lengüetas que se ajusta a la bolsa de ostomía de algunos aparatos de dos piezas. Puede ayudar a mantener el aparato en su sitio sujetándolo con firmeza al abdomen. En general se utiliza como último recurso cuando no se puede obtener un tiempo de uso aceptable	Puede aplicar una cubierta exterior para disminuir la fricción con la piel y ayudar a la comodidad

E. Equipo

Existe una gran variedad de bolsas y material de ostomía (**tabla 45-2**). Las bolsas de una pieza vienen con una barrera y una bolsa unidas como una sola unidad. Los aparatos de dos piezas tienen una barrera y una bolsa separadas, con un mecanismo para fijar la bolsa a la oblea. El tipo de bolsa que se utiliza para un neonato es por lo regular una bolsa de extremo abierto que permite el paso de efluentes gruesos o formados o una bolsa de urostomía con un pico diseñado para el drenaje de orina o efluentes líquidos. El tipo de bolsa y la necesidad de productos accesorios varían en función de la localización anatómica, el tamaño del lactante, el estado de la piel periestomal, el tamaño y los contornos abdominales y las preferencias institucionales (**fig. 45-6**). En general, es mejor mantener el procedimiento simple y utilizar el

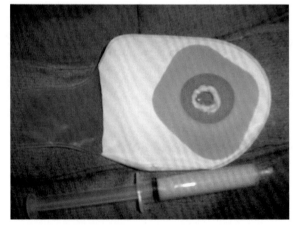

FIGURA 45-6 Pasta de barrera aplicada a la oblea.

menor número de productos posible. Hay que prestar especial atención al lactante prematuro, cuya piel es inmadura y frágil (2). Varias empresas fabrican bolsas para neonatos y prematuros (**fig. 45-7**). Las unidades neonatales deben tener variedad de bolsas para elegir, a fin de satisfacer las necesidades individuales de cada paciente.

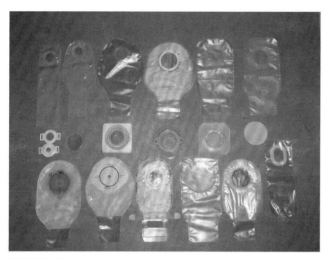

FIGURA 45-7 Ejemplos de bolsas para ostomías en neonatos.

Suministros

1. Guantes limpios
2. Agua estéril caliente o solución salina normal
3. Paño limpio y suave
4. Gasa de 5 × 5 cm
5. Bolsa de tamaño adecuado con dispositivo de cierre
6. Barrera cutánea protectora y bolsa
7. Otros accesorios de ostomía, según proceda (véase la **tabla 45-2**; **fig. 45-8**)

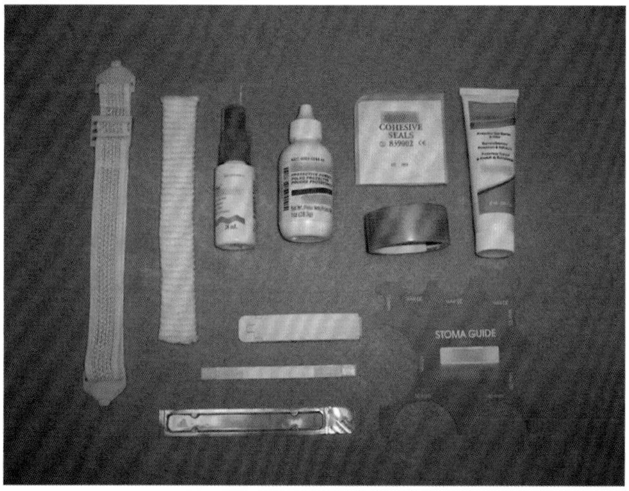

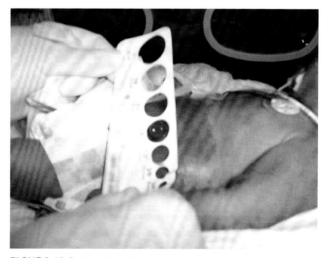

FIGURA 45-8 Ejemplos de accesorios de ostomía.

8. Tijeras o cortador de costuras quirúrgico
9. Dispositivo de medición de estomas

F. Aplicación de la bolsa: rutina/ ostomías simples (2, 6, 8)

1. Retirar la bolsa vieja levantando con suavidad los bordes y utilizando agua para aflojarla mientras presiona un poco la piel cerca del borde para reducir la tracción en la epidermis. El removedor de adhesivo no debe utilizarse en un neonato de < 2 semanas de edad. El uso limitado de removedor de adhesivo, seguido de una limpieza a fondo de la zona para eliminar cualquier residuo químico, se recomienda solo cuando la unión adhesiva de la barrera a la piel es tan fuerte que la piel podría lesionarse durante la retirada (2).

2. Utilizar una gasa suave y húmeda o una toallita de papel para limpiar con suavidad el estoma y eliminar las heces o el moco adheridos. Es habitual que el estoma sangre un poco cuando se limpia.

3. Lavar la piel periestomal con agua; secar con palmaditas. No se recomienda el uso de jabón porque puede dejar un residuo químico que podría causar dermatitis; además, muchos jabones contienen humectantes que pueden interferir en la adherencia de la barrera a la piel. Tampoco es aconsejable utilizar toallitas comerciales para bebés, porque la mayoría es a base de lanolina y contiene alcohol (2).

4. Medir el (los) estoma(s) con un dispositivo de medición de estomas (**fig. 45-9**). La abertura por lo regular se corta 2 a 3 mm más grande que el estoma, para limitar la piel expuesta al efluente. En los lactantes de bajo peso, en los que la fístula mucosa puede estar inmediatamente adyacente al estoma funcional, se puede dimensionar una bolsa para que se ajuste tanto al estoma como a la fístula mucosa. Existen contraindicaciones para la colocación de bolsas juntas en algunos pacientes masculinos con ano imperforado, según la anatomía. Más adelante, en el apartado F8, se habla de la bolsa para la fístula mucosa.

FIGURA 45-9 Medición del estoma.

5. Trazar el tamaño del agujero en la oblea. Cortar el o los agujeros con unas tijeras pequeñas o un cortador de costuras quirúrgico **(fig. 45-10)**. Después de cortar y antes de retirar el papel protector, comprobar el ajuste alrededor del estoma y recortar más si es necesario. Pasar un dedo por el interior de la abertura para asegurarse de que no hay bordes afilados; estos pueden cortarse o alisarse frotando con el dedo. Puede ser necesario recortar la oblea para evitar el ombligo, la ingle y otras estructuras anatómicas. Cortar pequeñas hendiduras a lo largo de los bordes de la oblea puede ayudar a que la barrera se adapte a los contornos del estómago.

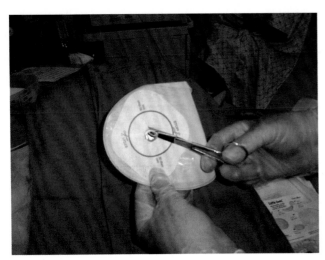

FIGURA 45-10 Corte de un agujero en la oblea.

6. Calentar la oblea en las manos para favorecer la flexibilidad y mejorar la adherencia a la piel. No utilizar un calefactor radiante para calentar la oblea porque la cantidad de calor absorbida no puede controlarse y podría quemar la piel inmadura (2).

7. Presionar la oblea contra la piel y mantenerla durante 1 o 2 minutos. Fijar los bordes de la oblea a la piel para mejorar el tiempo de uso. Evitar el uso de adhesivos de alta adherencia. La cinta rosa es una cinta resistente al agua que contiene óxido de zinc; es muy suave y, por lo general, puede utilizarse con seguridad. Otras alternativas de baja adherencia son la cinta de silicona, los apósitos transparentes o las tiras de barrera cutánea.

8. Cambiar el apósito de la fístula mucosa utilizando un trozo de gasa doblado de 5 × 5 cm y un adhesivo de baja adherencia o fijarlo con un pañal o un apósito elástico tubular. Si la fístula mucosa drena en abundancia e interfiere con la adherencia de la bolsa o el drenaje puede contaminar las heridas o los sitios de la vía central, entonces la fístula mucosa puede ser embolsada. Es preferible embolsar la fístula mucosa por separado del estoma activo para evitar que las heces contaminen la anastomosis intestinal o drenen hacia la vagina o la vejiga en el caso de un paciente con un defecto de ano altamente perforado con fístula.

Es aconsejable consultar con el cirujano antes de colocar ambos estomas en una misma bolsa.

9. Cuando una incisión está muy cerca de una superficie que se puede embolsar, debe aplicarse un apósito protector (apósito no adherente asegurado con una cubierta impermeable) para proteger la incisión.

G. Vaciar la bolsa

1. Suministros
   a. Guantes limpios
   b. Pañal o jeringa para retirar las heces/efluentes
   c. Jeringa de 30 a 60 mL para el riego/lavado de la bolsa
   d. Agua del grifo
   e. Bolas de algodón o gasas de 5 × 5 cm
2. La bolsa debe vaciarse cuando esté entre un tercio y la mitad de su capacidad. También se debe liberar o ventilar el gas para evitar que la oblea adhesiva se separe de la piel. Los neonatos suelen producir grandes cantidades de gas, relacionadas con el aumento de la ingesta con la succión y el llanto (2). El efluente puede drenarse directo en un pañal o extraerse de la bolsa con una jeringa. El uso de dos o tres bolas de algodón o de una gasa de 5 × 5 colocada en una bolsa abierta puede mejorar el tiempo de uso, ya que absorbe el efluente de la barrera y también puede facilitar el drenaje de la bolsa. En general no se requiere lavar la bolsa, pero puede ser necesario añadir líquido para ayudar a aflojar las heces espesas o pastosas. En el caso del neonato hospitalizado, suele estar indicada la medición de la salida de la ostomía.
3. Cerrar la bolsa con un dispositivo de cierre. Nota: si el paciente va a someterse a una resonancia magnética (RM), el dispositivo de cierre debe estar aprobado y no contener ningún metal/alambre.

H. Estomas complicados y problemas de piel periestomal (5, 9-11)

En la **tabla 45-3** se enumeran las complicaciones e intervenciones para el tratamiento de estomas complejos y problemas comunes de estoma. Obsérvese que muchos de los elementos utilizados por lo regular no se recomiendan para su uso en neonatos prematuros o neonatos < 2 semanas de edad, pero en situaciones de deterioro de la piel periestomal, a veces se utilizan con precaución para evitar un mayor deterioro y mantener un sellado eficaz.

I. Cuidados de la vesicostomía

Una vesicostomía no requiere una bolsa; la orina drena directo en el pañal. Los cuidados son similares a los cuidados perineales generales de los recién nacidos normales (4). A veces se produce una rotura de la piel; puede tratarse con productos de barrera contra la humedad, polvos, técnica de formación de costras, apertura al aire y cambios frecuentes de pañales.

TABLA 45-3 Complicaciones y ostomías complejas

COMPLICACIÓN	INTERVENCIONES
Múltiples estomas	Personalizar la bolsa para que encaje alrededor o acomodar los estomas en ella; las fístulas mucosas pueden estar dentro o fuera de la bolsa.
Incisión o herida abierta	Las bolsas de dos piezas sin orificio de inicio pueden permitir una personalización más fácil. Mantener la herida lo más limpia posible. Utilizar apósito hidrocoloide para heridas (p. ej., DuoDERM, ConvaTec, Skillman, Nueva Jersey; Replicare, Smith and Nephew, Londres, Reino Unido; Memphis, TN) o alginato de calcio con un apósito de cobertura resistente al agua o una tira de barrera para proteger la herida de las heces. También se pueden utilizar pastas y polvos para proteger la piel periestomal. En algunos casos puede no ser posible aplicar una bolsa; sin embargo, se debe proteger la piel de los efluentes cáusticos, utilizando una barrera como Sensi-Care Protective Barrier (ConvaTec, Skillman, Nueva Jersey) o Calmoseptine Ointment (Calmoseptine Inc., Huntington Beach, California).
Estómago enjuagado/ retraído	Aplicar pasta o barrera moldeable alrededor del agujero de la oblea. Utiliza un inserto convexo/bolsa convexa y un cinturón para empujar la piel hacia atrás y permitir que el estoma sobresalga. Puede personalizarse si los comerciales son demasiado grandes.
Prolapso del estoma	Notificar al cirujano si hay evidencia de que la perfusión del estoma está comprometida. Proteger el estoma de lesiones. Tener cuidado cuando se utilice una bolsa de dos piezas con bridas de plástico, el estoma podría quedar pellizcado en las bridas que aseguran la bolsa a la oblea cuando se cierra. Ajustar el tamaño del orificio en consecuencia; cubrir la piel expuesta con una barrera o pasta moldeable. Puede necesitar una bolsa más grande para acomodar el prolapso intestinal.
Hernia periestomal	Utiliza un sistema de obleas y bolsas flexibles para ajustarse a los contornos de la piel.
Estoma en forma de hongo	Modificar la apertura para acomodar el tamaño de la "corona"; proteger la piel alrededor de la base con una barrera o pasta moldeable.
Daño cutáneo asociado con la medicina (DCAM)	Asegurarse de que el orificio está cortado para que encaje de forma correcta. Utilizar pasta/barrera moldeable para proteger de las fugas. Aplicar polvos sobre la piel abierta y supurativa. Evaluar la sensibilidad a los productos. Aplicar esteroides tópicos si es necesario para disminuir la inflamación, el dolor y la picazón.
Candida albicans periestomal	Aparece como una erupción roja, brillante, macular, papular y pruriginosa. Aplicar polvo antimicótico tópico (p. ej., nistatina) sobre la piel. El polvo debe mezclarse con una pequeña cantidad de agua, pintarse con suavidad sobre la piel con un hisopo de algodón y dejarse secar antes de colocar el aparato. Continuar usándolo con cada cambio de bolsa hasta que se resuelva la erupción. Secar por completo la piel al cambiar la bolsa. Cambiar el tamaño de la bolsa para que la piel no quede expuesta.
Deshidratación, acidosis metabólica, desequilibrio electrolítico	Vigilar con cuidado la ingesta y la salida, en especial en el caso de los bebés con ileostomía, salida elevada o ambas. Evaluar de manera regular los valores de laboratorio. Los bebés pueden desarrollar rápidamente un desequilibrio electrolítico.

Datos de Borkowski S. Pediatric stomas, tubes, and appliances. *Pediatr Clin North Am.* 1998;45(6):1419-1435; Craven DP, Fowler JS, Foster ME. Management of a neonate with necrotizing enterocolitis and eight prolapsed stomas in a dehisced wound. *J Wound Ostomy Continence Nurs.* 1999;26(4):214-220; Garvin G. Caring for children with ostomies and wounds. En: Wise B, McKenna C, Garvin G, et al., eds. *Nursing Care of the General Pediatric Surgical Patient.* Gaithersburg, MD: Aspen; 2000:261; Metcalfe P, Schwarz R. Bladder exstrophy: Neonatal care and surgical approaches. *J Wound Ostomy Continence Nurs.* 2004;31(5):284-292; y Wound, Ostomy and Continence Nurses Society. *Pediatric Ostomy Care: Best Practice for Clinicians.* Mount Laurel, NJ: Wound, Ostomy and Continence Nurses Society; 2011.

TABLA 45-4 Tipos de sondas de gastrostomía-yeyunostomía

TIPO	DESCRIPCIÓN	EJEMPLOS
Temporal/ tradicional	Lo más habitual es que se utilice como sonda inicial tras el procedimiento de Stamm; catéteres largos y autorretenidos de látex o caucho de silicona con dispositivos de autorretención (es decir, balón)	Malecot (Bard, Covington, Georgia) (alas plegables), dePezzer (champiñón)
Sondas de alimentación de gastrostomía	Catéter de silicona con dispositivo antimigración y tapón final	MIC (Kimberly-Clark/Ballard Medical, Draper, Utah), CORFLO (CORPAK MedSystems, Wheeling, Illinois)
Dispositivos de superficie de la piel	Destinadas al uso en el tracto de gastrostomía establecido; tienen dispositivos de autorretención, dispositivos antimigración y válvulas antirreflujo; dos tipos, balón y "tipo Malecot"	Bard Button (Bard, Covington, Georgia), MIC-KEY (Kimberly Clark/Ballard Medical, Draper, Utah)

Datos de Borkowski S. Pediatric stomas, tubes, and appliances. *Pediatr Clin North Am.* 1998;45(6):1419–1435.

TUBOS DE GASTROSTOMÍA-YEYUNOSTOMÍA (G-J)

A. Indicaciones

Para las indicaciones y la técnica de inserción, véase el capítulo 44.

B. Tipos de sondas

Véase la **tabla 45-4.**

C. Gastrostomía-yeyunostomía Cuidado del tubo (8, 12)

1. **Evaluación**
   a. El médico debe saber si el paciente se ha sometido a una fundoplicación de Nissen u otro procedimiento antirreflujo junto con la gastrostomía.
   b. Tolerancia a la alimentación
   c. Tipo y tamaño de sonda
   d. Lugar de inserción
   e. Estado de la piel periestomal
2. **Consideraciones especiales para pacientes con Nissen u otro procedimiento antirreflujo**
   a. El paciente no puede vomitar ni eructar.
   b. Ventile el tubo después del llanto y a la primera señal de náusea, incomodidad o angustia.
3. **Sitio de la sonda G-J y los cuidados rutinarios de la piel** (6, 8, 12)
   a. Limpiar la zona de la sonda G-J dos o tres veces al día en el periodo posoperatorio y una vez al día después de que la zona haya cicatrizado. Utilizar solución salina normal e hisopos de algodón estéril en el periodo posoperatorio temprano. Usar agua y jabón suave una vez que el lugar haya cicatrizado. No se recomienda el uso de peróxido de hidrógeno diluido (50% de peróxido de hidrógeno y 50% de agua) a menos que el lugar tenga sangre seca y con costra (9).
   b. Asegurarse de que el dispositivo antimigración esté al ras de la piel y que el tubo G-J no haya migrado.
   c. Colocar la sonda en un ángulo de 90 grados.
   d. También puede utilizarse una tetina de biberón colocada sobre la sonda con los rebordes apoyados en la pared abdominal para mantener la sonda en un ángulo de 90 grados; fijarla con cinta adhesiva (fig. 44-7).
   e. Estabilizar la sonda de gastrostomía para evitar un movimiento excesivo de la misma. La estabilización disminuye el riesgo de erosión del estoma, infección, sangrado y desarrollo de tejido de granulación.
   f. Utilizar un dispositivo de anclaje/estabilización.
   g. Girar el dispositivo, el reborde del pezón o las alas del botón cada 4 u 8 h para evitar la presión sobre la piel. Se puede utilizar un apósito de silicona entre el estoma y el dispositivo en el periodo posoperatorio temprano para evitar el cizallamiento y absorber el drenaje. También puede utilizarse una camisa de una pieza con cierre a presión o un apósito elástico tubular para cubrir la sonda.
   h. Evaluar el lugar y la piel periestomal para ver si hay fugas, irritación, enrojecimiento, erupciones o ruptura. Es de esperar que haya eritema y una cantidad mínima de drenaje claro en la primera semana posoperatoria.

D. Complicaciones de la gastrostomía y la yeyunostomía

La **tabla 45-5** enumera las intervenciones para tratar las complicaciones relacionadas con las sondas G-J.

TABLA 45-5 Intervenciones para las complicaciones de la sonda de gastrostomía

COMPLICACIÓN	INTERVENCIONES
Fugas en el lugar de inserción	Comprobar el volumen de agua si se trata de un catéter tipo globo. Confirmar que es agua y no solución salina o aire.
	Asegurarse de que la sonda esté firmemente sujeta en un ángulo de 90 grados para evitar la erosión del revestimiento de la mucosa y la piel. (GripLok, Hollister)
	Utilizar el accesorio de alimentación adecuado.
	Asegurarse de que la sonda está bien enjuagada y limpia.
	Proteger la piel con una barrera cutánea (p. ej., oblea o polvo Stomahesive [ConvaTec, Skillman, Nueva Jersey], Cavilon No Sting [3M, St. Paul, Minnesota]; o apósito hidrocoloide).
	Utilizar apósitos de espuma (p. ej., Hydrasorb [ConvaTec, Skillman, Nueva Jersey], Allevyn [Smith and Nephew, Londres, Reino Unido; Memphis, TN], Mepilex [Mölnlycke, Gotemburgo, Suecia]) o hidroconductores (p. ej., Drawtex [SteadMed, Irving, Texas]) en lugar de gasas para "alejar" la humedad de la piel.
	Si no está contraindicado, considerar un bloqueador H_2 y un agente procinético.
	La colocación de una sonda de mayor tamaño puede controlar de manera temporal las fugas, pero no modificará el problema y está contraindicada.
Desplazamiento	Las prácticas institucionales varían; en la mayoría de los casos no se reinserta si es < 2 semanas después de la operación. Contactar de inmediato con el cirujano.
	Si son < 2 semanas después de la operación, remplazarla lo antes posible (véase el capítulo 44).
Residuos biliares	Evaluar la migración de la sonda (en especial si se utiliza una Foley).
Migración de sondas	La migración es el resultado de una estabilización inadecuada. La migración hacia arriba puede causar vómito y una posible aspiración. La migración hacia abajo puede provocar obstrucción de la salida gástrica. La migración hacia el intestino delgado puede causar el "síndrome de dumping". Cuando se usa un catéter con balón y no se reconoce la migración, el inflado del balón puede provocar una perforación esofágica, duodenal o del intestino delgado.
Dolor	Evaluar la migración del tubo y asegurarlo.
	Tubo de ventilación.
	Consultar al cirujano si el problema no se resuelve.
Tejido de granulación	Hallazgo normal; causado por la proliferación del tejido epitelial de granulación en respuesta a la inflamación e irritación por un cuerpo extraño.
	Prevenir estabilizando la sonda.
	Tratar cauterizando con nitrato de plata.
	Otro enfoque de tratamiento es la aplicación de crema de triamcinolona al 0.5%, dos o tres veces al día hasta que se resuelva.
Sangrado	Aplicar una suave presión en el lugar.
	Estabilizar el tubo.
	Si hay tejido de granulación, tratarlo adecuadamente.
Dermatitis irritante	Proteger la piel con una barrera cutánea (p. ej., oblea, pasta o polvo Stomahesive [ConvaTec, Skillman, Nueva Jersey], Allevyn [Smith and Nephew, Londres, Reino Unido; Memphis, TN], pasta iLEX [Medcon Biolab Technologies, Inc., Grafton, Massachusetts] o apósito hidrocoloide).
	Utilice apósitos de espuma (p. ej., Hydrasorb [ConvaTec, Skillman, Nueva Jersey], Allevyn [Smith and Nephew, Londres, Reino Unido; Memphis, TN]) o hidroconductores (p. ej., Drawtex [SteadMed, Irving, Texas]) en lugar de gasas para "alejar" la humedad de la piel.
	Evaluar la sensibilidad a los productos/látex.
Peristomal *(Candida albicans)*	Aplicar un antifúngico tópico en la piel.
	Control de fugas.
	Secar por completo la piel después de la limpieza.
	El paciente también debe ser evaluado para la candidiasis oral.
Sonda obstruida	Enjuague bien después de los medicamentos con 5 mL de agua tibia.
	También se puede verter en el tubo una pequeña cantidad (3-5 mL) de refresco carbonatado o de zumo de arándanos. Deje que se fije durante 10 minutos y luego enjuague con agua.
Infección	Las infecciones en el sitio de la sonda gástrica son infrecuentes; la celulitis se trata con antibióticos sistémicos.

Datos de la Association of Women's Health, Obstetric and Neonatal Nurses, National Association of Neonatal Nurses (AWHONN). *Neonatal Skin Care: Evidence-Based Clinical Practice Guideline.* 3rd ed. Washington, DC: AWHONN; 2013; Borkowski S. Gastrostomy surgery and tubes. *Sutureline.* 2000;8:1; Borkowski S. Gastrostomy tube stabilization and security. *Sutureline.* 2005;13:8; Borkowski S. Pediatric stomas, tubes, and appliances. *Pediatr Clin North Am.* 1998;45(6):1419-1435; Crawley-Coha T. A practical guide for the management of pediatric gastrostomy tubes based on 14 years of experience. *J Wound Ostomy Continence Nurs.* 2004;31(4):193-200; Craven DP, Fowler JS, Foster ME. Management of a neonate with necrotizing enterocolitis and eight prolapsed stomas in a dehisced wound. *J Wound Ostomy Continence Nurs.* 1999;26(4):214-220; Garvin G. Caring for children with ostomies and wounds. En: Wise B, McKenna C, Garvin G, et al., eds. *Nursing Care of the General Pediatric Surgical Patient.* Gaithersburg, MD: Aspen; 2000:261; Metcalfe P, Schwarz R. Bladder exstrophy: Neonatal care and surgical approaches. *J Wound Ostomy Continence Nurs.* 2004;31(5):284-292; Rogers VE. Managing preemie stomas: More than just the pouch. *J Wound Ostomy Continence Nurs.* 2003;30(2):100-110; y Wound, Ostomy and Continence Nurses Society. *Pediatric Ostomy Care: Best Practice for Clinicians.* Mount Laurel, NJ: Wound, Ostomy and Continence Nurses Society; 2011.

Referencias

1. Gauderer MWL. Stomas of the small and large intestine. In: O'Neil JA, Rowe MI, Grosfeld JL, et al., eds. *Pediatric Surgery*. 5th ed. St. Louis, MO: Mosby; 1998:1349.

2. Rogers VE. Managing preemie stomas: more than just the pouch. *J Wound Ostomy Continence Nurs*. 2003;30(2):100–110.

3. Metcalfe PD, Schwarz RD. Bladder exstrophy: neonatal care and surgical approaches. *J Wound Ostomy Continence Nurs*. 2004;31(5):284–292.

4. Wound, Ostomy and Continence Nurses Society. *Pediatric Ostomy Care: Best Practice for Clinicians*. Mount Laurel, NJ: Wound, Ostomy and Continence Nurses Society; 2011.

5. Craven DP, Fowler JS, Foster ME. Management of a neonate with necrotizing enterocolitis and eight prolapsed stomas in a dehisced wound. *J Wound Ostomy Continence Nurs*. 1999;26(4):214–220.

6. Borkowski S. Pediatric stomas, tubes, and appliances. *Pediatr Clin North Am*. 1998;45(6):1419–1435.

7. Garvin G. Caring for children with ostomies and wounds. In: Wise B, McKenna C, Garvin G, et al., eds. *Nursing Care of the General Pediatric Surgical Patient*. Gaithersburg, MD: Aspen; 2000:261.

8. Borkowski S. Gastrostomy tube stabilization and security. *Sutureline*. 2005;13:8. Available at https://www.aaspa.com/about/sutureline-journal.

9. Association of Women's Health, Obstetric and Neonatal Nurses, National Association of Neonatal Nurses (AWHONN). *Neonatal Skin Care: Evidence-Based Clinical Practice Guideline*. 3rd ed. Washington, DC: AWHONN; 2013.

10. Lockhat A, Kernaleguen G, Dicken BJ, et al. Factors associated with neonatal ostomy complications. *J Pediatr Surg*. 2016;51:1135–1137.

11. Brunette G. Novel pouching techniques for the neonate with fecal ostomies. *J Wound Ostomy Continence Nurs*. 2017;44(6):589–594.

12. Crawley-Coha T. A practical guide for the management of pediatric gastrostomy tubes based on 14 years of experience. *J Wound Ostomy Continence Nurs*. 2004;31(4):193–200.

Derivaciones ventriculoperitoneales, derivaciones ventriculares percutáneas y drenajes ventriculares externos

Joshua Casaos, Rajiv R. Iyer y Edward S. Ahn

La hidrocefalia suele descubrirse en la infancia, y aunque no todos los niños que la tienen requieren una intervención quirúrgica, esta determinación se basa en la presencia de signos y síntomas de presión intracraneal (PIC) elevada. La elevación de la PIC puede manifestarse como un aumento rápido o un perímetro cefálico anormalmente grande, una fontanela abultada, suturas craneales extendidas, apneas y bradicardias, retraso en el desarrollo u otros signos de disfunción neurológica (1). Si la PIC elevada es un problema, los pacientes con hidrocefalia suelen ser tratados mediante la implantación quirúrgica de una derivación ventriculoperitoneal (VP), que permite desviar el LCR del sistema ventricular del cerebro a la cavidad peritoneal (2, 3). Las derivaciones VP suelen constar de tres componentes principales: un catéter ventricular proximal, una válvula reguladora del flujo (programable o no) y un catéter peritoneal distal (**fig. 46-1**) (4).

Existen varios tipos de derivaciones de VP que se implantan en el quirófano por un neurocirujano. Mientras que los niños a término con hidrocefalia pueden someterse a una derivación de VP, los neonatos prematuros suelen ser demasiado pequeños para tolerar una derivación totalmente funcional, por lo que se necesita un dispositivo provisional. En estos casos se coloca una derivación ventriculosubgaleal (DVSG), que desvía el LCR del sistema ventricular al espacio subgaleal del cuero cabelludo (2, 5). Como alternativa, se puede implantar un dispositivo de acceso ventricular con un depósito subcutáneo que se puntea periódicamente (véase el capítulo 57). Una vez que los niños alcanzan un peso suficiente, por lo regular de 2 000 a 2 500 g, el dispositivo de temporización puede sustituirse por una derivación VP totalmente funcional si sigue siendo necesaria la derivación de LCR.

Ciertas situaciones pueden impedir la inserción de una derivación distal en el peritoneo, como una infección abdominal (enterocolitis necrosante en bebés) o un historial de múltiples cirugías abdominales previas con mala reabsorción de líquido peritoneal. En estos casos se pueden considerar lugares alterna-

tivos para el catéter distal, como la aurícula derecha del corazón, la cavidad pleural y otros.

PUNCIÓN DE DERIVACIÓN

La disfunción de la derivación VP puede producirse debido a anomalías en cualquier componente del sistema (catéter proximal, válvula, catéter distal). Los pacientes con derivaciones disfuncionales presentan signos y síntomas de PIC elevada, así como imágenes de diagnóstico que suelen ser preocupantes por el agrandamiento de los ventrículos. La preocupación por la obstrucción o la infección puede ser una indicación para investigar la funcionalidad de una derivación con una *punción de derivación*. Este procedimiento puede realizarse con relativa rapidez

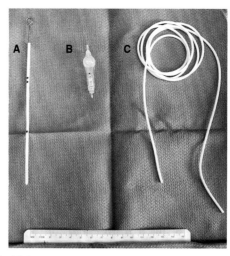

FIGURA 46-1 Componentes de la derivación VP, que consisten en un catéter proximal y un estilete (**A**), una válvula reguladora del flujo (**B**) y un catéter peritoneal distal (**C**).

a pie de cama y servir tanto para el diagnóstico como para los propósitos terapéuticos.

A. Indicaciones

1. Cuestionar de la funcionalidad de la derivación cuando se sospecha un mal funcionamiento.
2. Extracción de LCR para el alivio temporal de la PIC en una derivación ocluida distalmente (mal funcionamiento de la válvula o del catéter distal).
3. Otras indicaciones posibles en función del escenario clínico:
   a. Para obtener LCR
      (1) Para evaluar la infección de la derivación: recuento de células, tinción de Gram, cultivo, glucosa, proteínas.
      (2) Para la citología: evaluación de las células malignas en el LCR
      (3) Nota: las derivaciones VP no suelen utilizarse como dispositivos de acceso al LCR, ya que conllevan un riesgo de infección y disfunción de la derivación. Por lo tanto, cuando los bebés con una derivación VP se presentan en urgencias con fiebre de origen desconocido y se sospecha de meningitis, la punción lumbar suele ser la vía preferida de obtención de LCR en pacientes con hidrocefalia comunicante.

b. La inyección de agentes para estudios de permeabilidad/función de la derivación, como las gammagrafías con radionúclidos.
c. Administración de medicamentos:
   (1) Antibióticos, agentes quimioterapéuticos (esto se consigue a menudo con un depósito permanente de Ommaya en lugar de una derivación VP)

B. Contraindicaciones relativas

1. Infección sobre el sitio de entrada
2. Falta de imágenes diagnósticas adecuadas, como una TC o una RM para garantizar la seguridad de la derivación (p. ej., la punta de la derivación dentro de un cuerpo de LCR que se va a extraer).

C. Equipo (fig. 46-2)

1. Bata estéril, guantes, campos estériles, mascarilla
2. Rasuradora quirúrgica (si es necesario)
3. Antiséptico (Betadine, clorhexidina, DuraPrep, etc.)
4. Aguja de mariposa calibre 25 con tubo asociado
5. Jeringas de 3, 5, 10 o 20 mL según el tamaño del ventrículo, la PIC
6. Tubos de recolección de LCR

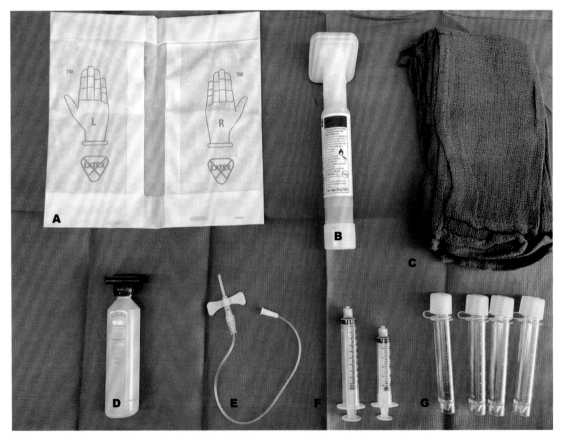

FIGURA 46-2 Equipo necesario para la punción de una derivación. Incluye: mascarilla y redecilla para el cabello (no en la imagen), guantes estériles (**A**), antiséptico (**B**), toallas estériles (**C**), rasuradora (**D**), aguja de mariposa (**E**), jeringa de 5 o 10 mL (**F**), tubos de recolección de LCR (**G**).

7. Opcional: manómetro: un manómetro físico, a menudo utilizado para las punciones lumbares, puede ser conectado al tubo de mariposa para medir directamente la PIC en cm de H₂O. También se puede aproximar con la longitud del tubo de derivación mantenida verticalmente después de la punción

D. Cuidados previos al procedimiento

1. Obtener el consentimiento informado (riesgo de hemorragia, infección, mal funcionamiento de la derivación).
2. Comprobar en los laboratorios las anomalías hematológicas que pueden alterar la función de coagulación (es decir, factores de coagulación, plaquetas, etc.).
3. Colocar al bebé de forma que la válvula de derivación sea de fácil acceso (fig. 46-3).

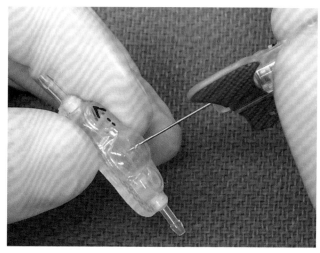

FIGURA 46-4 Fotografía de la aguja entrando en el depósito de derivación de forma correcta para una punción de derivación. No se muestra el cuero cabelludo.

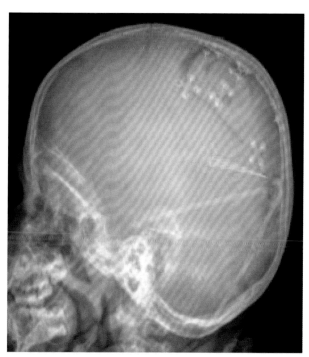

FIGURA 46-3 Radiografía que muestra la ubicación del catéter proximal y el depósito de derivación (*punta de flecha amarilla*).

  a. El personal auxiliar y los padres pueden ayudar a posicionar al bebé
4. Comprobar si el lugar de inserción está infectado

E. Procedimiento

1. Afeitar el cabello sobre la derivación si es necesario.
2. Preparar la zona con un antiséptico y crear un campo estéril de trabajo con todo el equipo necesario.
3. Colocar un pequeño campo estéril sobre la válvula de derivación.
4. Localizar el depósito de derivación y entrar en el centro del depósito con la aguja de mariposa (fig. 46-4). Tener cuidado de no perforar el fondo del depósito, ya que el plástico puede ocluir la aguja y dar un resultado falso.

5. Observar si hay flujo espontáneo de LCR en el tubo de mariposa. Si lo hay, es probable que el extremo proximal no esté obstruido por completo.
  a. La presión de apertura se puede medir con un manómetro (la presión ventricular normal es < 15 cm de H₂O en un paciente recostado).
    De manera alternativa, el tubo de mariposa puede colocarse en posición vertical y enderezado para que actúe en gran medida como manómetro para estimar la presión ventricular. El desbordamiento de LCR por el extremo del tubo indica una presión ventricular anormalmente elevada, lo que sugiere un **mal funcionamiento parcial del catéter proximal, valvular o distal** (1). Se puede aspirar LCR en cantidades variables hasta que la presión de cierre vuelva a un rango normal.
  b. Colocar el tubo de mariposa por debajo del nivel de la válvula de derivación y observar el intervalo de goteo ha demostrado ser eficaz para evaluar la funcionalidad de la derivación proximal.
6. Si no hay flujo espontáneo, conectar una jeringa de 3 o 5 mL al tubo e intentar aspirar poco a poco el LCR. La ausencia de flujo puede indicar una oclusión proximal, una emergencia neuroquirúrgica, y debe prepararse para llevar al paciente a la sala de operaciones para la revisión de la derivación. La obtención fácil de líquido con una aspiración suave puede indicar una PIC baja.
7. Recoger todo el LCR y enviarlo para su estudio: tinción de Gram, recuento de células, cultivos, glucosa y proteínas.

F. Complicaciones

Los riesgos asociados con una derivación son relativamente bajos, pero deben tenerse en cuenta y las familias deben ser informadas de ellos (6).
1. **Infección**
  a. Cualquier exposición del sistema de derivación a material extraño conlleva un riesgo de infección.

2. **Mal funcionamiento de la derivación**
   a. Una aspiración agresiva (o cualquiera) dentro del depósito de la derivación podría provocar un mal funcionamiento de la misma.
3. **Hemorragia**
   a. Aunque es poco frecuente, la hemorragia del cuero cabelludo asociada con una derivación puede provocar la entrada de sangre en el sistema de derivación y podría afectar a su funcionalidad.

PUNCIÓN DE LA FONTANELA/PUNCIÓN VENTRICULAR PERCUTÁNEA

También se puede realizar una punción de la fontanela o punción ventricular percutánea en los niños que requieren una descompresión ventricular urgente y tienen una fontanela anterior abierta, pero no tienen una dcrivación VP. El procedimiento lo realiza el neurocirujano a pie de cama, utilizando una técnica similar a la de la derivación. La punción de la fontanela es similar a la de la derivación, salvo que en esta situación el procedimiento aprovecha la fontanela abierta de los niños para puncionar directamente el ventrículo lateral con una aguja de mariposa.

A. Indicación

Descompresión ventricular urgente en el marco de la hidrocefalia infantil (7-9).

B. Antes del procedimiento

Un análisis cuidadoso de las imágenes de diagnóstico, como la ecografía o la RM, puede ayudar a determinar la longitud de la entrada de la aguja necesaria para alcanzar el ventrículo lateral.

C. Procedimiento

1. **Prepararse como para un procedimiento estéril:** llevar gorro y mascarilla, lavarse las manos, llevar bata y guantes estériles.
2. Preparar el cuero cabelludo del bebé con un antiséptico y cubrirlo con campos estériles, dejando accesible la fontanela anterior.
3. Insertar la aguja de mariposa calibre 25 a través de la cara anterolateral de la fontanela anterior (lejos de la línea media, evitando el seno sagital superior). Antes de la inserción de la aguja se puede tensar la piel de forma que se interrumpa el punto de entrada sobre la piel y la fontanela, evitando así un tracto directo de la superficie de la piel al ventrículo y reduciendo el riesgo de fuga de LCR tras el procedimiento.
4. Una vez que se entra en el sistema ventricular, se determina la presión; el LCR puede ser aspirado y enviado para estudios de laboratorio. Por lo regular no se drenan más de 10 mL/kg/tapón de LCR, con el objetivo de restablecer una fontanela blanda (10).

DRENAJE VENTRICULAR EXTERNO

Un drenaje ventricular externo (DVE) es un catéter intraventricular temporal conectado a un sistema de drenaje externo, así como un transductor de presión capaz de proporcionar la medición de la PIC (**figs. 46-5 y 46-6**) (11–13).

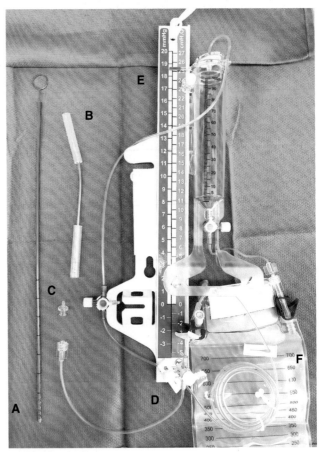

FIGURA 46-5 Sistema de drenaje ventricular externo/monitor de PIC. Incluye: catéter ventricular y estilete (**A**), trocar de tunelización (**B**), conector (**C**), tubo del sistema de drenaje y llave de paso de tres vías (**D**), sistema de drenaje de LCR (**E**), bolsa de recolección de LCR (**F**).

A. Indicaciones

1. Hidrocefalia aguda
2. Control de la PCI
3. Infección de la derivación
4. Desviación posoperatoria del LCR

B. Contraindicaciones relativas

1. Lesión masiva en la vía del catéter
2. Coagulopatía/trombocitopenia (14)
3. Ventrículos de hendidura (si se requiere un DVE en este escenario, los cirujanos pueden optar por colocar un DVE con neuronavegación en la sala de operaciones)

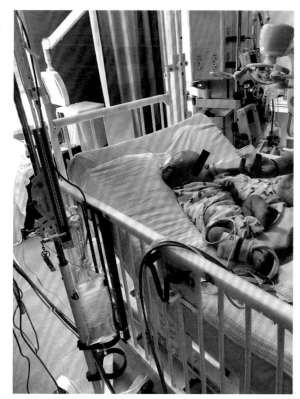

FIGURA 46-6 Fotografía de la configuración del DVE junto a la cama del paciente, mostrando el sistema de drenaje de LCR/monitor de PIC, la bolsa de recolección de LCR y los tubos y conexiones asociados.

C. Equipo

1. Bata estéril, guantes, campos estériles, mascarilla
2. Antiséptico
3. 1% de lidocaína
4. Kit de acceso craneal (incluye rasuradora, gasa, suero salino estéril, escalpelo, taladro craneal, punzón, pinzas, tijeras, sutura)
5. Catéter ventricular
6. Sistema de drenaje externo

D. Cuidados previos al procedimiento

1. Obtener el consentimiento informado.
2. Revisar las imágenes, anotando con cuidado el tamaño del ventrículo y la distancia del ventrículo a la superficie del cráneo o de la piel, así como el grosor del cráneo, si es posible.
3. Revisar los resultados de laboratorio, evaluando la coagulopatía o la trombocitopenia.
4. En general, se prefiere la colocación de un DVE en el lado derecho (hemisferio no dominante), aunque hay excepciones a esta regla. El lugar de entrada preferido es el punto de Kocher, que en los adultos es un punto del cráneo situado a 2 o 3 cm de la línea media y 10 u 11 cm posterior al nasión. Como alternativa, se pueden utilizar puntos de referencia externos de la línea media pupilar y anteriores a la sutura coronal (15). Debido a que el tamaño de la cabeza de los niños es más pequeño y variable, las mediciones rígidas pueden no ser óptimas y, en su lugar, estos puntos de referencia externos son preferibles para determinar el lugar de inserción. También se han descrito otros lugares de inserción, pero rara vez se utilizan a pie de cama.

E. Procedimiento

1. Colocar al paciente en posición supina con la cabeza en el borde de la cama con fácil acceso para el cirujano.
2. Marcar, preparar y cubrir estérilmente la incisión prevista según los puntos descritos antes.
3. Después de inyectar anestesia local, hacer una incisión en la piel (por lo regular vertical, puede ser horizontal) de unos 2 cm de longitud, y colocar un retractor de autorretención.
4. Utilizar una broca helicoidal con la longitud adecuada para crear una fenestración en el cráneo, teniendo cuidado de no hundir la broca una vez alcanzada la tabla interior del mismo.
5. Perforar la duramadre con una aguja y colocar el catéter intraventricular en el ventrículo lateral dirigiendo el catéter perpendicular a la superficie del cerebro, y alineando el catéter con el canto medial del ojo ipsilateral y un punto inmediatamente anterior al meato auditivo externo (MAE)/trago (16, 17). Esta trayectoria permite que la punta del catéter termine en el cuerno frontal del ventrículo lateral cerca del foramen de Monro a unos 6 cm de profundidad en el cráneo. Después de la colocación, se debe asegurar el retorno del LCR desde el catéter.
6. Tunelizar el extremo distal del catéter fuera del sitio de inserción bajo la piel y asegurar el catéter en el sitio de salida.
7. Cerrar la incisión y conectar el catéter DVE al sistema de drenaje externo. El drenaje debe estar nivelado al MAE.
   a. La altura de la bolsa de drenaje en relación con el MAE regula el flujo. Dependiendo de la indicación del DVE, son posibles diferentes métodos de drenaje. Por ejemplo, puede establecerse una presión de "desconexión" en el sistema de drenaje del DVE de forma que el drenaje se produzca una vez que se alcance un determinado umbral de PIC, lo que se utiliza a menudo en el ámbito de los traumatismos para ayudar a controlar la PIC mediante el drenaje de LCR. Los objetivos de drenaje por hora, como un objetivo de 5 a 10 cc/hora, pueden ser útiles en condiciones como la hemorragia intraventricular, la infección o los entornos posoperatorios, en los que el objetivo es la eliminación de residuos o sangre.
8. Colocar apósitos estériles y oclusivos. Es útil colocar apósitos translúcidos para visualizar la totalidad del sistema de catéteres en caso de que sea necesario revisarlo.
9. El diagnóstico por imagen puede ser necesario o no para confirmar la ubicación del catéter. Una forma de onda de

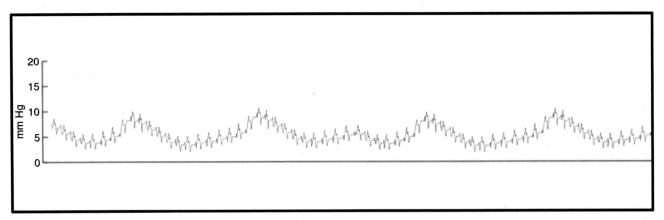

FIGURA 46-7 Representación de una forma de onda de PIC normal con variaciones cardiorrespiratorias asociadas.

PIC bien definida también es útil para determinar la funcionalidad del DVE y la idoneidad de su colocación.

F. Tratamiento

El mal funcionamiento del DVE puede incluir la obstrucción y la infección (18). Si surgen problemas con el DVE, el mal funcionamiento puede observarse como un cambio o pérdida de la forma de onda de la PIC (**fig. 46-7**), o una falta de drenaje de LCR de los ventrículos de tamaño adecuado.

1. **Posibles causas**
   a. Conexiones inadecuadas
   b. Filtro de aire húmedo en la cámara de goteo, que puede afectar a las lecturas de flujo y presión
   c. Oclusión del catéter proximal por restos (sangre, células, proteínas, plexo coroideo)
      (1) Pruebe y evalúe como se indica a continuación
   d. Desplazamiento o migración del catéter proximal del ventrículo
      (1) Pruebe y evalúe como se indica a continuación
   e. Aire en el sistema (bloqueo de aire)
      (1) Esto puede resolverse permitiendo que drene una cantidad específica de LCR y, por lo tanto, expulsando el aire del sistema.
2. Para comprobar la existencia de una obstrucción proximal se puede bajar la bolsa de drenaje/sistema de recolección y evaluar el sistema para comprobar el aumento del flujo de LCR. Un flujo adecuado sugiere que no hay obstrucción proximal del catéter.
3. Se puede realizar un lavado de catéter distal o proximal en condiciones de esterilidad si se cree que los residuos están causando la obstrucción del catéter o de la sonda.
   a. Un pequeño volumen de suero salino (alrededor de 1 cc de suero salino sin conservantes, si es proximal) se lava suavemente utilizando una llave de paso de tres vías. El sistema distal suele probarse primero. El flujo de LCR se comprueba después del lavado bajando el sistema de recolección tras abrir la llave de paso. Si no se puede obtener flujo después de esta maniobra, y el escenario clínico lo justifica, el DVE puede requerir su sustitución.

G. Monitorización

1. El DVE debe revisarse cada hora para comprobar su funcionamiento, así como la medición de la PIC. Los cambios graduales o bruscos en la PIC, la exploración neurológica o la producción de LCR pueden justificar la realización de más investigaciones, incluido el diagnóstico por imagen cuando sea apropiado.
2. Evaluar la variación cardiorrespiratoria de la forma de onda de la PIC (**fig. 46-7**).

H. Complicaciones

1. Hemorragia (hematoma subdural, hematoma epidural, hemorragia del tracto)
2. Infección (justifica el tratamiento con antibióticos IV o intratecales, sustitución del catéter)
3. Mala posición (puede justificar el reposicionamiento/remplazo)

Referencias

1. Kahle KT, Kulkarni AV, Limbrick DD Jr, et al. Hydrocephalus in children. *Lancet*. 2016;387(10020):788–799.
2. Kumar N, Al-Faiadh W, Tailor J, et al. Neonatal post-haemorrhagic hydrocephalus in the UK: a survey of current practice. *Br J Neurosurg*. 2017;31(3):307–311.
3. Kulkarni AV, Drake JM, Kestle JR, et al. Predicting who will benefit from endoscopic third ventriculostomy compared with shunt insertion in childhood hydrocephalus using the ETV success score. *J Neurosurg Pediatr*. 2010;6(4):310–315.
4. Chari A, Czosnyka M, Richards HK, et al. Hydrocephalus shunt technology: 20 years of experience from the Cambridge Shunt Evaluation Laboratory. *J Neurosurg*. 2014;120(3):697–707.
5. Koksal V, Oktem S. Ventriculosubgaleal shunt procedure and its long-term outcomes in premature infants with post-hemorrhagic hydrocephalus. *Childs Nerv Syst*. 2010;26(11):1505–1515.
6. Miller JP, Fulop SC, Dashti SR, et al. Rethinking the indications for the ventriculoperitoneal shunt tap. *J Neurosurg Pediatr*. 2008;1(6):435–438.

7. Kreusser KL, Tarby TJ, Kovnar E, et al. Serial lumbar punctures for at least temporary amelioration of neonatal posthemorrhagic hydrocephalus. *Pediatrics.* 1985;75(4):719–724.

8. Levene MI. Ventricular tap under direct ultrasound control. *Arch Dis Child.* 1982;57(11):873–875.

9. Whitelaw A, Lee-Kelland R. Repeated lumbar or ventricular punctures in newborns with intraventricular haemorrhage. *Cochrane Database Syst Rev.* 2017;4:CD000216.

10. Garton HJ, Piatt JH Jr. Hydrocephalus. *Pediatr Clin North Am.* 2004;51(2):305–325.

11. Ngo QN, Ranger A, Singh RN, et al. External ventricular drains in pediatric patients. *Pediatr Crit Care Med.* 2009;10(3):346–351.

12. Walker CT, Stone JJ, Jacobson M, et al. Indications for pediatric external ventricular drain placement and risk factors for conversion to a ventriculoperitoneal shunt. *Pediatr Neurosurg.* 2012;48(6):342–347.

13. Bratton S, Chestnut R, Ghajar J, et al. Guidelines for the management of severe traumatic brain injury. VII. Intracranial pressure monitoring technology. *J Neurotrauma.* 2007;24:S45–S54.

14. Davis JW, Davis IC, Bennink LD, et al. Placement of intracranial pressure monitors: Are "normal" coagulation parameters necessary? *J Trauma.* 2004;57(6):1173–1177.

15. Tillmanns H. Something about puncture of the brain. *Br Med J.* 1908;2:983–984.

16. O'Neill BR, Velez DA, Braxton EE, et al. A survey of ventriculostomy and intracranial pressure monitor placement practices. *Surg Neurol.* 2008;70(3):268–273.

17. Becker DP, Nulsen FE. Control of hydrocephalus by valve-regulated venous shunt: avoidance of complications in prolonged shunt maintenance. *J Neurosurg.* 1968;28(3):215–226.

18. Muralidharan R. External ventricular drains: Management and complications. *Surg Neurol Int.* 2015;6(Suppl 6): S271–S274.

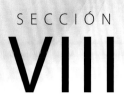

SECCIÓN

VIII

Transfusiones

Retraso en el pinzamiento del cordón y ordeño del cordón umbilical

Anup C. Katheria, Debra A. Erickson-Owens y Judith S. Mercer

A. Definiciones

1. **Transfusión placentaria:** es la transferencia de sangre residual de la placenta al bebé durante los primeros minutos de vida. Una transfusión placentaria suministrará al bebé sangre completa, eritrocitos y células madre. Esto ocurre tanto en los bebés a término como en los prematuros.

2. **Pinzamiento retardado del cordón umbilical (DCC, por sus siglas en inglés):** la práctica del DCC consiste en esperar a pinzar el cordón umbilical durante un tiempo determinado.

3. **Ordeño del cordón umbilical (UCM, por sus siglas en inglés)**
   a. Ordeño del cordón umbilical intacto (I-UCM, por sus siglas en inglés): el ordeño del cordón umbilical es una práctica que consiste en sujetar el cordón umbilical entre el pulgar y el índice y ordeñarlo (o despojarlo) con firmeza, empujando la sangre del extremo de la placenta hacia el bebé varias veces antes de pinzar el cordón.
   b. Ordeño del cordón umbilical cortado (C-UCM, por sus siglas en inglés): la práctica del C-UCM consiste en pinzar y cortar de inmediato un segmento largo (por lo regular de 30 a 40 cm) del cordón umbilical (cerca del introito o en el lugar de inserción del cordón en la placenta), desenroscarlo y ordeñarlo poco a poco hacia el bebé antes de pinzarlo en la base del cordón.

4. **Pinzamiento inmediato del cordón umbilical (ICC, por sus siglas en inglés):** es la práctica de pinzar de inmediato el cordón umbilical después del nacimiento. El ICC inmediato del cordón umbilical no permite la transfusión placentaria y deja una gran cantidad del volumen de sangre del bebé en la placenta.

B. Antecedentes

1. La decisión de cuándo pinzar y cortar el cordón umbilical puede tener efectos a corto y largo plazo en el recién nacido. En los primeros minutos tras el nacimiento, un retraso en el pinzamiento del cordón umbilical o en el ordeño del mismo puede dar lugar a un importante retorno del volumen de sangre de la placenta al lactante. Esta sangre, la del propio bebé, puede ser una fuente importante de volumen sanguíneo caliente y oxigenado, de eritrocitos ricos en hierro y de millones de células madre (1).

2. La transfusión de placenta mediante DCC o UCM proporciona una serie de beneficios a corto y largo plazo.
   a. Ventajas hematológicas tempranas (2-5).
   b. Hierro adicional que puede aumentar las reservas de hierro del lactante hasta los 4 o 6 meses de edad (6, 7). Esto puede prevenir la anemia ferropénica y se ha demostrado que aumenta el crecimiento de la materia blanca en el cerebro en desarrollo del bebé (8).
   c. Tanto la UCM como la DCC también presentan beneficios hemodinámicos en los recién nacidos a término y prematuros, incluidos una mejora de la presión arterial y un menor uso de inotrópicos (5).
   d. Mejora del flujo sanguíneo sistémico y cerebral medido por ecografía cardiaca y oximetría cerebral (9, 10).
   e. Mejora de los resultados del neurodesarrollo en bebés a término a los 4 años de edad y en bebés prematuros a los 18, 24 y 42 meses de edad (11-13).
   f. Un metaanálisis reciente sugiere que la CCD da lugar a una reducción de 30% de la mortalidad por todas las causas en los recién nacidos prematuros (14).

C. Factores que pueden favorecer o dificultar la transfusión placentaria

1. Momento del pinzamiento del cordón: los bebés que reciben la ICC pueden dejar hasta 30% (bebés a término) o 50% (bebés prematuros < 30 semanas) de su volumen sanguíneo en la placenta (1).

2. La gravedad: aunque estudios recientes sugieren que colocar al bebé sobre el abdomen no afecta a la cantidad de una transfusión placentaria, sostenerlo por encima del nivel de la placenta ralentiza la transfusión placentaria, mientras que sostenerlo por debajo la acelera (15).

3. Contracciones uterinas maternas y uso de medicamentos uterotónicos (1). Las contracciones uterinas frecuentes (espontáneas o estimuladas por medicamentos uterotónicos) pueden acelerar una transfusión al bebé (16).

4. Las organizaciones sanitarias internacionales y nacionales han publicado documentos de opinión que apoyan la DCC.

   a. Diversas instituciones de todo el mundo (American College of Obstetricians and Gynecologists [ACOG], Royal College of Obstetricians and Gynaecologists [RCOG], International Liaison Committee on Resuscitation [ILCOR], American Academy of Pediatrics [AAP], European Association of Perinatal Medicine [EAPM], Organización Mundial de la Salud [OMS], American College of Nurse Midwives [ACNM]) han elaborado y aplicado directrices sobre la DCC (6, 17-23).

   b. La UCM solo ha sido recomendada por la European Task Force on Resuscitation (21).

D. Indicaciones

1. Pinzamiento retardado del cordón umbilical (DCC)

   a. Facilita la transfusión de la placenta a los bebés de todas las edades de gestación.

   b. Apoya la transferencia de sangre completa, eritrocitos y células madre de la placenta al recién nacido en los primeros minutos de vida.

      (1) Puede utilizarse en todas las modalidades de parto. La DCC puede ser menos eficaz con una cesárea. Un útero cortado puede no contraerse de manera eficaz alrededor de la placenta para mantener alta la presión placentaria. Algunos proveedores de servicios de obstetricia pueden sentirse incómodos al tener que esperar varios minutos debido a la preocupación por la hemorragia uterina.

      (2) También puede haber situaciones clínicas en las que esperar de 30 a 60 segundos (s) resulta inaceptable. En todas estas situaciones, la UCM puede ser una opción preferible.

2. UCM

   a. Acelerar la transfusión placentaria cuando la situación clínica no permite retrasar el pinzamiento del cordón.

   b. Preferido en situaciones clínicas de "corte y ejecución" como la cesárea.

E. Preocupaciones y creencias generalizadas

1. Sobretransfusión

   a. Yao y cols. demostraron que no se produce una sobretransfusión (16).

---

   b. La sangre residual es el volumen de sangre del propio bebé que ha estado circulando de forma continua durante todo el embarazo.

   c. El volumen de sangre disponible es limitado.

2. Policitemia sintomática

   a. La DCC se asocia con una policitemia asintomática (benigna) que no requiere tratamiento (24).

   b. Al examinar las pruebas de los últimos 30 años, no se ha observado ninguna asociación entre la DCC (y el ordeño) y la policitemia sintomática (2, 14).

3. Ictericia

   a. La preocupación es que los bebés reciban demasiados eritrocitos, lo que provocaría ictericia e hiperbilirrubinemia que requeriría tratamiento.

   b. La revisión Cochrane más reciente sobre lactantes a término no informa de ningún aumento de la ictericia clínica, aunque se observó un aumento de 2% de lactantes que necesitaban fototerapia (1-3).

   c. En los últimos 15 ensayos controlados aleatorios publicados, la hiperbilirrubinemia que requirió tratamiento no fue mayor en los grupos de DCC u ordeñados en comparación con los de ICC (1, 3, 14).

4. Hipotermia

   a. La hipotermia provocada por el DCC no se ha notificado en ningún estudio.

   b. Mercer y cols., demostraron diferencias no significativas en las temperaturas de los recién nacidos a término a los 15 minutos de su nacimiento o de los prematuros al ingresar en la UCIN (3, 25).

5. Retraso en la reanimación neonatal

   a. Los clínicos deben entender que el intercambio de gases se produce a nivel de la placenta, por lo que el bebé que no respira no se está volviendo más hipóxico después del nacimiento.

   b. La respiración en los bebés prematuros solo se produce en 40% de ellos a los 20 s, en 70% a los 40 s y en 90% a los 60 s (20).

   c. Si se necesita una reanimación urgente (bebés hipotónicos, pálidos y con apnea), el ordeño del cordón (I-UCM o C-UCM) puede realizarse de forma oportuna y no interferirá con la reanimación (26).

   d. La ventilación asistida durante la DCC no ha mostrado ningún beneficio clínico respecto a la DCC sola en neonatos prematuros con 60 segundos de DCC (27).

6. Infecciones virales (hepatitis B, C y VIH)

   Aunque no existen estudios de subconjuntos, numerosos ensayos han incluido estos grupos de madres sin que se haya informado de un aumento de la transmisión. La sangre obtenida mediante DCC o UCM es la misma que circulaba por el feto en el útero. Las recomendaciones de la OMS sobre el pinzamiento del cordón umbilical no consideran que la infección por el VIH en la madre o el desconocimiento del estado serológico sean una contraindicación para la CCD (22).

F. Contraindicaciones

1. Placentación monocoriónica

---

¹Teórico y no sustentado con evidencia.

²Condiciones en las que las evidencias no están disponibles.

a. Existe la preocupación teórica de que se produzca una transfusión gemelar aguda después del parto de un gemelo en el otro. Basándose en esta teoría, casi todos los ensayos han excluido a esta población.

b. Sin embargo, no hay ensayos publicados que demuestren este hecho. En comparación con la placentación dicoriónica, los gemelos monocoriónicos tienen un mayor riesgo de hemorragia intraventricular y pueden beneficiarse de una transfusión placentaria.

2. Desprendimiento completo de la placenta
   a. En el caso de una abrupción completa, preocupa la pérdida de sangre del recién nacido.
   b. Sin embargo, hay informes de casos en los que se mantiene el cordón intacto y se sostiene la placenta por encima del bebé, de modo que la sangre que queda en ella se transfunde al bebé (28).

3. Prolapso del cordón umbilical y placenta acreta sangrante
   a. En ambas situaciones clínicas, el bebé corre el riesgo de sufrir hipovolemia e hipoxia extremas debido a la compresión de la vena umbilical, pero no de las arterias umbilicales más firmes.
   b. Aunque estos bebés se beneficiarían de la restauración del volumen sanguíneo, a menudo están demasiado deprimidos para recibir DCC.
   c. El ordeño del cordón umbilical puede ser útil en esta circunstancia, pero no hay estudios hasta la fecha en este subgrupo.

G. Equipo

1. No se necesita ningún equipo especial.
2. Algunos hospitales han empezado a utilizar un carro de reanimación especial en la sala de partos o en el quirófano. Este carro se coloca junto a la cama de partos o la mesa de quirófano y los esfuerzos de reanimación pueden llevarse a cabo mientras se mantiene un cordón umbilical intacto durante los primeros minutos de vida (29).

H. Circunstancias especiales

El objetivo en circunstancias clínicas especiales es mantener un cordón intacto para facilitar la transfusión de la placenta. Las siguientes circunstancias especiales forman parte de la práctica clínica diaria y se ofrecen estrategias para que el clínico las tenga en cuenta.

1. Distocia de hombros
   a. La distocia de hombros es una emergencia obstétrica y, a menudo, los bebés están hipovolémicos tras el parto.
   b. De inmediato después del nacimiento, sujetar al bebé por el perineo o por debajo de él. Secar y, a continuación, estimular al bebé según las recomendaciones del Neonatal Resuscitation Program (NRP).
   c. Si hay una "necesidad de reanimación" se puede ordeñar el cordón varias veces antes del pinzamiento para proporcionar una transfusión placentaria.

2. Cordón nucal
   a. La mayoría de los cordones nucales es benigna. Sin embargo, cuando el cordón está muy apretado alrededor del cuello, el cuerpo o las extremidades del feto, puede producirse hipovolemia.
   b. Cuando no se puede reducir el cordón, el uso de la maniobra de salto mortal (**fig. 47-1**) puede sostener un cordón intacto y permitir la restauración del volumen sanguíneo mediante la transfusión placentaria (1).
   c. Se desaconseja de manera encarecida cortar el cordón umbilical antes de la liberación de los hombros.
   d. Si el bebé tiene poco tono o está muy pálido, hay que colocarlo en la cama o sostenerlo en "posición de futbol" sobre el antebrazo y la mano no dominantes del obstetra.
   e. Se puede secar y estimular al bebé mientras recibe una transfusión placentaria hasta que recupere el tono y respire.
   f. La mayoría de las reanimaciones puede realizarse en el perineo.
   g. Una vez que el bebé tiene buen tono y color, puede colocarse sobre el abdomen materno sin cortar el cordón (30).

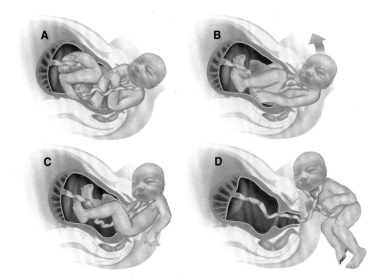

FIGURA 47-1 La maniobra de salto mortal consiste en mantener el cordón intacto. **A.** Se observa un cordón nucal tras el parto de la cabeza. No es fácilmente reducible sobre la cabeza y está demasiado tenso para empujar hacia abajo sobre los hombros. **B.** Al nacer el bebé, la cabeza se mantiene lo más cerca posible del perineo (o muslo). **C.** "Doblar" al bebé hacia la sínfisis mientras nace. **D.** Se desenrolla con suavidad el cordón alrededor del cuello y se puede reanimar al bebé según sea necesario con un cordón intacto.

3. Recolección de sangre del cordón umbilical

a. El ACOG sugiere que la recolección de sangre del cordón no debe alterar el momento del pinzamiento del cordón (31).

b. Teniendo en cuenta las nuevas pruebas que apoyan la CCD y la UCM, los padres deberían recibir una información "equilibrada y precisa" sobre las ventajas y desventajas del almacenamiento de la sangre del cordón umbilical.

4. Recolección de gas en el cordón umbilical

Se recomienda ordeñar el cordón antes de la recolección del gas del cordón. A continuación, se puede pinzar y cortar el cordón y seguir la técnica habitual de recolección de gas del cordón (arterial, venosa o ambas).

I. Técnica

1. DCC (véase ▶ el Video 47-1):

La DCC es una técnica que favorece la transfusión placentaria. El tiempo de pinzamiento del cordón se retrasa permitiendo el retorno del volumen de sangre residual de la placenta al bebé. Las recomendaciones sobre la duración de retrasar/diferir el pinzamiento del cordón tras el nacimiento varían. La OMS recomienda "al menos de 1 a 3 minutos" (14); la ACOG y la AAP aconseja al menos de 30 a 60 s (6, 18), la ACNM recomienda 5 minutos si se sostiene al bebé piel con piel con la madre y 2 minutos si se le sostiene por debajo del nivel del introito (23). En el Reino Unido, las directrices de la UCIN sugieren el pinzamiento del cordón "no antes de 5 minutos" (17). Algunos grupos de matronas recomiendan "esperar a que el cordón este blanco", es decir, hasta que cesen las pulsaciones del cordón o esté plano y blanco.

a. *Parto vaginal*

(1) Sostener al bebé a la altura de la placenta o por debajo de ella, o piel con piel sobre el abdomen materno.

(2) Envolverlo en una manta caliente o colocarlo piel con piel y cubrirlo con una manta.

(3) Evaluar al bebé siguiendo las recomendaciones del NRP. Si no hay necesidad de medidas de reanimación, considere lo siguiente:

(a) Niños prematuros (< 37 semanas de gestación)

i. Dejar el cordón umbilical intacto de 45 a 120 segundos antes del pinzamiento

(b) Bebés a término

i. Dejar el cordón umbilical intacto al menos 2 o 3 minutos si el bebé es sujetado por el perineo.

ii. Dejar el cordón umbilical intacto al menos 5 minutos si el bebé es sostenido piel con piel.

iii. Si el cordón es demasiado corto para facilitar un retraso, entonces considere su ordeño.

b. *Cesárea*

(1) Secar y luego envolver al bebé en una manta estéril caliente

(2) Bebés prematuros (< 37 semanas)

(a) Sostener al bebé por debajo del nivel de la placenta

(b) Dejar el cordón umbilical intacto de 45 a 120 segundos antes del pinzamiento

(c) Pasar al bebé al proveedor de servicios pediátricos y la atención habitual en el calentador radiante

(3) Bebés a término

(a) Colocar al bebé sobre paños estériles, entre los muslos de la madre.

(b) Para reducir la pérdida de sangre materna, coloque pinzas uterinas Greene-Armytage sobre cada ángulo de incisión uterina y sobre cualquier vaso de sangrado miometrial (A. Weeks, comunicación personal del 31 de enero de 2018); si el proveedor de servicios de obstetricia está preocupado por el sangrado, se puede preferir la UCM.

(c) Dejar el cordón intacto durante al menos 2 o 3 minutos.

(d) Pasar al bebé al proveedor de servicios pediátricos y la atención habitual en el calentador radiante.

(4) Ordeño (véanse ▶ videos 47-2 y 47-3)

(a) El ordeño es una técnica utilizada para acelerar la transfusión placentaria cuando el tiempo y la situación clínica impiden el retraso.

c. *Dos técnicas de ordeño*: I-UCM y C-UCM (pueden utilizarse en el parto vaginal o en la cesárea)

(1) I-UCM

(a) Sostener al bebé a la altura de la placenta o por debajo de ella.

(b) Sujetar el cordón umbilical entre el pulgar y el dedo anterior de la mano dominante.

(c) Ordeñar con firmeza el cordón hacia el bebé de 3 a 5 veces.

(d) Pinzar y cortar el cordón umbilical después de completar los ordeños.

(2) C-UCM (32)

(a) Pinzar y cortar el cordón umbilical a una distancia aproximada de 30 a 40 cm del ombligo del bebé y antes de 30 segundos. Realizado por el obstetra.

(b) Llevar al bebé y al segmento de cordón umbilical conectado al calentador radiante.

(c) Desenrollar el cordón. Realizado por el pediatra.

(d) Ordeñar con firmeza toda la longitud del cordón una vez hacia el bebé. Realizado por el pediatra.

d. *Parto vaginal (con la técnica I-UCM)*

(1) Pretérmino (< 37 semanas)

(a) Envolver al bebé en una manta o toalla precalentada.

(b) Colocar al bebé en una almohadilla limpia entre las piernas de la madre o en una "sujeción de futbol" utilizando el antebrazo y la mano no dominantes del obstetra.

(c) Ordeñar con firmeza el cordón (durante 2 segundos, dejando que se rellene) desde el perineo hasta el ombligo del bebé tres o cuatro veces.

(d) Pasarlo al personal de pediatría para una mayor evaluación.

(2) Término

(a) Colocar al bebé en una almohadilla limpia entre las piernas de la madre o en una "sujeción de futbol" utilizando la mano y el antebrazo no dominantes del obstetra.

(b) Ordeñar con firmeza el cordón (durante 2 segundos, dejando que el cordón se rellene) desde el perineo hasta el ombligo del bebé cinco veces.

(c) Pasar el bebé estable a la madre para que lo ponga en contacto con la piel. Si el bebé está inestable, páselo al personal de pediatría para que lo evalúe.

e. *Cesárea (con la técnica I-UCM)*

(1) Pretérmino (< 37 semanas)

(a) Envolver al bebé en una manta o toalla estéril precalentada.

(b) Colocar al bebé en el campo estéril o en una "sujeción de futbol" utilizando la mano y el antebrazo no dominantes del obstetra.

(c) Ordeñar con firmeza el cordón (durante 2 segundos, permitiendo que el cordón se vuelva a llenar) cerca del lugar de inserción del cordón en la placenta hasta el ombligo del bebé tres o cuatro veces.

(d) Pasarlo al personal de pediatría para una mayor evaluación.

(2) Término

(a) Colocar al bebé en paños estériles entre las piernas de la madre.

(b) Ordeñar con firmeza el cordón (durante 2 segundos, permitiendo que el cordón se rellene) cerca del lugar de inserción del cordón en la placenta hasta el ombligo del bebé cinco veces. Suele completarse en 10 o 15 segundos.

(c) Continuar con los cuidados habituales del bebé.

J. Complicaciones

1. No se han notificado efectos adversos ni con la DCC ni con la UCM en lactantes a término. La DCC se asocia con una disminución de la mortalidad hospitalaria en los neonatos prematuros (14).

2. Aunque se han notificado niveles de bilirrubina más elevados con ambos métodos, con un ligero aumento de la necesidad de fototerapia, no ha habido ningún aumento de la necesidad de exanguinotransfusión ni de la morbilidad a largo plazo.

3. Durante la UCM o la DCC, si el cordón se desgarra, sujetar de inmediato los dos extremos de las partes desgarradas del cordón.

Referencias

1. Mercer JS, Erickson-Owens DA. Rethinking placental transfusion and cord clamping issues. *J Perinat Neonatal Nurs.* 2012;26(3):202–217.
2. McDonald SJ, Middleton P, Dowswell T, et al. Effect of timing of umbilical cord clamping of term infants on maternal and neonatal outcomes. *Cochrane Database Syst Rev.* 2013;7:CD004074.
3. Mercer JS, Erickson-Owens DA, Collins J, et al. Effects of delayed cord clamping on residual blood volume, hemoglobin, bilirubin levels in term infants: a randomized controlled trial. *J Perinatol.* 2017;37(3):260–264.
4. Erickson-Owens DA, Mercer JS, Oh W. Umbilical cord milking in term infants delivered by cesarean section: a randomized controlled trial. *J Perinatol.* 2012;32(8):580–584.
5. Rabe H, Diaz-Rossello JL, Duley L, et al. Effect of timing of umbilical cord clamping and other strategies to influence placental transfusion at preterm birth on maternal and infant outcomes. *Cochrane Database Syst Rev.* 2012;(8):CD003248. doi:10.1002/14651858.CD003248.pub3.
6. American College of Obstetricians and Gynecologists (ACOG). Committee opinion no.684: delayed umbilical cord clamping after birth. *Obstet Gynecol.* 2017;129(1):e5–e10.
7. Andersson O, Hellstrom-Westas L, Andersson D, et al. Effect of delayed versus early umbilical cord clamping on neonatal outcomes and iron status at 4 months: a randomized controlled trial. *BMJ.* 2011;343:d7157.
8. Erickson-Owens D, Mercer J, Deoni S, et al. The effects of delayed cord clamping on 12-month brain myelin content: a randomized controlled trial. *2nd Congress of joint European Neonatal Societies (jENS) Conference.* 2017; Abstract 534.
9. Sommer R, Stonestreet B, William Oh, et al. Hemodynamics effecting delayed cord clamping in premature infants. *Pediatrics.* 2012;129(3):e667.
10. Katheria AC, Leone TA, Woelkers D, et al. The effects of umbilical cord milking on hemodynamics and neonatal outcomes in premature neonates. *J Pediatr.* 2014;164(5):1045–1050.
11. Andersson O, Lindquist B, Lindgren M, et al. Effect of delayed cord clamping on neurodevelopment at 4 years of age: a randomized controlled trial. *JAMA Pediatr.* 2015;169(7):631–638.
12. Mercer JS, Erickson-Owens DA, Vohr BR, et al. Effects of placental transfusion on neonatal and 18-month outcomes in preterm infants: a randomized controlled trial. *J Pediatr.* 2016;168:50–55.
13. Rabe H, Sawyer A, Amess P, et al. Neurodevelopmental outcomes at 2 and 3.5 years for very preterm babies enrolled in a randomized trial of milking the umbilical cord versus delayed cord clamping. *Neonatology.* 2016;109(2):113–119.
14. Fogarty M, Osborn DA, Askie L, et al. Delayed versus early umbilical cord clamping for preterm infants: a systematic review and meta-analysis. *Am J Obstet Gynecol.* 2018;218(1):1–18.
15. Yao AC, Lind J. Effect of gravity on placental transfusion. *Lancet.* 1969;2(7619):505–508.
16. Yao AC, Moinian M, Lind J. Distribution of blood between infant and placenta after birth. *Lancet.* 1969;2(7626):871–873.
17. Royal College of Obstetricians and Gynaecologists (RCOG). Guidelines. Clamping of the umbilical cord and placental transfusion (Scientific Impact Paper #14). 2015. *www.rcog.org.uk.*

18. American Academy of Pediatrics (AAP). Delayed umbilical cord clamping after birth. *Pediatrics.* 2017;139(6). doi·10.1542/peds.2017-0957.

19. Wyllie J, Perlman JM, Kattwinkel J, et al. Part 7: Neonatal resuscitation: 2015 International consensus on cardiopulmonary resuscitation and emergency cardiovascular care science with treatment recommendations. *Resuscitation.* 2015;95:e169–e201.

20. Perlman JM, Wyllie J, Kattwinkel J, et al. Part 7: Neonatal resuscitation: 2015 International consensus on cardiopulmonary resuscitation and emergency cardiovascular care science with treatment recommendations. *Circulation.* 2015;132(16 suppl 1):S204–S241.

21. Sweet DG, Carnielli V, Greisen G, et al. European consensus guidelines on the management of respiratory distress syndrome—2016 Update. *Neonatology.* 2017;111(2):107–125.

22. World Health Organization (WHO). *Guideline: Delayed Umbilical Cord Clamping for Improved Maternal and Infant Health and Nutrition Outcomes.* Geneva: World Health Organization; 2014. http://www.who.int/nutrition/publications/guidelines/cord_clamping/en/.

23. American College of Nurse-Midwives (ACNM). Position statement: delayed umbilical cord clamping. 2014. *www.midwife.org.*

24. Hutton EK, Hassan ES. Late vs. early clamping of the umbilical cord in full-term neonates: systematic review and meta analysis of controlled trials. *JAMA.* 2007;297(11):1241–1252.

25. Mercer JS, Vohr BR, McGrath MM, et al. Delayed cord clamping in very preterm infants reduces the incidence of intraventricular hemorrhage and late-onset sepsis: a randomized controlled trial. *Pediatrics.* 2006;117(4):1235–1242.

26. Katheria AC, Truong G, Cousins L, et al. Umbilical cord milking versus delayed cord clamping in preterm infants. *Pediatrics.* 2015;136:61–69.

27. Katheria AC, Brown MK, Rich W, et al. Placental transfusion in newborns who need resuscitation. *Front Pediatr.* 2017;5(1):1.

28. Cook LMS. Placental transfusion for neonatal resuscitation after a complete abruption. *AWHONN Connections.* 2015. https://awhonnconnections.org/2015/06/09/placental-transfusion-for-neonatal-resuscitation-after-a-complete-abruption/.

29. Thomas MR, Yoxall CW, Weeks AD, et al. Providing newborn resuscitation at the mother's bedside: assessing the safety, usability and acceptability of a mobile trolley. *BMC Pediatr.* 2014;14:135.

30. Mercer JS, Skovgaard RL, Peareara-Eaves J, et al. Nuchal cord management and nurse-midwifery practice. *J Midwifery Women Health.* 2005;50(5):373–379.

31. American College of Obstetricians and Gynecologists (ACOG). Committee opinion no 648: umbilical cord blood banking. *Obstet Gynecol.* 2015;126(6):e127–e129.

32. Hosono S, Mugishima H, Takahashi S, et al. One-time umbilical cord milking after cord cutting has same effectiveness as multiple-time umbilical cord milking in infants born at 29 weeks of gestation: a retrospective study. *J Perinatol.* 2015;35(8):590–594.

Transfusión sanguínea y hemoderivados

Jennifer L. Webb, Yunchuan Delores Mo, Cyril Jacquot y Naomi L. C. Luban

PANORAMA

Productos sanguíneos utilizados en neonatos

1. Eritrocitos
2. Sangre total fresca (STF) o reconstituida (STR)
3. Concentrados de plaquetas derivados de STF o plaquetoféresis
4. Plasma fresco congelado (PFC), plasma congelado en 24 h (PC24) o plasma descongelado
5. Crioprecipitado
6. Concentrados de granulocitos derivados de la granulocitaféresis

Fuentes de productos sanguíneos

1. Sangre y productos sanguíneos almacenados de donantes
2. Transfusiones directas de donantes
3. Transfusiones de sangre fetal autóloga (pinzamiento de cordón retrasado)

Las indicaciones, los requisitos y las técnicas de transfusión difieren para cada procedimiento y componente. En este capítulo se tratan las transfusiones simples. Las exanguinotransfusiones se revisan en el capítulo 49. Las complicaciones comunes a todos los productos sanguíneos se enumeran más adelante en este capítulo.

A. Precauciones (1)

1. Siempre que sea posible, obtener el consentimiento informado antes de las transfusiones, delineando los riesgos, los beneficios y las alternativas a la transfusión.
2. Limitar el uso de transfusiones a las indicaciones justificadas.
3. Seleccionar el producto sanguíneo apropiado para el estado del bebé.

4. Confirmar con los identificadores adecuados en la cabecera que el producto sanguíneo es para el paciente correcto. Mantener todos los registros relativos a la extracción, la preparación, la transfusión y el resultado clínico.
5. Evitar un volumen o ritmo de transfusión excesivo para el tamaño actual del paciente, a menos que la pérdida de sangre aguda o el choque requieran una transfusión rápida.
6. Almacenar la sangre y los productos sanguíneos de forma adecuada. Puede producirse congelación y lisis si los eritrocitos se almacenan en refrigeración no controlada.
   a. Utilizar el refrigerador del banco de sangre que se controla de manera continua y se mantiene dentro de una temperatura específica de almacenamiento de los eritrocitos, la STF, el plasma descongelado y el crioprecipitado descongelado hasta el momento de la transfusión.
   b. La temperatura debe ser controlada a 1 a 6 °C con monitores de temperatura constante y sistemas de alarma.
   c. El refrigerador debe someterse a un control de calidad al menos diario.
   d. El refrigerador debe ser designado solo para productos sanguíneos.
   e. Almacenar las plaquetas entre 20 y 24 °C con agitación continua hasta el momento de la transfusión.
   f. Almacenar el plasma congelado a ≤ -18 °C.
7. Los eritrocitos y la STF deben estar fuera de la refrigeración durante < 4 h para minimizar el riesgo de contaminación bacteriana y de hemólisis de los eritrocitos.
8. Utilizar dispositivos aprobados para calentar la sangre de los eritrocitos y de la STF. Las jeringas para las alícuotas no deben calentarse en baños de agua debido al riesgo de contaminación.
9. Detener la transfusión si se sospecha de una reacción a la misma. Los síntomas pueden incluir:
   a. Taquicardia, bradicardia o arritmia
   b. Taquipnea
   c. Aumentos de la presión arterial sistólica de > 15 mm Hg, a menos que este sea el efecto deseado

d. Temperatura superior a 38 °C o aumento de la temperatura de ≥ 1 °C

e. Hiperglucemia o hipoglucemia

f. Cianosis

g. Erupción cutánea, urticaria o enrojecimiento

h. Hematuria/hemoglobinuria

i. Hiperpotasemia

10. Transfundir eritrocitos con precaución en lactantes con insuficiencia cardiaca incipiente o existente (2).

a. Vigilar la frecuencia cardiaca, la presión arterial y la perfusión periférica.

b. Considerar la exanguinotransfusión parcial si el paciente no tolera el aumento de volumen sanguíneo de la transfusión simple

(1) Con nivel de hemoglobina < 5 a 7 g/dL

(2) Con hemoglobina del cordón umbilical < 10 g/dL

11. Prevenir las fluctuaciones de la glucosa durante o después de la transfusión de eritrocitos (3).

a. En lactantes que pesan < 1 200 g o en otros lactantes inestables, para prevenir la hipoglucemia

(1) No interrumpir la administración de glucosa parenteral

(2) Establecer una línea IV separada para la administración de sangre

b. Dado que la sangre transfundida puede tener una concentración elevada de glucosa, es de esperar que se produzca una hipoglucemia de rebote en los lactantes con hiperinsulinismo o después de una gran carga de glucosa por exanguinotransfusión.

B. Pruebas pretransfusionales y procesamiento (1)

1. Grupo sanguíneo y tipo de Rh

a. Grupo sanguíneo ABO y tipo Rh maternos: examinar el suero materno en busca de anticuerpos inesperados.

b. Grupo sanguíneo ABO y tipo Rh del bebé: examinar el suero del bebé para detectar anticuerpos inesperados si no se dispone de sangre materna.

c. La sangre del cordón umbilical puede utilizarse para las pruebas iniciales.

d. El grupo sanguíneo del bebé se determina a partir de los eritrocitos, ya que las isoaglutininas anti-A y anti-B correspondientes suelen ser débiles o estar ausentes en el suero neonatal.

2. Cruce de datos

a. La sangre compatible puede ser sangre con bajo título anti-A, anti-B del grupo O Rh negativo, o sangre del grupo ABO y del tipo Rh del bebé (excepto en la enfermedad hemolítica aloinmune del recién nacido).

b. La prueba cruzada convencional no es necesaria si el bebé tiene < 4 meses de edad y no se detectan anticuerpos inesperados con la muestra inicial.

c. Las pruebas de compatibilidad para las transfusiones repetidas de pequeño volumen suelen ser innecesarias porque la formación de aloanticuerpos es en extremo rara en los primeros 4 meses de vida.

d. Si el cribado de anticuerpos (prueba indirecta de antiglobulina [PIA]) es positivo en la madre o en el bebé:

(1) Es necesario realizar una investigación serológica para identificar los anticuerpos.

(2) Se requiere una prueba de compatibilidad completa.

(3) Si se detecta anti-A o anti-B en la muestra del lactante, este debe recibir eritrocitos sin antígeno A o B hasta que la prueba de anticuerpos sea negativa.

e. Si el lactante ha recibido grandes volúmenes de plasma o plaquetas, puede producirse una adquisición pasiva de anticuerpos; se recomienda la prueba cruzada de eritrocitos.

f. Si se utiliza la sangre de un donante directo de uno de los padres, es necesario realizar una prueba cruzada.

3. Productos específicamente transformados (4)

a. Productos seguros para el CMV

(1) La sangre seronegativa para el citomegalovirus (CMV) o leucodeplecionada (LD) se recomienda para los bebés con peso al nacer ≤ 1 200 g nacidos de madres seronegativas o con estado serológico desconocido (5) (véase la sección "Complicaciones").

(2) El uso de productos universales LD o CMV seronegativos es específico de la institución (6).

b. Irradiación para prevenir la enfermedad de injerto contra huésped asociada con la transfusión (EICH-AT) (7)

(1) La STF, los eritrocitos empaquetados, los eritrocitos previamente congelados, los concentrados de granulocitos y plaquetas, y el plasma fresco han sido implicados en la EICH-AT, así como los productos LD.

(2) Las indicaciones clínicas de los componentes sanguíneos irradiados se enumeran en la **tabla 48-1**.

TABLA 48-1 Indicaciones clínicas de los componentes sanguíneos irradiados (2, 46)

1. Transfusión intrauterina (TIU) o transfusión posnatal en neonatos que han recibido TIU

2. Prematuros, definidos de forma variable según el peso y la edad posgestacional

3. Inmunodeficiencia congénita sospechada o confirmada

4. Receptores de exanguinotransfusiones neonatales

5. Tumor hematológico/neoplasia maligna de órgano sólido

6. Inmunosupresión significativa relacionada con quimioterapia, radiación o trasplante de células madre hematopoyéticas

7. Receptor de una donación de sangre familiar

8. Receptor de plaquetas o granulocitos con compatibilidad HLA o cruzada

De Wong EC, Punzalan RC. Neonatal and pediatric transfusion practice. En: Fung MK, ed. *Technical Manual of the American Association of Blood Banks.* 19th ed. Bethesda, MD: AABB Press; 2017:613; From Overview of Special Products. En: Wong EC, Rosef SD, King K, et al., eds. *Pediatric Transfusion: A Physician's Handbook.* 4th ed. Bethesda, MD: AABB Press; 2015:185.

(3) Algunas instituciones proporcionan productos sanguíneos irradiados a todos los neonatos para evitar la EICH-AT en pacientes con inmunodeficiencia no diagnosticada.

C. Equipo

1. Producto sanguíneo (véase el Apéndice E)
2. Monitor cardiorrespiratorio
3. Conjunto de sangre y administración de sangre: toda la sangre y los componentes sanguíneos deben filtrarse justo antes de la transfusión para eliminar los coágulos y las partículas potencialmente perjudiciales para el receptor
   a. Los servicios de transfusión pueden suministrar eritrocitos y ocasionalmente plaquetas y crioprecipitados, prefiltrados a la unidad de cuidados intensivos neonatales (UCIN).
   b. Si no se prefiltran se pueden utilizar juegos de administración con filtro en línea de 120 a 260 μm de tamaño de poro para todos los productos (el tamaño estándar es de 170 a 260 μm).
   c. Los filtros de microagregados, con un tamaño de poro de 20 a 40 μm, se utilizan con poca frecuencia en la UCIN.
      (1) Utilidad cuestionable e innecesaria si se utiliza LD o solución aditiva eritrocitos
      (2) Deben seguirse las instrucciones del fabricante
      (3) Algunos solo funcionan si el producto es goteado
      (4) No se aconseja la administración con jeringa, ya que pueden causar hemólisis
   d. Leucodepleción (2, 4, 6)
      (1) Elimina 99.9% de los lecucocitos
      (2) Deben seguirse las instrucciones del fabricante si se realiza a pie de cama
      (3) Se prefiere la LD previa al almacenamiento (realizada por el centro de recolección) a la LD posterior al almacenamiento (a pie de cama)
      (4) Atenuación/abrogación del CMV y de otros virus, como el virus de Epstein-Barr (VEB) y el virus linfotrópico humano (VLTH) I/II alojados en los leucocitos
4. Jeringa estéril (si la sangre no está ya alicuotada en una jeringa)
5. El calentador de sangre no es necesario para las transfusiones de pequeño volumen
6. Bomba de jeringa automatizada con tubo y aguja adecuados (8-14)
   a. La menor molestia se produce con las bombas peristálticas, pero pueden utilizarse bombas de jeringa para la administración precisa de pequeños volúmenes.
   b. Acceso vascular: los eritrocitos pueden transfundirse a través de agujas y catéteres cortos de calibre 24, 25 o 27, y cada vez hay más pruebas que apoyan la seguridad de las transfusiones intermitentes a través de líneas de CCIP de calibre 24 o 27; sin embargo, por lo regular, no han sido el acceso preferido para la transfusión.
   c. La cantidad de hemólisis que resulta de la infusión de eritrocitos es directamente proporcional a la edad de la sangre y a la tasa de transfusión, e inversamente proporcional al tamaño de la aguja.
   d. Puede producirse hipercalemia, hemoglobinuria y disfunción renal si se transfunde sangre hemolizada.
7. Lavado con solución salina normal (1 mL o más) para limpiar la solución IV de la línea.

TRANSFUSIONES DE ERITROCITOS

A. Indicaciones

1. Las directrices y justificaciones de las transfusiones son controvertidas porque hay pocos estudios que aborden la idoneidad de los distintos factores desencadenantes de las transfusiones en los neonatos. Por lo tanto, las indicaciones para la transfusión de eritrocitos varían entre las distintas instituciones.
2. Las directrices actuales para la terapia de transfusión de eritrocitos neonatales se indican en la **tabla 48-2** (15, 16). En general:

TABLA 48-2 Pautas para la transfusión de eritrocitos en pacientes < 4 meses de edad (15, 29)

SITUACIÓN CLÍNICA	OBJETIVO DE HEMATOCRITO (%)
En caso de enfermedad cardiopulmonar grave (que requiera ventilación mecánica con $FiO_2 > 0.35$)	> 40-45
Para enfermedades cardiopulmonares moderadas	> 30-40
Para la cirugía mayor	> 30-35
Para bebés con anemia estable con apnea/bradicardia inexplicable, taquicardia o crecimiento deficiente	> 20-25

Las definiciones del nivel de gravedad de la enfermedad cardiopulmonar pueden ser definidas de manera individual por la institución.
Modificado de Fasano RM, Paul W, Luban NL. Blood component therapy for the neonate. En: Martin R, Fanaroff A, eds. *Fanaroff & Martin's Neonatal-Perinatal Medicine.* 10th ed. Louis, MO: Elsevier; 2014:1344- 1361; Strauss RG. How I transfuse red blood cells and platelets to infants with the anemia and thrombocytopenia of prematurity. *Transfusion.* 2008;48:209-217.

   a. Los bebés con enfermedades cardiopulmonares importantes requieren más apoyo de transfusiones de eritrocitos.
   b. Los bebés que reciben un apoyo cardiopulmonar mínimo, con un aumento de peso aceptable y con mínimos episodios de apnea y bradicardia, requieren menos apoyo de eritrocitos.
3. Transfusión de eritrocitos liberal frente a conservadora:
   a. Los estudios sobre las prácticas de transfusión de eritrocitos liberales frente a las conservadoras han demostrado resultados contradictorios en cuanto al beneficio clínico de las prácticas de transfusión liberales para prevenir los episodios de apnea y las secuelas neurológicas inmediatas (17, 18).
   b. No se ha comprobado el beneficio a largo plazo para el desarrollo neurológico de ninguna de las dos prácticas de transfusión y las pruebas son contradictorias (19-21).
   c. Los estudios observacionales han documentado una relación temporal entre las transfusiones de eritrocitos

y la aparición de enterocolitis necrotizante (ECN) en los bebés prematuros, sin embargo, los estudios prospectivos y los metaanálisis han demostrado un efecto protector de las transfusiones (22-28).

d. La relación entre las transfusiones de eritrocitos y la ECN en los bebés prematuros se está evaluando más a fondo.

B. Contraindicaciones

1. Ninguna absoluta
2. Tener cuidado con los pacientes con:
   a. Sobrecarga de volumen
   b. Insuficiencia cardiaca congestiva
   c. Activación de la T (véase la sección "Complicaciones de las transfusiones de sangre") (3, 29)

C. Técnica

1. Determinar la cantidad total de sangre necesaria.
   a. Calcular el volumen de sangre para la transfusión. A la mayoría de los bebés se le transfunde de 10 a 15 mL/kg de eritrocitos, lo que aumentará la hemoglobina en 2 a 3 g/dL.
   b. Volumen de eritrocitos requerido = (VSE × [Hct deseado - Hct observado])/Hct de la unidad de eritrocitos
      (1) El Hct es el hematocrito
      (2) El VSE es el volumen sanguíneo estimado del paciente, de 80 a 85 mL/kg en los recién nacidos a término y de 100 a 120 mL/kg en los prematuros
      (3) Las unidades de eritrocitos recogidas en citrato-fosfato-dextrosa-adenina (CPDA-1) tienen una Hct de alrededor de 70%, los eritrocitos en soluciones aditivas (SA) de almacenamiento prolongado tienen una Hct ≤ 60%.
2. Incluir el volumen de sangre necesario para el espacio muerto de los tubos, el filtro y el mecanismo de la bomba (varía de un sistema a otro; puede ser de hasta 30 mL).
3. Obtener el producto sanguíneo (véase el Apéndice E).
   a. Varios estudios han documentado la seguridad del uso de eritrocitos empaquetados en SA de almacenamiento prolongado para transfusiones intermitentes de pequeño volumen (30-32).
   b. Las transfusions ≤ 15 mL/kg de eritrocitos de CPDA-1 o SA almacenados hasta la máxima fecha de caducidad (35 o 42 días) aportan cerca de 0.3 mEq/kg de K^+, lo que no supone un riesgo significativo para la mayoría de los neonatos cuando se transfunden lentamente durante 2 a 4 h (2, 3).
   c. Un ensayo controlado aleatorio no mostró ningún beneficio en el uso de sangre de ≤ 7 días de edad en comparación con la práctica de transfusión estándar para las transfusiones intermitentes en bebés prematuros (33).
   d. El uso de paquetes de eritrocitos divididos limita eficazmente la exposición del donante, y hasta la fecha son seguros para su uso en transfusiones neonatales de pequeño volumen (2, 34, 35). Esta práctica requiere dispositivos de conexión estériles y paquetes de trans-

ferencia o juegos de jeringas que permitan extraer múltiples alícuotas (**figs. 48-1** y **48-2**).
   e. Evitar el uso de eritrocitos viejos para transfusiones de gran volumen (incluidas las transfusiones masivas y las exanguinotransfusiones, así como el cebado del circuito de oxigenación por membrana extracorpórea [OMEC]), a menos que se elimine el aditivo mediante el almacenamiento invertido o la centrifugación; se postulan riesgos de hiperosmolalidad, hiperglucemia, hipernatremia, hipercalemia, hiperfosfatemia (3, 31, 36).
   f. A pesar de las preocupaciones sobre SA, los bebés con OMEC han tolerado bien los paquetes de eritrocitos almacenados en SA (37).
4. Confirmar si el producto cruzado es necesario o si el producto no cruzado es adecuado.
5. Verificar la idoneidad de la sangre seleccionada para el lactante comparando la información del producto sanguíneo y la etiqueta de la unidad (integrada en la unidad de sangre), la identificación del paciente y los pedidos. Se aconseja el uso de dispositivos de lectura de códigos de barras.
   a. Confirmar que se ha obtenido el consentimiento informado (si es posible). Nota: debe obtenerse el consentimiento informado incluso si dos médicos firman la transfusión inicial (situación de emergencia). Consulte la política institucional.
   b. Confirmar la identidad del destinatario mediante dos identificadores.
   c. Verificar la información de la etiqueta de la unidad de sangre y de la bolsa/jeringa de sangre.

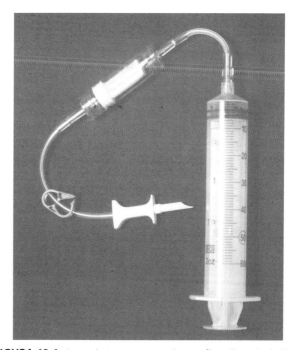

FIGURA 48-1 Juego de jeringas neonatales con filtro. (Cortesía de Charter Medical Ltd., Winston-Salem, Carolina del Norte.) Este sistema, cuando se utiliza con tecnología de conexión estéril, proporciona un sistema de administración cerrado que mantiene la caducidad de la unidad primaria. Las alícuotas de sangre con jeringa (eritrocitos empaquetados, plasma) deben ser administradas al paciente dentro de 24 h y las alícuotas de plaquetas con jeringa, dentro de 4 horas.

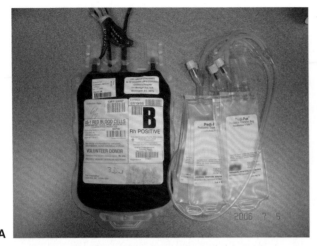

A

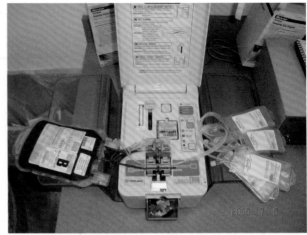

B

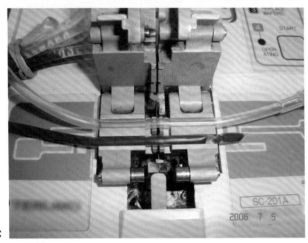

C

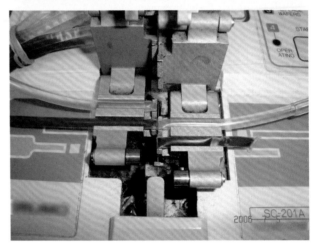

D

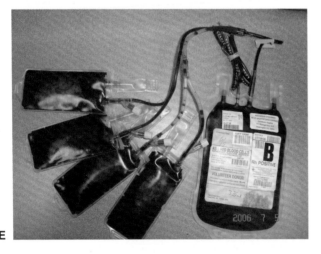

E

FIGURA 48-2 Uso de un dispositivo de conexión estéril. **A.** Se muestra una unidad de eritrocitos para adultos junto con un conjunto de bolsas de transferencia pediátricas. Las bolsas de transferencia se pueden conectar pinchando la unidad, haciendo que caduque en 24 h; de forma alternativa, estas bolsas se pueden conectar utilizando un dispositivo de conexión estéril. **B, C.** Los tubos separados se cargan en los soportes de tubos del dispositivo. Las tapas están cerradas. **D.** Una oblea de soldadura calentada a unos 500 °F funde los tubos. Los soportes de los tubos se vuelven a alinear y la oblea de soldadura se retrae permitiendo que los extremos de los tubos se fusionen. **E.** La unidad puede ser alicuotada según sea necesario. Como se ha mantenido un sistema funcionalmente cerrado, la fecha de caducidad de la sangre no ha cambiado.

    d. Grupo y tipo de sangre del donante y del receptor

    e. Fecha y hora de caducidad del producto

    f. El producto cumple con las restricciones ordenadas por el médico o por las directrices institucionales

6. Las restricciones que pueden ser evidentes en la etiqueta del producto sanguíneo y de la transfusión incluyen:

    a. CMV: Probado/no probado

    b. Irradiado: Sí/no

    c. Donación dirigida (familiar): Sí/no

    d. Antígeno de eritrocitos negativo: Sí/no

    e. Prueba de la hoz-negativa: Sí/no

    f. Otras restricciones especificadas: Sí/no

7. Calentamiento de los eritrocitos.

    a. No es necesario calentar las alícuotas de eritrocitos de pequeño volumen, sobre todo si la transfusión se realiza en 2 o 3 horas.

b. Los eritrocitos pueden calentarse colocando la jeringa junto al lactante en la incubadora de aire caliente durante 30 minutos antes de la transfusión.

c. El calentamiento inadecuado mediante la exposición de la sangre a lámparas de calor o luces de fototerapia puede producir hemólisis. Se recomienda proteger el componente de eritrocitos y los tubos de la luz ultravioleta (utilizada para la fototerapia) (38, 39).

8. Cumplir con la técnica aséptica durante todo el procedimiento.

9. Si el banco de sangre proporciona los eritrocitos prefiltrados en una jeringa, conectar el tubo directo a la jeringa.

10. Si los eritrocitos se suministran en una bolsa, utilizar una aguja de gran calibre (18 o más) para extraer el volumen en la jeringa. El filtro debe colocarse entre la bolsa y la jeringa (**fig. 48-1**).

11. Cebar el tubo con sangre. Limpiar la jeringa y el tubo de burbujas, y montar en el dispositivo de infusión.

12. Verificar la permeabilidad del acceso vascular.

13. Despejar la línea en el paciente con solución salina normal.

14. Registrar y controlar los signos vitales.

15. Determinar la prueba de glucosa puntual. Repetir cada hora según sea necesario.

16. Iniciar la transfusión a un ritmo controlado: 3 a 5 mL/kg/hora.

17. Invertir con suavidad el recipiente de sangre cada 15 a 30 minutos para minimizar la sedimentación si los eritrocitos se suministran en una bolsa. Este paso no es necesario en el caso de las jeringas, ya que contienen eritrocitos prefiltrados.

18. Detener la transfusión si se produce algún cambio adverso en el estado.

19. Al final de la infusión, limpiar la sangre de la línea con solución salina.

20. Comprobar la hemoglobina y el hematocrito del receptor, si es necesario, al menos 2 h después de la transfusión.

21. Si el hematocrito/hemoglobina postransfusional no alcanza el nivel esperado, considere:

a. Bajo hematocrito de la unidad de eritrocitos (SA de almacenamiento prolongado frente a las unidades CPDA-1)

b. Cálculo inadecuado de la necesidad de transfusión

c. Pérdida continua de sangre o hemólisis en el receptor (enfermedad hemolítica del recién nacido, deficiencia de G6PD, membranopatía hereditaria, etc.)

d. Reacción a la transfusión

e. Hemólisis por activación de T

f. Hemólisis por daño extrínseco (mecánico) a los eritrocitos

g. Hemólisis debida a incompatibilidad ABO o de otros eritrocitos. Las pruebas pueden mostrar:

(1) El bebé tiene anti-A, anti-B o anti-AB circulantes, que se unen a los antígenos A o B de los eritrocitos transfundidos.

(2) Prueba de antiglobulina directa (PAD) negativa al principio, pero ahora positiva.

(3) Aumento inesperado de la bilirrubina o de la DHL.

(4) El bebé tiene un anticuerpo eritrocitos distinto al ABO en la repetición del tipo y la prueba de detección (PIA).

TRANSFUSIONES DE SANGRE TOTAL FRESCA O RECONSTITUIDA

Una unidad de STF contiene alrededor de 450 a 500 mL de sangre y de 63 a 70 mL de solución anticoagulante-conservante. La sangre fresca se define como la sangre refrigerada durante un máximo de 48 h desde el momento de la extracción. La STF almacenada durante más de 48 h tiene niveles decrecientes de factores de coagulación V y VIII, no contiene plaquetas ni granulocitos funcionales y tiene una concentración progresivamente mayor de K^+. La STF reconstituida se prepara añadiendo una unidad de eritrocitos a una unidad compatible de PFC y pueden ser preferibles al uso de STF almacenada (29, 40).

A. Indicaciones

1. Transfusión masiva en caso de pérdida aguda de sangre superior a 25% del volumen sanguíneo total (VST) cuando es necesario restablecer de manera simultánea el volumen sanguíneo y la capacidad de transporte de oxígeno

2. Exanguinotransfusiones

3. Derivación cardiopulmonar (DCP)

4. OMEC

5. Hemofiltración continua

6. En la actualidad no existe consenso en Estados Unidos sobre el uso de STF, STR o ST *fresca* reconstituida (STFR) para el cebado de la bomba de DCP o el apoyo transfusional posoperatorio en neonatos con cardiopatías congénitas.

a. Los ensayos controlados aleatorizados han cuestionado el uso de STF (41) y han sugerido una ventaja en los resultados clínicos de los lactantes con cardiopatías congénitas que reciben STFR durante la cirugía de DCP (42). Sin embargo, los datos observacionales sugieren que la STF en pacientes < 2 años de edad sometidos a cirugía cardiaca compleja puede limitar las exposiciones posteriores del donante (43).

b. Se justifica la realización de estudios prospectivos adicionales para determinar la edad óptima y el tipo de unidades de STF para los neonatos sometidos a cirugía de DCP.

c. Las unidades o componentes de < 7 a 14 días en general son aceptables para el cebado de grandes volúmenes de circuitos extracorpóreos/DCP, siendo preferibles las unidades más frescas (2).

d. La STF no está disponible en todo el mundo.

B. Precauciones (3, 4, 31)

1. No es adecuada para la transfusión simple para la anemia.

2. No es adecuada para corregir las deficiencias de los factores de coagulación.

3. La hiperpotasemia puede resultar de la transfusión rápida de grandes volúmenes.

4. Deben tenerse en cuenta los efectos anticoagulantes (citrato) en caso de gran volumen y considerar la repleción de calcio (44).

5. El recuento de plaquetas debe vigilarse de manera estrecha después de una exanguinotransfusión de gran volumen debido a la falta de plaquetas en las STF reconstituidas.
6. La reconstitución de STF hasta alcanzar el hematocrito deseado puede llevar tiempo, por lo que es fundamental avisar con antelación al banco de sangre.
7. Puede ser necesario calentar el producto(s) debido al gran volumen administrado, pero no debe retrasar la transfusión.

C. Equipo y técnica

1. Lo mismo que para los eritrocitos.
2. La tasa de transfusión puede aumentarse a 10 a 20 mL/kg/hora para reemplazar la pérdida aguda de sangre.
3. Filtros en línea utilizados a menudo para procedimientos mecánicos complejos (DCP, OMEC).

TRANSFUSIONES DE PLAQUETAS

A. Indicaciones

1. El recuento de plaquetas a partir del cual se recomienda la transfusión debe ser individualizado, ya que la competencia hemostática viene determinada no solo por la cantidad de plaquetas, sino también por la función plaquetaria, la integridad vascular, los niveles de los factores de coagulación y las condiciones clínicas subyacentes **(tabla 48-3)**.
2. En un ensayo controlado reciente se informó que los lactantes asignados al azar a un umbral de transfusión de plaquetas más alto (50 000/μL) presentaban una mayor incidencia de un nuevo episodio de hemorragia grave o de muerte que los lactantes asignados al azar al umbral más bajo (25 000/μL) (46).

B. Contraindicaciones (47)

1. Púrpura trombocitopénica autoinmune (PTI neonatal)
2. Trombocitopenia inducida por heparina (TIH)
3. Hemorragia debida solo a una coagulopatía (es decir, deficiencia de vitamina K)
4. Hemorragia debida a un defecto anatómico o controlable con presión directa/medidas locales (es decir, hemorragia quirúrgica)

C. Precauciones

1. Utilizar plaquetas de tipo específico (p. ej., Rh negativo) cuando exista la posibilidad de sensibilización (es decir, en mujeres Rh negativas). Aunque las plaquetas no tienen antígenos Rh, los productos pueden estar contaminados por un pequeño número de eritrocitos (mucho menos en aféresis frente a las unidades derivadas de STF que pueden causar sensibilización al Rh) (48).
2. Utilizar plaquetas de un donante con plasma ABO-compatible siempre que sea posible. Las isohemaglutininas del plasma incompatible con ABO pueden provocar hemólisis, una prueba de antiglobulina directa (PAD) positiva y una supervivencia de las plaquetas *in vivo* más corta de lo previsto.

TABLA 48-3 Pautas para la transfusión de plaquetas en neonatos (2, 5, 45)

Con trombocitopenia
1. Recuento de plaquetas $< 25 \times 10^9$/L en el neonato con falla de producción de plaquetas en ausencia de hemorragia
2. Recuento de plaquetas $< 50 \times 10^9$/L en prematuros estables
   Con hemorragia activa
   Procedimiento invasivo con falla en la producción de plaquetas
   Lactantes de peso extremadamente bajo (< 1 000 g) en la primera semana de vida
3. Recuento de plaquetas $< 50 \times 10^9$/L en neonatos con (o presunta) TAIN[a]
4. Recuento de plaquetas $< 100 \times 10^9$/L en un bebé prematuro enfermo:
   Con hemorragia activa
   Procedimiento invasivo en paciente con coagulación intravascular diseminada

Sin trombocitopenia
1. Hemorragia activa asociada con un defecto plaquetario cualitativo
2. Hemorragia excesiva e inexplicable en un paciente sometido a DCP
3. Paciente sometido a oxigenación por membrana extracorpórea:
   Con un recuento de plaquetas $< 100 \times 10^9$/L
   Con recuentos de plaquetas más altos y hemorragias

[a]TAIN, trombocitopenia aloinmune neonatal.

Adaptado de Wong EC, Punzalan RC. Neonatal and pediatric transfusion practice. En: Fung MK, ed. *Technical Manual of the American Association of Blood Banks*. 19th ed. Bethesda, MD: AABB Press; 2017:613; Wong EC, Paul WM. Intrauterine, neonatal, and pediatric transfusion therapy. In: Mintz PD, eds. *Transfusion Therapy: Clinical Principles and Practice*. Bethesda, MD: AABB Press; 2011:209; New EV, Berryman J, Bolton-Maggs PH, et al. Guidelines on transfusion for fetuses, neonates, and older children. *Br J Haematol*. 2016;175:784–828.

3. Ciertas enfermedades (p. ej., la trombocitopenia aloinmune neonatal [TAIN]) requieren productos plaquetarios con antígeno negativo para lograr incrementos óptimos en el recuento de plaquetas. Sin embargo, pueden utilizarse plaquetas de donantes aleatorios mientras tanto para mantener los recuentos de plaquetas y minimizar las complicaciones hemorrágicas, como las hemorragias intraventriculares.
4. Transferir las plaquetas lo antes posible tras su preparación. Las plaquetas nunca deben refrigerarse ni calentarse.
5. Las plaquetas no deben infundirse a través de líneas arteriales.

D. Equipo y técnica

1. Plaquetas
   a. Concentrado de plaquetas derivado de STF (5.5×10^{10} plaquetas en 40 a 70 mL de plasma)
      (1) Separado de STF por centrifugación en las 8 h siguientes a la extracción de sangre y resuspendido en plasma
      (2) Vida útil de 5 días
   b. Plaquetas reducidas en volumen
      (1) Concentrado de plaquetas estándar concentrado hasta un volumen de 15 a 20 mL por centrifugación
      (2) Asociado con la pérdida de plaquetas y con la posible disminución de la función plaquetaria

(3) La vida útil se reduce a 4 horas

(4) Utilizar solo si el lactante tiene oliguria o sensibilidad grave a la carga de volumen, o si la unidad contiene plasma ABO incompatible

c. Plaquetas de aféresis (3×10^{11} plaquetas en volumen de 250 mL de plasma)

  (1) El instrumento de recolección automatizada solo extrae las plaquetas y devuelve los eritrocitos y el plasma al donante

  (2) En general LD antes del almacenamiento

  (3) Se permite repetir las donaciones del mismo donante cada 48 h en determinadas circunstancias

  (4) Alto rendimiento de las plaquetas

  (5) Producto más caro

  (6) Útil cuando se requieren múltiples transfusiones de plaquetas de un fenotipo particular, como en el caso de la TAIN o para pacientes con OMEC

  (7) Se puede tipificar para los antígenos HLA o HPA en caso de TAIN

  (8) Las plaquetas maternas o con antígeno negativo de otro donante pueden ser transfundidas para la TAIN. Todos los productos de plaquetoféresis materna deben ser lavados, irradiados y resuspendidos en plasma o solución salina compatible con el grupo ABO antes de la transfusión

2. Calcular el volumen a transfundir en función del tipo de producto plaquetario.

a. De 10 a 15 mL/kg de un concentrado de plaquetas derivado del STF proporciona 10×10^{9} plaquetas/kg y debería aumentar el recuento de plaquetas en alrededor de 50×10^{9}/L en ausencia de un consumo continuo. Pueden utilizarse cálculos similares para las plaquetas de aféresis, pero los estudios no confirman los incrementos postransfusionales.

b. Se prefiere el cálculo de unidades equivalentes (UE) a la dosificación de mL/kg para las plaquetas de aféresis.

c. 1 UE es el volumen de una alícuota de plaquetas que tiene un contenido mínimo de 5.5×10^{10} plaquetas (aproximadamente un concentrado de plaquetas derivado de STF).

d. La dosis estándar basada en este método es de 1 UE por cada 5 a 10 kg, con una dosis mínima de 1 UE. La reducción del volumen puede ser necesaria para algunos bebés de peso extremadamente bajo.

e. Pueden indicarse otros productos (plaquetas cruzadas o con compatibilidad HLA) en caso de refractariedad plaquetaria. La irradiación está indicada cuando se utilizan unidades familiares o con compatibilidad HLA.

3. Equipo necesario

a. Equipo de administración de sangre con un filtro en línea de 120 a 260 µm, a menos que las plaquetas hayan sido prefiltradas al extraerlas en una jeringa. Los equipos específicos diseñados para plasma/plaquetas tienen filtros en línea con una superficie reducida para aumentar la eficacia de la transfusión de plaquetas.

b. Jeringa estéril para la infusión automática con bomba. El uso de una técnica de jeringa aumentará el daño a las plaquetas. Administrar por goteo si es clínicamente posible.

c. Bomba de jeringa automatizada

d. Conexión del tubo intravenoso

e. Acceso IV, de preferencia a través de una aguja de calibre 23 o mayor o a través de un catéter venoso umbilical (debido al riesgo de trombosis asociada al catéter, las políticas institucionales pueden prohibir la transfusión de plaquetas a través de catéteres venosos umbilicales) (49)

f. Solución salina normal para el lavado

E. Técnica para la administración de plaquetas con jeringa automatizada

1. Calcular el volumen de plaquetas en una sola bolsa por peso para determinar la carga de líquidos para el paciente.

2. Confirmar que el producto plaquetario es el correcto.

a. Identificación del paciente y de la unidad

b. Grupo sanguíneo ABO y tipo Rh del paciente y del donante

c. Otras modificaciones: irradiación, reducción de volumen, etc.

3. Fijar asépticamente los siguientes componentes en secuencia

a. Concentrado de plaquetas o bolsa de alícuotas

b. Juego de administración de plaquetas, incluido el filtro

c. Llave de paso de tres vías

d. Jeringa de transfusión

4. Extraer un volumen suficiente de plaquetas para la transfusión y entubar el espacio muerto en la jeringa. Eliminar las burbujas de aire.

5. Retirar la jeringa de la llave de paso de tres vías y conectarla al tubo de conexión.

6. Establecer el acceso intravenoso. Si el bebé corre el riesgo de sufrir hipoglucemia con la interrupción de la fuente continua de glucosa, iniciar una nueva VI o controlar de cerca toda la infusión.

7. Despejar IV de la solución de glucosa con un mínimo de 1 mL de solución salina normal.

8. Conectar el tubo de conexión y la jeringa a la línea IV.

9. Vigilar los signos vitales del paciente.

10. Infundir las plaquetas en un periodo de 1 a 2 h o en uno más corto si lo tolera el bebé.

11. Después de completar la infusión, lavar la línea IV con 1 mL de solución salina normal antes de reiniciar la solución de glucosa.

12. Determinar el tiempo de supervivencia de las plaquetas transfundidas obteniendo recuentos de plaquetas entre 15 y 60 minutos o 24 h después de la transfusión si hay preocupación por la refractariedad plaquetaria.

F. Complicaciones

1. Hemólisis en pacientes sensibilizados con anticuerpos no detectados por PIA

2. Sensibilización al Rh en receptor Rh negativo (50)

3. Sobrecarga de volumen

4. Reacciones alérgicas, incluida la hipotensión

5. Lesión pulmonar aguda relacionada con la transfusión (LPART) (51)

6. Posible aumento de la morbilidad en la ECN (52)

    Las complicaciones se tratan con más detalle en la sección "Complicaciones de los productos sanguíneos".

TRANSFUSIONES DE GRANULOCITOS

A. Indicaciones

1. Las transfusiones de granulocitos se administran con poca frecuencia debido a las mejoras en la medicación antimicrobiana y los cuidados de apoyo, así como al uso creciente de factores estimulantes de granulocitos y granulocitos/macrófagos recombinantes.

2. La transfusión de granulocitos puede considerarse en las siguientes condiciones; sin embargo, la reducción de la morbilidad o la mortalidad no se ha confirmado en ensayos aleatorios (53).
   a. Neonatos < 14 días de edad con sepsis bacteriana y recuento absoluto de neutrófilos (RAN) (+ recuento de bandas) < 1700/uL, y neonatos mayores con sepsis bacteriana y RAN (+ recuento de bandas) < 500/uL.
   b. Neonatos neutropénicos con enfermedad fúngica que no responden a la terapia antifúngica estándar.

B. Equipo y técnica

1. Los concentrados de granulocitos para uso neonatal se preparan mediante granulocitaféresis automatizada, y deben contener de 1 a 2 × neutrófilos/kg10^9 en un volumen de 10 a 15 mL/kg. Se prefieren los donantes movilizados por esteroides y G-CSF.

2. Las transfusiones diarias están indicadas hasta que se produzca una mejora clínica y se demuestre la recuperación de los recuentos de neutrófilos.

3. Los componentes deben ser ABO/Rh y compatibles con el receptor debido a la importante contaminación de eritrocitos.

4. Los productos deben ser irradiados y de preferencia CMV negativos si el receptor también es seronegativo.

5. El producto no debe refrigerarse ni calentarse por encima de la temperatura ambiente.

6. Las infusiones deben administrarse lo antes posible después de la extracción. En el caso de pacientes con volúmenes de sangre pequeños, los productos pueden dividirse en dos o más dosis, dependiendo del rendimiento total, para realizar múltiples infusiones, siempre y cuando quede suficiente tiempo de conservación (ver Precauciones más adelante).

7. Para la infusión deben utilizarse filtros estándar de 120 a 260 μm; deben evitarse los filtros de microagregados y LD para evitar la eliminación inadvertida de leucocitos.

C. Precauciones

1. El almacenamiento del producto durante > 8 h se asocia con una rápida disminución de la función de los leucocitos, lo que provoca una disminución de la eficacia del producto, el cual caduca a las 24 h de su recolección.

2. Se han notificado complicaciones como fiebre, aloinmunización, LPART e infección por CMV (53).

PRODUCTOS PLASMÁTICOS Y CRIOPRECIPITADOS

A. Indicaciones (2, 54)

1. Plasma (incluyendo PFC, FC24 y plasma descongelado)
   Hemorragia clínicamente significativa o para la corrección de defectos hemostáticos antes de procedimientos invasivos en presencia de lo siguiente:
   a. Deficiencia del factor complejo que no responde a la sustitución de la vitamina K
   b. Deficiencia congénita de factor aislada para la que no se dispone de concentrados de factor recombinante o derivados de plasma inactivados por virus
   c. Del mismo modo, para las deficiencias adquiridas de factor único o combinado, se puede utilizar el PFC o el FC24 cuando no se disponga de concentrados de factor recombinante o derivados de plasma inactivados por virus
   d. Apoyo durante el manejo de la coagulación intravascular diseminada

2. Crioprecipitado
   a. Hipofibrinogenemia congénita o adquirida[1]
   b. Deficiencia congénita de FXIII en ausencia de concentrado de FXIII[1]
   c. Hemorragia asociada con la enfermedad de von Willebrand y con la hemofilia A cuando no se dispone de productos de factor recombinante o derivados del plasma inactivados viralmente.

B. Contraindicaciones

1. No hay contraindicaciones absolutas
2. Tener cuidado cuando exista la posibilidad de una sobrecarga de volumen.
3. Utilizar con precaución en el entorno de la ECN y/o la activación de la T, ya que la transfusión puede agravar la hemólisis (55).
4. No está indicado para choque hipovolémico en ausencia de hemorragia, el soporte nutricional, el tratamiento de la inmunodeficiencia o la prevención de la hemorragia intraventricular.

C. Equipo y técnica

Véase la sección "Transfusiones de plaquetas".

1. La prueba cruzada no es necesaria porque normalmente se emite un producto AB-negativo de tipo específico o universalmente compatible.
2. La dosis de plasma es de 10 a 20 mL/kg; pueden ser necesarias múltiples transfusiones hasta que se resuelva la enfermedad subyacente.
3. Una vez descongelado, el PFC o el FC24 debe transfundirse en un plazo de 6 h para la sustitución del factor lábil.

---

[1]En presencia de una hemorragia activa o de procedimientos invasivos planificados.

4. En los casos en los que se requieran transfusiones repetidas de plasma, una unidad descongelada de un solo donante puede dividirse en alícuotas más pequeñas y utilizarse en 24 h si se almacena a entre 1 y 6 °C.
5. Una dosis de 1 unidad de crioprecipitado por cada 5 kg de peso del paciente aumentará el fibrinógeno total en alrededor de 100 mg/dL en ausencia de consumo continuo.
6. 1 unidad de crioprecipitado contiene alrededor de 12 a 20 mL.

TRANSFUSIONES DIRIGIDAS DE DONANTES

A. Posibles problemas

Las donaciones dirigidas no aportan ningún beneficio conocido en términos de mayor seguridad y pueden suponer riesgos inmunológicos y serológicos únicos para el neonato (29, 47).

1. Posible aumento del riesgo de transmisión de enfermedades infecciosas, ya que los donantes directos suelen ser primerizos o poco frecuentes sin historial de seguridad, a diferencia de los donantes voluntarios establecidos, cuyas pruebas de detección son negativas en repetidas ocasiones.
2. Posibilidad de incompatibilidad serológica entre el bebé receptor y los donantes familiares.
   a. El plasma materno puede contener aloanticuerpos dirigidos contra los eritrocitos, los leucocitos, las plaquetas y los antígenos HLA paternos, lo que puede dar lugar a reacciones hemolíticas, trombocitopénicas o pulmonares importantes (56).
   b. Las células sanguíneas paternas pueden expresar antígenos contra los que el neonato puede haber sido inmunizado pasivamente por transferencia transplacentaria de anticuerpos maternos.
   c. Las pruebas rutinarias previas a la transfusión pueden no detectar estas incompatibilidades serológicas (epítopos privados).
3. Aunque los padres biológicos pueden estar interesados en donar para sus hijos, es probable que muchos no sean elegibles por razones médicas o serológicas (57).

B. Precauciones

1. Los donantes directos deben ser examinados con el mismo rigor que los voluntarios (p. ej., criterios de hemoglobina, historial de viajes, medicamentos, etc.).
2. Si se transfunden eritrocitos o plaquetas maternas, deben irradiarse y someterse a una reducción o lavado de plasma.
3. Es preferible que los padres y los parientes de sangre paterna no sirvan como donantes de componentes sanguíneos que contengan elementos celulares (eritrocitos, plaquetas o granulocitos); si su uso es inevitable, debe realizarse una prueba cruzada de antiglobulina completa para detectar incompatibilidades.
4. Todos los componentes sanguíneos obtenidos de familiares de primer o segundo grado deben ser irradiados antes de la transfusión para prevenir la EICH-AT.

TRANSFUSIONES DE SANGRE FETAL AUTÓLOGA

La placenta contiene entre 75 y 125 mL de sangre al nacer, según la edad de gestación del bebé. La transfusión autóloga en un neonato puede producirse mediante la recolección, almacenamiento y reinfusión de sangre autóloga del cordón umbilical, o retrasando el pinzamiento del cordón, una variante exitosa de la transfusión autóloga. Ambas maniobras proporcionan potencialmente un volumen sustancial de sangre fetal para el neonato, eliminando los riesgos potenciales de anemia, enfermedades transmitidas por transfusión y EICH-AT (58). En la actualidad, el American College of Obstetricians and Gynecologists recomienda retrasar el pinzamiento del cordón umbilical en los recién nacidos a término y prematuros vigorosos durante al menos 30 a 60 segundos después del nacimiento (59) (capítulo 47).

La sangre del cordón umbilical autóloga almacenada se ha utilizado para la cirugía a corazón abierto y el cebado del circuito cardiopulmonar (60). Sin embargo, otros informes han demostrado que solo una minoría de las transfusiones de eritrocitos alogénicos al bebé se salvan y que los costos de recolección/almacenamiento pueden no justificar los beneficios. Se necesitan más ensayos clínicos controlados, aleatorizados y de gran tamaño para validar la seguridad y la eficacia de este proceso antes de que pueda convertirse en una práctica rutinaria (61).

A. Indicaciones

1. Reanimación en la sala de partos de bebés con choque y anemia profunda, cuando no se dispone de inmediato de eritrocitos O Rh negativos. Se ha demostrado que retrasar el pinzamiento del cordón umbilical aumenta al instante la masa de eritrocitos y el volumen sanguíneo circulante, a la vez que disminuye la necesidad inmediata de transfusiones de eritrocitos y, tal vez, la incidencia de hemorragia intraventricular y ECN en el lactante prematuro (58, 62, 63).
2. Fuente de sangre de cordón umbilical para congelar para la reconstitución hematopoyética.

B. Contraindicaciones

La extracción y el almacenamiento de la sangre del cordón umbilical no deben realizarse si existe la preocupación de que se produzca una bacteriemia materna, ya que esto aumenta el riesgo de que los productos estén contaminados (64). Tales escenarios incluyen:

1. Infección materna
2. Corioamnionitis
3. Sepsis
4. Hepatitis, VIH
5. Rotura de membranas prolongada > 24 horas

C. Complicaciones

1. Sepsis bacteriana por recolección contaminada (65).
2. Volúmenes de recolección insuficientes en bebés que pesan < 1 000 g.

3. Recolección excesiva o insuficiente del volumen de anticoagulante utilizado (puede producirse coagulación o hemólisis en la unidad almacenada).

4. Preocupación por la sobrecarga de volumen del neonato si se retrasa el pinzamiento del cordón umbilical; sin embargo, no hay pruebas de ello en ensayos controlados.

COMPLICACIONES DE LAS TRANSFUSIONES DE SANGRE

Las transfusiones son ahora más seguras que nunca, pero no están exentas de riesgos.

1. Transmisión de enfermedades infecciosas: el riesgo potencial de infecciones transmitidas por transfusión en Estados Unidos se ha reducido de manera drástica gracias a la amplia selección de donantes y a las pruebas de laboratorio. Las pruebas actuales de enfermedades transmitidas por transfusión para la donación de sangre alogénica incluyen: antígeno de superficie de la hepatitis B (HBsAg) y anticuerpos del núcleo (anti-HBc); anticuerpos contra la hepatitis C (anti-VHC), anticuerpos contra el VIH-1/HIV-2 (anti-HIV-1/2), anticuerpos contra el HTLV-I/HTLV-II, sífilis (FTA-Abs) y anticuerpos contra el *Trypanosoma cruzi*; y pruebas de ácido nucleico (PAN) para el VIH-1/2, el virus de la hepatitis B, el VHC, el virus del Nilo Occidental (VNO) y, más recientemente, el virus del Zika (66).

   a. Virus: el riesgo varía geográficamente (66, 67)

   (1) VIH: el riesgo potencial estimado en Estados Unidos de un donante de sangre con pruebas serológicas negativas es de 1 en 2.1 millones (67).

   (2) HTLV I y II: riesgo estimado de 1 en 2.99 millones de unidades transfundidas (68).

   (3) Virus de la hepatitis B: riesgo 1 en 750 000 a 1 millón de unidades transfundidas (67).

   (4) Virus de la hepatitis C: riesgo 1 en 1.9 millones de unidades transfundidas (67).

   (5) Virus de la hepatitis A: riesgo < 1 en 1 millón (tal vez subregistrado), asintomático en el recién nacido, pero puede causar infección sintomática en adultos que están en contacto con neonatos infectados (69).

   (6) Virus del Zika: asociado con microcefalia y otras anomalías fetales cuando se produce la transmisión placentaria en mujeres embarazadas con infección aguda (70). Las donaciones de sangre en Estados Unidos se han analizado con una prueba de ácido nucleico no autorizada a partir del otoño de 2016 (71). En un análisis preliminar de 466 834 donaciones, cinco donantes dieron positivo. La FDA autorizó la primera prueba aprobada de detección del virus del Zika basada en el ARN viral en el plasma de los donantes de sangre en octubre de 2017.

   (7) CMV: transmitido por productos sanguíneos celulares (no PFC, FC24 o crioprecipitado). Los factores de riesgo para el CMV adquirido por transfusión neonatal (CMV-AT) incluyen el peso al nacer < 1 200 g, la exposición a ≥ 50 mL de sangre y la seronegatividad materna al CMV. El riesgo de CMV-AT a partir de componentes seronegativos para el CMV o efectivamente leucorreducidos ("CMV-safe") es de < 1 a 4% (72, 73).

   (8) VNO: riesgo muy bajo (1 caso en más de 35 millones de unidades examinadas durante los periodos de actividad del VNO [de abril a diciembre]) (74).

   (9) Hepatitis G, parvovirus B-19, VEB.

   b. Bacterias

   (1) Los concentrados de plaquetas y los eritrocitos son los más implicados

   (2) Frecuencia:
   Alrededor 1 por cada 38 500 U transfundidas con baja prevalencia de reacciones sépticas (1 por cada 250 000) para los eritrocitos (75).

   Aproximadamente 1 de cada 5 000 U transfundidas con reacciones sépticas en 1 de cada 116 000 para las plaquetas, cuando se emplea el cribado bacteriano previo a la transfusión (es decir, el sistema BacT/ALERT). Otras mejoras en la seguridad incluyen un lavado más exhaustivo de la piel del donante antes de la venopunción y la aplicación de una bolsa de derivación para los primeros 50 mL de sangre (más probable que contengan un tapón cutáneo y flora bacteriana) (76). Las tasas de contaminación bacteriana y las reacciones sépticas son menores en el caso de las plaquetas obtenidas por aféresis que en el de las obtenidas por transfusión (77).

   (3) Algunos centros realizan pruebas en el punto de emisión de las plaquetas con ensayos que detectan los componentes de la pared celular bacteriana (78, 79).

   (4) Organismos:
   Entre los contaminantes más comunes de los eritrocitos se encuentran *Yersinia enterocolitica*, *Serratia* spp., y *Pseudomonas* spp., *Enterobacter* spp., *Campylobacter* spp., y *Escherichia coli*. Todas ellas tienen el potencial de causar choque mediado por endotoxinas en los receptores.

   Los contaminantes habituales de las plaquetas son *Staphylococcus aureus*, *Staphylococcus epidermidis*, *Bacillus* spp., bacilos difteroides y estreptococos. La mayoría de los casos mortales de plaquetas contaminadas por bacterias se debe a organismos gramnegativos.

   (5) A menudo es el resultado de la contaminación por la flora de la piel en el momento de la venopunción. Sin embargo, algunos casos pueden deberse a donantes asintomáticos transitoriamente bacteriémicos (por ejemplo, un procedimiento dental reciente).

   (6) *Treponema pallidum*: no se han notificado nuevos casos de transmisión por transfusión en más de 50 años (66).

   c. Protozoos

   (1) Paludismo: Raro en Estados Unidos, pero se ha registrado incluso en zonas no endémicas (66).

   (2) Babesiosis (las donaciones recolectadas en regiones con alta prevalencia se someten a pruebas de detección de Babesia microti) (80).

   (3) Enfermedad de Chagas (*Trypanosoma cruzi*).

d. Priones: Creutzfeldt-Jakob

(1) Son pocos los casos probados de la enfermedad de Creutzfeldt-Jakob de nueva variante transmitida por transfusión en la actualidad. Los descritos han sido en el Reino Unido (81).

(2) La mayoría de los centros de extracción de sangre intenta minimizar el riesgo excluyendo a los donantes considerados de mayor riesgo por albergar posiblemente la infección, por los antecedentes familiares y de viaje/residencia, y por los antecedentes médicos específicos.

e. Reducción de patógenos

(1) Término que engloba varias técnicas (p. ej., activación fotoquímica, tratamiento con disolventes/detergentes) que inactivan o destruyen ampliamente los patógenos dirigiéndose a las membranas celulares o a la replicación del ácido nucleico (82).

(2) Enfoque proactivo para garantizar la seguridad del suministro de sangre contra organismos infecciosos emergentes.

(3) Tecnologías en distintas fases de desarrollo: tratamiento con disolventes/detergentes hoy en uso para los derivados del plasma, INTERCEPT (activación fotoquímica) recién aprobada por la FDA para su uso en el procesamiento de plaquetas/plasma.

(4) Datos limitados sobre el uso en pacientes pediátricos/neonatales. Existen preocupaciones sobre los efectos potencialmente perjudiciales de la activación fotoquímica sobre los factores de coagulación en el plasma y la función plaquetaria (83). Es posible que aún no se hayan caracterizado otros efectos adversos imprevistos.

2. Reacciones hemolíticas

a. **Reacciones inmunológicas hemolíticas agudas:** raras, debido a la ausencia en el lactante de anticuerpos anti-A o anti-B de origen natural, y a la infrecuente aloinmunización de los eritrocitos tras la transfusión, a pesar de las múltiples transfusiones (84).

b. **Activación T:** una forma de hemólisis inmunomediada asociada con la transfusión de sangre de adultos que contiene anticuerpos anti-T naturales, en neonatos con exposición de un criptoantígeno Thomsen-Friedenreich (T) normalmente enmascarado en su superficie de eritrocitos. La activación T puede presentarse con evidencia de hemólisis intravascular después de la transfusión de productos sanguíneos, o con un fracaso inexplicable para lograr el incremento de hemoglobina esperado después de la transfusión (3, 29).

(1) Se observa con frecuencia en bebés prematuros con ECN o sepsis (55).

(2) Sospechar la activación de la T en neonatos de riesgo con hemólisis intravascular, hemoglobinuria, hemoglobinemia después de la transfusión de productos sanguíneos, o fracaso inesperado para lograr el incremento de hemoglobina después de la transfusión.

(3) Las técnicas rutinarias de pruebas cruzadas no detectan la activación T cuando se utiliza un antisuero ABO monoclonal.

(4) Diagnóstico: coincidencia menor de eritrocitos neonatales activados por T con suero del donante que contiene anti-T, discrepancias en el grupo sanguíneo anterior y posterior, confirmadas por pruebas de aglutinación específicas con lectinas de cacahuate *Arachis hypogea* y *Glycine soja*.

(5) Utilizar eritrocitos y plaquetas lavados, y plasma anti-T de bajo título (si está disponible) solo cuando se confirme la hemólisis.

3. Causas no inmunológicas de hemólisis

a. Mecánica, por presión de infusión excesiva a través de agujas pequeñas o filtros de 20 a 40 μm

b. Sobrecalentamiento o congelación accidental de la sangre

c. Administración simultánea de medicamentos y líquidos incompatibles (efecto hiperosmolar o hipoosmolar)

d. Transfusión de células anormales del donante (deficiencia de glucosa 6-fosfato deshidrogenasa, esferocitosis hereditaria)

4. Otras reacciones inmunológicas/no inmunológicas

a. EICH-AT (Véase tratamiento con irradiación para factores de riesgo y prevención, página 369.)

(1) Se observa entre 3 y 30 días después de la transfusión de un componente celular. Los síntomas incluyen fiebre, erupción eritematosa generalizada con/sin progresión a descamación, diarrea, hepatitis (insuficiencia hepática de leve a fulminante), dificultad respiratoria y pancitopenia grave.

(2) Alta tasa de mortalidad (de 80 a 100%)

b. TRALI (por sus siglas en inglés):

(1) Secundaria a la transfusión de sangre del donante que contiene anticuerpos anti-HLA o antineutrófilos dirigidos contra los leucocitos del receptor, causando la activación del complemento con lesión pulmonar microvascular y fuga capilar.

(2) Se presenta dentro de las 4 h siguientes a la transfusión con dificultad respiratoria debido a un edema pulmonar no cardiogénico, hipotensión, fiebre e hipoxemia grave.

(3) Solo se ha notificado en raras ocasiones en neonatos debido a la dificultad de distinguir la LPART de otras causas de deterioro respiratorio en los lactantes enfermos; sin embargo, se ha documentado en el contexto de una transfusión de sangre dirigida entre la madre y el lactante (85).

(4) Estrategias de mitigación: en la actualidad, el plasma y las plaquetas solo se recogen de donantes masculinos, de mujeres que nunca han estado embarazadas o de aquellas que dan negativo en la prueba de detección de anticuerpos HLA (86).

c. Sobrecarga circulatoria asociada con la transfusión (SCAT)

(1) Alteración no inmunológica de la distensibilidad pulmonar y de la presión arterial por sobrecarga de volumen

(2) Presenta dificultad respiratoria, edema pulmonar cardiogénico e hipertensión

(3) La diuresis puede ser útil

5. Efectos metabólicos adversos
   a. Hiperpotasemia
      (1) La sangre irradiada y luego almacenada en el refrigerador puede tener niveles de K^+ de 30 a 50 mEq/L o más en el plasma sobrenadante.
      (2) Las transfusiones de pequeño volumen de eritrocitos almacenados no causan elevaciones clínicamente significativas de los niveles de K^+ en suero.
      (3) Se ha descrito una hiperpotasemia potencialmente mortal en bebés enfermos y en aquellos que reciben infusiones rápidas de grandes volúmenes de eritrocitos almacenados (3).
      (4) Se recomiendan los eritrocitos lavados o frescos (< 14 días) para los lactantes con hiperpotasemia profunda, insuficiencia renal o cuando se transfunden grandes volúmenes rápidamente.
      (5) En el caso de la OMEC, la filtración previa a la derivación durante el cebado del circuito ayuda a normalizar los electrolitos (87).
      (6) Otras medidas para reducir el riesgo de hiperpotasemia: anticiparse y reponer la pérdida de sangre antes de que se produzca un compromiso hemodinámico significativo y utilizar catéteres intravenosos periféricos de mayor calibre (> 23) en lugar de un acceso venoso central (88).
   b. Hipoglucemia o hiperglucemia
   c. Hipocalcemia
   d. Alteraciones del equilibrio ácido-base con transfusiones de gran volumen

Referencias

1. AABB. *Standards for Blood Banks and Transfusion Services.* 31st ed. Bethesda, MD: AABB Press; 2018.
2. Wong EC, Punzalan RC. Neonatal and pediatric transfusion practice. In: Fung MK, ed. *Technical Manual of the American Association of Blood Banks.* 19th ed. Bethesda, MD: AABB Press; 2017:613–640.
3. Fasano RM, Paul WM, Pisciotto PT. Complications of neonatal transfusion. In: Popovsky MA, ed. *Transfusion Reactions.* 4th ed. Bethesda, MD: AABB Press; 2012:471–518.
4. Girelli G, Antoncecchi S, Casadei AM, et al. Recommendations for transfusion therapy in neonatology. *Blood Transfus.* 2015;13(3):484–497.
5. Wong EC, Paul WM. Intrauterine, neonatal, and pediatric transfusion therapy. In: Mintz PD, ed. *Transfusion Therapy: Clinical Principles and Practice.* Bethesda, MD: AABB Press; 2011:209.
6. Fergusson D, Hébert PC, Lee SK, et al. Clinical outcomes following institution of universal leukoreduction of blood transfusions for premature infants. *JAMA.* 2003;289(15):1950–1956.
7. Kopolovic I, Ostro J, Tsubota H, et al. A systematic review of transfusion-associated graft-versus-host disease. *Blood.* 2015;126(3):406–414.
8. Wong EC, Schreiber S, Criss VR, et al. Feasibility of red blood cell transfusion through small bore central venous catheters used in neonates. *Pediatr Crit Care Med.* 2004;5(1):69–74.
9. Nakamura KT, Sato Y, Erenberg A. Evaluation of a percutaneously placed 27-gauge central venous catheter in neonates weighing less than 1200 grams. *JPEN J Parenter Enteral Nutr.* 1990;14(3):295–299.
10. Oloya RO, Feick HJ, Bozynski ME. Impact of venous catheters on packed red blood cells. *Am J Perinatol.* 1991;8(4):280–283.
11. Frey B, Eber S, Weiss M. Changes in red blood cell integrity related to infusion pumps: a comparison of three different pump mechanisms. *Pediatr Crit Care Med.* 2003;4(4):465–470.
12. Frelich R, Ellis MH. The effect of external pressure, catheter gauge, and storage time on hemolysis in RBC transfusion. *Transfusion.* 2001;41(6):799–802.
13. Repa A, Mayerhofer M, Cardona F, et al. Safety of blood transfusions using 27 gauge neonatal PICC lines: an in vitro study on hemolysis. *Klin Padiatr.* 2013;225(7):379–382.
14. Repa A, Mayerhofer M, Worel N, et al. Blood transfusions using 27 gauge PICC lines: a retrospective clinical study on safety and feasibility. *Klin Padiatr.* 2014;226(1):3–7.
15. Strauss RG. How I transfuse red blood cells and platelets to infants with the anemia and thrombocytopenia of prematurity. *Transfusion.* 2008;48(2):209–217.
16. Widness JA. Treatment and prevention of neonatal anemia. *Neoreviews.* 2008;9(11):526–533.
17. Kirpalani H, Whyte RK, Andersen C, et al. The premature infants in need of transfusion (PINT) study: a randomized, controlled trial of a restrictive (low) versus liberal (high) transfusion threshold for extremely low birth weight infants. *J Pediatr.* 2006;149(3):301–307.
18. Bell EF, Strauss RG, Widness JA, et al. Randomized trial of liberal versus restrictive guidelines for red blood cell transfusion in preterm infants. *Pediatrics.* 2005;115(6):1685–1691.
19. Whyte RK, Kirpalani H, Asztalos EV, et al. Neurodevelopmental outcome of extremely low birth weight infants randomly assigned to restrictive or liberal hemoglobin thresholds for blood transfusion. *Pediatrics.* 2009;123(1):207–213.
20. McCoy TE, Conrad AL, Richman LC, et al. Neurocognitive profiles of preterm infants randomly assigned to lower or higher hematocrit thresholds for transfusion. *Child Neuropsychol.* 2011;17(4):347–367.
21. Keir A, Pal S, Trivella M, et al. Adverse effects of red blood cell transfusions in neonates: a systematic review and meta-analysis. *Transfusion.* 2016;56(11):2773–2780.
22. El-Dib M, Narang S, Lee E, et al. Red blood cell transfusion, feeding and necrotizing enterocolitis in preterm infants. *J Perinatol.* 2011;31(3):183–187.
23. Paul DA, Mackley A, Novitsky A, et al. Increased odds of necrotizing enterocolitis after transfusion of red blood cells in premature infants. *Pediatrics.* 2011;127(4):635–641.
24. Singh R, Visintainer PF, Frantz ID 3rd, et al. Association of necrotizing enterocolitis with anemia and packed red blood cell transfusions in preterm infants. *J Perinatol.* 2011;31(3):176–182.
25. Hay S, Zupancic JA, Flannery DD, et al. Should we believe in transfusion-associated enterocolitis? Applying a GRADE to the literature. *Semin Perinatol.* 2017;41(1):80–91.
26. Rai SE, Sidhu AK, Krishnan RJ. Transfusion-associated necrotizing enterocolitis re-evaluated: a systematic review and meta-analysis. *J Perinat Med.* 2018;46(6):665–676.
27. Wallenstein MB, Arain YH, Birnie KL, et al. Red blood cell transfusion is not associated with necrotizing enterocolitis: a

review of consecutive transfusions in a tertiary neonatal intensive care unit. *J Pediatr.* 2014;165(4):678–682.

28. Patel RM, Knezevic A, Shenvi N, et al. Association of red blood cell transfusion, anemia, and necrotizing enterocolitis in very low-birth-weight Infants. *JAMA.* 2016;315(9):889–897.

29. Fasano RM, Said M, Luban NL. Blood component therapy for the neonate. In: Martin R, Fanaroff A, eds. *Neonatal-Perinatal Medicine.* 10th ed. St. Louis, MO: Elsevier; 2014:1344–1361.

30. Jain R, Jarosz C. Safety and efficacy of AS-1 red blood cell use in neonates. *Transfus Apher Sci.* 2001;24(2):111–115.

31. Luban NL, Strauss RG, Hume HA. Commentary on the safety of red cells preserved in extended-storage media for neonatal transfusions. *Transfusion.* 1991;31(3):229–235.

32. Strauss RG, Burmeister LF, Johnson K, et al. Feasibility and safety of AS-3 red blood cells for neonatal transfusions. *J Pediatr.* 2000;136(2):215–219.

33. Fergusson DA, Hébert P, Hogan DL, et al. Effect of fresh red blood cell transfusions on clinical outcomes in premature, very low-birth-weight infants: The ARIPI randomized trial. *JAMA.* 2012;308(14):1443–1451.

34. Luban NL. Neonatal red blood cell transfusions. *Vox Sang.* 2004;87(Suppl 2):184–188.

35. Mangel J, Goldman M, Garcia C, et al. Reduction of donor exposures in premature infants by the use of designated adenine-saline preserved split red blood cell packs. *J Perinatol.* 2001;21(6):363–367.

36. Luban NL. Massive transfusion in the neonate. *Transfus Med Rev.* 1995;9(3):200–214.

37. Yuan S, Tsukahara E, De La Cruz K, et al. How we provide transfusion support for neonatal and pediatric patients on extracorporeal membrane oxygenation. *Transfusion.* 2013;53(6):1157–1165.

38. Luban NL, Mikesell G, Sacher RA. Techniques for warming red blood cells packaged in different containers for neonatal use. *Clin Pediatr (Phila).* 1985;24(11):642–644.

39. Strauss RG, Bell EF, Snyder EL, et al. Effects of environmental warming on blood components dispensed in syringes for neonatal transfusions. *J Pediatr.* 1986;109(1):109–113.

40. Bandarenko N, King KE, et al. Blood components. In: *Blood Transfusion Therapy: A Physician's Handbook.* 12th ed. Bethesda, MD: AABB Press; 2017.

41. Mou SS, Giroir BP, Molitor-Kirsch EA, et al. Fresh whole blood versus reconstituted blood for pump priming in heart surgery in infants. *N Engl J Med.* 2004;351(16):1635–1644.

42. Gruenwald CE, McCrindle BW, Crawford-Lean L, et al. Reconstituted fresh whole blood improves clinical outcomes compared with stored component blood therapy for neonates undergoing cardiopulmonary bypass for cardiac surgery: A randomized controlled trial. *J Thorac Cardiovasc Surg.* 2008;136(6):1442–1449.

43. Jobes DR, Sesok-Pizzini D, Friedman D. Reduced transfusion requirement with use of fresh whole blood in pediatric cardiac surgical procedures. *Ann Thorac Surg.* 2015;99(5):1706–1711.

44. Ogunlesi TA, Lesi FE, Oduwole O. Prophylactic intravenous calcium therapy for exchange blood transfusion in the newborn. *Cochrane Database Syst Rev.* 2017;10:CD011048.

45. New HV, Berryman J, Bolton-Maggs PH, et al. Guidelines on transfusion for fetuses, neonates and older children. *Br J Haematol.* 2016;175(5):784–828.

46. Curley A, Stanworth SJ, Willoughby K, et al. Randomized Trial of Platelet-Transfusion Thresholds in Neonates. *N Engl J Med.* 2019;380(3):242–251.

47. Wong EC, Roseff SD, King KE. Blood components. In: *Pediatric Transfusion: A Physician's Handbook.* 4th ed. Bethesda, MD. AABB Press; 2014:1.

48. Cid J, Lozano M, Ziman A, et al. Low frequency of anti-D alloimmunization following D+ platelet transfusion: The anti-D alloimmunization after D-incompatible platelet transfusions (ADAPT) study. *Br J Haematol.* 2015;168(4):598–603.

49. Narang S, Roy J, Stevens TP, et al. Risk factors for umbilical venous catheter-associated thrombosis in very low birth weight infants. *Pediatr Blood Cancer.* 2009;52(1):75–79.

50. Cid J, Lozano M. Risk of Rh(D) alloimmunization after transfusion of platelets from D+ donors to D- recipients. *Transfusion.* 2005;45(3):453.

51. Sanchez R, Toy P. Transfusion related acute lung injury: a pediatric perspective. *Pediatr Blood Cancer.* 2005;45(3):248–255.

52. Kenton AB, Hegemier S, Smith EOB, et al. Platelet transfusions in infants with necrotizing enterocolitis do not lower mortality but may increase morbidity. *J Perinatol.* 2005;25(3):173–177.

53. Pammi M, Brocklehurst P. Granulocyte transfusions for neonates with confirmed or suspected sepsis and neutropenia. *Cochrane Database Syst Rev.* 2011(10):CD003956.

54. Poterjoy BS, Josephson CD. Platelets, frozen plasma, and cryoprecipitate: What is the clinical evidence for their use in the neonatal intensive care unit? *Semin Perinatol.* 2009;33(1):66–74.

55. Moh-Klaren J, Bodivit G, Jugie M, et al. Severe hemolysis after plasma transfusion in a neonate with necrotizing enterocolitis, Clostridium perfringens infection, and red blood cell T-polyagglutination. *Transfusion.* 2017;57(11):2571–2577.

56. Elbert C, Strauss RG, Barrett F, et al. Biological mothers may be dangerous blood donors for their neonates. *Acta Haematol.* 1991;85(4):189–191.

57. Jacquot C, Seo A, Miller PM, et al. Parental versus non-parental-directed donation: an 11-year experience of infectious disease testing at a pediatric tertiary care blood donor center. *Transfusion.* 2017;57(11):2799–2803.

58. Kc A, Rana N, Målqvist M, et al. Effects of delayed umbilical cord clamping vs early clamping on anemia in infants at 8 and 12 months: a randomized clinical trial. *JAMA Pediatr.* 2017;171(3):264–270.

59. ACOG, Committee on Obstetric Practice. Committee opinion No. 684: Delayed umbilical cord clamping after birth. *Obstet Gynecol.* 2017;129(1):e5–e10.

60. Choi ES, Cho S, Jang WS, et al. Cardiopulmonary bypass priming using autologous cord blood in neonatal congenital cardiac surgery. *Korean Circ J.* 2016;46(5):714–718.

61. Cure P, Bembea M, Chou S, et al. 2016 proceedings of the National Heart, Lung, and Blood Institute's scientific priorities in pediatric transfusion medicine. *Transfusion.* 2017;57(6):1568–1581.

62. Rabe H, Reynolds G, Diaz-Rossello J. A systematic review and meta-analysis of a brief delay in clamping the umbilical cord of preterm infants. *Neonatology.* 2008;93(2):138–144.

63. Christensen RD, Carroll PD, Josephson CD. Evidence-based advances in transfusion practice in neonatal intensive care units. *Neonatology.* 2014;106(3):245–253.

64. Clark P, Trickett A, Stark D, et al. Factors affecting microbial contamination rate of cord blood collected for transplantation. *Transfusion.* 2012;52(8):1770–1777.

65. Eichler H, Schaible T, Richter E, et al. Cord blood as a source of autologous RBCs for transfusion to preterm infants. *Transfusion.* 2000;40(9):1111–1117.

66. Stramer SL, Galel SA. Infectious disease screening. In: Fung MK, ed. *Technical Manual of the American Association of Blood Banks.* 18th ed. Bethesda, MD: AABB Press; 2017:161–205.

67. Zou S, Stramer SL, Dodd RY. Donor testing and risk: current prevalence, incidence, and residual risk of transfusion-transmissible agents in US allogeneic donations. *Transfus Med Rev.* 2012;26(2):119–128.

68. Bihl F, Castelli D, Marincola F, et al. Transfusion-transmitted infections. *J Transl Med.* 2007;5:25.

69. Hughes JA, Fontaine MJ, Gonzalez CL, et al. Case report of a transfusion-associated hepatitis A infection. *Transfusion.* 2014;54(9):2202–2206.

70. Shirley DT, Nataro JP. Zika virus infection. *Pediatr Clin North Am.* 2017;64(4):937–951.

71. Williamson PC, Linnen JM, Kessler DA, et al. First cases of Zika virus-infected US blood donors outside states with areas of active transmission. *Transfusion.* 2017;57(3pt2):770–778.

72. Nichols WG, Price TH, Gooley T, et al. Transfusion-transmitted cytomegalovirus infection after receipt of leukoreduced blood products. *Blood.* 2003;101(10):4195–4200.

73. Strauss RG. Optimal prevention of transfusion-transmitted cytomegalovirus (TTCMV) infection by modern leukocyte reduction alone: CMV sero/antibody-negative donors needed only for leukocyte products. *Transfusion.* 2016;56(8):1921–1924.

74. Groves JA, Shafi H, Nomura JH, et al. A probable case of West Nile virus transfusion transmission. *Transfusion.* 2017;57(3pt2):850–856.

75. Hong H, Xiao W, Lazarus HM, et al. Detection of septic transfusion reactions to platelet transfusions by active and passive surveillance. *Blood.* 2016;127(4):496–502.

76. Eder AF, Kennedy JM, Dy BA, et al. Bacterial screening of apheresis platelets and the residual risk of septic transfusion reactions: The American Red Cross experience (2004–2006). *Transfusion.* 2007;47(7):1134–1142.

77. Fang CT, Chambers LA, Kennedy J, et al. Detection of bacterial contamination in apheresis platelet products: American Red Cross experience, 2004. *Transfusion.* 2005;45(12):1845–1852.

78. Jacobs MR, Smith D, Heaton WA, et al. Detection of bacterial contamination in prestorage culture-negative apheresis platelets on day of issue with the Pan Genera Detection test. *Transfusion.* 2011;51(12):2573–2582.

79. Heaton WA, Good CE, Galloway-Haskins R, et al. Evaluation of a rapid colorimetric assay for detection of bacterial contamination in apheresis and pooled random-donor platelet units. *Transfusion.* 2014;54(6):1634–1641.

80. Moritz ED, Winton CS, Tonnetti L, et al. Screening for Babesia microti in the U.S. Blood Supply. *N Engl J Med.* 2016;375(23):2236–2245.

81. Ludlam CA, Turner ML. Managing the risk of transmission of variant Creutzfeldt Jakob disease by blood products. *Br J Haematol.* 2006;132(1):13–24.

82. Prowse CV. Component pathogen inactivation: a critical review. *Vox Sang.* 2013;104(3):183–199.

83. Hess JR, Pagano MB, Barbeau JD, et al. Will pathogen reduction of blood components harm more people than it helps in developed countries? *Transfusion.* 2016;56(5):1236–1241.

84. Turkmen T, Qiu D, Cooper N, et al. Red blood cell alloimmunization in neonates and children up to 3 years of age. *Transfusion.* 2017;57(11):2720–2726.

85. Yang X, Ahmed S, Chandrasekaran V. Transfusion-related acute lung injury resulting from designated blood transfusion between mother and child: a report of two cases. *Am J Clin Pathol.* 2004;121(4):590–592.

86. Otrock ZK, Liu C, Grossman BJ. Transfusion-related acute lung injury risk mitigation: an update. *Vox Sang.* 2017;112(8):694–703.

87. Delaney M, Axdorff-Dickey RL, Crockett GI, et al. Risk of extracorporeal life support circuit-related hyperkalemia is reduced by prebypass ultrafiltration. *Pediatr Crit Care Med.* 2013;14(6):e263–e267.

88. Lee AC, Reduque LL, Luban NL, et al. Transfusion-associated hyperkalemic cardiac arrest in pediatric patients receiving massive transfusion. *Transfusion.* 2014;54(1):244–254.

Exanguinotransfusiones

Jayashree Ramasethu

Los avances en los cuidados pre y posnatales han provocado una notable disminución de la frecuencia de las exanguino-transfusiones en Estados Unidos y otros países desarrollados (1-4). La exanguinotransfusión es aún un procedimiento tera-péutico vital, sobre todo para la prevención de las devastado-ras complicaciones del desarrollo neurológico derivadas de la encefalopatía por bilirrubina, y también es útil para otras indi-caciones. En los países en desarrollo, la carga de ictericia neo-natal grave es elevada y las tasas de exanguinotransfusión aún son elevadas (5).

A. Definiciones

1. Exanguinotransfusión: sustitución de la sangre del lactante por sangre de un donante mediante el intercambio repetido de pequeñas alícuotas de sangre durante un corto tiempo.

B. Indicaciones

1. Hiperbilirrubinemia significativa no conjugada en el recién nacido por cualquier causa, cuando falla la fototerapia inten-siva o hay riesgo de encefalopatía bilirrubínica aguda (6).

   a. La exanguinotransfusión inmediata puede evitar una lesión cerebral incluso cuando hay signos intermedios o avanzados de encefalopatía bilirrubínica aguda (7).

   b. En la **figura 49-1** se indican los niveles de bilirrubina sérica total a partir de los cuales se recomienda la exan-guinotransfusión para los lactantes de 35 o más semanas de gestación.

   c. En entornos con recursos limitados, en los que las pruebas de laboratorio pueden no estar disponibles con facilidad, se ha propuesto una combinación de niveles de bilirrubina y criterios clínicos para determi-nar el umbral de exanguinotransfusión (8).

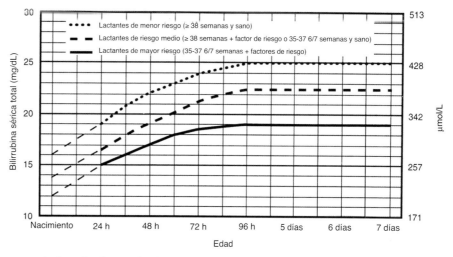

FIGURA 49-1 Directrices para la exanguino-transfusión en lactantes de 35 o más semanas de gestación. (Reimpreso con permiso del American Academy of Pediatrics Subcommittee on Hyperbilirubinemia. Management of hyper-bilirubinemia in the newborn infant 35 or more weeks of gestation: *Pediatrics*. 2004;114(1):297-316. Fe de erratas: Pediatrics. 2004; 114(4):1138. Copyright © 2004 por la AAP.)

- Las líneas discontinuas para las primeras 24 h indican incertidumbre debido a una amplia gama de circunstancias clínicas y un rango de respuestas a la fototerapia.
- Se recomienda la exanguinotransfusión inmediata si el lactante muestra signos de encefalopatía bilirrubínica aguda (hipertonía, arqueo, retrocollis, opistótonos, fiebre, llanto agudo) o si la exanguinotransfusión es ≥ 5 mg/dL (85 μmol/L) por encima de estas líneas.
- Factores de riesgo: enfermedad hemolítica isoinmune, deficiencia de G6PD, asfixia, letargia significativa, temperatura inestable, sepsis, acidosis.
- Medir la albúmina sérica y calcular la relación B/A (véase leyenda)
- Utilizar la bilirrubina total. No restar la bilirrubina de reacción directa o conjugada
- Si el lactante está bien y tiene 35-37 6/7 semanas (riesgo medio) puede individualizar los niveles de exanguinotransfusión para el intercambio con base en la edad de gestación real.

d. Las indicaciones de la exanguinotransfusión en los lactantes más inmaduros son variables y muy individualizadas, aunque algunos países han intentado establecer directrices uniformes (9-11) (véase la **tabla 49-1**).

TABLA 49-1 Uso sugerido de la fototerapia y la exanguinotransfusión en bebés prematuros de < 35 semanas de gestación

Edad de gestación (semanas)	INICIAR LA FOTOTERAPIA Bilirrubina sérica total (mg/dL)	EXANGUINO-TRANSFUSIÓN Bilirrubina sérica total (mg/dL)
< 28 0/7	5–6	11–14
28 0/7–29 6/7	6–8	12–14
30 0/7–31 6/7	8–10	13–16
32 0/7–33 6/7	10–12	15–18
34 0/7–34 6/7	12–14	17–19

Utilizar la edad posmenstrual para la fototerapia; p. ej., cuando un bebé de 29 0/7 semanas tiene 7 días, utilizar la exanguinotransfusión para 30 0/7 semanas.

Usar la bilirrubina total; no restar la bilirrubina directa o conjugada del total.

Utilizar el rango más bajo de los niveles de exanguinotransfusión indicados para los lactantes con mayor riesgo de toxicidad por bilirrubina (menor edad de gestación, nivel de albúmina sérica < 2.5 g/dL, nivel de exanguinotransfusión en rápido aumento, que sugiera enfermedad hemolítica, o aquellos que estén clínicamente inestables).

Los lactantes considerados clínicamente inestables pueden tener uno o más de los siguientes datos: pH sanguíneo < 7.15, sepsis con hemocultivo positivo durante las 24 h anteriores, apnea y bradicardia que requieran bolsa o intubación durante las 24 h previas, hipotensión que necesite apoyo presor en las 24 h anteriores o ventilación mecánica en el momento de la toma de muestras de sangre.

Los rangos más amplios y la superposición de valores en la columna de exanguinotransfusión reflejan el grado de incertidumbre al hacer estas recomendaciones.

Las recomendaciones para la exanguinotransfusión se aplican a los lactantes que están recibiendo fototerapia intensiva hasta la superficie máxima, pero cuyos niveles de exanguinotransfusión siguen aumentando hasta los niveles indicados.

Para todos los lactantes se recomienda la exanguinotransfusión si el lactante muestra signos de encefalopatía bilirrubínica aguda (es decir, hipertonía, arqueo, retrocollis, opistótono, llanto agudo), aunque se reconoce que estos signos rara vez se producen en los bebés de muy bajo peso.

Reproducido con permiso de Nature: Maisels MJ, Watchko JF, Bhutani VK, et al. An approach to the management of hyperbilirubinemia in the preterm infant less than 35 weeks of gestation. *J Perinatol.* 2012; 32(9):660–664. Copyright © 2012 Springer Nature.

2. Enfermedad hemolítica aloinmune del recién nacido (EHAIRN) (12)
   a. Para corregir la anemia grave y la hiperbilirrubinemia
   b. Además, en los lactantes con EHAIRN aloinmune, la exanguinotransfusión sustituye los eritrocitos neona-

tales recubiertos de anticuerpos por eritrocitos negativos al antígeno que deberían tener una supervivencia *in vivo* normal y elimina los anticuerpos maternos libres en el plasma

3. Anemia grave con insuficiencia cardiaca congestiva o hipervolemia (13)

4. Policitemia (14, 15)

Aunque la exanguinotransfusión parcial reduce el volumen celular empaquetado y la hiperviscosidad en los neonatos con policitemia, hay pocas pruebas de que el procedimiento sea beneficioso a largo plazo

5. Indicaciones poco comunes en las que se ha utilizado la exanguinotransfusión como terapia
   a. Leucemia/hiperleucocitosis congénita (16, 17)
   b. Trombocitosis extrema (18)
   c. Hemocromatosis neonatal/enfermedad hepática aloinmune gestacional (19)
   d. Hipertrigliceridemia o hiperlipidemia grave (20)
   e. Hiperamonemia (la hemodiálisis es más eficaz) (21)
   f. Intoxicación por plomo (22)
   g. Sobredosis o toxicidad de medicamentos (23)
   h. Eliminación de anticuerpos y proteínas anormales (24)
   i. Sepsis neonatal (25, 26)
   j. Paludismo y babesiosis (27)

C. Contraindicaciones

1. Cuando alternativas como la simple transfusión o la fototerapia serían igual de eficaces con menos riesgo.

2. Cuando el paciente es inestable y el riesgo del procedimiento supera el posible beneficio.

La exanguinotransfusión parcial, en particular para corregir la anemia grave asociada con la insuficiencia cardiaca o la hipervolemia, puede utilizarse para estabilizar el estado del paciente antes de realizar una exanguinotransfusión completa o de doble volumen.

3. Cuando una contraindicación para la colocación de las líneas necesarias supera la indicación de la exanguinotransfusión. Se debe buscar un acceso alternativo si la exanguinotransfusión es imperativa.

D. Equipo

1. Estación de cuidados neonatales (véase el capítulo 4, Mantenimiento de la homeostasis térmica)
   a. Fuente de calor controlada de manera automática y manual
   b. Monitor de temperatura
   c. Monitor cardiorrespiratorio
   d. Pulsioxímetro para controlar la saturación de oxígeno

2. Equipo de reanimación y medicación (disponible de inmediato)

3. Sistemas de retención para bebés

4. Sonda orogástrica

5. Equipo de aspiración

6. Equipos para el acceso vascular central y periférico

7. Calentador de sangre y cartucho adecuado

8. Equipo de exanguinotransfusión estéril
   a. Juego desechable con llave de paso especial de cuatro vías *o*
   b. Ensamblar el siguiente equipo
      (1) Dos llaves de paso de tres vías con conexiones de bloqueo
      (2) Jeringas de 5, 10 o 20 mL
      (3) Recipiente para residuos (botella o bolsa vacía de suero)
      (4) Tubo de conexión IV para conectar las llaves de paso al calentador de sangre y al recipiente de residuos
9. Producto sanguíneo adecuado (véase la sección F)
10. Jeringas y tubos para los análisis de sangre previos y posteriores al intercambio
11. Suero salino heparinizado 1 unidad de heparina/mL para lavar las jeringas utilizadas para el intercambio

E. Precauciones

1. Estabilizar al bebé antes de iniciar el procedimiento de intercambio.
2. No iniciar la exanguinotransfusión hasta que el personal esté disponible para la supervisión y como respaldo para otras emergencias.
3. Supervisar al bebé de cerca durante y después del procedimiento.
4. No apresurar el procedimiento; detenerlo o hacerlo más lento si el paciente se vuelve inestable.
5. Utilizar el producto sanguíneo adecuado a la indicación clínica. Usar la sangre más fresca disponible, de preferencia de menos de 5 a 7 días.
6. Comprobar el nivel de potasio de la sangre del donante si el paciente tiene hipercalemia o compromiso renal.
7. Utilizar solo un dispositivo de calentamiento de sangre controlado por termostato que haya pasado el control de calidad de la temperatura y las alarmas. Asegurarse de revisar los procedimientos de funcionamiento y seguridad del calentador de sangre específico.
8. No aplicar una succión excesiva si resulta difícil extraer sangre del catéter. Cambiar la posición del catéter o sustituir las jeringas, las llaves de paso y los adaptadores conectados a la línea.
9. Dejar la sangre anticoagulada y almacenada en el catéter o en la línea transparente con solución salina heparinizada si se interrumpe el procedimiento.
10. Limpiar el catéter con solución salina heparinizada si se administra calcio.

F. Preparación para la exanguinotransfusión total o parcial

Producto sanguíneo y volumen

Producto sanguíneo

1. Comunicarse con el banco de sangre o el especialista en medicina transfusional para determinar el producto sanguíneo más apropiado para la transfusión.
   a. Por lo regular se utiliza sangre total reducida en plasma o eritrocitos empaquetados reconstituidos con plasma (28).
   b. La sangre puede ser anticoagulada con citrato dextrosa fosfato (CDF o CDFA1) o heparina (la sangre heparinizada no está autorizada para su uso en Estados Unidos). Por lo regular se evitan las soluciones anticoagulantes aditivas; si no hay otra opción, los eritrocitos empaquetados almacenados en soluciones aditivas pueden ser lavados o empaquetados con fuerza antes de la reconstitución para la exanguinotransfusión (véase capítulo 48).
   c. El hematocrito (Hct) puede ajustarse dentro del rango de 45 a 60%, según el resultado final deseado. Se prefiere un Hct entre 40 y 45% cuando la indicación de la exanguinotransfusión es la hiperbilirrubinemia. Se pueden solicitar niveles de Hct más altos cuando se corrige la anemia.
   d. La sangre debe ser lo más fresca posible (< 7 días).
   e. Se recomienda utilizar sangre irradiada en todas las exanguinotransfusiones para prevenir la enfermedad de injerto contra huésped. Hay un aumento significativo de la concentración de potasio en las unidades irradiadas almacenadas, por lo que la irradiación debe realizarse lo más cerca posible de la transfusión (< 24 h).
   f. El cribado estándar del banco de sangre es en particular importante, incluyendo la preparación para las células falciformes, el VIH, la hepatitis B y el CMV.
   g. La sangre de los donantes debe ser examinada para detectar la deficiencia de glucosa-6-fosfato deshidrogenasa (G-6-FD) y la hemoglobina falciforme (HbS) en la población endémica para estas condiciones (29).
2. En presencia de aloinmunización, por ejemplo, Rh, ABO, es necesario prestar especial atención a las pruebas de compatibilidad (12, 28).
   a. Si se prevé el nacimiento de un bebé con EHAIRN grave, se puede preparar sangre O Rh negativa cruzada con la madre antes de que nazca el bebé.
   b. La sangre del donante preparada después del nacimiento del bebé debe ser negativa para el antígeno responsable de la enfermedad hemolítica, y debe ser cruzada con el bebé.
   c. En la EHAIRN ABO, la sangre debe ser del tipo O y Rh negativo o Rh compatible con la madre y el bebé. La sangre debe ser lavada sin plasma o tener un título bajo de anticuerpos anti-A o anti-B. Se pueden utilizar células del tipo O con plasma AB, pero esto da lugar a dos exposiciones del donante por exanguinotransfusión.
   d. En la EHAIRN Rh, la sangre debe ser Rh negativa, y puede ser del grupo O o del mismo grupo que el bebé.
   e. En los casos de incompatibilidades raras de los grupos sanguíneos, cuando no se disponga de sangre negativa al antígeno específico, se podrá utilizar la sangre menos incompatible para la exanguinotransfusión (30).
   f. Se ha sugerido el uso de eritrocitos empaquetados no emparejados para los lactantes con encefalopatía bilirrubínica intermedia/avanzada en caso de exanguinotransfusión de emergencia, con el fin de reducir con rapidez los niveles de bilirrubina, pero esto puede no ser eficaz. La eficacia de la exanguinotransfusión para eliminar la bilirrubina del plasma y del espacio extravascular es una función directa de la masa de albúmina intercambiada, y el bajo contenido en albúmina de los

paquetes de eritrocitos puede no prevenir la neurotoxicidad de la bilirrubina en curso (31).

3. En los lactantes con policitemia, el líquido dilucional óptimo es la solución salina isotónica en lugar del plasma o la albúmina (32).

Volumen requerido de sangre del donante

1. Siempre que sea posible, no utilizar más que el equivalente a una unidad entera de sangre para cada procedimiento, para disminuir la exposición del donante

2. Cantidad necesaria para el procedimiento total = volumen para la exanguinotransfusión real + volumen para el espacio muerto de la tubería y el calentador de sangre (por lo regular 25 a 30 mL adicionales)

3. Doble volumen de exanguinotransfusión para eliminar la bilirrubina, los anticuerpos, etc.

$$2 \times \text{volumen de sangre del bebé} = 2 \times 80 - 120 \text{ mL/kg}$$

(Volumen sanguíneo del bebé en el prematuro $\cong$ 100 a 120 mL/kg, en el niño a término $\cong$ 80 a 85 mL/kg)
   Intercambiar alrededor de 85% del volumen sanguíneo del bebé (**fig. 49-2**)

4. Exanguinotransfusión de volumen único: intercambio de cerca de 60% del volumen sanguíneo del bebé (**fig. 49-2**)

5. Exanguinotransfusión parcial para la corrección de la anemia grave

$$\text{Volumen (mL)} = \frac{\text{volumen sanguíneo del bebé} \times (\text{Hb deseada} - \text{Hb inicial})}{\text{Hb de PRBC} - \text{Hb inicial}}$$

6. Volumen único o exanguinotransfusión parcial para la corrección de la policitemia

$$\text{Volumen (mL)} = \frac{\text{volumen sanguíneo del bebé} \times \text{cambio a HCT deseada}}{\text{HCT inicial}}$$

Preparación del lactante

1. Colocar al lactante en un calentador con total accesibilidad y ambiente controlado. La exanguinotransfusión puede realizarse en bebés prematuros pequeños en incubadoras calientes, siempre que se pueda mantenerse un campo estéril y los catéteres sean accesibles con facilidad.

2. Sujetar de manera adecuada al bebé. Por lo general, no es necesario sedar ni aliviar el dolor. Los bebés conscientes pueden succionar un chupete durante el procedimiento.

3. Conectar los monitores fisiológicos y establecer los valores de referencia (temperatura, frecuencias respiratoria y cardiaca, saturación de oxígeno por pulsioximetría).

4. Vaciar el estómago del bebé.
   a. Si es posible, no se le alimente durante las 4 h anteriores al procedimiento.
   b. Colocar sonda orogástrica, extraer el contenido gástrico y dejar en drenaje abierto.

5. Iniciar una línea IV periférica para la infusión de glucosa y medicamentos.
   a. Puede ser necesaria una línea IV adicional para los medicamentos de emergencia.
   b. El procedimiento de intercambio puede interrumpir el ritmo de infusión esencial anterior a través del catéter venoso umbilical (CVU); administrar líquidos parenterales a través de la línea IV periférica.
   c. Si se prolonga, la falta de alimentación enteral o de glucosa parenteral provocará una hipoglucemia.

6. Estabilizar al lactante antes de iniciar el procedimiento de intercambio, por ejemplo, administrar una transfusión de células empaquetadas cuando haya hipovolemia y anemia graves, o modificar el ventilador o el oxígeno ambiental según sea necesario.

7. El uso de infusiones de albúmina antes de la exanguinotransfusión para mejorar la unión de la bilirrubina aún es controvertido (33).

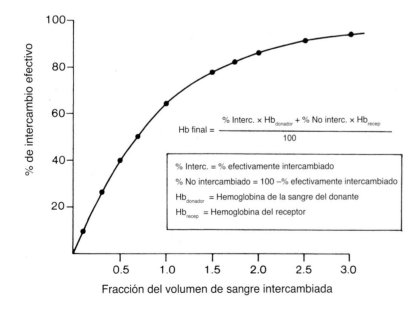

$$\text{Hb final} = \frac{\% \text{ Interc.} \times \text{Hb}_{\text{donador}} + \% \text{ No interc.} \times \text{Hb}_{\text{recep}}}{100}$$

% Interc. = % efectivamente intercambiado

% No intercambiado = 100 − % efectivamente intercambiado

$\text{Hb}_{\text{donador}}$ = Hemoglobina de la sangre del donante

Hb_{recep} = Hemoglobina del receptor

(eje y) % de intercambio efectivo

(eje x) Fracción del volumen de sangre intercambiada

FIGURA 49-2 Gráfica que representa la eficacia de la exanguinotransfusión frente a la fracción de volumen de sangre intercambiada. La fórmula permite calcular la hemoglobina final.

Establecer el acceso para la exanguinotransfusión

1. Técnica push-pull: acceso central, por lo regular a través del CVU. Nota: se prefiere un CVU de un solo lumen; se observa una mayor resistencia cuando se utiliza un CVU de doble lumen.

2. Intercambio isovolumétrico: infusión simultánea de sangre del donante por vía venosa y extracción de la sangre del bebé por vía arterial. Esta técnica puede ser mejor tolerada en neonatos enfermos o inestables porque hay menos fluctuación de la presión arterial y de la hemodinámica cerebral (34). La técnica también favorece cuando solo se dispone de un acceso vascular periférico o se prefiere por diversas razones. La vena femoral y la vena yugular externa se han utilizado como lugares de acceso alternativos cuando no se puede acceder al CVU (35, 36).
   a. La infusión de la sangre del donante puede realizarse a través de un catéter intravenoso CVU o periférico.
   b. La extracción de la sangre del bebé puede realizarse mediante un catéter arterial o venoso umbilical, o un catéter arterial periférico, por lo regular una vía arterial radial.

Pruebas de laboratorio previas al intercambio en la sangre del lactante

Las pruebas se basan en indicaciones clínicas
1. Hay que tener en cuenta que las pruebas serológicas diagnósticas del lactante, como los estudios para evaluar la hemólisis inexplicable, los títulos de anticuerpos antivirales, el cribado metabólico neonatal o las pruebas genéticas deben realizarse antes de la exanguinotransfusión.
2. Hemoglobina, Hct, plaquetas
3. Electrolitos, calcio, gases en sangre
4. Glucosa
5. Bilirrubina total y directa
6. Perfil de coagulación

Preparar la sangre

1. Verificar la identificación del producto sanguíneo (véase el capítulo 48)
   a. Datos de tipo y coincidencia
   b. Fecha de caducidad
   c. Identidades del donante y del receptor
2. Conectar el equipo de administración de sangre al tubo del calentador de sangre y a la bolsa de sangre
3. Colocar el cartucho en el calentador de sangre
4. Permitir que la sangre corra a través del calentador de sangre

G. Técnica (▶ video 49-1: Exanguinotransfusión)

Exanguinotransfusión mediante la técnica push-pull a través de una llave de paso especial con bandeja preensamblada

1. Leer con atención las instrucciones del fabricante.

2. Llevar cubierta la cabeza y usar mascarilla. Lavarse como para un procedimiento mayor. Llevar bata y guantes estériles.

3. Abrir la bandeja del equipo premontado, utilizando una técnica aséptica.

4. Identificar las posiciones de la llave de paso especial en el sentido de las manecillas del reloj (**figs. 49-3** y **49-4**). La dirección hacia la que apunta el mango indica el puerto que está abierto a la jeringa. La llave de paso especial permite la rotación en el sentido de las manecillas del reloj en el orden utilizado: (1) retirar del paciente, (2) vaciar a la bolsa de residuos, (3) extraer sangre nueva, (4) inyectar al paciente. Girar siempre en el sentido de las manecillas del reloj para seguir la secuencia adecuada, y mantener las conexiones apretadas.

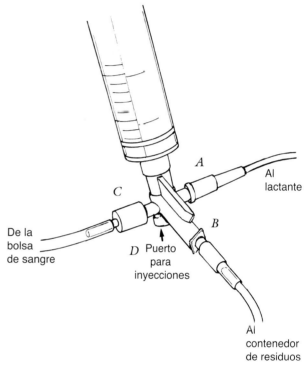

FIGURA 49-3 Llave de paso especial de cuatro vías. **A.** Adaptador macho a línea infantil. **B.** Adaptador hembra al contenedor de residuos. **C.** Adaptador a la tubería de sangre. **D.** Posición "Off" (180 grados desde el adaptador al contenedor de residuos), permitiendo la inyección a través del puerto con tope de goma *"debajo"* de la jeringa. La llave de paso se utiliza en el sentido de las manecillas del reloj cuando está montada de forma correcta.

   a. Adaptador macho a catéter umbilical o periférico
   b. Adaptador hembra a la tubería de extensión a la que se fijará la bolsa de residuos
   c. Conexión a la tubería para acoplar al cartucho del calentador de sangre
   d. Posición neutra "off" en la que los aditivos pueden ser administrados a través del tapón de goma (180 grados desde el puerto del contenedor de residuos)
5. Seguir los pasos ilustrados por el fabricante para realizar todas las conexiones a las bolsas de sangre y de residuos.
6. Con la llave de paso abierta hacia el origen de la sangre, evacuar todo el aire en la jeringa. Girar en el sentido de las manecillas del reloj 270 grados y evacuar en los residuos.
7. Girar la llave de paso a "off" y volver a colocarla en el campo estéril.

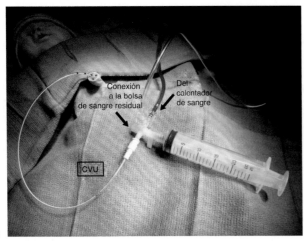
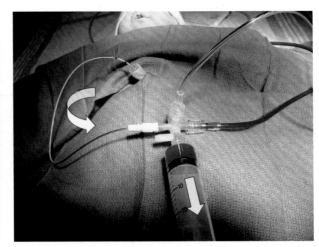

FIGURA 49-4 A, B. Exanguinotransfusión con llave de paso especial de cuatro vías.

8. Utilizar CVU preexistente o insertar uno, como se describe en el capítulo 32, Cateterismo de la vena umbilical.
   a. Colocar un CVU de un solo lumen siempre que sea posible. El lumen interno de un CVU de doble luz es más pequeño y dificulta la realización de la exanguinotransfusión.
   b. Considerar la medición de la presión venosa central (PVC), utilizando un transductor de presión, en un bebé inestable.
   c. Colocar el catéter en la vena cava inferior (VCI) y verificar su posición mediante una radiografía.
   d. Si el catéter no puede colocarse en la VCI, aún puede utilizarse con precaución en caso de emergencia, cuando se coloca en la vena umbilical, si se obtiene un retorno sanguíneo adecuado.
9. Hacer que un asistente documente todos los signos vitales, volúmenes y otros datos, en el registro de intercambio.
10. Extraer sangre para estudios de diagnóstico y de laboratorio previos al intercambio.
11. Comprobar los niveles de glucosa periférica cada 60 minutos. Monitorizar el estado cardiorrespiratorio, pulsioximetría continua. Determinar la gasometría con la frecuencia que indique el estado clínico preexistente y la estabilidad.
12. El ritmo habitual de extracción y reposición de sangre durante la exanguinotransfusión es de 5 mL/kg en un ciclo de 2 a 4 minutos.
13. Si el lactante está hipovolémico o tiene una PVC baja, comenzar el intercambio con la transfusión de una alícuota en el catéter; si está hipervolémico o tiene una PVC alta, comenzar retirando la alícuota precalculada.
14. Volver a medir la PVC si está indicado. Esperar un aumento a medida que la presión oncótica del plasma aumenta, si la PVC es baja al inicio.
15. Asegurarse de que las fases de extracción e infusión de sangre del lactante y en su interior se realicen con lentitud, tardando al menos un minuto en cada una de ellas, para evitar las fluctuaciones de la presión arterial. Las fluctuaciones rápidas de la presión arterial en la técnica push-pull pueden ir acompañadas de cambios en la presión intracraneal (34). La retirada rápida de la vena umbilical induce una presión negativa que puede transmitirse a las venas mesentéricas y contribuir a la elevada incidencia de complicaciones intestinales isquémicas.

16. Agitar con suavidad la bolsa de sangre cada 10 a 15 minutos para evitar la sedimentación de los eritrocitos, lo que puede llevar al intercambio con sangre relativamente anémica hacia el final del intercambio.
17. El uso de suplementos de calcio durante la exanguinotransfusión es común, pero puede no ser necesario o ventajoso (37). Considerar la posibilidad de dar un suplemento de calcio:
    a. Cuando se documenta la hipocalcemia.
    b. Con síntomas o signos de hipocalcemia.
       (1) Cambio en el intervalo Q-Tc.
       (2) Agitación y taquicardia: estos síntomas no se correlacionan de forma fiable con los niveles de calcio ionizado.
          El efecto del calcio IV puede durar solo unos minutos. El calcio IV también puede causar bradicardia o paro cardiaco. El calcio anulará el efecto del anticoagulante en la sangre del donante y puede provocar la coagulación del catéter, por lo que es preferible la administración a través de un catéter IV periférico. Si el calcio se administra a través del CVU, antes de la administración, limpiar la línea de sangre del donante con NaCl al 0.9%. Administrar 1 mL de gluconato de calcio al 10% por kg de peso corporal. Administrar lentamente, con una cuidadosa observación de la frecuencia y el ritmo cardiacos. Vuelva a limpiar el catéter con NaCl al 0.9%.
18. Realizar el número calculado de pasadas, hasta que se haya intercambiado el volumen deseado.
19. Asegurarse de que queda un volumen adecuado de sangre del donante para infundir después de la última extracción, si se desea un balance intravascular positivo.
20. Limpiar el catéter umbilical de la sangre almacenada y retirar del lactante la cantidad de sangre necesaria para las pruebas de laboratorio, incluyendo la re-cruzada.
21. Infundir líquidos IV con 0.5 a 1 unidad de heparina/mL de líquido a través de CVU si se anticipa más exanguinotransfusión.
22. Duración total de la exanguinotransfusión de doble volumen: de 90 a 120 minutos.
23. Documentar el procedimiento en el expediente hospitalario del paciente.

Exanguinotransfusión utilizando una sola línea umbilical y dos llaves de paso de tres vías en tándem

Los principios y las técnicas para utilizar la llave de paso especial o dos llaves de paso de tres vías en tándem son los mismos. Es importante asegurarse de que todas las uniones sean herméticas para producir un sistema cerrado y estéril. También es esencial comprender las posiciones de trabajo de las llaves de paso antes de iniciar el intercambio.

1. Lavarse como para un procedimiento mayor. Llevar bata y guantes estériles.
2. Colocar la llave de paso y el tubo en secuencia (**fig. 49-5**).
   a. Llave de paso proximal
      (1) Catéter umbilical
      (2) Tubo de extensión IV al contenedor de residuos estériles
   b. Llave de paso distal
      (1) Tubo del cartucho de calentamiento de sangre
      (2) Jeringa de 10 o 20 mL
3. Líneas claras de burbujas de aire.
4. Iniciar el registro de intercambio.
5. Seguir los pasos de la técnica de empujar y tirar hasta que se complete el intercambio.

Exanguinotransfusión por técnica isovolumétrica (líneas centrales o periféricas)

1. Lavarse como para un procedimiento mayor.
2. Seleccionar dos sitios para la colocación de la línea e insertarla según la Sección 5, Acceso vascular.

   a. Venosa para infusión
      (1) CVU o
      (2) IV periférico de al menos calibre 23
   b. Arterial para la eliminación
      (1) Catéter de la arteria umbilical
      (2) Periférico, en general radial si el tamaño del lactante lo permite
3. Conectar la línea arterial a la llave de paso de tres vías.
   a. Utilizar un tubo IV corto y de conexión para extender la línea periférica.
   b. Conectar el tubo de conexión adicional a la llave de paso y colocarlo en el contenedor de residuos estéril.
   c. Conectar la jeringa vacía de 3 a 10 mL a la llave de paso, para la extracción de sangre.

      También se puede colocar una llave de paso adicional en este puerto para que se pueda acoplar una jeringa de suero salino heparinizado (5 unidades/mL) para su uso cuando sea necesario. Tener cuidado con el volumen total infundido.
4. Conectar el catéter venoso a la llave de paso única de tres vías, que a su vez se conecta a la jeringa vacía de 5 a 10 mL y al cartucho de calentamiento de sangre.
5. Iniciar registro de intercambio-transfusión.
6. Retirar y desechar la sangre del lado arterial a un ritmo de 2 a 3 mL/kg/min, e infundir al mismo ritmo en el lado venoso. La sangre del cartucho calentador puede pasar por una bomba de infusión que medirá el volumen infundido por hora y el volumen acumulado suministrado. Mantener el flujo tan constante como sea posible, y volumétricamente igual para la infusión y la extracción.

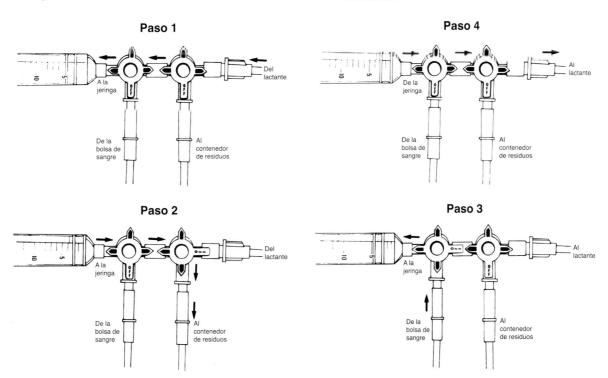

FIGURA 49-5 Llaves de paso de tres vías en tándem. *Paso 1:* llaves de paso colocadas para extraer la sangre del lactante. *Paso 2:* llaves de paso colocadas para vaciar la sangre extraída en el contenedor de residuos. *Paso 3:* llaves de paso colocadas para llenar la jeringa con la bolsa de sangre. *Paso 4:* llaves de paso colocadas para inyectar la sangre en la línea del lactante.

7. De forma intermitente, lavar la línea arterial con solución salina heparinizada para limpiarla.

   La solución de heparina que queda en el tubo se eliminará con la siguiente retirada, reduciendo así de manera significativa la dosis total de heparina que en realidad recibe el paciente.

8. Seguir los pasos de la técnica de empuje y tracción hasta que se complete el intercambio.

9. Se ha realizado una exanguinotransfusión umbilical arteriovenosa simultánea totalmente automatizada en recién nacidos a término y prematuros tardíos (38).

10. Duración total de la exanguinotransfusión isovolumétrica: 45 a 60 minutos; puede ser más larga en un lactante enfermo e inestable.

H. Posintercambio para todas las técnicas

1. Continuar vigilando de manera estrecha los signos vitales durante al menos 6 a 12 horas.

2. Reescribir las órdenes: ajustar las dosis de medicamentos según sea necesario para compensar la eliminación por intercambio.

3. Mantener al lactante en nada por vía oral (NVO) durante al menos 4 h. Reanudar la alimentación si está clínicamente estable. Vigilar el perímetro abdominal y los ruidos intestinales cada 3 o 4 h durante las siguientes 24 h si se ha realizado el intercambio mediante líneas vasculares umbilicales. Observar si hay signos de intolerancia a la alimentación.

4. Vigilar los niveles de glucosa en suero cada 2 o 4 h durante 24 horas.

5. Repetir la gasometría con la frecuencia que esté clínicamente indicada.

6. Medir los niveles de calcio ionizado en suero y el recuento de plaquetas en los lactantes enfermos o prematuros justo después de la exanguinotransfusión y luego según se indique.

7. Repita las mediciones de hemoglobina, Hct y bilirrubina cerca de 4 h después del intercambio, y más adelante según esté clínicamente indicado. Una exanguinotransfusión de doble volumen remplaza 85% del volumen sanguíneo de los lactantes, pero elimina solo alrededor de 50% de la bilirrubina intravascular. El equilibrio de la bilirrubina intra y extravascular, y la continua descomposición de los eritrocitos sensibilizados y recién formados por los anticuerpos maternos persistentes, da lugar a un rebote de los niveles de bilirrubina tras la exanguinotransfusión inicial, y puede hacer necesaria la repetición de la exanguinotransfusión en caso de EHAIRN grave.

I. Complicaciones

1. Se estima que el riesgo de muerte o de secuelas graves permanentes es inferior a 1% en los lactantes sanos, pero llega a 12% en los lactantes enfermos. Puede haber cierta incertidumbre a la hora de atribuir los acontecimientos adversos a la exanguinotransfusión en los lactantes que ya están gravemente enfermos (2-4, 39).

2. Muchos de los efectos adversos son anomalías hematológicas o bioquímicas de laboratorio que pueden ser asintomáticas. Los efectos adversos más comunes se observan durante o poco después de la exanguinotransfusión, en general en lactantes prematuros o enfermos:
   a. Apnea, bradicardia o ambas
   b. Hipocalcemia
   c. Trombocitopenia (< 50 000 en 10% de los lactantes sanos, hasta 67% en los lactantes de < 32 semanas de edad de gestación)
   d. Acidosis metabólica
   e. Espasmo vascular

3. Las complicaciones notificadas de la exanguinotransfusión están relacionadas con la transfusión de sangre y con las complicaciones del acceso vascular (capítulos 31-33, 36, 48).

4. Las posibles complicaciones son:
   a. Metabólicas: hipocalcemia, hipo o hiperglucemia, hipercalemia.
   b. Cardiorrespiratorias: apnea, bradicardia, hipotensión, hipertensión.
   c. Hematológicas: trombocitopenia, coagulopatía dilucional, neutropenia, coagulación intravascular diseminada.
   d. Relacionadas con el catéter vascular: vasoespasmo, trombosis, embolización.
   e. Gastrointestinales: intolerancia a la alimentación, lesión isquémica, enterocolitis necrotizante
   f. Infección: onfalitis, septicemia

Referencias

1. Bhutani VK, Meng NF, Knauer Y, et al. Extreme hyperbilirubinemia and rescue exchange transfusion in California from 2007 to 2012. *J Perinatol.* 2016;36:853–857.

2. Steiner LA, Bizzarro MJ, Ehrenkrantz RA, et al. A decline in the frequency of neonatal exchange transfusions and its effect on exchange transfusion related morbidity and mortality. *Pediatrics.* 2007;120:27–32.

3. Chessman JC, Bowen JR, Ford JB. Neonatal exchange transfusions in tertiary and non-tertiary hospital settings, New South Wales, 2001–2012. *J Paediatr Child Health.* 2017;53:447–450.

4. Chitty HE, Ziegler N, Savoia H, et al. Neonatal exchange transfusions in the 21st century: a single hospital study. *J Paediatr Child Health.* 2013;49:825–832.

5. Slusher TM, Zamora TG, Appiah D, et al. Burden of severe neonatal jaundice: a systematic review and meta-analysis. *BMJ Paediatr Open.* 2017;25;1(1):e000105.

6. American Academy of Pediatrics. Subcommittee on hyperbilirubinemia. Clinical practice guideline. Management of hyperbilirubinemia in the newborn infant 35 or more weeks gestation. *Pediatrics.* 2004;114:297–316.

7. Hansen TW, Nietsch L, Norman E, et al. Reversibility of acute intermediate phase bilirubin encephalopathy. *Acta Paediatr.* 2009;98:1689–1694.

8. Olusanya BO, Iskander IF, Slusher TM, et al. A decision-making tool for exchange transfusions in infants with severe

hyperbilirubinemia in resource-limited settings. *J Perinatol.* 2016;36:338–341.

9. Maisels MJ, Watchko JF, Bhutani VK, et al. An approach to the management of hyperbilirubinemia in the preterm infant less than 35 weeks of gestation. *J Perinatol.* 2012;32:660–664.

10. Van Imhoff DE, Dijk PH, Hulzebos CV; BARTrial study group, Netherlands Neonatal research Network. Uniform treatment thresholds for hyperbilirubinemia in preterm infants: background and synopsis of a national guideline. *Early Hum Dev.* 2011;87:521–525.

11. Morioka I. Hyperbilirubinemia in preterm infants in Japan: new treatment criteria. *Pediatr Int.* 2018;60:684–690.

12. Ree IMC, Smits-Wintjens VEHJ, van der Bom JG, et al. Neonatal management and outcome in alloimmune hemolytic disease. *Expert Rev Hematol.* 2017;10:607–616.

13. Naulaers G, Barten S, Vanhole C, et al. Management of severe neonatal anemia due to fetomaternal transfusion. *Am J Perinatol.* 1999;16:193–196.

14. Ozek E, Soll R, Schimmel MS. Partial exchange transfusion to prevent neurodevelopmental disability in infants with polycythemia. *Cochrane Database Syst Rev.* 2010;20:CD 005089.

15. Hopewell B, Steiner LA, Ehrenkranz RA, et al. Partial exchange transfusion for polycythemia hyperviscosity syndrome. *Am J Perinatol.* 2011;28:557–564.

16. Hayasaka I, Cho K, Morioka K, et al. Exchange transfusion in patients with down syndrome and severe transient leukemia. *Pediatr Int.* 2015;57:620–625.

17. Kuperman A, Hoffmann Y, Glikman D, et al. Severe pertussis and hyperleukocytosis: Is it time to change for exchange? *Transfusion.* 2014;54:1630–1633.

18. Park ES, Kim SY, Yeom JS, et al. Extreme thrombocytosis associated with transient myeloproliferative disorder with Down Syndrome with t(11;17)(q13;q21). *Pediatr Blood Cancer.* 2008;50:643–644.

19. Okada N, Sanada Y, Urahashi T, et al. Rescue case of low birth weight infant with acute hepatic failure. *World J Gastroenterol.* 2017;23:7337–7342.

20. Rodríguez-Castaño MJ, Iglesias B, Arruza L. Successful exchange transfusion in extremely preterm infant after symptomatic lipid overdose. *J Neonatal Perinatal Med.* 2018;11:199–202.

21. Chen CY, Chen YC, Fang JT, et al. Continuous arteriovenous hemodiafiltration in the acute treatment of hyperammonaemia due to ornithine transcarbamylase deficiency. *Ren Fail.* 2000;22:823–836.

22. Chinnakaruppan NR, Marcus SM. Asymptomatic congenital lead poisoning- case report. *Clin Toxicol (Phila).* 2010;48:563–565.

23. Sancak R, Kucukoduk S, Tasdemir HA, et al. Exchange transfusion treatment in a newborn with phenobarbital intoxication. *Pediatr Emerg Care.* 1999;15:268–270.

24. Dolfin T, Pomerance A, Korzets Z, et al. Acute renal failure in a neonate caused by the transplacental transfer of a nephrotoxic paraprotein: successful resolution by exchange transfusion. *Am J Kidney Dis.* 1999;34:1129–1131.

25. Pugni L, Ronchi A, Bizzarri B, et al. Exchange transfusion in the treatment of neonatal septic shock: a ten-year experience in a neonatal intensive care unit. *Int J Mol Sci.* 2016;17(5):pii: E695.

26. Aradhya AS, Sundaram V, Kumar P, et al. Double volume exchange transfusion in severe neonatal sepsis. *Indian J Pediatr.* 2016;83:107–113.

27. Virdi VS, Goraya JS, Khadwal A, et al. Neonatal transfusion malaria requiring exchange transfusion. *Ann Trop Pediatr.* 2003;23:205–207.

28. American Association of Blood Banks. *Standards for Blood Banks and Transfusion Services.* 31st ed. Bethesda, MD: AABB; 2018.

29. Samanta S, Kumar P, Kishore SS, et al. Donor blood glucose 6-phosphate dehydrogenase deficiency reduces the efficacy of exchange transfusion in neonatal hyperbilirubinemia. *Pediatrics.* 2009;123:e96–e100.

30. Li BJ, Jiang YJ, Yuan F, et al. Exchange transfusion of least incompatible blood for severe hemolytic disease of the newborn due to anti-Rh17. *Transfus Med.* 2010;20:66–69.

31. Watchko JF. Emergency release uncross-matched packed red blood cells for immediate double volume exchange transfusion in neonates with intermediate to advanced acute bilirubin encephalopathy; Timely but insufficient? *J Perinatol.* 2018;38:947–953.

32. De Waal KA, Baerts W, Offringa M. Systematic review of the optimal fluid for dilutional exchange transfusion in neonatal polycythemia. *Arch Dis Child Fetal Neonatal Ed.* 2006;91: F7–F10.

33. Ahlfors CE. Pre exchange transfusion administration of albumin: an overlooked adjunct in the treatment of severe neonatal jaundice? *Indian Pediatr.* 2010;47:231–232.

34. van de Bor M, Benders MJ, Dorrepaal CA, et al. Cerebral blood volume changes during exchange transfusions in infants born at or near term. *J Pediatr.* 1994;125:617–621.

35. Weng YH, Chiu YW. Comparison of efficacy and safety of exchange transfusion through different catheterizations: femoral vein versus umbilical vein versus umbilical artery/vein. *Pediatr Crit Care Med.* 2011;12:61–64.

36. Chen HN, Lee ML, Tsao LY. Exchange transfusion using peripheral vessels is safe and effective in newborn infants. *Pediatrics.* 2008;122:e905–e910.

37. Ogunlesi TA, Lesi FE, Oduwole O. Prophylactic intravenous calcium therapy for exchange blood transfusion in the newborn. *Cochrane Database Syst Rev.* 2017;10:CD011048.

38. Altunhan H, Annagür A, Tarakçi N, et al. Fully automated simultaneous umbilical arteriovenous exchange transfusion in term and late preterm infants with neonatal hyperbilirubinemia. *J Matern Fetal Neonatal Med.* 2016;29:1274–1278.

39. Patra K, Storfer-Isser A, Siner B, et al. Adverse events associated with neonatal exchange transfusion in the 1990s. *J Pediatr.* 2004;144:626–631.

Procedimientos diversos

Enfriamiento de cuerpo completo

Ela Chakkarapani y Marianne Thoresen

La hipotermia terapéutica moderada (HT; temperatura rectal o esofágica de 33.5 °C), iniciada dentro de las 6 h siguientes al nacimiento y continuada durante 72 h, reduce la muerte o la discapacidad en neonatos con encefalopatía hipóxico isquémica (EHI) moderada o grave con un número necesario a tratar (NNT) de 7 (IC 95% 5 a 10); y NNT para un resultado beneficioso adicional en la reducción de la discapacidad del neurodesarrollo en los supervivientes de 8 (IC 95% 5 a 14) (1-5). Los beneficios de la HT persisten en la primera infancia, con un aumento de la proporción de niños enfriados que tienen un coeficiente intelectual (CI) > 85 (6, 7), y una parálisis cerebral menos grave (8).

La HT por lo regular se administra en los recién nacidos como enfriamiento de todo el cuerpo (ETC) utilizando diferentes tipos de colchones o envolturas alrededor del cuerpo (3, 4), o como enfriamiento selectivo de la cabeza (ESC) utilizando un "coolcap", con agua circulando dentro de él, alrededor de la cabeza (2). El ESC es una técnica excelente y el Cool-Cap fue el primero en demostrar la neuroprotección mediante el enfriamiento de los recién nacidos a término tras una asfixia perinatal moderada o grave. Las tendencias de la hipotermia protectora se han desplazado rápidamente hacia la hipotermia corporal total y las unidades servocontroladas, lo que no ocurre con Cool-Cap, que es un dispositivo no servocontrolado. El equipo Cool-Cap ESC en la actualidad no está respaldado a nivel comercial.

A. Indicaciones (2, 4) (véase fig. 50-1)

1. Para disminuir la muerte o la discapacidad en el siguiente grupo de lactantes
   a. ≥ 35 semanas de gestación, recién nacidos < 6 h de edad (5)
   b. Evidencia de asfixia (debe cumplirse al menos uno de los cuatro criterios siguientes)
      (1) Puntuación de Apgar a los 10 minutos de vida ≤ 5
      (2) Peor pH arterial o capilar o venoso en 60 minutos de vida ≤ 7.0
      (3) Déficit de base arterial o capilar o venosa en 60 minutos de vida ≥ 16 mmol/L
      (4) Ventilado o reanimado durante al menos los primeros 10 minutos después del nacimiento
      Y c O d Y e

   c. Encefalopatía moderada o grave caracterizada por:
      (1) Conciencia anormal—letargo o estupor o coma e
      (2) Hipotonía o reflejos anormales (incluidas anormalidades oculomotoras o pupilares), o actividad espontánea disminuida/ausente, o postura anormal (flexión distal/extensión completa/descerebrada), o succión ausente/débil, o reflejo de Moro incompleto/ausente o
   d. Convulsiones clínicas y
   e. Una actividad de fondo anormal de 30 minutos o convulsiones eléctricas en el electroencefalograma de amplitud integrada (EEGa) dentro de las primeras 6 h de vida

2. Si el pH está entre 7.01 y 7.15 o el déficit de bases entre 10 y 15.9 mmol/L o la gasometría no está disponible o el EEGa no está disponible o no se utiliza como criterio de entrada, pueden utilizarse los siguientes criterios (3):
   a. ≥ 35 semanas de gestación en < 6 h de edad y
   b. uno de los siguientes
      (1) Evento perinatal agudo como prolapso de cordón, rotura uterina, desaceleraciones tardías o variables
      (2) Puntuaciones de Apgar ≤ 5 a los 10 minutos
      (3) Reanimación prolongada: compresiones torácicas o intubación o ventilación con máscara a los 10 minutos
      y
   c. Cualquiera de las siguientes opciones
      (1) Convulsiones clínicas
      (2) Encefalopatía definida como uno o más signos en al menos tres de las siguientes seis categorías: nivel de conciencia, actividad espontánea, postura, tono, reflejos primitivos, sistema autonómico (fig. 50-1)

B. Circunstancias especiales

1. *Enfriamiento más allá de las 6 h de edad:* en un ensayo reciente (9), 21 centros asignaron aleatoriamente a 168 recién nacidos a término, que no superaron la ventana de tiempo de 6 h, a HT (n = 83) y normotermia (n = 85) durante

Vía clínica para iniciar la hipotermia terapéutica

Criterios de inclusión*: gestación ≥ 35 semanas, peso al nacer ≥ 1 800 g
Excluir: anomalías cromosómicas/congénitas graves

Cordón umbilical o primera gasometría en 1 hora:
pH ≤ 7.0 o déficit de bases ≥ 16 mEq/L

Gasometría no disponible **o**
Cordón o 1ª gas de sangre dentro de 1 hora:
pH 7.01-7.15 o déficit de bases 10-15.9 mEq/L
Y
Evento perinatal agudo (p. ej., desprendimiento de la placenta, prolapso del cordón umbilical o anomalía grave de la FCF)
Y
Puntuación de Apgar ≤ 5 a los 10 minutos **o**
Necesidad continua de ventilación iniciada al nacer y continuada durante al menos 10 minutos

Evidencia neurológica de encefalopatía moderada/grave
Convulsiones **o** presencia de uno o más signos en 3 de las 6 categorías

Categoría	Encefalopatía moderada	Encefalopatía grave
Nivel de conciencia	Letárgica	Estupor/coma
Actividad espontánea	Disminución de la actividad	No hay actividad
Postura	Flexión distal, extensión completa	Descerebrada
Tono	Hipotonía (focal, general)	Flácida
Reflejos primitivos Succión Reflejo de Moro	Débil Incompleto	Ausente Ausente
Sistema autónomo Pupilas Ritmo cardiaco Respiraciones	Mióticas Bradicardia Respiración periódica	Dilatada/no reactiva Variable Apnea

*Nota: La hipotermia terapéutica debe iniciarse lo antes posible dentro de las 6 h siguientes al nacimiento. La hipotermia iniciada entre 6 y 24 h después del nacimiento puede ser beneficiosa, pero existe incertidumbre sobre su eficacia.

FCF = Frecuencia cardiaca fetal

FIGURA 50-1 Vía clínica para iniciar la hipotermia terapéutica. (Derivado de Shankaran S, Laptook AR, Ehrenkranz RA, et al. Whole-body hypothermia for neonates with hypoxic-ischemic encephalopathy. *N Engl J Med*. 2005;353:1574-1584; Jacobs SE, Morley CJ, Inder TE, et al. Whole-body hypothermia for term and near-term newborns with hypoxic-ischemic encephalopathy: a randomised controlled trial. *Arch Pediatr Adolesc Med*. 2011;165(8):692-700; Laptook AR, Shankaran S, Tyson JE, et al. Efecto de la hipotermia terapéutica iniciada después de 6 h de edad en la muerte o la discapacidad entre los recién nacidos con encefalopatía hipóxico isquémica: un ensayo clínico aleatorio. *JAMA*. 2017;318(16):1550-1560.; y MedStar Georgetown University Hospital Neonatal Intensive Care Unit.)

8 años. Los participantes tenían una mediana (rango) de edad posnatal de 16 h (6-24) al inicio de la intervención. La muerte o discapacidad fue comparable entre el grupo de HT (24.4%) y el de normotermia (27.9%) (N-1 Chi cuadrado = 0.25). Los estudios experimentales demuestran que el efecto terapéutico de la hipotermia disminuye linealmente hasta 9 h luego de la agresión hipóxica y es insignificante más allá de 9 h (10, 11). Estos resultados indican que el enfriamiento debe iniciarse antes de las 6 horas.

2. *Enfriamiento de la EHI leve:* en la actualidad no hay pruebas publicadas que apoyen el uso de la HT para los lactantes con EHI leve (12).

3. *Enfriamiento más prolongado (5 días) o más profundo (32 °C):* un estudio aleatorio de cuatro grupos encontró que ni el enfriamiento durante 5 días ni a 32 °C tenían mejores resultados que el protocolo actual de 33.5 °C durante 3 días. Este estudio se interrumpió antes de tiempo por inutilidad (13). Recién se ha publicado el resultado de 50% de los que se sometieron al tratamiento, lo que confirma lo anterior (14).

C. Contraindicaciones

1. Los niños prematuros nacidos con menos de 35 semanas de gestación debido a la falta de datos sobre la seguridad y el beneficio de la HT. La hipotermia puede estar asociada con la coagulopatía y con la hipo o hiperglucemia en recién nacidos prematuros de entre 34 y 35 semanas de gestación con EHI (15).

2. Anomalías congénitas importantes. Sin embargo, las directrices locales pueden diferir. Algunos centros ofrecen HT a los bebés a término con colapso posnatal quirúrgico, cardiaco, cromosómico o súbito e inesperado, que han sufrido una encefalopatía asfíctica perinatal significativa y cuyos cuidados intensivos van a ser continuados (p. ej., bebé con afecciones quirúrgicas, incluido el bebé asfixiado con ventilación y con fístula traqueoesofágica que requiere cirugía inminente) (16, 17), tienen una afección cardiaca (p. ej, bebé con transposición de grandes arterias con tabique auricular estrecho que conduce a la EHI), tienen una condición cromosómica (por ejemplo, bebé con trisomía 21 con asfixia perinatal), y los bebés que sufren colapso posnatal (p. ej., paro cardiorrespiratorio neonatal repentino e inesperado que conduce a la EHI) (17) a menos que la baja temperatura corporal pueda influir de forma negativa en el(los) efecto(s) de otros tratamientos necesarios (18).

3. Síndromes que implican disgenesia cerebral, cuando se conocen.

4. Bebés en estado moribundo.

5. Peso al nacer por debajo del segundo percentil.

D. Enfriamiento al nacer

1. Si el lactante cumple los criterios (b) de A a los 10 minutos de edad, iniciar la HT pasiva y la monitorización de la temperatura central.
   a. Apagar el calentador en la incubadora abierta de calentamiento/transporte.
   b. No envolver ni cubrir la cabeza con el gorro (19).
   c. Insertar la sonda de temperatura rectal o esofágica lo antes posible.

E. Fijación del sensor de temperatura rectal o esofágico

Sensor de temperatura rectal

1. Medir y marcar el sensor de temperatura rectal (puente de cinta) (**fig. 50-2A**).
2. Lubricar los primeros 5 cm antes de la inserción (**fig. 50-2B**).

3. Introducir hasta 6 cm en el recto del lactante. Limpiar la región perianal y, a continuación, untar la superficie inferior del muslo con una película de barrera sin efecto de sellado (Sorbaderm/Cavilon) (**fig. 50-2C**).
4. Poner un apósito hidrocoloide (7 × 3 cm) (duoDERM) en la superficie inferior de ambos muslos (**fig. 50-2D**).
5. Fije el sensor de temperatura sobre el apósito hidrocoloide con otro apósito hidrocoloide (5 × 5 cm) (**fig. 50-2E**).
6. Insertar una segunda sonda rectal a 6 cm (**fig. 50-2 E**), que se conectará al monitor del paciente para duplicar las lecturas de la sonda rectal conectada a la máquina de enfriamiento.

Sensor de temperatura esófagico

1. Insertar la sonda esofágica, de preferencia por la fosa nasal. Si no es posible, insertarla por vía oral. Medir desde la punta de la nariz hasta el lóbulo de la oreja y hasta el xifoides y luego restar 2 cm para calcular la longitud de inser-

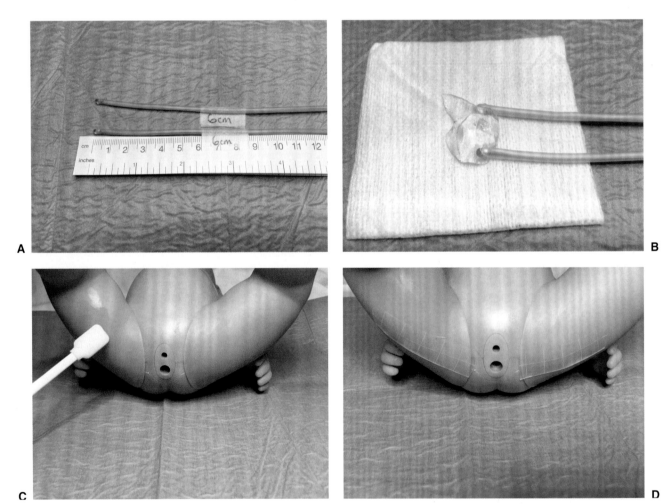

FIGURA 50-2 Inserción y fijación de los sensores de temperatura rectal. **A.** Medición de la sonda del sensor de temperatura rectal a 6 cm y marcado con cinta adhesiva. **B.** Lubricación de la punta del sensor de temperatura. **C.** Untado de la superficie inferior del muslo con una película de barrera sin olor después de limpiar la región perianal. **D.** Pegando un apósito hidrocoloide en la superficie del muslo. (*Continúa*)

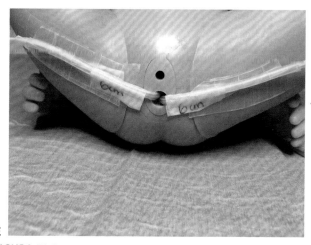

E

FIGURA 50-2 (*Continuación*) **E.** Fijación de dos sensores de temperatura rectal en el lado del muslo.

ción. Esta longitud situará la punta del sensor 2 cm por encima del diafragma.

2. Obtener una RX para confirmar la posición de la punta de la sonda esofágica. Conectar la sonda a la extensión que se conecta a la máquina de enfriamiento.

F. Cuidados intensivos de apoyo con HT

1. Proporcionar apoyo y monitorización de las vías respiratorias: soporte respiratorio adecuado con ventilador o presión positiva continua en la vía aérea, y monitorización de la oximetría de pulso, la función pulmonar, el CO_2 tidal y los gases sanguíneos arteriales.

2. Mantener la PCO_2 corregida por la temperatura > 35 mm Hg (20) (la PCO_2 a 33.5 °C está cerca de la PCO_2 a 37 °C × 0.83). Mantener la CO_2 en el rango normal de 35 a 50 mm Hg cuando se analice a 33.5 °C. Si se analiza a 37 °C, utilizar un rango de 42 a 60 mm Hg. Evitar la exposición innecesaria a una alta concentración de oxígeno (21).

3. Proporcionar monitorización y apoyo cardiaco: presión arterial, gasto cardiaco y monitorización de la función (si está disponible). Apoyar la función cardiaca y la perfusión con inotrópicos y volumen según sea necesario. La frecuencia cardiaca por lo regular se reduce en cerca de 10 latidos/1 °C durante la HT; sin embargo, el apoyo inotrópico aumentará la frecuencia cardiaca (22). La frecuencia cardiaca esperada para los bebés enfriados a 33.5 °C será de 80 a 100 latidos por minuto (22).

4. Proporcionar monitorización de EEGa y EEG: utilizar el registro de EEGa de 1 o 2 canales para evaluar la actividad de fondo, el patrón, y monitorizar el tiempo hasta la normalización del patrón de fondo (23-25); identificar las convulsiones utilizando de preferencia EEG/EEGa continuo para diagnosticar las convulsiones subclínicas (26), y monitorizar el efecto de los anticonvulsivos. Algunas unidades utilizan EEG multicanal.

5. Vigilar y tratar de manera activa las convulsiones clínicas y eléctricas, porque las convulsiones empeoran el resultado del neurodesarrollo al margen de la gravedad de la lesión cerebral hipóxico isquémica (27). Los niveles de fármacos en suero de los anticonvulsivos deben vigilarse de manera estrecha debido al deterioro hepático en los lactantes con encefalopatía neonatal y a la posible reducción del metabolismo inducida por la HT (28).

6. Vigilar la glucosa en sangre desde el nacimiento y tratar la hipoglucemia, la cual es frecuente en los lactantes gravemente asfixiados, sobre todo en las primeras 24 h (29) y se asocia con un desarrollo neurológico adverso a largo plazo (30).

7. Vigilar los electrolitos séricos y mantener el magnesio sérico ≥ 1 mmol/L, ya que esto puede mejorar la neuroprotección (31).

8. Tratar la coagulopatía.

9. Sedar a los bebés enfriados con sedantes adecuados para evitar el estrés por frío. Las pruebas experimentales demuestran que la falta de sedación durante la HT puede abolir el efecto neuroprotector (32).

10. Vigilar la diuresis. Puede ser necesario un cateterismo para mantener el equilibrio de líquidos en bebés sedados y refrigerados.

11. Monitorice la temperatura del núcleo, de la superficie y del cuero cabelludo (si está en enfriamiento de la cabeza) cada 15 minutos de mantenimiento de la HT durante el recalentamiento en los modos manuales. En los modos servo, las temperaturas del núcleo, de la superficie y del cuero cabelludo pueden controlarse cada 30 minutos durante la fase de mantenimiento de la HT.

12. Vigilar la piel para detectar cambios y modificar la posición del lactante (lateral derecho, lateral izquierdo, supino y ligera inclinación de la parte superior del cuerpo) cada 6 h para evitar las úlceras por presión o la necrosis grasa del tejido mal perfundido (3) y mejorar la perfusión/ventilación dentro de las diferentes zonas del pulmón.

G. Enfriamiento selectivo de la cabeza

El ESC con hipotermia sistémica leve (temperatura rectal de 34 a 35 °C) fue el primer método de enfriamiento aprobado por la FDA en uso clínico (34) y tiene como objetivo reducir de manera selectiva la temperatura del cerebro más que la del resto del cuerpo, buscando minimizar los potenciales efectos adversos sistémicos de la HT (35,36). En la actualidad no es factible medir con precisión la temperatura en las distintas partes del cerebro, y el gran tamaño de la cabeza del lactante puede impedir que se logre un enfriamiento significativo en el cerebro profundo mediante un gorro de enfriamiento sin reducir la temperatura central (37). No hay pruebas que sugieran que ninguno de los métodos de enfriamiento (ESC o ETC) sea superior al otro; sin embargo, el ETC servocontrolado es más fácil que el ESC y es el más utilizado.

En el ESC con hipotermia sistémica leve, mientras la cabeza se enfría con un gorro de enfriamiento, el cuerpo se calienta con un calentador radiante en el techo. Las ventajas del ESC incluyen que al lograr una temperatura más baja en la corteza y al estar el cuerpo caliente, los bebés están más cómodos. Las desventajas incluyen la falta de servocontrol en el mantenimiento de la temperatura central, lo que hace que la técnica sea laboriosa. El ESC con normotermia podría ser útil para investigar en bebés prematuros con encefalopatía hipóxico isquémica.

H. Enfriamiento de todo el cuerpo

El ETC puede lograrse mediante:

1. Refrigeración pasiva.
2. Enfriamiento con complementos sencillos como botellas de agua, guantes llenos de agua, geles o ventilador.

    Estos métodos son eficaces, pero son más difíciles de utilizar y requieren mucha mano de obra. Es difícil conseguir una temperatura estable durante un periodo prolongado.
3. Máquina de refrigeración con control manual y colchón.
4. Máquinas de refrigeración servocontroladas con envoltura corporal o colchón.
    a. En la **figura 50-3** se muestra la variación de la temperatura, la presión arterial y la frecuencia cardiaca durante el ETC manual y servocontrolado y ESC manual.

Enfriamiento pasivo

Tras la asfixia perinatal, el metabolismo de los lactantes es naturalmente bajo, y la temperatura central descenderá a menos que se inicie un calentamiento activo (38). Cuando la asfixia perinatal es probable en un lactante al nacer, debe iniciarse el enfriamiento pasivo tan pronto como se establezca la ventilación (39). Este método puede ser eficaz durante días, según la temperatura ambiental y del control frecuente de las fuentes de enfriamiento. Suele utilizarse solo hasta que se dispone de un equipo de enfriamiento activo (40); se utiliza en los centros periféricos que no disponen de una máquina de enfriamiento servocontrolada para iniciar el enfriamiento en los bebés que cumplen los criterios o en aquellos asfixiados que presentan un examen neurológico no concluyente o una encefalopatía leve hasta que los bebés puedan ser asignados a un protocolo de hipotermia terapéutica completo o ser recalentados.

Técnica

1. No se debe iniciar ningún calentamiento radiante u otros métodos de calentamiento.
2. Mantener descubierto al bebé (el pañal pequeño puede permanecer en su lugar).

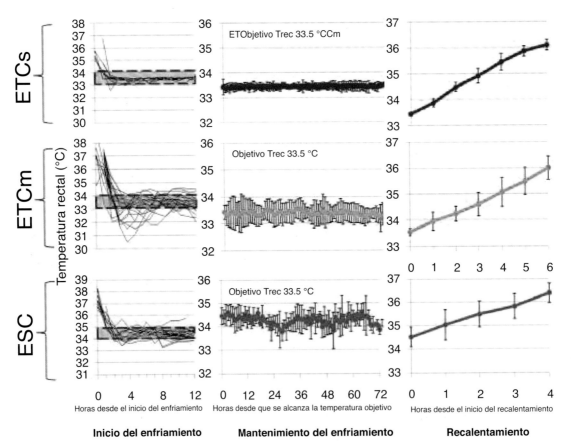

FIGURA 50-3 Variabilidad de la temperatura rectal durante la fase de inicio, mantenimiento y recalentamiento de la HT. ESC, enfriamiento selectivo manual de la cabeza (CoolCap n = 21); ETCm, enfriamiento manual de todo el cuerpo (Tecotherm n = 25); ETCs, enfriamiento servocontrolado de todo el cuerpo (CritiCool nv = 28).

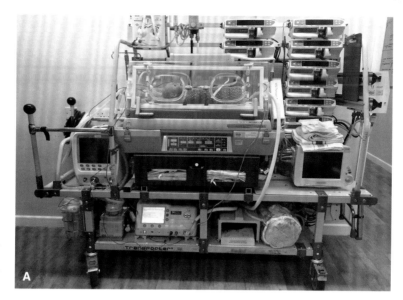

FIGURA 50-4 Enfriamiento durante el transporte utilizando Tecotherm (**A**) o CritiCool mini (**B**). CritiCool puede funcionar con batería durante 1 hora.

3. Vigilar la temperatura central con una sonda rectal o esofágica. Si se produce un sobreenfriamiento se puede volver a calentar al bebé poco a poco con una fuente de calor (por ejemplo, botellas de agua caliente, calefacción por encima de la cabeza [con un escudo térmico en la cabeza]) (véase la **fig. 50-17**).
4. Mantener la temperatura ambiente por debajo de 26 °C.

Dificultades

1. Es necesario controlar de manera continua la temperatura del núcleo para evitar un enfriamiento excesivo (40, 41).
2. La variabilidad de la temperatura central durante la HT pasiva es elevada (40).

I. Enfriamiento durante el transporte

1. Remitir al bebé a un centro que ofrezca HT terapéutica lo antes posible.
2. Proporcionar el soporte cardiorrespiratorio necesario y utilizar un método de enfriamiento pasivo o de otro tipo (*véase G, I*) para alcanzar la temperatura objetivo de forma temprana (44) y mantenerla utilizando el servocontrol durante el transporte en ambulancia (45) o en avión (**fig. 50-4**) (46).

Enfriamiento con adyuvantes

1. *Guantes/botellas llenas de agua del grifo* (**fig. 50-5**)

Técnica

a. Exponer al bebé por completo y colocarlo en una cuna abierta.
b. Retirar todas las fuentes de calor.
c. Mantener la temperatura ambiente entre 25 y 26 °C.
d. Utilizar tres botellas de agua de goma, llenas de agua fría del grifo, para formar un colchón *o*
e. Colocar guantes de goma llenos de agua a unos 10 °C junto a las ingles, las axilas y el cuello (35).

f. Monitorizar la temperatura central (rectal o esofágica) durante 72 h de duración de la HT.
g. Aplicar mantas y cambiar los guantes o las botellas de agua con la frecuencia necesaria para mantener la temperatura central a 33.5 ± 0.5 °C.
h. El recalentamiento puede lograrse de forma pasiva interrumpiendo el enfriamiento activo y controlando el aumento de la temperatura del núcleo.
i. El recalentamiento gradual mediante una fuente de calor externa, como en el caso del enfriamiento pasivo, puede usarse con un escudo adecuado para proteger la cabeza (**figs. 50-17**).

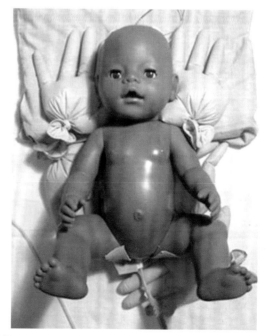

FIGURA 50-5 Enfriamiento con adyuvantes. Se colocan guantes llenos de agua fría alrededor de la cabeza, el tronco y las piernas para enfriar al bebé, junto con la monitorización de la temperatura rectal.

Dificultades

a. Mantener una variación mínima de la temperatura ambiente.

b. Cierta variabilidad, pero relativamente menor, de la temperatura central en comparación con el enfriamiento pasivo.

c. Es necesario un control frecuente para determinar cuándo hay que sustituir los guantes o las botellas de agua.

2. *Geles (5)* **(fig. 50-6)**

Técnica

a. Exponer al bebé a la temperatura ambiente en una cuna abierta con un calentador superior apagado.

b. Aplicar dos compresas de gel refrigeradas (12 cm × 12 cm, a una temperatura de 7 a 10 °C) en el pecho o bajo la cabeza y los hombros.

c. Retirar un paquete de gel cuando la temperatura central descienda por debajo de los 35 °C.

d. Retirar la siguiente compresa de gel cuando la temperatura central descienda por debajo de 34.5 °C.

e. Encender el calentador radiante y ajustar de forma manual la salida del calentador cada 15 a 30 minutos si la temperatura del núcleo cae por debajo de 33.5 °C y utilizar un escudo adecuado para proteger la cabeza (véase la **fig. 50-17**).

f. Vuelva a aplicar las compresas de gel si la temperatura central supera los 34 °C.

g. Después de 72 h, aumente la potencia del calentador radiante para lograr el recalentamiento de 0.5 °C cada hora.

Material de cambio de fase (42)

a. El material de cambio de fase basado en la sal de Glauber puede mantener una temperatura estable almacenando o liberando energía térmica, lo que proporciona una retroalimentación natural.

b. La hipotermia puede ser inducida y mantenida con material de cambio de fase alcanzando una temperatura establecida de 32 °C.

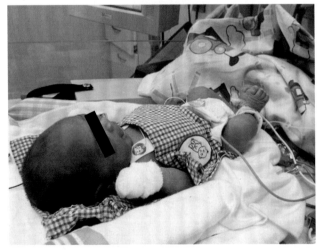

FIGURA 50-6 Enfriamiento con paquetes de gel refrigerados colocados bajo la cabeza y a lo largo del pecho y el tronco.

c. Es probable que el material de cambio de fase sea eficaz cuando la temperatura ambiente sea < 28 °C y requiera la aportación de enfermería (43).

Dificultades

a. Alta variabilidad de la temperatura central.

b. Se requiere un seguimiento y apoyo intensivos para mantener la temperatura central deseada.

Enfriamiento mediante una máquina de enfriamiento servocontrolada

Los sistemas de enfriamiento servocontrolados enfrían y mantienen la temperatura del núcleo alterando la temperatura del líquido refrigerante de forma automática, basándose en la información sobre la temperatura del núcleo y de la superficie que recibe el sistema. El lactante puede colocarse dentro de una incubadora o, de preferencia, en una cama abierta.

1. La unidad de gestión de la temperatura CritiCool (MTRE Advanced Technologies Ltd, Yavne, Israel) **(fig. 50-7)**

   a. *Otros equipos*

     (1) Cable de alimentación

     (2) Tubos de conexión

     (3) Envoltura de curación (MTRE Advanced Technologies Ltd, Yavne, Israel)

     (4) Agua estéril o filtrada a 0.22 micras

     (5) Sonda de temperatura rectal × 2 (reutilizable) o adaptador con sondas rectales de un solo uso o sonda de temperatura esofágica (E)

     (6) Sonda de temperatura cutánea (reutilizable) o adaptador con sondas de un solo uso

     (7) Almohada de plástico de burbujas en capas.

   b. *Modos disponibles*

     (1) Enfriamiento

     (2) Recalentamiento controlado (para un recalentamiento lento)

     (3) Normotermia (para un recalentamiento rápido)

     (4) Vaciar (para vaciar el sistema)

   c. *Selección de modo*

     (1) Pulse la tecla MENÚ

     (2) Seleccione la opción MODE SELECT para mostrar el panel MODE SELECT

     (3) Utilice las flechas arriba/abajo para seleccionar el modo deseado

     (4) Haga clic en OK para activar el modo

   d. *Técnica que utiliza el modo de enfriamiento*

     (1) Colocar la unidad CritiCool y bloquer las ruedas delanteras.

     (2) Llenar el depósito de la unidad de manejo de la temperatura con agua estéril o filtrada de 0.22 micras hasta situarse entre las dos líneas (**fig. 50-7A, B**).

     (3) Seleccionar el tamaño del CureWrap ("camisa de enfriamiento") adecuado al tamaño del lactante (< 3.5 kg y > 3.5 kg) (**fig. 50-7C**).

     (4) Conectar los tubos de conexión a la unidad de manejo de la temperatura y al CureWrap (**fig. 50-7A**).

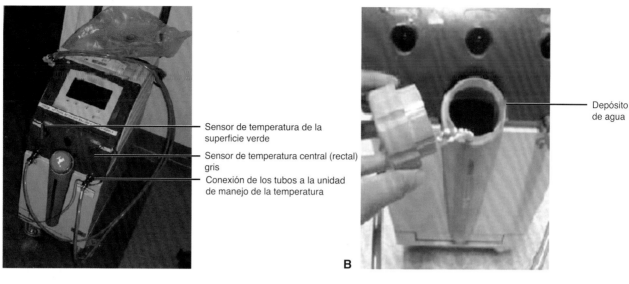

Sensor de temperatura de la superficie verde

Sensor de temperatura central (rectal) gris

Conexión de los tubos a la unidad de manejo de la temperatura

Depósito de agua

A

B

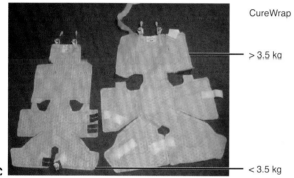

CureWrap

> 3,5 kg

< 3.5 kg

C

FIGURA 50-7 A. Máquina CritiCool. **B.** Depósito de agua que debe llenarse con agua estéril hasta la zona comprendida entre las dos líneas. **C.** CureWrap con los cierres de velcro para bebés < 3.5 kg y > 3.5 kg.

(5) Tirar del collar del extremo hembra del tubo de conexión e insertarlo sobre el conector macho del CureWrap

(6) Conectar los tubos de conexión a las tomas metálicas situadas delante de la unidad de manejo de la temperatura.

(7) Encender la unidad de manejo de la temperatura después de conectar el cable de alimentación. Aparecerá un aviso para confirmar el modo con una alarma sonora.

(8) El CureWrap se llenará de agua; asegurarse de que se llene antes de envolverlo y asegurarlo en el bebé.

(9) Confirmar el modo de enfriamiento neonatal (**fig. 50-8A**).

(a) La temperatura central establecida por defecto en la unidad de manejo es de 33.5 °C.

(b) El agua no fluye en la envoltura sin una lectura válida de la temperatura central.

(10) Conectar la sonda de temperatura gris en la toma Core y la temperatura verde del sensor en la toma de superficie (**fig. 50-7A**).

(11) La circulación se confirma cuando el "icono de flujo" (arriba a la derecha de la pantalla) gira (**fig. 50-8B**).

(12) Colocar al bebé en posición supina sobre el CureWrap (cuya forma se adapta al bebé) en una cuna/cama abierta.

(13) Desnudar al bebé hasta dejarle un pequeño pañal.

FIGURA 50-8 Configuración del CritiCool para el modo de enfriamiento neonatal y recalentamiento automático. **A,B:** Pantalla LCD del CritiCool.

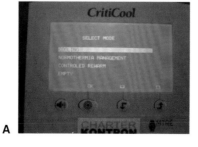

A

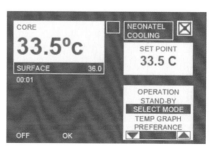

B

(14) Introducir la sonda de temperatura rectal o esofágica (sensor gris) suministrada con el equipo (véanse E y **fig. 50-2A**).

(15) Insertar una segunda sonda rectal calibrada a 6 cm, junto a la sonda anterior. La segunda sonda se conecta a un monitor de paciente independiente para que sirva como medio de doble comprobación de la temperatura rectal.

(16) Asegurar los dos sensores de temperatura rectal (véase E).

(17) Cubrir las piernas y el tronco del bebé con el CureWrap y fijarlo con las correas de velcro (véase la **fig. 50-9C**).

(18) Exponer el ombligo para permitir la inserción de líneas umbilicales y la monitorización de hemorragias (**fig. 50-9C**).

(19) Colocar seis capas de plástico de burbujas entre la cabeza y la parte de la envoltura (**fig. 50-9A–C**).

   (a) Esto aísla la cabeza del ciclo de temperatura en el CureWrap (19).

   (b) Mantener la cabeza expuesta en un lecho abierto mantiene el cerebro superficial más frío (19).

(c) Las pruebas experimentales indican que la fluctuación de la temperatura del colchón cada 12 minutos induce fluctuaciones similares en la temperatura superficial del cerebro.

(20) Fijar la sonda de temperatura superficial a la frente con cinta adhesiva (**fig. 50-9C**).

(21) Vigilar la temperatura central y de la superficie cada 15 minutos durante la inducción de la HT y el recalentamiento, y cada 30 a 60 minutos durante la fase de mantenimiento de la HT.

(22) Después de 72 h de HT, vuelva a calentar utilizando el modo *manual* o *controlado*.

e. *Técnica en modo manual*

Durante el *modo manual*, el usuario aumenta la temperatura central establecida en el CritiCool entre 0.2 y 0.3 °C cada 30 minutos para aumentar la temperatura central entre 0.4 y 0.5 °C por hora. En este modo, el grado y la duración del recalentamiento pueden adaptarse al estado clínico del bebé.

(1) Para seleccionar el *modo de recalentamiento controlado*, pulse *menu*, seleccione *modo*, pulse ▲ para desplazarse hacia arriba o hacia abajo y resalte la opción de recalentamiento controlado. Pulse *OK* (**fig. 50-10A**).

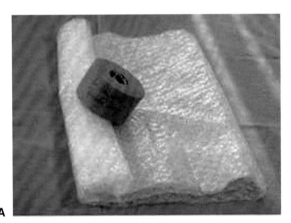

A

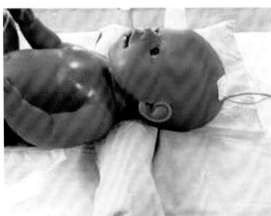

B

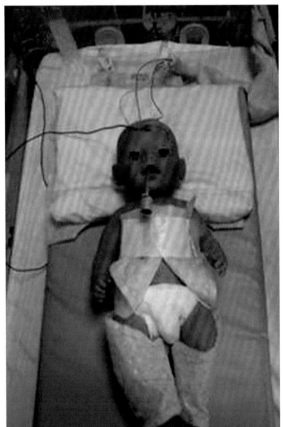

C

FIGURA 50-9 Aislamiento de la cabeza con plástico de burbujas. **A.** La almohada se prepara con seis capas de plástico de burbujas. **B.** Las capas de plástico de burbujas se enrollan en un extremo para formar un rollo de cuello. **C.** Se coloca CureWrap alrededor del muñeco; se cubre la almohada de plástico de burbujas con una sábana; el cuello descansa sobre el rollo de cuello; se fija un electrodo de EEGa en la posición parietal (P3).

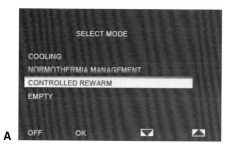

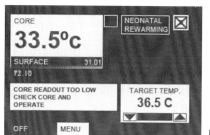

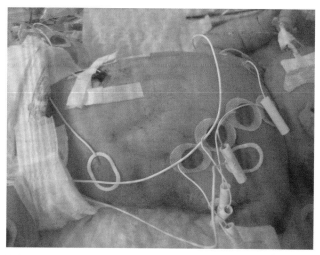

FIGURA 50-10 Pantalla LCD en el Critical para los modos de recalentamiento (**A–C**).

(a) Aparecerá el mensaje "CORE readout too low check core and operate" (**fig. 50-10B**).

(b) Las temperaturas del núcleo, de la piel y del objetivo se muestran en el monitor de la unidad de manejo de la temperatura (**fig. 50-10B**). El agua ya no circulará por la envoltura.

(c) La temperatura objetivo por defecto es de 36.5 °C; sin embargo, la temperatura objetivo fijada puede variarse entre 36 y 38 °C, utilizando las flechas ▲ o ▼ situadas debajo de la lectura de la temperatura objetivo (**fig. 50-10B**).

(2) Para iniciar el recalentamiento controlado, pulsar el *menu* y utilizar las flechas ▲ o ▼ para seleccionar *Operación* (**fig. 50-10C**).

(3) Una vez resaltada la *operación,* pulse el botón *Enter* para confirmar (**fig. 50-10C**).

(4) Una vez alcanzada la normotermia, dejar al bebé en la envoltura durante 12 horas.

(5) Si el lactante está en una cuna en la que se puede aumentar la temperatura del colchón, aumentarla hasta 1 °C por encima de la temperatura central del lactante al final del periodo de 12 h y retirar la envoltura.

(6) Mantener la cabeza del bebé descubierta y colocada sobre la almohada de plástico de burbujas para aislar la cabeza del colchón calentado.

(7) El bebé puede ir vestido con una sola capa de ropa.

(8) Vigilar la temperatura rectal durante 24 h después de alcanzar la normotermia (cerca de 36.5 °C rectales) para evitar la hipo o hipertermia.

f. Precauciones

(1) La CureWrap debe aplicarse sin apretar (dejar un espacio de un dedo de ancho entre la piel y la envoltura) alrededor del tronco para evitar que se impida la ventilación y la presión sobre la piel de los cables de monitorización entre la envoltura y la piel (**fig. 50-11**).

(2) El cuidado de la piel debe realizarse como mínimo cada 8 horas.

(3) Una alarma alertará al usuario si las sondas rectales o de superficie se desprenden.

(4) Una alarma sonará si no hay suficiente agua en la unidad de manejo de la temperatura.

g. Ventajas

(1) Inicio rápido de la HT.

(2) No hay exceso de temperatura central durante la inducción.

(3) La variabilidad de la temperatura central durante las fases de mantenimiento y recalentamiento es mínima (47).

(4) Mejor estabilidad hemodinámica en términos de presión arterial y frecuencia cardiaca que el enfriamiento manual (véase la **fig. 50-3,** panel superior).

(5) Descarga sencilla de todos los datos de temperatura.

FIGURA 50-11 Impresiones en la piel producidas por el cable de ECG bajo la envoltura, que son el resultado de aplicar la CureWrap con demasiada fuerza.

2. *Tecotherm Neo (fig. 50-12) (TECCOM GmbH, Halle/Salle, Alemania)*
   a. Equipo
      (1) Cable de alimentación
      (2) Unidad de enfriamiento Tecotherm Neo
      (3) Colchón de enfriamiento
      (4) Mangueras de conexión del colchón
      (5) Sonda de temperatura rectal × 2
      (6) Gelatina lubricante
      (7) Sonda de temperatura de la piel × 1
      (8) Líquido refrigerante
      (9) Juego de llenado de refrigerante
      (10) Almohada de plástico de burbujas de seis capas
   b. *Modos disponibles*
      (1) *Modo de tratamiento completo con servocontrol:* la duración del tratamiento, el ritmo de enfriamiento/calentamiento y la temperatura objetivo pueden ser ajustados por el usuario. Se completará todo el ciclo de tratamiento y se alcanzará la temperatura final.
      (2) *Modo de servocontrol (temperatura rectal constante):* se puede ajustar la temperatura objetivo, el tiempo para llegar a ella y la duración para mantenerla. Se puede establecer la tasa de cambio para permitir un enfriamiento/calentamiento uniforme.
      (3) *Modo de temperatura constante del colchón:* la temperatura del colchón puede mantenerse a un nivel determinado. Sin servocontrol.
   c. Técnica
      (1) Conectar el cable de alimentación a la corriente y encenderlo.
      (2) Conectar el juego de llenado a la unidad de enfriamiento (**fig. 50-12B**).

      (3) Mantener el juego de llenado por encima de la unidad de enfriamiento para que el refrigerante llene la unidad de enfriamiento.
      (4) Conectar el colchón a la unidad de enfriamiento con la manguera de conexión (**fig. 50-12A, C**).
      (5) Conectar la sonda de temperatura rectal y la de temperatura cutánea a la unidad de enfriamiento (**fig. 50-12C**).
      (6) Ponga el Tecotherm Neo en modo servocontrolado programable (esto completa la inducción y mantiene la temperatura en el objetivo de 33.5 °C durante 72 h, seguido de un recalentamiento servocontrolado a 37 °C durante 7 h).
      (7) Desnudar al bebé hasta dejarle el pañal pequeño.
      (8) Fijar dos sondas de temperatura rectal a 6 cm (véase la **fig. 50-2**) y pegarlas al lado del muslo como se ha descrito antes en E.
      (9) Fijar la sonda de temperatura de la piel en la frente.
      (10) Colocar al bebé en posición supina sobre el colchón y rodearlo con este en una incubadora cerrada sin calefacción o en una cuna/cama abierta (**figs. 50-12 y 50-13**).
      (11) Asegurar el colchón en la parte delantera del bebé con los lazos suministrados (**figs. 50-12C y 50-13**).
      (12) Coloque la almohada entre la cabeza y el colchón (**fig. 50-13**) (19). Las alarmas se activan si no hay energía, si el líquido es escaso, si no hay flujo de líquido, si la temperatura rectal está fuera de rango en 0.5 °C y si hay una falla del sistema.

Tecotherm Neo

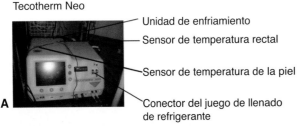

A
— Unidad de enfriamiento
— Sensor de temperatura rectal
— Sensor de temperatura de la piel
— Conector del juego de llenado de refrigerante

Refrigerante

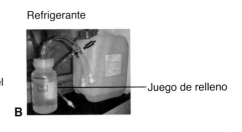

B
— Juego de relleno

Tecotherm Neo preparado para el enfriamiento

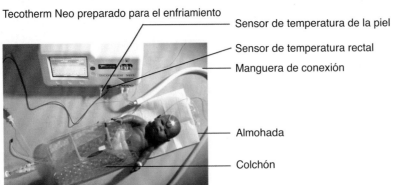

C
— Sensor de temperatura de la piel
— Sensor de temperatura rectal
— Manguera de conexión
— Almohada
— Colchón

FIGURA 50-12 Tecotherm Neo-servo-controlado. **A.** Unidad de enfriamiento. **B.** Refrigerante. **C.** Configuración de Tecotherm Neo para el enfriamiento.

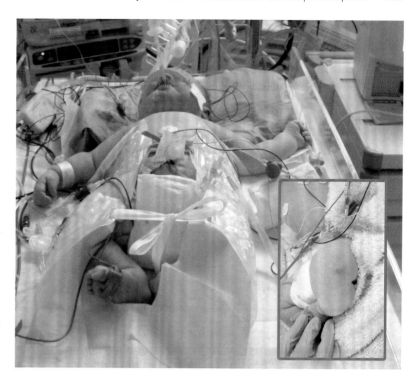

FIGURA 50-13 Enfriamiento controlado por Tecotherm Neo-servo. Se envolvió la parte inferior del cuerpo con un colchón de enfriamiento reutilizable. *El recuadro* muestra una zona de presión roja en la rodilla, donde el colchón estaba demasiado apretado.

d. Precauciones

No envolver el colchón de forma apretada. Esto puede provocar una presión excesiva sobre la piel (**fig. 50-13**).

e. Ventajas

(1) Inicio rápido de la HT.

(2) No hay exceso de temperatura central durante la inducción (47).

(3) La variabilidad de la temperatura central durante las fases de mantenimiento y recalentamiento es mínima.

(4) Fácil descarga de todos los datos de temperatura en una memoria USB.

3. *Blanketrol III* (Cincinnati Sub-Zero Products, Inc., Cincinnati, Ohio) (**fig. 50-14**)

a. Equipo

(1) Unidad Blanketrol III

(2) Manta de hiper/hipotermia

(3) Sábana seca, manta de baño o funda de eliminación

(4) Manguera de conexión

(5) Sonda serie 400

(6) Gelatina lubricante

(7) Cable de conexión para las sondas desechables

(8) Agua destilada (no utilice agua del grifo ni agua desionizada)

b. *Modos de enfriamiento disponibles.*

(1) Modo manual (**fig. 50-15B**): funcionamiento basado en la temperatura del agua circulante en relación con la temperatura de la manta/agua ajustada.

(2) Control automático (**fig. 50-15F**): vigila la temperatura del paciente y suministra la máxima terapia de calentamiento o enfriamiento para llevar la temperatura del paciente al punto establecido.

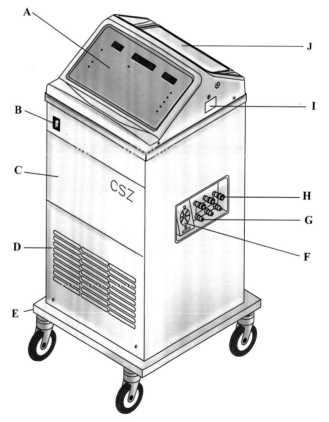

FIGURA 50-14 Blanketrol III. **A.** Panel de control. **B.** Interruptor de encendido (I-on; O-off). **C.** Cajón de almacenamiento. **D.** Parrilla. **E.** Parachoques de protección. **F.** Indicador de flujo de agua. **G.** Acoplamiento de salida macho. **H.** Acoplamiento de retorno hembra. **I.** Enchufe de la sonda del paciente. **J.** Depósito de llenado de agua.

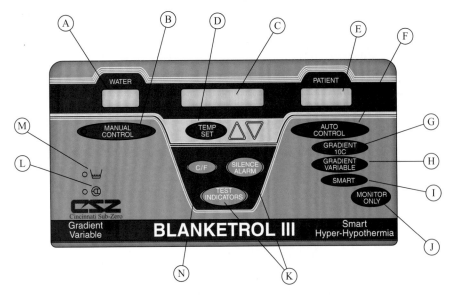

FIGURA 50-15 Panel de control de la membrana Blanketrol III (unidad de 115 voltios). A. Temperatura del agua; B. Control manual de la temperatura del agua circulante; C. Pantalla de estado LCD; D. Botón de ajuste de la temperatura; E. Temperatura del paciente; F. Modo de control automático; G. Modo de gradiente 10C; H. Modo de gradiente variable; I. Función inteligente; J. Monitorización de la temperatura del paciente; K. Indicador de prueba (confirmar que todos los indicadores funcionan) y silenciar la alarma; L. Falla de alimentación (el LED del lateral parpadea con una alarma sonora cuando se ha interrumpido la alimentación); M. Símbolo de agua baja; N. Celsius o Fahrenheit.

(3) *Gradient* 10C (**fig. 50-15G**): calienta o enfría al paciente con agua 10 °C por encima o por debajo de la temperatura del paciente, hasta que este alcance la temperatura deseada.

(4) *Gradient* 10C inteligente (**fig. 50-15G, I**): Calienta o enfría al paciente con agua 10 °C por encima o por debajo de la temperatura del paciente y aumenta el gradiente 5 °C hasta alcanzar la temperatura establecida. Cuando la temperatura del paciente se desvía del punto de referencia después de haber alcanzado la temperatura objetivo, el gradiente vuelve a 10 °C.

(5) *Gradient* variable (**fig. 50-15H**): igual que el modo *Gradient* 10C, excepto que el gradiente puede ser determinado por el usuario. El modo inteligente puede añadirse a *Gradient*.

(6) Variable: el gradiente aumenta en 5 °C más allá del gradiente especificado hasta que se alcanza la temperatura establecida. Cuando la temperatura del bebé se desvía del punto de ajuste después de haber alcanzado la temperatura objetivo, el gradiente vuelve al gradiente especificado.

(7) *Monitor only* (**fig. 50-15J**): muestra la temperatura del paciente sin calentar ni enfriar ni hacer circular el agua.

(8) El sistema de enfriamiento se activa pulsando *Temp Set* y ajustando la temperatura objetivo, seguido de la pulsación del selector de modo. Para cambiar a *Monitor only,* pulse el botón con la etiqueta correspondiente (**fig. 50-15J**).

c. Técnica de modo variable de gradiente ETC

(1) Colocar la unidad Blanketrol III en el área del paciente, accesible a la fuente de alimentación correcta.

(2) Compruebe el nivel del agua destilada en el depósito. Levantar la tapa de la abertura de llenado de agua y comprobar que el agua toca visiblemente el colador (**fig. 50-14J**).

(3) Comprobar que el interruptor de encendido está en la posición de *apagado* (**fig. 50-14B**).

(4) Insertar el enchufe en una toma de corriente con conexión a tierra.

(5) Colocar la manta de hiper/hipotermia en posición horizontal (**fig. 50-16**) con la manguera dirigida, sin dobleces, hacia la unidad.

(6) Cubrir la manta con una sábana seca o una funda desechable (**fig. 50-16**), si se trata de una manta de uso para un solo paciente, como MAXI-THERM (Cincinnati Sub-Zero Products, Inc., Cincinnati, Ohio).

(7) Conectar la manta a la unidad Blanketrol III: conectar el acoplamiento hembra de desconexión rápida de la manguera de conexión al acoplamiento de salida macho de la unidad de enfriamiento (**fig. 50-14G**) y el acoplamiento macho al acoplamiento de retorno hembra (**fig. 50-14H**) empujando hacia atrás el collar del acoplamiento hembra mientras se conecta al acoplamiento macho, y soltando después el collar.

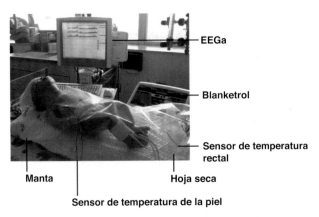

FIGURA 50-16 Configuración de Blanketrol III para el enfriamiento.

(8) Tirar con suavidad de la manguera de conexión para asegurar una conexión positiva, que no haya torceduras en la manguera de conexión y que la manta esté plana.

(9) Iniciar el **preenfriamiento:** este puede no ser necesario si la temperatura del bebé ya ha bajado (por ejemplo, por hipotermia pasiva durante el transporte).

    (a) Conectar la máquina de enfriamiento (**fig. 50-14B**).

    (b) Pulsar *Temp Set* (**fig. 50-15D**).

    (c) Utilice las flechas hacia arriba (Δ) o hacia abajo (∇) al lado de *Set Temp* (**fig. 50-15**) y ajustar la temperatura a 33.5 °C.

    (d) Pulse el *Manual Control* (**fig. 50-15B**).

    (e) Escuchar cómo se activa el compresor.

    (f) Comprobar el indicador de flujo de agua (**fig. 50-14F**) para confirmar que el agua está circulando.

    (g) Colocar al bebé sobre la manta (**fig. 50-16**).

    (h) Colocar las sondas de monitorización de la temperatura del paciente.

d. Sensor de temperatura rectal

    (1) Marcar una sonda de la serie 400 a 6 cm de la punta con cinta adhesiva/pluma indeleble (véase la **fig. 50-2**).

    (2) Introducir la sonda rectal 6 cm en el recto y fijarla a la pierna con DuoDERM/Tegaderm y cinta adhesiva, como se describe en E (véase la **fig. 50-2**).

e. Temperatura esofágica

    (1) Medir una sonda de la serie 400 desde la nariz/línea media de la boca hasta la oreja y luego hasta una línea imaginaria entre los pezones.

    (2) Marcar esta posición en la sonda con cinta adhesiva/pluma indeleble.

    (3) Introducir la sonda por la boca o la nariz hasta la marca.

    (4) Fijar la sonda al labio superior.

        (a) Conectar la sonda rectal o esofágica a la toma del cable negro.

        (b) Conectar el cable negro a la salida de la sonda en Blanketrol (**fig. 50-14I**).

        (c) Iniciar la **inducción** de la HT (modo *Gradient Variable*)

    (5) Después de 1 minuto, pulsar *Temp Set* (**fig. 50-14D**).

    (6) Pulsar el botón Δ/∇ (**fig. 50-14**) para ajustar la temperatura a **33.5 °C**.
        La pantalla de estado (**fig. 50-15C**) indicará **33.5 °C**.

    (7) Pulsar *Gradient Variable* (**fig. 50-15H**).

    (8) Pulse Δ/∇ (fig. 45-20) a **20 °C**.

    (9) Volver a pulsar la *Gradient Variable* (fig. 50-22H).

    (10) Escuchar la activación de la bomba.

    (11) Comprobar que el indicador de flujo de agua (**fig. 50-14F**) está girando.

    (12) Colocar la sábana seca o la cubierta desechable sobre el bebé para disminuir las pérdidas por convección y las fluctuaciones de la temperatura del agua en la manta (**fig. 50-16**).

    (13) Pantallas de temperatura del monitor. La pantalla de *PATIENT* (**fig. 50-15E**) mostrará la temperatura real del bebé.

        (a) La pantalla de *WATER* (**fig. 50-15A**) mostrará la temperatura real del agua en circulación.

        (b) La pantalla de *estado* (**fig. 50-15C**) mostrará el modo de funcionamiento y la temperatura ajustada.

        (c) Controlar la temperatura central cada 15 minutos para determinar cuándo se alcanza la temperatura objetivo.

f. Mantener HT (modo de gradiente variable)

    (1) Pulsar *Temp Set* (**fig. 50-15D**).

    (2) Pulsar el botón Δ/∇ (**fig. 50-15**) para mantener la temperatura central en **33.5 °C**.

    (3) Pulsar *Gradient Variable* (**fig. 50-15H**).

    (4) Pulsar el botón Δ/∇ (**fig. 50-15**) a **5 °C** para minimizar las fluctuaciones de temperatura entre el paciente y el agua de la manta de enfriamiento.

    (5) Pulsar de nuevo la *Gradient Variable* (**fig. 50-15H**) .

    (6) Escuchar la activación de la bomba.

    (7) Comprobar que el indicador de flujo de agua (**fig. 50-14F**) está girando.

g. Iniciar el **recalentamiento** *manual después de 72 h de HT*

    (1) Pulse *Temp Set* (**fig. 50-15D**).

    (2) Pulse el botón Δ a **0.5 °C**.

    (3) Aumente 0.5 °C cada hora hasta que la temperatura central sea de 36.5 °C.

    (4) Pulse *Gradient Variable* (**fig. 50-15H**).

    (5) Pulse Δ a 5 °C para minimizar las fluctuaciones de temperatura entre el paciente y el agua de la manta de enfriamiento.

    (6) Pulsar *Gradient Variable* (**fig. 50-15H**).

    (7) Escuchar la activación de la bomba.

    (8) Comprobar que el indicador de flujo de agua (**fig. 50-14F**) está girando.

h. Iniciar los cuidados posteriores al recalentamiento

    Cuando la temperatura rectal ha sido de 36.5 °C durante 60 minutos, el Blanketrol puede ajustarse a *Monitor only* y el lactante puede mantenerse normotérmico (36.5 ± 0.2 °C) con un calentador radiante superior servocontrolado y un escudo reflectante superior (**fig. 50-17**).

    (1) Pulsar *Monitor only* (**fig. 50-15J**).

    (2) Mantener la sonda de temperatura del núcleo en su lugar durante 24 h después de completar el enfriamiento.

    (3) Para el calentador radiante, utilizar el servocontrol.
        Colocar la sonda cutánea sobre el hígado, cuadrante superior derecho, debajo de las costillas.
        Ajustar el servo para conseguir una temperatura axilar de 36.5 ± 0.2 °C.

    (4) Cubrir la cara y la cabeza del bebé con una pantalla reflectante para evitar la elevación de la temperatura cerebral superficial (**fig. 50-16**).
        Como alternativa, se puede calentar al bebé en un calentador de bebés Babytherm (Dräger Medical

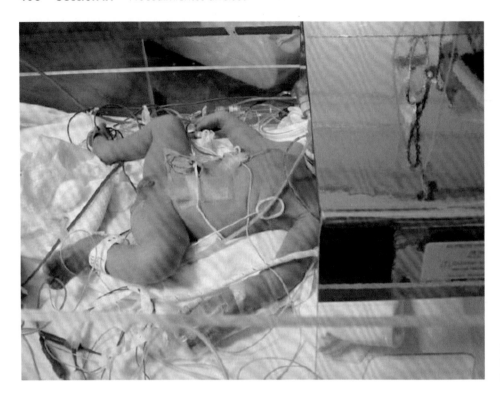

FIGURA 50-17 Bebé con la cabeza bajo el escudo térmico para proteger la cabeza del calentamiento directo.

Inc., Telford, Pennsylvania) o en cualquier "cuna caliente", que tiene la opción de aumentar la temperatura del colchón, ajustando la temperatura de la cuna a la misma temperatura a la que se ajustó el agua del Blanketrol para mantener al bebé normotérmico.

(5) Colocar una "almohada" de plástico de burbujas de seis capas entre la cabeza del bebé y la cuna caliente, para evitar la elevación de la temperatura cerebral superficial (**fig. 50-9B, C**).

(6) Interrumpir la monitorización de la temperatura central cada hora después de 24 h, y reanudar la monitorización rutinaria de la temperatura cada 4 horas.

i. Precauciones

(1) No utilizar agua desionizada. La mayoría de los desionizadores no mantiene un pH neutro de 7. Esto da lugar a la acidificación del agua, que puede deteriorar la batería y la línea de refrigeración de cobre, lo que en última instancia conduce a una fuga en el sistema de refrigeración.

(2) No utilizar alcohol, ya que puede provocar el deterioro de la manta.

(3) No llenar en exceso el depósito de Blanketrol.

(4) Comprobar si hay fugas en la manta y la manguera. Las fugas de agua pueden ser un riesgo de infección.

(5) Si se activa la alarma de *comprobación de la sonda* confirmar que la sonda de temperatura central no se ha caído.

Si la sonda de temperatura del núcleo está colocada, considerar la posibilidad de cambiar el cable de temperatura en lugar de la sonda de temperatura.

(a) Conectar de nuevo el cable de temperatura al Blanketrol (**fig. 50-14I**) y a la sonda de temperatura.

(b) Apagar la máquina y volver a encenderla.

(c) Pulse el interruptor *Temp Set* (**fig. 50-15D**).

(d) Pulse $\Delta\nabla$ hasta alcanzar el punto de ajuste más reciente.

(e) Pulse el *Auto Control* (**fig. 50-15F**).

4. El sistema de manejo de la temperatura ArcticSun 5000 es capaz de controlar con precisión la temperatura del núcleo del paciente cada segundo y ajustar la temperatura del agua cada 2 minutos automáticamente sin intervención

El enfriamiento se consigue mediante un cojín neonatal de peso ligero con correas de espuma abdominales opcionales y ajustables. Se afirma que esto sostiene al bebé.

J. Recalentamiento

1. El recalentamiento se realiza tras 72 h de hipotermia.

2. Por lo regular se consigue a un ritmo de 0.5 °C/h, cuando se realiza con una unidad de enfriamiento.

3. El recalentamiento sin equipo de enfriamiento (cubriendo con manta o guantes calientes, etc.) debe llevarse a cabo con una monitorización continua de la temperatura rectal para asegurarse que no se produce más rápido que 0.5 °C/hora.

4. Si se producen convulsiones durante el recalentamiento (48), este se debe suspender de manera temporal hasta que cesen las convulsiones con anticonvulsivos; si las convulsiones son refractarias a los anticonvulsivos, puede ser necesario volver a enfriar entre 0.5 y 1 °C (esto puede disminuir el desajuste entre el suministro y el consumo de oxígeno cerebral (49) y prevenir nuevas convulsiones). El

recalentamiento puede continuarse a un ritmo de 0.2 °C/h después de un periodo sin convulsiones (39).

K. Cuidados posteriores al calentamiento

1. Vigilar la temperatura central durante 24 h para evitar la hiper o hipotermia.
2. Proteger la cabeza del bebé de la fuente de calor con una almohada de burbujas (en caso de cuna o colchón con calefacción) y un protector de cabeza (si se utiliza un calentador radiante) (véanse las **figuras 50-9B** y **fig. 50-17**).
3. No colocar al bebé en una incubadora, ya que puede provocar un aumento de la temperatura cerebral superficial.

L. Complicaciones de la hipotermia

1. Aumento de los niveles de sedantes, anticonvulsivos y bloqueadores neuromusculares debido a la disminución individual del aclaramiento de los fármacos metabolizados en el hígado (39, 50, 51).
2. Los bebes que no estan bien sedados se sentiran incomodos debido a la tensión del frío, y el enfriamiento puede ser doloroso. Por lo tanto, los bebés enfriados deben mantenerse cómodos. El estrés puede reducir la eficacia del enfriamiento (32).
3. Trombocitopenia (1)
4. Necrosis de la grasa subcutánea (52). Esta complicación es rara (0.9 a 2.8%) y debería ser evitable (33). Se produce en lactantes con macrosomía, inestabilidad hemodinámica (52), trombocitopenia y niveles de calcio alterados. La necrosis de la grasa subcutánea suele ser autolimitada.
5. La mayoría de los predictores de resultados (excepto la RM, el examen neurológico en/después del día 12) después de la asfixia perinatal que está validada para los bebés normotérmicos es menos predictiva para los bebés enfriados; por lo tanto, los valores de corte y las interpretaciones son diferentes (53).

Agradecimientos

La Dra. Sonia Bonifacio, de la Universidad de California, San Francisco, que amablemente compartió su experiencia con el equipo de enfriamiento Blanketrol y proporcionó las **figuras 50-14,** a **50-16,** y la Dra. Terrie Inder, de la Universidad de Washington, St. Louis MO, quien proporcionó la **figura 50-6.**

Referencias

1. Jacobs SE, Berg M, Hunt R, et al. Cooling for newborns with hypoxic ischaemic encephalopathy. *Cochrane Database Syst Rev (Online).* 2013;1:CD003311.
2. Gluckman PD, Wyatt JS, Azzopardi D, et al. Selective head cooling with mild systemic hypothermia after neonatal encephalopathy: multicentre randomised trial. *Lancet.* 2005;365(9460):663–670.
3. Shankaran S, Laptook AR, Ehrenkranz RA, et al. Whole-body hypothermia for neonates with hypoxic-ischemic encephalopathy. *N Engl J Med.* 2005;353(15):1574–1584.
4. Azzopardi DV, Strohm B, Edwards AD, et al. Moderate hypothermia to treat perinatal asphyxial encephalopathy. *N Engl J Med.* 2009;361(14):1349–1358.
5. Jacobs SE, Morley CJ, Inder TE, et al. Whole-body hypothermia for term and near-term newborns with hypoxic-ischemic encephalopathy: a randomized controlled trial. *Arch Pediatr Adolesc Med.* 2011;165(8):692–700.
6. Shankaran S, Pappas A, McDonald SA, et al. Childhood outcomes after hypothermia for neonatal encephalopathy. *N Engl J Med.* 2012;366(22):2085–2092.
7. Azzopardi D, Strohm B, Marlow N, et al. Effects of hypothermia for perinatal asphyxia on childhood outcomes. *N Engl J Med.* 2014;371(2):140–149.
8. Jary S, Smit E, Liu X, et al. Less severe cerebral palsy outcomes in infants treated with therapeutic hypothermia. *Acta Paediatr.* 2015;104(12):1241–1247.
9. Laptook AR, Shankaran S, Tyson JE, et al. Effect of therapeutic hypothermia initiated after 6 hours of age on death or disability among newborns with hypoxic-ischemic encephalopathy: a randomized clinical trial. *JAMA.* 2017;318(16):1550–1560.
10. Sabir H, Scull-Brown E, Liu X, et al. Immediate hypothermia is not neuroprotective after severe hypoxia-ischemia and is deleterious when delayed by 12 hours in neonatal rats. *Stroke.* 2012;43(12):3364–3370.
11. Gunn AJ, Bennet L, Gunning MI, et al. Cerebral hypothermia is not neuroprotective when started after postischemic seizures in fetal sheep. *Pediatr Res.* 1999;46(3):274–280.
12. El-Dib M, Inder TE, Chalak LF, et al. Should therapeutic hypothermia be offered to babies with mild neonatal encephalopathy in the first 6 h after birth? *Pediatr Res.* 2019;85(4):442–448.
13. Shankaran S, Laptook AR, Pappas A, et al. Effect of depth and duration of cooling on deaths in the NICU among neonates with hypoxic ischemic encephalopathy: a randomized clinical trial. *JAMA.* 2014;312(24):2629–2639.
14. Shankaran S, Laptook AR, Pappas A, et al. Effect of depth and duration of cooling on death or disability at age 18 months among neonates with hypoxic-ischemic encephalopathy: a randomized clinical trial. *JAMA.* 2017;318(1):57–67.
15. Rao R, Trivedi S, Vesoulis Z, et al. Safety and short-term outcomes of therapeutic hypothermia in preterm neonates 34–35 weeks gestational age with hypoxic-ischemic encephalopathy. *J Pediatr.* 2017;183:37–42.
16. Chakkarapani E, Harding D, Stoddart P, et al. Therapeutic hypothermia: surgical infant with neonatal encephalopathy. *Acta Paediatr.* 2009;98(11):1844–1846.
17. Smit E, Liu X, Jary S, et al. Cooling neonates who do not fulfil the standard cooling criteria—short- and long-term outcomes. *Acta Paediatr.* 2015;104(2):138–145.
18. Thoresen M. Hypothermia after perinatal asphyxia: selection for treatment and cooling protocol. *J Pediatr.* 2011;158 (2 Suppl):e45–e49.
19. Liu X, Chakkarapani E, Hoque N, et al. Environmental cooling of the newborn pig brain during whole-body cooling. *Acta Paediatr.* 2011;100(1):29–35.

20. Pappas A, Shankaran S, Laptook AR, et al. Hypocarbia and adverse outcome in neonatal hypoxic-ischemic encephalopathy. *J Pediatr.* 2011;158(5):752–758.

21. Sabir H, Jary S, Tooley J, et al. Increased inspired oxygen in the first hours of life is associated with adverse outcome in newborns treated for perinatal asphyxia with therapeutic hypothermia. *J Pediatr.* 2012;161(3):409–416.

22. Chakkarapani E, Thoresen M, Liu X, et al. Xenon offers stable haemodynamics independent of induced hypothermia after hypoxia-ischaemia in newborn pigs. *Intensive Care Med.* 2012;38(2):316–323.

23. Thoresen M, Hellstrom-Westas L, Liu X, et al. Effect of hypothermia on amplitude-integrated electroencephalogram in infants with asphyxia. *Pediatrics.* 2010;126(1):e131–e139.

24. Skranes JH, Lohaugen G, Schumacher EM, et al. Amplitude-integrated electroencephalography improves the identification of infants with encephalopathy for therapeutic hypothermia and predicts neurodevelopmental outcomes at 2 years of age. *J Pediatr.* 2017;187:34–42.

25. Liu X, Jary S, Cowan F, et al. Reduced infancy and childhood epilepsy following hypothermia-treated neonatal encephalopathy. *Epilepsia.* 2017;58(11):1902–1911.

26. Boylan GB, Kharoshankaya L, Wusthoff CJ. Seizures and hypothermia: importance of electroencephalographic monitoring and considerations for treatment. *Semin Fetal Neonatal Med.* 2015;20(2):103–108.

27. Glass HC, Glidden D, Jeremy RJ, et al. Clinical neonatal seizures are independently associated with outcome in infants at risk for hypoxic-ischemic brain injury. *J Pediatr.* 2009;155(3):318–323.

28. Wood T, Thoresen M. Physiological responses to hypothermia. *Semin Fetal Neonatal Med.* 2015;20(2):87–96.

29. Nadeem M, Murray DM, Boylan GB, et al. Early blood glucose profile and neurodevelopmental outcome at two years in neonatal hypoxic-ischaemic encephalopathy. *BMC Pediatr.* 2011;11:10.

30. Basu SK, Kaiser JR, Guffey D, et al. Hypoglycaemia and hyperglycaemia are associated with unfavourable outcome in infants with hypoxic ischaemic encephalopathy: a post hoc analysis of the CoolCap Study. *Arch Dis Child Fetal Neonatal Ed.* 2016;101(2):F149–F155.

31. Bhat MA, Charoo BA, Bhat JI, et al. Magnesium sulfate in severe perinatal asphyxia: a randomized, placebo-controlled trial. *Pediatrics.* 2009;123(5):e764–e769.

32. Thoresen M, Satas S, Loberg EM, et al. Twenty-four hours of mild hypothermia in unsedated newborn pigs starting after a severe global hypoxic-ischemic insult is not neuroprotective. *Pediatr Res.* 2001;50(3):405–411.

33. Chakkarapani E. Cooled infants with encephalopathy: Are heavier infants with weaker heart at a cutaneous disadvantage? *Acta Paediatr* 2016;105(9):996–998.

34. Gunn AJ, Gluckman P, Wyatt JS, et al. Selective head cooling after neonatal encephalopathy—author's reply. *The Lancet.* 2005;365(9471):1619–1620.

35. Thoresen M, Whitelaw A. Cardiovascular changes during mild therapeutic hypothermia and rewarming in infants with hypoxic-ischemic encephalopathy. *Pediatrics.* 2000;106(1 Pt 1):92–99.

36. Thoresen M, Simmonds M, Satas S, et al. Effective selective head cooling during posthypoxic hypothermia in newborn piglets. *Pediatr Res.* 2001;49(4):594–599.

37. Van Leeuwen GM, Hand JW, Lagendijk JJ, et al. Numerical modeling of temperature distributions within the neonatal head. *Pediatr Res.* 2000;48(3):351–356.

38. Burnard ED, Cross KW. Rectal temperature in the newborn after birth asphyxia. *Br Med J.* 1958;2(5106):1197–1199.

39. Thoresen M. Supportive care during neuroprotective hypothermia in the term newborn: adverse effects and their prevention. *Clin Perinatol.* 2008;35(4):749–763.

40. Hallberg B, Olson L, Bartocci M, et al. Passive induction of hypothermia during transport of asphyxiated infants: a risk of excessive cooling. *Acta Paediatr.* 2009;98(6):942–946.

41. Kendall GS, Kapetanakis A, Ratnavel N, et al. Passive cooling for initiation of therapeutic hypothermia in neonatal encephalopathy. *Arch Dis Child Fetal Neonatal Ed.* 2010;95(6):F408–F412.

42. Thomas N, Chakrapani Y, Rebekah G, et al. Phase changing material: an alternative method for cooling babies with hypoxic ischaemic encephalopathy. *Neonatology.* 2015;107(4):266–270.

43. Montaldo P, Pauliah SS, Lally PJ, et al. Cooling in a low-resource environment: lost in translation. *Semin Fetal Neonatal Med.* 2015;20(2):72–79.

44. Thoresen M, Tooley J, Liu X, et al. Time is brain: starting therapeutic hypothermia within three hours after birth improves motor outcome in asphyxiated newborns. *Neonatology.* 2013;104(3):228–233.

45. O'Reilly KM, Tooley J, Winterbottom S. Therapeutic hypothermia during neonatal transport. *Acta Paediatr.* 2011;100(8):1084–1086; discussion e1049.

46. Weiss MD, Tang A, Young L, et al. Transporting neonates with hypoxic-ischemic encephalopathy utilizing active hypothermia. *J Neonatal Perinatal Med.* 2014;7(3):173–178.

47. Hoque N, Chakkarapani E, Liu X, et al. A comparison of cooling methods used in therapeutic hypothermia for perinatal asphyxia. *Pediatrics.* 2010;126(1):e124–e130.

48. Battin M, Bennet L, Gunn AJ. Rebound seizures during rewarming. *Pediatrics.* 2004;114(5):1369.

49. van der Linden J, Ekroth R, Lincoln C, et al. Is cerebral blood flow/metabolic mismatch during rewarming a risk factor after profound hypothermic procedures in small children? *Eur J Cardiothorac Surg.* 1989;3(3):209–215.

50. Sunjic KM, Webb AC, Sunjic I, et al. Pharmacokinetic and other considerations for drug therapy during targeted temperature management. *Crit Care Med.* 2015;43(10):2228–2238.

51. Roka A, Melinda KT, Vasarhelyi B, et al. Elevated morphine concentrations in neonates treated with morphine and prolonged hypothermia for hypoxic ischemic encephalopathy. *Pediatrics.* 2008;121(4):e844–e849.

52. Courteau C, Samman K, Ali N, et al. Macrosomia and hemodynamic instability may represent risk factors for subcutaneous fat necrosis in asphyxiated newborns treated with hypothermia. *Acta Paediatr.* 2016;105(9):e396–e405.

53. Sabir H, Cowan FM. Prediction of outcome methods assessing short- and long-term outcome after therapeutic hypothermia. *Semin Fetal Neonatal Med.* 2015;20(2):115–121.

Eliminación de polidactilia
y acrocordones

Jessica S. Wang y Stephen B. Baker

A. Definiciones

1. **Polidactilia:** condición caracterizada por más de cinco dígitos en una mano, en general debido a una mutación en el gen HOX o a una alteración en la vía de desarrollo de las extremidades superiores (1).

   a. **Posaxial (lado cubital):** dedo accesorio en la cara cubital de la mano (**fig. 51-1A**). Más común en los descendientes de africanos (1:143) y puede presentarse como un dígito bien desarrollado (tipo A) o rudimentario/pedunculado (tipo B) (2, 3).

   b. **Preaxial (radial):** duplicación del pulgar (**fig. 51-1B**). Esta afección es más frecuente en los asiáticos (2.2:1 000) y suele presentarse de forma unilateral (2, 4). La mayoría de los casos es esporádica (2, 4).

2. **Marca preauricular/trago accesorio:** un defecto congénito poco frecuente (1.7:1 000) caracterizado por la malformación de la proyección cartilaginosa anterior a la apertura de la oreja (5). La presentación clínica incluye una pápula de 3 a 10 mm de coloración cutánea localizada en la región preauricular. La lesión puede ser unilateral o bilateral y tener un aspecto pedunculado o sésil (5).

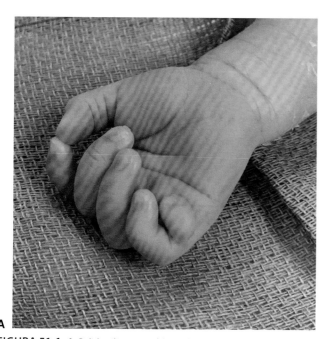
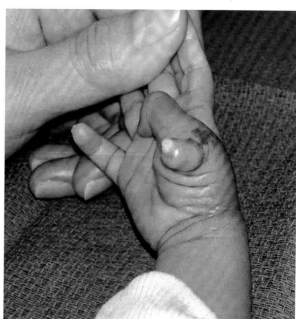

FIGURA 51-1 A: Polidactilia posaxial (tipo B) con pedúnculo. **B:** Polidactilia preaxial con uña rudimentaria.

B. Indicaciones

1. Polidactilia

    a. Todos requieren una intervención quirúrgica para mejorar los resultados estéticos y funcionales (2, 4).

    b. La escisión quirúrgica es la modalidad de tratamiento preferida.

        (1) La escisión quirúrgica en la consulta es una excelente opción para el dedo accesorio rudimentario/pedunculado, ya que permite al paciente no requerir anestesia general y someterse al tratamiento a partir de las 2 semanas de edad (6).

        (2) Aunque la ligadura de sutura puede usarse para tratar los dedos pedunculados con un tallo fino, este método adolece de altas tasas de neuromas de amputación, dedos supernumerarios rudimentarios residuales, infecciones bacterianas secundarias y necesidad de procedimientos de revisión (7, 8).

2. Etiqueta preauricular

    La escisión quirúrgica es el tratamiento más común para optimizar los resultados estéticos (5).

C. Precauciones

1. En el caso de los dedos accesorios bien desarrollados, es necesario remitir a un cirujano de la mano para determinar el nivel anatómico de la duplicación y garantizar una reconstrucción musculotendinosa adecuada (4)

2. En la polidactilia preaxial, se reseca el pulgar radial y se mantiene el cubital para preservar el ligamento colateral cubital, que desempeña un papel importante durante el pellizco (4)

3. Las marcas preauriculares pueden estar asociadas con síndromes congénitos (por ejemplo, Goldenhar, Treacher Collins, VACTERL, etc.) y a la pérdida de audición permanente (5, 9). En consecuencia, debe obtenerse una historia familiar exhaustiva y un examen auditivo del recién nacido, con un umbral bajo para las pruebas genéticas

D. Equipo (fig. 51-2)

1. Limpiador de piel con povidona yodada
2. Toallas/trapos estériles, gasas y guantes

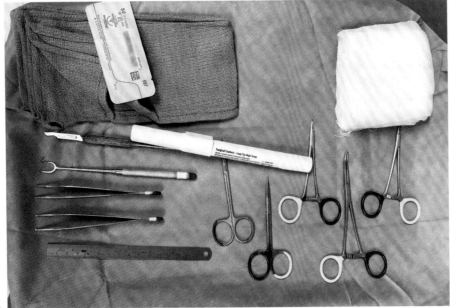

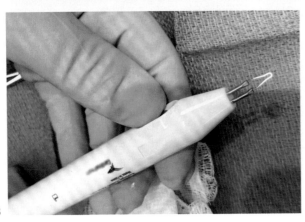

FIGURA 51-2 Equipo para la escisión en la consulta de un dígito duplicado. El equipo incluye (**A**) toallas estériles, pinzas Adson, ganchos de piel de doble punta, regla, bisturí de hoja núm. 15, tijeras para el Iris, tijeras de sutura, conductor de agujas, sutura intestinal crómica 5-0 y (**B**) cauterizador de punta de lazo.

3. Instrumentos estériles
   a. Fórceps Adson
   b. Gancho de piel de doble punta
   c. Regla
   d. Bisturí con hoja núm. 15
   e. Tijeras curvas Iris
   f. Tijeras de sutura
   g. Conductor de agujas
   h. Sutura intestinal crómica 5-0
   i. Punta de bucle/cautín quirúrgico de alta temperatura
4. Anestesia local
   a. Lidocaína al 1% con epinefrina (no más de 10 mL)
5. 3M Steri-Strips

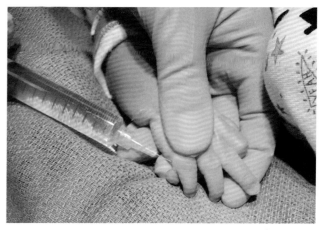

FIGURA 51-3 Inyección de lidocaína con epinefrina en la base del dedo duplicado.

E. Procedimiento o técnica

Polidactilia

1. Preparar la zona quirúrgica con un hisopo con alcohol e inyectar la base del dedo accesorio con 0.5 mL de lidocaína al 1% con epinefrina 1:100 000 (**fig. 51-3**). Dejar pasar 10 minutos para que el anestésico local haga efecto.
2. Preparar la mano con una solución de povidona yodada y luego cubrir el campo quirúrgico con toallas estériles.
3. Realizar el procedimiento con un aumento de lupa de 2.5 a 3.5× para obtener los mejores resultados. Colocar el dedo accesorio en una extensión suave y extirpar la base del dedo con unas tijeras curvas de Iris o un bisturí del núm. 15.
4. Si se encuentra un vaso en el tallo y se produce una hemorragia, utilizar el electrocauterio para la hemostasia.

5. Si se encuentra un nervio digital en el tallo, se debe recortar el nervio bruscamente y enterrarlo en los tejidos más profundos.
6. Cerrar la piel con suturas crómicas de 5-0 y apósitos con Steri-Strips (**fig. 51-4**).

Acrocordón preauricular

1. Preparar la zona quirúrgica con un hisopo con alcohol y realizar un bloqueo en anillo alrededor de la oreja con 1 mL de lidocaína al 1% con epinefrina 1:100 000. Dejar pasar 10 minutos para que el anestésico local haga efecto.
2. Preparar toda la zona auricular con una solución de povidoneodina y, a continuación, cubrir el campo quirúrgico con toallas estériles.

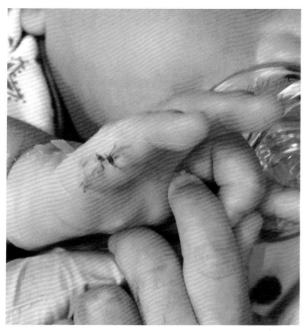

A

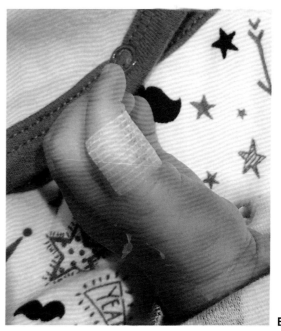

B

FIGURA 51-4 A. Estado posterior a la escisión del dedo duplicado. Incisión cerrada con sutura de tripa crómica 5-0. **B.** Posesión del dígito duplicado. Incisión cerrada con Steri-Strip.

3. Realizar el procedimiento con un aumento de lupa de 2.5 a 3.5× para obtener los mejores resultados. Sujetar el trago accesorio con unas pinzas y hacer una incisión elíptica alrededor de la lesión con un bisturí del núm. 15.

4. Disecar hasta el tejido subcutáneo con tijeras Iris, y eliminar la lesión con el tejido subcutáneo.

5. Identificar y retirar el cartílago accesorio que sobresale en la profundidad del tejido subcutáneo utilizando tijeras Iris o un bisturí.

6. Obtener la hemostasia con electrocauterio.

7. Cerrar la piel con suturas crómicas 5-0.

F. Complicaciones

1. Dehiscencia de la herida
2. Infección de la herida
3. Deformación estética residual
4. Neuroma posquirúrgico

Referencias

1. Janis J. *Essentials of Plastic Surgery*. 2nd ed. Thieme Medical Publishers; 2014:1367. Rerrieved from https://www.thieme.com/books-main/plastic-surgery/product/3714-essentials-of-plastic-surgery-second-edition.

2. Brown DL, Borschel GH, Levi B. *Michigan Manual of Plastic Surgery*. Lippincott Williams & Wilkins; 2014:624. Retrieved from https://shop.lww.com/Michigan-Manual-of-Plastic-Surgery/p/9781451183672.

3. Kozin SH, Zlotolow DA. Common pediatric congenital conditions of the hand. *Plast Reconstr Surg*. 2015;136(2): 241e–257e.

4. Oda T, Pushman AG, Chung KC. Treatment of common congenital hand conditions. *Plast Reconstr Surg*. 2010;126(3):121e–133e.

5. Bahrani B, Khachemoune A. Review of accessory tragus with highlights of its associated syndromes. *Int J Dermatol*. 2014;53(12):1442–1446.

6. Carpenter CL, Cuellar TA, Friel MT. Office-based post–axial polydactyly excision in neonates, infants, and children. *Plast Reconstr Surg*. 2016;137(2):564–568.

7. Leber GE, Gosain AK. Surgical excision of pedunculated supernumerary digits prevents traumatic amputation neuromas. *Pediatr Dermatol*. 2003;20(2):108–112.

8. Mullick S, Borschel GH. A selective approach to treatment of ulnar polydactyly: preventing painful neuroma and incomplete excision. *Pediatr Dermatol*. 2010;27(1):39–42.

9. Roth DA, Hildesheimer M, Bardenstein S, et al. Preauricular skin tags and ear pits are associated with permanent hearing impairment in newborns. *Pediatrics*. 2008;122(4): e884–e890.

Circuncisión neonatal

Sarah A. Holzman, Aaron Krill y Louis Marmon

A. Indicaciones

La circuncisión masculina del recién nacido es uno de los procedimientos quirúrgicos más antiguos registrados de manera formal, así como uno de los más controvertidos (1-4). Muchos médicos consideran que la circuncisión neonatal es rutinaria, pero se han notificado raras complicaciones graves. A pesar de la aparente sencillez del procedimiento, es necesario prestar una atención meticulosa a las marcas anatómicas, al cuidado de la herida y al seguimiento.

B. Contraindicaciones (4, 5)

1. Edad < 1 día (es decir, antes de que se haya producido la adaptación física completa a la vida extrauterina).
2. Cualquier enfermedad actual.
3. Temperatura inestable.
4. Prematuridad (< 37 semanas de gestación).
5. Diátesis hemorrágica o antecedentes familiares de trastornos hemorrágicos.
6. Anomalía de la uretra o del tallo del pene, ya que el prepucio puede ser esencial para la reconstrucción posterior (p. ej., hipospadias, cordón umbilical, pene muy pequeño). *Nota: La identificación de un megameato o hipospadias tras la retracción de un prepucio de apariencia intacta no es una contraindicación para la circuncisión neonatal (6).*
7. Infección local.
8. Falta de consentimiento paterno verdaderamente "informado" (véase el capítulo 3).
9. Antes de que el bebé reciba la vitamina K.

Descargo de responsabilidad: las siguientes discusiones sobre el equipo, la analgesia y los procedimientos son directrices y no pretenden sustituir la instrucción supervisada de las diversas técnicas de circuncisión. Las circuncisiones de recién nacidos solo deben ser realizadas por personal experimentado.

C. Equipo (7-9)

1. Lo que se necesita con más frecuencia
   a. *Estéril*

   (1) Guantes
   (2) Taza con antiséptico
   (3) Gasas de 10 × 10 centímetros
   (4) Sonda pequeña, flexible y roma
   (5) Dos hemostatos curvos de mosquito
   (6) Pinza hemostática grande y recta
   (7) Tijeras para tejidos
   (8) Bisturí
   b. *No estéril*
   (1) Suele ser necesaria la sujeción del bebé para inmovilizar las extremidades inferiores. Se puede utilizar un equipo comercial (Circumstraint Newborn Immobilizer, Olympic Medical) (véase el capítulo 5).
   (2) Una alternativa aceptable es envolver al niño en un pañuelo que le proporcione una exposición adecuada de los genitales.
2. Analgesia
   La recomendación actual es que las circuncisiones neonatales se realicen con anestesia local (4); en el pasado se realizaban sin anestesia, pero esto ya no se recomienda. Kirya y Werthmann informaron al inicio de la eficacia y seguridad de los bloqueos dorsales del pene en 1978 (10). Un ensayo controlado aleatorio demostró que la anestesia con bloqueo en anillo, bloqueo del nervio dorsal o crema EMLA era superior al placebo. Se comprobó que el bloqueo con anillo era más eficaz que el bloqueo del nervio dorsal solo o la crema EMLA durante la separación e incisión del prepucio (11).
   a. Equipo para la analgesia inyectada
   (1) Anestesia local: 1 mL de clorhidrato de lidocaína al 1% sin epinefrina en una jeringa de tuberculina con una aguja de 1.2 cm calibre 27.
   (2) Preparación de la piel a base de alcohol o yodo.
   (3) Gasa estéril.
   b. Analgesia tópica
   (1) Las opciones de anestesia tópica incluyen la mezcla eutéctica de anestésico local lidocaína-prilocaína (EMLA) y la crema tópica de lidocaína al 4% (LMX4). Se ha demostrado que la anestesia tópica reduce los indicadores de estrés neonatal durante la circuncisión y reduce el tiempo de llanto (12, 13). La crema LMX4 debe colocarse 20 minutos (14) y la crema EMLA 60

minutos antes de la circuncisión (15). LMX4 puede tener alguna ventaja sobre la crema EMLA con un inicio de acción más rápido y sin riesgo de metahemoglobinemia (14).

    (2) La sacarosa oral y los analgésicos orales (paracetamol) pueden ser similares al placebo y no son suficientes por sí solos para el control del dolor durante el procedimiento. Sin embargo, el posicionamiento y el chupete de sacarosa deben utilizarse como complementos para el control del dolor (4).

3. Equipo de circuncisión opcional
    a. Rotulador estéril de punta fina.
    b. Gasa estéril impregnada con vaselina (p. ej., vaselina).
4. Equipo estéril adicional para utilizar con la pinza Gomco
    a. Pinza de circuncisión Gomco (Gomco Surgical Manufacturing Corp., Buffalo, Nueva York) (5), tamaño de 1 a 2 cm para el glande medio del recién nacido. El tamaño más utilizado es el de 1.3 cm (los tamaños van de 1 a 3.5 cm). Debe utilizarse un tamaño lo suficientemente grande para proteger el glande (16).
    b. Hoja de bisturí núm. 11 y soporte.
    c. Un pequeño pasador de seguridad (opcional pero útil).
5. Equipo estéril adicional para usar con Plastibell
    a. Cono de plástico Plastibell (Hollister, Libertyville, Illinois). Disponible en paquetes preesterilizados. Gama de tamaños basada en el tamaño del glande del pene: 1.1, 1.3 y 1.5 cm. El paquete incluye una sutura de lino (**fig. 52-1**). Debe asegurarse de que el tamaño de la campana no sea demasiado grande para evitar la migración proximal de la campana con una pérdida excesiva de piel del pene, ni tan pequeño que pueda perjudicar la circulación del pene.

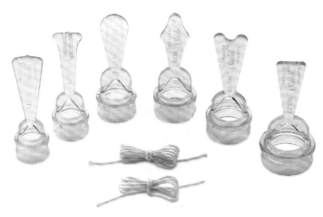

FIGURA 52-1 Plastibell con sutura de lino.

    b. Tijeras capaces de cortar el plástico.

D. Precauciones

1. Obtener un consentimiento plenamente informado (véase el capítulo 3). Esto incluye una discusión sobre el aspecto posoperatorio esperado, los cuidados posoperatorios necesarios, las posibles complicaciones y las indicaciones para ponerse en contacto con su proveedor de atención médica.
2. Descanso obligatorio para confirmar que el paciente y el procedimiento son correctos.
3. No circuncidar nunca en el momento del parto. El momento de la circuncisión neonatal depende de la edad de gestación total, el peso y la talla del paciente.
4. Asegurarse de dejar tiempo suficiente para la observación de la herida antes del alta.
5. No utilizar anestésicos locales que contengan epinefrina.
6. Identificar el surco coronal y el meato uretral durante el procedimiento.
7. Asegurarse de que el epitelio interno esté por completo separado del glande y que el prepucio pueda retraerse para visualizar toda la circunferencia del surco coronal.
8. **¡No utilizar nunca el electrocauterio!** (17)
9. No utilizar un vendaje circunferencial apretado.
10. Volver a revisar la herida antes de dar el alta al paciente y en un plazo de 1 a 2 semanas después de la circuncisión. La piel residual debe retraerse por completo y todo el surco coronal debe ser visible para evitar adherencias tras la circuncisión.
11. Cuando se utiliza Plastibell, se debe decir a los padres que se pongan en contacto con el médico si el anillo no se ha caído en 10 días.
12. Los lactantes no tienen que estar en reposo durante un periodo prolongado antes de la circuncisión; sin embargo, el procedimiento no debe realizarse justo después de la alimentación.

E. Técnicas

Se ha excluido de esta discusión una descripción completa de la escisión quirúrgica formal del prepucio debido a la necesidad de utilizar suturas y al mayor riesgo asociado de hemorragia en comparación con los métodos que implican el aplastamiento del tejido.

    Las circuncisiones rituales suelen realizarse utilizando una pinza Mogen, una pinza Gomco o algún tipo de "escudo" que protege el glande. La técnica Mogen no suele requerir una incisión dorsal ni suturas (18).

1. Inmovilizar al paciente y preparar la región bajo procedimientos asépticos (véanse capítulos 5 y 6).
2. Realizar el bloqueo del nervio dorsal del pene.
    a. Es necesario estar familiarizado con la anatomía de los nervios dorsales del pene (**fig. 52-2**) (9). Aunque solo los dos nervios dorsales del pene son el objetivo de la inyección de lidocaína, el nervio ventral del pene también se bloquea mediante la infiltración a través del tejido subcutáneo. Se recomienda una anestesia adicional ventral para bloquear los nervios perineales (una rama del nervio pudendo).
    b. Identificar las raíces nerviosas dorsales en las posiciones 10 y 2 del reloj.

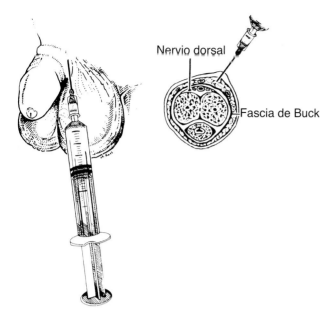

FIGURA 52-2 El pene se estabiliza en un ángulo de 20 a 25 grados desde la línea media. Se muestra la formación de un anillo de lidocaína (véase el texto).

c. Identificar por palpación la sínfisis púbica y los cuerpos cavernosos en la base del pene.

d. Calcular la profundidad del hueso púbico desde la base del pene para indicar la profundidad necesaria de la inyección (no debe superar los 0.5 cm). Aunque la zona ideal para la infiltración corresponde a las posiciones del reloj de las 2 y las 10, 1 cm distal a la base del pene, si la base está enterrada en la grasa púbica, la inyección debe realizarse en la unión de la piel púbica y pélvica.

e. Estabilizar el órgano con una tracción suave, en un ángulo de 20 a 25 grados desde la línea media.

f. Perforar la piel sobre uno de los nervios dorsales en la raíz del pene y avanzar con cuidado en sentido posteromedial (0.25 a 0.5 cm) (véase **fig. 52-2**) hacia el tejido subcutáneo para evitar que se aloje en el tejido eréctil. Después de entrar en la piel, la aguja no debe encontrar resistencia y la punta debe permanecer libremente movible. Si la punta de la aguja no se mueve con libertad, es probable que esté incrustada en los cuerpos cavernosos por debajo del nervio dorsal y debe retirarse un poco.

g. Aspirar para descartar posición intravascular.

h. Infiltrar con lentitud la zona con 0.2 a 0.4 mL de lidocaína (nunca infiltrar mientras se avanza o se extrae la aguja).

i. Repetir el procedimiento en la otra posición dorsolateral. Tras la infiltración, se forma un pequeño anillo de lidocaína (véase la **fig. 52-2**). La hinchazón es mínima y no interfiere con el procedimiento de circuncisión.

j. Esperar de 3 a 5 minutos para obtener una analgesia óptima. La analgesia suele obtenerse después de 3 minutos y desaparecer en 20 o 30 minutos. Sin embargo, hay variaciones individuales, y se sugiere probar el prepucio con una pinza hemostática antes de la disección.

3. Localizar el surco coronal (**fig. 52-3A**). Marcar la posición del surco con tinta en el prepucio externo del cuerpo del pene antes del procedimiento puede ser útil para demarcar este punto de referencia vital, pero no siempre es necesario.

4. Utilizar una pinza hemostática de mosquito para dilatar el anillo prepucial (**fig. 52-3B**).

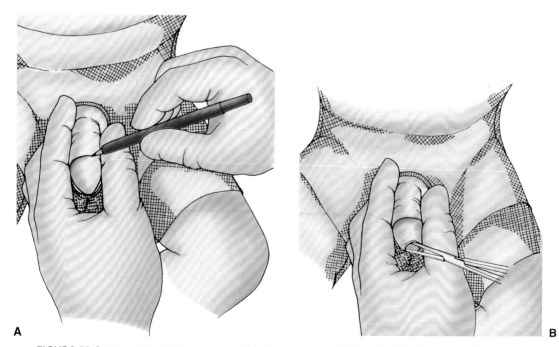

A   **B**

FIGURA 52-3 Circuncisión. **A.** Marcando la posición del surco coronal. **B.** Dilatación del anillo prepucial. (*Continúa*)

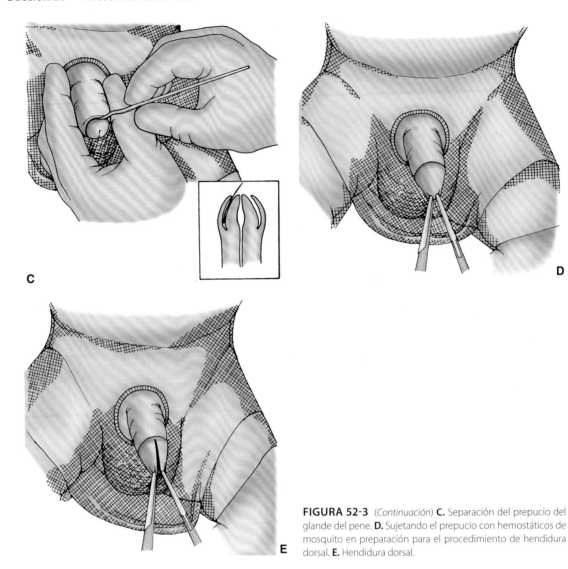

FIGURA 52-3 (*Continuación*) **C.** Separación del prepucio del glande del pene. **D.** Sujetando el prepucio con hemostáticos de mosquito en preparación para el procedimiento de hendidura dorsal. **E.** Hendidura dorsal.

5. Utilizar una sonda roma o la punta de la pinza hemostática para separar el epitelio interno del prepucio del glande del pene (**fig. 52-3C**). Si no se hace esto por completo puede resultar en un pene oculto.
6. Realizar el corte dorsal si se desea.

   Este paso no es obligatorio si hay una adecuada separación del glande del prepucio y la campana puede pasarse con facilidad a través del anillo prepucial y aplicarse sobre el glande.

   a. Sujetar el borde del prepucio en los aspectos laterales en las posiciones de las 2 y las 10 del reloj con pinzas hemostáticas de mosquito, con una separación de alrededor 2 a 4 mm (**fig. 52-3D**).
   b. Visualizar el meato uretral.
   c. Colocar la hoja inferior de una pinza hemostática grande y recta entre el prepucio y el glande en la línea media dorsal, con la punta a 3 o 4 mm de la corona, asegurándose de evitar la uretra.
   d. Cerrar el hemostato durante 5 a 10 s para aplastar el prepucio en la línea media dorsal.

   e. Utilizar las tijeras de tejido para cortar el prepucio a lo largo de la línea de aplastamiento (**fig. 52-3E**).
   f. Comprobar que el prepucio está por completo liberado de toda la superficie del glande y que el surco coronal se visualiza del todo.
7. Circuncisión completa mediante el dispositivo Gomco o de campana.

Circuncisión con la pinza de circuncisión Gomco

1. Comprobar la abrazadera para asegurarse de que todas las piezas están presentes, encajan bien y están en buen estado de funcionamiento.
2. Montar la abrazadera, asegurándose de que el yugo (brazo) se articula bien con la placa base.
3. Dibujar el prepucio hacia atrás con suavidad para exponer todo el glande del pene.
4. Romper todas las adherencias residuales y observar la posición del meato. Si el meato es anormal, cese en este punto.

5. Secar el glande con una esponja de gasa.
6. Seleccionar un perno (campana) de tamaño adecuado (véase C) y colocarlo sobre el glande (**fig. 52-4A**).
7. Tirar del prepucio sobre el perno.
8. Aproximar los bordes del prepucio si se realiza la hendidura dorsal (puede utilizarse un pasador de seguridad estéril).
9. Observe la cantidad de piel que queda debajo de la placa base para comprobar la exactitud.

   La colocación correcta del prepucio sobre el perno es esencial. Demasiada tensión puede provocar la eliminación de un exceso de piel del pene. Una tensión insuficiente puede provocar una circuncisión incompleta.
10. Colocar la placa base de la pinza sobre el perno (con el pasador de seguridad perpendicular al eje del pene) de manera que el prepucio quede intercalado entre ellos (**fig. 52-4B**).

11. Continuar tirando hacia arriba del perno hasta que todo el prepucio pase por la placa base y el perno encaje con la placa base.
12. Enganchar el yugo (brazo) de la abrazadera bajo los brazos laterales en el eje del perno y atornillarlo con firmeza a la placa base después de comprobar la posición del prepucio entre el perno y la placa base (**fig. 52-4C**).
13. Retirar el pasador de seguridad.
14. Esperar 10 minutos para la hemostasia.
15. La hemostasia se produce por la presión entre la placa base y el borde del perno. Si se retira la pinza antes de que transcurran 10 minutos, la hemostasia del borde de la herida puede ser inadecuada. Si se produce una hemorragia importante durante el procedimiento, retirar el dispositivo y buscar el vaso sangrante para controlarlo; evitar colocar suturas a ciegas.
16. Retirar el prepucio con un bisturí mantenido en paralelo y a ras de la superficie superior de la placa base. Nunca utilizar

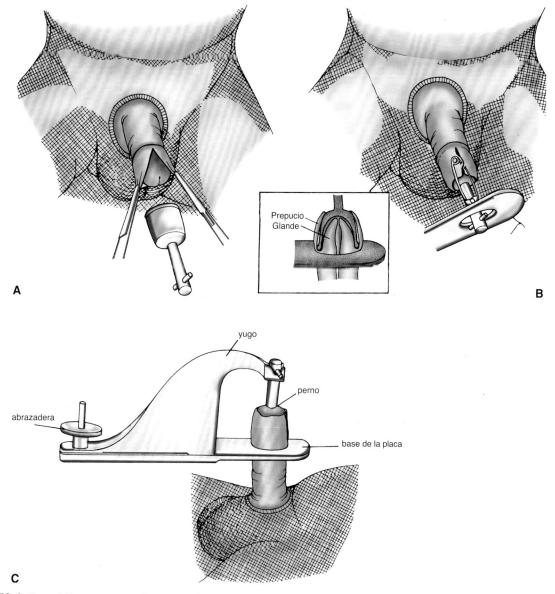

FIGURA 52-4 Circuncisión con una pinza Gomco. **A.** Colocación del perno sobre el glande. **B.** Colocación de la placa base de la pinza sobre el perno hasta que el perno encaje en la placa base (*recuadro*). **C.** Pinza Gomco en posición para la circuncisión.

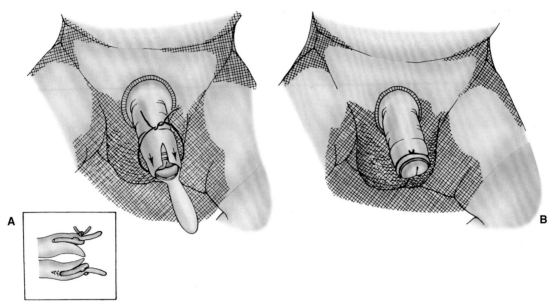

FIGURA 52-5 Circuncisión con Plastibell. **A.** El prepucio se tira hacia adelante sobre la campana. *Recuadro:* el prepucio es comprimido en el surco por la sutura circunferencial. **B.** Aspecto de la circuncisión terminada.

el electrocauterio; sin embargo, se ha descrito el uso de un bisturí de disección por ultrasonidos como una alternativa segura al electrocauterio (8).

17. Afloje el tornillo de la abrazadera y retírelo.

Circuncisión con Plastibell

1. Seleccionar la campana del tamaño correcto.
2. El cono debe quedar bien ajustado sin presionar el glande.
3. El borde acanalado de la campana debe estar justo distal al ápice de la hendidura dorsal.
4. Si es necesario, cortar un pequeño segmento del cono para que pase el frenillo.
5. Mantener el prepucio con firmeza en su lugar sobre el cono (**fig. 52-5A**).
6. Atar la sutura firmemente alrededor del borde de la campana para que el prepucio quede bien comprimido en la ranura.
7. Recortar del prepucio distal a la ligadura con tijeras de tejido. Utilizar el borde exterior del cono como guía.
8. Romper el mango del cono. El tejido bajo la ligadura sufrirá necrosis y se separará de la campana en 5 a 8 días (máximo 10 a 12 días) (**fig. 52-5B**).

Circuncisión con pinza Mogen (aplastante (fig. 52-6)

1. Asegurarse de que el dispositivo está en buen estado de funcionamiento. El tornillo debe estar apretado y el brazo de la palanca debe encajar y bloquearse con firmeza dentro de la ranura del lado opuesto para proporcionar una aproximación adecuada de las dos mitades del dispositivo en la línea media.
2. Dilatar la apertura del prepucio para permitir su retracción y la exposición completa del glande.
3. Separar por completo el prepucio del glande y el surco coronal con una sonda roma o la punta de un hemostato.

4. Regresar el prepucio a su posición original.
5. Colocar la punta de un pequeño hemostato recto en la posición de las 6 del prepucio distal al frenillo.
6. Deslizar una segunda pinza hemostática pequeña y recta a lo largo de la línea media dorsal del prepucio (posición de las 12 en punto). La mandíbula inferior de la pinza hemostática se coloca por encima del glande, con la superficie dentada interior tocando el prepucio subyacente, asegurándose de que la pinza hemostática no ha entrado en el meato y la uretra.
7. La punta de esta pinza hemostática dorsal se coloca a unos 3 o 4 mm distal (no proximal) de la corona y luego se cierra la pinza.
8. La pinza Mogen se abre y se orienta a lo largo de la línea media del paciente. La superficie inferior acanalada se dirige hacia el pene, mientras que la superficie superior lisa es visible en la parte superior.
9. Colocar las pinzas hemostáticas que sujetan el prepucio dentro de la "V" creada por los brazos abiertos de la pinza Mogen. Las puntas de las pinzas hemostáticas deben estar casi tocando la parte superior lisa de la pinza Mogen.
10. Deslizar las pinzas hemostáticas y el prepucio lo máximo posible hacia el vértice de la "V" manteniendo las pinzas alineadas. La pinza estará orientada en un ligero ángulo creado por las diferentes posiciones de las puntas de las dos pinzas hemostáticas.
11. Tirar del prepucio con demasiada tensión puede provocar la eliminación de un exceso de piel del pene. Una tensión insuficiente puede provocar una circuncisión incompleta.
12. Es importante confirmar que las puntas del glande y del meato están separadas de la superficie inferior del Mogen.
13. Cerrar y bloquear la pinza Mogen; y volver a asegurarse de que el glande y el meato no están dentro de la pinza.
14. Cortar el prepucio a lo largo de la superficie lisa superior de la pinza Mogen con una hoja de bisturí. No cortar nunca por debajo de la pinza.

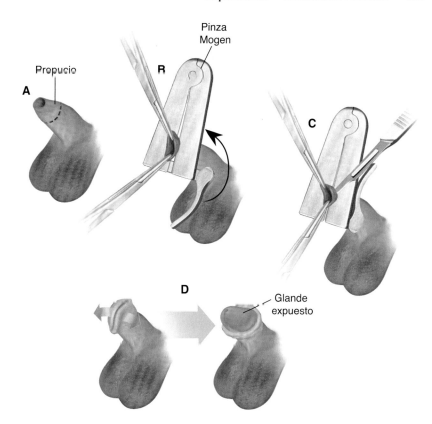

FIGURA 52-6 Circuncisión con pinza Mogen.

15. Mantener la pinza Mogen cerrada durante al menos 30 segundos para lograr una hemostasia adecuada.
16. Desbloquear y retirar la pinza Mogen. A continuación, separar y retraer con suavidad la piel y la mucosa aplastadas para exponer por completo el glande y el surco.
17. Aplicar una pomada en el lugar y cerrar bien el pañal.
18. Volver a examinar el lugar de la circuncisión antes de que transcurran 10 minutos para garantizar una hemostasia y una colocación adecuadas.

F. Cuidados después de la circuncisión

1. El aspecto posoperatorio típico incluye:
   a. Equimosis en la base del pene (en especial si se utiliza anestesia local inyectada) que se resuelve en semanas.
   b. Edema circunferencial asimétrico de la mucosa que puede tardar meses en resolverse.
   c. Sangre seca en la unión de la mucosa y la piel del pene.
   d. Costra amarilla/blanca o secreción con apariencia de moco en el lugar de la circuncisión, la mucosa y el glande. No debe confundirse con un proceso infeccioso (edema, eritema e induración del cuerpo y la base del pene que se extiende a la región suprapúbica). Se resuelve en unas semanas y no requiere más tratamiento que los cuidados rutinarios tras la circuncisión.
2. Atención rutinaria
   a. *Opcional:* Cubrir con una gasa estéril suelta y no circunferencial impregnada de vaselina.
      (1) Gough y Lawton (9) han demostrado que la adición de tintura de benjuí al apósito afectaba

de manera negativa la cicatrización de la herida y que la adición de antibiótico tópico no producía mejores resultados que los obtenidos con una gasa de parafina ordinaria.
   b. *Posprocedimiento:* aplicar un pañal apretado durante 1 h. Comprobar cada 30 minutos si hay sangrado (durante 2 horas).
   c. Durante las 24 h siguientes a la circuncisión, comprobar (o indicar a los padres que lo hagan) si hay sangrado, hinchazón excesiva y dificultad para orinar.
   d. Los pañales pueden cambiarse según la rutina habitual de los padres.
   e. Aplicar un lubricante como la vaselina en el lugar de la circuncisión con cada cambio de pañal hasta que el edema y la secreción se hayan resuelto.
   f. Lavar al bebé con un paño durante 3 días después de la circuncisión. Se permite la inmersión posterior en agua si no hay otros problemas.
   g. Se puede administrar paracetamol para el dolor leve. Algunos pediatras no recomiendan el uso de este medicamento en este grupo de edad.
   h. Los lactantes con una almohadilla de grasa suprapúbica prominente pueden desarrollar un aspecto de "pene enterrado" tras la circuncisión. Esto predispone al desarrollo de adherencias secundarias a la desecación de la mucosa entre el glande y la mucosa. Estas adherencias se previenen mediante la retracción de la almohadilla de grasa para exponer el glande y la aplicación de un lubricante en la zona con cada cambio de pañal hasta que se resuelva la almohadilla de grasa.

G. Complicaciones

La incidencia global de complicaciones asociadas con la circuncisión oscila entre 0.2 y 7% aproximadamente. Las tasas de complicaciones de las circuncisiones neonatales son menores que las de los niños mayores (18-41).

1. Hemorragia posoperatoria

    La hemorragia posoperatoria suele ser el resultado de una hemostasia local inadecuada. Otras causas menos comunes son las coagulopatías subyacentes (por ejemplo, la hepatitis neonatal no reconocida (20) o los trastornos hereditarios de la coagulación.

    a. Exudado continuo

    (1) Aplicar presión manual durante 5 a 10 minutos. Comprobar que el cordón del Plastibell está en su sitio y suficientemente apretado.

    (2) Si continúa rezumando:

        (a) Aplicar trombina tópica (Thrombostat) sobre esponja de gelatina absorbible (Gelfoam) o celulosa oxidada (Oxycel, Surgicel). No utilizar un apósito circunferencial apretado.

        (b) El nitrato de plata y la epinefrina también se han utilizado de forma tópica para controlar las hemorragias. Para evitar la isquemia local o los efectos sistémicos, no se debe superar una concentración de epinefrina de 1:100 000.

    b. Hemorragia activa o exudado incontrolado

(1) Evaluación quirúrgica y ligadura del vaso sanguíneo si está presente.

(2) Considerar la coagulopatía subyacente.

H. Otras complicaciones (fig. 52-7)

1. **Complicaciones traumáticas que requieren consulta urológica**

    a. Laceración uretral durante el procedimiento de hendidura dorsal (se evita manteniendo la uretra a la vista en todo momento durante el procedimiento).

    b. Lesión del meato y del glande.

    c. Amputación: requiere atención urológica inmediata. Los tejidos amputados se colocan en una gasa húmeda empapada en solución salina y se transportan con el paciente a la sala de emergencias.

    d. Pérdida del pene (lo más frecuente es que se deba a lesiones relacionadas con el cauterio o la amputación del glande [19, 21, 22]).

    e. Cianosis/necrosis del glande causada por un Plastibell demasiado apretado, suturas mal colocadas o un vendaje circunferencial demasiado apretado (8, 23).

    f. Fístula uretrocutánea asociada con el uso de la pinza Gomco o Plastibell (lo más frecuente es que se utilice una pinza Plastibell o una pinza de tamaño incorrecto o que no se reconozca el megalo-uréter congénito) (24).

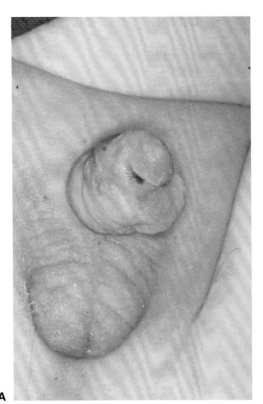

A

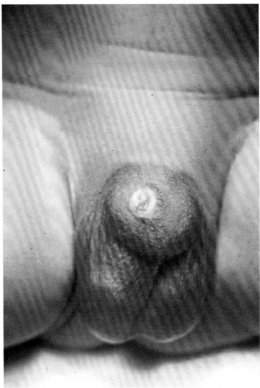

B

FIGURA 52-7 Complicación de la circuncisión. **A.** Lesión del glande 6 meses después de la circuncisión. **B.** Pene atrapado tras la contracción de la herida después de la circuncisión. (*Continúa*)

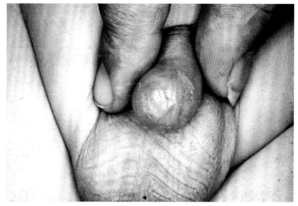

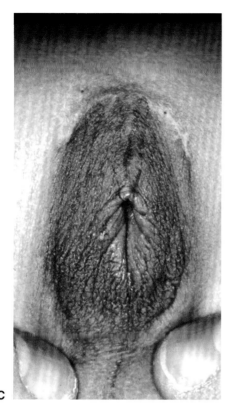

C

FIGURA 52-7 (*Continuación*) **C.** Amputación del pene tras una lesión por cauterización durante la circuncisión. **D.** Cicatriz tras la circuncisión.

g. Existen informes raros de muerte secundaria a la anestesia (1), infección y hemorragia (20).

2. Complicaciones tempranas

a. Infección (25-27).

Más común con el Plastibell. La mayoría es leve y responde a los apósitos húmedos y secos y a los baños de asiento, pero se han registrado casos mortales.

b. Linfedema y estasis venosa.

c. Retención de orina (28).

d. Vendaje apretado (u oclusivo) o prolapso glanular a través del anillo de Plastibell (29).

e. Adherencias: a menudo se asocian con una almohadilla de grasa suprapúbica prominente (véase F).

3. Complicaciones tardías que requieren consulta urológica

a. Circuncisión incompleta (complicación más frecuente).

b. Fimosis recurrente.

c. Puente cutáneo entre el cuerpo del pene y el glande.

d. Pene oculto. Suele estar asociado con una almohadilla de grasa suprapúbica prominente y con una cicatriz en el lugar de la circuncisión (30).

e. Complicaciones meatales (p. ej., estenosis meatal y meatitis [31]).

f. Mala selección de pacientes. Circuncisión de hipospadias o micropene.

g. La curvatura, lo más común es que sea el resultado de una densa cicatrización ventral por inflamación. Lo menos común es que sea debido a la eliminación del exceso de piel del eje o secundaria a un puente de piel.

h. Quiste de inclusión del prepucio.

i. Linfedema (32).

j. Estasis venosa (33).

k. Dehiscencia de la herida (véase **fig. 52-6**) (34).

(1) Se trata con cuidados locales que incluyen la aplicación de un antiséptico (yodóforo, o pomada antibiótica) y no con injertos o enterrando el pene en el escroto. El sitio sanará de manera gradual por segunda intención.

I. Fallas de los dispositivos mecánicos

1. Los problemas mecánicos de la pinza Gomco (35) incluyen la pérdida de una pieza, la deformación de la placa con el uso múltiple, la rotura del brazo al apretar y los surcos y mellas en la unión de la campana y la placa.

2. Desplazamiento con alojamiento de Plastibell alrededor del eje del pene o del glande (10).

3. Cierre y bloqueo inadecuados de la pinza Mogen debido a un tornillo suelto o a un brazo de palanca desgastado.

J. Complicaciones anestésicas

1. Informes de metahemoglobinemia tras la exposición a prilocaína, procaína, benzocaína y lidocaína (36).

2. Hematoma por inyección de anestesia. Los casos notificados se han resuelto de manera espontánea.

3. Convulsiones (37).

Referencias

1. Gairdner D. The fate of the foreskin—a study of circumcision. *Br Med J.* 1949;2:1433–1437.
2. Foddy B. Medical, religious and social reasons for and against an ancient rite. *J Med Ethics.* 2013;39(7):415.
3. Sorokan ST, Finlay JC, Jefferies AL. Newborn male circumcision. *Paediatr Child Health.* 2015;20(6):311–320.
4. American Academy of Pediatrics Task Force on Circumcision. Circumcision policy statement. *Pediatrics.* 2012;130:585–586.
5. Concodora CW, Maizels M, Dean GE, et al. Checklist assessment tool to evaluate suitability and success of neonatal clamp circumcision: a prospective study. *J Pediatr Urol.* 2016;12(4):235.e1–e5.
6. Chalmers D, Wiedel CA, Siparsky GL, et al. Discovery of hypospadias during newborn circumcision should not preclude completion of the procedure. *J Pediatr.* 2014;164(5): 1171–1174.
7. Sinkey RG, Eschenbacher MA, Walsh PM, et al. The GoMo study: a randomized clinical trial assessing neonatal pain with Gomco vs Mogen clamp circumcision. *Am J Obstet Gynecol.* 2015;212(5):664.e1–e8.
8. Fette A, Schleef J, Haberlik A, et al. Circumcision in pediatric surgery using an ultrasound dissection scalpel. *Technol Health Care.* 2000;8:75–80.
9. Gough DCS, Lawton N. Circumcision—which dressing? *Br J Urol.* 1990;65:418–419.
10. Kirya C, Werthmann MW Jr. Neonatal circumcision and penile dorsal nerve block—a painless procedure. *J Pediatr.* 1978;92:998–1000.
11. Lander J, Brady-Fryer B, Metcalfe JB, et al. Comparison of ring block, dorsal nerve block, and topical anesthesia for neonatal circumcision: a randomized controlled trial. *JAMA.* 1997;278:2157–2162.
12. Woodman PJ. Topical lidocaine-prilocaine versus lidocaine for neonatal circumcision: a randomized controlled trial. *Obstet Gynecol.* 1999;93(5 pt 1):775–779.
13. Taddio A, Ohlsson K, Ohlsson A. Lidocaine-prilocaine cream for analgesia during circumcision in newborn boys. *Cochrane Database Syst Rev.* 1999;(2):CD000496.
14. Lehr VT, Cepeda E, Frattarelli DA, et al. Lidocaine 4% cream compared with lidocaine 2.5% and prilocaine 2.5% or dorsal penile block for circumcision. *Am J Perinatol.* 2005;22(5): 231–237.
15. Sharara-Cami R, Lakissian Z, Charafeddine L, et al. Combination analgesia for neonatal circumcision: a randomized controlled trial. *Pediatrics.* 2017;140(6):pii: e20171935. doi: 10.1542/peds.2017-1935.
16. Seleim HM, Elbarbary MM. Major penile injuries as a result of cautery during newborn circumcision. *J Pediatr Surg.* 2016;51(9):1532–1537.
17. Reynolds RD. Use of the Mogen clamp for neonatal circumcision. *Am Fam Physician.* 1996;54(1):177–182.
18. El Bcheraoui C, Zhang X, Cooper CS, et al. Rates of adverse events associated with male circumcision in U.S. medical settings, 2001 to 2010. *JAMA Pediatr.* 2014;168(7):625–634.
19. Essid A, Hamazaoui M, Sahli S, et al. Glans reimplantation after circumcision accident. *Prog Urol.* 2005;15:745–747.
20. Hiss J, Horowitz A, Kahana T. Fatal haemorrhage following male ritual circumcision. *J Clin Forensic Med.* 2000;7:32–34.
21. Cook A, Khoury AE, Bagli DJ, et al. Use of buccal mucosa to simulate the coronal sulcus after traumatic penile amputation. *Urology.* 2005;66:1109.
22. Barnes S, Ben Chaim J, Kessler A. Postcircumcision necrosis of the glans penis: Gray scale and color Doppler sonographic findings. *J Clin Ultrasound.* 2007;35(2):105–107.
23. Bode CO, Ikhisemojie S, Ademuyiwa AO. Penile injuries from proximal migration of the Plastibell circumcision ring. *J Pediatr Urol.* 2010;6(1):23–27.
24. Limaye RD, Hancock RA. Penile urethral fistula as a complication of circumcision. *J Pediatr.* 1968;72:105–106.
25. Gesundheit B, Grisaru-Soen G, Greenberg D, et al. Neonatal genital herpes simplex type 1 infection after Jewish ritual circumcision: modern medicine and religious tradition. *Pediatrics.* 2004;114:e259–e263.
26. Kirkpatrick BV, Eitzman DV. Neonatal septicemia after circumcision. *Clin Pediatr (Phila).* 1974;13:767–768.
27. Woodside JR. Necrotizing fasciitis after neonatal circumcision. *Am J Dis Child.* 1980;134:301–302.
28. Pearce I. Retention of urine: an unusual complication of the Plastibell device. *Br J Urol Int.* 2000;85:560–561.
29. Horowitz J, Sussheim A, Scalettar HE. Abdominal distention following ritual circumcision. *Pediatrics.* 1976;57:579.
30. Trier WC, Drach GW. Concealed penis—another complication of circumcision. *Am J Dis Child.* 1973;125:276–277.
31. Mackenzie AR. Meatal ulceration following neonatal circumcision. *Obstet Gynecol.* 1966;28:221–223.
32. Yildirim S, Taylan G, Akoz T. Circumcision as an unusual cause of penile lymphedema. *Ann Plast Surg.* 2003;50: 665–666.
33. Ly L, Sankaran K. Acute venous stasis and swelling of the lower abdomen and extremities in an infant after circumcision. *Can Med Assoc J.* 2003;169:216–217.
34. Van Duyn J, Warr WS. Excessive penile skin loss from circumcision. *J Med Assoc Ga.* 1962;51:394–396.
35. Feinberg AN, Blazek MA. Mechanical complications of circumcision with a Gomco clamp. *Am J Dis Child.* 1988;142: 813–814.
36. Peker E, Cagan E, Dogan M, et al. Methemoglobinemia due to local anesthesia with prilocaine for circumcision. *J Pediatr Child Health.* 2010;46(6):362–363.
37. Moran LR, Hossain T, Insoft RM. Neonatal seizures following lidocaine administration for elective circumcision. *J Perinatol.* 2004;24:395–396.
38. Mano R, Nevo A, Sivan B, et al. Post-ritual circumcision bleeding—characteristics and treatment outcome. *Urology.* 2017;105:157–162.
39. Srinivasan M, Hamvas C, Coplen D. Rates of complications after newborn circumcision in a well-baby nursery, special care nursery, and neonatal intensive care unit. *Clin Pediatr (Phila).* 2015;54(12):1185–1191.
40. Pippi Salle JL, Jesus LE, Lorenzo AJ, et al. Glans amputation during routine neonatal circumcision: mechanism of injury and strategy for prevention. *J Pediatr Urol.* 2013;9(6 Pt A): 763–768.
41. Brook I. Infectious complications of circumcision and their prevention. *Eur Urol Focus.* 2016;2(4):453–459.

Drenaje de abscesos superficiales

Maame Efua S. Sampah y Manuel B. Torres

A. Indicaciones

1. Terapéuticas

El tratamiento definitivo de los abscesos de tejidos blandos son la incisión y el drenaje quirúrgicos, que permiten el libre flujo de la materia purulenta desde la cavidad del absceso (1). La aspiración con aguja por sí sola tiene muchas menos probabilidades de resolver un absceso (2).

2. Diagnóstico

En el caso de los neonatos, el drenaje también proporciona muestras para la tinción de Gram y el cultivo, lo que permite la identificación de los microbios y las pruebas de susceptibilidad para guiar la terapia antibiótica.

B. Contraindicaciones

1. Los pacientes con cambios inflamatorios en la piel y áreas de hinchazón o induración sin una colección de abscesos

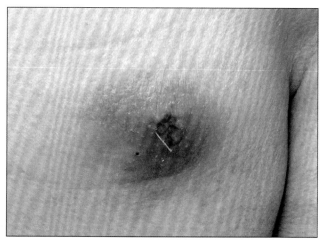

FIGURA 53-1 Absceso superficial sobre la región glútea izquierda.

no deben ser sometidos a incisión y drenaje (**fig. 53-1**) (3). La fluctuación en la exploración física puede estar ausente hasta en 50% de los pacientes (4). La ecografía y la aspiración con aguja son complementos útiles para determinar si existe una bolsa de pus (5).

2. Es importante diferenciar los abscesos de las malformaciones vasculares y linfáticas, como los hemangiomas y los higromas quísticos, ya que la incisión de estas lesiones puede provocar graves complicaciones. La ecografía y una cuidadosa exploración física son útiles para hacer el diagnóstico correcto en este caso (6).

3. Diferir a un cirujano el drenaje de los abscesos localizados en la cara, las mamas, los genitales y las zonas perirrectales, los abscesos complicados de las manos, así como los que están cerca de grandes vasos y nervios.

4. Los neonatos con trastornos hemorrágicos deben someterse a la corrección de la coagulopatía antes del drenaje.

C. Principios

1. Si bien las muestras para los cultivos en general pueden obtenerse mediante el hisopado de material purulento, el aislamiento de los organismos anaerobios se consigue mejor mediante la aspiración con aguja tras la preparación de la piel antes de la incisión y el drenaje.

2. Para obtener un mejor resultado estético, utilice los pliegues naturales de la piel al planificar la incisión. Sin embargo, los abscesos pueden ser mucho más grandes de lo que parecen en la superficie y requerir incisiones más largas de lo esperado.

3. El absceso debe dejarse abierto para que sane por segunda intención. Evitar el cierre primario.

4. Aunque el drenaje es el pilar del tratamiento de los abscesos superficiales en los neonatos, los antibióticos se asocian con una mejora clínica y previenen la recurrencia, el drenaje posterior y la propagación secundaria (7, 8).

5. Los hemocultivos deben obtenerse antes de iniciar los antibióticos.

D. Equipo

Estéril

1. Guantes
2. Cortinas
3. Cuadros de gasa
4. Cuchilla y soporte de bisturí del núm. 11
5. Hemostáticos curvos
6. Fórceps
7. Solución salina
8. Solución antiséptica o compresas de preparación (yodopovidona o clorhexidina)
9. Jeringa de 3 a 10 mL, aguja calibre 25 o 27
10. Tubo de cultivo/muestra con tapa oclusiva
11. Jeringa sin aguja de 30 a 60 mL con catéter intravenoso (IV) de calibre 19 o dispositivo de irrigación sin aguja con protección contra salpicaduras
12. Material de embalaje (p. ej., yodoformo o cinta de embalaje de gasa simple)
13. Anestesia local (p. ej., lidocaína al 1%) para abscesos grandes
14. Apósito de elección

No estéril

1. Protección ocular/mascarilla facial

E. Técnica

1. Obtener el consentimiento informado.
2. Garantizar una higiene de manos adecuada. Utilizar gafas de protección y guantes no estériles.
3. Preparar la piel con un agente desinfectante y dejarla secar (véase el capítulo 6).
4. Ponerse guantes estériles y aplicar paños estériles en el lugar.
5. Ahora se puede inyectar anestesia local en el lugar, si está indicado, con la aguja calibre 27.
6. Tomar la aguja estéril calibre 25 (o 23), acoplar la jeringa e introducir la punta a través de la piel en la zona de máximo edema o fluctuación, mientras se tira hacia atrás de la jeringa. El material purulento aspirado debe enviarse para su cultivo. Se puede utilizar la guía de ultrasonido durante este paso.
7. Realizar una incisión punzante en el punto de entrada de la aguja y extender la incisión por toda la longitud de la cavidad del absceso, ajustándose a los pliegues naturales de la piel.
8. Evacuar todo el material de la cavidad del absceso aplicando una suave compresión.
9. Realizar una disección roma dentro de la cavidad del absceso utilizando hemostáticos curvos para romper las loculaciones, identificar los cuerpos extraños y asegurar un drenaje adecuado (**fig. 53-2A**). **No** sondear con un dedo enguantado, que puede lesionarse con un cuerpo extraño afilado. La disección con un instrumento afilado, como un bisturí, puede causar daños en los tejidos o crear un falso

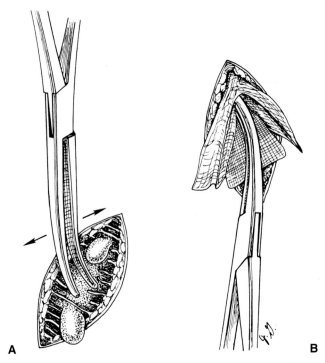

FIGURA 53-2 Drenaje de un absceso superficial. **A.** Rotura de los tabiques con una pinza. **B.** Taponamiento de la herida.

pasaje o una fístula. La disección de la herida es dolorosa y puede requerir analgesia adicional.

10. Utilizando una jeringa sin aguja de 30 a 60 mL con un catéter IV calibre 19, irrigar la cavidad del absceso con abundante solución salina hasta que se elimine todo el pus visible.
11. En el caso de cavidades de absceso mayores o iguales a 5 cm, insertar material de empaquetamiento para evitar el cierre de los márgenes de la herida (**fig. 53-2B**). Un taponamiento apretado causará necrosis tisular y debe evitarse. En general, el taponamiento de las heridas pequeñas no parece evitar la necesidad de procedimientos de drenaje adicionales (9).
12. Aplique un vendaje estéril.

F. Complicaciones

1. Hemorragia: el sangrado de los tejidos subcutáneos suele ser autolimitado. El taponamiento de la herida proporciona cierto efecto de taponamiento.
2. Recurrencia: buscar factores locales predisponentes, como material extraño, en todos los casos de recurrencia tras el drenaje inicial. Se deben obtener radiografías. La recurrencia debe ser tratada de la misma manera que el episodio inicial.

Referencias

1. Liu C, Bayer A, Cosgrove SE, et al. Clinical practice guidelines by the Infectious Diseases Society of America for the

treatment of methicillin-resistant *Staphylococcus aureus* infections in adults and children. *Clin Infect Dis.* 2011;52:e18–e55.

2. Ramakrishnan K, Salinas R, Higuita N. (2015, September 15). Superficial abscess over left gluteal region [Digital image] https://www.aafp.org/afp/2015/0915/p474.html. Accessed January 16, 2019.

3. Gaspari RJ, Resop D, Mendoza M, et al. A randomized controlled trial of incision and drainage versus ultrasonographically guided needle aspiration for skin abscesses and the effect of methicillin-resistant Staphylococcus aureus. *Ann Emerg Med.* 2011;57(5):483.e1–491.e1.

4. Iverson K, Haritos D, Thomas R, et al. The effect of bedside ultrasound on diagnosis and management of soft tissue infections in a pediatric ED. *Am J Emerg Med.* 2012;30(8):1347–1351.

5. Stevens DL, Bisno AL, Chambers HF, et al; Infectious Diseases Society of America. Practice guidelines for the diagnosis and management of skin and soft tissue infections: 2014 update by the Infectious Diseases Society of America. *Clin Infect Dis.* 2014;59(2):e10–e52.

6. Blaivas M, Adhikari S. Unexpected findings on point-of-care superficial ultrasound imaging before incision and drainage. *J Ultrasound Med.* 2011;30:1425–1430.

7. Daum RS, Miller LG, Immergluck L, et al. A placebo-controlled trial of antibiotics for smaller skin abscesses. *N Engl J Med.* 2017;376:2545–2555.

8. Hogan PG, Rodriguez M, Spenner AM, et al. Impact of systemic antibiotics on staphylococcus aureus colonization and recurrent skin infection. *Clin Infect Dis.* 2018;66:191–197.

9. Leinwand M, Downing M, Slater D, et al. Incision and drainage of subcutaneous abscesses without the use of packing. *J Pediatr Surg.* 2013;48:1962–1965.

Cuidado de las heridas

Kara Johnson, Laura Welch y June Amling

Los neonatos en la unidad de cuidados intensivos son susceptibles de sufrir alteraciones en el sistema tegumentario como resultado de procedimientos médicos/quirúrgicos, aplicación de dispositivos médicos y defectos congénitos (1-3). La piel es un órgano que actúa como primera línea de defensa contra la invasión de bacterias y toxinas, la absorción de sustancias químicas de productos tópicos, también desempeña un papel vital en la excreción de agua y electrolitos, el aislamiento, la termorregulación y las sensaciones táctiles. La piel neonatal es frágil y puede dañarse con facilidad, sobre todo en los recién nacidos muy prematuros (4).

A. Definiciones

1. **Herida:** lesión en un tejido vivo causada por un corte, un golpe u otro impacto; por lo general, una en la que la piel se corta o se rompe, y en la que se produce un daño en el tejido o los tejidos subyacentes.
2. **Periherida:** tejido que rodea el borde de la herida.
3. **Lesión cutánea de espesor parcial:** superficial; epidermis y posible pérdida parcial de la dermis.
4. **Lesión cutánea de espesor total:** pérdida total de la epidermis y la dermis. Se extiende al tejido subcutáneo; puede extenderse al músculo, la fascia, el hueso o el cartílago.
5. **Lesión por presión:** daño localizado en la piel y los tejidos blandos subyacentes sobre una prominencia ósea o relacionado con un dispositivo médico. La lesión se produce como resultado de una presión intensa o prolongada o de una presión combinada con cizallamiento.
6. **Cizallamiento:** fuerza ejercida en paralelo al tejido. Una capa de tejido se desliza sobre otra, deformando el tejido adiposo y muscular e interrumpiendo el flujo sanguíneo.
7. **Fricción:** resistencia al movimiento en una dirección paralela que da lugar a una alteración mecánica de la capa epidérmica de la piel.
8. **Desgarro:** separación de la epidermis de la dermis o tanto de la epidermis como de la dermis del tejido subyacente.

9. **Técnica aséptica:** libre de microorganismos patógenos, prevención intencionada de la transferencia de organismos. Utilizar guantes estériles e instrumentos estériles.
10. **Técnica limpia:** reducción del número de microorganismos en general, prevención intencionada de la contaminación directa de los materiales/suministros. Utilizar guantes limpios e instrumentos estériles.

B. Escalas de evaluación tegumentaria

La evaluación cuidadosa de la piel es un elemento importante de la exploración física neonatal. El estado nutricional, la función de los órganos y los procesos patológicos también son importantes para la evaluación de la cabeza a los pies. Es imprescindible que los médicos estén familiarizados con las variaciones normales de la piel del recién nacido.

1. **Escala de evaluación del riesgo cutáneo neonatal (NSRAS, por sus siglas en inglés):** es una herramienta de evaluación del riesgo de los neonatos de sufrir lesiones cutáneas. La escala se basa en la escala Braden (adultos) para predecir las lesiones por presión (5)
   a. Subescalas
      (1) Seis subescalas: estado físico general, estado mental, movilidad, actividad, nutrición y humedad
   b. Puntuación
      (1) Las subescalas se califican de 1 a 4 puntos
      (2) Las puntuaciones totales van de 6 a 24 puntos
      (3) Las puntuaciones más altas indican una mejor función de la piel y, por lo tanto, un menor riesgo de desarrollar lesiones por presión
2. **Puntuación del estado de la piel del neonato (PEPN):** evalúa el estado general de la piel del neonato (de prematuro a término) y se utiliza como guía para el cuidado de la piel (6)
   a. Subescalas
      (1) Tres subescalas: sequedad, eritema y ruptura/ excoriación de la piel

b. Puntuación

    (1) Las subescalas se califican de 1 a 3 puntos

    (2) La puntuación total oscila entre 3 y 9 puntos

    (3) Las puntuaciones más altas indican un deterioro de la función tegumentaria

C. Tipos de heridas

En la **tabla 54-1** se clasifican las etiologías comunes de las heridas en el neonato hospitalizado.

TABLA 54-1 **Tipos de heridas neonatales**

CATEGORÍA	TIPOS DE HERIDAS
Traumática	■ Rayas epidérmicas ■ Desgarro por adhesivos/fricción ■ Lesión por fórceps ■ Lesiones por cizallamiento ■ Abrasiones
Quirúrgica	■ Incisiones primarias ■ Sitios quirúrgicos dehiscentes
Contacto con excoriación	■ Dermatitis del pañal (DP) ■ Efluentes de ostomía o fístula ■ Lesión cutánea relacionada con el adhesivo médico (LCRAM) ■ Lesión cutánea asociada con la humedad (LCAH) ■ Dermatitis de contacto irritante
Lesión por extravasación	■ Consúltese el capítulo 30
Quemaduras/ lesiones térmicas	■ Quemaduras químicas ■ Sondas térmicas ■ Bombillas de laringoscopio
Lesiones por presión	■ Rotura sobre prominencias óseas ■ Lesiones por presión relacionadas con dispositivos médicos
Lesiones isquémicas	■ Anillado amniótico en el útero ■ Líneas arteriales ■ Oxigenación por membrana extracorpórea ■ Lesiones por coagulopatía
Condiciones congénitas	■ Aplasia de cutis congénita ■ Epidermólisis bullosa ■ Gastrosquisis/onfalocele ■ Espina bífida ■ Lesiones ampollosas vesiculares

Adaptado con permiso de Thames Valley Neonatal ODN Quality Care Group. Guideline framework for neonatal wound care. Thames Valley & Wessex Neonatal Operational Delivery Network. 2012. https://www. networks.nhs.uk/nhs-networks/thames-valley-wessex-neonatalnetwork/ documents/guidelines/Wound%20Guideline.pdf.

D. Evaluación de las heridas

Es esencial realizar una evaluación sistemática de la herida, que proporcione información y evaluación de la cicatrización y de la eficacia del tratamiento prescrito. Como mínimo, las evaluaciones de las heridas deben incluir lo siguiente (7-11).

1. Tipo de herida (**tabla 54-1**)

2. Ubicación anatómica

3. Medidas de la herida

    a. Técnicas generales de medición

        (1) Se utiliza con frecuencia el método del reloj, en el que la cabeza del paciente está referenciada a las 12:00 y los pies a las 6:00

        (2) Posición del paciente

            (a) Colocar al paciente en la misma posición anatómica para cada medición

            (b) No estirar ni tirar de los bordes de la herida para medirla

        (3) Formato de la documentación: longitud × anchura × profundidad en centímetros (**fig. 54-1**)

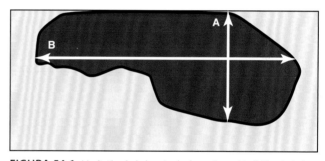

FIGURA 54-1 Medición de la longitud y la anchura. Medición de la longitud de la cabeza a los pies (*A*) y de la anchura de izquierda a derecha (*B*) de una herida. (Reproducido con permiso de Primaris Business Solutions.)

        (a) Longitud: medir el punto más largo desde la cabeza (12:00) hasta los pies (6:00)

        (b) Anchura: medir desde la izquierda (9:00) hasta la derecha (3:00) en la mayor anchura

        (c) La profundidad es la medida de la parte más profunda del lecho de la herida visible (**fig. 54-2**)

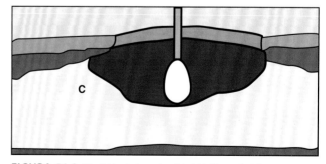

FIGURA 54-2 Medición de la profundidad (*c*). (Reproducido con permiso de Primaris Business Solutions.)

4. Tunelización y cavitación
   a. Túnel (tracto sinusal): canal de pérdida de tejido que puede extenderse en cualquier dirección fuera de la herida a través del tejido blando, el músculo y hasta el hueso. El túnel o tracto puede dar lugar a un espacio muerto, retrasando la cicatrización de la herida (**fig. 54-3**)

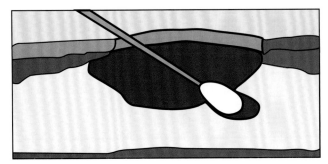

FIGURA 54-3 Medición de túneles. (Reimpreso con permiso de Primaris Business Solutions.)

   b. Cavitación: destrucción del tejido por debajo de la piel intacta en el borde de la herida. Los bordes de la herida no están unidos a la base de la misma, sino que sobresalen de la periferia del tejido (**fig. 54-4**)

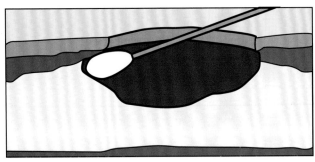

FIGURA 54-4 Medición de la socavación. (Reimpreso con permiso de Primaris Business Solutions.)

5. Cómo medir la profundidad
   a. Suministros
      (1) Guantes limpios
      (2) Agua estéril o solución salina normal
      (3) Aplicador estéril con punta de algodón
      (4) Cinta métrica en centímetros
   b. Procedimiento
      (1) Técnica: limpia
      (2) Lavarse las manos, ponerse guantes limpios
      (3) Humedecer el aplicador con punta de algodón estéril con agua estéril o solución salina normal
      (4) Colocar el aplicador para medir la profundidad o en el túnel o áreas socavadas
      (5) Sujetar el aplicador con el pulgar y el índice en el punto en que se encuentra con el nivel de la piel
      (6) Colocar junto a la regla de centímetros para determinar la medida
      (7) Repetir la operación para cada túnel

   c. Documentación
      (1) Utilizar el método del reloj (12:00/cabeza)
      (2) Indicar a qué hora en el reloj hay un túnel/socavón
      (3) Documentar la longitud de los túneles en centímetros
      (4) Documentar la(s) zona(s) de socavación en centímetros y hasta dónde llega la socavación
6. Descripción del lecho de la herida
   Luego de limpiar la herida, describir el aspecto del lecho de la herida. A medida que se identifica el tejido del lecho de la herida, identificar cada tipo que esté presente como un porcentaje (p. ej., 60% de granulación, 25% de esfacelos, 15% de escaras)
   a. Rosa pálido/oscuro (mala perfusión): investigar la perfusión y si la hemoglobina/hematocrito son bajos
   b. Rosa/rosa claro (tejido epitelial): nuevo crecimiento de la piel
   c. Rojo (tejido de granulación): tejido conectivo vascular
      (1) Hipergranulación: cuando el tejido de granulación prolifera y se superpone, se produce como resultado de una respuesta inflamatoria prolongada, una humedad excesiva o una humedad combinada con fricción
      (2) Tejido friable: tejido que sangra fácilmente con una estimulación mínima
   d. Verde o verde/amarillo (infectado): infección potencial
   e. Amarillo (fango): acumulación de restos no viables (muertos)
      (1) Adherente a poco adherente: restos blandos, gruesos o fibrosos; adheridos a la base de la herida
      (2) No adherente: sustancia espesa y mucinosa, grupos de restos dispersos por el lecho de la herida; se separa con facilidad de la base de la herida
   f. Negro (necrótico): tejido avascular, no viable
      (1) Adherente, blando: tejido empapado, fuertemente adherido a la base de la herida
      (2) Adherente, duro: firme, fuertemente adherido a la base y a los bordes de la herida
      (3) Escara estable: correosa, seca y dura; adherida al tejido subcutáneo subyacente, sin exudado, fluctuación o celulitis circundante
      (4) Escara inestable: reblandecida, esponjosa, viscosa, no adherente al lecho de la herida subyacente; sensación de empantanamiento, exudado subyacente o celulitis circundante
   g. Exudado
      (1) Cantidad
         (a) Ninguno: sin exudado, herida seca
         (b) Escáner/mínimo: el lecho de la herida está húmedo, no hay drenaje del lecho de la herida
         (c) Moderado: el tejido periherida y el lecho de la herida están húmedos
         (d) Fuerte: el tejido periherida y el lecho de la herida están saturados
      (2) Tipo
         (a) Seroso: fluido de la herida fino, de color claro, sin pus, sangre o restos visibles

(b) Serosanguíneo: fino, de color rojo pálido a rosa
(c) Sanguíneo (sanguinolento): rojo delgado y brillante, que parece ser totalmente sanguíneo
(d) Purulento: aspecto fino o grueso, opaco/amarillo, con aspecto de pus. Puede ser maloliente
(3) Olor
(a) Ninguno
(b) El olor se nota al retirar el apósito
(c) En todo momento
h. Piel circundante: los problemas relacionados con la periherida pueden retrasar la cicatrización de la herida y aumentar el dolor
(1) Estado de la piel
(a) Intacta frente a no intacta
(b) Indurada: firmeza anormal
(c) Crepitación: acumulación de aire o gas
(d) Erupción: eczema, infección, cándida
(e) Hiperqueratosis: formación de tejido tipo callo en el borde de la herida
(f) Epíbole: bordes de la herida engrosados y enrollados
(2) Hidratación
(a) Maceración: sobrehidratación, reduce la función de barrera
(b) Seco/descongelado/agrietado
(3) Color
(a) Eritema
(b) Pigmentación
i. Hipopigmentación
ii. Hiperpigmentación
(c) Oscuro
(4) Edema
(a) Picaduras
(b) Sin picaduras
i. Dolor
(1) Ninguno
(2) Intermitente
(3) Constante
(4) Solo con los cambios de apósito
(5) Empeora con los cambios de apósito

E. Cultivos de heridas

El diagnóstico de una herida infectada debe realizarse junto con los signos observables de infección local y sistémica. Debe tenerse muy en cuenta la diferenciación de los signos de infección, que no deben confundirse con la fase inflamatoria de la cicatrización. El tratamiento no es necesario para las heridas contaminadas o colonizadas, pero sí para las que están críticamente colonizadas o infectadas (11). El estándar de oro para los cultivos de heridas es una biopsia cuantitativa; sin embargo, la técnica de los hisopos es la más utilizada en la práctica clínica porque es una forma no invasiva y rentable de identificar los organismos de la herida y adaptar la terapia antimicrobiana.

1. Clasificación de las bacterias de las heridas
a. Contaminación: presencia de bacterias no replicantes en una herida abierta que no interfiere con la curación de la herida

b. Colonización: presencia de bacterias replicantes dentro del lecho de la herida que no interfieren en la cicatrización de la misma y no causan lesiones al huésped
c. Colonización crítica: presencia de bacterias replicantes en la superficie del lecho de la herida que interfieren en la cicatrización de la misma y causan lesiones al huésped
(1) El acrónimo "NERDS", por las siglas en inglés de (a)-(e), indica afectación de la superficie de la herida, está indicado el tratamiento antimicrobiano tópico (12)
(a) Herida que no cicatriza (*Nonhealing wound*)
(b) Herida exudativa (*Exudative wound*)
(c) Herida roja y sangrante (***R****ed and bleeding wound*)
(d) Restos (***D****ebris*)
(e) Olor (***S****mell*)
d. Infectado: los niveles de bacterias son altos en la superficie de la herida y también invaden los tejidos viables, provocando una respuesta del huésped
(1) El acrónimo "STONES", por las siglas en inglés de (a)-(f), indica infección profunda periherida y sistémica, los antibióticos sistémicos están indicados (12)
(a) El tamaño es mayor (***S****ize is bigger*)
(b) Aumento de la temperatura (***T****emperature increased*)
(c) Sospecha de osteomielitis (sondea o tiene hueso expuesto) (***O****steomielitis suspicion*)
(d) Nuevas áreas de ruptura (***N****ew areas of breakdown*)
(e) Eritema/exudado (***E****ritema/exudate*)
(f) Olor (***S****mell*)
2. Cultivo de la herida con hisopo
a. Indicaciones
(1) Signos/síntomas locales de infección: pus, mal olor, aumento del exudado, enrojecimiento, induración, dolor
(2) Signos/síntomas sistémicos de infección: fiebre, leucocitosis, elevación súbita de la glucosa sérica
(3) Falta de cicatrización de la herida después de 2 semanas en una herida limpia, a pesar del tratamiento óptimo
b. Contraindicaciones
(1) No cultivar: tejido avascular, restos necróticos o escaras duras
c. Cómo: cultivo de la herida con hisopo, método de Levine (13, 14)
(1) Suministros:
(a) Guantes limpios
(b) Cultivo(s) con hisopo: bacteriano, fúngico, viral, tinción de Gram
(c) Agua estéril o solución salina normal
(d) Almohadilla absorbente para el exceso de solución limpiadora, restos de la herida y exudado
(e) Gasa estéril
(2) Procedimiento:
(a) Técnica: limpia
(b) Lavarse las manos, ponerse guantes limpios

(c) Retirar el antiguo apósito

(d) Quitarse los guantes, lavarse las manos, ponerse guantes limpios

(e) Limpiar la herida con agua estéril o solución salina normal
  i. Humedecer una gasa estéril
  ii. Limpiar la superficie de la herida para eliminar los restos superficiales

(f) Secar con suavidad el lecho de la herida con una gasa estéril nueva

(g) Quitarse los guantes, lavarse las manos, ponerse guantes limpios

(h) Con la ayuda de una probeta, se pasa un hisopo de 1 cm^2 de tejido viable durante 5 segundos con la fuerza suficiente para producir exudado y provocar una hemorragia mínima
  i. En el caso de lechos de heridas secos, humedecer la torunda con medio de cultivo, agua estéril o solución salina normal antes de obtener el cultivo

F. Curación de heridas

Los tejidos blandos del cuerpo se curan de dos maneras: por regeneración o por formación de tejido cicatricial (reparación del tejido conectivo). La profundidad de la herida y las capas de tejido perdidas dictan si la herida sanará por regeneración (lesiones cutáneas de espesor parcial) o por formación de cicatrices (lesiones cutáneas de espesor total) (11).

1. Las heridas se curan por una de las siguientes intenciones
   a. Primera intención: cierre quirúrgico, todas las capas de la piel se aproximan mediante grapas, suturas o adhesivos cutáneos. Hay un riesgo mínimo de infección o de retraso en la cicatrización porque la herida está cerrada (barrera bacteriana intacta)
   b. Segunda intención: heridas que se dejan abiertas para que cicatricen mediante el proceso de granulación, contracción y epitelización. La contracción de la herida es necesaria para disminuir el tamaño del defecto, lo que da lugar a una mayor formación de cicatrices. Estas heridas tienen un mayor riesgo de infección y de retraso en la cicatrización
   c. Tercera intención (primaria retardada): hay un retraso entre la lesión y el cierre quirúrgico (por lo regular cuando se sospecha que hay una infección o un edema macroscópico). Estas heridas suelen empezar a cicatrizar por segunda intención, pero luego se cierran quirúrgicamente, por lo que se requiere una cantidad limitada de tejido de granulación
2. La curación húmeda de las heridas es esencial, imitando la función de la epidermis
   a. Ventajas
      (1) Tasas de curación más rápidas
      (2) Disminución del dolor
      (3) Disminución de la cicatrización
      (4) Costo-efectividad

b. Contraindicaciones
   (1) Gangrena seca
   (2) Cuidados paliativos, cuando la curación no es realista
   (3) Cuando el tejido necrótico proporciona protección a las estructuras más profundas

G. Limpieza de heridas

Existe una investigación limitada sobre la seguridad y la eficacia de los productos para heridas en la población neonatal (7, 15-17). Es fundamental tener en cuenta la irritación local de la piel y los efectos sistémicos relacionados con la absorción a la hora de seleccionar el producto en el neonato. Las heridas deben limpiarse, no frotarse, ya que el frotamiento daña el frágil tejido epitelizante y de granulación.

1. Soluciones de limpieza: antes de utilizar cualquier solución de limpieza, debe calentarse a la temperatura corporal o al menos estar a temperatura ambiente
   a. Solución salina estéril: es preferible, puede utilizarse en todo tipo de heridas
   b. Limpiador de heridas: existen varias fórmulas antisépticas que no son citotóxicas, no irritan, no tienen fragancia y no se enjuagan. Estos limpiadores de pH equilibrado están diseñados no solo para limpiar y eliminar los residuos del lecho de la herida, sino para preparar este último de forma óptima para su curación
      (1) Lactantes ≤ 32 semanas: limpiar solo con suero/agua estéril durante la primera semana de vida (9)
      (2) Lactantes > 32 semanas: formulaciones no irritantes, de pH neutro a ligeramente ácido (p. ej., solución salina normal, limpiador de heridas antimicrobiano formulado) (9)
   c. Evitar el uso de antisépticos citotóxicos (p. ej., peróxido de hidrógeno, ácido acético, hipoclorito de sodio) para irrigar las heridas neonatales; existe la posibilidad de que se produzcan daños en los tejidos y una absorción sistémica
2. Limpieza de heridas
   a. Suministros:
      (1) Guantes limpios
      (2) Solución de limpieza
      (3) Almohadilla absorbente para el exceso de solución de limpieza y residuos
      (4) Gasa estéril
      (5) Jeringa estéril de 50 a 60 mL, si se trata de una irrigación
   b. Procedimiento: limpieza de la herida
      (1) Técnica: limpia
      (2) Lavarse las manos, ponerse guantes limpios
      (3) Retirar el antiguo apósito
      (4) Quitarse los guantes, lavarse las manos, ponerse guantes limpios
      (5) Limpiar la herida con agua estéril o solución salina normal
         (a) Humedecer una gasa estéril
         (b) Limpiar con suavidad la superficie de la herida para eliminar los restos superficiales

(6) Secar con suavidad el lecho de la herida y la periherida con una gasa estéril nueva

(7) Proceder al plan de tratamiento de la herida prescrito

c. Procedimiento: irrigación de la herida

(1) Técnica: limpia

(2) Seguir el procedimiento: limpieza de la herida, pasos 1 a 3

(3) Llenar la jeringa estéril con la solución de limpieza

(4) Introducir la solución limpiadora en el lecho de la herida

(a) No aplicar presión al empujar la solución a través de la jeringa

(5) Secar con suavidad el lecho de la herida y la periherida con una gasa estéril nueva

(6) Proceder al plan de tratamiento de la herida prescrito

H. Selección de apósitos para heridas

Hay varios factores que pueden influir en la selección del apósito. Es importante seleccionar el más adecuado para lograr una curación óptima de la herida.

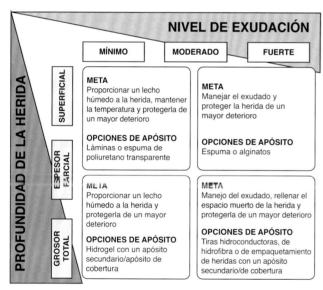

FIGURA 54-5 Objetivos del tratamiento de apósitos en las heridas. (Adaptado de Emory Nursing WOCNEC Faculty. *Skin and Wound Core Content Manual*. Atlanta, GA: Emory University; 2017. Copyright © 2018 Children's National Medical Center.)

1. Principios generales del apósito (**fig. 54-5**)
   a. Si está demasiado húmedo, absorberlo
   b. Si está demasiado seco, hidratarlo
   c. Si hay un agujero, llenarlo
   d. Si hay tejido necrótico, eliminarlo
   e. Si hay tejido sano, protegerlo
2. Consideraciones para la selección de apósitos (**tabla 54-2**)
   Los apósitos para heridas deben proporcionar un entorno húmedo para la herida al tiempo que controlan el exudado, eliminan las barreras para la cicatrización de la herida (p. ej., el tejido no viable), eliminan el espacio muerto y pueden proporcionar una cobertura antimicrobiana. A medida que la herida cicatriza, deben revaluarse las características del apósito para asegurarse de que el tipo utilizado aún es adecuado para la herida. Además, los médicos deben conocer la compatibilidad con los productos para heridas y los apósitos para optimizar los resultados de la cicatrización
3. Protección de la periherida
   a. Lesión cutánea asociada con la humedad (LCAH): lesión cutánea resultante de la exposición prolongada a la orina/heces, la transpiración, las mucosas o el exudado
      (1) Protección: uso de una barrera cutánea líquida o un apósito hidrocoloide (18)
   b. Lesión cutánea relacionada con el adhesivo médico (LCRAM): lesión producida por los adhesivos médicos cuando la unión de la piel con el adhesivo es más fuerte que la unión de piel con piel
      (1) Protección: para los apósitos con propiedades adhesivas, utilizar un apósito líquido de barrera cutánea o hidrocoloide. Usar un removedor de adhesivo cuando sea aplicable. Consúltese la **tabla 54-3** para conocer las barreras cutáneas, los adhesivos y los eliminadores de adhesivos utilizados con frecuencia
4. Apósito primario: entra en contacto directo con la herida
5. Apósito secundario: se utiliza para asegurar el apósito primario, cuando es necesario

I. Terapia de presión negativa para heridas

Los sistemas de terapia de presión negativa para heridas (TPNH) se utilizan para crear un entorno que favorezca la cicatrización de la herida por segunda o tercera intención, para preparar el lecho de la herida para su cierre, promover la formación de tejido de granulación y la perfusión, y eliminar el exudado y los materiales infecciosos. En este momento, la Food and Drug Administration (FDA) de Estados Unidos (19) no ha autorizado el uso de este sistema para la población neonatal, infantil o pediátrica. No existen directrices establecidas sobre la seguridad y la eficacia de la TPNH en estos grupos de edad, pero cada vez hay más opiniones de expertos/informes de casos/paneles de expertos que apoyan el uso de esta terapia neonatos (20-22).

1. TPNH en el neonato
   a. Etiologías de las heridas: tratamiento de la dehiscencia del sitio quirúrgico, de las lesiones por presión (LP) y de las heridas de las extremidades (20-22)
   b. Selección de la espuma: consúltese la **tabla 54-4**
   c. Ajustes de presión: las directrices de ajuste de presión dentro de la población neonatal y pediátrica se basan en la literatura y en la opinión de los expertos del panel
      (1) Los ajustes de presión pueden variar de 25 a 125 mm Hg
      (2) Los ajustes de la presión de la TPNH se pueden ajustar en incrementos de 25 mm Hg

TABLA 54-2 Apósitos para heridas

CLASE DE APÓSITO	EJEMPLO(S)	INDICACIÓN	CARACTERÍSTICAS	PRECAUCIÓN
Alginato	Suprasorb A®	**Tipo de herida:** LP*, dehiscencia quirúrgica, túneles/ socavación **Espesor:** parcial, total **Exudado:** moderado, abundante	Promueve el desbridamiento autolítico Alta capacidad de absorción Extracción atraumática Corte a medida Propiedades hemostáticas (mínimas) Es seguro para las heridas infectadas Requiere un apósito secundario	No está destinado a heridas secas, necróticas Alginatos que contienen calcio utilizar con precaución, debido a la absorción sistémica
Capa de contacto	Mepitel®	**Tipo de herida:** LP, dehiscencia quirúrgica, desgarros cutáneos **Espesor:** superficial, parcial, total **Exudado:** nulo, mínimo, moderado	Protege el tejido epitelial Transferencia de exudado Interfaz del apósito de la herida Conforme al lecho de la herida Puede utilizarse con el tratamiento tópico Es seguro para las heridas infectadas Requiere un apósito secundario	No está indicado para heridas limpias, secas, cubiertas de escara o con exudado viscoso No utilizar cuando se desbrida No está previsto que se cambie a diario
Espuma (de poliuretano y compuesto)	Mepilex® Allevyn Thin®	**Tipo de herida:** LP, incisiones quirúrgicas **Espesor:** parcial, total **Exudado:** moderado, abundante	Eliminación atraumática Redistribución de la presión Proporciona aislamiento térmico Es seguro para las heridas infectadas Requiere un apósito secundario, al menos uno compuesto	No está indicado para heridas secas, cubiertas de escara (a menos que se utilice como protección), que presenten vías sinusales/túneles
Hidrocoloide (gelatina, pectina o carboximetil celulosa)	Duoderm Medihoney®	**Tipo de herida:** LP, desgarros en la piel **Espesor:** superficial, parcial **Exudado:** mínimo, moderado	Promueve el desbridamiento autolítico Resistente al agua Impermeable Moldeable Se gelifica al contacto con el exudado Cortar a medida Protección de la periherida Redistribución de la presión (mínimo)	No está indicado para heridas infectadas, con túneles/subyacentes, con mucho exudado Puede provocar maceración y descamación epidérmica, utilizar película de barrera cutánea antes Usar con precaución en heridas infectadas
Hidroconductor	Drawtex®	**Tipo de herida:** LP, dehiscencia quirúrgica, túneles/ socavación **Espesor:** parcial, total **Exudado:** moderado, abundante	Muy absorbente Cortar a medida Seguro para heridas infectadas Requiere un apósito secundario	No está destinado a heridas secas- exudado mínimo, escaras
Hidrofibra/fibra gelificante (carboximetilcelulosa sódica)	Aquacel®	**Tipo de herida:** LP, dehiscencia quirúrgica, túneles/ socavación **Espesor:** parcial, total **Exudado:** moderado, abundante	Promueve el desbridamiento autolítico Flexible Gel al contacto con el exudado Ayuda a la formación de tejido de granulación Seguro para heridas infectadas Requiere un apósito secundario	No está destinado a heridas secas- exudado mínimo, escaras Riesgo de hipergranulación

TABLA 54-2 Apósitos para heridas (*Continuación*)

CLASE DE APÓSITO	EJEMPLO(S)	INDICACIÓN	CARACTERÍSTICAS	PRECAUCIÓN
Hidrogel	Solosite® Medihoney®	**Tipos de heridas:** LP, dehiscencia quirúrgica, túneles/ socavación **Espesor:** parcial, total **Exudado:** ninguno, mínimo	Promueve el desbridamiento autolítico Atraumático Insoluble en agua Proporciona humedad Promueve la granulación y la epitelización Rellena el espacio muerto Requiere un apósito secundario	No está pensado para heridas con lesiones virales, con mucho exudado Puede sobrehidratar/macerar la herida/periherida (aplicar primero una película de barrera cutánea)
No adherente	Telfa® Primapore®	**Tipos de heridas:** LP, dehiscencia quirúrgica, desgarros cutáneos, piel frágil **Espesor:** parcial, total **Exudado:** ninguno, mínimo	Extracción atraumática Corte a medida Proporciona cobertura para la terapia tópica Seguro para heridas infectadas Requiere un apósito secundario	No está indicado para heridas muy exudadas
Película de poliuretano transparente	Tegaderm® Opsite®	**Tipos de heridas:** desgarros de la piel **Espesor:** superficial, parcial, total **Exudado:** ninguno, mínimo	Promueve el desbridamiento autolítico Adaptable Impermeable Impermeable a las bacterias/ contaminantes Transmisión de vapor de agua/oxígeno	No está destinado a heridas infectadas, con exudación moderada o fuerte Riesgo de descamación epidérmica (aplicar primero una película de barrera cutánea)

*Lesiones por presión.

Esta tabla no promociona ningún producto. Su objetivo es proporcionar una referencia rápida de los productos (la lista no es exhaustiva). Consúltese siempre la información del fabricante para conocer las advertencias y precauciones de los productos específicos. Cada producto puede tener diferentes indicaciones, contraindicaciones o advertencias. Los productos de plata (Ag) están contraindicados para los pacientes con sensibilidad a la plata o al yodo; deben retirarse antes de las exploraciones por resonancia magnética (RM). Algunos apósitos de plata no pueden utilizarse con pomadas de colagenasa porque desactivan la colagenasa.

Fuente: Copyright © 2018 Children's National Medical Center.

TABLA 54-3 Películas de barrera de la piel, cremas, adhesivos y removedores de adhesivos

CATEGORÍA	EJEMPLO(S)	FUNCIÓN	PRECAUCIONES
Película de barrera de la piel (sin alcohol, polímero plástico)	Preparación de la piel sin picaduras	Proporciona una capa protectora entre la epidermis y el adhesivo Reduce el riesgo de LCAH*, de descamación epidérmica y de irritación por adhesivos	Utilizar con precaución en neonatos < 30 días de vida
Crema barrera para la piel (a base de vaselina, silicona o zinc)	Vaselina Aquaphor Desitin	Protege contra LCAH, la descamación epidérmica y la irritación/fricción	La crema/ungüento residual no debe eliminarse antes de la reaplicación
Adhesivos/agentes de unión (a base de silicona)	Adapt Medical Adhesive Pulverizador	Aumenta la pegajosidad de los adhesivos, también conocidos como pegajosos Limitar el uso a la protección de la piel bajo la cinta para los tubos críticos (p. ej., tubos endotraqueales)	No se recomienda el uso de estos productos para la aplicación rutinaria de adhesivos No está aprobado en neonatos ≤ 30 días de edad Puede causar dermatitis irritante de contacto
Removedor de adhesivos (a base de silicona)	Adapt Medical Adhesive Removedor	Previene las molestias y la alteración de la piel cuando se retiran los adhesivos de la piel	Evitar el removedor a base de alcohol; se han reportado casos de toxicidad y lesiones en la piel

*Lesiones cutáneas asociadas con la humedad.

Esta tabla no promociona ningún producto. Su objetivo es proporcionar una referencia rápida de los productos (la lista no es exhaustiva). Consúltese siempre la información del fabricante para conocer las advertencias y precauciones de los productos específicos. Cada producto puede tener diferentes indicaciones, contraindicaciones o advertencias.

Fuente: Copyright © 2018 Children's National Medical Center.

TABLA 54-4 Selección de espuma V.A.C.

CATEGORÍA DE LA HERIDA	NEGRO (POLIURETANO) HIDROFÓBICO	BLANCO (ALCOHOL POLIVINÍLICO) HIDROFÍLICO	PLATA (POLIURETANO) PLATA MICROAGREGADA
Esternón	X	X	X
Onfalocele/gastrosquisis	X	X	
Fístula enterocutánea	X	X	
Síndrome compartimental abdominal	X		
Incisión espinal	X	X	X
Lesión por presión	X		X
Heridas en las extremidades	X		X
Heridas de fasciotomía	X		X

Keswani SG. Managing neonatal and pediatric wounds and infections (power point slides). Extraído de la WOCN Annual Conference: Montreal, Canadá, 4-8 de junio de 2016.

2. Contraindicaciones
   a. Heridas con vasos, órganos, tendones y nervios expuestos
   b. Osteomielitis no tratada
   c. Fístulas no entéricas y no exploradas
   d. Tejido necrótico con escara presente
   e. Sensibilidad a la plata (Ag^+), no utilice el apósito de plata V.A.C. GranuFoam
   f. Malignidad de la herida

J. Dermatitis del pañal

La dermatitis del pañal (DP) es un problema frecuente e importante entre los neonatos que provoca dolor, mayor riesgo de infección y costos hospitalarios adicionales. La DP se desarrolla como resultado de la sobrehidratación, que conduce a la interrupción del manto ácido y a la creación de un entorno alcalino. Otros factores que provocan la descomposición son el contenido bacteriano y la actividad enzimática de la orina y las heces, junto con la fricción del pañal contra la piel sobrehidratada (23, 24).

1. Estrategias de prevención
2. Principios generales de manejo (**fig. 54-6**)
3. Técnica de encostramiento
   a. Suministros
      (1) Guantes limpios
      (2) Solución de limpieza
      (3) Paño suave y limpio
      (4) Polvo de barrera para la piel
      (5) Toallita de barrera para la piel
      (6) Crema de barrera
      (7) Apósito no adherente
   b. Procedimiento
      (1) Técnica: limpia
      (2) Lavarse las manos, ponerse guantes limpios
      (3) Limpiar con una solución limpiadora la zona afectada
      (4) Dar unos golpecitos suaves en la zona con un paño suave y limpio hasta que esté por completo seca
      (5) Aplicar una fina espolvoreada de polvo de barrera de la piel seleccionado en las áreas crudas/excoriadas
      (6) Utilizando una técnica de secado/limpieza con toallitas, secar el polvo con la toalla de barrera de la piel
         (a) Al principio puede parecer que el polvo se disuelve
      (7) Repetir los pasos 4, 5, de dos a cuatro veces, hasta conseguir una "corteza"
         (a) Aparecerá una costra blanquecina
      (8) Dejar secar la zona durante unos segundos
         (a) Compruebe la sequedad pasando con suavidad el dedo por la zona; se sentirá áspera pero seca
      (9) Aplicar una capa gruesa de crema barrera sobre las costras
      (10) Aplicar un apósito no adherente sobre la crema de barrera
      (11) Asegurar el nuevo pañal

EJEMPLO DE IMAGEN	DESCRIPCIÓN DE LA PIEL	OBJETIVOS DEL TRATAMIENTO	PRODUCTOS UTILIZADOS	PLAN DE TRATAMIENTO (DAR TERAPIA CADA 48 HORAS Y REVISAR EL PLAN DE TRATAMIENTO)
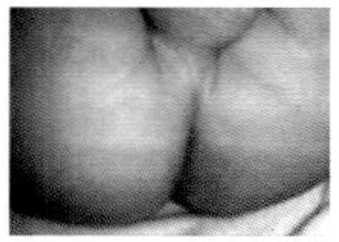	**No hay evidencia de dermatitis del pañal** – Piel intacta, sin eritema	– Evitar la lesión de la piel – Proporcionar una barrera cutánea a los pacientes "de riesgo" – Capacitar a los cuidadores	– Paño limpio y suave – Solución de limpieza – Crema barrera para la piel	– Limpiar la piel con cada cambio de pañal – Para los pacientes "de riesgo", aplicar crema de barrera con cada cambio de pañal – Pacientes "de riesgo" de rotura de la piel: piel sensible, inmunosupresión, síntomas de abstinencia, deposiciones frecuentes, heces infecciosas o cáusticas (terapia con antibióticos, quimioterapia e interrupción quirúrgica del sistema gastrointestinal)
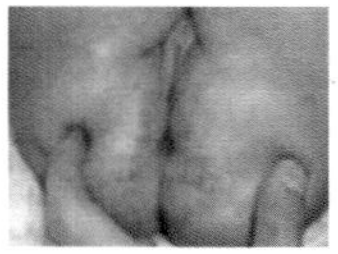	**Dermatitis del pañal por cándida** – Con o sin eritema – Presencia de levaduras (lesiones rojas, elevadas y dispersas en forma de puntos u óvalos)	– Evitar la rotura de la piel – Tratar la cándida – Proporcionar una barrera cutánea – Capacitar a los cuidadores	– Paño limpio y suave – Solución de limpieza – Crema o pomada antimicótica de barrera cutánea	– Limpiar la zona afectada con una solución limpiadora y secarla con un paño suave (no usar toallitas comerciales) – Aplicar una capa gruesa de crema/ungüento antimicótico de barrera y cubrir con un apósito no adherente – Si no hay mejoría después de 48 horas, cambiar la pomada antifúngica o utilizar la técnica de formación de costras con un polvo antifúngico y una barrera cutánea líquida. Puede cubrirse con una crema de barrera cutánea y un apósito no adherente
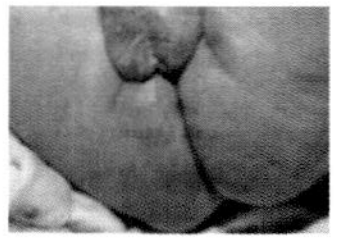	**Dermatitis del pañal leve** – Eritema presente – Piel intacta – No hay presencia de levadura	– Evitar la rotura de la piel – Proporcionar una barrera cutánea – Reducir el eritema existente – Capacitar a los cuidadores	– Paño limpio y suave – Solución de limpieza – Crema barrera para la piel que contiene óxido de zinc	– Limpiar la zona afectada con una solución limpiadora y secarla con un paño suave (no usar toallitas comerciales) – Aplicar una capa gruesa de crema de barrera cutánea y cubrir con un apósito no adherente – Si no se produce una mejora después de 48 horas, iniciar el tratamiento de la dermatitis del pañal moderada
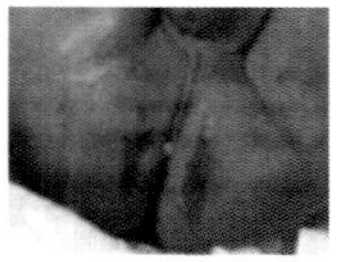	**Dermatitis del pañal moderada** – Piel no intacta – Pérdida de la capa superior de la epidermis – Afectación de una superficie pequeña/moderada	– Evitar que la piel se rompa aún más – Proporcionar una barrera cutánea – Mejorar la epitelización – Capacitar a los cuidadores	– Paño limpio y suave – Solución de limpieza – Crema barrera para la piel que contiene óxido de zinc – Suministros para la formación de costras barrera cutánea líquida, estoma, o plata, polvo	– Limpiar la zona afectada con una solución limpiadora y secarla con un paño suave (no usar toallitas comerciales) – Aplicar la técnica de formación de costras con polvo para estomas y una barrera cutánea líquida en las zonas afectadas. Aplicar una capa gruesa de crema de barrera cutánea sobre la formación de costras y cubrir con un apósito no adherente. – Si no mejora después de 48 h, iniciar el tratamiento de la dermatitis del pañal grave
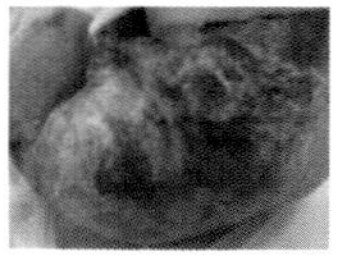	**Dermatitis del pañal grave** – Piel no intacta – Zonas denudadas, piel en carne viva y supurativa, pueden contener ulceraciones – Gran superficie de afectación – DP persistente no resuelto con otros métodos de tratamiento	– Evitar que la piel se rompa aún más – Proporcionar una barrera cutánea – Mejorar la epitelización – Capacitar a los cuidadores	– Paño limpio y suave – Solución de limpieza – Colestiramina en polvo – Crema barrera para la piel que contiene óxido de zinc – Polvo antifúngico Opciones de tratamiento: – Barrera cutánea líquida a base de cianoacrilato (p. ej., Marathon) – Barrera cutánea a base de petrolato (p. ej., Ilex) y vaselina – Suministros para la formación de costras: barrera cutánea líquida, estoma o polvo de plata	– Limpiar la zona afectada con una solución limpiadora y secarla con un paño suave (no usar toallitas comerciales) – Opciones de estrategias de tratamiento basadas en la gravedad de la DP (las terapias pueden combinarse en algunas situaciones) – Plan de tratamiento inicial: mezclar partes iguales de colestiramina, óxido de zinc y polvo antimicótico. Aplicar una capa gruesa de la mezcla en las zonas afectadas y cubrir con un apósito no adherente. Opciones de tratamiento si no hay mejora después de 48 h: • Aplicar una fina capa del protector cutáneo líquido sobre las zonas afectadas y dejar que se sequen completamente. Aplicar una capa gruesa de crema barrera sobre el protector cutáneo líquido y cubrir con un apósito no adherente. Volver a aplicar la barrera cutánea líquida según sea necesario • Aplicar una barrera cutánea a base de petrolato (p. ej., Ilex) y cubrir con una fina capa de vaselina. Cubrir con un apósito no adherente • Hacer una costra con polvo de plata y la barrera cutánea líquida. Aplicar una capa gruesa de crema de barrera cutánea sobre la costra, y cubrir con un apósito no adherente

FIGURA 54-6 Dermatitis del pañal. (Copyright © 2018 Children's National Medical Center.)

K. Lesiones por presión

El National Pressure Ulcer Advisory Panel (NPUAP) define las LP como un daño localizado en la piel y los tejidos blandos subyacentes sobre una prominencia ósea o relacionado con un dispositivo médico (25). La lesión se produce como resultado de una presión intensa o prolongada, o de una presión combinada con cizallamiento.

1. Estadificación: las LP requieren una estadificación de acuerdo con las definiciones de los "estadios de lesión por presión de la NPUAP" **(fig. 54-7)**
   a. Etapas numéricas (1-3, 26): cuando se observa el nivel más profundo de lesión o daño tisular visible o palpable
   b. Inestable (IE): se utiliza cuando no se pueden identificar las estructuras anatómicas más profundas de la lesión.
   c. Lesión por presión de los tejidos profundos (LPTP): lesiones que resultan de una presión intensa o prolongada y de fuerzas de cizallamiento en la interfaz hueso-músculo
   d. Lesiones por presión en la membrana mucosa (LPMM): observadas en las membranas mucosas con antecedentes de uso de un dispositivo médico en el lugar de la lesión. Las LPMM no pueden ser estadificadas debido a la anatomía del tejido de la mucosa
2. Neonatos con riesgo de sufrir lesiones por presión (LP)
   a. LP relacionadas con la presión
      (1) Localizaciones frecuentes: occipucio, orejas, hombros
      (2) Prevención general
         (a) Inspección frecuente de las prominencias óseas, los talones y el occipucio
            i. Realizar inspecciones con mayor frecuencia en los neonatos que presentan signos de edema o son vulnerables a los cambios de líquidos
         (b) Reposicionamiento frecuente
            i. Utilizar reposiciones y ayudas de reposicionamiento
         (c) Redistribución de la presión
            i. Apósitos profilácticos: espuma o hidrocoloide sobre localizaciones de alto riesgo
   b. LP relacionadas con dispositivos médicos (LPRDM): describir una etiología; todavía se requiere una estadificación apropiada
      (1) > 90% de las LPRDM se documentan en bebés prematuros (27)
      (2) Dispositivos médicos de alto riesgo: dispositivos de administración de oxígeno, cánulas de oxigenación por membrana extracorpórea (OMEC), sondas de pulsioximetría, cables de espectroscopia casi infrarroja (ECIR), sondas de alimentación y dispositivos de acceso vascular
   c. Prevención general
      (1) Retirar el dispositivo tan pronto como sea médicamente posible
         (a) Inspección frecuente de la piel alrededor y debajo de los dispositivos médicos

      (b) Asegurarse de que los tubos o las líneas de monitorización no están debajo del occipucio, las orejas o la espalda de los neonatos
      (2) Rotación/reposicionamiento del dispositivo
      (3) Apósitos profilácticos
         (a) Apósito hidrocoloide
            i. Asegurar el tubo/línea del dispositivo al hidrocoloide con una cinta de tela
         (b) Apósito de espuma fina
            i. Se recomienda una espuma más gruesa cuando un dispositivo médico no puede ser girado o descargado
   d. Dispositivo de suministro de oxígeno prevención de LP
      (1) Presión positiva continua de la vía aérea (CPAP, por sus siglas en inglés): ventilación no invasiva de referencia en el lactante prematuro (1, 3, 28)
         (a) Equipo: prótesis bi-nasal, mascarilla nasal
         (b) Prevención: adhesivo cutáneo a base de silicona seguido de un apósito hidrocoloide o de espuma fina en la interfaz piel/dispositivo
      (2) Cánula nasal de alto flujo (HFNC)/RAM/NC
         (a) Equipo: cánulas nasales
         (b) Prevención: adhesivo cutáneo a base de silicona seguido de un hidrocoloide. Cubrir con un apósito de espuma o hidroconductor cortado en forma de "T".
            i. Colocación de la "T" al revés para proteger el tabique nasal y a través de la base nasal en la interfaz piel/dispositivo
            ii. Fijación del tubo: adhesivo cutáneo a base de silicona seguido de un hidrocoloide, asegurado con una cinta de retención en la interfaz piel/dispositivo(s)

L. Desbridamiento

El tejido necrótico es una barrera para la cicatrización, la eliminación de este tejido no viable es fundamental para la preparación del lecho de la herida para promover y optimizar la cicatrización de la misma. El desbridamiento es una parte necesaria del tratamiento de la herida del neonato. El tejido no viable retrasará la cicatrización de la herida y albergará bacterias. Los métodos de desbridamiento pueden ser selectivos (dirigiéndose solo a las zonas de tejido no viable) o no selectivos (eliminando el tejido sano junto con el tejido no viable) (11, 29, 30).

1. Indicaciones
   a. Cuando el objetivo es la curación mediante la optimización de un lecho de herida sano
   b. El lecho de la herida contiene tejido no viable, restos o tejido hipertrofiado que impide la inhibición por contacto de las células epiteliales
2. Contraindicaciones
   a. Cuando el objetivo es el mantenimiento o el confort/paliativo
   b. Escaras estables en el talón
   c. Gangrena seca estable/miembros isquémicos secos
   d. Alto riesgo de hemorragia
   e. Heridas malignas

ETAPA DE LP	DESCRIPCIÓN
Etapa 1 de la lesión por presión-ligeramente pigmentada 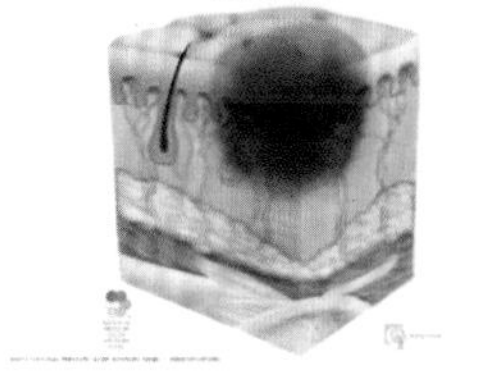	Piel intacta con enrojecimiento no blanqueable en una zona localizada, que persiste 30 minutos después de aliviar la presión. La zona puede estar dolorosa, firme, blanda, más caliente o más fría en comparación con el tejido adyacente
Etapa 2 de la lesión por presión 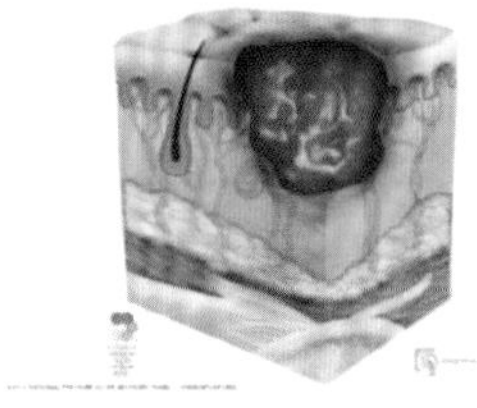	Pérdida de espesor parcial de la dermis. Se presenta como una lesión abierta poco profunda con un lecho de la herida de color rojo rosado, sin desprendimiento. También puede presentarse como una ampolla intacta o abierta/rota llena de suero o líquido serosanguinolento
Etapa 3 de la lesión por presión 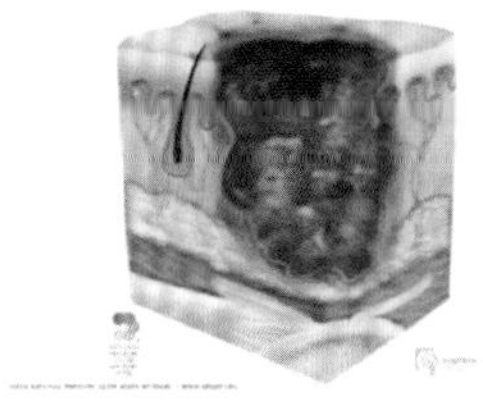	Pérdida de tejido en todo su espesor. La grasa subcutánea puede ser visible, pero el hueso, el tendón o los músculos no están expuestos. Puede haber descamación, pero no oculta la profundidad de la pérdida de tejido. Puede incluir socavación o tunelización
Etapa 4 de la lesión por presión 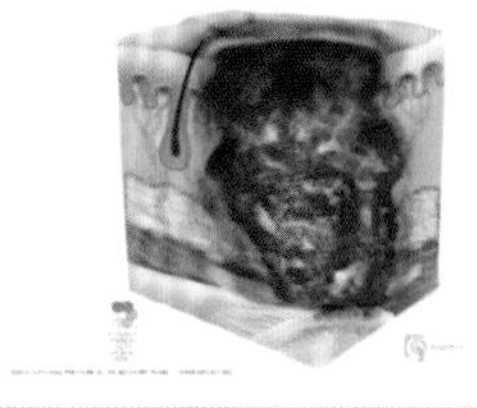	Pérdida de tejido de espesor total con hueso, tendón, cartílago o músculo expuestos. En algunas partes del lecho de la herida puede haber descamación o escara. A menudo hay socavación o tunelización El cartílago se considera hueso
Lesión por presión del tejido profundo 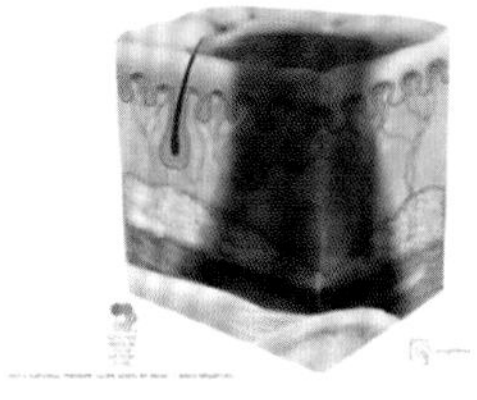	Área localizada de color púrpura o granate de la piel intacta descolorida o ampolla llena de sangre debido al daño del tejido blando subyacente por presión, cizallamiento o ambos
Lesión por presión no escindible-desprendimiento y escara 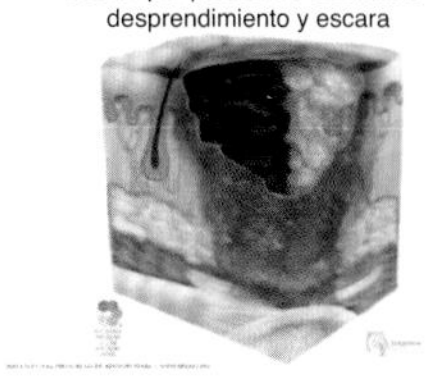	Pérdida de tejido de espesor total en la que la profundidad real de la lesión está por completo oculta por la escoria (amarilla, marrón, gris o café) o la escara (marrón, café o negra) en el lecho de la herida. Hasta que no se elimine una cantidad suficiente de esfacelos o escaras para exponer la base de la herida, no podrá determinarse la profundidad real
Membranas mucosas 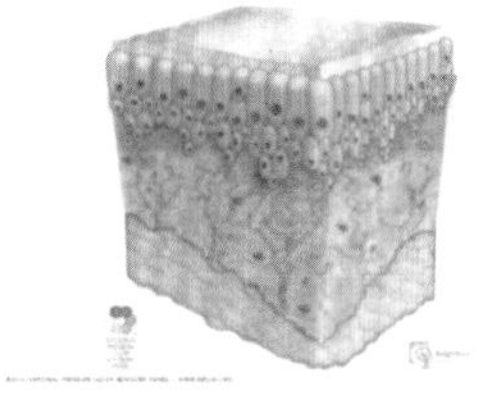	Estas LP se encuentran en membranas mucosas con antecedentes de uso de un dispositivo médico en el lugar de la lesión. Debido a la anatomía de los tejidos, estas lesiones no pueden ser estadificadas

FIGURA 54-7 Estadificación de las lesiones por presión. (Adaptado con permiso del National Pressure Ulcer Advisory Panel (NPUAP), 2016.)

3. Tipos de desbridamiento (11, 29, 30)
  a. No instrumental
   (1) Autolítico: selectivo
    (a) Mecanismo de acción: utilización de las enzimas propias del organismo (leucocitos) que se encuentran en el exudado de la herida
    (b) Adecuado para: heridas desprendidas, idealmente no infectadas
    (c) Apósito: oclusivo, retenedor de humedad
   (2) Enzimático: selectivo
    (a) Mecanismo de acción: aplicación tópica de enzimas que digieren el colágeno desnaturalizado
    (b) Adecuado para: desprendimientos y escaras (requiere rayado cruzado), heridas (no) infectadas
    (c) Apósito: no adherente más apósito secundario
   (3) Mecánica: no selectiva
    (a) Mecanismo de acción: fuerza mecánica utilizada
    (b) Adecuado para: desprendimientos no adherentes, heridas infectadas sin granulación visible
    (c) Apósito: húmedo-seco, irrigación de la herida o cizallamiento manual del lecho de la herida con gasa
  b. Instrumental
   (1) Conservadores: eliminación selectiva del tejido necrótico o de los desechos poco adheridos mediante un bisturí, una pinza o unas tijeras.
    (a) A menudo se utiliza junto con el desbridamiento no instrumental
    (b) Solo debe ser realizado por un profesional capacitado
    (c) Desbridamiento conservador y brusco
     i. Suministros
      (i) Guantes limpios
      (ii) Guantes estériles
      (iii) Solución antiséptica
      (iv) Solución salina estéril
      (v) Gasa estéril
      (vi) Bisturí, pinzas o tijeras estériles
      (vii) Tratamiento tópico adecuado, si es necesario
      (viii) Apósito(s) estéril(es) adecuado(s), si es necesario
     ii. Procedimiento
      (i) Técnica: aséptica
      (ii) Lavarse las manos, ponerse guantes limpios
      (iii) Retirar el antiguo apósito
      (iv) Quitarse los guantes, lavarse las manos, ponerse guantes estériles
      (v) Limpiar la herida con una solución antiséptica
      (vi) Dejar secar
      (vii) Usar instrumentos estériles
       1) Sujeción de tejido no viable
       2) Levantar de la base de la herida

       3) Cortar con cuidado pequeñas cantidades de tejido no viable, evitando todas las estructuras vasculares
      (viii) Limpiar con solución salina estéril
      (ix) Secar con suavidad el lecho de la herida y la periherida con una gasa estéril nueva
      (x) Proceder al plan de tratamiento de la herida prescrito
   (2) Quirúrgico: eliminación no selectiva y estéril de la descamación/necrosis mediante bisturí

M. Incisiones quirúrgicas

Las heridas quirúrgicas se curan mediante la reepitelización a nivel de la incisión de la piel y la restauración quirúrgica de las capas de tejido subyacentes. Aunque los tiempos de cicatrización varían, la mayoría de las heridas agudas se cura en un plazo de 4 a 6 semanas. La piel del neonato prematuro presenta problemas de integridad debido a la inmadurez de su estructura cutánea (31).

1. Cuidado rutinario de la incisión quirúrgica: dejar el apósito posoperatorio original durante 48 h. Esto permite que se produzca la hemostasia y protege de la invasión bacteriana
  a. Primeras 48 horas: si el apósito se satura, se sustituye por uno nuevo estéril, utilizando una técnica aséptica
   (1) Cambio de apósitos asépticos en incisiones quirúrgicas, primeras 48 horas
    (a) Suministros
     i. Guantes limpios
     ii. Guantes estériles
     iii. Gasa estéril
     iv. Solución de limpieza
     v. Apósito(s) estéril(es) adecuado(s)
    (b) Procedimiento
     i. Técnica: aséptica
     ii. Lavarse las manos, ponerse guantes limpios
     iii. Retirar el antiguo apósito
     iv. Quitarse los guantes
     v. Lavarse las manos, ponerse guantes estériles
     vi. Limpiar la incisión con solución limpiadora
     vii. Secar con suavidad la incisión con una gasa estéril hasta que la incisión esté por completo seca
     viii. Aplicar un apósito estéril
  b. Después de 48 h: se puede retirar el apósito, dejando la incisión abierta al aire. Limpiar cada día, utilizando una técnica aséptica, hasta que la incisión esté curada.
2. Esternotomía: dejar el apósito posoperatorio original durante 48 h. Esto permite que se produzca la hemostasia y protege de la invasión bacteriana

a. Cuidados rutinarios de la esternotomía cerrada
  (1) Primeras 48 horas: si el apósito se satura, se sustituye por uno nuevo estéril utilizando una técnica aséptica
  (2) Después de 48 horas y extubado (fig. 54-8): se puede retirar el apósito, dejando la incisión abierta al aire. Limpiar cada día utilizando una técnica aséptica, hasta que la incisión esté curada

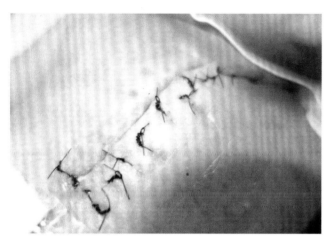

FIGURA 54-8 Esternotomía de curación. (Copyright © 2018 Children's National Medical Center.)

    (a) Protección de la incisión
      i. Mantener el cuello limpio y seco
      ii. Cubrir la incisión cuando exista un mayor riesgo de ensuciarla (p. ej., al succionar, alimentar, realizar cuidados bucales)
    (3) Después de 48 h e intubado/traqueostomía: debe permanecer un apósito. Limpiar cada día utilizando una técnica aséptica, hasta que la incisión esté curada o el paciente sea extubado
  b. Cierre esternal retardado (CER)
    (1) Tras una intervención quirúrgica cardiaca, puede ser clínicamente necesario realizar una CER, también denominada esternotomía abierta (EA). Estos lugares de incisión se cubren con un apósito mediastínico estéril (lámina de silicona/elastómero) fijado a los bordes externos de la piel, y se cubren con un apósito oclusivo (32)
      (a) Seguir la política/procedimientos de la organización, por lo regular solo es eliminado/cambiado por el cirujano
      (b) Evaluaciones frecuentes de los apósitos para
        i. Oclusividad
        ii. Llenado: cóncavo, convexo, abultado, plano
        iii. Drenaje
    (2) Complicaciones asociadas (32)
      (a) Infección: esternal, mediastinitis, sepsis
      (b) Sangrado
      (c) Taponamiento: los apósitos abultados pueden ser un signo de taponamiento inminente
      (d) Inestabilidad del esternón

3. Complicaciones de la incisión quirúrgica
  a. Hematomas y seromas
    (1) Definiciones
      (a) Hematoma: acumulación de sangre coagulada entre las capas de tejido
      (b) Seroma: acumulación de suero entre las capas de tejido
    (2) Tratamiento
      (a) El líquido debería reabsorberse, si no lo hace de manera oportuna, puede ser necesaria una aspiración con aguja o un drenaje
  b. Falla incisional: apertura de la incisión a lo largo de los bordes de la herida
    (1) Definiciones
      (a) Dehiscencia parcial: separación superficial de la piel en el lugar de la incisión. Los bordes de la piel se separan, los tejidos más profundos permanecen intactos
      (b) Dehiscencia completa: dehiscencia hasta el nivel de la fascia
      (c) Evisceración: la dehiscencia se extiende más allá del nivel de la fascia, dando lugar a la protrusión de los órganos abdominales
        i. Tratamiento: urgencia quirúrgica, avisar al equipo quirúrgico correspondiente
    (2) Tratamiento
      (a) Seguir los principios de la curación húmeda de las heridas
      (b) Consulte la sección Selección de apósitos para heridas
        i. Los apósitos más utilizados son, entre otros, los alginatos, las hidrofibras, los hidrogeles, los hidrocoloides y las espumas
        ii. La TPNH puede considerarse en determinados pacientes. Consulte la sección Terapia de presión negativa para heridas.
  c. Infecciones del sitio quirúrgico (ISQ): van desde infecciones localizadas que afectan a las capas superficiales de la piel hasta infecciones más graves que afectan a los tejidos bajo la piel, los órganos o el material implantado (33)
    (1) Identificación: consulte el texto de "NERDS"/ "STONES" (p. 431)
      (a) Cultivo de la herida: consulte la sección Cultivos de heridas
    (2) Tratamiento: localizado, sistémico o quirúrgico. Para el tratamiento localizado, consulte las secciones sobre limpieza y tratamiento de heridas y selección de apósitos

N. Anomalías congénitas con alteraciones de la integridad de la piel

1. Defectos del tubo neural
  El mielomeningocele (espina bífida) es el defecto congénito del tubo neural más frecuente. La cirugía correctiva suele realizarse en las primeras 24 a 78 h de vida para evitar la meningitis y otras complicaciones asociadas (34, 35)

a. Cuidados preoperatorios
  (1) Objetivo: proteger al saco de la rotura y al paciente de la infección
    (a) Prevención
      i. Profilaxis con antibióticos de amplio espectro
      ii. Posicionamiento: el decúbito prono o deslizante alivia la presión
      iii. Protección de la piel: aplicar apósitos hidrocoloides protectores en las prominencias óseas y utilizar almohadillas de gel/posicionadores líquidos
    (b) Protección de la bolsa expuesta
      i. Cubrir de inmediato el saco con un apósito protector estéril. El uso de un apósito de gasa estéril empapado en solución salina es una opción ideal. Una envoltura de plástico sobre el apósito de gasa ayuda a mantener un entorno húmedo
        (i) El uso de un apósito de gasa estéril empapado en solución salina es una opción ideal. La envoltura de plástico sobre el apósito de gasa ayuda a mantener un entorno húmedo
        (ii) La protección contra la contaminación fecal es esencial. Una solapa cortada a medida que dirige las heces lejos del saco expuesto disminuye aún más el riesgo de infección
    (c) Otras consideraciones
      i. Entorno sin látex, los neonatos tienen un alto riesgo de desarrollar una alergia al látex
      ii. Deben evitarse todos los productos que contengan yodo, ya que provocan más lesiones en el tejido expuesto
b. Cuidados posoperatorios
  (1) Objetivo: proteger la incisión de daños e infecciones
    (a) Mantener la posición prona/lateral hasta que la neurocirugía lo autorice
    (b) Asegurarse de que el apósito permanece limpio, seco e intacto. Seguir utilizando el dispositivo de contención fecal hasta que la incisión esté curada
    (c) Controlar la hidrocefalia
    (d) Mantener las precauciones con el látex

2. Onfalocele gigante

Defecto de la pared abdominal, de más de 5 a 6 cm de diámetro, caracterizado por la herniación de las vísceras abdominales, para incluir partes del hígado a través de la base del cordón umbilical, y un recubrimiento del peritoneo. Cuando el cierre quirúrgico primario no es factible, las opciones de tratamiento incluyen la reparación por etapas y el tratamiento conservador con cierre quirúrgico diferido (26, 36)

a. Retraso en el cierre quirúrgico
  (1) Objetivo: disminuir el riesgo de infección mediante la promoción de la formación de escaras y la epitelización del saco
  (2) Tratamiento: aplicación de agentes escaróticos tópicos directo sobre el saco. La limpieza inicial

y la aplicación del agente escarótico deben realizarse con una técnica aséptica
  (a) Agentes escaróticos tópicos
    i. Ciertas toxicidades se asocian con varios agentes escaróticos, y en la actualidad no existe un tratamiento estándar (27)
      (i) Povidona yodada (PVP-I): disfunción tiroidea
      (ii) Sulfadiazina de plata y nitrato de plata: convulsiones, neuropatía periférica, patología ocular, síndrome nefrótico, elevación de las enzimas hepáticas, leucopenia, argiria
      (iii) Alcohol: intoxicación alcohólica
    ii. Recientes opiniones de expertos sugieren apósitos de hidrofibra impregnados de plata por sus propiedades antimicrobianas y su baja toxicidad asociada con la plata
  (b) Los cambios de apósito deben ser completados
    i. Cada 3 días, o con mayor frecuencia si el drenaje es importante en las primeras semanas
    ii. Cada 5 a 7 días a medida que el drenaje se hace más lento
  (c) Cambios en la bolsa del onfalocele
    i. Evoluciona a través de varias etapas de endurecimiento y engrosamiento
    ii. La membrana puede aparecer de color amarillo/verde/gris y el apósito de hidrofibra licuará la descamación para revelar el nuevo tejido epitelizado (37)
  (3) Fomento de la epitelización del onfalocele
    (a) Suministros:
      i. Guantes limpios
      ii. Solución limpiadora
      iii. Agua estéril
      iv. Tijeras
      v. Agente escarótico: apósito de hidrofibra impregnado de plata
      vi. Apósito no adherente
      vii. Urdimbre de sujeción (por ejemplo, Kling, apósito ACE)
    (b) Procedimiento
      i. Técnica: limpia
      ii. Lavarse las manos y ponerse guantes limpios
      iii. Retirar los apósitos sucios
      iv. Lavarse las manos y ponerse guantes limpios
      v. Cortar en pequeñas tiras el apósito de hidrofibra impregnado de plata
      vi. Humedecer un poco las tiras de hidrofibra y aplicarlas sobre las zonas abiertas del onfalocele (las zonas epitelizadas no requieren más tratamiento)
      vii. Cubrir con un apósito no adherente
      viii. Utilizar una envoltura de fijación para mantener el apósito en su sitio

3. Aplasia cutis congénita

La aplasia cutis congénita (ACC) es una enfermedad congénita rara caracterizada por la ausencia local de epidermis, dermis y, a veces, de tejido subcutáneo o hueso, que suele afectar al vértice del cuero cabelludo. Las lesiones de ACC pueden producirse en cualquier superficie corporal, aunque aquellas localizadas en el cuero cabelludo constituyen el patrón más frecuente, representando más de 70%, y la aplasia completa con defectos óseos se produce en cerca de 20% de los casos (**fig. 54-9**) (38)

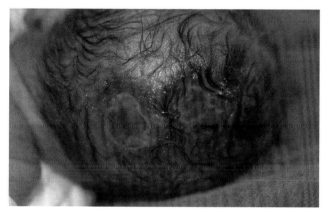

FIGURA 54-9 Aplasia cutis congénita de espesor total con duramadre expuesta.

a. Tratamiento: el enfoque del tratamiento de la ACC es controvertido. Se basa en el tamaño, la profundidad y la localización del defecto y la afectación de las venas del cuero cabelludo (39-42)

(1) Tratamiento conservador

(a) Tipo de defecto(s): cuero cabelludo (< 1 cm de diámetro con la duramadre intacta, sin afectación del seno sagital, sin grandes malformaciones vasculares), cuero cabelludo grande sin afectación ósea, cuero cabelludo grande sin afectación.

(b) El tratamiento requiere la conservación de un entorno húmedo en la herida que evite la desecación, promueva la epitelización y minimice el riesgo de infección (**fig. 54-5**)

   i. Gasas de vaselina, apósitos no adherentes y emolientes

   ii. Uso de antimicrobianos tópicos o apósitos antimicrobianos solo si hay signos de infección

(2) Quirúrgico

(a) Tipo de defecto(s): grandes defectos que afectan al cuero cabelludo y al cráneo con el seno sagital o el tejido cerebral expuestos y el vaso expuesto (40)

   i. El tratamiento quirúrgico urgente está indicado para el seno sagital expuesto o el gran vaso

(b) Tratamiento: las opciones incluyen el cierre primario, colgajos, injertos de piel o hueso

   i. Es de suma importancia mantener la herida húmeda y cubierta en todo momento para evitar el riesgo de desecación, lo que provocaría la ruptura de la duramadre y una hemorragia mortal (40)

4. Epidermólisis bullosa

La epidermólisis bullosa (EB) se refiere a un grupo diverso de trastornos hereditarios de la fragilidad de la piel (**figs. 54-10** y **54-11**) (43, 44). Los neonatos con EB pueden tener fragilidad cutánea al nacer o desarrollar ampollas en la piel durante el periodo neonatal. Es posible el desarrollo de heridas agudas y crónicas que causan dolor, contracturas articulares, fusión de los dedos de las manos y de los pies, y la muerte prematura relacionada con la infección secundaria y el carcinoma de células escamosas de las heridas crónicas. En casos graves, pueden producirse ampollas internas en el tracto gastrointestinal y en otras membranas mucosas. La piel puede ampollarse o escudarse en respuesta a una mínima fricción o traumatismo, y el grado de afectación de la capa cutánea y de la membrana mucosa está determinado por el subtipo de EB y la gravedad de la enfermedad (44, 45)

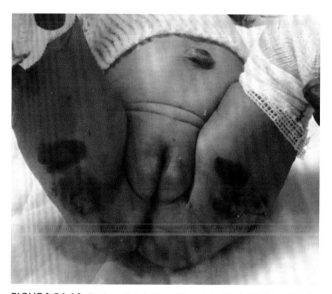

FIGURA 54-10 Epidermólisis bullosa. (Copyright © 2018 Children's National Medical Center.)

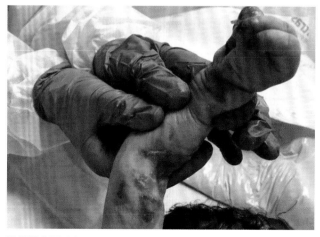

FIGURA 54-11 Epidermólisis bullosa. (Copyright © 2018 Children's National Medical Center.)

a. Tratamiento
(1) Premedicación: se recomienda antes de todos los cambios de apósito
(2) Limpieza: solución salina normal estéril o limpiador antimicrobiano aprobado
(3) Manejo de las ampollas: estas se producen tras la fricción y los pequeños traumatismos
  (a) Las ampollas intactas requieren una punción con una aguja estéril, ya que no son autolimitadas y se expanden con rapidez provocando una separación epidérmica
    i. Punción paralela creando un orificio de entrada y salida (44)
    ii. La perforación permite un mayor drenaje, a la vez que mantiene el techo de la ampolla intacto, sirviendo de cubierta protectora
(4) Apósitos
  (a) Retirada de apósitos: los remojos de suero fisiológico estéril son beneficiosos para los apósitos que se han secado hasta el exudado antes de su retirada
  (b) Deben utilizarse los principios de curación húmeda de las heridas
  (c) Cubrir todas las zonas abiertas con apósitos no adherentes antes de envolverlas
  (d) La piel intacta bajo la envoltura debe ser recubierta con un emoliente para protegerla de la fricción (44)
  (e) Pequeños estudios y la opinión de los expertos apoyan el uso de apósitos no adherentes especializados que minimizan el traumatismo cutáneo y promueven la cicatrización de la herida en el neonato con EB (16). Las opciones de apósitos incluyen, entre otras, las siguientes
    i. Capa de contacto: malla de silicona suave
      (i) Mayor riesgo de hipergranulación en la EB de unión y de formación de ampollas en la EBS-DM
    ii. Gasa impregnada: vaselina o hidrogel
      (i) Cubrir con un apósito no adherente
      (ii) Asegurar con un apósito secundario
    iii. Absorción: hidrofibra, espuma de silicona suave
    iv. Protección: espuma de silicona suave
    v. Colonización/infección crítica: membrana polimérica
    vi. Apósitos secundarios: envoltura de gasa, malla tubular, vendaje tubular, cinta de silicona suave
b. Consideraciones sobre el tegumento
(1) Prevención de infecciones
  (a) Rascado: prevenirlo colocando manoplas o apósitos no adherentes sobre las manos. Los emolientes tópicos también pueden ayudar a aliviar el picor al añadir humedad a la piel

(2) Equipos médicos
  (a) Dispositivos médicos: evitar el uso de dispositivos médicos y cintas cuando sea posible. Si es necesario, utilice una capa de contacto (malla de silicona) o un apósito protector (espuma de silicona suave) debajo de los dispositivos médicos
  (b) Incubadoras: no utilizar a menos que sea médicamente necesario. El calor y la humedad exacerban las ampollas
(3) Ropa: holgada y de un material suave como el algodón
(4) Pañales: eliminar los componentes elásticos que provocan una fricción adicional. Forrar los bordes del pañal con un apósito no adherente.
  (a) Utilizar crema de barrera en el perineo con cada cambio de pañal para evitar más roces en esta zona

O. Lesiones isquémicas

El daño tisular irreversible puede ser causado por respuestas trombóticas e inflamatorias tan pronto como 3 horas después de un evento isquémico extremo. El alcance de la lesión depende de la duración del evento isquémico y del nivel de daño en los vasos colaterales. La extensión de la lesión puede presentarse de forma irregular o específica en una zona localizada, lo que suele ocurrir en la parte distal de la extremidad afectada. Una vez que la hemodinámica se ha estabilizado, se observa la extensión de la lesión por reperfusión. La extensión completa del daño tisular suele verse días después del evento isquémico, presentándose al inicio como decoloración de la piel, pero puede progresar a tejido no viable (**fig. 54-12**). Los objetivos del tratamiento son: preservar el tejido viable, prevenir la infección y desbridar el tejido no viable.

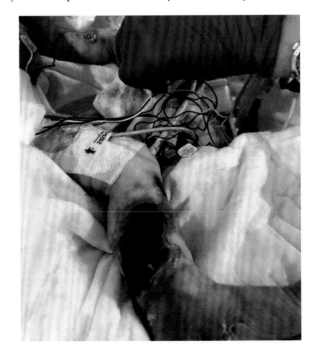

FIGURA 54-12 Lesión isquémica. (Copyright © 2018 Children's National Medical Center.)

1. Conservación de tejidos viables
   a. Principios de la curación húmeda de las heridas (consulte la sección Curación de las heridas, 2)
   b. Prevención de la infección
2. Métodos de desbridamiento no viables
   a. Adherente: autolítico, enzimático, quirúrgico
   b. No adherentes: autolíticos, enzimáticos, mecánicos, punzantes conservadores, quirúrgicos
3. Promoción de la reperfusión
   a. Posición del paciente: alineación neutra con extremidades no dependientes/elevadas
   b. Métodos: calentadores de talones, pasta de nitroglicerina
   c. Indicaciones: mejorar la perfusión de las extremidades distales, etiología localizada
   d. Contraindicaciones: inestabilidad hemodinámica, gangrena

Referencias

1. Meszes A, Talosi G, Mader K, et al. Lesions requiring wound management in a central tertiary neonatal intensive care unit. *W J Pediatr.* 2017;13(2):165–172.
2. Sardesai SR, Kornacka MK, Walas W, et al. Iatrogenic skin injury in the neonatal intensive care unit. *J Matern Fetal Neonatal Med.* 2011;24(2):197–203.
3. Scheans P. Neonatal pressure ulcer prevention. *Neonatal Netw.* 2015;34(2):126–132.
4. Hoath SB, Mauro T. Fetal skin development. In: Eichenfield LF, Frieden IJ, Mathes EF, Zaenglein AL eds. *Neonatal and Infant Dermatology.* 3rd ed. London, New York, Oxford, Philadelphia, St Louis, Sydney, Toronto: Elsevier Saunders; 2015:1–13.
5. Dolack M, Huffhney B, Stikes R, et al. Updated neonatal skin risk assessment scale (NSRAS). *Ky Nurse.* 2013;61(4):6.
6. Lund CH, Osborne JW. Validity and reliability of the neonatal skin condition score. *J Obstet Gynecol Neonatal Nurs.* 33(3):320–327.
7. Rogers VR. Wound management in neonates, infants, children, and adolescents. In: Browne NT, McComiskey CA, Flanigan LM, Pieper P eds. *Nursing Care of the Pediatric Surgical Patient.* 2nd ed. Sudbury, MA: Jones and Barlett Publishers; 2007:167–181.
8. Thames Valley Neonatal ODN Quality Care Group. Guideline framework for neonatal wound care. Thames Valley & Wessex Neonatal Operational Delivery Network. 2012. https://www.networks.nhs.uk/nhs-networks/thames-valley-wessex-neonatal-network/documents/guidelines/Wound%20Guideline.pdf
9. Bingham D, Pettit J, Thape JM, et al. *Neonatal Skin Care, Third Edition. Evidenced Based Clinical Practice Guideline.* Washington, DC: Association of Women's Health, Obstetric and Neonatal Nurses; 2013.
10. Lund C, Singh C. Skin and wound care for neonatal and pediatric populations. In: Doughty DB, McNichol LL eds. *Wound, Ostomy, and Continence Nurses Society Core Curriculum Wound Management.* Philadelphia, PA, Baltimore, New York, London, Buenos Aires, Hong Kong, Sydney, Tokyo: Wolters Kluwer; 2016:198–218.
11. Doughty DB, McNichol LL. *Core Curriculum Wound Management.* Philadelphia, PA: Wolters Kluwer; 2016.
12. Sibbald G, Woo K, Ayello E. Increased bacterial burden and infection. NERDS and STONES. *Wounds UK,* 2007;3(2):25–46.
13. Spear M. Best techniques for obtaining wound cultures. *Plast Surg Nurs.* 2012;32(1):34–36.
14. Levine NS, Lindberg RB, Mason AD Jr, et al. The quantitative swab culture and smear: a quick, simple method for determining the number of viable aerobic bacteria on open wounds. *J Trauma.* 1976;16(2):89–94.
15. Kuller JM. Infant skin care products what are the issues? *Adv Neonatal Care.* 2016;16(Suppl 5S):S3–S12.
16. King A, Stellar JJ, Blevins A, et al. Dressings and products in pediatric wound care. *Adv Wound Care (New Rochelle).* 2014;3(4):324–334.
17. Upadhyayula S, Kambalapali M, Harrison CJ. Safety of anti-infective agents for skin preparation in premature infants. *Arch Dis Child.* 2007;92(7):646–647.
18. Boswell N, Waker CL. Comparing 2 adhesives methods on skin integrity in the high-risk neonate. *Adv Neonatal Care* 2016;16(6):449–454
19. U.S. Food & Drug Administration. Guidance for industry and FDA staff – class II special controls guidance document. non-powered suction apparatus device intended for negative pressure wound therapy (NPWT). 2010. https://www.fda.gov/medicaldevices/deviceregulationandguidance/guidancedocuments/ucm233275.htm
20. Baharestani MM. Use of negative pressure wound therapy in the treatment of neonatal and pediatric wounds: a retrospective examination of clinical outcomes. *Ostomy Wound Manage.* 2007;53(6):75–85.
21. Aldridge B, Ladd AP, Kepple J, et al. Negative pressure wound therapy for initial management of giant omphalocele. *Am J Surg.* 2016;211(3):605–609.
22. Baharestani M, Amjad I, Bookout K, et al. V.A.C. therapy in the management of paediatric wounds: clinical review and experience. *Int Wound J.* 2009,6(Suppl 1):1–26.
23. Blume-Peytavi U, Hauser M, Lunnemann L, et al. Prevention of diaper dermatitis in infants—literature review. *Pediatr Dermatol.* 2014;31(4):413–429.
24. Esser M. Diaper dermatitis what do we do next? *Adv Neonatal Care.* 2016;16(5S):S21–S25.
25. National Pressure Ulcer Advisory Panel. NPUAP pressure injury stages. 2017. http://www.npuap.org/resources/educational-and-clinical-resources/npuap-pressure-injury-stages/
26. Lee SL, Beyer TD, Kim SS, et al. Initial nonoperative management and delayed closure for treatment of giant omphaloceles. *J Pediatr Surg.* 2006;41(11):1846–1849.
27. Pittman J. Medical device related pressure injuries. 2018. https://www.npuap.org/wp-content/uploads/2018/09/Medical-Device-Related-Pressure-Injury-Webinar.-Sept-2018-Handouts.pdf
28. Imbulana DI, Manley BJ, Dawson JA, et al. Nasal injury in preterm infants receiving non-invasive respiratory support: a systematic review. *Arch Dis Child Fetal Neonatal Ed.* 2018;103:F29–F35.
29. Sound West Regional Wound Care Program. Wound debridement guide. 2015. http://www.swrwoundcareprogram.ca/Uploads/ContentDocuments/DebridementGuideline.pdf
30. Acelity. *V.A.C. Therapy Clinical Guidelines a Reference Source for Clinicians.* San Antonio, TX: Acelity; 2015.

31. Knoerleim K, McKenney WM, Mullaney DM, et al. The surgical neonate. In: Browne NT, McComiskey CA, Flanigan LM, & Pieper P eds. *Nursing care of the pediatric surgical patient* 2nd ed. Sandbury, MA: Jones and Barlett Publishers; 2007:167–181.

32. Pye S, McDonnell M. Nursing considerations for children undergoing delayed sternal closure after surgery for congenital heart disease. *Crit Care Nurse*. 2010;30(3):50–61.

33. Center for Disease Control. Surgical site infections (SSI). 2017. https://www.cdc.gov/hai/ssi/ssi.html

34. Dias M. Neurosurgical management of myelomeningocele (spina bifida). *Pediatr Rev*. 2005;26(2):50–60.

35. McLone D, Bowman R. Overview of the management of myelomeningocele (spina bifida). *UpToDate*. 2018. https://www.uptodate.com/contents/overview-of-the-management-of-myelomeningocele-spina-bifida

36. Bauman B, Stephens D, Gershone H, et al. Management of giant omphaloceles: a systematic review of methods of staged surgical closure vs. nonoperative delayed closure. *J Pediatr Surg*. 2016;51(10):1725–1730.

37. Oquendo M, Agrawal V, Reyna R, et al. Silver-impregnated hydrofiber dressing followed by delayed surgical closure for management of infants born with giant omphaloceles. *J Pediatr Surg*. 2015;50(10):1668–1672.

38. Alexandros B, Dimitrios G, Elias A, et al. Aplasia cutis congenita: two case reports and discussion of the literature. *Surg Neurol Int*. 2017;8:273.

39. Gupta D. Aplasia cutis congenita. *UpToDate*. 2018. http://www.uptodate.com/contents/aplasia-cutis-congenita/print

40. Alexandros B, Dimitrios G, Elias A, et al. Aplasia cutis congenita: two case reports and discussion of the literature. *Surg Neurol Int*. 2017;8:273.

41. Wollina U, Chokoeva A, Verma SH, et al. Aplasia cutis congenita type I—a case series. *Georgian Med News*. 2017;3(264):7–11.

42. Cherubino M, Maggiulli F, Dibartolo R, et al. Treatment of multiple wounds of aplasia cutis congenita on the lower limb: a case report. *J Wound Care*. 2016;25(12):760–762.

43. Kirkorian AY, Weitz NA, Tlougan B, et al. Evaluation of wound care options in patients with recessive dystrophic epidermolys bullosa: a costly necessity. *Pediatr Dermatol*. 2013;31(1):33–37.

44. Denyer J, Pillay E. *Best Practice Guidelines for Skin and Wound Care in Epidermolysis Bullosa*. International Consensus. DEBRA; 2012.

45. Fine J, Bruckner-Tuderman L, Eady RA, et al. Inherited epidermolysis bullosa: updated recommendations on diagnosis and classification. *J Am Acad Dermatol*. 2014;70(6):1103–1126.

Fototerapia

Suhasini Kaushal y Jayashree Ramasethu

La fototerapia es la intervención terapéutica más utilizada para el tratamiento de la hiperbilirrubinemia no conjugada en neonatos. Su objetivo es reducir los niveles de bilirrubina sérica para disminuir el riesgo de encefalopatía aguda por bilirrubina y la secuela crónica de la toxicidad por bilirrubina, el kernicterus (1).

La fototerapia provoca la isomerización de la molécula de bilirrubina (bilirrubina IX-α, configuración Z,Z) en fotoproductos polares e hidrosolubles (fotoisómeros conformacionales Z,E y E,Z bilirrubina, y fotoisómeros estructurales E,Z y E,E lumibilirrubina). Estos fotoisómeros pueden excretarse en la bilis y en la orina sin necesidad de conjugación o metabolismo posterior (2, 3). La fotooxidación desempeña un papel menor en la excreción de la bilirrubina.

A. Indicaciones

1. Hiperbilirrubinemia clínicamente significativa. Las indicaciones para iniciar la fototerapia en bebés con hiperbilirrubinemia no conjugada varían en función de la edad de gestación, el peso al nacer, la edad en horas, la presencia de hemólisis y otros factores de riesgo como la acidosis y la sepsis (1, 4).
2. El nivel de bilirrubina sérica total (BST) debe tenerse en cuenta a la hora de tomar la decisión de iniciar el tratamiento, ya que existe una importante variabilidad en la medición de laboratorio de los niveles de bilirrubina directa (1).
3. La American Academy of Pediatrics ha publicado guías de práctica clínica para la fototerapia en recién nacidos de 35 semanas o más de gestación (**fig. 55-1**) (1).

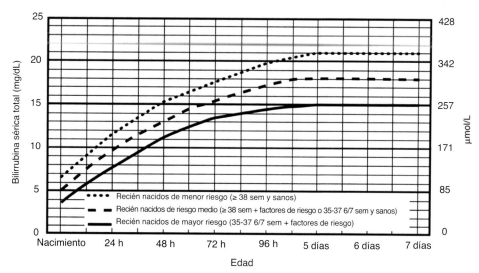

- Utilizar la bilirrubina total. No restar la bilirrubina reactiva o conjugada.
- Factores de riesgo = enfermedad hemolítica isoinmune, deficiencia de G6PD, asfixia, letargia significativa, inestabilidad de la temperatura, sepsis, acidosis o albúmina < 3.0 g/dL (si se mide).
- Para los recién nacidos sanos 35-37 6/7 semanas puede ajustarse a 35 semanas y en los niveles más altos de BST para aquellos más cerca de 37 6/7 wk.
- Es una opción proporcionar fototerapia convencional en el hospital o en casa a niveles de BST 2-3 mg/dL (35-50 mmol/L) por debajo de los indicados, pero la fototerapia en casa no debe utilizarse en ningún lactante con factores de riesgo.

FIGURA 55-1 Directrices para la fototerapia en lactantes hospitalizados de 35 o más semanas de gestación. (Reproducido con permiso del American Academy of Pediatrics Subcommittee on Hyperbilirubinemia. Management of hyperbilirubinemia in the newborn infant 35 or more weeks of gestation. *Pediatrics*. 2004;114(1):297-316. Fe de erratas: *Pediatrics*. 2004;114(4):1138. Copyright © 2004 por la AAP.)

4. Se han propuesto pautas de fototerapia para los recién nacidos prematuros de < 35 semanas de gestación, pero son mucho más variables y altamente individualizadas [véase la tabla 49-1 (5-7)].

5. En los recién nacidos de peso extremadamente bajo, la fototerapia agresiva temprana disminuye los niveles máximos de bilirrubina y las tasas de discapacidad del neurodesarrollo, pero se ha asociado con una mayor mortalidad (8).

B. Contraindicaciones

1. La porfiria congénita o los antecedentes familiares de porfiria son una contraindicación absoluta para el uso de la fototerapia. Se han descrito erupciones bullosas purpúricas graves en neonatos con porfiria eritropoyética congénita tratados con fototerapia (9).

2. Uso concomitante de fármacos o agentes fotosensibilizadores (10).

3. Se ha notificado que el tratamiento simultáneo con inhibidores de la hemo oxigenasa con metaloproteína produce un leve eritema transitorio (11).

4. Aunque los lactantes con ictericia colestásica pueden desarrollar el "síndrome del bebé bronceado" cuando se exponen a la fototerapia (véase H), la presencia de hiperbilirrubinemia directa no se considera una contraindicación (1). Sin embargo, como los productos de la fototerapia se excretan en la bilis, la presencia de colestasis puede disminuir la eficacia de la fototerapia.

C. Equipo

Terminología

Es importante conocer la terminología específica para entender el funcionamiento de los equipos disponibles para la fototerapia (2, 12).

1. *Cualidades espectrales* de la luz suministrada (rango de longitud de onda y pico). La bilirrubina absorbe la luz visible dentro del rango de longitudes de onda de 400 a 500 nm, con un pico de absorción de 460 a 490 nm que se considera el más eficaz (2, 3, 13). *Nota:* la fototerapia no es luz ultravioleta (UV) (longitud de onda de 10 a 400 nm).

2. La *irradiación* (intensidad de la luz), expresada en vatios por 2 centímetros cuadrados (W/cm^2), se refiere al número de fotones recibidos por centímetro cuadrado de superficie corporal expuesta.

3. La *irradiación espectral* es la irradiancia que se cuantifica dentro del rango de longitudes de onda efectivas para la eficacia y se expresa como $\mu W/cm^2/nm$. Se mide con varios radiómetros disponibles en el mercado. Por lo general, se recomiendan radiómetros específicos para cada sistema de fototerapia, ya que las mediciones de la irradiancia pueden variar según el radiómetro y la fuente de luz (1, 2, 12).

Dispositivos

Los equipos de fototerapia pueden ser independientes, estar unidos a un calentador radiante, estar montados en la pared, suspendidos del techo o ser sistemas de fibra óptica. Estos, a su vez, pueden contener diversas fuentes de luz para administrar la fototerapia. Por lo tanto, el clínico se enfrenta a una gran variedad de equipos entre los que elegir y debe conocer las ventajas e inconvenientes de cada tipo.

1. Diodos emisores de luz (LED) de nitruro de galio
   a. Estos sistemas son dispositivos semiconductores de fototerapia capaces de proporcionar altos niveles de irradiación espectral de > 200 $\mu W/cm^2/nm$ con muy poca generación de calor dentro de un espectro de emisión muy estrecho en el rango azul (460 a 485 nm), con baja emisión infrarroja y sin emisión UV (2, 12, 13).
   b. Los LED tienen una vida útil más larga (> 20 000 h) y se han vuelto rentables para su uso en dispositivos de fototerapia.

2. Tubos fluorescentes
   a. Los tubos "azules especiales", como el F20T12/BB, proporcionan más irradiancia en el espectro azul que otros tubos y son la fuente de luz fluorescente más eficaz (2). Los tubos "azules especiales F20T12/BB" proporcionan una irradiancia mucho mayor que los tubos azules normales, etiquetados como F20T12/B. Se ha informado de que el resplandor parpadeante de la luz azul provoca vértigo, náusea y visión borrosa temporal en el personal de enfermería (12). Una forma de superar esto ha sido utilizar luz blanca fría junto con la azul especial, pero esta combinación puede disminuir la eficacia hasta en 50%, de acuerdo con la proporción de luz blanca fría utilizada (14).
   b. Las lámparas de luz diurna, al igual que las lámparas blancas frías, tienen un espectro de longitud de onda más amplio y son menos eficaces que la luz azul (15).
   c. También se han utilizado luces turquesa (irradiación máxima de 490 nm) y azul-verde para la fototerapia (16, 17).

3. Sistemas de fibra óptica
   a. La luz filtrada por los rayos UV de una bombilla halógena de tungsteno entra en un cable de fibra óptica y se emite desde los lados y el extremo de las fibras ópticas dentro de una almohadilla de plástico.
   b. La almohadilla emite niveles insignificantes de calor, por lo que puede colocarse en contacto directo con el bebé para suministrar hasta 35 $\mu W/cm^2/nm$ de irradiación espectral, sobre todo en el rango azul-verde (18).
   c. La orientación de las fibras ópticas determina la uniformidad de la emisión y es única para cada uno de los dispositivos disponibles en el mercado.
   d. La principal ventaja de estos sistemas es que, mientras se recibe la fototerapia, se puede tomar al bebé en brazos o amamantarlo, con lo que se minimiza la separación entre el bebé y los padres. Además, no es necesario cubrir los ojos del bebé, lo que disminuye la ansiedad de los padres.

e. La desventaja de las almohadillas de fibra óptica es que cubren una superficie relativamente pequeña y, por lo tanto, tienen menos eficacia en comparación con las fuentes aéreas. No deben utilizarse como único medio de proporcionar fototerapia en un lactante con hiperbilirrubinemia significativa (1, 12, 14, 18).

f. Estos dispositivos se utilizan a menudo como complemento de la aplicación convencional de fototerapia por encima de la cabeza para proporcionar una fototerapia "doble" (fototerapia circunferencial), que tiene una mayor eficacia porque se expone una mayor superficie corporal a la luz (12, 18).

4. Lámparas halógenas

   a. Los sistemas de focos halógenos utilizan una o varias lámparas de haluro metálico como fuente de luz y pueden proporcionar una alta irradiación en una superficie pequeña (> 20 $\mu W/cm^2/nm$).

   b. Estas unidades pueden generar un calor considerable, con el potencial de causar lesiones térmicas en la piel, por lo tanto, no deben estar cerca del paciente.

   c. El posicionamiento variable con respecto a la distancia del lactante, así como la heterogeneidad de la irradiación, pueden dar lugar a una dosificación poco fiable y a respuestas clínicas imprevisibles. Además, son más caras que las bombillas fluorescentes (2).

5. Luz solar filtrada

   a. La mayor carga de hiperbilirrubinemia significativa se da en los países con pocos recursos.

   b. Se han desarrollado y se están estudiando innovadores toldos de película para filtrar la luz solar y proporcionar fototerapia (19, 20). Los toldos de película Air Blue 80 y Gila Titanium filtran la luz ultravioleta al tiempo que permiten el paso de la luz azul terapéutica en el rango de 400 a 520, manteniendo una irradiación de 8 a 10 $\mu W/cm^2/nm$. Hay que seguir trabajando antes de que se adopten de forma generalizada.

D. Técnica (fototerapia convencional)

Fototerapia convencional

La *fototerapia estándar* se define como la administración de una irradiación espectral de 10 $\mu W/cm^2/nm$ en la banda de 430 a 490 nm en la superficie del cuerpo del lactante.

La *fototerapia intensiva* se define como el uso de luz azul-verde en la banda de 430 a 490 nm administrada a 30 $\mu W/cm^2/nm$ o más en la mayor superficie corporal posible del lactante (1, 3, 12, 13).

1. Colocar la unidad de fototerapia sobre el bebé para obtener la irradiación deseada (10 a 40 $\mu W/cm^2/nm$).

2. Comprobar la irradiación (21)

   a. Medir la irradiación por debajo del centro de las luces a nivel de la piel del bebé, utilizando radiómetros específicos.

   b. Lo ideal es medir la irradiación en varios sitios bajo la zona iluminada por la unidad de fototerapia y promediar las mediciones.

   c. Mantener el fotorradiómetro calibrado y realizar comprobaciones periódicas de las unidades de fototerapia para asegurarse de que se suministra la irradiación adecuada.

   d. El uso de medidores de luz fotométricos o colorimétricos ordinarios o la confianza en las estimaciones visuales de la luminosidad es inadecuada.

3. La distancia de la luz al bebé tiene un efecto significativo en la intensidad de la fototerapia. Las lámparas deben colocarse lo más cerca posible del lactante para conseguir la máxima intensidad. Los tubos fluorescentes pueden acercarse a unos 10 cm de los lactantes a término sin provocar un sobrecalentamiento, pero las lámparas halógenas de fototerapia puntual no deben estar más cerca del lactante de lo recomendado por el fabricante, debido al riesgo de quemaduras.

4. Si se requiere una mayor irradiación, añadir unidades adicionales (22) o colocar una almohadilla de fototerapia de fibra óptica debajo del bebé (18). Se puede exponer una superficie adicional a la fototerapia forrando los lados del moisés con papel de aluminio o una tela blanca.

5. Debido a la preocupación por el aumento de la mortalidad en los recién nacidos prematuros de PEBN, se debe comenzar con una irradiancia más baja en los recién nacidos prematuros y aumentar la irradiancia o la superficie expuesta en función de la tasa de caída de la BST (23).

6. Mantener una pantalla de acrílico/vidrio de seguridad intacta sobre las bombillas de fototerapia para bloquear la radiación UV y proteger al niño de la rotura accidental de la bombilla.

7. Proporcionar ventilación a la unidad de fototerapia para evitar el sobrecalentamiento de las bombillas.

8. Mantener la limpieza y la seguridad eléctrica.

Fototerapia de fibra óptica

La fototerapia de fibra óptica puede utilizarse como única fuente de fototerapia o como complemento del tratamiento convencional (18).

1. Introducir el panel en la cubierta desechable de manera que quede plano y dirigido hacia el bebé.

2. Colocar el panel cubierto alrededor de la espalda o el pecho del bebé y fijarlo en su posición. La manta/almohadilla de fototerapia debe colocarse directamente junto a la piel del neonato para que sea eficaz. Evitar la constricción y la irritación de la piel debajo de los brazos del bebé si el panel se envuelve alrededor de él.

3. Quitar las fundas desechables después de cada tratamiento y cuando se ensucien.

4. Utilizar parches para los ojos y pañales de ajuste más pequeño si hay alguna exposición directa a las luces en el panel o si se utiliza con la fototerapia convencional para obtener un efecto doble.

5. Asegurar la estabilidad y la ventilación adecuada de la unidad de iluminación colocándola sobre una superficie segura.

6. Conectar el panel de fibra óptica al iluminador.

7. Mantener el panel de fibra óptica y el iluminador limpios y secos.

8. Dejar que la lámpara se enfríe entre 10 y 20 minutos antes de mover el iluminador. No colocar objetos afilados o pesados sobre el panel o el cable.

Cuidados del recién nacido que recibe fototerapia

1. Vigilar la temperatura, en particular de los bebés en incubadora, que pueden desarrollar hipertermia.

2. Controlar la ingesta, la producción y el peso. Puede ser necesario un suplemento de líquidos debido al aumento de las pérdidas insensibles y las deposiciones frecuentes. Fomentar la lactancia materna. Los bebés sanos alimentados con leche materna a término pueden ser complementados con una fórmula a base de leche si el suministro de leche materna es inadecuado (1). La alimentación con leche puede inhibir la circulación enterohepática de la bilirrubina (1).

   Rara vez se requieren líquidos intravenosos (IV). No hay pruebas de que la administración de líquidos por vía intravenosa mejore los resultados en comparación con la administración de líquidos por vía oral (24).

3. Utilizar protección ocular en forma de parches para los bebés que reciben fototerapia por encima de la cabeza.

4. Maximizar la exposición de la piel a la fuente de fototerapia utilizando los pañales más pequeños posible; también evitar que los rollos de manta bloqueen la luz.

5. Evitar los apósitos totalmente oclusivos, los vendajes, las pomadas tópicas para la piel y el plástico en contacto directo con la piel del bebé, para prevenir las quemaduras.

6. Retirar los escudos térmicos de plástico y las envolturas que disminuyen la irradiación que llega a la piel (25).

7. Si se utiliza, proteger la sonda del monitor de saturación de oxígeno de la luz de fototerapia.

8. Animar a los padres a seguir alimentando, cuidando y visitando a su bebé.

E. Fototerapia en casa

La fototerapia domiciliaria disminuye los costos de hospitalización y elimina la separación de la madre y el lactante. Es segura y eficaz para determinados lactantes (26). Debe utilizarse solo en neonatos cuyos niveles de bilirrubina estén en el rango de "fototerapia opcional" (véase la **fig. 55-1**).

1. Tomar medidas para medir la bilirrubina sérica del lactante cada 12 a 24 h, dependiendo de la concentración previa y de la tasa de aumento. El neonato debe ser examinado cada día por una enfermera visitante o en una consulta.

2. El médico supervisor debe estar en contacto con la familia diariamente durante el tratamiento.

3. El neonato debe ser hospitalizado si muestra signos de enfermedad, si la tasa de aumento del nivel de bilirrubina es rápida o si la concentración de BST supera los 18 mg/dL.

F. Eficacia de la fototerapia

La conversión de la bilirrubina en fotoisómeros hidrosolubles ocurre muy rápido, con un 20 a 30% de la bilirrubina total (BT) que se convierte en bilirrubina 4Z,15E en cuestión de segundos, pero esta es una reacción reversible (2). El impacto clínico de una fototerapia efectiva debe ser evidente dentro de las 4 a 6 h de iniciada, con una disminución de más de 2 mg/dL (34 μmol/L) en la concentración de BST (13). La respuesta clínica depende de las tasas de producción de bilirrubina, la deposición y eliminación tisular y las reacciones fotoquímicas de la bilirrubina. La eficacia terapéutica de la fototerapia depende de varios factores (2, 3).

1. Superficie corporal expuesta: la tasa de disminución de los niveles de bilirrubina es directamente proporcional a la superficie de la piel expuesta.

2. Distancia del lactante a la fuente de luz: la fototerapia es más eficaz si la fuente de luz se coloca más cerca del bebé.

3. El grosor y la pigmentación de la piel, así como los niveles de hemoglobina.

4. BST al inicio de la fototerapia.

5. Duración de la exposición a la fototerapia.

G. Interrupción de la fototerapia y seguimiento

1. No existe un único nivel de bilirrubina estándar para interrumpir la fototerapia. El nivel de BST que determina la interrupción de la fototerapia depende de la edad de gestación del lactante, la edad posnatal y el nivel de bilirrubina total con el que se inició la fototerapia, la tasa de caída del nivel de bilirrubina y la etiología de la hiperbilirrubinemia no conjugada (1, 27).

2. Si la BST no desciende de forma constante tras la fototerapia intensiva, o se acerca al nivel para la exanguinotransfusión o la relación BST/albúmina supera los niveles recomendados, considere la exanguinotransfusión (1).

3. En los lactantes ≥ 35 semanas de EG, cuando el nivel de BST es < 13 a 14 mg/dL (239 μmol/L), se puede suspender la fototerapia (1).

4. Según la etiología de la hiperbilirrubinemia no conjugada, la BST de rebote puede medirse entre 12 y 24 h después.

5. En el caso de los lactantes que vuelven a ingresar en el hospital (en general por niveles de BST de 18 mg/dL o superiores), la fototerapia puede interrumpirse cuando el nivel de bilirrubina sérica desciende por debajo de 13 a 14 mg/dL.

6. En el caso de los lactantes que ingresan de nuevo con hiperbilirrubinemia y son dados de alta, el rebote significativo es infrecuente, pero puede producirse. La probabilidad de rebote es mucho mayor en los bebés prematuros, en los neonatos con prueba de antiglobulina directa (Coombs) positiva y en aquellos que requieren fototerapia en < 72 h después del nacimiento, y estos factores de riesgo deben tenerse en cuenta al planificar el seguimiento después de la fototerapia (27). En general, se recomienda una medición de seguimiento de la bilirrubina en las 24 h siguientes al alta (1).

H. Complicaciones de la fototerapia

Aunque la fototerapia se ha "utilizado en millones de lactantes durante más de 30 años y los informes de toxicidad significativa son excepcionalmente raros" (1), existen complicaciones graves poco frecuentes y cada vez más datos que indican que la fototerapia no siempre es benigna.

1. Separación de la madre y el lactante e interferencia con el vínculo afectivo. Esto puede mejorarse permitiendo que los lactantes salgan de las luces muy pocas horas para establecer un vínculo con los padres y ser amamantados una vez que los niveles de bilirrubina empiecen a bajar con la fototerapia (1).

2. Diarrea o heces blandas.

3. Deshidratación secundaria a la pérdida insensible de agua, en especial en el caso de los bebés alimentados solo con leche materna. Las lámparas halógenas y de tungsteno contribuyen; la pérdida insensible de agua se minimiza con el uso de luces LED.

4. Aunque existe un riesgo de daño potencial en la retina por la exposición a la luz, no se han notificado efectos adversos en los neonatos porque los parches oculares se utilizan de forma rutinaria (28).

5. El "síndrome del bebé bronceado" se produce en algunos lactantes con ictericia colestásica expuestos a la fototerapia debido a la acumulación en la piel y el suero de porfirinas. El bronceado desaparece en la mayoría de los lactantes en un plazo de 2 meses (29).

6. Se han descrito raras complicaciones de erupciones purpúricas debidas a porfirinemia transitoria en lactantes con colestasis grave que reciben fototerapia (30).

7. Los cambios en la piel van desde un eritema menor, un aumento de la pigmentación y quemaduras en la piel (lámparas halógenas/de tungsteno), hasta ampollas y fotosensibilidad raras y más graves en bebés con porfiria y enfermedad hemolítica. La preocupación por el aumento del número de nevos melanocíticos no ha sido corroborada (31).

8. Sigue preocupando el aumento de la incidencia del conducto arterioso persistente (CAP) y la reapertura del CAP en los lactantes tratados con fototerapia. Se están realizando ensayos sobre el papel de la protección del tórax durante la fototerapia para prevenir el CAP (32).

9. Se ha observado un aumento de la mortalidad en los lactantes de PEBN tras la fototerapia intensiva. En la actualidad se está investigando la fototerapia cíclica e intermitente en lugar de la fototerapia continua como método alternativo más seguro (23).

10. Asociación con el cáncer infantil y la fototerapia: se observó una asociación entre la recepción de fototerapia y un mayor riesgo de leucemia mieloide, cáncer de riñón y "otros cánceres" en el estudio California Late Impact of Phototherapy Study (CLIPS) (33). El estudio Late Impact of Getting Hyperbilirubinemia or Phototherapy (LIGHT) (34) demostró que, aunque los cocientes de incidencia brutos eran elevados para la leucemia mieloide y los cánceres

de hígado y riñón, las asociaciones dejaron de ser significativas cuando se ajustaron con la puntuación de propensión. El número real de casos era pequeño y no está claro si las asociaciones descubiertas por el análisis de grandes conjuntos de datos denotan causalidad (35). No obstante, dado que la luz azul se ha asociado a daños en el ADN, sería prudente sopesar los riesgos frente a los beneficios en cada caso, y utilizar la fototerapia solo para las indicaciones adecuadas.

Referencias

1. American Academy of Pediatrics Subcommittee on Hyperbilirubinemia. Management of hyperbilirubinemia in the newborn infant 35 or more weeks of gestation. *Pediatrics*. 2004;114:297.

2. Lamola AA. A pharmacologic view of phototherapy. *Clin Perinatol*. 2016;43:259–276.

3. Ebbesen F, Hansen TWR, Maisels MJ. Update on phototherapy in jaundiced neonates. *Curr Pediatr Review*. 2017;13:176–180.

4. Watchko JF, Jeffrey Maisels M. Enduring controversies in the management of hyperbilirubinemia in preterm neonates. *Semin Fetal Neonatal Med*. 2010;15:136–140.

5. van Imhoff DE, Dijk PH, Hulzebos CV, et al. Uniform treatment thresholds for hyperbilirubinemia in preterm infants: background and synopsis of a national guideline. *Early Hum Dev*. 2011;87:521–525.

6. Maisels MJ, Watchko JF, Bhutani VK, et al. An approach to the management of hyperbilirubinemia in the preterm infant less than 35 weeks of gestation. *J Perinatol*. 2012;32:660–664.

7. Morioka I. Hyperbilirubinemia in preterm infants in Japan: new treatment criteria. *Pediatr Int*. 2018;60:684–690.

8. Tyson JE, Pedroza C, Langer J, et al. Does aggressive phototherapy increase mortality while decreasing profound impairment among the smallest and sickest newborns? *J Perinatol*. 2012;32:677–684.

9. Baran M, Eliaçık K, Kurt I, et al. Bullous skin lesions in a jaundiced infant after phototherapy: a case of congenital erythropoietic porphyria. *Turk J Pediatr*. 2013;55:218–221.

10. Kearns GL, Williams BJ, Timmons OD. Fluorescein phototoxicity in a premature infant. *J Pediatr*. 1985;107:796–798.

11. Bhutani VK, Poland R, Meloy LD, et al. Clinical trial of tin mesoporphyrin to prevent neonatal hyperbilirubinemia. *J Perinatol*. 2016;36:533–539.

12. Bhutani VK; The Committee on Fetus and Newborn. Phototherapy to prevent severe neonatal hyperbilirubinemia in the newborn infant 35 or more weeks of gestation. *Pediatrics*. 2011;128:e1046–e1052.

13. Hansen TW. Biology of bilirubin photoisomers. *Clin Perinatol*. 2016;43(2):277–290.

14. Sarici SU, Alpay F, Unay B, et al. Comparison of the efficacy of conventional special blue light phototherapy and fiberoptic phototherapy in the management of neonatal hyperbilirubinemia. *Acta Paediatr*. 1999;88:1249–1253.

15. De Carvalho M, De Carvalho D, Trzmielina S, et al. Intensified phototherapy using daylight fluorescent lamps. *Acta Pediatr*. 1999;88:768–771.

16. Ebbesen F, Madsen P, Støvring S, et al. Therapeutic effect of turquoise versus blue light with equal irradiance in preterm infants with jaundice. *Acta Paediatr.* 2007;96:837–841.

17. Seidman DS, Moise J, Ergaz Z. A prospective randomised controlled study of phototherapy using blue and blue-green light emitting devices and conventional halogen quartz phototherapy. *J Perinatol.* 2003;23:123.

18. Tan KL. Comparison of the efficacy of fiberoptic and conventional phototherapy for neonatal hyperbilirubinemia. *J Pediatr.* 1994;125:607–612.

19. Slusher TM, Olusanya BO, Vreman HJ, et al. A randomized trial of phototherapy with filtered sunlight in African neonates. *N Engl J Med.* 2015;373:1115–1124.

20. Slusher TM, Vreman HJ, Brearley AM, et al. Filtered sunlight versus intensive electric powered phototherapy in moderate-to-severe neonatal hyperbilirubinaemia: a randomized controlled non-inferiority trial. *Lancet Glob Health.* 2018;6:e1122–e1131.

21. Borden AR, Satrom KM, Wratkowski P, et al. Variation in the phototherapy practices and irradiance of devices in a major metropolitan area. *Neonatology.* 2018;113:269–274.

22. Donneborg ML, Vandborg PK, Hansen BM, et al. Double versus single intensive phototherapy with LEDs in treatment of neonatal hyperbilirubinemia. *J Perinatol.* 2018;38:154–158.

23. Stevenson DK, Wong RJ, Arnold CC, et al. Phototherapy and the risk of photo-oxidative injury in extremely low birth weight infants. *Clin Perinatol.* 2016;43:291–295.

24. Lai NM, Ahmad Kamar A, Choo YM, et al. Fluid supplementation for neonatal unconjugated hyperbilirubinaemia. *Cochrane Database Syst Rev.* 2017;8:CD011891.

25. Karsdon J, Schothorst AA, Ruys JH, et al. Plastic blankets and heat shields decrease transmission of phototherapy light. *Acta Paediatr Scand.* 1986;75:555–557.

26. Walls M, Wright A, Fowlie P, et al. Home phototherapy in the United Kingdom. *Arch Dis Child Fetal Neonatal Ed.* 2004;89:F282.

27. Chang PW, Kuzniewicz MW, McCulloch CE, et al. A clinical prediction rule for rebound hyperbilirubinemia following inpatient phototherapy. *Pediatrics.* 2017;139:e20162896.

28. Hunter JJ, Morgan JL, Merigan WH, et al. The susceptibility of the retina to photochemical damage from visible light. *Prog Retin Eye Res.* 2012;31:28–42.

29. Rubaltelli FF, Da Riol R, D'Amore ESG, et al. The bronze baby syndrome: evidence of increased tissue concentration of copper porphyrins. *Acta Pediatr.* 1996;85:381–384.

30. Karg E, Kovács L, Ignácz F, et al. Phototherapy-induced blistering reaction and eruptive melanocytic nevi in a child with transient neonatal porphyrinemia. *Pediatr Dermatol.* 2018;35:e272–e275.

31. Lai YC, Yew YW. Neonatal blue light phototherapy and melanocytic nevus count in children: a systematic review and meta-analysis of observational studies. *Pediatr Dermatol.* 2016;33(1):62–68.

32. Bhola K, Foster JP, Osborn DA. Chest shielding for prevention of a haemodynamically significant patent ductus arteriosus in preterm infants receiving phototherapy. *Cochrane Database Syst Rev.* 2015;(11):CD009816.

33. Wickremasinghe AC, Kuzniewicz MW, Grimes BA, et al. Neonatal phototherapy and infantile cancer. *Pediatrics.* 2016;137:c20151353.

34. Newman TB, Wickremasinghe AC, Walsh EM, et al. Retrospective cohort study of phototherapy and childhood cancer in northern California. *Pediatrics.* 2016;137:e20151354.

35. Frazier AL, Krailo M, Poynter J. Can big data shed light on the origins of pediatric cancer? *Pediatrics.* 2016;137:e20160983.

56

Infusiones intraóseas

Mary E. Revenis y Lamia Soghier

A. Indicaciones

1. Acceso intravenoso de emergencia en el hospital o durante el transporte prehospitalario (1) cuando no se dispone de otro acceso venoso; para restablecer el volumen intravascular de modo que sea posible el acceso venoso periférico. En entornos de simulación de reanimación en sala de partos, el acceso intraóseo puede establecerse más rápido que la cateterización venosa umbilical (2, 3). Véase en la **tabla 56-1** las categorías de líquidos y medicamentos que se han infundido (4-9).

B. Contraindicaciones (6, 8, 9)

1. Hueso sin integridad cortical (fractura, penetración previa): extravasación del infusado
2. Sitio del esternón: daño potencial al corazón y a los pulmones (20)
3. Infección o quemadura de tejidos blandos subyacentes
4. Osteogénesis imperfecta
5. Enfermedades obliterantes de la médula como la osteopetrosis

C. Equipo (fig. 56-1)

Estéril

1. Guantes quirúrgicos
2. Hisopos antisépticos
3. Cuadros de gasa
4. Cortina de apertura
5. Lidocaína al 1% en una jeringa de 1 mL con aguja calibre 25
6. Aguja, por orden de preferencia (4-6, 21)
   a. Aguja de médula ósea o intraósea (calibre 18) (se prefiere el estilete y el indicador de profundidad ajustable)
   b. Aguja espinal corta con estilete (calibre 18 o 20)
   c. Aguja hipodérmica corta (calibre 18 o 20) (13)
   d. Aguja de mariposa (calibre 16 a 19) (22)
7. Jeringa de 5 mL en una llave de paso de tres vías y juego de extensión intravenosa con pinza
8. Equipo de infusión intravenosa y líquido intravenoso
9. Jeringas de 5 mL con solución salina de lavado

Opcional

Dispositivo de colocación de agujas intraóseas (destinado a utilizarse en la localización tibial proximal). Los dispositivos aprobados para los recién nacidos son el conductor a pilas EZ-IO PD

TABLA 56-1 Tipos de infusiones intraóseas

1. Líquidos
a. Solución salina normal
b. Cristaloides
c. Glucosa (12)
d. Ringer Lactato (10)
2. Sangre y productos sanguíneos
3. Medicamentos
a. Agentes anestésicos (13, 14)
b. Antibióticos
c. Atropina (10)
d. Gluconato de calcio
e. Dexametasona (10)
f. Diazepam (10)
g. Diazóxido (10); fenitoína (15)
h. Dobutamina (11)
i. Dopamina (11, 12, 16)
j. Efedrina (17)
k. Epinefrina (17)
l. Heparina (10)
m. Insulina
n. Isoproterenol (16)
o. Lidocaína
p. Morfina
q. Bicarbonato de sodio (diluido si es posible)
r. Adenosina (18)
4. Material de contraste (19)

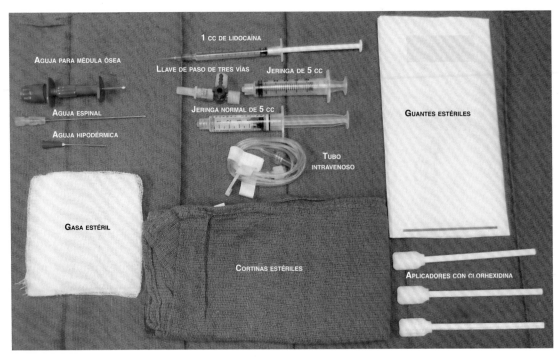

FIGURA 56-1 Equipo estéril necesario para la colocación de una vía intraósea.

(pediátrico) (Vidacare, San Antonio, TX, EUA) (aprobado para 3 kg o más), y la pistola de inyección ósea B.I.G. (pediátrica) activada por resorte (WaisMed, Houston, TX, EUA). Existen informes proporcionados por la empresa sobre su uso en salas de partos y en guarderías de cuidados intensivos. La información publicada sobre el uso de estos dispositivos en bebés prematuros pequeños es escasa. Hay poca información sobre la incidencia de éxito o de complicaciones al utilizar estos dispositivos, en comparación con la inserción manual de la aguja intraósea (23).

No estéril

1. Pequeña bolsa de arena o toalla enrollada para ayudar a estabilizar la extremidad
2. Cinta
3. Tablero del brazo
4. Vaso de plástico desechable

D. Precauciones

1. Limitar su uso al acceso vascular de emergencia, cuando no sea posible el acceso venoso periférico o central.
2. Evitar insertar la aguja a través de la piel o el tejido subcutáneo infectado.
3. Estabilizar la extremidad con contrapresión, con una bolsa de arena o un rollo de toalla directamente frente al lugar de penetración propuesto, para evitar la fractura del hueso.
4. Si también se utiliza la mano para estabilizar la extremidad, no se debe colocar directamente enfrente del lugar de la punción, para evitar que la aguja intraósea pinche la mano por accidente si atraviesa la extremidad. Esto es

válido al margen de que se utilice una bolsa de arena o una toalla. Limitar el tamaño de la aguja para disminuir el riesgo de fractura ósea.
5. Administrar los fármacos en las dosis habituales para la administración intravenosa; sin embargo, cuando sea posible, diluir las soluciones hipertónicas o fuertemente alcalinas antes de la infusión, para reducir el riesgo de daño a la médula ósea (5).
6. Interrumpir la infusión intraósea tan pronto como se establezca un acceso venoso alternativo, de manera ideal en cuestión de horas, para reducir el riesgo de osteomielitis o desplazamiento de la aguja. Las tasas de complicaciones pueden aumentar más allá de las 24 horas.

E. Técnica (▶ Video 56-1: Infusión intraósea)

La tibia proximal es el lugar más utilizado en los neonatos debido a la facilidad de acceso, el posicionamiento para la inserción, la rápida determinación de los puntos de referencia y la inmovilización de la aguja. Se pueden utilizar otras zonas si la de la tibia proximal está contraindicada.

Tibia proximal (fig. 56-2) (4-6, 24)

1. Colocar al paciente en posición supina.
2. Colocar una bolsa de arena o un rollo de toalla detrás de la rodilla para proporcionar un contraapoyo detrás del lugar de la punción.
3. Limpiar la tibia proximal con una solución antiséptica.
4. Ponerse los guantes estériles.
5. Poner la cortina de apertura.
6. Si procede, inyectar lidocaína en la piel, los tejidos blandos y el periostio (25, 26).

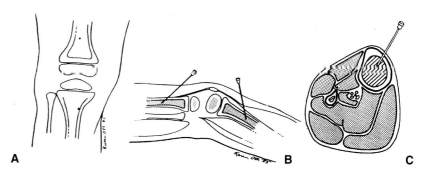

FIGURA 56-2 A. Vista anterior. **B.** Sección sagital. **C.** Sección transversal a través de la tibia. (Reimpreso con permiso de Hodge D. Intraosseous infusions: A review. *Pediatr Emerg Care.* 1985;1(4):215.)

7. Determinar la profundidad de penetración de la aguja: rara vez más de 1 cm en bebés o 0.5 cm en pequeños prematuros.
   a. Para el dispositivo de inyección con aguja o aguja ósea con indicador de profundidad ajustable, ajustar la vaina para permitir la penetración deseada.
   b. En el caso de las agujas sin indicador de profundidad ajustable, sostener la aguja en la mano dominante con el extremo romo apoyado en la palma de la mano y el dedo índice a más o menos 1 cm del bisel de la aguja, para evitar empujarla más allá de esta marca.
8. Palpar la tuberosidad tibial con el dedo índice (**fig. 56-3**).

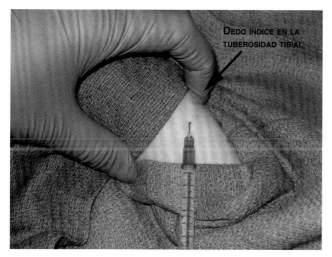

DEDO ÍNDICE EN LA TUBEROSIDAD TIBIAL

FIGURA 56-3 Palpación de la tuberosidad tibial con el dedo índice.

9. Sujetar el muslo y la rodilla por encima y lateralmente al lugar de inserción con la palma de la mano no dominante. Envolver los dedos y el pulgar alrededor, pero no detrás, de la rodilla para estabilizar la tibia proximal.
10. Insertar la aguja en la superficie plana y anteromedial de la tibia, 1 a 2 cm por debajo y 1 cm medial a la tuberosidad tibial. Si esta no es palpable, calcular el lugar de penetración entre 15 y 20 mm distal a la rótula y medial a lo largo de la cara plana de la tibia.
11. Dirigir la aguja en un ángulo de 90 grados (24).
12. Aguja de avance.
    a. Para la inserción manual, hacer avanzar la aguja ejerciendo una presión firme con un movimiento de giro

hasta que se produzca una ligera y repentina disminución de la resistencia, lo que indica la punción de la corteza. Evite un movimiento de vaivén para minimizar el riesgo de que el hueso se astille o se cree una abertura demasiado grande.
    b. Si se utiliza un dispositivo automático de inyección intraosea con resorte, girar el dispositivo a la línea "0" para insertar 0.5 cm. Sostener el cilindro contra el sitio de punción en un ángulo de 90 grados con una mano. Soltar el pestillo de seguridad del cilindro con la otra mano. Presionar el cilindro, como en el caso de una jeringa, sin utilizar la fuerza.
    c. Si se utiliza un conductor a pilas con aguja incorporada, sostenerlo en la mano dominante. Colocar la aguja contra la zona de punción en un ángulo de 90 grados. Apretar el gatillo para activar el conductor. No forzar el pulsador, sino aplicar una presión suave y constante, permitiendo que el pulsador introduzca la aguja. Detenerse cuando haya una disminución repentina de la resistencia.
13. No avanzar la aguja más allá de la punción cortical.
14. Retirar el estilete.
15. Confirmar la posición de la aguja en la cavidad de la médula.
    a. La aguja debe permanecer sin apoyo en los pacientes más grandes, pero nunca debe dejarse sin apoyo (**fig. 56-4**).

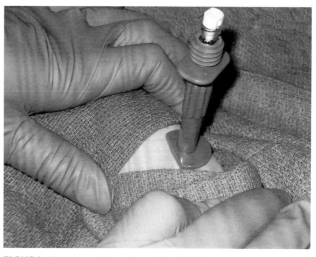

FIGURA 56-4 La aguja intraósea colocada debe permanecer sin apoyo.

b. Fijar una jeringa de 5 mL e intentar aspirar la sangre o la médula. La aspiración no siempre tiene éxito cuando se utiliza una aguja de calibre 18 o 20.

Si se aspira la médula ósea, se pueden analizar los valores químicos de la sangre, la presión parcial del dióxido de carbono arterial, el pH, el nivel de hemoglobina (27-29), el tipo y la compatibilidad cruzada, o el cultivo (28).

c. Conectar la jeringa de solución salina de lavado e infundir de 2 a 3 mL poco a poco, mientras se palpa el tejido adyacente al sitio de inserción y debajo de la extremidad para detectar la extravasación. Solo debe haber una leve resistencia a la infusión de líquido.

16. Si no se puede aspirar la médula y se encuentra una resistencia significativa a la infusión de líquidos:
    a. La aguja hueca puede estar obstruida por pequeños tapones óseos.
    (1) Reintroducir el estilete, o
    (2) Introducir una aguja de menor calibre a través de la aguja original.
    (3) Conectar la jeringa de lavado de sal y vaciar de 2 a 3 mL de líquido.
    b. El bisel de la aguja puede no haber penetrado en la corteza.
    (1) Volver a determinar la profundidad estimada necesaria.
    (2) Avanzar.
    (3) Enjuagar con solución salina.
    c. El bisel de la aguja puede alojarse en la corteza opuesta.
    (1) Retirar un poco la aguja.
    (2) Enjuagar con solución salina.

17. Observar el sitio para la extravasación de líquido, indicando que:
    a. La colocación es demasiado superficial, o
    b. El hueso ha sido penetrado por completo.
    c. Si se produce una extravasación, retirar la aguja y seleccionar otro hueso.

18. Cuando se confirma la posición de la aguja:
    a. Conectar la jeringa e infundir los medicamentos o el líquido directo en la aguja o a través de un juego de extensión IV con pinza. Limpiar los medicamentos con un lavado de solución salina.
    b. Para la infusión continua, acoplar un equipo de infusión intravenosa estándar con una bomba de infusión a la aguja intraósea y administrar a la misma velocidad que para la infusión IV (5).

19. Asegurar la aguja intraósea y mantener el lugar de infusión limpio mientras la aguja está colocada.
    a. Pegar los rebordes de la aguja a la piel para evitar que se desplace. Si se proporciona un pestillo de seguridad para la aguja, colocar el pestillo y luego aplicar la cinta.
    b. Si se desea, cubra el extremo expuesto de la aguja con un vaso desechable, pegando la tapa hacia abajo. Cortar la parte inferior del vaso ayudará a visualizar el lugar para el control.

20. Fijar el tubo IV con cinta a la pierna.
21. Asegurar la pierna al brazalete.

22. Obtener una radiografía para confirmar la posición de la aguja y descartar una fractura.
23. Vigilar con frecuencia la extravasación de líquidos.
24. Interrumpir la infusión intraósea tan pronto como se consiga un acceso IV alternativo.

En un lactante con hipotensión/hipovolemia, la infusión por vía interósea puede restablecer la perfusión periférica hasta un punto en el que sea posible el acceso venoso en bastante menos de 30 minutos.
    a. Retirar la aguja con suavidad, con un ligero movimiento de rotación si es necesario.
    b. Aplicar un apósito estéril sobre el lugar de la punción.
    c. Aplicar presión sobre el apósito durante 5 minutos.
    d. Vigilar la zona de punción durante 48 horas por si hay celulitis o drenaje.

Tibia distal (fig. 56-5) (5, 21, 24)

1. Colocar al paciente en posición supina.

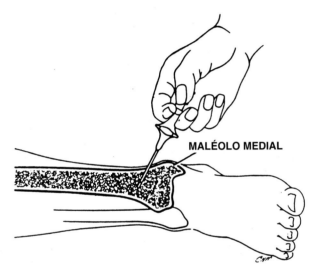

FIGURA 56-5 Infusión intraósea en la tibia distal. (De Spivey WH. Intraosseous infusions. *J Pediatr.* 1987;111(5):639-643. Copyright © 1987 Elsevier. Con permiso.)

2. Preparar el sitio y la aguja como para la tibia proximal.
3. Insertar la aguja en la superficie medial de la tibia distal, justo proximal al maléolo medial.
4. Dirigir la aguja en sentido cefálico lejos del espacio articular.
5. Proceder como para la tibia proximal.

Fémur distal (fig. 56-2) (4)

1. Colocar al paciente en posición supina.
2. Colocar una bolsa de arena o un rollo de toalla detrás de la rodilla.
3. Preparar el sitio y la aguja como para la tibia proximal.
4. Introducir la aguja de 1 a 3 cm por encima de los cóndilos externos en la línea media anterior.

5. Dirigir la aguja en sentido cefálico en un ángulo de 10 a 15 grados.
6. Proceder como para la tibia proximal.

F. Complicaciones (4, 7, 30, 31)

1. Fractura de hueso (32)
2. Penetración completa del hueso (10)
3. Osteomielitis (30, 31)
4. Periostitis
5. Absceso subcutáneo
6. Celulitis
7. Sepsis
8. Extravasación de líquido desde el lugar de la punción
9. Infiltración o hematoma subperióstico o subcutáneo
10. Síndrome compartimental (33)
11. Descamación subcutánea
12. Muerte (notificada solo con el lugar del esternón) (20)
13. Amputación de un miembro (34)
14. Teórico (aún no comunicado) (35, 36)
    a. Embolización de fragmentos de hueso o grasa
    b. Daños en la médula ósea
    c. Daños en el cartílago de crecimiento

Referencias

1. Sommer A, Weis M, Deanovic D, et al. Intraosseous infusion in the pediatric emergency medical service. Analysis of emergency medical missions 1990–2009. *Der Anaesthesia.* 2011;60:125–131.
2. Rajani AK, Chitkara R, Oehlert J, et al. Comparison of umbilical venous and intraosseous access during simulated neonatal resuscitation. *Pediatrics.* 2011;128:e954–e958.
3. Schwindt EM, Hoffmann F, Deindl P, et al. Duration to establish an emergency vascular access and how to accelerate it: a simulation based study performed in real-life neonatal resuscitation rooms. *Pediatr Crit Care Med.* 2018;19(5): 468–476.
4. Fiser DH. Intraosseous infusion. *N Engl J Med.* 1990;322: 1579–1581.
5. Spivey WH. Intraosseous infusions. *J Pediatr.* 1987;111:639–643.
6. De Boers S, Russell T, Seaver M, et al. Infant intraosseous infusion. *Neonatal Netw.* 2008;27:25–32
7. Ellemunter H, Simma B, Trawoger R, et al. Intraosseous lines in preterm and full term neonates. *Arch Dis Child Fetal Neonatal Ed.* 1999;80:F74–F75.
8. Engle WA. Intraosseous access for administration of medications in neonates. *Clin Perinatol.* 2006;33:161–168
9. deCaen A. Venous access in the critically ill child; When the peripheral intravenous fails! *Pediatr Emerg Care.* 2007;23:422–424.
10. Valdes MM. Intraosseous administration in emergencies. *Lancet.* 1977;1:1235–1236.
11. Berg RA. Emergency infusion of catecholamines into bone marrow. *Am J Dis Child.* 1984;138:810–811.
12. Neish SR, Macon MG, Moore JW, et al. Intraosseous infusion of hypertonic glucose and dopamine. *Am J Dis Child.* 1988;142:878–880.
13. Hamed RK, Hartmans S, Gausche-Hill M. Anesthesia through an intraosseous line using an 18-gauge intravenous needle for emergency pediatric surgery. *J Clin Anesth.* 2013;25:447–451.
14. Neuhaus D, Weiss M, Engelhardt T, et al. Semi-elective intraosseous infusion after failed intravenous access in pediatric anesthesia. *Paediatr Anaesth.* 2010;20:168–171.
15. Walsh-Kelly CM, Berens RJ, Glaeser PW, et al. Intraosseous infusion of phenytoin. *Am J Emerg Med.* 1986;4: 523–524.
16. Bilello JF, O'Hair KC, Kirby WC, et al. Intraosseous infusion of dobutamine and isoproterenol. *Am J Dis Child.* 1991;145:165–167.
17. Shoor PM, Berrynill RE, Benumof JL. Intraosseous infusion: pressure flow relationship and pharmacokinetics. *J Trauma.* 1979;19:772–774.
18. Helleman K, Kirpalani A, Lim R. A novel method of intraosseous infusion of adenosine for the treatment of supraventricular tachycardia in an infant. *Pediatr Emer Care.* 2017;33:47–48.
19. Cambray EJ, Donaldson JS, Shore RM. Intraosseous contrast infusion: efficacy and associated findings. *Pediatr Radiol.* 1997;27:892–893.
20. Turkel H. Deaths following sternal puncture. *JAMA.* 1954;156:992.
21. Iserson K, Criss E. Intraosseous infusions: a usable technique. *Am J Emerg Med.* 1986;4:540–542.
22. Lake W, Emmerson AJ. Use of a butterfly as an intraosseous needle in an oedematous preterm infant. *Arch Dis Child Fetal, Neonata Ed.* 2003;88:F409.
23. Geritse BM, Scheffer GJ, Draaisma JM. Prehospital intraosseous access with the bone injection gun by a helicopter transported emergency medical team. *J Trauma.* 2009;66:1739–1741.
24. Boon JM, Gorry DL, Meiring JH. Finding an ideal site for intraosseous infusion of the tibia: an anatomical study. *Clin Anat.* 2003;16:15–18.
25. Mofenson HC, Tascone A, Caraccio TR. Guidelines for intraosseous infusions. *J Emerg Med.* 1988;6:143–146.
26. Neuhaus D. Intraosseous infusion in elective and emergency pediatric anesthesia: when should we use it? *Curr Opin Anaesthesiol.* 2014;27:282–287.
27. Johnson L, Kissoon N, Fiallos M, et al. Use of intraosseous blood to assess blood chemistries and hemoglobin during cardiopulmonary resuscitation with drug infusions. *Crit Care Med.* 1999;27:1147–1152.
28. Orlowski JP, Porembka DT, Gallagher JM, et al. The bone marrow as a source of laboratory studies. *Ann Emerg Med.* 1989;18:1348–1351.
29. Miller LJ, Philbeck TE, Montez D, et al. A new study of intraosseous blood for laboratory analysis. *Arch Pathol Lab Med.* 2010;134:1253–1260.
30. Rosetti V, Thompson B, Miller J, et al. Intraosseous infusion: an alternative route of pediatric intravascular access. *Ann Emerg Med.* 1985;14:885–888.

31. Hallas P, Brabrand M, Folkestad L. Complication with intraosseous access: Scandinavian users' experience. *West J Emerg Med.* 2013;14:440–443.

32. La Fleche FR, Slepin MJ, Vargas J, et al. Iatrogenic bilateral tibial fractures after intraosseous infusion attempts in a 3-month-old infant. *Ann Emerg Med.* 1989;18:1099–1101.

33. Vidal R, Kissoon N, Gayle M. Compartment syndrome following intraosseous infusion. *Pediatrics.* 1993;91:1201–1202.

34. Suominen PK, Nurmi E, Lauerma K. Intraosseous access in neonates and infants: risk of severe complications—a case report. *Acta Anaesthesiol Scand.* 2015;59:1389–1393.

35. Pediatric Forum. Emergency bone marrow infusions. *Am J Dis Child.* 1985;139:438–439.

36. Fiser RT, Walker WM, Seibert JJ, et al. Tibial length following intraosseous infusion: a prospective, radiographic analysis. *Pediatr Emerg Care.* 1997;13:186–188.

Punción de un reservorio ventricular

Lara M. Leijser y Linda S. de Vries

A. Introducción

El dispositivo de acceso ventricular subcutáneo o reservorio ventricular (fig. 57-1) se utiliza para drenar el líquido cefalo rraquídeo (LCR) del sistema ventricular en neonatos prematuros con dilatación ventricular poshemorrágica (DVPH) y, en ocasiones, en neonatos a término con hidrocefalia obstructiva tras una hemorragia intracraneal o una estenosis del acueducto (1-7). Este reservorio se inserta en bebés prematuros que son demasiado pequeños o inestables para que se les inserte una derivación ventriculoperitoneal (VP) y puede anular o retrasar la necesidad de una derivación VP en algunos de ellos. También permite el drenaje y la limpieza del LCR, que puede ser sanguinolento y tener un alto contenido en proteínas, en particular en la fase poshemorrágica temprana, lo que disminuye el riesgo de obstrucción cuando se inserta una derivación VP (2, 3, 6-8). Es preferible no colocar un reservorio ventricular en la primera semana posnatal por el riesgo de resangrado.

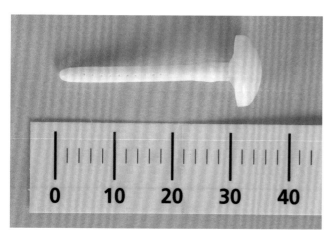

FIGURA 57-1 Reservorio ventricular: vista lateral.

Se recomienda la inserción de un reservorio ventricular bajo guía ecográfica. El reservorio se suele pinchar de inmediato después de la inserción, por parte del neurocirujano, para asegurar su correcta colocación. Después se realizan punciones diarias

en la unidad de cuidados intensivos neonatales (UCIN), con el objetivo de extraer suficiente LCR para evitar una mayor ventri culomegalia y, de preferencia, reducir el tamaño del ventrículo, mantener el crecimiento normal de la cabeza y reducir la presión sobre la sustancia blanca periventricular circundante (2, 6, 7, 9).

B. Indicaciones para intervenir el reservorio

Basado en mediciones de ecografía

Evidencia ecográfica (o radiológica) de ventriculomegalia progresiva, basada en las mediciones ventriculares progresivas de la ecografía craneal seriada, como el índice ventricular y el ancho del cuerno anterior (10-12).

Basado en los síntomas clínicos

1. Aumento rápido del perímetro cefálico, más de 1.5 a 2 cm/semana (9).
2. Signos clínicos de presión intracraneal (PIC) elevada, como fontanela anterior llena o tensa, separación de las suturas, apnea y bradicardia, mala alimentación o vómito.

C. Contraindicaciones

1. Bajo volumen de sangre circulante
2. Celulitis o abrasión sobre el sitio del reservorio
3. Fontanela hundida o suturas superpuestas
4. Coagulopatía grave o recuento bajo de plaquetas
5. Sepsis activa o meningitis

D. Equipo

Además del gorro y la mascarilla, todo el equipo es estéril.
1. Guantes y bata estériles, mascarilla
2. Bandeja estéril para vendajes

3. Paño estéril con orificio; en caso de que el orificio sea demasiado grande para mantener la esterilidad o no esté presente, se puede cortar un pequeño orificio en el paño con unas tijeras estériles

4. Torundas de gasa con clorhexidina en solución alcohólica al 70% (en Estados Unidos no se recomienda la clorhexidina en bebés < 2 meses de edad, pero se sigue utilizando en casos seleccionados; la povidona yodada al 10% es una alternativa)

5. Aguja Port-a-cath o mariposa de calibre 24 × 25 mm

6. Tubo flexible de conexión de 10 cm con cierre luer en ambos extremos

7. Jeringa de 10 o 20 mL

8. Tres tubos con tapones para la recolección y toma de muestras de LCR

9. Venda adhesiva

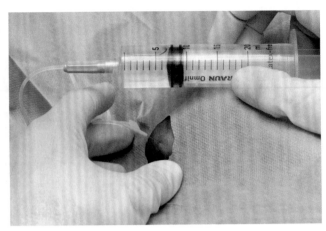

FIGURA 57-2 Punción de un reservorio ventricular.

E. Precauciones

1. Utilizar una estricta técnica aséptica

2. Mantener una monitorización cardiorrespiratoria continua durante el procedimiento

3. Conectar el Port-a-cath o la aguja de mariposa a un conector de 10 cm y a una jeringa

4. No utilizar anestesia local

5. No colocar líneas intravenosas en el mismo lado del cuero cabelludo

6. Intentar siempre utilizar un sitio nuevo para la inserción de la aguja para cada punción, a fin de evitar la fuga de un sitio de punción central

7. Insertar la aguja lo suficiente en el depósito para obtener LCR; insertarla demasiado profundo puede dañar la base del reservorio

F. Técnica

1. El bebé debe estar de preferencia dormido y, por lo demás, suavemente sujeto y cómodo, con la cabeza girada hacia un lado sin el reservorio.

2. Palpar el reservorio y localizar el lugar de punción. Limpiar la piel sobre el reservorio con un radio de al menos 5 cm de la piel circundante con clorhexidina en alcohol al 70% o solución de povidona yodada durante 30 a 60 segundos. Utilizar un contacto ligero pero firme.

3. Dejar secar al aire durante 1 o 2 minutos.

4. Prepararse como para un procedimiento mayor. Ponerse la mascarilla. Lavarse bien las manos. Ponerse la bata y los guantes estériles.

5. Limpiar la zona del reservorio dos veces con un antiséptico. Dejar secar el antiséptico.

6. Colocar el paño estéril para mantener un campo estéril mientras se mantiene la visibilidad del paciente.

7. Insertar la aguja en un ángulo de 30 a 45 grados a través de la piel y a 90 grados en la vejiga del depósito como en la figura 57-2

8. Aspirar poco a poco la cantidad adecuada de LCR, a una velocidad máxima de 1 mL/min o un tiempo máximo de procedimiento de 15 a 20 minutos (**fig. 57-2**). No extraer

más de 10 a 15 mL/kg por punción. Algunos autores abogan por dejar que el LCR drene de manera espontánea, en lugar de aspirarlo, para reducir el sangrado fresco en los ventrículos (13). Sin embargo, esto puede aumentar el riesgo de infección.

9. Retirar la aguja y mantener una presión firme durante 2 minutos, hasta que deje de salir LCR. Colocar un vendaje adhesivo sobre el lugar de la punción.

10. Retirar las sujeciones si se utilizan.

11. Recoger una muestra de LCR para el cultivo bacteriano, el recuento de células, la glucosa y las proteínas al menos dos veces por semana (la frecuencia de las pruebas de LCR varía entre las instituciones de diaria a semanal).

12. Comprobar los niveles de sodio y potasio en orina dos veces por semana. Suplementar el sodio si es necesario para mantener el sodio en orina > 20 mmol/L.

13. Suplementar el LCR recolectado (al inicio de 10 a 20 mL/ kg por día) aumentando la ingesta de líquido total por kg por día.

G. Punción exitosa

1. En caso de que la indicación de la punción ventricular se base en las medidas ecográficas del tamaño ventricular, las medidas ventriculares deberían haberse reducido al final del procedimiento. En este caso, no se aplica ninguno de los hallazgos que figuran a continuación, ya que la fontanela casi nunca está llena y las suturas nunca se ensancharon.

2. En caso de que la indicación de la punción del reservorio se base en la aparición de síntomas clínicos, se aplican los siguientes puntos:

   a. Al final del procedimiento, la fontanela anterior debe estar blanda y plana (no hundida), los huesos craneales bien aproximados en las suturas y los signos de PIC elevada aliviados.

   b. Si se extrae suficiente volumen, la fontanela puede estar llena 24 h después.

3. Si la fontanela permanece plana y no reaparecen los signos de elevación de la PIC, o disminuyen las mediciones ventriculares de la ecografía, el intervalo de punción puede

TABLA 57-1 Complicaciones del drenaje del reservorio ventricular

PROBLEMA (INCIDENCIA)	QUÉ HACER
Hiponatremia (20-60%)	Controlar los electrolitos séricos cada 2 días y complementar la ingesta de sodio
Hipoproteinemia (15%)	Asegurar una ingesta adecuada de proteínas. Controlar cada semana la albúmina sérica
Infección (0-8%)	Una combinación de antibióticos intravenosos e intrarreservorio puede tener éxito en raras ocasiones. La extracción del reservorio suele ser necesaria y se recomienda
Recolección de LCR subgaleal (0-9%)	Aspiración percutánea del líquido utilizando una aguja diferente al mismo tiempo que se abre el reservorio. Extraer un mayor volumen de LCR del depósito o aumentar la frecuencia de las extracciones para reducir la presión
Fugas de LCR a través de la incisión (0-3%)	Aumentar la frecuencia de punción del reservorio
Oclusión del dispositivo de acceso ventricular (0-10%)	Sustituir el depósito
Ventrículo contralateral atrapado (6%)	Considerar la colocación de un segundo reservorio si no se estabiliza o disminuye la DVPH
Hemorragia fresca en el ventrículo o en el espacio subaracnoideo (0-40%)	Prevenir utilizando una aguja de calibre 24, aspirar poco a poco o dejar que el LCR drene de manera espontánea en lugar de aspirar. No extraer más de 10-15 mL/kg durante un procedimiento
Bradicardia, palidez, hipotensión (raro)	Detener o reducir el ritmo de aspiración. Infundir 10-15 mL/kg de bolo de solución salina normal. Extraer un volumen menor a un ritmo más lento en la siguiente punción
Rotura de la piel sobre el depósito (poco frecuente)	Evitar la abrasión de la piel al golpear el depósito. Evitar la excoriación de la piel mientras se prepara el sitio

alargarse a cada 2 días o menos o reducirse la cantidad de LCR extraída en cada punción.

H. Seguimiento

1. Evaluar las medidas ventriculares con ecografía craneal inicialmente diaria, la respuesta clínica a las derivaciones y el perímetro craneal diario.
2. El intervalo entre las punciones puede variar desde dos veces al día hasta una vez cada 2 o 3 días.
3. En el caso de una DVPH persistente o progresiva, las punciones deben continuarse hasta que el bebé pese entre 2 y 2.5 kg y sea un candidato adecuado para la colocación de una derivación VP, y los niveles de proteínas sean < 1.5 g/L y el recuento de eritrocitos sea < 100/mm³ en LCR.

I. Complicaciones

Véase la **tabla 57-1** (4, 9, 13, 14).

Referencias

1. McComb JG, Ramos AD, Platzker AC, et al. Management of hydrocephalus secondary to intraventricular hemorrhage in the preterm infant with a subcutaneous ventricular catheter reservoir. *Neurosurgery.* 1983;13:295–300.
2. Limbrick DD Jr, Mathur A, Johnston JM. Neurosurgical treatment of progressive posthemorrhagic ventricular dilation in preterm infants: a 10 year single institution study. *J Neurosurg Pediatr.* 2010;6:224–230.
3. Willis B, Javalkar V, Vannemreddy P, et al. Ventricular reservoir and ventriculoperitoneal shunts for premature infants with posthemorrhagic hydrocephalus: an institutional experience. *J Neurosurg Pediatr.* 2009;3:94–100.
4. Peretta P, Ragazzi P, Carlino CF, et al. The role of the Ommaya reservoir and endoscopic third ventriculostomy in the management of post-hemorrhagic hydrocephalus of prematurity. *Childs Nerv Syst.* 2007;23:765–771.
5. Brouwer AJ, Groenendaal F, Koopman C, et al. Intracranial hemorrhage in full term newborns: a hospital based cohort study. *Neuroradiology.* 2010;52:567–576.
6. Leijser LM, Miller SP, van Wezel-Meijler G, et al. Posthemorrhagic ventricular dilatation in preterm infants: When best to intervene? *Neurology.* 2018;90(8):e698–e706.
7. de Vries LS, Groenendaal F, Liem KD, et al. Treatment thresholds for intervention in posthaemorrhagic ventricular dilation: a randomised controlled trial. *Arch Dis Child Fetal Neonatal Ed.* 2019;104(1):F70–F75.
8. Wellons JC, Shannon CN, Kulkarni AV, et al. A multicenter retrospective comparison of conversion from temporary to permanent cerebrospinal fluid diversion in very low birth weight infants with posthemorrhagic hydrocephalus. *J Neurosurg Pediatr.* 2009;4:50–55.

9. Whitelaw A, Evans D, Carter M, et al. Randomized clinical trial of prevention of hydrocephalus after intraventricular hemorrhage in preterm infants: brain-washing versus tapping fluid. *Pediatrics.* 2007;119:e1071–e1078.

10. Levene MI, Starte DR. A longitudinal study of post-haemorrhagic ventricular dilatation in the newborn. *Arch Dis Child.* 1981;56:905–910.

11. Davies MW, Swaminathan M, Chuang SL, et al. Reference ranges for the linear dimensions of the intracranial ventricles in preterm neonates. *Arch Dis Child Fetal Neonatol Ed.* 2001;82:F219–F223.

12. Brouwer MJ, de Vries LS, Groenendaal F, et al. New reference values for the neonatal cerebral ventricles. *Radiology.* 2012;262:224–233.

13. Moghal NE, Quinn MW, Levene MI, et al. Intraventricular hemorrhage after aspiration of ventricular reservoirs. *Arch Dis Child.* 1992;67:448–449.

14. Kormanik K, Praca J, Gorton HJL, et al. Repeated tapping of ventricular reservoir in preterm infants with post-hemorrhagic ventricular dilatation does not increase the risk of reservoir infection. *J Perinatol.* 2010;30:218–221.

Tratamiento de la retinopatía del prematuro

William F. Deegan III

A. Introducción

La retinopatía del prematuro (RDP), un trastorno de los vasos sanguíneos de la retina en desarrollo en el bebé prematuro, puede provocar una mala agudeza visual o ceguera. La detección y el tratamiento oportunos mejoran los resultados visuales.

B. Cribado de la RDP

Las directrices para el cribado de la RDP se publican y actualizan periódicamente (1-3). Las recomendaciones para el cribado en Estados Unidos son (1):

QUIÉN:
1. Lactantes con un peso al nacer < 1 500 g o una edad de gestación de 30 semanas o menos (según la definición del neonatólogo que los atiende).
2. Lactantes seleccionados con un peso al nacer entre 1 500 y 2 000 g o una edad de gestación de más de 30 semanas con un curso clínico inestable, incluidos los que requieren apoyo cardiopulmonar y que el pediatra o neonatólogo que los atiende considera de alto riesgo.

CUÁNDO: el momento del primer examen varía según la edad de gestación.
1. El examen inicial para los bebés nacidos entre las 22 y 27 semanas de edad de gestación es a las 31 semanas de edad posconcepcional (edad de gestación al nacer más la edad cronológica).
2. Los bebés nacidos después de 27 semanas deben ser examinados inicialmente 4 semanas después del nacimiento.
3. Los exámenes de seguimiento dependen de los hallazgos retinianos según la Clasificación Internacional de la RDP (4). Las **tablas 58-1** y **58-2** han sido adaptadas de la declara-

ción política conjunta de las American Academies of Pediatrics and Ophthalmology, y de la American Association for Pediatric Ophthalmology and Strabismus (1).
4. Los bebés cuyo estado clínico se deteriora deben ser seguidos de cerca (es decir, cada semana), ya que es posible una rápida progresión y reactivación.

POR QUIÉN:
1. Es imperativo que los bebés sean examinados por oftalmólogos que tengan facilidad para la oftalmoscopia indirecta binocular con depresión escleral; que se sientan cómodos con el examen de los bebés prematuros; que tengan experiencia con las diversas presentaciones y el diagnóstico de la RDP. Si los residentes o becarios participan en las exploraciones, los médicos de cabecera deben estar siempre presentes y verificar los resultados de la exploración. Los exámenes se realizan junto a la cama con la ayuda de la enfermera del bebé.
2. El cribado por telemedicina con imágenes de campo amplio ha demostrado tener una excelente sensibilidad y especificidad en algunos centros (5).

C. Clasificación de la RDP (4)

1. Localización: tres zonas basadas en círculos concéntricos, centradas en el disco óptico (**fig. 58-1**)
   a. Zona I: círculo cuyo centro es el disco óptico y cuyo radio es el doble de la distancia del disco óptico al centro de la mácula (la fóvea)
   b. Zona II: círculo cuyo radio se extiende desde el disco óptico hasta la ora serrata nasal y es periférico a la Zona I
   c. Zona III: media luna temporal de la retina anterior a la Zona II

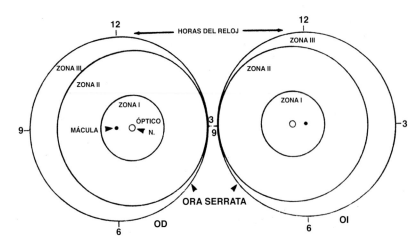

FIGURA 58-1 Esquema de la retina del ojo derecho (OD) y del ojo izquierdo (OI), mostrando los límites de las zonas y las horas del reloj empleadas para describir la localización y la extensión de la retinopatía del prematuro. Chiang MF, Quinn GE, Fielder AR, *et al.* International Classification of Retinopathy of Prematurity, Third Edition. *Ophthalmology.* 2021;128(10):e51-e68. Todos los derechos reservados.)

2. Extensión de la enfermedad: la retina está dividida en 12 segmentos iguales u horas de reloj. La extensión de la retinopatía especifica el número de horas de reloj afectadas.
3. Estadificación de la enfermedad (**tabla 5-1, figs. 58-2 y 58-3**) (4, 10)
4. Signos adicionales que indican la gravedad de la RDP activa
   a. Enfermedad "Plus": dilatación y tortuosidad de los vasos retinianos nativos en al menos dos cuadrantes del ojo. Se observa mejor en el polo posterior. Se añade un símbolo "+" al número de etapa de la RDP para designar su presencia.
   b. Enfermedad "preplus": más tortuosidad arterial y más dilatación venosa de lo normal, pero insuficiente para el diagnóstico de la enfermedad "plus"; puede evolucionar hacia la enfermedad "plus" franca.

   c. RDP posterior agresiva: (**tabla 58-3**). Se trata de una forma infrecuente y grave de RDP, que se caracteriza por su localización posterior, por su prominencia y por su enfermedad (desproporcionada con respecto a los hallazgos periféricos y por lo regular en los cuatro cuadrantes) y por su rápida progresión.
5. Características adicionales
   a. La congestión vascular del iris (**fig. 58-3**) y la rigidez pupilar (manifestada por la escasa dilatación tras la instilación midriática) son precursores de una RDP activa y avanzada (6).
   b. La opacidad corneal y lenticular puede estar presente en los ojos de cualquier bebé prematuro al margen de la presencia de RDP (7).

TABLA 58-1 Etapas de la retinopatía del prematuro

Etapa 1	Línea de demarcación	Una línea blanca y plana en el plano de la retina, que separa la retina avascular anteriormente de la retina vascularizada posteriormente
Etapa 2	Cresta	Tejido fibrovascular primitivo elevado que se extiende fuera del plano de la retina y separa la retina vascularizada de la avascular
Etapa 3	Proliferación fibrovascular extrarretiniana	La neovascularización se extiende desde la cresta hasta el vítreo. Este tejido puede hacer que la cresta tenga un aspecto irregular o "borroso" (fig. 52-2)
Etapa 4	Desprendimiento parcial de retina	Separación de la retina de la coroides subyacente. La tracción del vítreo, a través de la presencia de tejido neovascular, separa la retina de sus anclajes subyacentes. El espacio intermedio (subretiniano) se llena de un líquido proteináceo Etapa 4A: el desprendimiento preserva la mácula Etapa 4B: afecta a la mácula
Etapa 5	Desprendimiento total de retina	El tejido retiniano se une inextricablemente al vítreo reactivo y es arrastrado por el vítreo hacia el espacio retrolental (de ahí el término más antiguo, fibroplasia retrolental)

Del International Committee for the Classification of Retinopathy of Prematurity. The international classification of retinopathy of prematurity revisited. *Arch Ophthalmol.* 2005;123:991-999.

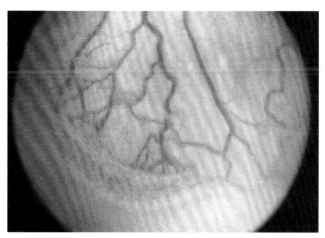

FIGURA 58-2 Los vasos dilatados y tortuosos terminan en derivaciones vasculares en una cresta engrosada de tejido fibrovascular. La retina avascular se encuentra por delante de la cresta.

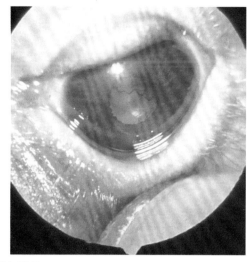

FIGURA 58-3 La dilatación y la tortuosidad de los vasos del iris pueden observarse en la retinopatía grave del prematuro.

TABLA 58-2 Calendario de exámenes de seguimiento

HALLAZGOS	SEGUIMIENTO
Etapa 1-2 en la Zona I Etapa 3 en la Zona II	1 semana o menos
Retina inmadura (sin RDP) en la Zona I Etapa 2 en la Zona II Regresión de la RDP en la Zona I	1-2 semanas
Etapa 1 en la Zona II Regresión de la RDP en la Zona I	2 semanas
Retina inmadura (sin RDP) en la Zona II Regresión o en etapa 1-2 en la Zona III	2-3 semanas

Derivado de la Sección de Oftalmología de la American Academy of Pediatrics, American Academy of Ophthalmology, American Association for Pediatric Ophthalmology and Strabismus. Examen de detección de la retinopatía del prematuro en bebés prematuros. *Pediatrics.* 2006;117:572-576. Fe de erratas: *Pediatrics.* 2006;118:1324.

D. Tratamiento con láser de la RDP (8, 9)

En la actualidad, la mayoría de los ojos con RDP de Zona I (Etapa 3, enfermedad plus, o ambos) se trata con agentes intravítreos del factor de crecimiento endotelial vascular (anti-VEGF; que se comentan más adelante). El tratamiento con láser de la enfermedad de las zonas II y III sigue siendo la modalidad principal recomendada en los ojos con medios transparentes y enfermedad de RDP de tipo 1/umbral. La ablación de la porción avascular de la retina disminuye la producción de factores de crecimiento angiogénicos y reduce el riesgo de desprendimiento de retina. La fotocoagulación con láser, que ha sustituido a la crioterapia, administrada mediante un oftalmoscopio indirecto a través de una pupila dilatada, puede ablacionar con precisión el tejido objetivo y mejorar los resultados estructurales y funcionales. El tratamiento con láser requiere sedación, lo que puede dar lugar a complicaciones cardiopulmonares y a la necesidad de una intubación emergente o electiva.

1. **Indicaciones para el tratamiento con láser (tabla 58-3)**
   Directrices del estudio sobre el tratamiento temprano de la RDP (10, 11):
   a. La ablación periférica de la retina debe considerarse en cualquier ojo con RDP de tipo 1.
   b. Considerar la posibilidad de un seguimiento estrecho (exámenes semanales) en lugar de la ablación de la retina en cualquier ojo con RDP de tipo 2. La regresión de la RDP puede producirse en alrededor de 50% de estos pacientes sin tratamiento (10); debe considerarse el tratamiento si se produce una progresión al estado de tipo 1.
   c. Se recomienda el tratamiento dentro de las 72 h siguientes a la detección de una etapa de RDP que requiera tratamiento ablativo, siempre que sea posible, a fin de minimizar el riesgo de desprendimiento de retina.
2. **Contraindicaciones**
   a. RDP en etapa 4 a 5, en cuyo caso se puede realizar el láser (intraoperatorio) junto con la cirugía incisional (vitrectomía) (12)
   b. Hemorragia vítrea suficiente para ocultar la visión de la retina; estos ojos suelen tratarse con inyección(es) intravítrea(s) anti-VEGF
   c. Inestabilidad de la condición médica suficiente para desaconsejar el estrés de la sedación y el láser
   d. Enfermedad médica letal

TABLA 58-3 Indicaciones para el tratamiento de la RDP

RDP tipo 1	Zona I: cualquier etapa de la RDP con enfermedad plus Zona I: RDP etapa 3 con o sin enfermedad plus Zona II: RDP etapa 2 o 3 con enfermedad plus
RDP tipo 2	Zona I: RDP etapa 1 o 2 sin enfermedad plus Zona II: RDP etapa 3 sin enfermedad plus

Del Early Treatment for Retinopathy of Prematurity Cooperative Group. Indicaciones revisadas para el tratamiento de la retinopatía del prematuro: Resultados del ensayo aleatorio sobre el tratamiento temprano de la retinopatía del prematuro. *Arch Ophthalmol.* 2003;121:1684-1694.

3. **Personal**
   a. Oftalmólogo
      (1) Determina la necesidad de tratamiento y discute los resultados y los riesgos del tratamiento (es decir, obtiene el consentimiento) con los padres
      (2) Administra anestesia tópica a los ojos
      (3) Se asegura de que todo el personal presente en el tratamiento lleve gafas de seguridad láser
      (4) Realiza el láser
      (5) Vigila y trata las complicaciones oculares que puedan surgir durante y después del procedimiento
      (6) Sigue al neonato en el posoperatorio hasta que se resuelve la RDP
   b. Becario de neonatología, neonatólogo de guardia o anestesista pediátrico
      (1) Administra agentes sedantes sistémicos (midazolam, morfina, fentanilo, ketamina o una combinación)
      (2) Vigila al paciente y trata cualquier complicación sistémica que se desarrolle durante o después del tratamiento
      (3) Proporciona información al oftalmólogo sobre el estado general del paciente a lo largo del procedimiento
   c. Asistente del oftalmólogo
      (1) Ayuda con el láser y los instrumentos
      (2) Registra los parámetros de tratamiento utilizados durante el mismo
   d. Enfermera neonatal
      (1) Instila gotas dilatadoras varias veces en la hora que precede al tratamiento
      (2) Inmoviliza al paciente durante el tratamiento
4. **Equipo**
   a. Cardiorrespiratorio, presión arterial y oxímetro de pulso
   b. Soporte respiratorio adecuado (ventilador, laringoscopio y tubos endotraqueales, mascarilla facial, bolsa de reanimación autoinflable, succión y fuente de oxígeno)
   c. Medicamentos de emergencia (atropina, epinefrina, calcio)
      Nota: es útil el cálculo previo de las dosis adecuadas al peso
   d. Anestésico ocular tópico (p. ej., tetracaína, proparacaína)
   e. Gotas oculares cicloplejicas/midriáticas: Cyclomydril (Alcon Laboratories, Fort Worth, Texas) (clorhidrato de ciclopentolato 0.2% y clorhidrato de fenilefrina 1%) o ciclopentolato 0.5% y fenilefrina 1% o 2.5%.
   f. Aplicadores nasofaríngeos con punta de alginato de calcio o depresor Flynn (**fig. 58-4**), para la depresión escleral
   g. Solución salina equilibrada para rehumedecer la córnea durante el procedimiento
   h. Espéculo para párpados neonatales (**fig. 58-4**)
   i. Lentes de 28 y 20 dioptrías
   j. Láser portátil de argón o diodo (9) con sistema de suministro indirecto (faro)
   k. Gafas de protección láser adecuadas

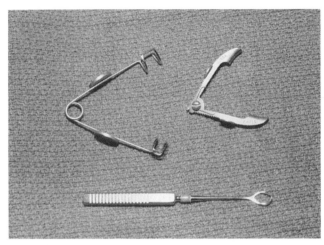

FIGURA 58-4 Espéculos del párpado y depresor escleral Flynn.

5. **Precauciones y complicaciones (tabla 58-4)**
   a. Asegurarse de que el láser es totalmente funcional.
   b. Si el lactante tiene un alto riesgo de sufrir un acontecimiento adverso que haga que el tratamiento termine de forma prematura, tratar primero el ojo más avanzado (suponiendo que ambos tengan una RDP umbral).
   c. Suspender la alimentación al menos 4 h antes del procedimiento, o vaciar el estómago con una sonda orogástrica.
   d. Establecer un acceso IV para infusiones de medicamentos y líquidos IV.
   e. Observar cuidadosamente el monitor de saturación de oxígeno y ajustar el oxígeno administrado de forma adecuada.
   f. Estabilizar al bebé: corregir los desequilibrios electrolíticos, la deficiencia de plaquetas, etc.
   g. Utilizar solo fenilefrina al 1% si hay antecedentes de hipertensión.
   h. Limpiar el exceso de gotas que se derramen sobre la piel para evitar la absorción transcutánea (la fenilefrina produce un blanqueamiento de los vasos sanguíneos).
6. **Técnica**
   a. Preparación general
      (1) Instilar gotas midriáticas (por orden del oftalmólogo) en ambos ojos varias veces en la hora anterior al procedimiento. La dilatación máxima es crítica para un láser óptimo, y las pupilas tienden a contraerse con la aplicación del láser; por lo tanto, se requieren varias (tres o cuatro) instilaciones de gotas, en especial en ojos con neovascularización/concentración vascular del iris. Para comprobar correctamente la dilatación, se proyecta una luz brillante directo en el ojo; cualquier movimiento de la pupila indica una dilatación inadecuada.

TABLA 58-4 Complicaciones del láser para la retinopatía

COMPLICACIÓN	TRATAMIENTO/ACCIÓN
Sistémico: intra e inmediatamente posoperatorio	
Bradicardia	Interrumpir el tratamiento Evaluar las vías respiratorias, suministro de oxígeno Atropina 0.1 mg IV
Hipoxia/cianosis	Evaluar las vías respiratorias Administrar oxígeno suplementario
Apnea	Evaluar las vías respiratorias Estimulación suave Administrar oxígeno suplementario Proporcionar ventilación con presión positiva (bolsa de reanimación autoinflable o máscara facial con pieza en T)
Taquicardia	Evaluar el control del dolor Administrar un analgésico adicional Controlar la presión arterial y la perfusión
Hipertensión	Evaluar el control del dolor Administrar un analgésico adicional Si es moderada, observar Si es grave, considerar la hidralazina 0.1 mg/kg IV
Arritmia	Manejar como es debido la arritmia
Convulsiones (mecanismo incierto: posible efecto anticolinérgico)	Cuidados de apoyo Medicamentos anticonvulsivos
Ocular: intraoperativo	
Cierre de la arteria central	Aliviar la presión sobre el globo ocular (detener la depresión escleral)
Opacidad/abrasión de la córnea	Aclarar con solución salina equilibrada/salina Interrumpir el tratamiento
Hemorragia retiniana/vítrea/coroidea	Presión suave sobre el globo ocular (hasta que las pulsaciones arteriales sean visibles) Evitar la sangre del láser Puede tener que terminar el tratamiento o cambiar a bevacizumab intravítreo si es extenso
Ocular: posoperatorio	
Hemorragia conjuntival	Observación
Laceración conjuntival	Pomada antibiótica cada 8 h durante 3-4 días
Abrasión corneal	Pomada antibiótica cada 8 h durante 3-4 días Seguir con el examen de la lámpara de hendidura con fluoresceína
Hipema	Cicloplégicos y esteroides tópicos Seguir de cerca la presión intraocular Considerar el lavado si la presión es alta y no se resuelve en 7-10 días
Hemorragia retiniana/vítrea/coroidea	Seguimiento cercano
Ocular: más tarde	
Ambliopía, estrabismo, miopía	Evaluación oftalmológica pediátrica 3-4 meses después del(los) tratamiento(s) Informar a los padres antes del alta sobre la necesidad de un seguimiento oftalmológico regular

(2) Transportar al paciente a la sala de operaciones o a la sala de procedimientos designada en la enfermería.

(3) Asegurarse de que los monitores están conectados y funcionan.

b. Inmovilizar al bebé: envolverlo en una toalla o manta limpia para inmovilizar los brazos y las piernas.

c. Asegurarse de que el tubo intravenoso es accesible.

d. Administrar sedación IV. Instilar anestesia local/tópica (por ejemplo, tetracaína, proparacaína) durante y de nuevo poco después de administrar la sedación.

e. Distribuir gafas de seguridad para láser y atenuar las luces del techo.

f. Retraer los párpados.

g. Realizar el láser: cubrir la retina avascular con quemaduras gris-blancas confluentes (**fig. 58-5**).

7. **Cuidados posoperatorios**

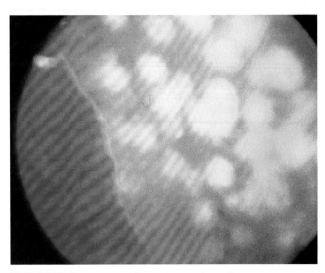

FIGURA 58-5 Retina avascular recién cortada con láser.

a. Aplicar un preparado antibiótico-esteroide (p. ej., tobramicina-dexametasona) en el(los) ojo(s) tratado(s) tres o cuatro veces al día durante 3 días.

b. Vigilar al paciente con un monitor cardiorrespiratorio durante 24 a 72 horas.

c. Realizar un examen de retina dilatada 1 o 2 semanas después del tratamiento.

d. Si los medios opacos están presentes en el momento del láser, o si la pupila no se dilata de manera adecuada, el tratamiento completo de la retina avascular puede ser imposible, y las "zonas de salto" pueden ser visibles en las semanas posteriores al tratamiento. Se debe considerar el tratamiento láser suplementario de estas áreas si no hay una resolución marcada de la enfermedad plus adyacente o la neovascularización. En el caso de que persista la enfermedad plus o la neovascularización activa después de la ablación láser completa de la retina avascular en todos los cuadrantes, se justifica el tratamiento con anti-VEGF.

e. Realizar un seguimiento del bebé cada 1 o 2 semanas hasta que la RDP se resuelva por completo. Si en el momento del alta la RDP sigue presente, asegurarse de que los padres y los médicos responsables del cuidado del bebé tras el alta sean conscientes de la extrema importancia de mantener un programa regular de exámenes ambulatorios.

f. Una vez que la RDP se ha resuelto por completo, el bebé debe ser visitado por un oftalmólogo pediátrico en un plazo de 1 a 2 meses para evaluar la visión, la alineación y la motilidad ocular, el estado refractivo, etc.

g. Es necesario un seguimiento a largo plazo durante varios años. Véanse los resultados y el seguimiento posterior al alta a continuación.

E. Inyección intravítrea para la RDP

1. **Antecedentes.** Desde que se informó de la eficacia del fármaco anti-VEGF bevacizumab (Avastin; Genentech) para su uso en la RDP (13, 14), este régimen de tratamiento ha florecido. Los informes iniciales mostraron buenos resultados en ojos con enfermedad de la Zona I. Dada su relativa facilidad de uso en comparación con el láser, y la falta de consenso sobre los agentes anti-VEGF (también ranibizumab/Lucentis; Genentech) en el niño prematuro (15, 16), su uso para la enfermedad de la Zona II se ha generalizado. Constituye un excelente agente de primera línea en cualquier ojo con RDP que desarrolle medios opacos, en especial hemorragia vítrea (una fuerte indicación de neovascularización activa/progresión de la enfermedad). Tiene la ventaja, en comparación con el láser, de que requiere una sedación mínima o nula, lo que elimina los riesgos que esta conlleva.

   Al igual que el láser, los fármacos anti-VEGF detienen la progresión de la enfermedad al provocar la involución del tejido neovascular activo. Las inyecciones intravítreas de agentes anti-VEGF se han utilizado para tratar la degeneración macular húmeda (neovascular) relacionada con la edad, la retinopatía diabética proliferativa, el glaucoma neovascular y otras enfermedades vasculares de la retina.

2. **Precauciones**

a. La principal preocupación con el bevacizumab en los bebés prematuros con RDP es la absorción sistémica y su efecto en el bebé en desarrollo. El bevacizumab se absorbe de forma sistémica tras la inyección intravítrea. No se han establecido los riesgos de los efectos sistémicos en los neonatos en desarrollo (17).

b. La dosis óptima y segura de bevacizumab en la RDP no se ha determinado; la dosis inicialmente elegida (y más empleada) (0.625 mg) se extrapola de la utilizada en adultos con enfermedad neovascular ocular (1.25 mg), y puede representar un aumento de varias veces el fármaco administrado/peso corporal respecto a los adultos. Algunos estudios con dosis más bajas y "ultrabajas" (0.16 mg) han demostrado su eficacia (18).

c. No se ha desarrollado ningún protocolo para el seguimiento a corto y largo plazo de bevacizumab en neonatos.

d. El proceso de consentimiento informado para el uso de bevacizumab intravítreo para la RDP debe reflejar el estado incierto del tratamiento, el uso no autorizado del fármaco y la falta de resultados a largo plazo, incluida la posibilidad de efectos secundarios sistémicos desconocidos.

e. A diferencia del láser, la inyección intravítrea es un procedimiento INVASIVO con el consiguiente riesgo de infección (endoftalmitis), catarata, desgarro y desprendimiento de retina y oclusión de la arteria central de la retina (debido a un aumento repentino de la presión intraocular) (véase la **tabla 58-5**).

TABLA 58-5 Complicaciones oculares de la inyección intravítrea

COMPLICACIÓN	TRATAMIENTO
Inmediata	
Cierre de la arteria central de la retina	Paracentesis (extracción de líquido de la cámara anterior con aguja)
Hemorragia conjuntival	Observación
Hemorragia vítrea	Observación y reevaluación (con ultrasonografía si la hemorragia oculta la visión de la retina) en 3-5 días
En días/semanas	
Infección/endoftalmitis	Tratamiento inmediato con antibióticos intravítreos (vancomicina y ceftazidima)
Hemorragia vítrea	Como en el caso anterior
Desprendimiento de retina	Cirugía incisional (vitrectomía)
Desgarro de la retina	Retinopexia inmediata con láser o crioterapia
En semanas/meses/años	
Reaparición de la neovascularización/ reactivación de la RDP	Seguimiento estrecho con bajo umbral de tratamiento, normalmente con láser

f. La eficacia de los agentes anti-VEGF en la RDP puede ser de naturaleza pírrica, ya que ha habido múltiples informes de reactivación de la RDP y malos resultados (desprendimiento de retina) meses o incluso *años* después (19-21). Es obligatorio un seguimiento estrecho y prolongado (mucho más frecuente de lo que suele ser habitual en los bebés tratados con láser).

3. **Indicaciones**
   a. RDP umbral en la enfermedad de la Zona I posterior. Un informe temprano mostró beneficios sobre el láser en la enfermedad posterior (Zona I) (13).
   b. En bebés inestables en los que el láser puede estar contraindicado. La inyección intravítrea no requiere sedación/anestesia sistémica; en este sentido, el procedimiento puede ser preferible al láser en los lactantes inestables.
   c. En ojos con RDP conocida o sospechada que desarrollan una opacidad de medios (incapacidad de visualizar la retina con oftalmoscopia indirecta), en especial una hemorragia vítrea o una extensa hemorragia prerretiniana.
   d. En ojos que han tenido una respuesta incompleta al láser (14, 17).

4. **Contraindicaciones**
   a. Infección en o alrededor de los ojos
   b. Enfermedad médica letal
   c. Falta de consenso entre los padres, los médicos tratantes y el personal del hospital sobre la naturaleza incierta del bevacizumab intravítreo en la RDP y los riesgos de la inyección intravítrea (incapacidad para obtener el consentimiento informado)

5. **Personal**
   a. Oftalmólogo
      (1) Determina la necesidad de tratamiento
      (2) Participa en el proceso de consentimiento informado; a diferencia del láser, esto debe ser responsabilidad del oftalmólogo tratante, que discute las cuestiones oculares, y del neonatólogo, que aborda los posibles efectos sistémicos del medicamento
      (3) Administra la anestesia tópica
      (4) Prepara los párpados, las pestañas y las conjuntivas con solución de yodopovidona estéril al 5%.
      (5) Coloca el espéculo de tapa estéril y realiza la inyección
      (6) Realiza una oftalmoscopia indirecta después de la(s) inyección(es); si la arteria central de la retina está comprometida, realiza de inmediato una paracentesis, bajando la PIO
      (7) Instaura un antibiótico (p. ej., ciprofloxacina al 0.3%) en forma de gotas o pomada en los ojos tratados
      (8) Sigue al bebé para detectar complicaciones oculares y la resolución de la RDP
   b. Neonatólogo
      (1) Proporciona información sobre el estado de los bebés al oftalmólogo tratante
      (2) Participa en el proceso de consentimiento informado
      (3) Vigila al bebé para detectar complicaciones sistémicas durante y después del tratamiento
   c. Enfermera/asistente de cabecera
      (1) Ayuda a preparar al bebé para la inyección (es decir, lo envuelve)
      (2) Ayuda a preparar el instrumental en la cabecera

6. **Equipo**
   a. Anestesia tópica
   b. Espéculo estéril para párpados (uno por ojo)
   c. Calibrador (uno por ojo)
   d. Aplicadores estériles con punta de algodón
   e. Guantes estériles
   f. Yodopovidona tópica al 5%
   g. Gotas antibióticas tópicas (ciprofloxacina 0.3%), pomada o ambas
   h. Jeringa estéril de bevacizumab (0.625 mg en 0.025 mL) con aguja de calibre 30 (una por ojo)

7. **Complicaciones (tabla 58-2)**
   a. El riesgo más preocupante es la infección posterior a la inyección (endoftalmitis). Los bebés con infecciones activas o recientes de la superficie ocular o del párpado (p. ej., conjuntivitis) no deben recibir la inyección intravítrea
   b. Otras complicaciones oculares graves se descartan mediante oftalmoscopia indirecta inmediatamente después de la inyección (véanse las secciones 2e y 5 a 6, arriba)
   c. El riesgo de efectos secundarios sistémicos adversos (bradicardia, desaturación de oxígeno) se ve mitigado por la ausencia de sedación/anestesia sistémica, y la naturaleza rápida del procedimiento. Sin embargo, es razonable seguir las precauciones enumeradas para el tratamiento con láser en F4.

8. **Técnica**
   a. Los ojos del bebé se dilatan según el protocolo de dilatación estándar.
   b. Se colocan toallas estériles alrededor de la cabeza del bebé.
   c. Se instilan anestésicos tópicos.
   d. Los párpados, las pestañas y la conjuntiva se preparan con Betadine al 5%.
   e. Se coloca el espéculo de tapa de alambre.
   f. El calibrador se utiliza para marcar un punto en la esclerótica de 1.5 a 2.0 mm posterior al limbo en el cuadrante inferotemporal.
   g. Se presiona suavemente un aplicador estéril con punta de algodón empapado en Betadine sobre la marca y se deja que el exceso de este se acumule en el fórnix inferior.
   h. Se aplica la inyección.
   i. Se administra una gota de antibiótico tópico (ciprofloxacina 0.3%).
   j. El oftalmólogo realiza una oftalmoscopia indirecta binocular.
   k. Se puede instilar una pomada de dexametasona/polimixina B/dexametasona.

9. **Cuidados/preocupaciones después de la inyección**
   a. Las gotas antibióticas tópicas deben instilarse tres o cuatro veces al día durante 3 días.
   b. El examen con lámpara de hendidura portátil debe realizarse entre 48 y 72 h después de la inyección.
   c. Cualquier signo de infección (edema y eritema del párpado, inyección conjuntival, opacidad de la córnea o de la cámara anterior) debe comunicarse de inmediato al oftalmólogo tratante.
   d. Examen por el oftalmólogo tratante en 1 semana.

F. Cuidados posteriores al alta

Un componente crítico del tratamiento de la RDP es la atención posterior al alta.

1. Ningún bebé con RDP, o que haya retrocedido después del tratamiento, debe abandonar la unidad de cuidados intensivos neonatales (UCIN) sin un examen de seguimiento programado (1, 22).
2. Es imperativo que los bebés que desarrollen cualquier fase de la RDP, en especial los que se encuentran en la fase preumbral 3 o los que han recibido tratamiento, sean visitados en las primeras 2 semanas después del alta, o según lo indique el oftalmólogo que participe en el cuidado del bebé.
3. Cada UCIN debería establecer un sistema de seguimiento cuidadoso y reproducible para organizarlo. Un miembro del personal de cada UCIN debería ser responsable de mantener y auditar de forma periódica este sistema (22, 23).
4. Deben darse a los padres instrucciones verbales y escritas para el seguimiento; deben recibir un formulario de alta que indique el seguimiento programado de su bebé entre las instrucciones de alta. La importancia de dicho seguimiento debe figurar de forma destacada en el formulario.
5. La posibilidad de reactivación de la RDP quiescente o "resuelta" en los ojos tratados con agentes anti-VEGF intravítreos debe estar bien documentada y ser discutida de forma explícita con los padres, el oftalmólogo que asume la atención ambulatoria del bebé y el pediatra (véase 2f arriba).

G. Resultado

1. Se ha demostrado que el tratamiento precoz de la RDP de alto riesgo tipo 1 mejora los resultados estructurales de la retina y la agudeza visual a los 6 años de edad (11).
2. Se observó un resultado favorable con una visión de 20/40 o mejor en 35% de los ojos tratados.
3. Sin embargo, 65% de los ojos que reciben un tratamiento temprano desarrollan una agudeza visual peor que 20/40.
4. Resultado desfavorable a pesar del tratamiento: agudeza visual 20/200 en 15%; ceguera o baja visión en 9%.
5. El resultado de los ojos con enfermedad de la Zona I, aunque es pobre, ha mejorado con el láser y los agentes intravítreos contra el VEGF.
6. Los ojos tratados conllevan un riesgo de distopía retiniana, miopía y posterior estrabismo y ambliopía (11, 24). Para minimizar el efecto de los errores refractivos y el estrabismo, es obligatorio un seguimiento cuidadoso por parte de un oftalmólogo pediátrico.
7. La reactivación de la RDP quiescente en ojos tratados con agentes anti-VEGF (20) es un fenómeno nuevo y puede requerir la repetición de los tratamientos mucho después de que el neonato haya sido dado de alta de la UCIN.
8. Los neonato prematuros corren el riesgo de sufrir patologías intracraneales que pueden limitar la función visual. Los oftalmólogos pediátricos, los neurólogos y otras personas implicadas en el cuidado de los antiguos bebés prematuros deben estar en contacto frecuente para abordar

los déficits visuales, a menudo complejos y cambiantes, que presentan estos niños.

Referencias

1. Fierson WM; American Academy of Pediatrics Section on Ophthalmology, American Academy of Ophthalmology, American Association for Pediatric Ophthalmology and Strabismus, American Association of Certified Orthoptists. Screening examinations of premature infants for retinopathy of prematurity. *Pediatrics*. 2013;131:189–195.
2. Wilkinson AR, Haines L, Head K, et al. UK retinopathy of prematurity guidelines. *Early Hum Dev*. 2008;84:71–74.
3. Jefferies AL; Canadian Paediatric Society, Fetus and Newborn Committee. Retinopathy of prematurity: an update on screening and management. *Paediatr Child Health*. 2016;21(2):101–108.
4. An International Committee for the Classification of Retinopathy of Prematurity. The International classification of retinopathy of prematurity revisited. *Arch Ophthalmol*. 2005;123:991–999.
5. Silva RA, Murakami Y, Lad EM, et al. Stanford University network for diagnosis of retinopathy of prematurity (SUNDROP): 36 month experience with telemedicine screening. *Ophthalmic Surg Lasers Imaging*. 2011;42:12–19.
6. Kivlin JD, Biglan AW, Gordon RA, et al. Early retinal vessel development and iris vessel dilatation as factors in retinopathy of prematurity. Cryotherapy for retinopathy of prematurity (CRYO-ROP) cooperative group. *Arch Ophthalmol*. 1996;114:150–154.
7. Marcus I, Salchow DJ, Stoessel KM, et al. An ROP screening dilemma: hereditary cataracts developing in a premature infant after birth. *J Pediatr Ophthalmol Strabismus*. 2012;14:49;e1–e4.
8. Simpson JL, Melia M, Yang MB. Current role of cryotherapy in retinopathy of prematurity. A report by the American Academy of Ophthalmology. *Ophthalmology*. 2012;119:873–877.
9. Houston SK, Wykoff CC, Berrocal AM, et al. Laser treatment for retinopathy of prematurity. *Lasers Med Sci*. 2013;28(2):683–692.
10. Early Treatment for Retinopathy of Prematurity Cooperative Group. Revised indications for the treatment of retinopathy of prematurity: results of the early treatment for retinopathy of prematurity randomized trial. *Arch Ophthalmol*. 2003;121:1684–1694.
11. Early Treatment for Retinopathy of Prematurity Cooperative Group. Final visual acuity results in the early treatment for retinopathy of prematurity study. *Arch Ophthalmol*. 2010;120:663–671.
12. Klufas MA, Patel SN, Chan RV. Surgical management of retinopathy of prematurity. *Dev Ophthalmol*. 2014;54:223–233.
13. Mintz-Hittner HA, Kennedy KA, Chuang AZ, et al. Efficacy of intravitreal bevacizumab for stage 3+ retinopathy of prematurity. *N Engl J Med*. 2011;364:603–615.
14. Hwang CK, Hubbard GB, Hutchinson AK, et al. Outcomes after intravitreal bevacizumab versus laser photocoagulation: a 5-year retrospective analysis. *Ophthalmology*. 2015;122:1008–1015.
15. Sankar MJ, Sankar J, Chandra P. Anti-vascular endothelial growth factor (VEGF) drugs for treatment of retinopathy of prematurity. *Cochrane Database Syst Rev*. 2018;1:CD009734.
16. Tolentino M. Systemic and ocular safety of intravitreal anti-VEGF therapies for ocular neovascular disease. *Surv Ophthalmol*. 2011;56:95–113.
17. Morin J, Luu TM, Superstein R, et al. Neurodevelopmental outcomes following bevacizumab injections for retinopathy of prematurity. *Pediatrics*. 2016;137(4):pii: e20153218.
18. Hillier RJ, Connor AJ, Shafiq AE. Ultra-low dose intravitreal bevacizumab for the treatment of retinopathy of prematurity: a case series. *Br J Ophthalmol*. 2018;102:260–264.
19. Snyder LL, Garcia-Gonzalez JM, Shapiro MJ, et al. Very late reactivation of retinopathy of prematurity after monotherapy with intravitreal bevacizumab. *Ophthal Surg Lasers and Imaging Retina*. 2016;47:280–283.
20. Lim LS, Mitchell P, Wong TY. Bevacizumab for retinopathy of prematurity. *N Engl J Med*. 2011;364:2360.
21. Yonekawa Y, Wu WC, Nitulescu CE, et al. Progressive retinal detachment in infants with retinopathy of prematurity treated with intravitreal bevacizumab or ranibizumab. *Retina*. 2018;38(6):1079–1083.
22. Day S, Menke AM, Abbott RL. Retinopathy of prematurity malpractice claims: the ophthalmic mutual insurance company experience. *Arch Ophthalmol*. 2009;127:794–798.
23. Moshfeghi DM. Top five legal pitfalls in retinopathy of prematurity. *Curr Opin Ophthalmol*. 2018;29(3):206–209.
24. Davitt BV, Quinn GE, Wallace DK, et al. Astigmatism progression in the early treatment for retinopathy study to 6 years of age. *Ophthalmology*. 2011;118:2326–2329.

Terapia de remplazo renal

Kara Short, Daryl Ingram, Vincent Mortellaro, Traci Henderson y David Askenazi

Terapia de remplazo renal aguda

Los dos tipos más comunes de tratamiento renal sustitutivo agudo utilizados en la población neonatal, cuando falla el manejo de los electrolitos o el equilibrio de líquidos por medios menos invasivos, son la diálisis peritoneal (DP) y el tratamiento de remplazo renal continuo (TRRC). Las variables que hay que tener en cuenta al momento de decidir entre estas modalidades son:

- Capacidad para lograr acceso (vascular para TRRC y catéter peritoneal para DP)
- Grado de sobrecarga de líquidos, inestabilidad electrolítica o ambos
- Objetivos de la terapia
- Intoxicación de un fármaco que solo puede ser eliminado de forma adecuada mediante TRRC o hemodiálisis (HD)
- Grado de uremia
- Estado del abdomen
- Disponibilidad de recursos/experiencia del centro (1).

Indicaciones

1. En general, como cualquier procedimiento, el TRR está indicado cuando los beneficios potenciales superan los riesgos potenciales de no realizar el procedimiento. El TRR debe iniciarse cuando una o más funciones vitales del riñón están fallando y es probable que ese resultado impida la función vital del órgano. El clínico no debe esperar a que se produzca una falla renal completa para iniciar el TRR. Esto es análogo a la intubación para la asistencia respiratoria. No se espera a una falla respiratoria completa para intubar, sino que se intuba a un paciente cuando es probable una falla respiratoria inminente.
2. De manera específica, el TRR está indicado cuando el manejo conservador no ha logrado controlar de manera adecuada cualquiera de las siguientes condiciones (2, 3):
   a. Hipervolemia
   b. Hiperpotasemia
   c. Hiponatremia
   d. Acidosis metabólica refractaria
   e. Hiperfosfatemia
   f. Imposibilidad de suministrar los productos sanguíneos, los fármacos o la nutrición necesarios sin una sobrecarga progresiva de líquidos
   g. Toxicidad de ciertos medicamentos
   h. Errores congénitos del metabolismo (4, 5)

Contraindicaciones

Aunque no es una verdadera contraindicación, la DP para la hiperamonemia grave no proporciona una eliminación adecuada del amoniaco. Por lo tanto, la modalidad de elección es el TRRC de alta dosis o la HD seguida de TRRC (6, 7). En el caso de que no se disponga de HD o TRRC, iniciar la DP mientras se organiza el transporte a un centro médico con capacidad de HD o TRRC puede salvar la vida (8). Las contraindicaciones de la DP incluyen cualquier defecto de la pared abdominal (onfalocele, gastrosquisis), alteraciones diafragmáticas o de la pared abdominal, intestino perforado debido a enterocolitis necrotizante u otras causas, abdomen agudo o cirugía reciente que altere la integridad del peritoneo (9, 10). En los bebés con hemorragia intracraneal inminente o actual, puede preferirse la DP, ya que este procedimiento no requiere anticoagulación (6).

Diálisis peritoneal aguda

Para un debate exhaustivo sobre las directrices para la DP durante la IRA, la International Society of Peritoneal Dialysis proporciona directrices específicas y exhaustivas que van más allá del alcance de este capítulo (9). Aquí discutiremos las cuestiones pertinentes a los neonatos. En ellos a menudo se prefiere la DP aguda sobre la HD intermitente y el TRRC porque es técnicamente más fácil de realizar. La superficie peritoneal por kilogramo de peso corporal es relativamente mayor en los recién nacidos y los niños que en los adultos. Por lo tanto, la DP suele permitir una adecuada depuración y eliminación del exceso de líquido. Además, la DP evita la necesidad de anticoagulación y el mantenimiento de un acceso vascular adecuado, que son necesarios para los otros métodos (11).

A. Equipo

(Figs. 59-1 y 59-2)

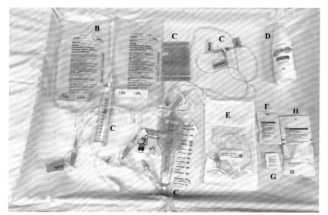

FIGURA 59-1 A. Poste intravenoso (fig. 59-2). **B.** Solución de diálisis peritoneal Dianeal (Baxter, Deerfield, Illinois). **C.** Dialy-Nate Set con conexiones luer: set de diálisis peritoneal para neonatos (Utah Medical Products, Inc. www.utahmed. com.), que incluye un set de bureta en línea de 150 mL, una llave de paso de 3 vías, tubo en espiral y una bolsa de drenaje. **D.** ExSept Plus, limpiador de heridas de la zona de salida de la piel; hipoclorito de sodio al 0.114% producido electrolíticamente (cortesía de Angelini Pharma). **E.** Bolsa de muestras de efluentes (Baxter, Deerfield, Illinois). **F.** MiniCap con solución de povidona y yodo (Baxter, Deerfield, Illinois). **G.** Pinza Beta-Cap. **H.** Tapa de desconexión FlexiCap con solución de povidona y yodo (Baxter, Deerfield, Illinois).

Estéril

1. Mascarillas, paños, batas y guantes
2. Clorhexidina, povidona yodada o un exfoliante desinfectante aprobado por el centro
3. Lidocaína al 1% sin epinefrina
4. Jeringa de 3 mL con aguja calibre 25
5. Bandeja de corte IV con cuchilla quirúrgica núm. 11
6. Suturas de Prolene 3-0 (como parte de la bandeja de corte o por separado)
7. Angiocatéter de calibre 22 o un catéter femoral con guía
8. Un catéter temporal como un angiocatéter calibre 14 o uno de los catéteres de diálisis temporales disponibles en el mercado (por ejemplo, un Trocath [Trocath Peritoneal Dialysis Center, Kendall McGaw Laboratories, Sabana Grande, Puerto Rico])
9. Solución de diálisis (1.5, 2.5 o 4.25%)
   a. Se pueden realizar otras concentraciones mezclando manualmente las soluciones estándar una vez que el sistema esté configurado

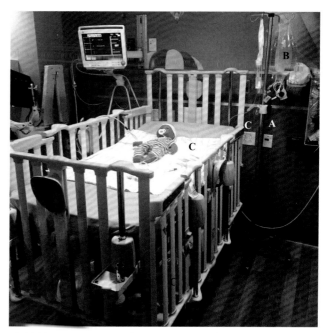

FIGURA 59-2 Un circuito de diálisis peritoneal ensamblado ilustra un poste IV (**A**) con Dianeal (**B**) unido a un Dialy-Nate Set (**C**). La línea del paciente del Dialy-Nate Set está conectada a un catéter Tenckhoff que sale de la cavidad abdominal de un muñeco, y la línea de drenaje del Dialy-Nate Set tiene una bolsa en el extremo (situada en la base de la cuna).

10. Heparina
11. Juego de buretas en línea
12. Ultra-Set de diálisis peritoneal ambulatoria continua (DPAC), conjunto desechable de desconexión en Y o Dialy-Nate Set (Utah Medical Products, Midvale, Utah) hecho para pacientes < 10 kg o volúmenes de llenado < 150 mL
13. Set de transferencia de DP MiniCap Extended Life con giro Pinza (Baxter, Deerfield, Illinois)
14. Medicap con solución de povidona y yodo
15. Tapón de desconexión FlexiCap con solución de povidona y yodo

No estéril

1. Cinta impermeable
2. Báscula para pesar bebés con baja resolución (por ejemplo, Medela, que tiene una resolución de 2 g de 0 a 6 000 g) o una báscula colgante
3. Sistema de Diálisis Peritoneal Automatizada HomeChoice (volumen de llenado mínimo de 150 mL) o cualquier otro calentador de líquidos fiable, como el Blanketrol y la manta térmica de Gay-Mar. Un enfoque alternativo es utilizar un equipo ciclador pediátrico. Es necesario tener experiencia en el uso de este equipo. Recomendamos una cicladora comercial que proporcione un volumen de llenado mínimo de 50 mL con incrementos de 10 mL

B. Cuidados previos al procedimiento

1. Obtener el consentimiento informado.
2. Comprobar el peso corporal y el perímetro abdominal.
3. Comprobar si hay infección en el lugar de inserción.
4. Descomprimir el estómago.
5. Cateterizar la vejiga.
6. Colocar el pañal previamente pesado debajo del paciente.

   Antes de montar el sistema, lavarse las manos y ponerse una mascarilla. Todas las conexiones deben realizarse con una técnica estéril. Deben observarse las precauciones universales (véase el capítulo 6). Mantener todos los tubos sujetos con abrazaderas. Véase la **figura 59-2** para las conexiones.
7. Preparar los líquidos de irrigación según el tipo de catéter de DP.
8. Volumen de permanencia para la infusión = 10 a 15 mL/kg.
   a. Catéter temporal: añadir 500 U de heparina a cada 1 L de la solución de diálisis. Empezar con un dializado al 1.5%.
   b. Catéter Tenckhoff tunelizado Quinton Pediatric Tenckhoff Neonatal de 31 cm (Kendall Healthcare, Mansfield, Massachusetts). Añadir 250-U de heparina a cada litro de solución de cloruro sódico al 0.9%. Añadir 200 mg/L de cefazolina y 8 mg/L de gentamicina a la solución de cloruro sódico al 0.9%. Si el paciente es alérgico a cualquiera de estos antibióticos, utilizar vancomicina 20 mg/L.
9. Calentar una bolsa de litro de dialisato (Dianeal u otro), o una más grande si no dispone de dialisato de 1 litro, apoyándola en la superficie de calentamiento del sistema automatizado de DP HomeChoice (Baxter, Deerfield, IL). También se puede calentar el sistema de tubos con el calentador Gay-Mar y colgar las bolsas tal cual. La temperatura puede ajustarse entre 35 °C y 37 °C. Para un recién nacido, mantenga la temperatura a 37 °C (en pacientes pediátricos mayores, la temperatura por lo regular se ajusta a 36 °C y a veces a 35 °C si la temperatura ambiental es alta).
10. Pinchar el Dialy-Nate Set (Utah Medical Products, Midvale, Utah) en el dializador (Dianeal u otro).
11. Preparar el circuito de forma estéril, sujetar y tapar el extremo del juego de transferencia.
12. Conectar el extremo del brazo corto del Dialy-Nate Set al extremo de la pinza giratoria de un set de transferencia de DP MiniCap Extended Life con pinza giratoria (Baxter, Deerfield, Illinois). Tras la colocación quirúrgica del catéter de DP, por lo regular se conecta una bolsa de drenaje estéril al catéter. A medida que se inicia la DP, se conecta el Dialy-Nate Set y una enfermera de diálisis capacitada desecha la bolsa de drenaje.

C. Colocación de un catéter de DP

La técnica ideal es la inserción quirúrgica de un catéter de DP permanente, que puede ser colocado por un cirujano experimentado en la unidad de cuidados intensivos neonatales (12).

Los catéteres colocados para salir de la piel en dirección caudal conllevan un menor riesgo de peritonitis. El catéter se tuneliza desde el peritoneo hasta un lugar de salida en la piel, que suele funcionar bien y tiene pocas fugas.

1. Vigilar los signos vitales.
2. Sedar/anestesiar al bebé en posición supina.
3. Fregado mediante procedimiento quirúrgico estéril.
4. Preparar la piel del abdomen (véase el capítulo 6).
5. Cubrir para exponer todo el abdomen.
6. Elevar el ombligo con dos pinzas de Addison e incidirlo con una cuchilla núm. 11 para entrar en la cavidad peritoneal.
7. Colocar un trocar Step de 5 mm en el peritoneo y ganar neumoperitoneo con el juego de insuflación basado en el tamaño del niño; insertar un laparoscopio de 5 o 4 mm de 30°.
8. En el lado izquierdo del abdomen, en el borde del músculo recto lateral, utilizar una cuchilla núm. 11 para realizar una incisión de 2 cm en la pared abdominal; hacer una incisión de 1 cm en el lado derecho del abdomen.
9. Utilizar una pinza hemostática para dilatar la incisión de la izquierda y, a continuación, con una pinza laparoscópica en la incisión del lado derecho, introducir el catéter Tenckhoff a través de la incisión izquierda dilatada en el abdomen, asegurándose de que el manguito distal esté por debajo de la fascia de la pared abdominal, pero todavía extraperitoneal.
10. Utilizar la pinza del lado derecho para colocar la sonda en la pelvis detrás de la vejiga/útero y en la bolsa de Douglas.
11. La mayoría de los catéteres tiene una tira de color para orientarse; revisar si la tira es anterior o posterior para el catéter intraabdominal, ya que mantener esta orientación para la parte tunelizada evitará que el catéter se salga de la pelvis.
12. Retirar la pinza del lado derecho; desde el lado izquierdo, utilizar una pinza hemostática para crear un túnel subcutáneo curvado que acepte el manguito proximal; el tracto se extenderá desde la incisión arqueándose medialmente sobre el ombligo.
13. En la incisión del lado derecho, cerrar la fascia de la pared abdominal con una sutura de Vicryl 3-0. A continuación, pasar una pinza curvada para el tendón a través de los tejidos subcutáneos arqueándose medialmente sobre la parte superior del ombligo, a través del túnel del lado izquierdo creado anteriormente y fuera de la incisión del lado izquierdo.
14. Orientar el catéter con la tira en la posición adecuada y luego tirar de él hacia la incisión del lado derecho con la pinza del tendón. Utilizar una pinza hemostática para ayudar a que el manguito proximal entre en el túnel subcutáneo y en la posición adecuada.
15. Un catéter bien colocado tendrá una curva suave de un lado del abdomen al otro por encima del ombligo, sin dobleces. El manguito proximal estará situado en los tejidos subcutáneos del lado izquierdo del abdomen, mientras que el manguito distal lo estará en el plano subfascial, fuera del revestimiento peritoneal. La tira de color del catéter estará en la misma orientación a lo largo de su recorrido para evitar cualquier torsión del catéter que pudiera dar lugar a una

obstrucción o a un vuelco de este fuera de la pelvis. El curso del catéter debe tener al menos 1 cm de distancia subcutánea entre su curso y el tallo umbilical. Si hay una sonda de gastrostomía, el catéter necesitará un colchón similar de tejido blando.

16. Cerrar la incisión del lado izquierdo con una sutura subcuticular de 4-0 Monocryl. Retirar el trócar del ombligo; cerrar la fascia umbilical con Vicryl 2-0 o 0 según el tamaño del niño. Cerrar la incisión de la piel umbilical con Monocryl 4-0.

17. Colocar los accesorios metálicos del catéter y fijarlos. Se debe colocar el tubo de conexión y probar el catéter con solución salina. Esta debe fluir libre y rápidamente a través del catéter hacia el abdomen y drenar con prontitud.

18. Si hay problemas de flujo, el catéter debe ser reevaluado a lo largo de su longitud para detectar cualquier torcedura y, si es necesario, se debe colocar un trocar de nuevo en el abdomen para evaluar cualquier torcedura, mala posición u obstrucción intraabdominal.

19. Si el epiplón rodea fácilmente, obstruye o da la sospecha de causar problemas en el futuro, está indicada una omentectomía. Esta puede realizarse por vía laparoscópica antes de la colocación del catéter utilizando la pinza del lado derecho y un dispositivo de energía en la incisión del lado izquierdo.

20. Una vez que se haya confirmado que el catéter funciona perfectamente, vendar la incisión del lado izquierdo y el ombligo con pegamento cutáneo. Aplicar un apósito sobre el catéter con crema Bactroban, gasa seca de 5.1 × 5.1 cm y un Tegaderm. Colocar un candado antibiótico y un tapón de Betadine sobre el catéter.

Si no es posible la inserción quirúrgica de un catéter permanente, un enfoque alternativo es utilizar un angiocatéter o un catéter de DP temporal durante no más de unos días para minimizar el riesgo de infección. Hay que tener en cuenta que los catéteres insertados quirúrgicamente se asocian con menos complicaciones agudas (13).

a. Vigilar los signos vitales.

b. Sujetar al bebé en posición supina.

c. Ropa quirúrgica como para un procedimiento quirúrgico mayor.

d. Preparar la piel del abdomen (véase el capítulo 5).

e. Cubrir para exponer el sitio de inserción. La elección del lugar de inserción está influida por la preferencia del médico o la presencia de heridas posoperatorias, infección de la pared abdominal u organomegalia. Se prefiere un lugar a un tercio de la distancia entre el ombligo y la sínfisis del pubis en la línea media o un lugar lateral a la vaina del recto en cualquiera de los cuadrantes inferiores.

f. Infundir aproximadamente 0.5 mL de lidocaína alrededor del punto de inserción.

g. Seleccionar un angiocatéter calibre 14 o un catéter de diálisis temporal.

h. Si se decide utilizar un angiocatéter calibre 14:
   (1) Introducir el angiocatéter en el lugar de inserción.
   (2) Retirar el estilete.

(3) Infundir cerca de 20 mL de solución salina normal para confirmar un flujo libre. Pinzar.
(4) Proceder al paso 10.

i. Si se utiliza un catéter temporal suave y flexible, como un Cook (Cook Critical Care, Bloomington, Indiana), seguir las instrucciones del fabricante. A continuación, proceder al paso 10.

j. Probar la permeabilidad.
   (1) Soltar. Se puede observar el flujo de unas gotas de suero salino. Conectar el extremo libre del equipo de transferencia al catéter.
   (2) Dejar que aproximadamente 30 mL de solución de diálisis entren en la cavidad peritoneal por gravedad.
   (3) Sujetar el brazo corto del Y-Set (entrada).
   (4) Soltar el brazo largo del Y-Set (salida).
   (5) Repetir los pasos a a d varias veces.
   (6) Asegurar el catéter temporal con una sutura de hilo y cinta adhesiva si el flujo de entrada y salida se produce con facilidad.

D. Manejo

1. Establecer un tiempo de ciclo. Este suele ser de unos 60 minutos y consiste en un llenado por gravedad, un tiempo de permanencia de 45 minutos y un drenaje por gravedad. Para facilitar la realización y el registro de la DP manual, se recomienda que el tiempo de llenado sea de 10 minutos, el de permanencia de 40 y el de drenaje por gravedad de 10.

2. Establecer un volumen de llenado de diálisis por pase. El volumen inicial suele ser de 10 mL/kg. Para la DP continua, el volumen se mantendrá en 10 mL/kg. Para una duración de diálisis más corta, el volumen se aumentará poco a poco según la tolerancia del paciente. Es importante tener en cuenta que para los catéteres temporales, los volúmenes de llenado no deben superar los 10 mL/kg. Para volúmenes mayores o menos ciclos, se recomienda un catéter tunelizado.

3. Sujetar el brazo largo del Y-Set (línea de salida).

4. Soltar la línea de entrada.

5. Dejar que el dialisato fluya lo más rápidamente posible por gravedad.

6. Los signos vitales pueden controlarse por normas unitarias o cada hora, lo que sea más frecuente.

7. Sujetar la línea de entrada.

8. Dejar que el líquido permanezca.

9. Desbloquear el flujo de salida cuando se haya completado el tiempo de permanencia.

10. Dejar escurrir 10 minutos.

11. Si hay problemas con el tiempo de drenaje o de llenado, puede ser aceptable dar un tiempo adicional; sin embargo, si el catéter parece estar obstruido, puede ser necesaria una intervención (**tabla 59-2**).

12. Sujetar la línea de salida.

13. Repetir el ciclo.

14. Si la meta es realizar una DP intermitente, el objetivo habitual será de 40 mL/kg de morada × 10–12 ciclos horarios al día. El volumen de permanencia puede aumentarse

poco a poco de 10 a 20 mL cada ciertos días hasta alcanzar el volumen deseado.

15. Si no está en ciclos continuos de 24 h, se recomienda un volumen de permanencia final de 20 mL/kg (o ½ del volumen de permanencia del ciclo). El siguiente ciclo intermitente debe comenzar con un tiempo de drenaje de 10 minutos.

16. Añadir 500 U de heparina/L de dializado, hasta que el retorno del efluente del dializado sea claro, sin evidencia de enturbiamiento.

17. Añadir 3 mEq/L de potasio (K) si el nivel de K sérico es ≤ 4 mEq/L.

E. Monitorización

1. Mantener la hoja de flujo de DP por hora.
   a. Volumen de entrada
   b. Volumen de salida
   c. Neto/hora (+/−)
   d. Neto en el transcurso de la diálisis (+/−)
   e. Ingesta (enteral, parenteral)
   f. Salidas (orina, gástrica, pérdida insensible de agua, etc.)

2. Establecer un balance de líquidos deseado. Aumentar la concentración de dextrosa poco a poco si se requiere un balance negativo. Reevaluar con frecuencia el estado de hidratación.

3. Medir la glucosa y el potasio séricos cada 4 h durante las primeras 24 h o hasta que se estabilicen, y después dos veces al día. Obtener otros niveles de electrolitos séricos dos veces al día. Comprobar el nitrógeno ureico en sangre, la creatinina sérica, el calcio sérico, el fósforo sérico y el magnesio sérico una vez al día.

4. La evaluación del líquido debe hacerse en cada turno; si el líquido parece turbio, debe realizarse una evaluación de la peritonitis (recuento de células y cultivo).

5. Reconocer que algunas dosis de medicamentos pueden necesitar ajustes (**tabla 59-1**) (14).

TABLA 59-1 Recomendaciones de dosificación de antimicrobianos para la disfunción renal en pacientes

ANTIBIÓTICO	CrCl < 10 mL/min Y HEMODIÁLISIS/DP^a ≤ 40 kg	TRRC ≤ 40 kg	DIÁLISIS PERITONEAL
Aciclovir (IV)	5 mg/kg cada 24 h después de la diálisis	5-10 mg/kg/dosis cada 12h	5 mg/kg/dosis cada 24 h; no se necesita una dosis suplementaria
Ambisome IV	3-5 mg/kg cada 24 h-plan tras la HD	3-5 mg/kg cada 24 h	Mal dializado; no se recomienda el ajuste
Amikacin IV	10 mg/kg × 1 de nivel aleatorio antes del siguiente tratamiento de HD	10 mg/kg × 1 dosis nivel aleatorio 24 h	5 mg/kg × 1, entonces basar la dosificación en los niveles
Anfotericina B IV	0.75-1 mg/kg cada 24 h-plan tras la HD	0.75-1 mg/kg cada 24 h	
Ampicilina IV	50 mg/kg/dosis cada 12 h	200 mg/kg/día dividido cada 8 h	50 mg/kg cada 12 h
Bactrim (TMP/SMZ) IV	No se recomienda. Si es necesario, 5 mg/kg/24 h	5 mg/kg cada 12 h	No se recomienda su uso
Cefepime IV	50 mg/kg/cada 24 h	50 mg/kg/dosis cada 8 h (máx. 2 g/dosis)	50 mg/kg/dosis cada 24 h
Fluconazol IV/VO	6 mg/kg/dosis en días alternos después de la diálisis	6 mg/kg/dosis cada 24 h (máx. 400 mg)	Administrar 50% de la dosis recomendada cada 48 h
Ganciclovir (inducción) IV	1.25 mg/kg después de la HD	2.5 mg/kg cada 24 h	Dosis IV 1.25 mg/kg × 3 veces por semana
Ganciclovir (mantenimiento) IV	0.625 mg/kg después de la HD	1.25 mg/kg cada 24 h	Dosis IV 0.625 mg/kg/ × 3 veces por semana
Gentamicina IV	Dosis única después de la diálisis, nivel aleatorio al día siguiente	Dosis única con nivel de 12 h	Dosis 2.5 mg/kg × 1, a continuación, con base en los niveles
Meropenem IV	20 mg/kg/dosis cada 24 h-plan de trabajo después de la diálisis	40 mg/kg/dosis cada 8 h (2 g máx.)	20 mg/kg/dosis cada 24 h

TABLA 59 1 Recomendaciones de dosificación de antimicrobianos para la disfunción renal en pacientes (*Continuación*)

ANTIBIÓTICO	CrCl < 10 mL/min Y HEMODIÁLISIS/DP[a] ≤ 40 kg	TRRC ≤ 40 kg	DIÁLISIS PERITONEAL
Metronidazol IV/VO	4 mg/kg/dosis cada 6 h (se elimina ampliamente)	No se necesita ningún ajuste	4 mg/kg/dosis cada 6 h
Micafungina IV	No se necesita ningún ajuste	No se necesita ningún ajuste	No se necesita ningún ajuste
Nafcilina IV	No se necesita ningún ajuste	No se necesita ningún ajuste	No se necesita ningún ajuste
Piperacilina/tazobactam IV	50 mg/kg/dosis cada 12 h	75 mg/kg/dosis cada 8 h	75 mg de piperacilina/kg/dosis cada 12 h
Tobramicina IV	Dosis única después de la diálisis, nivel aleatorio al día siguiente	Dosis única con nivel de 12 h	2.5 mg/kg × 1 dosis luego con base en los niveles
Vancomicina IV	15 mg/kg × 1 nivel aleatorio al día siguiente o antes del siguiente tratamiento de HD	Dosis única con nivel de 12h	15 mg/kg × 1 dosis, entonces con base en los niveles
Voriconazol (IV)			No se recomienda
Voriconazol (VO)			Poco dializado; no es necesario ajustar la dosis. Debido a la acumulación del vehículo intravenoso (ciclodextrina), el fabricante recomienda el uso de voriconazol oral en estos pacientes, a menos que una evaluación de la relación riesgo-beneficio justifique el uso de voriconazol IV

Revisado y editado en abril de 2019.

[a]La dosificación para la DP no es siempre la misma; utilizar el mejor criterio clínico.

Lexicomp (2019). Lexicomp Online; Aronoff GR, Bennett WM, Berns JS, et al. *Drug Prescribing in Renal Failure: Dosing Guidelines for Adults and Children.* 5th ed. Philadelphia, PA: American College of Physicians; 2007.

F. Complicaciones

Véase la **tabla 59-2**.

Tratamiento de remplazo renal continuo

El TRRC se ha convertido en una modalidad popular de diálisis en la población neonatal. Con el desarrollo de filtros más pequeños, se ha hecho posible utilizar el TRRC en neonatos cuando lo requieren. Se han adaptado o diseñado varios circuitos específicamente para su uso en neonatos. Esta área de investigación y uso clínico es apasionante y prevemos que el TRRC para los neonatos mejorará mucho con el uso de estos dispositivos más

seguros (12, 14, 15). El uso del TRRC debe limitarse a los centros regionales y ser realizado por quienes tienen la experiencia necesaria; se realiza con un catéter de doble luz o con dos catéteres de una sola luz. En la **tabla 59-3** se indican los tipos de tamaños de catéteres. La colocación de estos depende de la ubicación del acceso, el tamaño del vaso y la duración estimada de la terapia (se prefieren los catéteres con manguito si la duración estimada del TRRC será de al menos 2 semanas). La sangre del paciente se extrae de un lado del catéter y se hace pasar por un hemofiltro compuesto por muchos capilares finos de membranas altamente permeables al agua, situados dentro de una caja cilíndrica. La sangre se bombea a través de la máquina y se devuelve al paciente por el otro lado del catéter vascular.

El TRRC puede proporcionar la eliminación de los productos de desecho y el equilibrio electrolítico utilizando los

TABLA 59-2 **Complicaciones de la diálisis peritoneal**

PROBLEMA (RIESGO)	QUÉ HACER
Perforación de la vejiga, el intestino o los vasos principales (3-7%)	Consulta quirúrgica
Hemorragia en el lugar de la punción (3-15%)	Aplicar presión suavemente Sutura de cordón
La diálisis manchada de sangre se mantiene después de varios ciclos	Comprobar el hematocrito con frecuencia. Continuar con la heparina. Descartar hemorragias de vasos mayores
Fugas en el lugar de salida (2-20%)	Reducir el volumen de permanencia hasta que se detenga la fuga Detener la diálisis
Extravasación de dializado en la pared abdominal anterior	Sustituir por un nuevo catéter
Más de 10% de solución retenida en cada uno de varios ciclos consecutivos (obstrucción del flujo de salida) (15-30%)	Reposicionar al bebé suavemente Reposicionar el catéter mediante rotación y ligera retracción. *No avanzar*. Retirar si no hay cambios. Sustituir por un nuevo catéter
Obstrucción bidireccional (3-20%)	Irrigar el catéter con una pequeña cantidad de dializado o solución salina de forma aséptica. No aspirar nunca un catéter de DP con una jeringa. Hacerlo puede arrastrar y atrapar el epiplón en el espacio del catéter Reposicionar Eliminar si no hay cambios
Desprendimiento del catéter (3%)	Sustituir por un nuevo catéter
Hidrotórax (0-10%)	Reposicionar al bebé, la cabeza y el pecho por encima del nivel del abdomen. Disminuir el volumen de permanencia
Hiperglucemia (10-60%)	Evitar altas concentraciones de dializado, a menos que el flujo de salida sea inadecuado Baja dosis de insulina si es necesario
Acidosis láctica	Usar dializador de bicarbonato[a]
Hiponatremia	Reducir la ingesta de líquidos. Intentar aumentar el flujo de salida si es secundario a la sobrecarga de líquidos
Hipernatremia	Aumentar la ingesta de líquidos si es secundario a un exceso de ultrafiltrado
Infección en el lugar de salida (4-30%)	Antibióticos sistémicos
Peritonitis (0.5-30%)	Varios intercambios rápidos de agua Cultivo de sangre. Vancomicina sistémica más ceftazidima o un aminoglucósido En caso de peritonitis fúngica es necesario un tratamiento sistémico y se debe retirar el catéter
Hernia (inguinal o umbilical) (2-13%)	Posible necesidad de una futura reparación
Hernia del intestino delgado y gangrena en el lugar de salida del catéter (informe de un caso)	Consulta quirúrgica
Eliminación de medicamentos terapéuticos	Véase **tabla 59-1**

[a]Solución de diálisis de bicarbonato al 1.5%: 140 mEq/L de Na, 110 mEq/L de Cl, 30 mEq/L de HCO3, 15 g de glucosa; añadir agua estéril hasta 1 000 mL.

Datos de Kohli HS, Barkataky A, Kumar RS, et al. Peritoneal dialysis for acute renal failure in infants: A comparison of three types of peritoneal access. *Ren Fail*. 1997;19:165-170; Kohli HS, Bhalla D, Sud K, et al. Acute peritoneal dialysis in neonates: Comparison of two types of peritoneal access. *Pediatr Nephrol*. 1999;13:241-244; Matthews DE, West KW, Rescorla FJ, et al. Peritoneal dialysis in the first 60 days of life. *J Pediatr Surg*. 1990;25:110-115; Wong KK, Lan LC, Lin SC, et al. Small bowel herniation and gangrene from peritoneal dialysis catheter exit site. *Pediatr Nephrol*. 2003;18:301-302.

TABLA 59-3 Catéteres vasculares disponibles utilizados comúnmente en pacientes pediátricos

PESO	PERMANENTE (TUNELIZADO)	TRANSITORIO (NO TUNELIZADO)
< 4 kg	■ Bard 6 Fr × 50 cm (POWERLINE)	■ Bard 6 Fr × 50 cm (PowerHohn) ■ Gambro 6 Fr × 15 cm ■ Medcomp 7 Fr × 7 cm ■ Medcomp 7 Fr × 10 cm
4-10 kg	■ Medcomp 8 Fr × 18 cm ■ O como en el caso anterior para < 4 kg	■ Medcomp 8 Fr × 12 cm ■ Mahurkar 8.5 Fr × 11 cm ■ (o como arriba para < 4 kg)

Pautas generales para elegir un catéter de diálisis:
1. Los catéteres permanentes deben colocarse cuando el tiempo de uso previsto es de > 2 semanas; los transitorios para los que se espera que necesiten acceso durante < 2 semanas
2. Colocar la sonda de mayor diámetro con la menor longitud que no pueda causar daño al paciente

principios de diálisis, convección o ambos. Cuando se utiliza la diálisis, las moléculas pequeñas atraviesan los diminutos orificios de los filtros a través de un gradiente de concentración y este procedimiento se denomina hemodiálisis veno-venosa continua (HDVVC). Cuando solo se utiliza la depuración convectiva, las moléculas pequeñas y medianas son "arrastradas" a través de la filtración, y los líquidos que no contienen dichas toxinas son "remplazados", ya sea antes o después del filtro. Este procedimiento se denomina hemofiltración veno-venosa continua (HFVVC). Cuando se utilizan tanto la difusión como la convección, el procedimiento se denomina hemodiafiltración veno-venosa continua (HDFVVC). La depuración convectiva tiene la ventaja de poder eliminar las "moléculas de tamaño medio", lo que tiene algún beneficio teórico en la rabdomiólisis, la sepsis y las intoxicaciones de fármacos que son "moléculas de tamaño medio". Sin embargo, la mayoría de los centros elige uno u otro en función de la disponibilidad. La ultrafiltración de líquido más allá de lo que se está administrando (nutrición, productos sanguíneos, medicamentos, anticoagulación y líquido de reposición para el aclaramiento convectivo) permite eliminar el exceso de líquido del paciente. Véase la **figura 59-3**.

Prescripción

Los componentes de la prescripción incluyen el tipo de líquidos utilizados para el cebado (sangre, suero salino o albúmina), la tasa de flujo sanguíneo, el tipo/el modo/la velocidad de los líquidos para la depuración (la cantidad de líquidos impulsa la dosis de depuración), la tasa de ultrafiltración neta y la anticoagulación.

El tipo de líquido utilizado para cebar la máquina es importante para los neonatos.

1. **Cebado salino:** se elige cuando el volumen del circuito es < 10% del volumen sanguíneo total del paciente y él está estable. En la actualidad, la mayoría de los circuitos no está diseñada para neonatos, porque el volumen del circuito es > 10% del volumen sanguíneo de un neonato.
2. **Cebado de albúmina:** se elige cuando el volumen del circuito es de 10 a 15% del volumen total de sangre del paciente.
3. **Cebado de sangre:** se elige cuando el volumen del circuito es > 15% del volumen de sangre del paciente o para cualquier paciente que no esté lo suficientemente estable para un cebado de solución salina o albúmina. Es importante tener en cuenta que los eritrocitos empaquetados (pRBC, por sus siglas en inglés) son ácidos, hiperpotasémicos, hemoconcentrados y tienen un calcio ionizado muy bajo. La mayoría de los programas cuenta con intervenciones para contrarrestar la acidosis y la hiperpotasemia, y para diluir los eritrocitos, creando un producto más fisiológico a medida que se introduce en el paciente (16).

Existen dos tipos de anticoagulación muy utilizados para el TRRC. Un registro de 14 centros de Estados Unidos mostró una supervivencia del circuito igual con cualquiera de las dos opciones de anticoagulación, que fue superior a la de los circuitos que no tenían ninguna. Los pacientes que recibieron heparina tuvieron más hemorragias (14).

Esquema de TRRC

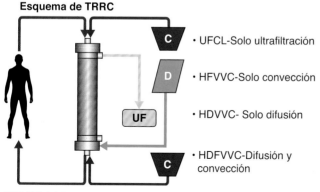

- UFCL-Solo ultrafiltración
- HFVVC-Solo convección
- HDVVC- Solo difusión
- HDFVVC-Difusión y convección

FIGURA 59-3 Terminología y tipos de depuración para los modos de tratamiento de restitución renal continuo (TRRC). UFCL, ultrafiltración continua lenta (sin convección ni difusión); HFVVC, hemofiltración veno-venosa continua (solo convección); HDVVC, hemodiálisis veno-venosa continua (solo difusión); HDFVVC, hemodiafiltración veno-venosa continua (tanto convección como difusión).

a. **Heparina sistémica:** la heparina se infunde en el paciente a través de la máquina de TRRC o de otro tipo de acceso vascular y se titula para lograr el efecto deseado con la dosis más baja. Las pruebas de anticoagulación (PTT, anti-Xa, o ACT) se siguen cada 2 a 6 h y el goteo de heparina se ajusta para lograr el efecto deseado. Hay que tener en cuenta que los análisis de anti-Xa por lo regular no se utilizan en la población neonatal, ya que los niveles de anti-Xa pueden verse afectados por la hemólisis y la hiperbilirrubinemia, que afectan al color de la sangre y a la forma en que la máquina lee el resultado.

b. **Citrato regional:** el citrato y el calcio pueden utilizarse para anticoagular el circuito. El citrato se administra en la línea de acceso del paciente, lo que hará que el calcio ionizado en el circuito sea muy bajo (rango deseado de 0.25 a 0.4), lo que impide la coagulación. Se administran infusiones de cloruro de calcio o de gluconato de calcio al paciente (en la línea de retorno o a través de una línea central separada) para lograr niveles normales de calcio ionizado en el paciente (1.1 a 1.3 mmol/L). Los análisis de calcio ionizado del paciente, y del circuito, se miden cada 2 a 6 horas para controlar la dosis terapéutica. El mayor riesgo de la anticoagulación con citrato es la acumulación de este. Los pacientes con disfunción hepática, hígados inmaduros o que reciben un alto flujo sanguíneo o altas tasas de depuración corren el riesgo de sufrir hipocalcemia sistémica.

Equipo

1. **Acceso** a la HD: catéteres de doble luz o dos catéteres de gran calibre de una sola luz colocados en el centro.
   a. Es importante tener en cuenta que se puede tener una línea tunelizada o no tunelizada, dependiendo de la longitud de la HD necesaria. Por lo general, en el entorno agudo, se coloca inicialmente un catéter no tunelizado.
   b. Véase la **tabla 59-3** para la lista de catéteres vasculares.
2. **Máquina:** utilice la máquina disponible en su centro
3. Circuito de poscalentamiento para calentar la sangre antes de que vuelva al paciente
4. **Circuito:** muchos tipos con diferentes opciones de volumen
5. Mascarillas, guantes, mandriles, gasas
6. Desinfectante de hipoclorito de sodio adecuado para catéteres o similares
7. **Jeringas:** 3 y 10 mL
8. 4 bolsas de 1 litro de suero fisiológico para cebar el circuito
9. 1 conector en Y
10. Bolsa de suministro de pinza en C (si se necesita), conector en Y, punta de sangre, bolsa de 100 mL NS utilizada para poner la máquina en recirculación si es necesario
11. Dialysate

12. Sangre para imprimación si el paciente cumple con los parámetros (véase prescripción)

Cuidados previos al procedimiento

1. Conseguir el consentimiento informado.
2. Lograr un acceso venoso. Se recomienda colocar el catéter más grande posible para obtener un flujo sanguíneo óptimo. Véase la **tabla 59-3**.
3. Comprobar el peso corporal, los signos vitales, la gasometría venosa, el laboratorio de anticoagulación previo al TRRC (ver procedimiento) y el panel de función renal.
4. Controlar la infección en el sitio de acceso venoso.

Procedimiento

1. Preparar la máquina según el protocolo del hospital.
2. Evaluar la permeabilidad del catéter.
3. Establecer la anticoagulación TRRC.
4. Conectar al paciente a la máquina.
5. Comenzar con flujos sanguíneos bajos para confirmar la tolerancia del paciente. Aumentar el flujo sanguíneo poco a poco hasta alcanzar el objetivo.
6. Confirmar la estabilidad del paciente mediante los signos vitales.
7. Documentar los objetivos de eliminación de líquidos en la tabla.

Manejo

1. **Eliminación de líquidos**
   a. En general, el líquido debe eliminarse lo suficientemente rápido como para retirar el ventilador (para los casos de sobrecarga de líquidos) sin causar hipotensión. La eliminación de hasta 5% del peso corporal neto por día es una tasa generosa de eliminación si hay un volumen intravascular alto. Las tasas deben ajustarse en función del estado del paciente y de cómo las tolere.
   b. Debe aclararse con el equipo médico el recuento/no recuento de los bolos de líquido necesarios para la inestabilidad cardiaca y los productos sanguíneos.

Vigilancia

1. Entrada/salida
2. Peso diario
3. Electrolitos cada día y según sea necesario
4. Biometría hemática completa (BHC) cada día y según sea necesario
5. Signos vitales cada hora o por protocolo de la unidad, lo que sea más frecuente

Complicaciones

Véase la **tabla 59-4.**

TABLA 59-4 Complicaciones del tratamiento de restitución renal continuo

PROBLEMA (RIESGO)	QUÉ HACER
Sangrado	Comprobar los análisis de anticoagulación Considerar la posibilidad de disminuir o suspender la anticoagulación
Hemorragia vascular	Intervención quirúrgica
Infección de la línea	Antibióticos sistémicos. Considere la posibilidad de sustituir la línea
Desequilibrios electrolíticos	Modificar el dializador Controlar los electrolitos con más frecuencia hasta que se estabilicen
Pérdida de sangre si el circuito se coagula	Obtener un CBC Dar eritrocitos según sea necesario
Hipotensión	Disminuir la eliminación de líquidos Considerar la posibilidad de dar un bolo de líquido. Se recomienda no más de 10 mL/kg
Hipertensión	Considerar el aumento de la tasa de eliminación de líquido
Hipotermia	Comprobar el calentador utilizado para calentar la tubería de retorno Considerar la posibilidad de añadir un Bair Hugger
Desplazamiento del catéter	Sustituir por un nuevo catéter
Eliminación de medicamentos terapéuticos	Véase **tabla 59-1**

Referencias

1. Kaddourah A, Goldstein SL. Renal replacement therapy in neonates. *Clin Perinatol.* 2014;41(3):517–527.
2. Selewski DT, Charlton JR, Jetton JG, et al. Neonatal acute kidney injury. *Pediatrics.* 2015;136(2):e463–e473.
3. Moghal NE, Embleton ND. Management of acute renal failure in the newborn. *Semin Fetal Neonatal Med.* 2006;11(3):207–213.
4. Batshaw ML, Brusilow SW. Treatment of hyperammonemic coma caused by inborn errors of urea synthesis. *J Pediatr.* 1980;97(6):893–900.
5. Gortner L, Leupold D, Pohlandt F, et al. Peritoneal dialysis in the treatment of metabolic crises caused by inherited disorders of organic and amino acid metabolism. *Acta Paediatr Scand.* 1989;78(5):706–711.
6. Daschner M, Schaefer F. Emergency dialysis in neonatal metabolic crises. *Adv Ren Replace Ther.* 2002;9(1):63–69.
7. Arbeiter AK, Kranz B, Wingen AM, et al. Continuous venovenous haemodialysis (CVVHD) and continuous peritoneal dialysis (CPD) in the acute management of 21 children with inborn errors of metabolism. *Nephrol Dial Transplant.* 2010;25(4):1257–1265.
8. Picca S, Dionisi-Vici C, Bartuli A, et al. Short-term survival of hyperammonemic neonates treated with dialysis. *Pediatr Nephrol.* 2015;30(5):839–847.
9. Cullis B, Abdelraheem M, Abrahams G, et al. Peritoneal dialysis for acute kidney injury. *Perit Dial Int.* 2014;34(5):494–517.
10. Mattoo TK, Ahmad GS. Peritoneal dialysis in neonates after major abdominal surgery. *Am J Nephrol.* 1994;14(1):6–8.
11. Chan KL, Ip P, Chiu CS, et al. Peritoneal dialysis after surgery for congenital heart disease in infants and young children. *Ann Thorac Surg.* 2003;76(5):1443–1449.
12. Askenazi D, Ingram D, White S, et al. Smaller circuits for smaller patients: improving renal support therapy with Aquadex. *Pediatr Nephrol.* 2016;31(5):853–860.
13. Bridges BC, Askenazi DJ, Smith J, et al. Pediatric renal replacement therapy in the intensive care unit. *Blood Purif.* 2012;34(2):138–148.
14. Rodieux F, Wilbaux M, van den Anker JN, et al. Effect of kidney function on drug kinetics and dosing in neonates, infants, and children. *Clin Pharmacokinet.* 2015;54(12):1183–1204.
15. Ronnholm KA, Holmberg C. Peritoneal dialysis in infants. *Pediatr Nephrol.* 2006;21(6):751–756.
16. Fleming GM, Askenazi DJ, Bridges BC, et al. A multicenter international survey of renal supportive therapy during ECMO: The kidney intervention during extracorporeal membrane oxygenation (KIDMO) group. *ASAIO J.* 2012;58(4):407–414.

Tamizaje auditivo neonatal

Catherine E. Demirel

A. Propósito

1. Identificar la pérdida de audición en el periodo neonatal para poder intervenir de forma temprana y minimizar el retraso en el desarrollo del habla y el lenguaje.
2. Apoyar la notificación precisa por estado de la incidencia de la pérdida de audición congénita.

B. Antecedentes

1. La prevalencia de la pérdida de audición congénita en los recién nacidos es de 1.4 (rango de 0 a 4.6) por cada 1 000 bebés examinados, con 97% de los recién nacidos examinado en Estados Unidos (1).
2. El riesgo de pérdida de audición puede aumentar de manera sustancial cuando los bebés están expuestos a ciertos factores de riesgo perinatales (p. ej., citomegalovirus) o tienen condiciones médicas que requieren ciertas intervenciones (p. ej., oxigenación por membrana extracorpórea) en las salas de cuidados intensivos (**tabla 60-1**).
3. El retraso en el diagnóstico de la pérdida de audición puede provocar problemas importantes en la adquisición del lenguaje y del habla (2).

C. Indicaciones

1. **Todos los recién nacidos deben** someterse a una prueba de audición antes del alta hospitalaria (3, 4).
   a. En la actualidad, 47 estados americanos y el Distrito de Columbia han aprobado leyes que obligan a realizar un cribado auditivo universal a todos los recién nacidos, al margen de sus antecedentes y factores de riesgo (5).
   b. Todos los estados y territorios de Estados Unidos han establecido el programa Early Hearing Detection and Intervention (EHDI) para ayudar a garantizar que los bebés reciban servicios de detección e intervención auditiva (6).
   c. El programa EHDI de los Disease Control and Prevention's recomienda que los lactantes identificados por un cribado auditivo fallido sean remitidos a una eva-

luación audiológica completa *lo antes posible y siempre antes de los 3 meses de edad* (7).
2. Los lactantes que cumplen los **criterios de alto riesgo** de adquirir una pérdida de audición justifican la realización

TABLA 60-1 Criterios de alto riesgo asociados con la pérdida de audición en la infancia

- Enfermedad o afección que requiere un ingreso de 5 días o más en la UCIN
- Exposición a cualquiera de los siguientes tratamientos, al margen de la duración de la estancia en la UCIN
  - Oxigenación por membrana extracorpórea
  - Ventilador
  - Medicación ototóxica
  - Diuréticos de asa
  - Hiperbilirrubinemia que requiere exanguinotransfusión
- Estigmas u otros hallazgos asociados con un síndrome que se sabe que incluye la pérdida de audición neurosensorial o conductiva permanente
- Antecedentes familiares de pérdida auditiva neurosensorial permanente en la infancia
- Anomalías craneofaciales, incluidas las que presentan anomalías morfológicas del pabellón auricular y del conducto auditivo y anomalías del hueso temporal
- Infección en el útero, tales como citomegalovirus, herpes, toxoplasmosis o rubéola
- Preocupación de los padres o de los cuidadores por la audición, el habla, el lenguaje y el retraso en el desarrollo
- Infecciones posnatales asociadas con la pérdida de audición neurosensorial, incluida la meningitis bacteriana
- Síndromes asociados con la pérdida de audición progresiva, como la neurofibromatosis, la osteopetrosis y el síndrome de Usher
- Trastornos neurodegenerativos, como el síndrome de Hunter, o neuropatías motoras sensoriales, como la ataxia de Friedreich y el síndrome de Charcot-Marie-Tooth
- Traumatismo craneal
- Quimioterapia

Obtenido de la American Academy of Pediatrics, Joint Committee on Infant Hearing. Declaración de posición del año 2007: Principios y directrices para la detección temprana de la audición y los programas de intervención. *Pediatrics*. 2007;120:898.

de un cribado auditivo inmediato, seguido de una vigilancia estrecha. En la tabla 60-1 se enumeran los factores que se sabe están asociados con la pérdida auditiva congénita y permanente, de aparición tardia o progresiva en la infancia. *Aunque hayan superado el examen auditivo inicial,* es fundamental que los niños que presenten alguno de estos factores de riesgo sean remitidos a audiología tras el alta, para que puedan seguir siendo controlados durante los primeros años de adquisición y desarrollo del lenguaje (5).

D. Tipos de pérdida auditiva

1. Conductiva: resultante de la alteración de la transmisión del sonido a través del canal auditivo, la membrana timpánica y el oído medio.
2. Neurosensorial: debido a un trastorno coclear o retrococlear.
3. Mixta: tiene componentes conductivos y neurosensoriales.
4. Trastorno del espectro de la neuropatía auditiva (TENPA): resultado de una función normal o casi normal de las células ciliadas cocleares y una función del nervio auditivo ausente o anormal (8).

E. Tipos de estudios auditivos

1. Emisiones otoacústicas (EOA): herramienta de detección no invasiva que mide los sonidos generados por una cóclea en funcionamiento. Una sonda que contiene un micrófono en miniatura introduce un estímulo sonoro, ya sea un clic o un tono, en el canal auditivo y registra la respuesta coclear que viaja desde la cóclea hasta el canal auditivo. Este conjunto está acoplado a un ordenador para el análisis del sonido en el canal auditivo y para el procesamiento de la emisión otoacústica. Los resultados pueden analizarse de manera automática e interpretarse como "aprobado" o "referido" para cada oído. La **figura 60-1** muestra a un bebé sometido a un cribado de EOA. Esta herramienta de cribado evalúa el sistema auditivo periférico que se extiende a la función coclear.

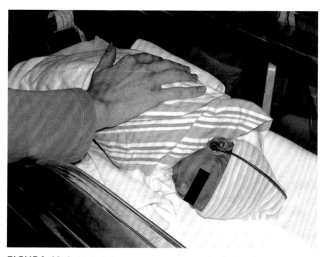

FIGURA 60-1 Un bebé que se somete a un cribado de EOA.

2. Respuesta auditiva del tronco encefálico automatizada (RATEA): herramienta de cribado no invasiva que registra las respuestas auditivas del tronco encefálico (RATE) y las compara con una plantilla que representa los resultados típicos en los neonatos. Los auriculares oclusivos cubren los oídos y emiten estímulos sonoros en el canal auditivo. Se colocan electrodos en la cabeza y la nuca para detectar la actividad eléctrica del nervio auditivo y el tronco cerebral en respuesta a los estímulos sonoros. Una computadora registra muestras de la actividad eléctrica durante un tiempo determinado. A continuación, las respuestas promediadas se comparan con una plantilla de recién nacido normal para determinar si el resultado es un "aprobado" o un "referido" para cada oído. La **figura 60-2** muestra a un bebé sometido a la prueba de detección de RATEA. Además de evaluar la actividad del oído medio y de la cóclea, esta prueba evalúa la función del nervio auditivo y del tronco cerebral auditivo.

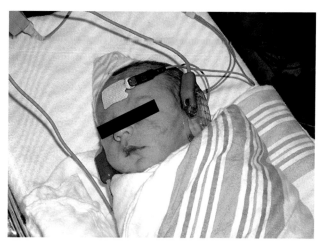

FIGURA 60-2 Un bebé que se somete a un cribado RATEA

3. El RATE también se conoce como respuesta auditiva evocada del tronco cerebral (RAETE). Aunque no se suele utilizar como herramienta de cribado auditivo inicial, la RAETE es una prueba de diagnóstico que se emplea para predecir el tipo y la gravedad de la pérdida auditiva; se realiza después de una medición de cribado fallida. Las RATE se determinan en cada oído para los estímulos de clic y de tono. Estos sonidos se presentan tanto por aire (auricular) como por conducción ósea. La gravedad de la pérdida auditiva se expresa en decibelios y se describe como conductiva, neurosensorial o mixta.

F. Técnicas

1. Tanto los sistemas de cribado EOA como RATEA pueden automatizarse, solo es necesario que una persona reciba la formación adecuada para configurar y aplicar el equipo. Una computadora procesa la información entrante y ofrece una lectura del resultado, por lo regular como "aprobado" o "referido".

2. Se debe tener cuidado de intentar la detección en un entorno relativamente tranquilo, así como de asegurarse que el bebé está descansando cómodamente y los canales auditivos están libres de residuos evidentes, para evitar un resultado de "referido" falso.

G. Protocolos específicos

1. En el caso de los bebés ingresados en la **unidad de cuidados intensivos neonatales (UCIN) durante más de 5 días:** el Joint Committee on Infant Hearing recomienda la tecnología RATEA como la única técnica de cribado adecuada para su uso en la UCIN (5). Esta población específica presenta un alto riesgo de tener un TENPA, que se detecta con la RATEA pero no con la EOA (10, 11). Si un bebé no pasa la prueba de RATEA en la UCIN, debe ser remitido directamente a un audiólogo.

2. Para bebés sanos: aunque la EOA se utiliza con más frecuencia que la RATEA, ambos métodos se emplean de manera amplia en muchos hospitales, ya que no existe una estandarización de los protocolos de cribado auditivo neonatal para los bebés sanos. Algunos programas hospitalarios examinan primero la audición de los recién nacidos con la EOA. Si el bebé no supera la EOA, se utilizará la RATEA para volver a realizar el cribado. El uso de la EOA como primer cribado auditivo neonatal tiene ventajas y desventajas (Sección H). Los bebés que no superan la RATEA no deben ser examinados de nuevo con la EOA y "pasar", porque se presume que tienen riesgo de tener TENPA (5).

3. Para los lactantes **reingresados** en el hospital: se recomienda repetir el examen de audición en los lactantes < *1 mes de edad,* que fueron readmitidos en el hospital, si la condición médica se asocia con un mayor riesgo de pérdida de audición (p. ej., meningitis o hiperbilirrubinemia significativa) (5).

4. El siguiente calendario es un objetivo de la meta de Healthy People 2020 (5, 9, 11)
   a. Antes de 1 mes de edad: todos los recién nacidos deben someterse a pruebas de audición
   b. A los 3 meses de edad: los que no superan el cribado inicial deben someterse a una evaluación exhaustiva por parte de un audiólogo.
   c. A los 6 meses de edad: los bebés con pérdida de audición confirmada deben recibir las intervenciones adecuadas.

H. Limitaciones

1. El cribado de la audición de los bebés puede verse afectado por el ruido ambiental (como el de una unidad de cuidados intensivos muy concurrida) o por el movimiento del bebé. El cribado de la EOA, más que el de la RATEA, se ve en especial afectado por la oclusión del canal auditivo por el vérnix o por patologías del oído medio como el derrame (12).

2. El cribado de EOA, aunque requiere menos tiempo para su preparación y realización, tiene una tasa de "referido" (fracaso) más alta que la de RATEA. Las tasas de remisión del cribado de EOA por sí solas son las siguientes: entre 5.8 y 6.5%, y las tasas de remisión mediante el cribado RATEA se sitúan en torno a 3.2% (13, 14). En algunos programas de cribado auditivo para recién nacidos, las tasas de falsos positivos se sitúan entre 2.5 y 8% (15). En particular, los lactantes de < 48 h de vida tienen más probabilidades de obtener un resultado de "referido" si se realiza el cribado con EOA, ya que la presencia de vérnix y residuos en el canal auditivo puede ser un factor importante (16).

3. Algunos bebés que superan el cribado neonatal presentan después una pérdida auditiva permanente. Aunque esta puede reflejar una pérdida auditiva retardada, tanto la tecnología de cribado RTE como EOA pasarán por alto algunas pérdidas auditivas (pérdidas de frecuencia leves o aisladas) (5).

I. Contraindicaciones

1. El paciente tiene un canal auditivo externo significativamente atrésico o carece totalmente de él: remitir directamente al audiólogo pediátrico.

2. Aunque es correcto volver a examinar a un bebé que no ha superado el cribado debido a un ruido de fondo excesivo, a la presencia de vérnix en el canal auditivo, etc., no deben realizarse múltiples intentos de cribado con la esperanza de obtener un "aprobado", ya que pueden contribuir a retrasar la identificación de la pérdida auditiva congénita. Los recién nacidos que no superan el cribado inicial pueden volver a ser examinados *una vez* antes del alta hospitalaria o en un entorno ambulatorio, pero no en ambos casos. Si el recién nacido no supera el segundo cribado en uno o ambos oídos, se le remite a un audiólogo para que le realice pruebas diagnósticas ambulatorias (17).

J. Circunstancias especiales

1. *Padres oyentes cuyo bebé no pasa la prueba de audición:* los padres suelen estar bastante preocupados cuando se enteran de que su bebé no ha superado la prueba de audición. El resultado puede ser en especial estresante para los padres cuyo bebé puede haber pasado mucho tiempo en una UCIN y puede enfrentarse a problemas médicos adicionales al ser dado de alta. Es muy importante recordar que *un examen de audición fallido no es un diagnóstico definitivo de pérdida de audición.* Es un indicador importante de que el bebé necesita ser remitido de inmediato a un audiólogo para una evaluación más detallada, que puede o no dar lugar a un diagnóstico formal de pérdida auditiva.

2. *Padres sordos cuyo bebé no pasa la prueba de audición:* en Estados Unidos, los padres sordos, en especial los culturalmente sordos que utilizan el lenguaje de signos americano y se identifican fuertemente como miembros de la comunidad sorda, a menudo se emocionan al descubrir que su bebé puede tener una pérdida auditiva. Se trata de una identidad cultural. Estos padres se alegran de que su hijo sea como ellos y tenga un lugar cultural importante

en su mundo social. Esto suele estar en oposición directa a la perspectiva médica tradicional sobre la pérdida de audición. La reacción de los padres puede ser sorprendente para los profesionales sanitarios implicados. Es muy importante darse cuenta de *que estos bebés de padres culturalmente sordos no se enfrentan a la crisis inmediata* de retraso en el desarrollo del lenguaje a la que nos hemos referido antes. El lenguaje de signos americano es un lenguaje intacto y bien estudiado que es de inmediato accesible para un bebé de padres sordos (16, 18, 19). Aunque aún es muy importante establecer un seguimiento audiológico para estos bebés de padres sordos que no superan la prueba de audición, también es fundamental respetar la posible implicación cultural para estas familias. Estos padres pueden celebrarlo de forma muy similar a los padres oyentes que se alegran de que su hijo haya superado el cribado auditivo.

K. Complicaciones

La EOA y la RATEA se consideran procedimientos no invasivos y seguros. De la misma forma que cualquier procedimiento que implique la aplicación de almohadillas de electrodos, es posible que se produzcan leves abrasiones superficiales en la piel al retirar las almohadillas de electrodos después de la prueba RATEA.

Referencias

1. Gaffney M, Eichwald J, Gaffney C, et al. Early hearing detection and intervention among infants—Hearing screening and follow-up survey, United States, 2005–2006 and 2009–2010. Centers for Disease Control and Prevention (CDC). Available at https://www.cdc.gov/

2. Ching TYC, Dillon H, Button L, et al. Age at intervention for permanent hearing loss and 5-year language outcomes. *Pediatrics.* 2017;140(3):pii: e20164274.

3. U.S. Department of Health & Human Services. Detecting Hearing loss in infants and young children. *NIH*, 2000. Available at https://www.nidcd.nih.gov/

4. American Academy of Pediatrics, Joint Committee on Infant Hearing. Year 2007 position statement: Principles and guidelines for early hearing detection and intervention programs. *Pediatrics.* 2007;120:898–921.

5. American Speech-Language-Hearing Association. State trends in hearing screening. Available at https://www.asha.org/

6. National Center for Hearing Assessment and Management Utah State University. State EHDI information. Available at http://www.infanthearing.org/

7. Centers for Disease Control and Prevention (CDC). Hearing loss in children: Recommendations and guidelines. Available at http://www.cdc.gov/

8. Xoinis K, Weirather Y, Mavoori H, et al. Extremely low birth weight infants are at high risk for auditory neuropathy. *J Perinatol.* 2007;27:718–723.

9. Norrix LW, Velenovsky DS. Auditory neuropathy spectrum disorder: a review. *J Speech Lang Hear Res.* 2014;57(4): 1564–1576.

10. US Department of Health and Human Services, Office of Disease Prevention and Health Promotion. Healthy People 2020 topics and objectives: Hearing and other sensory or communication disorders. July 18, 2011. Available at http://healthypeople.gov/

11. Delaney A. Newborn hearing screening. *eMedicine.* 2016. Available at http://www.emedicine.com/

12. Vohr B, Oh W, Stewart EJ, et al. Comparison of costs and referral rates of 3 universal newborn hearing screening protocols. *J Pediatr.* 2001;139:238–244.

13. Clarke P, Iqbal M, Mitchell S. A comparison of transient-evoked otoacoustic emissions and automated auditory brainstem responses for pre-discharge neonatal hearing screening. *Int J Audiol.* 2003;42:443–447.

14. Lin H, Shu M, Lee K, et al. Comparison of hearing screening programs between one step with transient evoked otoacoustic emissions (TEOAE) and two steps with TEOAE and automated auditory brainstem response (AABR). *Laryngoscope.* 2005;115:1957–1962.

15. Clements C, Davis S. Minimizing false-positives in universal newborn hearing screenings: a simple solution. *Pediatrics.* 2001;107:(3):e29.

16. Nussbaum D, Waddy-Smith B, Doyle J. Students who are deaf and hard of hearing and use sign language: considerations and strategies for developing spoken language and literacy skills. *Semin Speech Lang.* 2012;33(4):310–321.

17. American Speech-Language-Hearing Association. Expert panel recommendations on newborn hearing screening. Available at http://www.asha.org. 2013.

18. Stokoe WC. Sign language structure. *Ann Rev Anthropol.* 1980;9:365–390.

19. Stokoe W. *A Dictionary of American Sign Language on Linguistic Principles.* Washington, DC: Gallaudet Press; 1965.

CAPÍTULO

61

Manejo de los dientes natales y neonatales

Priyanshi Ritwik, Kimberly K. Patterson y Robert J. Musselman

Introducción

La aparición de dientes en la cavidad bucal al nacer o en los primeros 30 días de vida es poco frecuente. Estos dientes se han denominado dientes natales y neonatales, respectivamente. Sin embargo, esta distinción es artificial y no es relevante para la toma de decisiones clínicas. Se pueden hacer inferencias clínicas relevantes describiendo además estos dientes como maduros o inmaduros basándose en la calidad del tejido dental y el grado de desarrollo dental (1). Hebling y cols. (2) clasificaron los dientes natales en cuatro categorías clínicas **(tabla 61-1) (figs. 61-1 a 61-3)**.

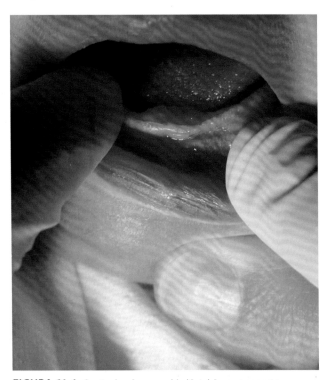

FIGURA 61-1 Cresta alveolar normal (edéntula) en un neonato.

TABLA 61-1 Clasificación de Hebling de los dientes natales

1. Corona en forma de concha mal fijada al alvéolo por el tejido gingival con ausencia de raíz
2. Corona sólida mal fijada al alvéolo por el tejido gingival con poca o ninguna raíz
3. Erupción del margen incisal de la corona a través del tejido gingival
4. Edema del tejido gingival con un diente no erupcionado pero palpable

La incidencia notificada de dientes natales y neonatales varía entre 1 de cada 2000 y 3500 (3). En general, los dientes natales son más frecuentes que los neonatales, en una proporción de 3:1 (4). Sin embargo, en un estudio de 18155 lactantes, la incidencia notificada de dientes natales y neonatales fue de 1:716 (5). La mayoría (85%) de los dientes natales y neonatales es de incisivos mandibulares (6, 7), pero los dientes natales también pueden aparecer en las regiones posteriores del proceso alveolar

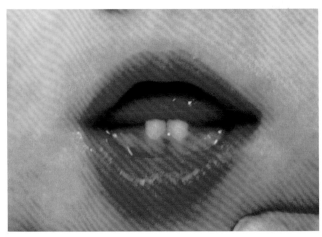

FIGURA 61-2 Clasificación de Hebling #3 diente neonatal; no está indicada su extracción.

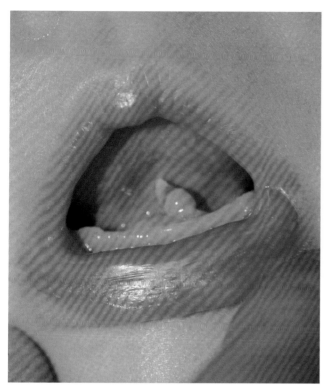

FIGURA 61-3 Clasificación de Hebling #2 diente natal; este diente fue extraído.

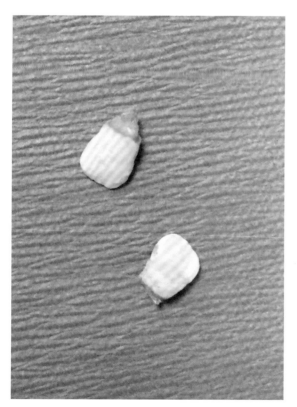

FIGURA 61-4 Clasificación de Hebling #1 dientes natales mandibulares extraídos por el médico de urgencias.

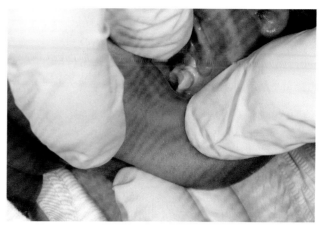

FIGURA 61-5 Diente natal posterior maxilar en un lactante de 9 días, clasificación de Hebling #1 indicado para la extracción, destacando la evaluación de la cavidad oral posterior en los recién nacidos. (Imagen por cortesía del Dr. Benjamin Hanks.)

(**figs. 61-4 y 61-5**) (3, 8-10). La mayoría (95%) de los dientes natales y neonatales forma parte del complemento normal de la dentición decidua (11, 12); esto indica que los dientes natales y neonatales supernumerarios son raros. Por lo tanto, deben conservarse si es posible. En algunos casos puede ser necesario extraer estos dientes (véase C).

Se ha informado de la existencia de dientes natales y neonatales en niños prematuros (13, 14). La incidencia de dientes natales y neonatales es mayor en los niños nacidos con labio o paladar hendido (15, 16). La incidencia comunicada oscila entre 2 y 7%, con una mayor incidencia en los casos de labio y paladar hendido bilaterales (15). En los casos con labio y paladar hendido unilateral, los dientes natales/neonatales suelen estar presentes en el lado de la hendidura (15). Esto es importante de identificar, ya que la presencia de dientes natales/neonatales en el sitio de la hendidura requerirá modificaciones en el tratamiento prequirúrgico. Un estudio también observó la presencia de dientes natales/neonatales en la mandíbula, no en el sitio de la hendidura, enfatizando la evaluación de los arcos maxilares y mandibulares en los niños nacidos con labio y paladar hendido. Un ejemplo de un diente natal en el lugar de la hendidura se ilustra en la **figura 61-6**.

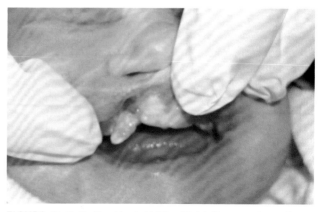

FIGURA 61-6 Clasificación de Hebling #2 del diente natal; se indica su extracción. El diente natal estaba presente en el lugar de la hendidura alveolar en esta niña de 3 días. Este diente se extrajo con anestesia tópica.

A. Etiología

1. Posicionamiento superficial del germen dentario primario (12)
2. Infección y desnutrición (12)
3. Enfermedad febril (12)
4. Exposición materna a toxinas (bisfenol policlorado, dibenzofurano policlorado, dibenzo-*p*-dioxina policlorada) (17)
5. Síndrome/condición médica (**tabla 61-2**) (12)

TABLA 61-2 Condiciones asociadas con una mayor incidencia de dientes natales/neonatales

Síndrome de Ellis-van Creveld
Síndrome de Hallermann-Streiff
Sinostosis craneofacial
Esteatocistoma múltiple
Paquioniquia congénita
Síndrome de Sotos
Paladar hendido
Anomalía de Pierre Robin

B. Presentación clínica

Existe una variabilidad en la presentación clínica de los dientes natales y neonatales. Aunque algunos tienen la forma y el color de la corona normales y se mantienen firmemente en el proceso alveolar, otros se presentan como microdontes descoloridos con hipermovilidad, una característica común al tipo inmaduro de dientes natales/neonatales. El manejo del paciente depende de la presentación clínica.

C. Evaluación clínica

La evaluación clínica debe incluir una valoración del diente, los tejidos blandos orales y la disposición sistémica del paciente.

1. Evaluación dental
   a. Movilidad: la movilidad de los dientes superior a 1 mm suele ser una indicación para la extracción para evitar la aspiración durante la alimentación o el movimiento natural de la lengua/los labios.
   b. Color y forma del diente: la decoloración y la morfología anormal indican que se trata de un diente natal/neonatal inmaduro, que por lo regular requerirá su extracción.
   c. Formación de la raíz: es probable que un diente móvil carezca de estructura radicular y es propenso a la exfoliación temprana espontánea, con el riesgo de aspiración.
2. Evaluación de los tejidos blandos
   a. Superficie ventral de la lengua: la enfermedad de Riga-Fede es el término dado a un granuloma ulceroso formado en la superficie ventral de la lengua. Es el resultado de la irritación de la lengua por los bordes afilados de los dientes mandibulares natales/neonatales durante la alimentación. La enfermedad de Riga-

Fede puede parecer grave, pero es una lesión reactiva y benigna. Rara vez se requiere una biopsia de escisión y la lesión remite tras la aplicación de un tratamiento conservador (18).
   b. Los dientes natales y neonatales deben diferenciarse de las lesiones quísticas como los nódulos de Bohn (quistes gingivales del recién nacido, situados en la placa dura o en las crestas alveolares) y las perlas de Epstein (quistes palatinos del recién nacido, que se encuentran a lo largo de la línea media), tanto por la palpación como por la localización en la boca del bebé. Los nódulos de Bohn y las perlas de Epstein son firmes y tienen una superficie lisa y redondeada. Suele haber varios nódulos/perlas visibles. Cada una de estas entidades se reabsorberá de manera espontánea, por lo que no es necesario ningún tratamiento.
   c. Tejido gingival: el tejido blando alrededor del diente natal/neonatal debe ser examinado para detectar la presencia de inflamación o lesión granulomatosa, causada por la irritación de los márgenes cervicales afilados de un diente inmaduro.
3. Evaluación general
   La evaluación centrada en el problema debe buscar cualquier interferencia con la alimentación y la posibilidad de traumatismo en la superficie ventral de la lengua, el grado de movilidad y la madurez del tejido dental. La **tabla 61-2** enumera las afecciones sistémicas asociadas a una mayor incidencia de dientes natales/neonatales.
4. **Indicaciones para las extracciones:**
   a. Hipermovilidad del diente natal y neonatal
   b. Decoloración o dismorfología de la corona dental visible
   c. Irritación gingival por diente natal y neonatal

D. Precauciones

1. La cuestión inicial en el tratamiento de los dientes natales es si está indicada la extracción. No se aconseja la extracción indiscriminada de dientes natales/neonatales (19). El tratamiento debe ser individualizado para cada diente y para cada lactante.
2. En caso de que esté indicada la extracción, debe confirmarse que el paciente ha recibido la dosis adecuada de vitamina K al nacer (12). La literatura actual apoya la extracción del diente natal móvil a los 10 días o más después del nacimiento para asegurar el establecimiento de la flora intestinal adecuada para producir vitamina K, esencial para la producción de protrombina por el hígado, a menos que exista un riesgo significativo de aspiración (6-11), en cuyo caso puede estar justificada una extracción más temprana utilizando precauciones adicionales.
3. Debe obtenerse una historia familiar detallada, para descartar una coagulopatía congénita.
4. Después de la extracción, el alveolo debe ser cureteado para eliminar el tejido odontogénico (véase F).
5. Cuidados a largo plazo: ya sea que el paciente reciba un tratamiento restaurador conservador o una extracción, se debe alentar a los padres a mantener citas dentales regulares con un dentista pediátrico. Esta remisión permite

supervisar la función y la movilidad del diente o el lugar de la extracción residual para comprobar la correcta cicatrización y proporcionar orientación a los padres sobre las prácticas de higiene bucal para su hijo.

E. Técnica

Caso de no extracción

Si el diente está firmemente anclado en los tejidos gingivales y parece tener un color y una forma normales, la extracción no está indicada.

1. Si la madre se queja de molestias durante la lactancia, se debe fomentar el uso de un extractor de leche materna y la alimentación con biberón de la leche materna extraída.
2. Si el paciente presenta la enfermedad de Riga-Fede, debe consultarse a un odontólogo pediátrico. Los márgenes afilados del diente pueden modificarse utilizando resina dental compuesta fotopolimerizada o cemento de ionómero de vidrio para crear un contorno suave. Esto da lugar a la resolución espontánea de la lesión lingual (20, 21).
3. El alivio del dolor y una curación más rápida pueden lograrse aplicando con cuidado acetónido de triamcinolona (22).
4. Si se determina que la extracción no está justificada, los padres deben recibir orientación sobre la salud bucodental del bebé. El diente o los dientes deben cepillarse suavemente con un cepillo de dientes de cerdas suaves y untarlos con pasta dental fluorada por la mañana y por la noche después de la última toma. No se debe acostar al bebé en la cuna con un biberón que contenga leche artificial, leche o zumo.

Caso de extracción

Las recomendaciones previas al procedimiento incluyen:

1. Comprobación de la administración de suplementos de vitamina K al nacer
2. Al menos 10 días de edad, a menos que el exceso de movilidad suponga un riesgo de aspiración
3. Evaluación de enfermedades cardiacas, anemia, deficiencias de G6PD y NADH reductasa (23).
   a. **Equipo**
      (1) Pieza de gasa de 5 × 5 centímetros
      (2) Aplicador con punta de algodón
      (3) El anestésico tópico lidocaína al 2% en gel es el anestésico local de elección. Deben evitarse los anestésicos tópicos orales que contengan benzocaína debido al riesgo de metahemoglobinemia (24)
      (4) Tijeras quirúrgicas estériles de punta roma y cucharilla quirúrgica pequeña
   b. **Técnica**
      (1) Después de secar la encía alrededor del diente con una gasa, utilizar un aplicador con punta de algodón para poner una capa de anestesia tópica en el tejido blando que rodea el diente.
      (2) Sujetar el diente entre el pulgar y el dedo índice en el cuadrado de gasa y extraer suavemente el diente mediante un movimiento de rotación, con el diente asegurado dentro del cuadrado de gasa (**figs. 61-7 a 61-9**).

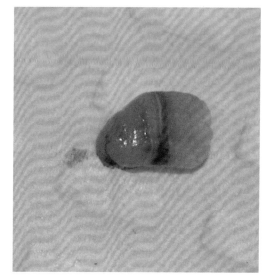

FIGURA 61-7 El diente natal que se extrajo sujetándolo con los dedos enguantados, con un cuadrado de gasa de 5 × 5 centímetros.

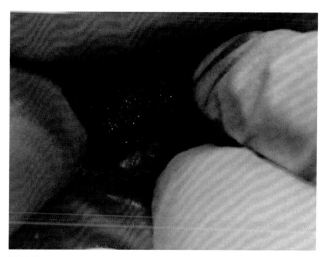

FIGURA 61-8 Cicatrización de la zona de extracción en 12 horas tras la extracción de dos dientes natales mandibulares.

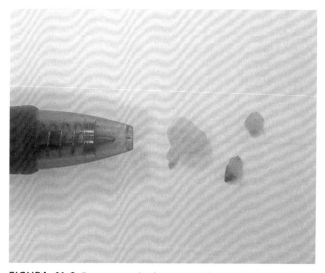

FIGURA 61-9 Fragmentos de diente extraído y tejido blando yuxtapuestos a la punta de un bolígrafo para referencia de tamaño. (Imagen por cortesía del Dr. Benjamin Hanks.)

(3) Se pueden utilizar tijeras de punta roma para cortar el tejido de unión si es muy fibroso o tenaz.

(4) Si se dispone de una pequeña cucharilla quirúrgica, el lugar de la extracción se debe raspar suavemente para eliminar el tejido odontogénico residual.

Si, a juicio del profesional médico, el diente no puede extraerse con la técnica anterior, es necesario remitir al bebé a un odontólogo pediátrico para que lo evalúe y realice una posible extracción.

F. Complicaciones de la extracción

1. Los tejidos que comprenden la papila dental o la vaina radicular epitelial de Hertwig permanecen en el alveolo de extracción (25). Estos tejidos pueden seguir formando tejidos duros dentales, es decir, dentina y estructura radicular (25, 26). Estos tejidos duros dentales aberrantes pueden interferir con la erupción normal de los dientes primarios adyacentes (25).

2. Se ha publicado un informe sobre la dificultad para lograr la hemostasia mediante presión localizada tras la extracción de un diente natal. Este paciente recibió un hemostato de colágeno microfibrilar sobre el lugar de la extracción (3).

3. Se ha informado del desarrollo de granuloma piogénico posextracción (27) y hamartoma (28).

4. En 9% de los pacientes con dientes natales/neonatales asociados a hendidura alveolar, puede desarrollarse posteriormente una segunda estructura similar a un diente. Esto enfatiza la necesidad de mantener evaluaciones y exámenes dentales regulares para estos pacientes después del tratamiento conservador o quirúrgico de los dientes natales o neonatales.

Referencias

1. Spouge JD, Feasby WH. Erupted teeth in the newborn. *Oral Surg Oral Med Oral Pathol.* 1966;22:198–208.
2. Hebling J, Zuanon ACC, Vianna DR. Dente natal—a case of natal teeth. *Odontol Clin.* 1997;7:37–40.
3. Brandt SK, Shapiro SD, Kittle PE. Immature primary molars in the newborn. *Pediatr Dent.* 1983;5:210–213.
4. Haberland C, Persing J. Neonatal teeth in a 6-week-old baby with bilateral cleft lip and palate: case report and review of the literature. *Oral Surg Oral Med Oral Pathol Oral Radiol Endod.* 2010;110:e20–e21.
5. Kates GA, Needleman HL, Holmes LB. Natal and neonatal teeth: a clinical study. *J Am Dent Assoc.* 1984;109:441–443.
6. American Academy of Pediatric Dentistry. Guideline on management considerations for pediatric oral surgery and oral pathology. *Pediatr Dent.* 2016;38(6):315–324.
7. Badenhoff J, Gorlin RJ. Natal and neonatal teeth: Folklore and fact. *Pediatrics.* 1963;32:1087–1093.
8. Friend GW, Mincer HH, Carruth KR, et al. Natal primary molar: case report. *Pediatr Dent.* 1991;13:173–175.
9. Masatomi Y, Abe K, Ooshima T. Unusual multiple natal teeth: case report. *Pediatr Dent.* 1991;13:170–172.
10. Kumar A, Grewal H, Verma M. Posterior natal teeth. *J Indian Soc Pedod Prev Dent.* 2011;29:68–70.
11. Leung AK, Robson WL. Natal teeth: a review. *J Natl Med Assoc.* 2006;98(2):226–228.
12. Cunha RF, Boer FA, Torriani DD, et al. Natal and neonatal teeth: review of the literature. *Pediatr Dent.* 2001;23:158–162.
13. Dahake PT, Shelke AU, Kale YJ, et al. Natal teeth in premature dizygotic twin girls. *BMJ Case Rep.* 2015;2015. doi: 10.1136/bcr-2015-211930.
14. Cizmeci MN, Kanburoglu MK, Uzun FK, et al. Neonatal tooth in a preterm infant. *Eur J Pediatr.* 2013;172(2):279.
15. Yilmaz RB, Cakan DG, Mesgarzadeh N. Prevalence and management of natal/neonatal teeth in cleft lip and palate patients. *Eur J Dent.* 2016;10(1):54–58.
16. Kadam M, Kadam D, Bhandary S, et al. Natal and neonatal teeth among cleft lip and palate infants. *Natl J Maxillofac Surg.* 2013;4(1):73–76.
17. Alaluusua S, Kiviranta H, Leppaniemi A, et al. Natal and neonatal teeth in relation to environmental toxicants. *Pediatr Res.* 2002;52:652–655.
18. Hong P. Riga-Fede disease: traumatic lingual ulceration in an infant. *J Pediatr.* 2015;167:204.
19. Watt J. Needless extractions. *Br Dent J.* 2004;197:170.
20. Slayton R. Treatment alternatives for sublingual traumatic ulceration (Riga-Fede disease). *Pediatr Dent.* 2000;22:413–414.
21. Volpato LE, Simoles CA, Simoles F, et al. Riga-Fede disease associated with natal teeth: two different approaches in the same case. *Case Rep Dent.* 2015;2015:234961.
22. Seminario AL, Ivancakova R. Natal and neonatal teeth. *Acta Med (Hradec Kralove).* 2004;47:229–233.
23. Bayat A, Kosinski RW. Methemoglobinemia in a newborn: a case report. *Pediatr Dent.* 2011;33:252–254.
24. U.S. Food and Drug Administration. FDA Drug Safety Communication: reports of a rare, but serious and potentially fatal adverse effect with the use of over-the-counter (OTC) benzocaine gels and liquids applied to the gums or mouth. http://www.fda.gov/Drugs/DrugSafety/ucm250024.htm. Accessed July 1, 2011.
25. Nedley MP, Stanley RT, Cohen DM. Extraction of natal teeth can leave odontogenic remnants. *Pediatr Dent.* 1995;17:457.
26. Kim SH, Cho YA, Kim MS, et al. Complication after extraction of natal teeth with continued growth of dental papilla. *Pediatr Dent.* 2016;38:137–142.
27. Muench MG, Layton S, Wright JM. Pyogenic granuloma associated with a natal tooth: case report. *Pediatr Dent.* 1992;14:265–267.
28. Oliveira LB, Tamay TK, Wanderley MT, et al. Gingival fibrous hamartoma associated with natal teeth. *J Clin Pediatr Dent.* 2005;29:249–252.

Reducción del tabique nasal dislocado del recién nacido

Christine M. Clark, Kelly A. Scriven y Earl H. Harley, Jr.

A. Antecedentes

Las deformaciones nasales transitorias pueden producirse como consecuencia de la compresión fetal en el útero o durante el parto, y por lo regular se resuelven sin intervención en los primeros días de vida (**fig. 62-1**). En algunos casos, la compresión fetal durante el parto puede ser suficiente para provocar una verdadera dislocación del tabique nasal (**fig. 62-2**). Se estima que la incidencia de las dislocaciones del tabique nasal verdaderas oscila entre 0.6 y 4%, y se sugiere

la corrección, dentro de los primeros 3 o 4 días de vida, de las dislocaciones septales graves con obstrucción nasal para garantizar los mejores resultados posibles a largo plazo; sin embargo, puede considerarse la observación con exámenes seriados en los casos menos graves sin obstrucción (1-7).

La exploración física del recién nacido permite distinguir entre la deformidad por compresión transitoria y la verdadera dislocación. Para hacer esta distinción, debe aplicarse una suave presión sobre la punta nasal. Si el tabique se desplaza de la línea media en la base, debe sospecharse una dislocación, ya que el tabique comprimido no demostrará esta movilidad. Además, la aplicación de una presión suave restablecerá la anatomía nasal normal en los casos de deformidad por compresión; sin embargo, esto no se observa en las verdaderas dislocaciones del tabique. También se puede realizar una endoscopia nasal para diferenciar entre ambas.

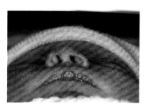 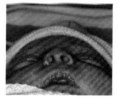

FIGURA 62-1 Compresión nasal sin desviación septal. **A.** Poco después del nacimiento, la nariz es asimétrica por la simple compresión con un tabique angulado en reposo. **B.** El tabique asume su ángulo normal. (De Fletcher MA. *Physical Diagnosis in Neonatology.* Philadelphia, PA: Lippin-cott-Raven; 1998:211.)

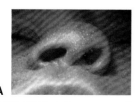 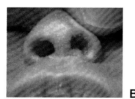

FIGURA 62-2 A. En reposo es difícil distinguir una verdadera desviación. **B.** Los intentos de restablecer la anatomía normal son infructuosos, ya que el tabique permanece desviado en la base. (De Fletcher MA. *Physical Diagnosis in Neonatology.* Philadelphia, PA: Lippincott-Raven; 1998:211.)

B. Indicaciones

1. Dislocación septal grave con presencia de obstrucción nasal.
2. Para prevenir la dificultad para respirar y alimentarse, y evitar la epistaxis, la maloclusión y la obstrucción nasal.
3. La reducción del periodo neonatal puede obviar la necesidad de una futura cirugía.

C. Contraindicaciones

1. Anomalías congénitas nasales o de la línea media concomitantes que requieren un tratamiento más amplio
2. Dislocación septal posterior determinada por rinoscopia
3. Cavidad nasal pequeña desfavorable a la instrumentación con fórceps septales

D. Equipo

1. Pinzas de tabique de Walsham modificadas u otras pinzas de tabique de tamaño adecuado (**fig. 62-3**)

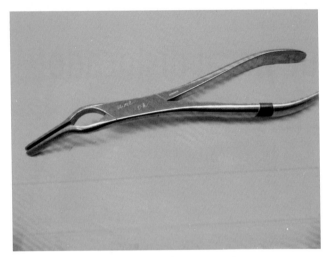

FIGURA 62-3 Pinzas Walsham para el tabique nasal.

E. Consideraciones previas al procedimiento

1. **El tabique nasal dislocado debe reducirse en los primeros 3 o 4 días de vida.**
2. Debe realizarse una evaluación otorrinolaringológica exhaustiva para detectar luxaciones refractarias, anomalías faciales concomitantes o ambas.
3. Debe considerarse la colocación de una vía aérea oral o una sonda nasogástrica de gran calibre para separar la lengua del paladar y facilitar la respiración oral, ya que muchos recién nacidos son respiradores nasales obligados.

F. Técnica

1. En primer lugar, asegurarse de que la cabeza del bebé está adecuadamente sujeta.
2. Avanzar con cuidado la pinza septal más allá de la columela y dentro de las fosas nasales a lo largo de la cara anterior del tabique cartilaginoso. La pinza debe avanzar hasta una profundidad de entre 0.5 y 1.0 cm y no debe pasar más allá de la cara inferior del cornete medio. El avance debe ser siempre suave y no forzado (**fig. 62-4**).
3. La pinza debe cerrarse con cuidado sobre el tabique. Para alinear el tabique con el surco nasal del vómer, debe ejercerse presión sobre los bordes inferiores de las hojas de la pinza hacia la línea media. Puede ser necesario dirigir la pinza ligeramente hacia arriba para levantar el aspecto inferior del tabique sobre el vómer y dentro del surco nasal (**fig. 62-4B, C**).

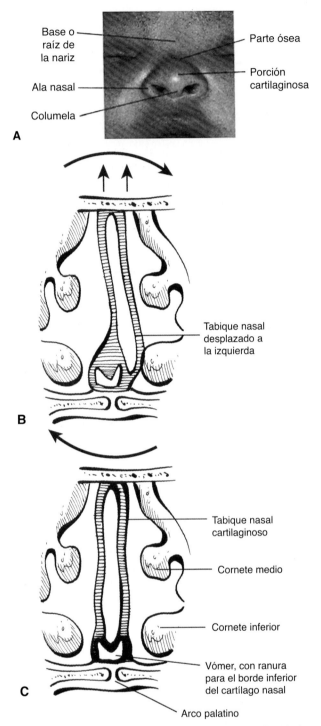

FIGURA 62-4 **A.** Puntos de referencia de la anatomía nasal. **B.** El tabique nasal cartilaginoso desplazado hacia la izquierda desde la cresta del vómer. Las *flechas grandes* indican la dirección de giro de las palas de la pinza necesaria para volver a colocar el tabique en el surco; las *flechas pequeñas* indican el tirón simultáneo hacia arriba. **C:** el tabique después de la sustitución. (A: De Fletcher MA. *Physical Diagnosis in Neonatology.* Philadelphia, PA: Lippincott-Raven; 1998:211.)

4. Reexaminar el tabique nasal para asegurar una reducción adecuada

G. Complicaciones

1. Epistaxis
2. Lesión del tabique, de las estructuras nasales adyacentes o de ambos
3. Lesión en la base del cráneo que provoque una fuga de líquido cefalorraquídeo (LCR) (complicación extremadamente infrecuente)
4. Dislocación septal persistente

Referencias

1. Kawalski H, Spiewak P. How septum deformations in newborns occur. *Int J Pediatr Otorhinolaryngol.* 1998;44(1):23–30.
2. Podoshin L, Gertner R, Fradis M, et al. Incidence and treatment of deviation of the nasal septum in newborns. *Ear Nose Throat J.* 1991;70:485.
3. Tasca I, Compradretti GC. Immediate correction of nasal septal dislocation in newborns: long-term results. *Am J Rhinol.* 2004;18(1):47–51.
4. Cashman EC, Farrell T, Shandilya M. Nasal birth trauma: a review of appropriate treatment. *Int J Otolaryngol.* 2010; 2010:752974.
5. Hughes CA, Harley EH, Milmoe G, et al. Birth trauma in the head and neck. *Arch Otolaryngol Head Neck Surg.* 1999;125(2): 193–199.
6. Harugop AS, Mudhol RS, Hajare PS, et al. Prevalence of nasal septal deviation in new-borns and its precipitating factors: a cross-sectional study. *Indian J Otolaryngol Head Neck Surg.* 2012;64(3):248–251.
7. Jeppesen F, Windfeld I. Dislocation of the nasal septal cartilage in the newborn. Aetiology, spontaneous course and treatment. *Acta Obstet Gynecol Scand.* 1972;51:5–15.

63

Frenotomía lingual

Kelly A. Scriven y Earl H. Harley, Jr.

A. Definiciones

1. **Frenillo lingual:** pliegue de mucosa que conecta la línea media de la superficie inferior de la lengua con el suelo de la boca (1). Por lo regular es delgado, membranoso y avascular en el recién nacido (**fig. 63-1**).

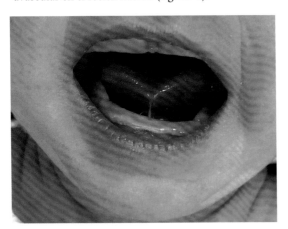

FIGURA 63-1 Recién nacido con anquiloglosia anterior tipo 1 significativa. Obsérvese la lengua en forma de corazón, la incapacidad de levantar la punta de la lengua hacia el paladar. (Fotografía cortesía de Earl Harley, MD.)

2. **Anquiloglosia (lengua atada):** anomalía oral congénita, caracterizada por un frenillo lingual anormalmente corto, grueso o apretado (1). "Anquiloglosia" deriva del griego *ankylos*-atadura, y *glossa*-lengua.

   (a) Hay muchas variaciones diferentes de la lengua atada con distintos grados de gravedad, localización e importancia clínica.

   (b) Puede restringir la movilidad de la punta de la lengua y provocar dificultades en la lactancia del bebé, así como complicaciones maternas como dolor de pezones y mastitis.

   (c) El anquilosamiento de la lengua tiene una predisposición genética con mayor incidencia en los varones primogénitos, con una proporción hombre-mujer de 2.6:1 (2, 3).

   (d) La incidencia de la anquiloglosia en los bebés se ha estimado entre 0.1 y 12.1% (4).

3. **Ligadura lingual anterior:** posición anterior del frenillo lingual, por lo regular muy fino y membranoso, con el consiguiente movimiento restringido de la lengua (hasta 94% de las ligaduras linguales) (1).

   (a) Por lo general es fácilmente evidente en el examen físico.

   (b) También se puede dividir en tipo 1 (la lengua está atada al suelo de la boca en sentido anterior, creando una lengua en forma de corazón, **fig. 63-1**) y tipo 2 (la lengua está atada en sentido proximal con una elevación restringida, **fig. 63-2**) (3).

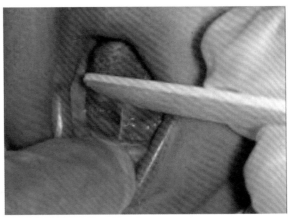

FIGURA 63-2 Recién nacido con anquiloglosia tipo 2. (Fotografía cortesía de Earl Harley, MD.)

4. **Ligadura lingual posterior:** más sutil y, por lo tanto, más difícil de diagnosticar, ya que la punta anterior de la lengua suele tener movimiento libre; sin embargo, el movimiento general de la lengua puede estar restringido.

   (a) Si no es visible, puede palparse con el dedo enguantado como "bulto" o banda gruesa en la superficie ventral de la lengua.

   (b) También puede subdividirse en el tipo 3 (la lengua parece normal, pero la movilidad está limitada por una banda fibrosa corta a medio camino de la punta de la lengua) y el tipo 4 (movilidad limitada de la lengua en el marco de una limitación fibrosa en la parte más posterior del frenillo) (2, 3).

5. **Frenotomía lingual (recorte de la lengua):** procedimiento quirúrgico menor, apropiado para el tratamiento de la anquiloglosia significativa en los bebés.
   a. "La frenotomía" consiste en aislar el frenillo, que se corta con instrumentos afilados hasta la base del músculo.
   b. Puede realizarse a pie de cama en la unidad de cuidados intensivos neonatales o en la unidad de posparto, o en un entorno de clínica ambulatoria por un médico capacitado (4).
6. **Frenuloplastia, frenulectomía o frenectomía:** procedimientos quirúrgicos más complicados en los que se extirpa el frenillo lingual, incorporando la elevación del colgajo o técnicas de plastia en Z.
   a. Reservado para niños mayores, adultos o bebés con un frenillo lingual complicado, como un frenillo engrosado que contiene el músculo geniogloso o una anquiloglosia "completa" en la que la lengua está fusionada con el suelo de la boca. Se realiza en el quirófano, por un otorrinolaringólogo o cirujano oral, bajo sedación consciente o anestesia general.
   b. Otras técnicas implican la cauterización con el uso de dióxido de carbono, erbium:YAG, o Nd:YAG, que requieren un profesional capacitado en láser (4-6).

B. Propósito

1. *Frenotomía lingual:* se realiza cuando la presencia de anquiloglosia restringe o impide la capacidad del bebé para agarrarse con éxito.
   a. Más común en los bebés lactantes.
   b. A veces es necesario en los lactantes que utilizan una tetina artificial (7).
2. Otros problemas relacionados con la anquiloglosia que pueden manifestarse en niños mayores y adultos, para los que debe considerarse la frenotomía profiláctica en la infancia (cuando el procedimiento es relativamente sencillo y seguro):
   a. *Problemas mecánicos:* recesión gingival, maloclusión, problemas dentales, dificultad para limpiar el vestíbulo oral, para tocar un instrumento, para consumir helados.
   b. Errores de articulación en el habla (8, 9).

C. Antecedentes

1. Hay mucha controversia en torno a la anquiloglosia:
   a. *Definiciones:* van desde descripciones vagas de una lengua que funciona con un rango de actividad inferior al normal hasta la descripción específica de un frenillo que es corto, grueso, muscular o fibrótico (2-4, 7, 8)
   b. Importancia clínica
      (1) Antes de la introducción y el uso generalizado de los sustitutos de la leche materna a principios del siglo xx, la lactancia materna era necesaria para la supervivencia.
         (a) La liberación de la ligadura lingual por lo regular era realizada por la matrona en el momento del parto (2).

   (b) El anquilosamiento de la lengua no suele suponer un problema para el proceso más pasivo de la alimentación con biberón.
   (c) Con la disminución de las tasas de lactancia materna, la frenotomía se hizo innecesaria para la alimentación de los niños.
   (d) Sin embargo, en las décadas de 1980 y 1990 comenzaron a surgir investigaciones más recientes sobre los beneficios de la lactancia materna, tanto para las madres como para los lactantes. Estos beneficios han dado lugar a intentos más específicos de resolver los problemas de la lactancia materna en los lactantes, como la anquiloglosia (2, 4, 7).
   c. Necesidad de intervención quirúrgica
      (1) Algunos lactantes con anclaje lingual pueden ser amamantados con éxito sin intervención quirúrgica (1, 4). Las intervenciones no quirúrgicas incluyen protectores de pezones, cambios de posición y ejercicios de estiramiento de la lengua.
      (2) Cada díada de lactancia es una combinación única de muchos factores, incluyendo las estructuras intraorales del bebé, la adecuación de la succión y el tamaño, la forma y la elasticidad de los pezones maternos.
      (3) Un cuerpo emergente de literatura sugiere que, para aquellas parejas madre-bebé que están experimentando dificultades en la lactancia materna asociadas con la presencia de anudamiento lingual, la frenotomía es un medio seguro, eficaz e inmediato de proporcionar alivio de los síntomas y apoyar la lactancia materna.
   d. Momento de la intervención quirúrgica
      (1) Existe controversia sobre cuándo debe realizarse exactamente la frenotomía y en qué contexto.
      (2) Históricamente, la frenotomía se realizaba al nacer; sin embargo, en tiempos más recientes el procedimiento se ha realizado con seguridad en niños de hasta 5 años de edad.
      (3) La literatura emergente sugiere que la frenotomía es más efectiva en la primera semana de vida (*Sección K*).

D. Indicaciones

1. En el neonato, presencia de anquiloglosia, por lo regular en un lactante, causando uno o más de los siguientes síntomas:
   a. Traumatismo del pezón materno, dolor, infección del pezón o del pecho
   b. Mal agarre
   c. Lactancia ineficaz, lactancia continua
   d. Pérdida de peso, poco aumento de peso del bebé, retraso en el desarrollo
   e. Destete temprano
      (1) Un análisis de los foros de lactancia en línea mostró que las madres experimentaron frustración por el hecho de que los proveedores pasaran por

alto o no diagnosticaran la anquiloglosia. Asimismo, observaron una mejora tanto física como subjetiva tras la frenotomía (2, 7, 8).

E. Contraindicaciones

1. Presencia de músculo genigloso o tejido vascular en el frenillo, sin tejido membranoso fino para la incisión. Remitir al cirujano adecuado para que considere la posibilidad de realizar una frenuloplastia.
2. Trastorno hemorrágico conocido (por ejemplo, hemofilia). Remitir al otorrinolaringólogo para su reparación en el quirófano.

F. Limitaciones

1. Si la dificultad para amamantar no fue causada por el anclaje lingual, la liberación de este no dará lugar a una mejora. Los bebés con causas multifactoriales de dificultad para alimentarse pueden obtener pocos beneficios del procedimiento (4).
2. Incluso cuando la causa es el anquilosamiento de la lengua, debe prestarse atención al enganche y a la succión después de la liberación para garantizar el mejor resultado.
   a. Después de la frenotomía, no es raro que se requiera un periodo de entrenamiento de succión, por parte de un especialista en lactancia debidamente formado, para corregir los movimientos anormales de la lengua.
   b. El seguimiento con un especialista en lactancia capacitado es en extremo importante para el éxito de la lactancia.

G. Equipo

Estéril

1. Tijeras de Iris o de tenotomía
2. Retractor acanalado (opcional-ver abajo) **(fig. 63-3)**

3. Guantes
4. Gasas
5. 24% de sacarosa oral (opcional)
6. Gel anestésico tópico para uso oral (opcional; véase abajo)
7. Hisopo de algodón
8. Neo-Sinefrina tópica, Gelfoam o barritas de nitrato de plata (opcional; véase abajo)

No estéril

1. Manta o toalla para envolver

H. Precauciones

1. Asegurarse, mediante un examen cuidadoso del frenillo, de que no hay tejido vascular o muscular en el campo de la incisión. Se puede utilizar la transiluminación para mejorar la visualización.
2. Evitar los orificios del conducto submandibular laterales al frenillo.

I. Técnica (1, 2, 4, 10)

1. Obtener el consentimiento informado, incluyendo los riesgos de no beneficio y de hemorragia (véase el capítulo 3).
2. Envolver con firmeza al bebé en una manta o toalla.
3. Los padres o el asistente sostienen al bebé en una posición firme y vertical, y el asistente le sostiene la cabeza para evitar el movimiento lateral.
4. Colocarse a la derecha del bebé si es diestro, o directamente frente a él.
5. Visualizar el frenillo colocando la fuente de luz a la izquierda del bebé, permitiendo en esencia la transiluminación del frenillo.
6. La retracción puede realizarse mediante varios métodos. Uno de ellos consiste en colocar dos dedos enguantados de la mano izquierda debajo de la lengua, a ambos lados de la línea media. Como alternativa se puede utilizar un retractor acanalado o dos aplicadores con punta de algodón para

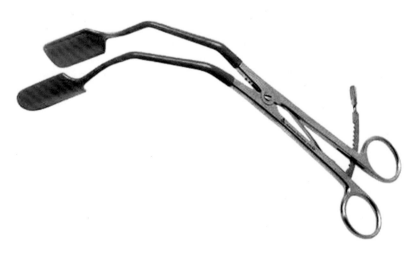

FIGURA 63-3 Retractor acanalado utilizado para elevar la lengua. Las tijeras de Iris hacen la incisión. (Foto cedida por cortesía de CooperSurgical, Inc.)

empujar la lengua hacia el paladar, exponiendo el frenillo. Una vez retraído, inspeccione el frenillo en busca de estructuras vasculares o musculares. Identifique los conductos submandibulares, situados en el suelo de la boca, y evite su interrupción.

7. Uso de anestesia local (opcional).
   a. Sin anestesia las molestias son mínimas y breves porque el frenillo está poco inervado.
   b. Se puede aplicar un gel anestésico tópico en el frenillo con un hisopo de algodón.

8. Dividir el frenillo membranoso con tijeras estériles de Iris o de tenotomía.
   a. *Para la ligadura de la lengua anterior*
      (1) Comenzar en el borde libre y proceder posteriormente, teniendo cuidado de permanecer cerca de la superficie ventral de la lengua y lejos del suelo de la boca. De esta forma se evita la lesión de los conductos salivales submandibulares y sublinguales.
      (2) En la mayoría de los casos, un solo corte liberará la lengua lo suficiente.
      (3) A veces se requieren dos o tres cortes pequeños y secuenciales (de 1 a 3 mm).
      (4) Cada corte posterior permite mejorar la retracción y la visualización para el siguiente corte.
      (5) El límite posterior de la disección es el músculo geniogloso y el haz vascular. En este punto, la lengua se libera y puede extenderse más allá del reborde alveolar inferior y los labios y elevarse hasta el paladar, lo cual es crucial para la lactancia.
      (6) Observar y palpar la presencia de la atadura lingual posterior, que puede haber quedado oculta por la atadura lingual anterior. Si está presente, puede ser necesario el siguiente paso.
   b. *Para la ligadura posterior de la lengua*
      Solo debe ser realizada por profesionales con experiencia en el tratamiento de la atadura lingual posterior, dada la proximidad al músculo geniogloso y al haz neurovascular. El daño a las estructuras musculares puede causar dolor posoperatorio, y la interrupción del haz neurovascular puede provocar hemorragias.
      (1) Visualizar y palpar la zona sublingual y la superficie ventral de la lengua. Una pequeña banda membranosa puede ser visible o no.
      (2) El diagnóstico se realiza por palpación. Con la uña del dedo índice empujar la línea media hacia atrás. Una atadura lingual posterior se sentirá como una banda vertical apretada bajo la membrana mucosa.
      (3) Recortar en el centro de la banda con las tijeras de iris lo más estrecho posible hasta que se abra la forma de diamante (**fig. 63-4**).
      (4) Palpar los bordes del "diamante". Puede haber bordes tensos lateralmente, que pueden necesitar un recorte de otro milímetro hasta que dejen de estar tensos y el "diamante" esté bien abierto.

9. Controlar cualquier hemorragia (por lo regular mínima) con presión directa aplicada con una gasa estéril. En gene-

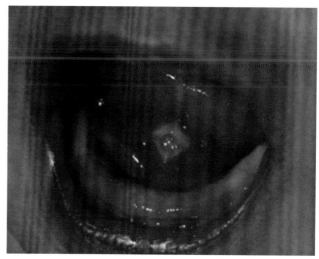

FIGURA 63-4 Frenotomía completada de la ligadura lingual posterior con diamante abierto evidente. (Fotografía por cortesía de Kimberlie Furness.)

ral hay más sangrado con el recorte del frenillo posterior. Si el sangrado es excesivo (más de 3 a 5 mL):
   a. Continuar aplicando presión. Los pasos siguientes rara vez son necesarios.
   b. Aplicar neosinefrina u oximetazolina tópica como vasoconstrictor en un hisopo de algodón, *o*
   c. Aplicar un pequeño trozo de Gelfoam empapado en Neo-Sinefrina *o*
   d. Frotar con un palo de nitrato de plata

10. Informar a la madre que puede reanudar la lactancia materna de inmediato. Esto ayuda a detener la hemorragia y reconforta al bebé. Las madres suelen notar una mejora inmediata y espectacular de la lactancia, con una reducción de las molestias, un mejor agarre, una succión más fuerte y la ausencia de los chasquidos que suele producir el bebé con la lengua atada mientras mama. En ocasiones es necesario un entrenamiento continuado de la succión con un asesor de lactancia. Animar a la madre a dar el pecho de forma exclusiva cuando sea posible, ya que una alimentación más pasiva con biberón puede desanimar al bebé a tomar el pecho.

11. No se requiere terapia antibiótica.

12. En el posoperatorio se formará un coágulo de fibrina blanca. Tranquilizar a los padres diciéndoles que no es un signo de infección.

13. Organizar un seguimiento en 1 o 2 semanas para comprobar la cicatrización y reevaluar el aumento de peso y el agarre del bebé.

14. Indicar a la madre que consulte de inmediato a su pediatra en caso de pérdida de peso, incapacidad para alimentarse, fiebres u otras preocupaciones.

15. Indique a la madre que realice masajes en la zona quirúrgica dos o tres veces al día en la fase de cicatrización para prevenir las cicatrices posoperatorias.

J. Complicaciones (1, 2, 4, 11, 12)

1. Extremadamente raro cuando lo realiza un profesional familiarizado y cómodo con el procedimiento.

   a. Casi nunca se produce una hemorragia excesiva a menos que se seccionen las arterias o las venas linguales profundas. Se han descrito casos raros de hemorragia posoperatoria que han provocado un choque hipovolémico.

   b. *Infección:* extremadamente rara.

   c. *Daño a la lengua:* extremadamente raro; podría deberse a la disección continuada más allá del músculo geniogloso, o a la disección continuada más allá del "diamante" abierto en la ligadura posterior de la lengua.

   d. *Daño a los conductos submandibulares:* extremadamente raro; puede evitarse realizando la frenotomía lo más cerca posible de la lengua ventral.

   e. Anquiloglosia recurrente por exceso de cicatrización.

      (1) La complicación más común.

      (2) A menudo se debe a la no realización de ejercicios linguales y masajes en el posoperatorio.

      (3) Por lo regular es menos grave que la presentación original de la anquiloglosia, y es susceptible de ser sometida a una cirugía de revisión.

   f. Glosoptosis (colapso posterior de la lengua) debido a una excesiva movilidad de la lengua. Por lo general, solo es preocupante en los bebés con glosoptosis subyacente (como en la secuencia de Pierre Robin).

K. Resultados (2-4, 7-9, 13-17)

1. Aunque la frenotomía se ha realizado durante siglos, los datos de resultados sobre el tema han sido limitados en la última década.

2. La frenotomía parece reducir de manera eficaz las dificultades de la lactancia materna al disminuir la compresión del pezón por la lengua y dar lugar a un mejor agarre, una alimentación más eficaz y una disminución del dolor materno.

   a. Los estudios realizados hasta la fecha han demostrado una mejora significativa de las puntuaciones en las evaluaciones de la lactancia materna tras la realización de la frenotomía.

   b. En un estudio las madres creían firmemente que la frenotomía beneficiaba la capacidad de su hijo para ser amamantado y estaban más inclinadas a seguir amamantando. Las madres observaron una disminución del dolor y las molestias en el bebé al amamantarlo después del procedimiento.

3. Además, las madres han observado un mayor beneficio cuando la frenotomía se realiza en la primera semana de vida en algunas series, en comparación con las realizadas más tarde.

4. Otros beneficios de la frenotomía señalados en la bibliografía son la introducción más temprana de los alimentos sólidos, la mejora del habla, de la higiene bucal y de la capacidad de comer alimentos como el helado. Se necesitan más estudios para evaluar los efectos a largo plazo de la frenotomía.

Referencias

1. Hong P, Lago D, Seargeant J, et al. Defining ankyloglossia: a case series of anterior and posterior tongue ties. *Int J Pediatr Otorhinolaryngol.* 2010;74:1003.

2. Steehler MW, Steehler MK, Harley EH. A retrospective review of frenotomy in neonates and infants with feeding difficulties. *Int J Pediatr Otorhinolaryngol.* 2012;76:1236–1240.

3. Coryllos E, Genna CW, Salloum AC. Congenital tongue-tie and its impact on breastfeeding. *American Academy of Pediatrics Newsletter (Summer).* 2004;1–6.

4. Walsh J, Tunkel D. Diagnosis and treatment of ankyloglossia in newborns and infants: a review. *JAMA Otolaryngol Head Neck Surg.* 2017;143(10):1032–1039.

5. Choi YS, Lim JS, Han KT, et al. Ankyloglossia correction: Z-plasty combined with genioglossus myotomy. *J Craniofac Surg.* 2011;22(6):2238–2240.

6. Chiniforush N, Ghadimi S, Yarahmadi N, et al. Treatment of ankyloglossia with carbon dioxide ($CO2$) laser in a pediatric patient. *J Lasers Med Sci.* 2013;4(1):53–55.

7. Srinivasan A, Dobrich C, Mitnick H, et al. Ankyloglossia in breastfeeding infants: the effect of frenotomy on maternal nipple pain and latch. *Breastfeed Med.* 2006;1(4):216–224.

8. Walls A, Pierce M, Wang H, et al. Parental perception of speech and tongue mobility in three year olds after neonatal frenotomy. *Int J Pediatr Otorhinolaryngol.* 2014;78:128–131.

9. Vaz AC, Bai PM. Lingual frenulum and malocclusion: an overlooked tissue or a minor issue. *Indian J Dent Res.* 2015; 26(5):488–492.

10. Buryk M, Bloom D, Shope T. Efficacy of neonatal release of ankyloglossia: a randomized trial. *Pediatrics.* 2011;128:280–288.

11. Tracy LF, Gomez G, Overton LJ, et al. Hypovolemic shock after labial and lingual frenulectomy: a report of two cases. *Int J Pediatr Otorhinolaryngol.* 2017;100:223–224.

12. Genther DJ, Skinner ML, Bailey PJ, et al. Airway obstruction after lingual frenulectomy in two infants with Pierre-Robin Sequence. *Int J Pediatr Otorhinolaryngol.* 2015;79(9):1592–1594.

13. Kumar RK, Nayana Prabha PC, Kumar C, et al. Ankyloglossia in Infancy: an Indian Experience. *Indian Pediatr.* 2017;54(2): 125–127.

14. Wong K, Patel P, Cohen MB, et al. Breastfeeding infants with ankyloglossia: insight into mothers' experiences. *Breastfeed Med.* 2017;12:86–90.

15. Geddes DT, Langton DB, Gollow I, et al. Frenulotomy for breastfeeding infants with ankyloglossia: effect on milk removal and sucking mechanism as imaged by ultrasound. *Pediatrics.* 2008;122:188–194.

16. O'Callahan C, Macary S, Clemente S. The effects of office-based frenotomy for anterior and posterior ankyloglossia on breastfeeding. *Int J Pediatr Otorhinolaryngol.* 2013;77:827–832.

17. Ricke LA, Baker NJ, Maldon-Kay DJ, et al. Newborn tongue-tie: prevalence and effect on breastfeeding. *J Am Board Fam Pract.* 2005;18:1–7.

A

Apéndice

Capítulo 2
Listas de comprobación para procedimientos seleccionados

Las siguientes listas de comprobación se proporcionan como complemento de los capítulos. Pueden utilizarse con fines de formación o para garantizar la calidad y la coherencia en la realización de los procedimientos.

LISTA DE CONTROL DE LA PUNCIÓN VESICAL SUPRAPÚBICA	
PASOS DEL PROCEDIMIENTO	**COMENTARIOS**
1. No hay contraindicaciones: micción hace < 1 h, deshidratación, vientre distendido, problema hemorrágico no corregido	
2. Tiempo de espera: paciente correcto, procedimiento correcto, consentimiento Aplicación de crema anestésica local	
3. Comprobar el equipo ☐ Mascarilla/guantes estériles ☐ Pequeña gasa estéril ☐ Hisopos antisépticos x 3 (povidona yodada) ☐ Agua limpia ☐ Toalla estéril o paño de apertura ☐ Venda adhesiva pequeña ☐ Jeringa de 3 mL ☐ Luz de transiluminación o ultrasonido portátil (opcional) ☐ Aguja calibre 22 x 1.5 pulgadas o aguja de mariposa ☐ Frasco de muestra estéril con tapa	
4. Hacer que el asistente sujete al bebé en posición supina de piernas de rana	
5. Localizar puntos de referencia: palpar la parte superior del hueso púbico, percutir la vejiga Utilizar el transiluminador o la ecografía portátil para comprobar si la vejiga está llena	
6. Usar mascarilla; "lavarse" las manos, usar guantes estériles	
7. Limpiar el área suprapúbica y el área sobre el hueso púbico con hisopos antisépticos tres veces y secar al aire durante 30 s	
8. Colocar paños estériles sobre los muslos del bebé y debajo de la zona suprapúbica	
9. Colocar la aguja en la jeringa; palpar la sínfisis del pubis	
10. Insertar la aguja 1-2 cm por encima de la sínfisis del pubis en la línea media Mantener la aguja perpendicular a la superficie o ligeramente cauda	
11. Avanzar la aguja 2-3 cm: aspirar suavemente mientras se avanza la aguja; dejar de avanzar cuando la orina entre en la jeringa Recoger la muestra de orina y retirar la aguja	
12. No avanzar la aguja más de 3 cm No redirigir la aguja en diferentes direcciones "buscando" orina	
13. Aplicar presión sobre la zona de punción con una gasa estéril para detener la hemorragia Limpiar el antiséptico con agua limpia y aplicar un pequeño vendaje adhesivo	
14. Retirar la aguja y transferir la muestra de orina a un recipiente estéril para el cultivo de orina y otras pruebas	

LISTA DE CONTROL PARA LA PUNCIÓN LUMBAR	
PASOS DEL PROCEDIMIENTO	**COMENTARIOS**
1. Tiempo de espera: paciente correcto/procedimiento correcto/consentimiento ¿No hay contraindicaciones? Aplicación de crema anestésica local	
2. Comprobar el equipo ☐ Gorro/mascarilla/bata/guantes estériles ☐ Kit de PL O ☐ Vaso con solución antiséptica de yodoforo o hisopos antisépticos ☐ Toallas estériles o paños de apertura ☐ Anestesia local/medicamentos para el dolor ☐ Aguja espinal calibre 22 × 1.5 pulgadas (dos agujas) ☐ Tubos de muestra con tapa × 3 ☐ Venda adhesiva pequeña ☐ Medicación para el dolor (fentanilo para el lactante ventilado; inyección de lidocaína local al 1% para el lactante no ventilado; sacarosa oral si procede)	
3. Monitor cardiorrespiratorio y oxímetro de pulso	
4. Hacer que el asistente sujete al bebé en decúbito lateral o en posición sentada con la columna vertebral flexionada; evitar la flexión del cuello	
5. Localizar los puntos de referencia: espacio intervertebral L4-5 justo por debajo o espacio intervertebral L3-4 justo por encima de la línea imaginaria entre las crestas iliacas (*Nota: la terminación de la médula espinal entre T12 y L3 se logra solo a los 2 meses postérmino. Entre las semanas 25 y 40, la terminación del cordón asciende gradualmente de L4 a L2. Utilice el espacio intervertebral L4-5 para los bebés prematuros para evitar la penetración del cordón*).	
6. Llevar gorro y mascarilla (bata opcional) "Frotar" las manos, usar guantes estériles	
7. Limpiar la zona lumbar con un antiséptico tres veces y secar al aire libre durante 30 segundos	
8. Paños estériles: paño grande y plano bajo el bebé; paño con orificios sobre la espalda	
9. Inyección de anestesia local (o fentanilo IV en bebés ventilados) si no se ha aplicado crema anestésica local antes del procedimiento	
10. Insertar la aguja espinal en el espacio intervertebral L4-5 en la línea media; apuntar ligeramente cefálico. Profundidad de 1-1.5 cm en el niño a término; menos en el niño prematuro	
11. Sentir el cambio de resistencia al pasar la aguja a través del ligamento interno y la duramadre (puede no sentirse en los niños pequeños)	
12. Retirar el estilete con frecuencia para comprobar si hay líquido Cambiar siempre el estilete antes de hacer avanzar la aguja	
13. Recolectar el LCR; dejar que fluya pasivamente en tres tubos estériles	
14. Sustituir el estilete antes de retirar la aguja	
15. Colocar un vendaje adhesivo sobre el lugar de la punción Limpiar el yodóforo de la piel con agua estéril	

LISTA DE COMPROBACIÓN PARA LA INTUBACIÓN ENDOTRAQUEAL		
DIÁMETRO DEL TUBO ENDOTRAQUEAL PARA EL PESO Y LA EDAD DE GESTACIÓN DEL PACIENTE		
TAMAÑO DEL TUBO (MM)	PESO (G)	EDAD DE GESTACIÓN (SEMANAS)
2.5	< 1 000	< 28
3.0	1 000-2 000	28-34
3.5	2 000-3 000	34-38
4.0	> 3 000	> 38

	PASOS DEL PROCEDIMIENTO	COMENTARIOS
1.	Tiempo de espera	
2.	Comprobar el equipo ☐ Guantes estériles ☐ Catéter de succión de 10 Fr y dispositivo de succión ☐ Tubo endotraqueal de diámetro adecuado ☐ Estilete para tubo endotraqueal ☐ Laringoscopio pediátrico: hoja Miller 1 (a término), 0 (prematuro), 00 (prematuro extremo) ☐ Cinta adhesiva ☐ Bolsa de reanimación y máscara o resucitador en T ☐ Fuente de oxígeno ☐ Detector de CO_2 tidal ☐ Estetoscopio ☐ Monitor de RC y oxímetro de pulso	
3.	Colocar al bebé con la cabeza en la línea media y el cuello ligeramente extendido (posición de olfateo)	
4.	Limpiar la orofaringe con una succión suave	
5.	Encender la luz del laringoscopio; sostenerlo con la mano IZQUIERDA con la hoja dirigida hacia el paciente	
6.	Abrir la boca del bebé y presionar la lengua hacia la izquierda con el dedo índice derecho. Estabilizar la cabeza del bebé con los dedos restantes de la mano derecha. (*No utilizar la hoja del laringoscopio para abrir la boca*)	
7.	Bajo visualización directa, introducir la pala del laringoscopio deslizándola sobre la lengua hasta que la punta de la pala esté en la vallécula	
8.	Levantar el mango del laringoscopio para elevar la epiglotis y visualizar las cuerdas vocales (evitar el movimiento de balanceo)	
9.	El asistente puede aplicar presión en el cricoides para ayudar a visualizar las cuerdas vocales (opcional)	
10.	Insertar el tubo endotraqueal a través de las cuerdas vocales hasta una longitud predeterminada (longitud de inserción [cm] = peso en kg + 6)	
11.	Confirmar la posición del tubo endotraqueal en la tráquea mediante el detector de CO_2 tidal y la auscultación	
12.	Asegurar la posición adecuada del tubo endotraqueal; fijarlo con cinta adhesiva al dispositivo de ventilación mecánica	
13.	Cortar la longitud excesiva del tubo	

LISTA DE CONTROL PARA LA COLOCACIÓN DEL CATÉTER UMBILICAL	
PASOS DEL PROCEDIMIENTO	**COMENTARIOS**
1.	Tiempo de espera (consentimiento según la política institucional)	
2.	Comprobar el equipo ☐ Mascarilla/gorro/bata estéril/guantes estériles ☐ Cinta métrica ☐ Paños estériles ☐ Solución antiséptica/hisopos de algodón ☐ Kit de catéter umbilical ☐ Paños estériles ☐ Solución salina heparinizada (1 unidad de heparina/mL de solución salina) ☐ Sujeciones blandas para bebés	
3.	Lavarse las manos, inmovilizar al bebé con sujeciones suaves	
4.	Medir o calcular la longitud de inserción para CAU y CVU	
5.	Llevar gorro y mascarilla "Frotarse las manos" y llevar bata y guantes estériles	
6.	Bandeja de equipo abierto manteniendo la esterilidad	
7.	Preparar el/los catéteres en campo estéril: ☐ Seleccionar catéter(es) de tamaño adecuado ☐ Colocar las llaves de paso ☐ Lavar los catéteres con solución salina heparinizada para eliminar todas las burbujas de aire ☐ Mantener las jeringas conectadas a las llaves de paso/catéteres	
8.	Sujetar la pinza del cordón o el extremo distal del cordón umbilical con una pinza hemostática (o pedir al asistente que la sujete)	
9.	Limpiar el cordón umbilical y la piel circundante con una solución antiséptica tres veces	
10.	Colocar paños estériles alrededor del cordón	
11.	Colocar la cinta umbilical en la base del cordón con un nudo suelto	
12.	Cortar el cordón umbilical 1 centímetro por encima de la superficie de la piel con una hoja de escalpelo afilada	
13.	Identificar dos arterias umbilicales y una vena umbilical	
14.	Estabilizar el cordón umbilical con hemostáticos o con gasas	
15.	Utilizar las pinzas de Iris para dilatar un poco la arteria umbilical	
16.	Con unas pinzas pequeñas se introducen catéteres en la arteria umbilical y en la vena umbilical a profundidades predeterminadas	
17.	Comprobar el retorno de la sangre y lavar con un pequeño volumen de solución salina heparinizada	
18.	Suturar los catéteres en su lugar utilizando seda y portaagujas	
19.	Limpiar la povidona yodada (si se ha utilizado) con agua estéril	
20.	Poner cinta adhesiva a los catéteres en el abdomen	
21.	Comprobar la posición de los catéteres con radiografía o ecografía	
22.	Conectar el tubo-transductor apropiado para CAU y los líquidos para CVU	

Nota: Romper la técnica estéril o dejar que el aire entre en el CAU/CVU son errores importantes.

LISTA DE CONTROL DE LA TORACOCENTESIS CON AGUJA	
EVACUACIÓN DE EMERGENCIA DE FUGAS DE AIRE	
PASOS DEL PROCEDIMIENTO	**COMENTARIOS**
1.	Tiempo de espera: paciente correcto, lado correcto, procedimiento correcto	
2.	Comprobar el equipo ☐ Gorro/mascarilla/bata estéril/guantes estériles ☐ Solución antiséptica ☐ Paños estériles ☐ Angiocatéter calibre 18-20 ☐ Tubo de extensión IV ☐ Llave de paso de tres vías ☐ Jeringas de 10 y 20 mL ☐ Gasa de vaselina	
3.	Posición del bebé: supina	
4.	Preparación de la piel: limpieza del hemitórax con solución antiséptica Paños estériles	
5.	Localizar puntos de referencia: 2º espacio intercostal en la línea media de la clavícula O 4º/5º espacio intercostal en la línea axilar anterior (evitar la areola del pecho)	
6.	Conectar la llave de paso de 3 vías al tubo de extensión IV Conectar la jeringa a la llave de paso de 3 vías	
7.	Insertar el angiocatéter en el borde superior de la costilla en un ángulo a 45 grados de la pared torácica, dirigido en sentido cefálico	
8.	Cuando el angiocatéter entre en el espacio pleural, disminuir a 15 grados el ángulo con la pared torácica Introducir la cánula mientras se retira el estilete	
9.	Conectar el tubo de extensión IV al angiocatéter, abrir la llave de paso y evacuar el aire con una jeringa	
10.	Continuar con la evacuación de aire según el estado del paciente (prepararse para la colocación de un tubo torácico si es necesario)	
11.	Retirar la cánula y cubrir el lugar de inserción con una gasa de vaselina y un pequeño apósito después del procedimiento	

LISTA DE COMPROBACIÓN DEL CCIP (CATÉTER CENTRAL DE INSERCIÓN PERIFÉRICA)	
PASOS DEL PROCEDIMIENTO	**COMENTARIOS**
1. Consentimiento Tiempo de espera-paciente correcto/procedimiento correcto	
2. Comprobar el equipo ☐ Mascarilla/gorro/bata estéril/dos pares de guantes estériles ☐ Hisopos antisépticos de clorhexidina o yodopovidona ☐ Monitor cardiorrespiratorio/oxímetro de pulso/bandeja PICC o bandeja de procedimiento con componentes para PICC ☐ Aguja introductora extraestéril ☐ Solución salina heparinizada (1 unidad de heparina/mL de solución salina) 5-10 mL ☐ Jeringa de 3 mL ☐ Torniquete estéril (opcional) ☐ Paño estéril grande ☐ Cinta métrica ☐ Crema anestésica local/medicamento para el dolor (fentanilo IV) ☐ Esterilizadores/apósitos transparentes	
3. Lavarse las manos	
4. Seleccionar la vena (venas) adecuada para la colocación del CCIP Aplicar crema anestésica local en el lugar de inserción (opcional) Medir la distancia desde el lugar de inserción hasta la aurícula derecha en centímetros	
5. Colocar al bebé de forma adecuada; envolverlo, si es posible, dejando expuesta la extremidad para la canulación	
6. Llevar gorro y mascarilla Lavarse las manos de nuevo como para un procedimiento estéril Llevar bata y guantes estériles	
7. Preparar el catéter Cortar el catéter si es necesario, basándose en las mediciones obtenidas antes Colocar una jeringa de 3 mL y enjuagar el catéter con solución salina heparinizada	
8. Que el asistente proporcione fentanilo IV para aliviar el dolor/sedación	
9. Pintar el sitio de inserción y la extremidad tres veces con hisopos antisépticos Dejar secar al aire libre durante 1 minuto	
10. Cubrir la extremidad/al bebé con un gran paño estéril dejando expuesto el lugar de inserción	
11. Colocar torniquete estéril (opcional) Canular la vena con la aguja introductora	
12. Enhebrar el catéter a través de la aguja introductora hasta la distancia adecuada	
13. Retirar la aguja introductora y "romperla/despegarla"	
14. Revisar las marcas para confirmar la profundidad de inserción del catéter Colocar un pequeño trozo de sutura cutánea para asegurar el catéter en el lugar de inserción	
15. Confirmación radiográfica de la posición adecuada de la punta del catéter RX de las extremidades superiores: punta del catéter en la unión VCS/AD Extremidad inferior: radiografía de abdomen-AP y lateral de mesa cruzada para confirmar que el catéter está en la VCI y no en el complejo venoso espinal	
16. Apósito: enrollar el exceso de catéter en pequeños bucles y asegurarlo con sutura cutánea y un apósito transparente estéril	
17. Eliminar el exceso de povidona yodada de la piel con agua estéril	
18. Iniciar la infusión continua de líquidos a través de un catéter	

B

Apéndice

Capítulo 7

TABLA B-1 Escalas de dolor neonatal

ESCALA	PARÁMETROS DE EVALUACIÓN	NIVEL DE EDAD (EG)	ESTÍMULO DEL DOLOR	DATOS DE FIABILIDAD[a]	PUNTUACIÓN/ UMBRAL TERAPÉUTICO	UTILIDAD CLÍNICA
Indicadores conductuales del dolor infantil (BIIP, por sus siglas en inglés)	■ Comportamiento (Combina estados de sueño/vigilia, cinco acciones faciales y dos acciones manuales)	24-32 semanas	Dolor agudo de procedimiento	Fiabilidad entre evaluadores 0.8-0.92	0-10 Intervención sugerida para la puntuación del dolor ≥ 5	■ Evalúa los dos movimientos de la mano relevantes para el desarrollo que han demostrado ser indicadores de dolor/ estrés en los bebés prematuros
Llanto Necesidad de oxígeno Signos vitales Expresión Reposo Señalización de la angustia (COVERS, por sus siglas en inglés) Escala de dolor neonatal	■ Comportamiento ■ Fisiológico (Evalúa el llanto, la necesidad de oxígeno, los signos vitales, la expresión, el reposo y la señalización de la angustia)	27-40 semanas	Dolor agudo de procedimiento	Fiabilidad inter-observador de > 0.84 en neonatos prematuros y > 0.95 en neonatos a término	0-18 Intervención sugerida para la puntuación del dolor > 7	■ No debe utilizarse en neonatos paralizados. ■ Criterios utilizados para la puntuación aplicables a una gama más amplia de lactantes (p. ej., llanto visible en el neonato intubado como una respuesta conductual, observa un cambio en la necesidad de oxígeno) ■ Escala multidimensional[b]
Llanto, oxigenación, signos vitales, expresión facial e insomnio (CRIES, por sus siglas en inglés)	■ Comportamiento ■ Fisiológico (Evalúa el llanto, la expresión facial, insomnio, requiere oxígeno para mantenerse al 95% de saturación, aumento de los signos vitales)	32-60 semanas	Dolor posoperatorio prolongado	Fiabilidad entre evaluadores > 0.72	0–10 Intervención sugerida para la puntuación del dolor > 4	■ Fácil de usar ■ Utilidad limitada para medir el dolor en el bebé intubado, paralizado o extremadamente prematuro. ■ Escala multidimensional
Dolor agudo del recién nacido (DAN, por sus siglas en francés)	■ Comportamiento (Evalúa la expresión facial, los movimientos de las extremidades y la expresión vocal)	24-41 semanas y hasta 3 meses	Dolor agudo de procedimiento	Fiabilidad entre evaluadores > 0.92	0–10 Intervención sugerida para la puntuación del dolor ≥ 3	■ Escala multidimensional

(Continúa)

TABLA B-1 Escalas de dolor neonatal (*Continuación*)

ESCALA	PARÁMETROS DE EVALUACIÓN	NIVEL DE EDAD (EG)	ESTÍMULO DEL DOLOR	DATOS DE FIABILIDAD[a]	PUNTUACIÓN/ UMBRAL TERAPÉUTICO	UTILIDAD CLÍNICA
Escala de dolor y malestar del recién nacido (EDIN6, por sus siglas en francés, modificado)	■ Comportamiento Evaluación de 5 aspectos: (1) Expresión facial (2) Movimientos corporales (3) Calidad del sueño, (4) Calidad del contacto con las enfermeras (5) Susceptibilidad (6) Edad de gestación	25 a > 37 semanas	Dolor en la UCIN (dolor basal o prolongado)	Fiabilidad entre evaluadores > 0.82–0.86	0–15 Intervención sugerida para la puntuación del dolor ≥ 7	■ Escala EDIN modificada para tener en cuenta la expresión del dolor en el niño prematuro, no solo el malestar ■ Escala unidimensional
Evaluación del Dolor Infantil (EVENDOL, por sus siglas en francés)	■ Comportamiento (Evalúa la expresión vocal, los movimientos faciales, la postura y la interacción con el entorno)	Recién nacido a 7 años	Agudo o prolongado	Fiabilidad entre evaluadores > 0.79–0.92	0–15 Intervención sugerida para la puntuación del dolor > 4	■ Diseñado para su uso en el Servicio de Urgencias ■ Simple, fácil de usar
Escala de dolor neonatal agudo sin rostro (FANS, por sus siglas en inglés)	■ Comportamiento ■ Fisiológico (Evalúa el cambio de la FC, las desaturaciones, los movimientos de las extremidades, la expresión vocal)	30-35 semanas	Procedimental	Fiabilidad entre evaluadores > 0.92	0–10 Intervención sugerida para la puntuación del dolor > 4	■ Primera escala para evaluar el dolor en el neonato prematuro cuando el rostro no es accesible ■ Escala de dolor de cabecera sencilla y fácil ■ Limitado a los bebés no intubados, lo que permite evaluar las expresiones vocales ■ Escala multidimensional
Sistema de codificación facial neonatal (NFCS, por sus siglas en inglés)	■ Comportamiento (Evalúa las acciones faciales)	Neonatos de 25 semanas a término	Procedimental	Fiabilidad inter e intrarreferencial > 0.85	0–8 Intervención sugerida para la puntuación del dolor > 2	■ Escala establecida para evaluar el dolor en recién nacidos y lactantes
Escala de dolor infantil neonatal (NIPS, por sus siglas en inglés)	■ Comportamiento (Evalúa la expresión facial, el llanto, los patrones de respiración, los movimientos de brazos y piernas, la excitación)	28-38 semanas	Procedimental	Fiabilidad entre evaluadores > 0.92–0.97	0–7 Intervención sugerida para las puntuaciones de dolor ≥ 4	■ Fácil y rápido de usar ■ Adaptado de la escala CHEOPS ■ Escala multidimensional
Escala de dolor, agitación y sedación neonatal (NPASS, por sus siglas en inglés)	■ Fisiológico ■ Comportamiento ■ Contextual (Evalúa el llanto, la irritabilidad, la expresión facial, el tono de las extremidades, los signos vitales)	23-40 semanas	Agudo, sedación, posoperatorio, ventilado	Fiabilidad entre evaluadores > 0.85	0-10 dolor 0-10 sedación Intervención sugerida para puntuaciones de dolor > 3	■ Escala combinada de dolor y sedación ■ Primera escala combinada de dolor y sedación neonatal; incluye una evaluación del dolor prematuro que se suma a la puntuación basada en la EG

TABLA B-1 Escalas de dolor neonatal (*Continuación*)

ESCALA	PARÁMETROS DE EVALUACIÓN	NIVEL DE EDAD (EG)	ESTÍMULO DEL DOLOR	DATOS DE FIABILIDAD[a]	PUNTUACIÓN/ UMBRAL TERAPÉUTICO	UTILIDAD CLÍNICA
Perfil del dolor del bebé prematuro (PIPP, por sus siglas en inglés)	■ Fisiológico ■ Comportamiento ■ Contextual (Evalúa la frecuencia cardiaca, la saturación de oxígeno, las acciones faciales)	Neonatos a término y prematuros	Posoperatorio, procedimental	Fiabilidad inter e intrarre-ferencial > 0.93–0.96	0–21 La puntuación ≥ 12 indica un dolor de moderado a grave	■ No es rápido de usar ■ La puntuación del bebé se produce 15 s antes del evento y 30 s después del evento ■ Se ha desarrollado una escala PIPP modificada para facilitar su uso ■ Uso limitado en el neonato intubado, paralizado y extremadamente prematuro
Escala de uso en el recién nacido (SUN, por sus siglas en inglés)	■ Comportamiento ■ Fisiológico (Evalúa el estado del SNC, la respiración, el movimiento, el tono, la expresión facial, los cambios en la frecuencia cardiaca y los cambios en la presión arterial media)	Neonatos a término y prematuros	Procedimiento de intubación; dolor agudo		0-28 Puntuaciones promedio de referencia 10-14	■ No es una escala fácil de usar en comparación con NIPS

[a]La consistencia interna se considera alta cuando el coeficiente está entre 0.77 y 0.99.
[b]Combina información conductual, contextual y fisiológica.
EG, edad de gestación.

TABLA B-2 Escalas de sedación neonatal

ESCALA	PARÁMETROS DE EVALUACIÓN	NIVEL DE EDAD (EG)	SEDACIÓN	DATOS DE FIABILIDAD[a]	PUNTUACIÓN/ UMBRAL TERAPÉUTICO	UTILIDAD CLÍNICA
Escala de dolor, agitación y sedación neonatal (NPASS, por sus siglas en inglés)	■ Fisiológico ■ Comportamiento ■ Contextual (Evalúa el llanto, la irritabilidad, la expresión facial, el tono de las extremidades, los signos vitales)	23-40 semanas	Aguda, sedación, posoperatoria, ventilado	Fiabilidad entre evaluadores > 0.85	0-10 dolor 0-10 La puntuación de sedación entre 2 y 5 en la subescala de sedación indica una sedación ligera y una puntuación entre 6 y 10, una sedación profunda	■ Escala combinada de dolor y sedación ■ Primera escala combinada de dolor y sedación neonatal; incluye una evaluación del dolor prematuro que se suma a la puntuación basada en la EG
Escala COMFORT modificada	■ Fisiológico ■ Comportamiento (Evalúa el estado de alerta, la calma, el movimiento, la presión arterial media, la frecuencia cardiaca y la expresión facial)	23-54 semanas	Aguda, ventilado con sedación	Fiabilidad entre evaluadores > 0.8	7-35	■ La evaluación respiratoria es para pacientes con ventilación mecánica ■ Menos útil para distinguir la angustia causada por el dolor frente a la causada por el delirio o la abstinencia de drogas
Escala de comportamiento del estado (SBS, por sus siglas en inglés)	Clasificación de siete dimensiones: impulso respiratorio, respuesta a la ventilación, tos, mejor respuesta a la estimulación, atención al proveedor de cuidados, tolerancia a los cuidados, susceptibilidad, movimiento después de ser consolado	6 semanas a 6 años[a]	Descripción de los niveles de sedación/agitación en pacientes jóvenes intubados con ventilación mecánica	Fiabilidad entre evaluadores >0.79	−3 a +2 −3 (sin respuesta) −2 (responde a estímulos nocivos) −1 (responde a un toque suave o a la voz) 0 (despierto y capaz de calmarse) +1 (inquieto y difícil de calmar) +2 (agitado)	■ Descripción de los niveles de sedación/agitación en pacientes jóvenes intubados con ventilación mecánica ■ Excluye a los pacientes posoperados y con bloqueo neuromuscular

[a]Edad cronológica.

TABLA B-3 Escalas de abstinencia neonatal

ESCALA	PARÁMETROS DE EVALUACIÓN	NIVEL DE EDAD (EC)	ABSTINENCIA	DATOS DE FIABILIDAD[a]	PUNTUACIÓN/UMBRAL TERAPÉUTICO	UTILIDAD CLÍNICA
Puntuación de abstinencia neonatal de Finnegan (1975) Escala de síndrome de abstinencia neonatal (NASS, por sus siglas en inglés)- formulario corto (2013) de Finnegan	▪ Fisiológico ▪ Comportamiento	Recién nacido	Evaluación de los síntomas de abstinencia en neonatos por lo demás sanos con exposición prenatal a drogas	Fiabilidad entre evaluadores < 0.62	0–62 Intervención para puntuaciones ≥ 8 en tres evaluaciones consecutivas u obtiene una puntuación de > 12 en dos evaluaciones consecutivas 0–16 Intervención para la puntuación ≥ 8	▪ Desarrollada en 1975 para la evaluación de los síntomas de abstinencia en neonatos por lo demás sanos con exposición prenatal a drogas ▪ Herramienta más utilizada ▪ Escala inicial demasiado larga y compleja para el uso rutinario ▪ Recién modificada
Sistema de puntuación de la abstinencia neonatal de Lipsitz	▪ Fisiológico ▪ Comportamiento (Evalúa los temblores, la irritabilidad, los reflejos, las deposiciones, el tono muscular, las abrasiones cutáneas, la frecuencia respiratoria, los estornudos repetitivos, los bostezos, el vómito forzado y la fiebre)	Recién nacido	Examen de los recién nacidos con exposición prenatal	Fiabilidad entre evaluadores > 0.77	0–20 Intervención para la puntuación ≥ 4	▪ Solo 11 ítems para puntuar; menos recursos intensivos ▪ Cuatro ítems de la escala enumeran respuestas de resultado sí/no
Índice de abstinencia neonatal de narcóticos	Consta de 6 signos de NAS plus y una categoría "otros" de 12 signos adicionales	Recién nacido	Examen de los recién nacidos con exposición prenatal	Fiabilidad entre evaluadores > 0.77	0–14 Intervención por puntuación ≥ 5 en dos evaluaciones en 24 h	▪ Se realiza dos veces al día ▪ Evalúa una breve lista de signos y síntomas clave de la abstinencia
Inventario de abstinencia neonatal (NWI, por sus siglas en inglés)	Una lista de comprobación de ocho puntos de siete síntomas del NAS con una escala de angustia conductual de cuatro puntos	Recién nacido	Examen de los recién nacidos con exposición prenatal	Fiabilidad entre evaluadores > 0.89	0–19 Intervención para la primera puntuación > 8	▪ Simple y fácil de usar
Herramienta de evaluación de la abstinencia- versión 1 (WAT-1)	▪ Fisiológico ▪ Comportamiento (Evalúa las 12 heces anteriores, el vómito y la temperatura, a 2 min de observación previa a la estimulación, 1 min de observación del estímulo y de recuperación posterior al estímulo)	2 semanas a 18 años	Vigilancia de los síntomas de abstinencia de opiáceos y benzodiacepinas en pacientes pediátricos	Fiabilidad entre evaluadores > 0.8	0–12 La puntuación > 3 indica abstención	▪ La WAT-1 detecta mejor los síntomas de abstinencia de opioides que los de benzodiacepinas ▪ Se realiza dos veces al día ▪ Validada para evaluar la retirada iatrogénica en una población pediátrica más amplia

[a]EC, edad cronológica.

TABLA B-4 Agentes sedantes y analgésicos de uso común en neonatos y lactantes

CLASE TERAPÉUTICA	MEDICACIÓN	MECANISMO DE ACCIÓN	METABOLISMO	VÍA DE ADMINISTRACIÓN (NEONATOS)	DOSIS Y FRECUENCIA	AGENTES DE REVERSIÓN	COMENTARIOS
Analgésico no opiáceo	Acetaminofeno (paracetamol) (Tylenol) (Ofirmev)	Inhibidor débil de la síntesis de prostaglandinas. Inhibe la síntesis periférica de generación de impulsos de dolor a través de las vías serotoninérgicas descendentes, L-arginina/nítrico vía del óxido, sistema cannabinoide y mecanismo redox[a]	**Hepático:** Citocromo P450 (CYP) enzimas; metabolitos sulfato y glucurónido CYP2E1, 1A2, 3A4 metabolizar una pequeña cantidad a hepatotóxica NAPQI "desintoxicado" por conjugación de glutatión[b]	Oral, rectal, infusion IV Dosis IV de 10 mg/mL FDA etiquetado para **> 2 años de edad:** 15 mg/kg cada 6 h o 12.5 mg cada 4 h *Límite: 75 mg/kg/día Infundir la dosis en 15 min*	***EG 28-32 semanas:*** Oral: 10-12 mg/kg/dosis cada 6-8 h[c] Rectal: 20 mg/kg/dosis cada 12 h *Límite: mg/kg/día40* ***EG 33-37 semanas y término ≤10 días:*** Oral: 10-15 mg/kg/dosis cada 6 h Rectal: 30 mg/kg entonces 15 mg/kg/dosis cada 8 h *Límite: 60 mg/kg/d* ***Plazo ≥ 10 días:*** Oral: 10-15 mg/kg/dosis cada 4-6 h Rectal: 30 mg/kg entonces 20 mg/kg/dosis cada 6-8 h *Límite: 75 mg/kg/día*	Ninguna: GI descontaminación/acetilcisteína para la toxicidad	Antipirético, analgésico, actividad antiinflamatoria muy débil Inductores de CYP2E1, 1A2, 3A4: (fenobarbital, fenitoína, rifampicina) alteran el metabolismo; ↑ hepatotoxicidad Neonatos: Actividad ↓ CYP; ↓ toxicidad con concentraciones ↑ séricas (metabolito menos tóxico). Efecto analgésico aditivo con el opioide (opioid sparing)[d] ***Ineficaz para el dolor agudo del procedimiento[e]*** Absorción rectal lenta y poco fiable[c] Forma IV: OFIRMEV[g] 1 000 mg/100 mL *Frasco de un solo uso, caducidad de 6 horas*

		Mecanismo de acción	Metabolismo	Formas	Dosis	Monitorización	Comentarios
Medicamentos antiinflamatorios no esteroideos (AINE) Arilpropiónico	Ibuprofeno	Inhibición de la enzima ciclooxigenasa (isoformas COX-1 y COX-2) disminuyendo así la biosíntesis de prostaglandinas (PGI2)	**Hepática:** biotransformación enzimática de fase I y II con excreción urinaria y biliar. Metabolismo principalmente por CYP2C9 y CYP2C8. Actividad ↓ CYP2C9 en el recién nacido, que aumenta durante el primer año de vida. Polimorfismos CYP2C9 puede causar ADRs. Despeje ↑ después del nacimiento también se ve afectado por peso, edad. $t_{1/2}$: 24-30 h (recién nacido) frente a 2 h (adultos)	IV, comprimidos orales, soluciones	**Oral:** 4-10 mg/kg/dosis cada 6-8 h según necesidad. *Límite:* 40 mg.kg/día. **IV:** Ibuprofeno lisina: 10 mg/kg luego dos dosis: 5 mg/kg a las 24 y a las 48 h "fuera de etiqueta" para la analgesia. *No hay datos sobre el uso por 3 días*	Ninguna: Mantener hidratación, evitar el uso de nefrotoxinas. Suspender los anticoagulantes, reponer la pérdida de sangre si es necesario, corregir las plaquetas bajas	*Los AINE no se recomiendan para el uso analgésico rutinario en neonatos. Datos limitados sobre el uso de ibuprofeno como analgésico en lactantes de < 3 meses de edad; controlar la diuresis y la función renal.* **Precauciones con los AINE:** utilizar la menor dosis efectiva durante la menor duración posible. Puede desplazar la bilirrubina. Precaución en caso de asma, insuficiencia renal o hepática, trastornos hemorrágicos, enfermedades gastrointestinales (hemorragias o úlceras) y con anticoagulante. No se recomienda el uso de ≥ 1 AINE Todos los AINE tienen potenciales efectos cardiovasculares adversos. Las soluciones orales pueden contener benzoato: "síndrome de jadeo" en el recién nacido. IV: No hay datos sobre la dosis de analgésicos para recién nacidos. El ibuprofeno lisina IV (Neoprofeno) está indicado para el cierre del conducto arterioso persistente (CAP). *Se ha informado de una alta incidencia de efectos secundarios renales y gastrointestinales con el uso de ibuprofeno para tratar el CAP*
Heteroarilo ácido acético AINE	Ketorolaco	Inhibición de la enzima ciclooxigenasa (isoformas COX-1 y COX-2) disminuyendo así la biosíntesis de prostaglandinas (PGI2)	**Hepática:** Biotransformación enzimática de fase I y II con excreción urinaria y biliar. Metabolismo principalmente por CYP2C9 y CYP2C8. ↓ Actividad del CYP2C9 en el recién nacido, que aumenta durante el primer año de vida	IV, IM, comprimidos orales	**IV:** 0.5 mg/kg/dosis cada 6-8 h hasta 3 días en lactantes > 1 mes y niños de < 2 años de edad. **IM:** Evitar: absorción dolorosa y errática	Ninguna: Mantener hidratación, evitar las nefrotoxinas concomitantes. Suspender los anticoagulantes, reponer la pérdida de sangre si es necesario y corregir las plaquetas bajas	**Datos limitados en bebés y niños < 2 años.** NO superar las 48-72 h de tratamiento. Etiquetado por la FDA para la terapia ≤ 5 d: ↑ efectos adversos y sin datos. Monitor: parámetros hematológicos (plaquetas, Hct, Hb), signos clínicos hemorragia, estado de los líquidos, NUS/Scr, producción de orina durante la terapia. **Seguir las precauciones de los AINE.** Los bebés de menos de 21 días y de menos de 37 semanas de edad de gestación corregida tienen un riesgo significativamente mayor de sufrir hemorragias.

(Continúa)

TABLA B-4 Agentes sedantes y analgésicos de uso común en neonatos y lactantes (*Continuación*)

CLASE TERAPÉUTICA	MEDICACIÓN	MECANISMO DE ACCIÓN	METABOLISMO	VÍA DE ADMINISTRACIÓN (NEONATOS)	DOSIS Y FRECUENCIA	AGENTES DE REVERSIÓN	COMENTARIOS
Agonistas opiáceos (μ) receptor	Morfina	Se une a los receptores opiáceos Mu en el SNC, inhibiendo el ascenso vías del dolor; alteración de la percepción y la respuesta al dolor; depresión generalizada del SNC	**Hepática:** Conjugación de glucurónidos a morfina-6-glucurónido (activo) y morfina-3-glucurónido (inactivo) Inicio de acción: 5 min (menor solubilidad en lípidos) Efecto máximo: 15 min Neonatos: retardado maduración de CYP enzima/conjugación, lo que da lugar a una vida media más larga, un aclaramiento más lento y una eliminación más prolongada Vida media: Neonatos prematuros: 10-20 h Neonatos: 4.5-13.3 h	Oral, rectal, IM, intranasal, IV, SC, epidural	**IV:** 0.05-0.1 mg/kg/dosis cada 4-6 h **Infusión continua:** 0.01-0.03 mg/kg/h (10-30 mcg/kg/h) **Intranasal:** 0.2 mg/kg /dosis **Oral:** 0.3 mg/kg/dosis cada 3-4 h	**Naloxona:** Depresión neonatal: 0.1 mg/kg/dosis IV/IM/SC. Puede repetirse cada 2 o 3 minutos, según sea necesario Intoxicación neonatal por opiáceos: 0.1 mg/kg/dosis IV	**Utilice fórmulas libres de conservantes (LC).** *Los neonatos son más susceptibles a la depresión respiratoria secundaria a la glucuronidación[k] inmadura La morfina-3-glucurónido es el metabolito predominante en los neonatos prematuros; responsable del antagonismo analgésico y de la rápida tolerancia. El aumento de la dosis de morfina puede no aumentar la analgesia y, sin embargo, provocar una depresión respiratoria.* Valores de aclaramiento en adultos según el mes 6 de edad. Tasas más lentas de dependencia y abstinencia frente al fentanilo. Puede retrasar la consecución de la alimentación enteral completa en el neonato prematuro. La EA a largo plazo en el sistema neurológico de los bebés prematuros sigue sin estar clara. *El efecto analgésico sobre el dolor agudo en los neonatos prematuros sigue siendo controvertido* La morfina se considera más segura que el midazolam para los neonatos que requieren sedación. *Puede requerir superar la dosis máxima en la tolerancia a los opioides con una estrecha vigilancia.* El intervalo de dosificación está inversamente relacionado con la edad de gestación corregida.

Agonistas opiáceos sintéticos	Fentanilo	Se une a receptores estereoes-pecíficos en muchos lugares del SNC, ↑ disminuye el umbral del dolor, altera la recepción del dolor, inhibe las vías ascendentes del dolor	Hepática: Desalquilación oxidativa de CYP3A4 a norfentanilo (> 90%) y la inactividad metabolitos ↑ Solubilidad de los lípidos: Inicio de acción: 3 min Duración: 30 min Eliminación de 70% de los valores de los adultos en los neonatos a término, ↑ s rápidamente al nacer	Intranasal, IV	IV: Dolor/sedación: 0.5-4 mcg/kg/dosis IV lento cada 2-4 h Intranasal: 1.5-2 mcg/kg/dosis IV continua: 0.5-2 mcg/kg/h y valorar	Naloxona: Depresión neonatal: 0.1 mg/kg/dosis Puede repetirse cada 2-3 min según sea necesario Intoxicación neonatal por opiáceos: 0.1 mg/kg/dosis IV Agente neuromuscular de bloqueo (evita la rigidez de la pared torácica)[m]	La infusión de fentanilo IV puede provocar rigidez en la pared torácica[m] Infundir lentamente durante 3-5 min Menos liberación de histamina que la morfina; más adecuado para neonatos con enfermedad pulmonar crónica (EPC) ↓ s resistencia vascular pulmonar; puede ser útil en la hipertensión pulmonar neonatal persistente (HPNP) Induce una rápida tolerancia y abstinencia frente a la morfina (3 5 días de fentanilo frente a 2 semanas de morfina) Vigilar las interacciones de los medicamentos del CYP3A4: p. ej., inhibidores del fluconazol, antibióticos macrólidos. Consultar al farmacéutico de referencia/clínico para obtener información actualizada
	Metadona	Se une a los receptores opiáceos del SNC. Estos receptores mu-inhiben las vías ascendentes del dolor, lo que altera la percepción y la respuesta al dolor. Causa depresión generalizada del SNC Desensibiliza receptores δ-opioides, antagoniza los receptores NMDA implicados en la sensibilización al dolor[n]	Hepático: CYP3A4/CYP2D6 N-desmetilado a un metabolito activo Inicio de acción: 20 min IV, 30-60 min Oral (lento) Vida media de eliminación prolongada (15-55 h) Vida media: ↑ variabilidad cuando se utiliza para la analgesia en neonatos (3.8-62 horas)[l,n]	Oral (líquido, comprimidos), IV, IM, SC	Síndrome de abstinencia neonatal: 0.05-0.2 mg/kg/dosis cada 12-24 h[n]	Naloxona Depresión neonatal: 0.1 mg/kg/dosis IV/IM/SC Puede repetirse cada 2 o 3 min según sea necesario Intoxicación neonatal por opiáceos: 0.1 mg/kg/dosis IV	Dificultad para titular las dosis debido a la prolongación de la vida media Las soluciones orales pueden contener propilenglicol o alcohol bencílico "síndrome de jadeo" en neonatos Algunas referencias consideran que es equipotente con la morfina Varía con la edad, el estado de la enfermedad y la exposición previa a los opiáceos Tener cuidado, ya que puede producirse una tolerancia cruzada incompleta con la metadona y otros opiáceos Se desconocen los efectos a largo plazo del antagonismo de los receptores NMDA en el neonato Alta biodisponibilidad oral, bajo costo, mínima SE una vez alcanzada la dosis óptima Muchas interacciones farmacológicas con sustratos de CYP3A4, CYP2D6 en la UCIN (fluconazol, zidovudina, macrólidos, fenobarbital, etc.) Consultar las bases de datos de interacciones farmacológicas actualizadas

(Continúa)

TABLA B-4 Agentes sedantes y analgésicos de uso común en neonatos y lactantes (*Continuación*)

CLASE TERAPÉUTICA	MEDICACIÓN	MECANISMO DE ACCIÓN	METABOLISMO	VÍA DE ADMINISTRACIÓN (NEONATOS)	DOSIS Y FRECUENCIA	AGENTES DE REVERSIÓN	COMENTARIOS
analgésicos agonistas α-adrenérgicos	Clonidina	Estimula los adrenorreceptores alfa-2 en el locus cerúleo, ↓ s presinápticos calcio, inhibe la liberación de EN de las terminaciones nerviosas simpáticas reduciendo el flujo de salida simpático (útil en el manejo de la abstinencia de opioides —activa el canal K$^+$ a través de la proteína G inhibidora como los opioides)	**Hepática:** Principalmente hidroxilación, vía CYP2D6 **Inicio de la acción:** oral: 30-60 min	Oral, IV	**Oral:** 1 mcg/kg/dosis cada 4-6 h Máximo: 6 mcg/kg/dosis **Infusión IV:** 0.5 mcg/kg/h aumentando hasta el máximo: 3 mcg/kg/h	**Ninguno:** Interrumpir la infusión/ dosis, soporte respiración, función cardiaca, PA correcta	Atenúa la hiperactividad adrenérgica; signos somáticos y autonómicos de abstinencia Considerar como complemento para los lactantes con signos persistentes y graves de abstinencia (es decir, a largo plazo infusiones IV continuas de opioides/ benzodiacepinas)^{j} *Mantener las dosis para la PAS < 50 mm Hg o la FC < 100 lpm* *No confundir con el clonazepam (Klonopin)* Utilizado para el tratamiento de la mioclonía inducida por opioides en neonatos
	Dexmedetomidina	Hipnótico, analgésico, simpaticolítico ↓ respuesta simpática al dolor; estimula selectivamente el asta dorsal de la médula espinal Receptores α$_2$- adrenérgicos; produce sedación vía Efectos α$_1$-en locus cerúleo, preservando la ventilación espontánea ↑ estabilidad hemodinámica intraoperatoria	**Hepático:** principalmente por CYP2A6 y luego *N*-glucuronidación y *N*-metilación Eliminación en el recién nacido ≈30% de las tasas de adultos, ↑ a los adultos por 12 meses de edad^{l,o}	IV, IM (solución sin conservantes) 100 mcg/mL (2 mL)	**IV:** 0.1-0.5 mcg/kg de dosis de carga en 10-20 min Continuo: 0.1-0.3 mcg/kg/h. Titular hasta el nivel deseado nivel de sedación Máx: 1.5 mcg/kg/h^{o}	La mayoría de los efectos adversos responde a la interrupción de la infusión o a la ↓ tasa Tratar la bradicardia: atropina; hipotensión: ↑ FIV o inicio vasopresor, hipertensión durante la carga dosis: ↓ tasa	Efecto analgésico aditivo con ketamina, fentanilo, sevoflurano para procedimientos quirúrgicos Control del síndrome de abstinencia con el uso prolongado de opioides Sedación durante la ventilación mecánica Vigilar las puntuaciones de dolor; puede causar una ↓ temperatura corporal significativa^{j} Evitar la interrupción brusca: despertar rápido, ansiedad, "lucha" contra el ventilador y abstinencia ↓ dosis en insuficiencia hepática No está etiquetado para su uso en <18 años Los modelos animales sugieren un efecto potencialmente neuroprotector de la dexmedetomidina

| Anestesia general | Ketamina | Acción directa sobre la corteza y el sistema límbico para producir anestesia disociativa. Bloquea el receptor de dopamina D-2. Agonista no competitivo del NMDA No hay efecto sobre los reflejos faríngeos o laríngeos[p] | **Hepática:** Hidroxilación por N-desalquilación, conjugación por glucurónidos, deshidratación de metabolitos hidroxilados | IV | IV: 0.5-2 mcg/kg Dosis de inducción: 1-2 mg/kg **Infusión IV continua** (sedación): 5-20 mcg/kg/min Titular hasta el nivel[p] deseado | **Ninguno** Interrumpir la infusión, apoyar la respiración, la función cardiaca, las reacciones de emergencia (pediatría < adultos)[i,p] | Proporciona sedación, analgesia y amnesia. Sedación en neonatos con ventilación mecánica, en especial durante la aspiración Precaución en la ERGE: ↑ vómito, se ↑ PIC No es adecuado como único anestésico para procedimientos quirúrgicos de la faringe, laringe, y árbol bronquial o vías de dolor visceral Premedicar con una dosis de atropina IV secundaria al aumento de la producción de secreciones respiratorias superiores y salivales ***Uso limitado en neonatos debido a su potencial ↑ PIC y neurotoxicidad[p,s]*** Se desconocen los efectos a largo plazo. Aumento de la apoptosis neuronal observado en estudios con animales neonatos. El American College of Emergency Physicians (*ACEP Green* 2011) considera que el uso de ketamina en bebés de < 3 meses es una contraindicación absoluta, debido al mayor riesgo de complicaciones en las vías respiratorias |
| | Propofol | Sedante-hipnótico de alquilfenol. Aumenta la capacidad de respuesta del receptor GABA, potencia la actividad de la glicina (mediar la respuesta a los estímulos nocivos) | **Hepática:** Amplio metabolismo vía CYP, con conjugación de glucurónidos y sulfatos | IV | IV: 200-300 mcg/kg/min dosis[q,r] inicial Rango de dosis habitual: 125-150 mcg/kg/min *El rango de dosis efectivo y seguro para los neonatos necesita más estudios* | **Ninguno** Interrumpir la infusión, apoyar la respiración, la función cardiaca, corregir el estado ácido-base | Datos limitados para su uso en neonatos Ventajas: Inicio rápido, tiempo corto1/2 SE: dolor en el lugar de la inyección, hipotensión, apnea Genéricos: contiener alcohol bencílico, benzoato de sodio ***No hay propiedades analgésicas/evaluar el efecto sedante*** ↓ dosis cuando se administra con opioides[q,r] Controlar los lípidos, el estado metabólico durante infusión Disminución significativa de la presión arterial media en neonatos prematuros[q,r] Restringir el uso a personal capacitado |

(Continúa)

TABLA B-4 Agentes sedantes y analgésicos de uso común en neonatos y lactantes (*Continuación*)

CLASE TERAPÉUTICA	MEDICACIÓN	MECANISMO DE ACCIÓN	METABOLISMO	VÍA DE ADMINISTRACIÓN (NEONATOS)	DOSIS Y FRECUENCIA	AGENTES DE REVERSIÓN	COMENTARIOS
Benzodiacepinas	Diazepam	Se une a los receptores GABA en el SNC disminuyendo la excitabilidad de las células neuronales[s]	**Hepática:** Oxidación y desmetilación del CYP P450 a metabolitos activos (oxazepam) **Vida media:** Diazepam Bebés (40-50 h) Neonatos (50-100 h)	IV, Oral	**IV:** dosis de 0.1-0.3 mg/kg en 3-5 min, dosis total máxima de 2 mg **Por vía oral:** 0.2-1 mg/kg cada 6-8 h para NAS	Flumazenil 0.01 mg/kg IV (dosis total 0.05 mg/kg)	No es de primera línea IV debido a: ácido benzoico, alcohol bencílico, benzoato de sodio La extravasación puede causar necrosis Complicaciones de las benzodiacepinas: sacudidas mioclónicas, excesiva sedación, depresión respiratoria
	Lorazepam	Se une a los receptores GABA en el SNC disminuyendo la excitabilidad de las células neuronales	**Hepática:** Conjugación del glucurónido con el metabolito inactivo: glucurónido del lorazepam	IV, Oral	**IV/Oral:** 0.05-0.1 mg/ kg cada 4-8 h según necesidad **Infusión continua IV:** 0.05-0.1 mg/kg/h Diluir con agua estéril 1:1 antes de la infusión	Flumazenil 0.01 mg/ kg IV (dosis total 0.05 mg/kg)	Riesgo de síndrome de abstinencia (irritabilidad, agitación, temblores, problemas de sueño) tras una sedación prolongada con benzodiacepinas intravenosas[t] Penetración BBB más lenta frente a diazepam[i] Precaución: Vigilar la toxicidad del propilenglicol con infusión continua Las soluciones orales contienen propilenglicol+/–alcohol bencílico (*"síndrome de jadeo"*) ↓ dosis por disfunción hepática Incompatible con NPT
	Midazolam	Se une a los receptores GABA en el SNC disminuyendo la excitabilidad de las células neuronales	**Hepática:** Hidroxilación del CYP-P450 seguida de conjugación con glucurónidos, altamente ligado a proteínas **Inicio rápido:** 1-5 min IV < 5 min intranasal **Pico de acción sedante:** < 20 min	IV, Oral, intranasal	**IV (lento):** 0.05-0.15 mg/kg/ dosis **Intranasal:** 0.1-0.3 mg/kg/dosis **Oral:** 0.15-0.45 mg/kg/ dosis **Infusión continua:** 0.03-0.06 mg/kg/h = 0.5-1 mcg/kg/min	Flumazenil 0.01 mg/kg IV (dosis total 0.05 mg/kg)	***Sin efecto analgésico.*** Ansiolítico, sedante, relajante muscular, anticonvulsivo ***No se recomienda la infusión intravenosa continua en neonatos*** Precaución en caso de insuficiencia hepática Vigilar la hipotensión, la depresión respiratoria y la actividad convulsiva Disminuye las velocidades del flujo sanguíneo cerebral Disminuir la dosis en neonatos con disminución del gasto cardiaco Se necesitan datos sobre la seguridad y la eficacia del midazolam en neonatos ***Evidencia insuficiente para promover el uso rutinario de midazolam como sedante para neonatos[s,t,u]*** Informes de efectos neurológicos y hemodinámicos graves, y de flujo sanguíneo arterial cerebral negativo El midazolam induce la apoptosis y es dependiente de la concentración vía activación de la vía mitocondrial en modelos animales neonatales[t,u]

Analgesia sacarosa	Solución oral de sacarosa	Activación del sistema opioide endógeno a través del gusto[o]	Oral	Metabolismo de los carbohidratos: se somete a la hidrólisis gástrica y se utiliza como carbohidrato (3.94 kcal/g)	0.2-0.5 mL/kg Evitar > 10 dosis en 24 h, en especial durante la primera semana de vida y en los bebés prematuros Datos limitados sobre la dosis máxima segura	**Ninguno** Efectos adversos ≤ 1.5%: Asfixia, escupir, vomitar después de la dosis	Utilizar 12-24% de sacarosa o 20-30% de glucosa Administrar 1-2 min antes del procedimiento Las preparaciones concentradas son hiperosmolares (hasta 1 000 mOsm/L1). *Utilizar con precaución, en especial en neonatos prematuros* Se desconoce la seguridad a largo plazo y los resultados del desarrollo neurológico de la administración repetida de sacarosa por vía oral. Un mayor número de dosis de sacarosa se asocia con una peor puntuación de desarrollo motor y de atención/orientación a 36 y 40 semanas de edad posmenstrual La coadministración de sacarosa con la succión no nutritiva puede ser aditiva/sinérgica Colocar en la punta de la lengua (ubicación de los receptores opioides) Reduce el dolor durante las venopunciones/pinchazos en el talón. Puede desarrollarse tolerancia con dosis repetidas Los neonatos de madres dependientes de opiáceos pueden no responder Efecto sinérgico con las terapias no farmacológicas, como la introducción facilitada y el contacto piel con piel
Anestesia tópica	Lidocaína 1 mg con epinefrina	Bloquea el inicio y la conducción de los impulsos nerviosos a través de la ↓ permeabilidad de sodio	Subcutánea (SC)	Hepático/dérmico: CYP-450 y pequeña cantidad de metabolismo dérmico a la monoetilglucinexiilida	SC: 2-5 mg/kg	**Ninguno** Leve hinchazón, hematoma y sangrado en el lugar de la inyección. Toxicidad sistémica en un neonato tras una inyección intravascular inadvertida de lidocaína durante el bloqueo del nervio dorsal del pene[v]	Disponible con epinefrina (vasoconstrictor) para determinado procedimientos (p. ej., sutura)[v] *Examinar las etiquetas con detenimiento; evitar los errores* Considerar la posibilidad de añadir bicarbonato sódico para ↓ el dolor o calentar la ampolla antes de la inyección a la temperatura corporal. Utilizar SC (sin EPI) para bloqueos anulares o nerviosos

(Continúa)

TABLA B-4 Agentes sedantes y analgésicos de uso común en neonatos y lactantes (*Continuación*)

CLASE TERAPÉUTICA	MEDICACIÓN	MECANISMO DE ACCIÓN	METABOLISMO	VÍA DE ADMINISTRACIÓN (NEONATOS)	DOSIS Y FRECUENCIA	AGENTES DE REVERSIÓN	COMENTARIOS
	Lidocaína 4% crema liposomal	Bloquea el inicio y la conducción de los impulsos nerviosos a través de ↓ permeabilidad al sodio	**Hepático/dérmico:** CYP-450 y pequeña cantidad de metabolismo dérmico a monoetil-glicinexilidida	**Tópico**	**Tópico**	Reacciones cutáneas locales	Uso en bebés a término para procedimientos de corta duración. ***Evitar su uso en bebés prematuros: contiene alcohol bencílico.*** Evitar el contacto prolongado[v,w]
	Crema de mezcla eutéctica Lidocaína 2.5%/ Prilocaína 2.5%	Bloquea el inicio y la conducción de los impulsos nerviosos a través de ↓ permeabilidad al sodio	**Hepático/dérmico:** CYP-450 y pequeña cantidad de metabolismo dérmico a la monoetil-glucinexilidida	**Tópico**	**Tópico:** 0.5-2 g bajo vendaje oclusivo 1 h antes del procedimiento 2 g = Bebés a término 0.5 g = Pretérmino *Evitar la aplicación en grandes superficies y durante > 2 h*	Reacciones cutáneas locales Metahemoglobinemia	Metahemoglobinemia por contacto prolongado/grandes cantidades en bebés pequeños[w] Entre los fármacos que predisponen a la metahemoglobinemia se encuentran: Sulfas, paracetamol, benzocaína, nitrofurantoína, nitroglicerina, fenobarbital, fenitoína Se ha utilizado con seguridad en bebés prematuros en pequeñas cantidades una vez al día No aplicar cerca o en heridas abiertas. Evitar en caso de enfermedad hepática grave Precaución en lactantes que reciben antiarrítmicos de clase I

[a] Wang C, Allegaert K, Tibboel D, et al. Population pharmacokinetics of paracetamol across the human age-range from (pre)term neonates, infants, children to adults. J Clin Pharmacol. 2014;54(6):619.

[b] Pacifici GM, Allegaert K. Clinical pharmacology of paracetamol in neonates: a review. Curr Ther Res. 2015;77:24.

[c] van Lingen RA, Deinum JT, Quak JM, et al. Pharmacokinetics and metabolism of rectally administered paracetamol in preterm neonates. Arch Dis Child Fetal Neonatal Ed. 1999;80(1)F59.

[d] Ceelie I, De Wildt SN, Van Dijk M, et al. Effect of intravenous paracetamol on postoperative morphine requirements in neonates and infants undergoing major noncardiac surgery: a randomized controlled trial. JAMA. 2013;309(2):149.

[e] Seifi F, Peirovifar A, Gharehbaghi MM. Comparing the efficacy of oral sucrose and acetaminophen in pain relief for ophthalmologic screening of retinopathy of prematurity. Am J Med Sci Med. 2013;1(2):24.

[f] Cook SF, Roberts JK, Samiee-Zafarghandy S, et al. Population pharmacokinetics of intravenous paracetamol (acetaminophen) in preterm and term neonates: model development and external evaluation. Clin Pharmacokinet. 2016;55(1):107–119.

[g] Ofirmev (acetaminophen). Injection package labeling. San Diego, CA: Cadence Pharmaceuticals, Inc.; revised November 2010.

[h] Reuters T. Red Book: Pharmacy's Fundamental Reference. Los Angeles, CA: PDR Network; 2018.

[i] Taketomo CK, Hodding JH, Kraus DM. Pediatric and Neonatal Dosage Handbook, 18th ed. Hudson, OH: Lexi-Comp; 2017.

[j] Aldrink JH, Ma M, Caniano DA, et al. Safety of ketorolac in surgical neonates and infants 0–3 months old. J Pediatr Surg. 2011;46(6):1081.

[k] Klimas R, Mikus G. Morphine-6-glucuronide is responsible for the analgesic effect after morphine administration: a quantitative review of morphine, morphine-6-glucuronide, and morphine-3-glucuronide. Br J Anaesth. 2014;113(6):935.

[l] Pacifici GM. Clinical pharmacology of fentanyl in preterm infants: a review. Pediatr Neonatol. 2015;56:143.

[m] Malik I, Wilks JA, Singh P, et al. Fentanyl-induced chest wall rigidity in the intensive care unit. J Clin Anesth Pain Med. 2015;2(1):1.

[n] Ward RM, Drover DR, Hammer GB, et al. The pharmacokinetics of methadone and its metabolites in neonates, infants and children. Paediatr Anaesth. 2014; 24(6):591.

[o] Estkowski LM, Morris JL, Sinclair EA. Characterization of dexmedetomidine dosing and safety in neonates and infants. J Pediatr Pharmacol Ther. 2015;20(2):112–118.

[p] Bhutta AT. Ketamine: a controversial drug for neonates. Semin Perinatol. 2007;31:303.

[q] Shah PS, Shah VS. Propofol for procedural sedation/anaesthesia in neonates. Cochrane Database Syst Rev. 2011;(3):CD007248.

[r] Merchaoui Z, Le Saché N, Julé L, et al. PO-0272 Evaluation of propofol for sedation in neonatal endotracheal intubation. Arch Dis Child. 2014;99:A334.

[s] Morriss FH, Jr, Saha S, Bell EF, et al. Eunice Kennedy Shriver National Institute of Child Health and Human Development Neonatal Research Network Surgery and neurodevelopmental outcome of very low-birth-weight infants. JAMA Pediatr. 2014;168:746.

[t] Hall W. Anesthesia and analgesia in the NICU. Clin Perinatol. 2012;39(1):239.

[u] Taddio A, Ohlsson A. Intravenous midazolam infusion for sedation of infants in the neonatal intensive care unit. Cochrane Data Syst Rev. 2012;6:CD002052.

[v] Tutag Lehr V, Taddio A, Practical approach to topical anesthetics in the neonate. Semin Perinatol. 2007;(5):323.

[w] Guay J. Methemoglobinemia related to local anesthetics; a summary of 242 episodes. Anesth Analg. 2009;108:837.

Existen preocupaciones sobre los efectos del neurodesarrollo en el cerebro del recién nacido. Se desaconseja la administración crónica y precoz de opiáceos y benzodiacepinas en los neonatos prematuros con ventilación mecánica. Las pruebas preclínicas sugieren que la exposición temprana a los anestésicos puede provocar neuroapoptosis. El uso de estos agentes debe limitarse y revaluarse a lo largo del tratamiento.

C

Apéndice

Capítulo 37
Lista de comprobación de cabecera de cada bebé mientras está con b-CPAP

Para ser completado por el personal de enfermería del bebé en cada turno

Fecha: _____

PUNTOS DE CONTROL	TIEMPO	TIEMPO	TIEMPO
El suministro de aire/oxígeno mezclado es apropiado			
Caudalímetro a 5-7 L/min			
El nivel de agua del humidificador es correcto			
El exceso de agua condensada en el tubo aferente se drena			
El tamaño de la punta nasal es correcto			
Las cánulas nasales están colocadas de manera correcta y no tocan el tabique			
La tapa de la cabeza se ajusta a la perfección			
Tubo ondulado correctamente colocado			
El velcro de la bigotera está bien colocado			
El tabique está intacto			
El rollo de cuello es de tamaño y posición correctos			
La posición de la cabeza es correcta			
Sonda de saturación de oxígeno preductal			
El exceso de agua condensada en el tubo eferente se drena			
Cinta adhesiva a 7 cm en la base de la botella			
El nivel de agua estéril (o ácido acético) está en 0 cm			
Tubo fijado de forma segura a 5 cm bajo el agua			
El gas burbujea en la botella continuamente			
Fecha en la que se debe cambiar el circuito (7 días como máximo)			
Fecha de cambio de las puntas de la CPAP (3 días como máximo)			
Firma del personal de enfermería			

D

Apéndice

Capítulo 44

TABLA D-1 Bandeja quirúrgica neonatal

CANTIDAD	FABRICANTE	CATÁLOGO	NOMBRE DEL INSTRUMENTO
			Fórceps
2	Aesculap	OC020R	Pinzas de Iris rectas 4″
2	Aesculap	OC022R	Pinzas de Iris curvadas y dentadas 4″
2	Aesculap	BD511R	Pinzas Adson con dientes 4¾″
2	Aesculap	FB400R	Pinzas DeBakey 2 mm × 6″
			Abrazaderas
2	Aesculap	BH104R	Pinza mosquito Hartmann recta 4″
2	Aesculap	BH105R	Pinza mosquito curva 4″
2	Aesculap	BH110R	Pinza mosquito Halsted recta 5″
2	Aesculap	BH111R	Pinza mosquito Halsted curva 5″
			Portaagujas
1	Aesculap	BM204R	Portaagujas Derf
1	Aesculap	BM218R	Portaagujas de madera de Crile 6″
			Tijeras
1	Aesculap	BC210R	Tijeras de Iris rectas 4⅜″
1	Aesculap	BC252R	Tijeras Mayo rectas 6¾″
1	PW	35-2109	Tijeras vasculares DeMartel 7¾″
			Retractores
1	Aesculap	BV010R	Retractor Alm 2¾″
1	Aesculap	BV011R	Retractor Alm 4″
2	Aesculap	OA338R	Retractor Blair Sharp 4 puntas × 5¾″
			Varios
4	Aesculap	BF431R	Pinza para toallas pequeña
1	Aesculap	MB603R	Sonda ocular 5″
1	Aesculap	US063	Taza metálica de yodo 6 oz
12	Kendall	9132	Esponja de gasa 5 × 5 cm
12	Kendall	9024	Esponja de gasa 10 × 10 cm
6	MediAction	706-B	O toalla azul

TABLA D-1 **Bandeja quirúrgica neonatal (*Continuación*)**

CANTIDAD	FABRICANTE	CATÁLOGÓ	NOMBRE DEL INSTRUMENTO
			Añadir a la bandeja después de la esterilización
1	BD Eclipse	305780	Aguja BD Eclipse 1 mL calibre 25 × ⅝"
2	BD Eclipse	305062	Jeringa Luer-Lok 5 mL BD Aguja calibre 18 × 1.5"
1	BD Eclipse	371615	Hoja de bisturí desechable #15
1	BD Eclipse	371611	Hoja de bisturí desechable #11
1	Varios	0607	Tubo de conexión de plástico 5 en 1
3	Varios	0610	Banda elástica # 16
1	Cardinal	U11 T	Cinta umbilical
1	Cardinal	683G	Sutura de seda negra 4-0
1	Cardinal	682	Sutura de seda negra 5-0

NB. Estos son los contenidos de la bandeja quirúrgica neonatal utilizada en el MedStar Georgetown University Hospital, Washington, DC. Los descriptores se dan para ordenar, pero están sujetos a la preferencia individual. Los instrumentos desechables, de un solo uso o de plástico de las bandejas preparadas comercialmente son adecuados para muchos procedimientos.

TABLA D-2 **Suturas seleccionadas apropiadas para procedimientos neonatales comunes**

TIPO	MATERIAL EN BRUTO	USO DEL TEJIDO	VENTAJAS	DESVENTAJAS
Vicryl o Dexon	Copolímeros sintéticos	Fascia Subcutánea	Reacción tisular leve (2+) Baja tasa de infectividad Para sutura o ligadura absorbible Mantiene los nudos	No se puede utilizar para la aproximación bajo tensión 60% de resistencia a las 2 semanas No se ha establecido la seguridad en el tejido cardiovascular Requiere lazos planos y cuadrados con tiros adicionales
Seda	Filamento proteico trenzado del gusano de seda	Piel Fascia Fijación de tubos torácicos y catéteres	Mejor sujeción del nudo Más fácil de usar Fuerte para el tamaño	Alta tasa de infectividad Alta reacción de los tejidos
Nylon	Polímero de poliamida Monofilamento o trenzado	Monofilamento: cierre de la piel y cirugía plástica Trenzado: cualquier tejido Asegurar las sondas torácicas y los catéteres	Inerte Menor reacción de los tejidos Menor infectividad	Mala sujeción del nudo, requiere al menos seis ataduras No es tan fácil de manejar
Prolene	Polímero de propileno Monofilamento	Piel Subcuticular extraíble	Inerte Baja reacción tisular (0-1+) Baja infectividad Muy fuerte para su tamaño Mantiene el nudo mejor que el *nylon*	Permanece encapsulado
Cinta de cierre de la piel	Filamentos de *nylon* reforzados al dorso o cinta de papel poroso	Laceración superficial de la piel o cuando se utiliza también la sutura subcuticular	Fácil de colocar y quitar Rápido de aplicar No hay reactividad cutánea Menos cicatrices No requiere anestesia	No se adhiere a la piel húmeda o grasa (limpiar la piel con alcohol primero) No se mantendrá si la herida está muy separada o bajo tensión No se pueden evertir los bordes de la herida

E

Apéndice

Capítulos 48 y 49

TABLA E-1 Productos sanguíneos

PRODUCTOS SANGUÍNEOS TOTALES				
PRODUCTO	VIDA EN EL ESTANTE	VENTAJAS	DESVENTAJAS	COMENTARIOS
A. Hct en sangre total 38-44%	1. ACD/CPD/CP2D = 21 días 2. CPDA-1 = 35 días	1. Proporciona volumen 2. Proporciona eritrocitos 3. Proporciona algunos factores de coagulación	1. Los leucocitos y las plaquetas son relativamente no funcionales, a menos que estén frescos y no refrigerados 2. Defectos de lesiones de almacenamiento (K$^+$) en la fracción plasmática	1. Se utiliza para la exanguinotransfusión 2. Se prefieren los eritrocitos y el PFC para corregir la pérdida masiva de sangre
B. Sangre total reconstituida Variable Hct	24 h	1. Permite la preparación de sangre total a partir de eritrocitos almacenados (envasados o congelados) y PFC 2. Permite la preparación de células del grupo O con plasma de anticuerpos A y B de bajo título	1. Tiempo de preparación	1. Uso para la exanguinotransfusión 2. El hematocrito puede ajustarse mediante la fórmula 3. Proporciona un remplazo equivalente a la sangre total fresca 4. Fórmula de reconstitución: volumen de plasma para añadir volumen de eritrocitos empaquetados × (Hct eritrocitos empaquetados/Hct deseado − 1)
C. Sangre fetal autóloga	1. Fresco heparinizado < 4 h 2. ACD/CPD/CP2D = 21 días 3. CPDA = 35 días 4. SA = 42 días	1. Posible disponibilidad inmediata en la sala de partos o en el banco de sangre	1. Riesgo de contaminación bacteriana 2. Dificultad para obtener la proporción correcta de sangre anticoagulante 3. Requiere una preparación anticipada para un mejor control del procedimiento 4. Procedimiento complicado para realizar en RD y mantener la esterilidad	1. La información sobre las ventajas de la sangre autóloga es limitada 2. La sangre de banco debidamente preparada y analizada es una mejor opción si el tiempo lo permite 3. Los países en desarrollo exploran el uso 4. Competencia para los bancos de cordón umbilical 5. Considerar la posibilidad de retrasar el pinzamiento del cordón umbilical como alternativa

TABLA E-1 Productos sanguíneos (*Continuación*)

PRODUCTOS DE ERITROCITOS					
PRODUCTOS	**VOLUMEN (mL)**	**VIDA EN EL ESTANTE**	**VENTAJAS**	**DESVENTAJAS**	**COMENTARIOS**
A. Eritrocitos empaquetados Hct 70-75% en CPDA-1 Hct 55-60% en soluciones aditivas (SA)	1. CPDA-1 = 250 2. SA = 350	1. ACD/CPD/CP2D = 21 días 2. CPDA-1 = 35 días 3. SA = 42 días	1. Fácilmente disponible 2. Fácil de preparar	1. Defectos de lesiones por almacenamiento acentuados si la unidad está al final de su vida útil 2. Menos masa de eritrocitos/mL de producto transfundido, si se utilizan eritrocitos en soluciones aditivas	1. Uso principal para corregir la anemia 2. Con un dispositivo de conexión estéril, puede extraer alícuotas para la transfusión 3. Si solo se dispone de productos SA, envase rígido para transfusión masiva o para exanguinotransfusión
B. Eritrocitos sedimentados Hct 65-80% (variable)	Variable	Como en el caso anterior	1. No requiere centrifugación 2. Contiene menos plasma que las unidades de eritrocitos estándar	1. La Hct puede no ser tan alta como se desea	Una alternativa al envasado duro sin centrifugación
C. Colección de paquetes Quad Hct 55-75%	Unidad madre = 250-350 Cada unidad satélite ≤ 150	Como en el caso anterior	1. Permite realizar múltiples transfusiones a un mismo bebé 2. Volumen de cada cuadrante ajustable	1. Las tasas de caducidad son altas a menos que la UCIN tenga un número de bebés 2. Se espera un cierto desperdicio	Muchas unidades neonatales encuentran valioso este sistema de recolección si no disponen de un equipo de conexión estéril
D. Eritrocitos leuco-deprimidos	CPDA-1 = 250 SA = 350	Como en el caso anterior	1. Recuento de leucocitos < 1-5 $\times 10^6$/ producto 2. Reduce el riesgo de transmisión del CMV	1. Se prefiere LD de prealmacenamiento a los filtros de cabecera 2. No se puede LD una unidad de donante con rasgo de enfermedad 3. Se producen fallos de leucodepleción	1. Indicado para la prevención de reacciones transfusionales febriles y para la aloinmunización leucocitaria en niños mayores, pero estos fenómenos son raros en los neonatos 2. No previene la EICH-AT
E. Irradiación de eritrocitos	1. CPDA-1 = 250 2. SA = 350	Como en el caso anterior	1. Aborta la EICH en bebés susceptibles	1. Almacenamiento limitado a 28 días después de la irradiación o a la fecha de caducidad original debido a la fuga de K$^+$ 2. El equipo no siempre está disponible	1. La irradiación antes de la emisión es preferible al largo almacenamiento en frigorífico tras la irradiación

(Continúa)

TABLA E.1 **Productos sanguíneos** *(Continuación)*

PRODUCTOS DE ERITROCITOS					
PRODUCTOS	**VOLUMEN (mL)**	**VIDA EN EL ESTANTE**	**VENTAJAS**	**DESVENTAJAS**	**COMENTARIOS**
F. Eritrocitos lavados	200	24 h	1. Elimina 80% de los leucocitos 2. Elimina las plaquetas, K$^+$, anticoagulante 3. Hct ajustable-menos viscosidad	1. Tiempo de preparación 2. El equipo no siempre está disponible 3. Caduca 24 h después del lavado como sistema "abierto"	1. Se pueden lavar partes del paquete cuádruple 2. Se puede combinar con el PFC para las exanguinotransfusiones 3. Las principales indicaciones son los pacientes con hiperpotasemia y activación T
G. Eritrocitos congelados y deglicerolizados	200	Congelado hasta los 10 años Tras la descongelación/deglicerolización durante 24 h, a menos que se almacene mediante un sistema cerrado	1. Mantenimiento de 2, 3-DPG y ATP 2. Elimina > 80% de los leucocitos	1. Mayor costo que otros preparados 2. El equipo no siempre está disponible 3. Normalmente caduca 24 h después del lavado (en un sistema cerrado pueden pasar 14 días)	1. Eritrocitos congelados con glicerol, descongelados y deglicerolizados por lavado antes de la transfusión, resuspendidos en NaCl al 0.9% 2. Permite almacenar tipos raros de sangre

PRODUCTOS PLAQUETARIOS					
PRODUCTOS	**VOLUMEN (mL)**	**VIDA EN EL ESTANTE**	**VENTAJAS**	**DESVENTAJAS**	**COMENTARIOS**
A. Concentrado de plaquetas (plaquetas de donantes aleatorios)	40-70	De 4 h a 5 días	Aproximadamente 5.5 × plaquetas 10^{10} en 40-70 mL de plasma	1. Contiene algunos leucocitos, pocos eritrocitos y plasma 2. Es posible la inmunización contra el Rh D	1. Utilizar inmediatamente al recibirla del banco de sangre y no refrigerarla nunca 2. Puede haber una reducción de leucocitos 3. El volumen puede reducirse por centrifugación para su uso cuando sea necesario fuera del grupo o una restricción extrema de volumen; cambia la caducidad a 4 horas
B. Plaquetas de aféresis de un solo donante	250-300	5 días	1. > 3 × 10^{11} plaquetas en 250-300 mL de plasma 2. Siempre LD con equipos de recolección actuales 3. Si se utiliza durante 5 días, puede reducir la exposición de los donantes 4. Posibilidad de repetir la féresis de algún donante	1. Gran volumen; necesita ser dividido o alicuotado en UE	1. Permite la selección de donantes compatibles con HLA y HPA 2. 1 UE = 5.5 × 10^{10} plaquetas 3. Dosis estándar 1 UE/5 – 10 kg con una dosis mínima de un UE (puede ser necesario reducir el volumen para los lactantes de bajo peso al nacer) 4. Soluciones aditivas de plaquetas (SAP) y tecnologías de reducción de patógenos que se utilizan en algunos centros

TABLA E.1 Productos sanguíneos *(Continuación)*

PRODUCTOS DE PLASMA					
PRODUCTOS	VOLUMEN (mL)	VIDA EN EL ESTANTE	VENTAJAS	DESVENTAJAS	COMENTARIOS
A. PFC	180-300	Congelado (−18 °C) = 1 año Descongelado = 24 h	1. Contiene proteínas plasmáticas, factores de coagulación, proteínas anticoagulantes, complemento y albúmina	1. 20-45 minutos de descongelación 2. No para la expansión de volumen o el remplazo de fibrinógeno	1. Separado de WB en 6-8 h de la recolección 2. Debe ser compatible con ABO 3. Utilizar el filtro de sangre 4. Se confunde con el PF24, que ahora está más disponible
B. Crioprecipitado	12-20	Congelado (−18 °C) = 1 año Descongelado = 6 h	1. Mejor fuente de fibrinógeno y VWF que los productos plasmáticos	1. Las indicaciones limitadas incluyen F XIII y deficiencia congénita/adquirida de fibrinógeno	1. Debe ser compatible con ABO 2. Utilizar el filtro de sangre 3. Transfundir inmediatamente después de la descongelación 4. Dosis – 1 U/5-10 kg
C. Albúmina	5%	3 años a temperatura ambiente	1. Tratamiento térmico para reducir el riesgo de enfermedades infecciosas 2. No requiere ninguna coincidencia cruzada 3. Aumenta la presión oncótica del plasma	1. Caro 2. No proporciona factores de coagulación	1. Se requiere un filtro de cinco micras 2. Na 130-160 mmol/L 3. Osmolaridad 330 mOsm/L 4. Isotónico
D. Albúmina	25%	3 años a temperatura ambiente	1. No requiere ninguna coincidencia cruzada 2. Aumenta la presión oncótica del plasma con poco volumen	1. Caro 2. No proporciona factores de coagulación 3. Puede producir edema pulmonar e insuficiencia cardiaca	1. Se requiere un filtro de cinco micras 2. Na 130-160 mmol/L 3. Osmolaridad 330 mOsm/L 4. Hipertonía (alta presión oncótica)
E. Plasma congelado en 24 h (PF24)	180-300	1 año si está congelado Descongelado = 24 h	1. Contiene proteínas plasmáticas, factores de coagulación, proteínas anticoagulantes, complemento y albúmina	1. Puede ser menos eficaz para la sustitución del FV, FVIII y VWF 2. No está indicado para la expansión de volumen/remplazo de fibrinógeno	1. Separado de WB y congelado con 24 h 2. Lo más habitual es que los proveedores de sangre lo ofrezcan 3. El plasma descongelado, liberado hasta 5 días después de la descongelación, también puede utilizarse, pero hay una cierta disminución de los factores de coagulación
F. Plasma de una sola fuente	180-300		1. Contiene proteínas plasmáticas, factores de coagulación, proteínas anticoagulantes, complemento y albúmina		1. De la plasmaféresis de un solo donante 2. Puede alicuotarse en pequeños volúmenes y congelarse para uso neonatal
G. Plasma recuperado	180-300		1. Contiene proteínas plasmáticas, factores de coagulación, proteínas anticoagulantes, complemento y albúmina	1. Puede ser menos eficaz para la sustitución del FV, FVIII y VWF 2. No está indicado para la expansión de volumen/remplazo de fibrinógeno	1. Plasma recuperado de WB sin límite de tiempo especializado 2. La calidad de los factores/proteínas anticoagulantes no está bien estudiada

Índice alfabético de materias